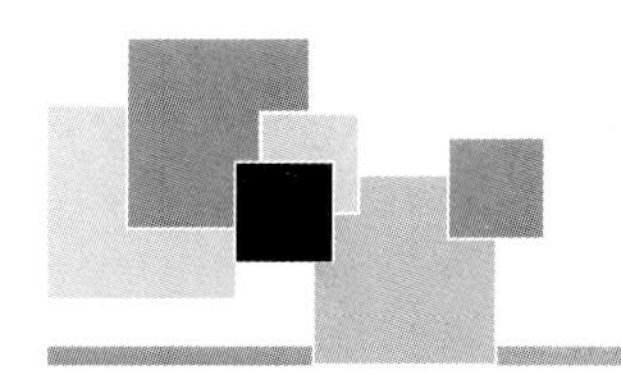

国家卫生健康委员会“十三五”规划教材

全国高等学校研究生规划教材｜供口腔医学类专业用

牙周病学

（第2版）

主　编　吴亚菲

副主编　王勤涛

编　者（以姓氏笔画为序）

王勤涛（空军军医大学口腔医学院）
毕良佳（哈尔滨医科大学附属第四医院）
刘　怡（首都医科大学附属北京口腔医院）
刘宏伟（同济大学口腔医学院）
闫福华（南京大学医学院附属口腔医院）
孙　颖（南京医科大学口腔医学院）
李成章（武汉大学口腔医学院）
杨丕山（山东大学口腔医学院）
束　蓉（上海交通大学口腔医学院）
吴亚菲（四川大学华西口腔医学院）
陈发明（空军军医大学口腔医学院）
林崇韬（吉林大学口腔医学院）
徐　屹（四川大学华西口腔医学院）
栾庆先（北京大学口腔医学院）
章锦才（中国科学院大学杭州口腔医院）
梁　敏（中山大学光华口腔医学院）
潘亚萍（中国医科大学口腔医学院）

主编秘书　赵　蕾（四川大学华西口腔医学院）
赵领洲（空军军医大学口腔医学院）

人民卫生出版社

多媒体资源编者名单（以姓氏笔画为序）

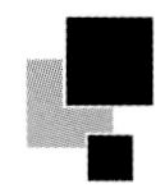

王勤涛（空军军医大学口腔医学院）	吴亚菲（四川大学华西口腔医学院）
卢　伟（南京医科大学口腔医学院）	宋忠臣（上海交通大学口腔医学院）
代佳音（哈尔滨医科大学附属第四医院）	陈发明（空军军医大学口腔医学院）
毕良佳（哈尔滨医科大学附属第四医院）	武　影（同济大学口腔医学院）
朱文俊（中山大学光华口腔医学院）	林崇韬（吉林大学口腔医学院）
任春霞（吉林大学口腔医学院）	周　琦（山东大学口腔医学院）
刘　怡（首都医科大学附属北京口腔医院）	赵　蕾（四川大学华西口腔医学院）
刘宏伟（同济大学口腔医学院）	徐　屹（四川大学华西口腔医学院）
闫福华（南京大学医学院附属口腔医院）	栾庆先（北京大学口腔医学院）
孙　颖（南京医科大学口腔医学院）	郭淑娟（四川大学华西口腔医学院）
李　倩（中国医科大学口腔医学院）	章锦才（中国科学院大学杭州口腔医院）
李成章（武汉大学口腔医学院）	梁　敏（中山大学光华口腔医学院）
杨丕山（山东大学口腔医学院）	潘亚萍（中国医科大学口腔医学院）
束　蓉（上海交通大学口腔医学院）	

注：多媒体资源包括图片、PPT、知识拓展、音频、视频、动画等。

出版说明

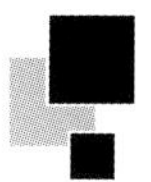

根据国家社会事业发展对口腔医学人才的需求,以及口腔医学人才培养规律,人民卫生出版社30多年来,在全国高等医药教材建设研究会口腔教材评审委员会和教育部口腔医学专业指导委员会的指导和支持下,组织全国口腔医学专家陆续规划编辑出版了口腔医学专业的中职(第3版)、高职高专(第3版)、本科(第7版)、住院医师规范化培训教材(第1版)、研究生(第2版)共5个系列教材,广泛应用于口腔医学教育教学的各个层次和阶段。其中,研究生教材是目前口腔医学教育最高水平的临床培训教材,2010年出版了第1版,深受广大研究生培养单位、研究生导师、研究生以及高级临床医师的欢迎。

国家卫生计生委全国高等院校研究生口腔医学专业"十三五"规划教材即第2版口腔医学研究生教材是住院医师规培教材的延续,也是口腔医学专科医师培训教材的雏形,更接近临床专著的水平。第2版研究生教材以"引导口腔研究生了解过去,熟悉现在,探索未来"为宗旨,力求对口腔研究生临床能力(临床思维、临床技能)和科研能力(科研思维、科研方法)的培养起到科学的指导作用,着重强调实用性(临床实践、临床科研中用得上)和思想性(启发学生批判性思维、创新性思维)。

本套教材有以下几大特点:

1. 关注临床型研究生需求 根据第1版教材的调研意见,目前国内临床型研究生所占比例较大,同时学习方向更为细化,因此作出以下调整:①调整品种,如针对临床型研究生的实际需求,将《口腔修复学》拆分为《口腔固定修复学》《可摘局部义齿修复学》《全口义齿修复学》;②大幅增加图片数量,使临床操作中的重点和难点更清晰、易懂。

2. 彩图随文,铜版纸印刷 更大程度展现纸质版教材中图片的细节信息。

3. "纸数融合",扫码轻松看 纸质版教材全面升级,更多图片以及大量视频、动画等多媒体资源,以二维码形式印在纸质版教材中,扫描二维码后,老师及学生可随时在手机或电脑端观看优质的配套网络资源,紧追"互联网+"时代特点。

4. 编者权威,严把内容关 本套教材主编均由目前各学科较有影响和威望的资深专家承担。教材编写经历主编人会、编写会、审稿会、定稿会,由参加编写的各位主编、编者对教材的编写进行了多次深入的研讨,使教材充分体现了目前国内口腔研究生教育的成功经验,高水平、高质量地完成了编写任务,确保了教材具有科学性、思想性、先进性、创新性的特点。

5. 教材分系列,内容划分更清晰 本版共包括2个系列17个品种,即口腔基础课系列3种、口腔临床课系列14种。

(1) 口腔基础课系列:主要围绕研究生科研过程中需要的知识,从最初的科研设计到论文发表的各个环节可能遇到的问题展开,为学生的创新提供探索、挖掘的工具与技能。特别注重学生进一步获取知识、挖掘知识、追索文献、提出问题、分析问题、解决问题能力的培养。正确地引导研究生形成严谨的科研思维方式,培养严肃认真的科学态度。

(2) 口腔临床课系列:以临床诊疗的回顾、现状、展望为线索,介绍学科重点、难点、疑点、热点内容,在临床型研究生临床专业技能、临床科研创新思维的培养过程中起到科学的指导作用:①注重学生专科知识和技能的深入掌握，临床操作中的细节与难点均以图片说明；②注重思路培养，提升临床分析问题和解决问题的能力；③注重临床科研能力的启迪，相比上版增加了更多与科研有关的知识点和有研究价值的立题参考。

扫描二维码看书中多媒体资源的方法

1. 用手机扫描书后有涂层的二维码。

2. 界面会自动提示注册新用户账号（温馨提示：请牢记用户名和密码，密码如遗忘可以通过注册邮箱找回）。

3. 刮开书后有涂层的二维码下方的涂层，获取激活码，输入激活码后点击“激活”。

4. 激活后，界面会自动提示下载“人卫图书增值”APP。

5. “人卫图书增值”APP 下载好之后，点击此 APP 进入登录界面。

6. 登录用户账号后用 APP 中“扫一扫”功能扫描书中二维码即可观看书中多媒体资源。

注意：以上说明针对首次注册并使用人卫图书增值服务的用户，若是再次使用增值服务，成功激活获取增值服务后，需在“人卫图书增值”APP 中退出用户账号，重新登录后方可观看视频。若有问题可关注“人卫口腔”微信公众号。

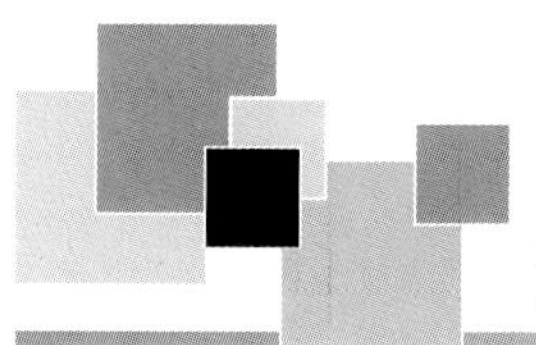

全国高等院校研究生口腔医学专业规划教材（第2版）目录

	教材名称	主　编	副主编
基础课系列	口腔分子生物学与口腔实验动物模型(第2版)	王松灵	叶　玲
	口腔颌面部发育生物学与再生医学(第2版)	金　岩	范志朋
	口腔生物材料科学(第2版)	孙　皎	赵信义
临床课系列	龋病与牙体修复学(第2版)	樊明文	李继遥
	牙髓病学(第2版)	彭　彬	梁景平
	牙周病学(第2版)	吴亚菲	王勤涛
	口腔黏膜病学(第2版)	周曾同	程　斌
	口腔正畸学(第2版)	林久祥	王　林
	口腔颌面-头颈肿瘤学(第2版)	俞光岩	郭传瑸、张陈平
	正颌外科学(第2版)	王　兴	沈国芳
	口腔颌面创伤外科学(第2版)	李祖兵	张　益
	唇腭裂与面裂畸形(第2版)	石　冰	马　莲
	牙及牙槽外科学★	胡开进	潘　剑
	口腔种植学(第2版)	刘宝林	李德华、林　野
	口腔固定修复学★	于海洋	蒋欣泉
	可摘局部义齿修复学★	陈吉华	王贻宁
	全口义齿修复学★	冯海兰	刘洪臣

★:新增品种

全国高等学校口腔医学专业
第五届教材评审委员会名单

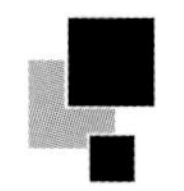

名誉主任委员

邱蔚六	上海交通大学	王　兴	北京大学
樊明文	武汉大学		

主任委员

周学东　四川大学

副主任委员（以姓氏笔画为序）

王松灵	首都医科大学	赵铱民	空军军医大学
张志愿	上海交通大学	郭传瑸	北京大学

委　员（以姓氏笔画为序）

王　林	南京医科大学	谷志远	浙江中医药大学
王　洁	河北医科大学	宋宇峰	贵阳医科大学
王佐林	同济大学	张祖燕	北京大学
王建国	南开大学	陈　江	福建医科大学
王美青	空军军医大学	陈谦明	四川大学
王晓娟	空军军医大学	季　平	重庆医科大学
王晓毅	西藏大学	周　洪	西安交通大学
王慧明	浙江大学	周　诺	广西医科大学
牛卫东	大连医科大学	周延民	吉林大学
牛玉梅	哈尔滨医科大学	孟焕新	北京大学
毛　靖	华中科技大学	赵　今	新疆医科大学
卢　利	中国医科大学	赵志河	四川大学
冯希平	上海交通大学	赵信义	空军军医大学
边　专	武汉大学	胡勤刚	南京大学
朱洪水	南昌大学	宫　苹	四川大学
米方林	川北医学院	聂敏海	西南医科大学
刘建国	遵义医学院	徐　欣	山东大学
刘洪臣	中国人民解放军总医院	高　平	天津医科大学
闫福华	南京大学	高　岩	北京大学
孙宏晨	吉林大学	唐　亮	暨南大学
许　彪	昆明医科大学	唐瞻贵	中南大学
李志强	西北民族大学	黄永清	宁夏医科大学
吴补领	南方医科大学	麻健丰	温州医科大学
何三纲	武汉大学	葛立宏	北京大学
何家才	安徽医科大学	程　斌	中山大学
余占海	兰州大学	潘亚萍	中国医科大学
余优成	复旦大学		

秘　书

于海洋　四川大学

第1版序

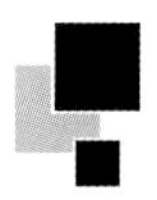

我怀着喜悦的心情翻阅着我国第一本《牙周病学》研究生教材。

牙周病是人类最常见的口腔感染性疾病，不仅危害口腔健康，而且与全身健康或疾病有着密切的关系。我国牙周病的患病率高于发达国家，但就诊率却不高，因为大多数人对牙周病缺乏认识，不知道早期去医院进行干预治疗，任其发展，以至于拔除牙齿。我国人口基数大，数以亿计的牙周病患者需要牙周专业医师来干预治疗，但目前国内牙周专业医师极其匮乏。2003 年牙周病学专业委员会组织委员，对各省市在医院从事牙周病临床诊疗医务人员的人数，进行了初步的调查统计，结果令人吃惊，全国从事牙周临床治疗的医务人员不足 1000 人，面对牙周病医疗人力资源的如此匮乏，一方面要加强牙周防治措施的宣教，从预防着手，减少患病人数，另一方面一定要发展、壮大牙周专业队伍，积极培养更多高素质的牙周专业人才。

高等院校担负着培养研究生的重任，研究生教育是高等教育的重要组成部分，研究生教材是研究生汲取知识、进行科学实践活动的基础。我国自 1978 年恢复研究生教育以来，口腔医学已培养了相当数量的硕士和博士研究生，牙周病学虽然在口腔医学中是一个比较小的专业，但每年也为国家输送了一批较高素质的专科硕士和博士人才，大大充实了牙周专业队伍的力量，他们目前已成为推动和促进我国牙周专业发展的中坚力量。

20 世纪 90 年代全国统一编写的口腔内科学分为牙体牙髓病学、牙周病学和口腔黏膜病学 3 本教材，从此，牙周病学就成为独立的统编教材，这本教科书主要是为 5 年制的本科生编写的，目前应用的为修订后的第 3 版。2005 年由北京大学医学出版社出版的《临床牙周病学》是为 8 年制口腔医学生编写的，主编为曹采方教授。而我国目前还没有一部针对于适合研究生教育特点的口腔专科教材。

随着我国口腔医学科学的迅速发展，高等医科院校的研究生招生数量也随之增加，很需要有一部适合于研究生教育特点的教材。本书是卫生部规划的口腔医学研究生系列教材中的一部，主编和参加编写的 12 位成员来自 11 所高等医科院校口腔医学院系，都为年富力强的中年骨干，他们亲身有过研究生经历，切身体会培养研究生的全过程，而现在他们绝大多数已为博士生导师，有着培养研究生的丰富经验，担负本书的编写工作将会充分展示他们在医疗、教学和科学研究中积累的经验和特长，并且还将国际、国内相关的新知识、新理念、新方法技术等体现在教材中。

本书在内容方面尽量体现了研究生教育的特点。除了必须掌握的牙周病学基本理论和临床操作技术规范外，还介绍了目前国内、外新的研究动态和成果，增添了临床科研的原则、设计和具体实施方法；介绍了牙周病研究中最常用的基本实验技术，如牙周组织细胞培养技术和微生物培养鉴定方法等，而且还对如何书写医学论文等问题作了引导性的探讨。书中对一些目前还值得探索的问题，也表达了编者自己的观点和展望,无疑为研究生做进一步科学研究工作提供了新的思路。

中华口腔医学会牙周病学专业委员会名誉主任委员

教授、主任医师、博士生导师

吴织芬

2010年6月于西安

前 言

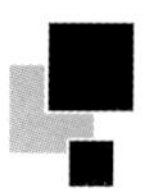

牙周病是最常见的口腔疾病之一，与全身健康有着密切的关系。牙周病学是研究牙周支持组织疾病的专门学科，是口腔医学的重要组成部分。随着我国人民生活水平的不断提高，人们对口腔健康尤其是牙周健康的关注程度不断提升。近年来，我国的口腔医学水平有了迅速的发展，口腔医学教育水平也不断扩大和提升，《牙周病学》研究生教材，主要面向牙周病学专业的研究生，为研究生深入学习牙周病学的相关知识开阔视野、拓展思路，使同学们在学习和加深牙周病学相关知识的基础上，进一步深入了解牙周组织的结构、生理及牙周病的病因、可能的发病机理、诊断和一些新的技术手段、诊疗的一些新的理念和新的方法，以及牙周疾病与全身健康的关系等，同时，本书还介绍了一些牙周病学研究常用的技术手段和方法，以及牙周病的临床研究的方法及科学论文的撰写。希望本书能为我们的研究生和关注牙周病学的同行们提供更为丰富的资料。

感谢本书各位作者的辛勤工作，这一版的牙周病学研究生教材是在第一版的基础上的延伸和扩展，增加了大量数字的素材，是一个纸数融合的全新模式，各位作者为此付出了大量的心血，感谢人民卫生出版社的编辑老师的鼎力相助，使我们的教材能够向数字化的方向迈进一大步。最后，希望广大同仁和读者给我们提出宝贵的意见和建议，你们的批评和建议，是我们不断前进的最大动力。

吴亚菲

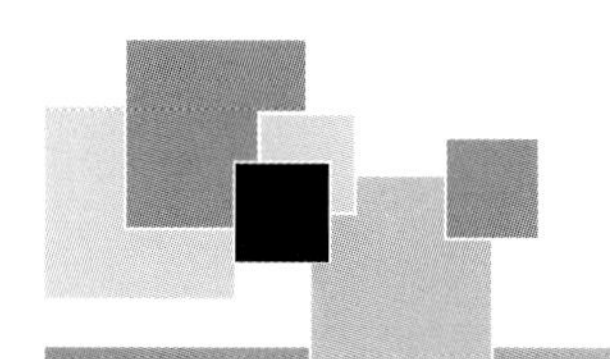

目 录

第一章　牙周组织的发育与修复

进一步了解牙周组织结构发育以及牙周组织的生理性修复机制，有助于提高牙周组织疾病的预防、诊断和治疗水平。本章简要回顾牙周组织结构和生物化学组成，重点介绍有关牙周组织的发育与修复研究的新进展。

第一节　牙周组织的发育

一、外胚间充质诱导牙周组织发育

牙周组织由牙龈、牙周膜、牙骨质和牙槽骨组成(图 1-1-1)，其组织发生学来源于外胚间充质，除了牙龈上皮外全部发生于牙囊(dental follicle，dental sac)，牙囊细胞启动、控制牙周组织的发育形成。

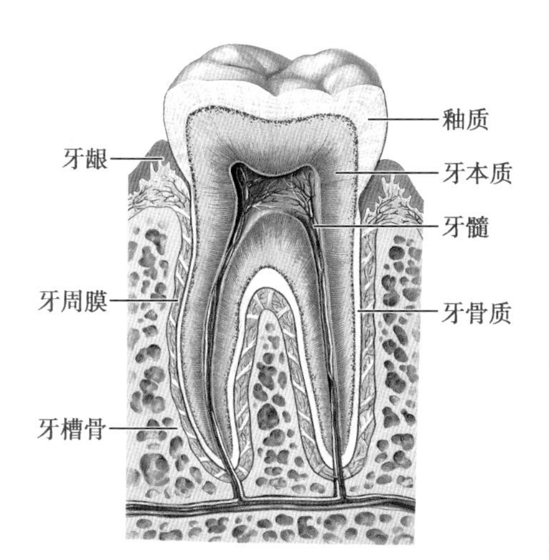

图 1-1-1　牙周组织

发育成熟的牙囊有 3 层结构(图 1-1-2)，内层是富含血管和细胞的血管层(vascular layer)，紧邻成釉器和牙乳头。外层是致密的纤维层(fibrous layer)，含有大量纤维，紧挨牙槽窝，内、外层之间是疏松结缔组织的中间层(intermediate layer)。牙周膜、牙骨质和牙槽骨发生于牙囊的内层即血管层，亦称为固有牙囊，牙龈结缔组织来源于牙囊的中间层和纤维层。

1. 诱导和分化　诱导、分化在胚胎学中是很重要的概念。任何细胞个体都是由受精卵发育而来，分化为不同组织，呈现不同的功能、形状及生命周期。这些细胞群都表现为集团化，在固定容器中连续传代，可能保持性状也可能分化出具有不同特性的新细胞群。引起分化的过程叫做诱导，诱导剂就是使细胞具有分化能力的物质。每个细胞团都具有活性，并可针对诱导过程做出反应。

随着重组 DNA 和免疫细胞化学技术的出现，使基因表达和各种信号分子定位更为精确，对于诱导、活性、分化机制的理解更加清楚。这些具有调节作用的同源框基因(*homoeobox gene*，*Hox*)已经被识别，这些同源框基因产生转录蛋白，转录蛋白与下游基因相连，调节下游基因的表达。一对同源框基因与胚胎的前后模式有关，高度保守，出现在人的大多数原始器官里，然而这对基因不存在于发育期哺乳动物胚胎的前部，而是被另一对同源框基因(*Msx* and *Dlx* genes)取代，参与后期头部的发育。两组调节分子调节基因的表达：生长因子和激

笔记

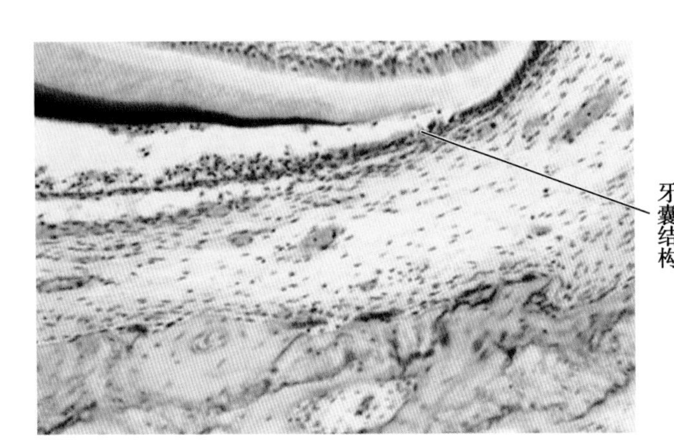
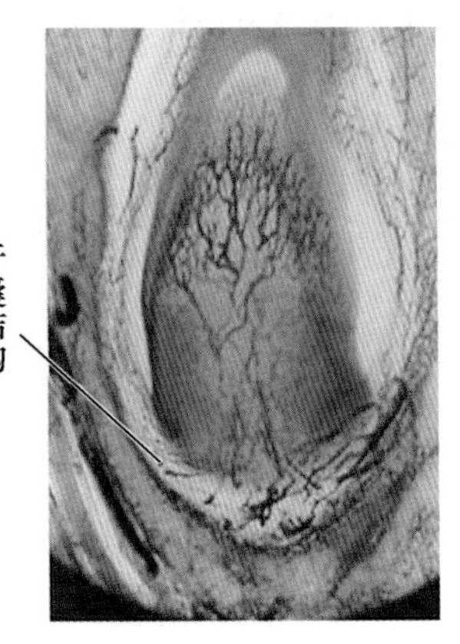

图 1-1-2 牙囊

素、甲状腺素、维 A 酸超家族。生长因子有 3 个家族：转化生长因子、神经生长因子和血小板衍生生长因子，结构上相似表明它们来源于相同的原始基因。细胞膜受体与生长因子结合（激活细胞），生长因子才能发挥作用，受体必须能与细胞膜和胞质成分相互作用，经过一系列复杂的细胞内事件，改变基因功能。

2. 神经嵴和外胚间充质　已知基因和信号分子作为胚胎形成的重要调节因素，就能解释神经嵴在头部形成中的作用。简单的脊椎动物结缔组织成分包括软骨、骨和肌肉，来源于中胚层。对于头部，很有必要找到一种可以替代的组织来源，这种新的来源就是神经管的神经外胚层。从神经外胚层开始，细胞分离、迁移、分化形成许多不同的组织，包括间充质或者胚胎结缔组织，这种间充质被命名为外胚间充质，反映其来源于神经外胚层。随着神经管的形成，成为发育中后脑的一部分，形成 8 个突起或称菱脑节，神经嵴细胞从菱脑节开始以一种特殊的形式融合，迁移到发育中的面部区域。菱脑节以各种组合和代码表达同源框基因，这些基因被神经嵴细胞保持和携带，随着神经嵴细胞的迁移引发下一级反应模式。

3. 牙齿发生　牙齿形成是一个包含诱导、分化和形态发生的过程。“牙齿发生过程中是第 1 鳃弓上皮组织，还是外胚间充质起了决定作用”，学者们对此一直争论不休。大量实验表明，在牙齿发生过程中是外胚间充质起着决定作用。哺乳动物第 1 鳃弓的外胚间充质和鸟类的上皮重组产生了鸟牙；第 1 鳃弓的间充质和胚胎的足上皮重组改变了上皮组织分化的方向，形成了成釉器，磨牙的牙乳头和切牙成釉器重组，发育成一个磨牙（图 1-1-3）。神经嵴细胞从菱脑原节迁移，携带同源框基因编码的物质，起始牙齿发育，与第 1 鳃弓重合，使其加厚形成原发性上皮带，这种表达随后下调，各种生长因子在原发性上皮带内某些位点表达起始牙的发育，这是从上皮到外胚间充质模式和信号机制的转换，重点是这种局部上调包括形成牙囊和牙乳头的外胚间充质。

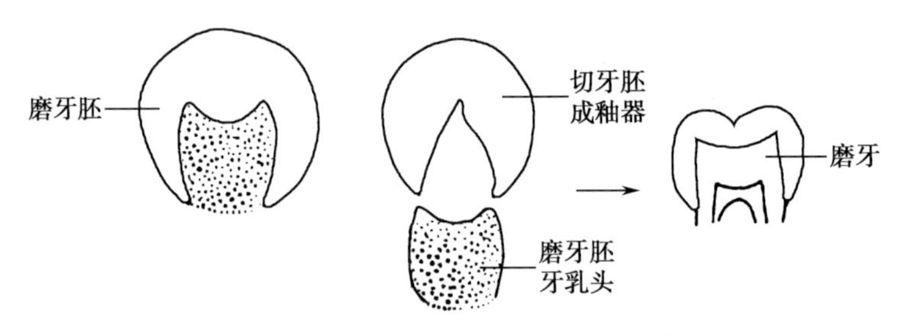

图 1-1-3 牙胚重组

4. 牙囊　牙囊是牙周组织的形成器官。组织学分析和组织化学观察发现牙囊是一层内膜，这层内膜很可能是牙骨质和牙周膜的起源。这层内膜与牙乳头相连续，认为成釉器引

笔记

发牙乳头和牙囊的形成。取新生的仓鼠发育中磨牙，与牙囊分离，植入成年动物皮下，实验结果发现牙骨质、牙周膜和牙槽骨在异位继续发育形成。因此认为牙乳头可以利用异位的结缔组织引发牙齿支持组织分化，牙齿支持组织的发生是自身形态发育形成的杰作。牙乳头细胞在牙齿发育的钟状期迁移到牙囊，分化形成各种牙齿支持组织。分离的成釉器和牙乳头细胞异位重组后有骨形成。成釉器是釉质形成器官，牙乳头是牙髓牙本质复合体形成器官，牙囊是牙周支持组织形成器官。

二、牙龈的发育形成

(一) 牙龈组织的发育

牙龈(gingiva)发生是多源性的，牙龈上皮来源于成釉器和口腔黏膜，牙龈的固有层发生于牙囊。牙开始萌出时，缩余釉上皮和口腔黏膜上皮尚未融合，这两种上皮细胞的不断增殖使两者发生融合。当牙萌出后，融合上皮中来源于缩余釉上皮的部分形成结合上皮(图 1-1-4)，来源于口腔黏膜上皮的部分形成沟内上皮和牙龈上皮。固有层结缔组织来源于牙囊的中间层和外层，它和其他牙周组织的发生不同，与牙囊内层无关。在缩余釉上皮与口腔黏膜上皮之间充满了牙囊组织，随着牙萌出，这些牙囊组织被埋入牙龈上皮下构成牙龈的固有层。

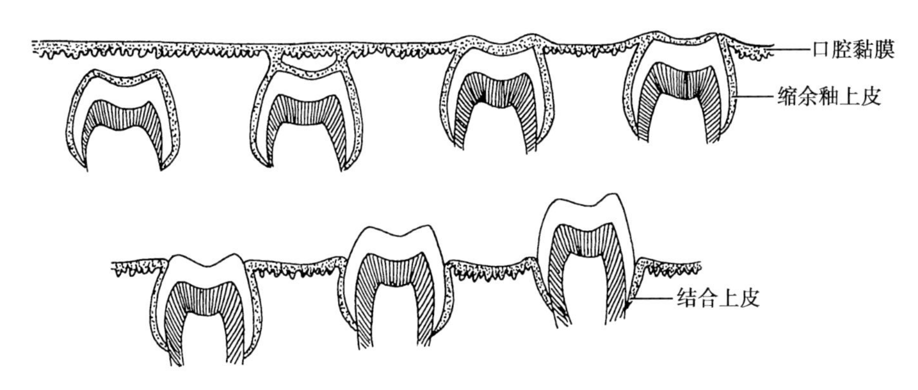

图 1-1-4　牙萌出过程中上皮变化

(二) 牙龈组织结构特征

1. 牙龈类型和表面特征　健康牙龈组织是体现牙周美观效果及获得牙龈美学修复的基础和前提。除牙龈的基本解剖结构，牙龈还具有独特的表面特征及形状结构。从生物学角度可将牙龈分为厚平型和薄扇型。厚平型牙龈多见于牙齿正常萌出和萌出不全时，牙冠较宽，龈缘线较平缓。薄扇型牙龈多见于萌出过多时，牙冠较窄，龈缘线较显著。

2. 牙龈形状与结构　健康游离龈和牙槽嵴顶应与釉牙骨质界的外形一致，唇颊侧龈缘位置较邻间隙龈缘偏向牙根方。每个牙的标准龈缘应呈扇贝状(scallop-like-gums)，前牙区龈缘曲线明显，后牙区趋向平缓，龈缘曲线因牙齿位置排列、牙齿形状及邻面接触位置的不同而有所差异。

(三) 牙龈结构的影响因素

1. 牙龈组织的健康状态　牙龈炎症不仅破坏牙周组织的完整性，而且引起牙龈颜色、质地以及龈牙结合部的改变。对于高微笑线的患者，牙龈状态的变化将显露无遗。

2. 牙龈曲线的形态　唇颊侧龈缘曲线最根方的点称为牙龈顶点(gingival zenith)，上颌中切牙和尖牙的牙龈顶点通常位于牙长轴远中，上颌侧切牙和下颌切牙则多位于牙长轴上。上颌中切牙与尖牙的牙龈顶点连线称为牙龈平面(gingival plane)(图 1-1-5)。牙龈平面应与上颌切端曲线及下唇曲线相平行，而且应该与口角连线、瞳孔连线平行。如果不平行，则破

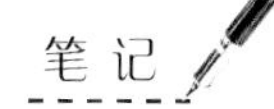
笔记

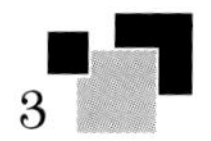

坏龈牙复合体的平衡感和美学效果。一般双侧牙龈位置也是对称的,两个中切牙的牙龈顶点也应在同一水平线上。牙齿的位置和排列异常可以破坏牙龈曲线的形态,修复前应该考虑是否需要牙周手术和正畸治疗以获得最佳修复效果。

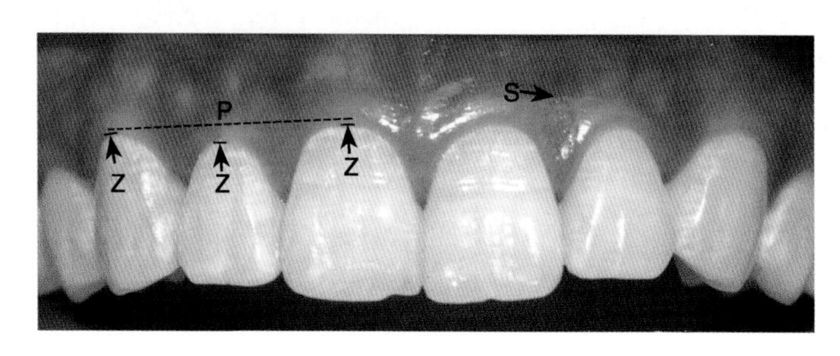

图 1-1-5　牙龈顶点 Z、牙龈平面 P

3. 牙间龈乳头　两中切牙间的龈乳头高度要较其他龈乳头长,龈乳头形态取决于邻牙表面外形。相邻牙间距越近,龈乳头越细、窄。当两牙间距小于 0.3mm,由于牙槽嵴顶缺如使龈乳头消失。相邻两牙间距越宽,龈乳头宽、平,有时还会出现"黑三角"。体现牙周美观效果,首先要有健康的牙周组织,其次是获得理想的牙龈顶点位置,维持和重建牙龈曲线的平行及双侧对称性,保留再现牙间龈乳头。

4. 牙龈血液供给　牙龈血管来自牙槽动脉分支,骨膜上动脉、牙周膜血管分支和牙槽中隔动脉。牙龈固有层高度血管化,血管非常丰富,形成两个血管丛,位于牙龈上皮和沟内上皮下方,这些血管丛可使牙龈组织对刺激做出迅速反应,对牙齿萌出很重要。附着龈每个固有层乳头中都有一个上升动脉袢和一个下降静脉袢,两者之间为毛细血管袢。

在出生前后,上颌、下颌牙龈的静脉成分都比动脉成分多。6~9 个月的胎儿和新生儿上、下颌的牙龈静脉成分均占优势。牙龈小动脉一般是平行排列,并有弯曲的小静脉伴行。在乳牙胚的牙囊、骨膜和牙龈血管之间有许多的吻合支,上颌牙龈和牙囊之间血管的吻合比下颌牙龈多。游离龈内可见毛细血管袢向牙龈的游离端伸延,并且毛细血管袢的一端呈梭形膨大。

三、牙周膜的发育形成

(一) 牙周膜的发育

1. 穿通纤维的形成　牙根开始形成时,牙囊细胞增殖活性增强,邻近牙根的最内层细胞分化为成牙骨质细胞,并生成沉积牙骨质;最外层细胞分化为成骨细胞形成牙槽窝内壁的骨组织;而中间的细胞分化为成纤维细胞,形成胶原纤维。胶原纤维构成粗大的主纤维束,埋入牙骨质和牙槽骨,埋入的部分称为穿通纤维(perforating fiber)或 Sharpey 纤维(Sharpey's fiber)。埋入牙骨质侧的主纤维较牙槽骨侧多而短小,纤维排列致密,牙槽骨侧的穿通纤维较长而数量少,纤维排列疏松、间隙较大。牙周膜主纤维是分别从牙骨质、牙槽骨两侧向中间发育形成,随着牙周膜的发育,主纤维逐渐向牙周膜中心区生长,最后主纤维末端相互结合形成牙周韧带,主纤维结合末端呈分叉或树枝状。

根尖区的成纤维细胞是干细胞,不断增生并向牙颈部迁移,形成第一组胶原纤维。最初,牙槽嵴位于釉质牙骨质界的上方,全部牙周韧带纤维均斜行朝向牙冠。随着牙齿不断萌出,其纤维的斜度逐渐降低,当釉质牙骨质界与牙槽嵴处于同一水平时,斜纤维束变成水平排列。当牙萌出到功能位时,牙槽嵴位于釉牙骨质界的根方,纤维束由水平排列又变为斜行排列(图 1-1-6)。

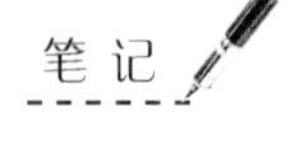
笔记

2. 其他纤维的形成　牙周膜中还有一种细胶原纤维,称为中性纤维或一般纤维(indif-

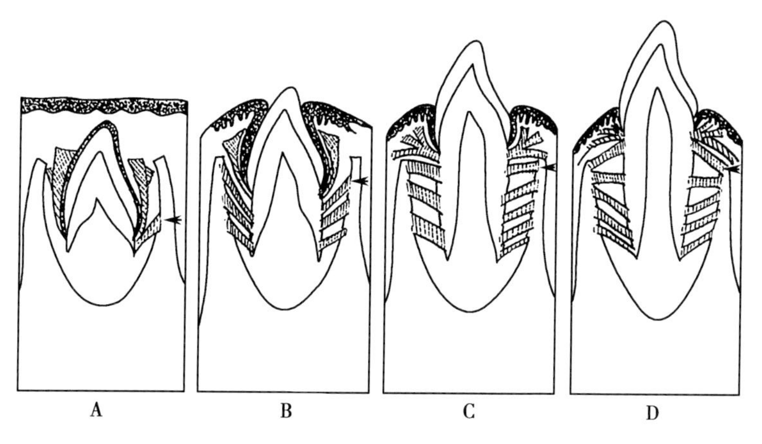

图 1-1-6　牙周膜主纤维形成

ferent fibers)。中性纤维分布没有特定的走行方向,互相吻合形成中性纤维丛(indifferent fiber plexus)。有人认为中性纤维可抵抗牙齿承受的任何方向咬合力,减轻主纤维所受外力。人的牙周膜中仅有两种不成熟的弹性纤维,即 Oxytalan 纤维和 Eluanin 纤维,它们常附着于血管、神经。Oxytalan 纤维为耐酸水解性纤维,超微结构与纤维粘连蛋白相似,可能与调节血流、牙齿支持、成纤维细胞的迁移有关,但中性纤维和 Oxytalan 纤维的发生过程尚未明确。Eluanin 纤维埋在少量弹性蛋白之中,由微细的纤维束组成,只有去除胶原,才能显露广泛的纤维网。

(二) 牙周膜的组织学特点

牙周膜(periodontal membrane)又称牙周韧带(periodontal ligament),主要由纤维、细胞、基质构成,有丰富的血管和神经。

1. 胶原纤维　牙周膜主要含有胶原纤维(collagen fibers),由交错的胶原原纤维束组成。胶原纤维被 Sharpey 纤维牢固地锚定在牙骨质和牙槽骨上。Sharpey 纤维插入牙槽窝内壁很深,远远超过牙周膜的宽度。Sharpey 纤维穿通的骨组织内有与之垂直的生长线,提示活跃的骨形成阶段。非胶原蛋白区含有较为丰富的生长线,骨桥蛋白和骨涎蛋白在骨组织新陈代谢的局部调节中发挥重要作用。

最近研究表明,胶原纤维跨越整个牙周间隙,并且在走行中发出分支相互吻合形成复杂的三维网架。有学者提出萌出期牙周膜中存在重塑区(zone of shear),可能位于牙周膜中部,此处血管较多;但也有人认为重塑区的位置靠近牙根面。牙周膜始终处于重塑(remodeling)状态,不论是牙齿发育阶段还是持续地功能性萌出阶段,牙周膜重塑是通过成纤维细胞快速合成和分泌胶原完成的。整个牙周韧带中从牙骨质至牙槽骨,胶原更新都很迅速,在根尖区最快,颈部最慢。牙齿到达功能性咬合位,牙周膜主纤维束成熟、增厚。

2. 牙周膜细胞　牙周膜含有多种细胞:成纤维细胞、内皮细胞、Malassez 上皮细胞、感觉系统相关细胞、骨相关细胞、成牙骨质细胞。主要的细胞类型是成纤维细胞,在啮齿动物成纤维细胞占牙周膜空间容积的 35%。

(1) 成纤维细胞(fibroblast):亦称牙周膜细胞(periodontal ligament cell,PDLC),是牙周膜中最重要的细胞。细胞呈卵圆形或梭形,细胞核较大,含 1~2 个核仁,胞质嗜碱性。电镜观察细胞具有丰富的蛋白质合成和分泌相关的细胞器如粗面内质网、核糖体和高尔基复合体。根据对啮齿动物磨牙牙周膜的观察发现每个成纤维细胞通过约 20 个细胞间连接,与周围细胞进行间接地信息交换。成纤维细胞排列方向与主纤维平行,有许多伪足样胞质突起,相邻的胞质突起间有桥粒(desmosome)(图 1-1-7)和缝隙连接(图 1-1-8),细胞通过纤维类型的黏着斑黏附到胶原上。

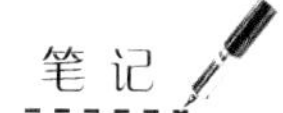
笔记

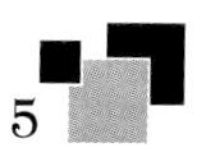

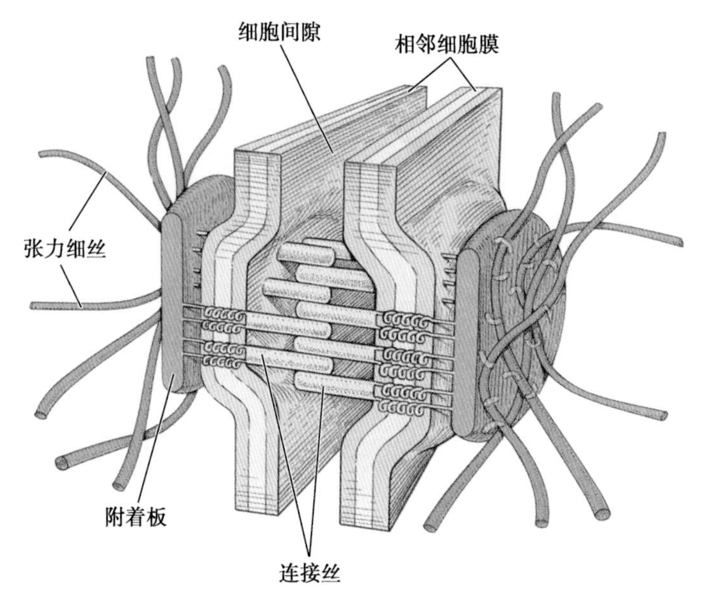

图 1-1-7　桥粒超微结构模式图

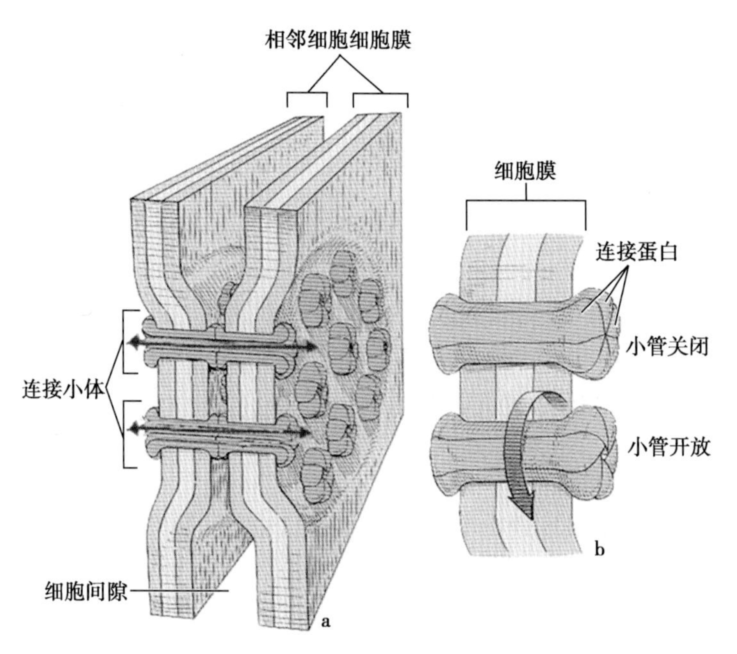

图 1-1-8　缝隙连接超微结构模式图

1）成纤维细胞的起源：牙周膜的成纤维细胞起源于牙囊衬里的外胚间充质，这种发育来源赋予这些细胞特殊的功能，在很多方面不同于其他结缔组织来源的细胞。成纤维细胞主要功能是合成胶原，也具有吞噬、降解陈旧胶原纤维的功能，胶原降解发生在细胞内，也可发生在细胞外。电镜观察被吞噬的胶原纤维最初外围是低密度区，然后转变为电子致密区围绕，再与溶酶体融合成吞噬体，胶原失去周期性纹即被降解，降解过程约为 30 分钟。牙周膜成纤维细胞还可分泌基质金属蛋白酶（matrix metalloproteinase，MMP-1）和基质金属蛋白酶的组织抑制因子（tissue inhibitor of metalloproteinase，TIMPs）。前列腺素（prostaglandin，PG）E2、白细胞介素（interleukin，IL）-1 或凝集素 A 可以使 MMP-1 上调，使胶原在细胞外发生降解。因此，成纤维细胞通过合成、降解胶原来维持牙周膜的稳定，并在牙齿承受外力的适应性反应中起重要作用。

笔 记

2）成纤维细胞的功能：动物实验证明牙周膜成纤维细胞有迁移和收缩的功能，但是对

人类牙周膜成纤维细胞的迁移和收缩功能还不甚了解。有证据显示牙槽骨附近和牙齿表面的细胞来源于其他部位的前体细胞,牙周膜成纤维细胞的胞质内有大量微丝系统,微丝是细胞收缩、移动功能必需的。有研究发现体外牙周膜成纤维细胞收缩、定向依赖于α-平滑肌动蛋白的表达水平。迁移、收缩功能是许多结缔组织细胞具备的功能,这种功能在发育和损伤修复过程中十分重要。细胞骨架(图 1-1-9)装置是这些功能发挥的必要前提,成纤维细胞的细胞骨架能使细胞移动和形状发生变化,以适应功能需要。破坏细胞骨架的药物会影响牙周膜细胞的迁移和啮齿动物切牙的萌出,这些药物阻止胶原凝胶的收缩和移动,牙周膜成纤维细胞通过胶原凝胶与牙本质黏附。研究发现通过微型泵在大鼠下颌局部放置秋水仙碱,会减弱牙周膜成纤维细胞向受损大鼠磨牙牙周膜迁移。

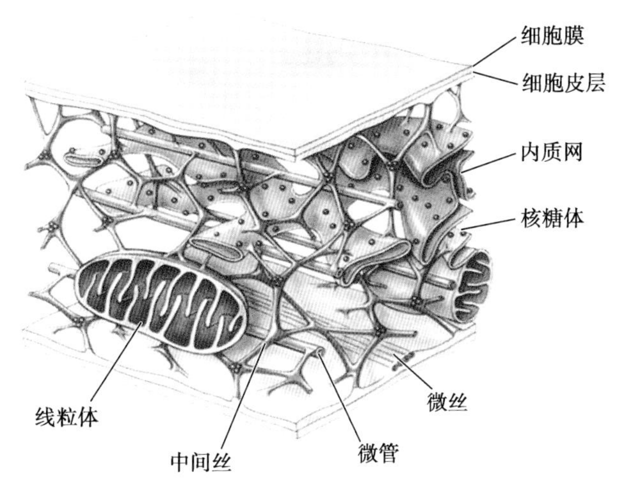

图 1-1-9　细胞骨架立体结构模式图

3）成纤维细胞的特性:成纤维细胞有多种功能特性,与体内其他结缔组织细胞不同。例如牙周膜细胞碱性磷酸酶(alkaline phosphatase,ALP)活性很高,ALP 在矿化过程中和无细胞牙骨质形成有重要作用。大鼠磨牙牙周膜的 ALP 与无细胞牙骨质厚度、高度相关,遗传性疾病低碱性磷酸酶患者的血液和钙化组织中 ALP 浓度非常低,牙骨质形成严重受损。ALP 不仅存在于成牙骨质细胞和成骨细胞,还存在于所有的牙周膜成纤维细胞,尤其是细胞的浆膜表面,因此、牙周膜的 ALP 活性很高,既保持正常功能,又不发生矿化。

4）成纤维细胞的表型:牙周膜成纤维细胞是一群异质性的细胞,体外培养的牙周膜成纤维细胞至少存在两种表型,即成纤维细胞表型和成骨细胞表型。成纤维细胞表型细胞具有较强的合成胶原能力,成骨细胞表型细胞能发育成为成骨细胞或成牙骨质细胞。在一生中,成纤维细胞不断形成新的主纤维、牙骨质,并改建牙槽骨。牙周膜成纤维细胞具有纤毛,纤毛与细胞之间存在连接,这在其他结缔组织中非常少见,也是胚胎性结缔组织的一种特征。

通过犬、猴、啮齿动物的实验观察发现,用机械方法从牙骨质表面去除牙周膜细胞或破坏牙周膜细胞,就会发生牙固连(ankylosis)。骨组织侵入牙周膜空间,在牙齿和牙槽窝内壁之间形成连接,牙固连这种无弹性的牙齿支持类型通常会导致牙根吸收和功能丧失,使牙齿的移动和萌出不再发生,牙周组织的修复能力就有了很大损伤。当牙周膜成纤维细胞或者其前体细胞获得通道到达根面,在固连区增殖即牙周膜细胞聚集,局限的牙固连部位能够被去除。牙周膜细胞到达牙固连部位之前,需要有细胞如破骨细胞使骨和牙骨质发生吸收,必须在牙骨质和牙槽骨之间形成新的牙周膜间隙。在某些条件下骨质可能被具有正常结构和功能的牙周膜所取代,为将来在此聚集的牙周膜细胞提供前提细胞,而且咀嚼功能能够加速

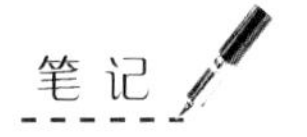

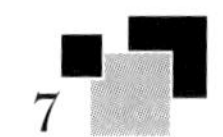

牙固连部位的吸收和正常牙周膜宽度的重建。

（2）成牙骨质细胞（cementoblasts）：是位于牙骨质表面的牙骨质形成细胞。似立方状，胞质丰富，细胞核呈泡状，与成纤维细胞相似，具有蛋白质合成和分泌的细胞器（图 1-1-10）。电镜下，胞质内富含粗面内质网和滑面内质网，高尔基复合体发达，有较多的糖原颗粒；胞质内还可见到有界膜的胶原纤维。成牙骨质细胞的形态取决于细胞活性状态，在合成无细胞牙骨质时，成牙骨质细胞的胞质突起不明显，合成有细胞牙骨质时，具有丰富的嗜碱性胞质和突起，细胞核不规则且有皱褶。

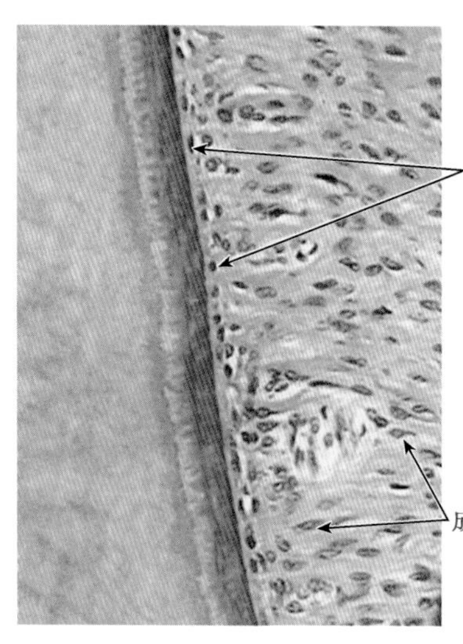

图 1-1-10　成牙骨质细胞与成纤维细胞

成牙骨质细胞与两种类型的牙骨质形成有关，但只有其参与形成有细胞牙骨质的证据。成牙骨质细胞刚形成的尚未钙化的牙骨质，称为类牙骨质（cementoid），厚约 5μm，沉积不久后即矿化。一些成牙骨质细胞埋在基质中成为牙骨质细胞。在成年啮齿动物和人类，除牙周膜成纤维细胞外，没有其他结缔组织细胞出现在细胞牙骨质层附近。

（3）成骨细胞（osteoblasts，OB）：是衬覆于牙槽窝内壁的骨形成细胞，来源于间充质，形态与成牙骨质细胞相似。只有在活跃的骨形成区才有明显的成层排列的成骨细胞，成骨细胞位于骨表面（图 1-1-11）。活跃的成骨细胞为立方形，胞质嗜碱性，有许多粗面内质网、线粒体。在分泌面细胞膜附近有许多微丝，近骨面的胞质有许多细小突起，与骨细胞有紧密连接。成骨细胞间有缝隙连接和紧密连接，它们又与微丝及细胞内第二信使系统相关的酶连接，这种方式可提供细胞间黏附和细胞间通讯，有助于成骨细胞层完全覆盖于骨表面及保持功能的协调。

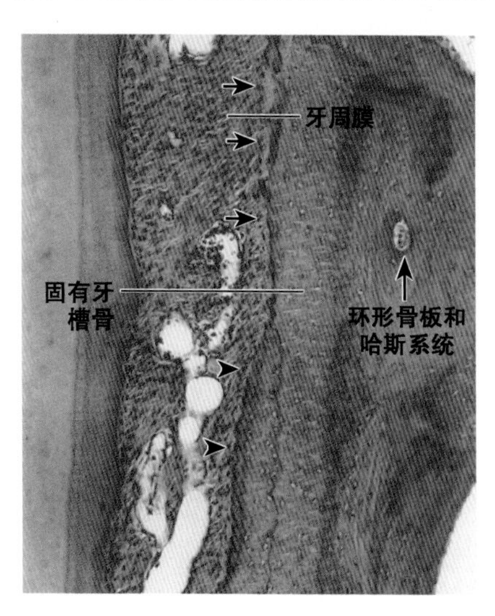

图 1-1-11　成骨细胞

成骨细胞分泌骨基质，常在骨表面形成一层未矿化的骨质，称为类骨质，厚度约 5～10μm。内源性的胶原纤维与骨面平行，而外源性的 Sharpey 纤维与骨面垂直进入类骨质，大约有 15% 的成骨细胞被埋入有机基质中成为骨细胞。成骨细胞分泌的有机基质成分中，有些是成骨细胞特异性的产物，也是成骨细胞表型的重要标志，如骨钙素（osteocalcin，OC）、成骨细胞转录因子 α（osteoblast transcription factor α）和 ALP 等，虽然对骨质不具有特异性，但易鉴定，可作为成骨细胞分化的检测

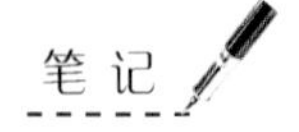
笔记

标志。

成骨细胞不仅参与骨形成，还调控破骨细胞活化，能分泌破骨细胞活化过程中的相关因子，如集落刺激因子（colony stimulating factor，CSF）、PGE 和骨保护因子配体（osteoprotegerin ligand，OPGL）。

（4）破骨细胞（osteoclasts，OC）和破牙骨质细胞（cementoclasts）：是分别位于骨、牙骨质吸收处的细胞。两者具有相同细胞形态，体外培养有高度的运动能力，寿命是 10～14 天。骨吸收发生时在牙槽骨表面形成凹陷，称为 Howship 陷窝，破骨细胞（图 1-1-12）覆盖于陷窝表面。破骨细胞的形态、大小差异较大，从小单核细胞到大多核细胞。破骨细胞邻近骨面部分有纹状表现，称皱褶缘（ruffled border），由许多紧密排列的微绒毛构成，皱褶缘周围的细胞膜平滑，但胞质致密，有许多可收缩的肌动蛋白丝，形成环行的封闭区（也称透明带），限制水解酶扩散，形成骨吸收所需的微环境。

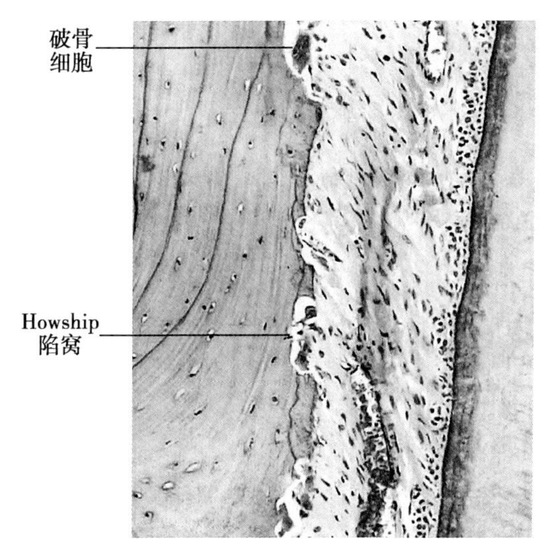

图 1-1-12　破骨细胞

（5）牙周上皮剩余(periodontal epithelial rest)：亦称 Malassez 上皮剩余（Malassez epithelial rest），它是牙发育期间上皮根鞘断裂后的残余（图 1-1-13），属于牙周膜的正常结构，是牙周膜中唯一的牙源性上皮细胞，具有上皮细胞特性，通过桥粒互相连接，含有张力原纤维，被基底板包围。Malassez 上皮剩余的量随年龄增长逐渐减少。鼠的第一磨牙近中根的 Malassez 上皮剩余是其他部位的 3～4 倍，人类磨牙的分布也是近中多于远中。牙周上皮剩余终身存在于牙周膜中并靠近牙骨质，其三维结构呈鱼网状围绕整个牙根，20 岁之前主要分布于根尖区，30 岁以上的靠近牙颈部。

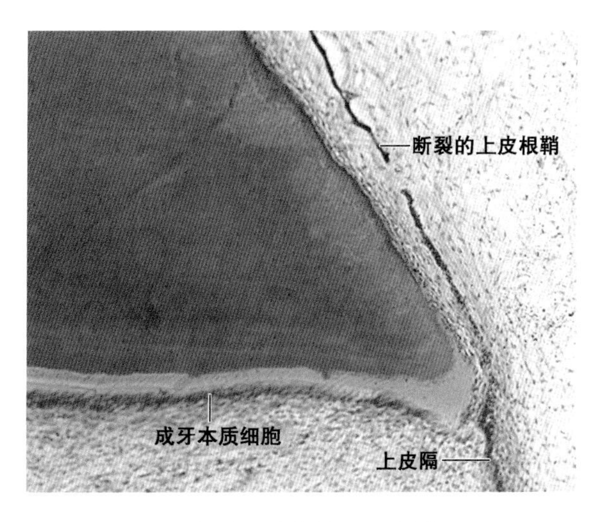

图 1-1-13　断裂的上皮根鞘

光镜下，牙周上皮剩余为单个或多个圆形或卵圆形细胞组成的团块或条索状结构（图 1-1-14）；电镜下，牙周上皮剩余外侧由基底膜包裹与周围组织分开，细胞间为桥粒连接，细胞核不规则。胞质中有大量的张力丝、线粒体，粗面内质网较少，提示牙周上皮剩余细胞是处于静止期。通过张力丝和桥粒连接，可区分牙周上皮剩余与牙周膜成纤维细胞和成牙骨质

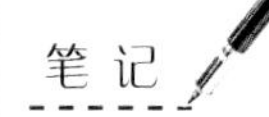
笔记

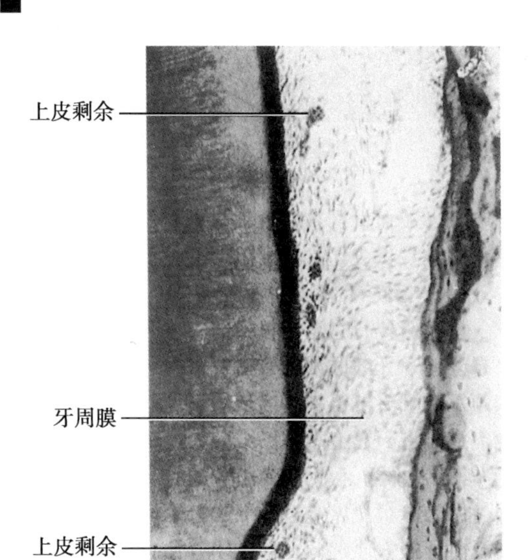

图 1-1-14　牙周上皮剩余

细胞。有些正常牙周上皮剩余细胞的中心可看到圆形或卵圆形的凋亡小体，说明具有典型的凋亡特性。牙周上皮剩余受到机械或慢性炎性刺激时，上皮剩余细胞发生增殖，参与形成根尖周囊肿及根侧囊肿的囊壁上皮，也可以形成牙源性肿瘤。

此外，研究发现牙周上皮剩余还具有较强的其他功能：

1）维持牙周膜间隙、防止牙固连：牙固连（ankylosis）是指在牙骨质的吸收过程中，牙骨质的修复形式出现异常，使牙周膜消失，牙骨质和牙槽骨融合在一起的现象。牙固连时，邻近牙骨质的牙槽骨表面排列的破骨细胞会导致牙根吸收，使牙根逐渐被骨组织取代。因此，再植牙发生牙固连，会在 4～5 年内因牙根吸收而脱落。Loe 等观察到存活的再植牙牙周膜区域总有 Malassez 上皮剩余存在。Shimono 等发现在牙周膜再生过程中，窄的牙周膜空间与 Malassez 上皮剩余细胞的缺乏有关。牙固连中随着 Malassez 上皮剩余细胞消失，破骨细胞和破牙细胞数量增加，提示 Malassez 上皮剩余细胞具有潜在的抑制破骨细胞和破牙细胞功能的作用。对于 Malassez 上皮剩余维持牙周膜空间，防止发生牙固连的作用，目前有两种解释，一种观点认为 Malassez 上皮剩余可能通过产生某种分子，调节牙周膜空间的成骨过程，阻止牙槽骨向牙骨质空间的迁移，从而维持牙周膜间隙；另一种观点则认为可能是通过产生胶原酶，降解胶原实现牙周膜间隙的维持。

2）防止牙根吸收：Wallace 等在狗的牙再植模型中发现再植牙未发生牙根吸收与 Malassez 上皮剩余细胞的存在有关。Kat 等用双重免疫组织化学的方法分析发现，生理性牙根吸收与 Malassez 上皮剩余的持续性消失以及血管的侵入有关，提示可能与防止牙固连的作用类似。Malassez 上皮剩余细胞通过产生某种分子来调控牙周膜的稳定，防止牙根发生吸收。

3）牙周膜发育过程中的神经支配点：Malassez 上皮剩余细胞间包埋着一些神经纤维，上皮剩余的亚群表达许多神经肽，包括甲状旁腺素相关蛋白、蛋白基因产物 9.5（protein gene product 9.5，PGP 9.5）、降钙素基因相关肽（calcitonin gene related peptide，CGRP）、P 物质（substance P，SP）和血管活性肠肽（vasoactive intestinal peptide，VIP）等。上皮剩余也表达 TrkA 蛋白（神经生长因子的高亲和性受体），并且研究发现下牙槽神经的去神经支配会导致 Malassez 上皮剩余细胞的大小以及分布区域显著缩小。因此，认为感觉神经支配可能参与调节 Malassez 上皮剩余的 TrkA 蛋白表达。此外，最近研究表明羊的 Malasse 上皮剩余细胞在神经源性环境中培养时，在形态学和表现型上均具有神经性潜能，提示 Malassez 上皮剩余可能在牙周组织的神经支配中有作用。

4）促进牙骨质修复：Malassez 上皮剩余可能在牙骨质的修复中起作用，这与 Hertwig's 上皮根鞘在牙根发育过程中参与牙骨质形成的观点相符合。在人体研究中，发现正畸牙根吸收后的修复区域有 Malassez 上皮剩余存在，认为上皮剩余在迁移到吸收区后参与牙骨质修复。Hasegawa 等通过实验诱导牙根吸收后，观察到 Malassez 上皮剩余附着于牙根吸收陷窝内，并表达骨形成蛋白 2（bone morphogenetic protein-2，BMP_2）、骨桥蛋白和成釉蛋白，而在对照组未诱导牙根吸收的切片中，Malassez 上皮剩余则不表达上述蛋白，提示尽管通过超微

笔记

结构观察到 Malassez 上皮剩余是处于静止期，但它们可能在参与牙骨质修复过程中被激活并分泌基质蛋白。Mouri 等也通过体外培养发现人 Malassez 上皮剩余细胞表达 BMP_2、BMP_4，靠近牙根吸收处的上皮剩余细胞 BMP_2表达阳性，表明上皮剩余细胞可能与周围的未分化间充质细胞相互作用参与牙骨质修复。其他研究也报道称 Malassez 上皮剩余可以合成骨桥蛋白(osteopontin，OPN)、骨涎蛋白、骨保护素、牙釉蛋白和成釉蛋白等，其中骨桥蛋白、骨涎蛋白和牙釉蛋白与无细胞牙骨质形成有关。此外，在牙骨质修复早期，Malassez 上皮剩余细胞增殖细胞核抗原(proliferating cell nuclear antigen，PCNA)表达强阳性，但是没有观察到细胞数量的增加，说明增殖的上皮剩余细胞可能发生了上皮间充质转化，参与牙骨质形成。Bosshardt 等也认为 Malassez 上皮剩余可能通过诱导牙周膜成纤维细胞亚群分化为成牙骨质细胞，或通过上皮间充质转化直接形成成牙骨质细胞。

5）具有干细胞功能：过去一直认为 Malassez 上皮剩余仅仅是细胞剩余，Thomas 等首先提出鼠的 Malassez 上皮剩余还具有上皮间充质转化潜能。研究发现经 TGF-β 诱导或者在骨诱导环境中，Malassez 上皮剩余中的干细胞亚群能进行上皮间充质转化，分化为具有多向分化潜能的间充质干细胞样细胞。最近研究报道称，由 Hertwig's 上皮根鞘衍生而来的人 Malassez 上皮剩余能表达外胚层干细胞标志，如 Oct-4、Nanog 和 SSEA-4，这间接证明 Malassez 上皮剩余具有干细胞的性质，认为牙周膜中的 Malassez 上皮剩余细胞可能作为祖细胞，具有干细胞可塑性并能进行交叉胚层分化，分化成中胚层和外胚层来源的多种细胞。

Malassez 上皮剩余细胞不仅表达上皮细胞标志，也表达间充质基质或干细胞标志。2012年，Xiong Jimin 等将取自羊切牙的 Malassez 上皮剩余，在体外不同诱导环境中进行培养，发现体内、外扩增的 Malassez 上皮剩余细胞表现不同的上皮形态，并表达特征性上皮标志如细胞角蛋白-8(cytokeratin-8，CK-8)、E-钙黏素(E-cadherin)和上皮膜蛋白-1(epithelial membrane protein-1，EMP-1)，而且还表达间充质相关标志 CD29、CD44 和热休克蛋白-90β(heat shock proteins 90β，HSP90β)，这表明在体内、外扩增的 Malassez 上皮剩余细胞是一个多能上皮干细胞群，与牙周膜干细胞类似，在体外能分化为成骨细胞、脂肪细胞、软骨细胞和神经样细胞。他们又将 Malassez 上皮剩余干细胞移植到小鼠体内，观察到有骨、牙骨质样和 Sharpey 纤维样结构形成，并用特异性抗体 CD44 检测分化细胞来源，证实参与骨形成的是来自于羊的 Malassez 上皮剩余，而不是小鼠的内源性细胞。

因此，Malassez 上皮剩余可能作为重要的干细胞来源，在牙周组织再生中发挥重要作用，Malassez 上皮剩余细胞也可能作为细胞模型来解释干细胞领域的一些基本问题，如干细胞可塑性以及上皮间充质转化等。

6）促进牙周组织再生：上皮细胞和间充质细胞是牙周膜中的两大主要细胞群，它们都参与再生过程。尽管已证实牙周膜干细胞能引导有意义的牙周组织再生，但有研究认为 Hertwig's 上皮根鞘、Malassez 上皮剩余与牙间充质基质、干细胞群相结合能更加有效地提高牙周组织再生效果。Shinmura 等将猪 Malassez 上皮剩余细胞与牙髓细胞结合，发现上皮剩余细胞能分化为成釉细胞样细胞，并在体内形成釉质样组织(釉基质蛋白染色阳性)。2011年 Bai Y 等将 Hertwig's 上皮根鞘细胞和牙囊细胞共培养，发现能显著提高骨、牙骨质相关基因表达，并促进体外矿化组织形成，同时体内实验也表明使用牙囊细胞预处理的 Hertwig's 上皮根鞘能引导形成牙骨质样和牙周膜样结构，而对照组仅形成纤维组织。

基于 Malassez 上皮剩余在维持牙周膜空间、促进牙骨质修复等方面的作用，并且体内外实验证实 Malassez 上皮剩余参与骨、牙骨质样矿化沉积、牙周膜样结构或者 Sharpey 纤维的形成，因此，有理由认为 Malassez 上皮剩余在牙周组织再生中具有重要作用。不过，还有待于将这些细胞移植到牙周组织缺损模型中进行进一步研究。

(6) 牙周膜干细胞(periodontal ligament stem cells)：亦称原始细胞(progenitor cells)，是

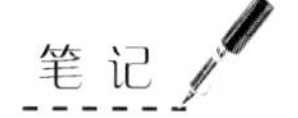

从牙周膜中分离出的具有多向分化潜能的干细胞。牙周膜干细胞位于邻近牙槽骨侧的血管附近和骨内膜间隙中。位于血管附近的牙周膜干细胞体积小、核质比高、更新慢，对刺激因子可发生反应。在适当刺激时，位于血管处的细胞分裂，并向牙槽骨或牙骨质方向移动，分化为成纤维细胞、成骨细胞和成牙骨质细胞。牙周膜干细胞对牙周组织的再生修复十分重要，它是牙周炎治疗后牙周组织与根面之间形成新附着的主要细胞来源。

3. 牙周膜血管、神经

(1) 牙周膜的血液供应：牙周膜血液供应丰富。主要来自牙槽动脉分支：①牙龈血管；②通过筛状板进入牙周膜的牙槽动脉分支；③牙槽动脉进入根尖孔前的分支。牙周膜血管位于主纤维束之间和周围结缔组织，邻近牙槽骨，血管直径平均为20μm，走行方向与牙根长轴一致，血管分支吻合形成血管丛围绕牙根，体积庞大。位于牙颈部的牙周膜有毛细血管袢形成，这些毛细血管具有大量的孔，位于龈沟根方，围绕牙根。每个血管袢由1~2条直径8~10μm的毛细血管后静脉构成。这些毛细血管袢与牙龈表面的毛细血管袢吻合，该血管结构可能与龈牙结合部有关。有孔的毛细血管主要存在于牙周膜中，极大地增强了毛细血管床的扩散和滤过能力，以适应牙周膜更新速率高的需要。

(2) 牙周膜的神经分布：牙周膜的神经与血管(图1-1-15)、淋巴管一样走行于主纤维束间和周围结缔组织中。牙周膜的神经纤维在功能上可分为感觉神经和自主神经两种。感觉神经主要为伤害感受器和机械感受器，自主神经分布于血管，主要是控制局部血流。与其他致密结缔组织相比，牙周膜的神经分布非常丰富，因此，牙周膜对触、压觉和痛觉有显著的定位感。牙周膜神经有两个来源，某些神经束从根尖区上行进入牙周膜，其他的神经束来自于牙槽骨孔，分布于牙周膜中部及牙颈部。牙周膜神经分有髓神经和无髓神经，有髓神经属感觉神经纤维，直径平均为5μm，无髓神经是自主神经纤维，直径平均为0.5μm。

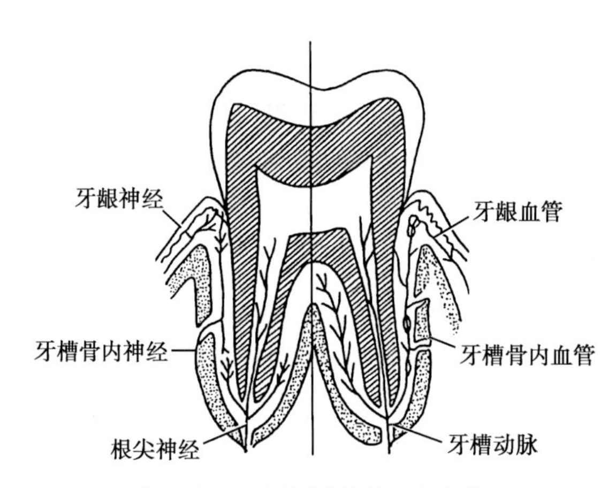

图1-1-15 牙周膜的神经与血管

4. 牙周膜功能　牙周膜具有支持和保护、形成、感觉及营养等功能。

(1) 支持和保护功能：牙周膜是连接牙齿和牙槽骨的致密结缔组织，起到固定、支持牙齿的作用。牙周膜形成软组织框(casing)抵抗各种外力冲击，将咬合力传导至颌骨，保护血管、神经以及根尖组织免受伤害，并维持牙龈组织与牙齿的关系。目前关于牙周膜支持机制有两种理论：张力理论和黏弹性系统理论。张力理论(tensional theory)认为牙周膜主纤维对牙支持起主要作用，当力作用于牙时，主纤维首先伸展、拉直，将力传导给牙槽骨，引起牙槽窝的弹性形变(elastic deformation)，牙槽骨形变达到限度时，再将力传导至基底部的颌骨。黏弹性系统理论(viscoelastic system theory)认为牙的位移主要是受液体运动控制，其次是纤维作用。对牙施加外力时，牙周膜细胞外液通过牙槽骨筛状板流入骨髓，而连接牙周膜和筛状板的孔多数位于近牙颈部1/3处。当液体移出后，纤维束承受牙周膜的松弛和紧张，导致

笔记

血管狭窄，动脉回压使血管充盈，血液通过超滤过进入组织中补充组织液。

（2）形成功能（formative functions）：牙周膜是一种不断自我更新的组织，牙周膜中既有细胞新生，也有细胞凋亡，更新细胞与凋亡细胞及移出细胞之间维持平衡。牙周膜中还有一种圆形矿化小体，称为牙骨质小体（cementicle）（图1-1-16），呈同心圆状，可游离于牙周膜中或附着在牙骨质表面。成纤维细胞分裂、合成新的胶原，同时降解旧胶原。牙周膜的未分化间充质细胞可以分化成为成骨细胞、成牙骨质细胞，产生新的牙槽骨及牙骨质，完成牙周组织的生理性改建，病理情况下牙骨质和牙槽骨缺损的修复。

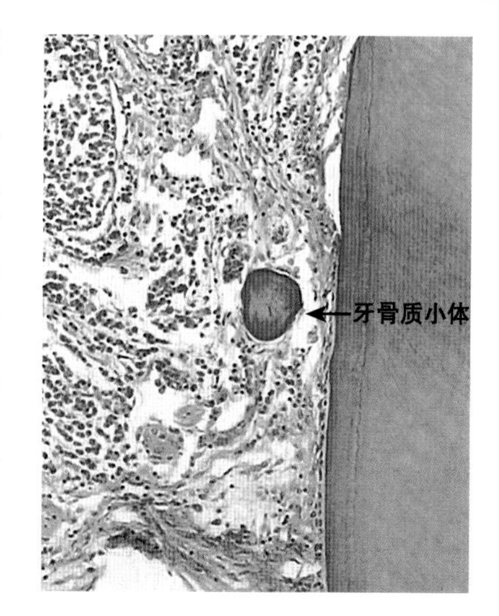

图1-1-16 牙骨质小体

（3）感觉、营养功能（sensory and nutritional functions）：牙周膜有丰富的神经支配，可感受触觉、压力和疼痛，通过神经系统的传导和反射，调整颌骨、肌肉和关节的运动。牙周膜具有调节、缓冲咀嚼压力的功能，这种感觉功能具有一定的保护性作用。牙周膜血管可为牙槽骨、牙骨质和牙龈提供营养和淋巴引流。

5. 牙周膜的增龄性变化　牙周膜增龄性变化（aging of the periodontal ligament）是指随着年龄增长牙周膜中胶原纤维增多，直径增大，细胞成分减少，成纤维细胞形态不规则，基质形成减少，牙周膜变薄。青年人（11～16岁）的牙周膜厚度约为0.21mm，成人（32～52岁）厚度为0.18mm，老年时（51～67岁）厚度减少到0.15mm。结合上皮附着也随之缓慢向根方迁移，由釉牙骨质界处到达根面牙骨质。

6. 牙周膜结构和功能稳定的分子机制　牙周膜的一个重要特点是在整个生命过程中维持正常的宽度，虽然牙周膜细胞具有形成矿化组织的能力，但体内的牙周膜能够保持生理性的未矿化状态，维持结构和功能的稳定。推测可能在牙周膜中存在一种调节机制可以抑制成骨细胞分化，维持牙周膜成纤维细胞表型的平衡，在骨改建中控制骨生成的程度。Kato等认为牙周膜细胞表达某些调节因子抑制骨及牙骨质的形成，从而维持牙周膜的正常宽度，并与周围矿化组织保持动态平衡。许多研究结果显示，存在一些蛋白分子包括RGD-CAP/β ig-h3（精氨酸-甘氨酸-天冬氨酸胶原相关蛋白，Arg-Gly-Asp collagen associated protein）、成骨细胞特异性因子-2（osteoblast-specific factor-2 or periostin，OSF-2 or periostin）、肌节同源盒基因同系物（muscle segment homeobox，Msx2）、S100A4、细胞外基质磷酸糖蛋白（matrixextra cellular phosphoglycoprotein，MEPE）、表皮生长因子与受体（epidermal growth factor and receptor，EGF/EGFR）以及Ⅲ型胶原等生物活性物质都具有抑制矿化的作用，可能参与维持牙周膜结构和功能的稳定。

（1）RGD-CAP/β ig-h3：是一种相对分子质量大于2.0×10^4的多聚蛋白，属于fasciclin的家族成员，主要在牙周膜中表达。RGD-CAP参与机械刺激下的骨改建、伤口愈合和组织再生。牙周膜细胞在地塞米松和1α，25-二羟维生素D3（$1\alpha,25(OH)_2D_3$）作用下，其ALP活性增高，RGD-CAP mRNA表达水平下降，而且外源性RGD-CAP能够抑制ALP活性和骨结节的形成。Dio等发现受TGF-β诱导的RGD-CAP在机械刺激下表达增高，这有助于通过抑制矿化来维持牙周膜的机械成分，防止牙固连，影响牙槽骨代谢维持牙周膜的弹性和结构稳定。

（2）OSF-2/Periostin：是与RGD-CAP/β ig-h3高度同种的蛋白质，相对分子质量大于9.0×10^4，主要在骨膜和牙周膜中表达。Periostin在骨膜和牙周膜的分布显示具有组织专一性和维持组织结构的潜能，是一种牙周膜矿化的调节剂，在骨新陈代谢和改建中发挥作用并

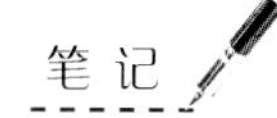
笔记

维持牙周膜的稳定。

（3）Msx2：是同源盒（homeobox）蛋白家族成员，在牙周膜和肌腱细胞中的表达高于成骨细胞。Yoshizawa 等研究发现，牙周膜细胞系 PDL-L2 中的 Msx2 表达减少可导致成骨细胞分化和基质矿化；相反，成骨细胞 MC3T3-E1 中 Msx2 显著表达，则可以防止成骨细胞分化和基质矿化，并且是通过抑制成骨细胞特有的转录因子 Runx2/Osf2 的转录活性抑制矿化。

（4）S100A4：是 S100 钙结合蛋白质家族成员，是一种相对分子质量为 1.2×10^4 的酸性蛋白质，由牙周膜细胞合成和分泌。S100A 在成骨细胞分化期间的瞬间表达模式和对成骨细胞分化与体外矿化的抑制作用，提示 S100A4 可能是一个新的负调节因子，通过调节成骨细胞分化过程调节基质矿化。Kato 等通过干扰核糖核酸抑制人牙周膜 S100A4，发现 OPN 和 OC 等成骨细胞标志以及成骨细胞特有的转录因子 Runx2、核心结合因子 α1（core binding factor α1，Cbf α1）和 Osterix 的表达增加，提示 S100A 能抑制牙周膜中成骨细胞基因的表达和矿化。

四、牙骨质的发育形成

牙骨质（cementum）是一种不均匀矿化的结缔组织。它的主要功能是锚定牙周膜主纤维（Sharpey 纤维）到牙根面，起到牙齿支持作用；覆盖相对多孔的牙本质，起到保护牙髓的作用；适应咬合力量并且从牙根吸收或断裂处进行修复，从而维持牙根表面的完整性。牙骨质没有血管，不能像骨一样进行可持续的重塑，新的成牙骨质细胞必须不断地由前期牙骨质细胞作补充。在牙周病愈合的初始阶段，前期牙骨质细胞产生新的成牙骨质细胞的速度较正常状态快。

（一）牙骨质的发育

1. 牙骨质形成　牙骨质参与牙周组织的发生和修复，牙骨质的新生来源于牙周膜细胞。它可分为功能前和功能性两个发育阶段。牙骨质功能前的部分形成于牙根发育时。从恒牙牙根开始形成，时间跨度为 3.75～7.75 年之间。功能前牙骨质的发育是一个长时间的过程。功能性牙骨质的发育，始于牙齿达到咬合面时，功能性牙骨质发育的适应和修复过程是通过牙骨质的生物学应答实现的，并影响牙根表面牙骨质类型的分布和外部形状。

牙冠发育完成后，成釉器的内、外釉上皮细胞增生形成双层结构的 Hertwig 上皮根鞘（Hertwig's epithelial root sheath，HERS）（图 1-1-17）。上皮根鞘内层细胞诱导牙乳头细胞分

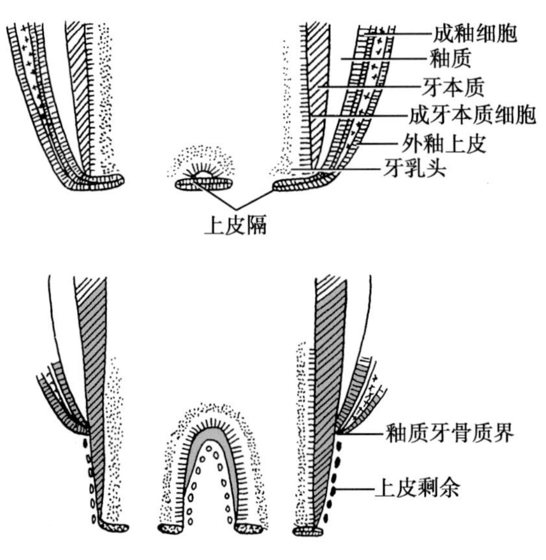

图 1-1-17　上皮根鞘在牙根发育过程中的变化

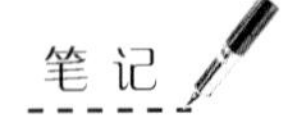
笔记

化为成牙本质细胞，形成牙本质。由于根鞘变性中断，根鞘细胞离开牙本质进入牙囊中，牙囊细胞移向根部牙本质，与牙本质接触后，分化为成牙骨质细胞。随着牙骨质发育形成，残余的上皮根鞘细胞留在牙周膜中即 Malassez 上皮剩余。成牙骨质细胞有发育良好的粗面内质网、高尔基体和线粒体。它在牙本质表面合成分泌牙骨质基质，矿化形成牙骨质。成牙骨质细胞的行为决定牙骨质的类型。成牙骨质细胞释放基质并被埋入基质中即为细胞牙骨质（cellular cementum），基质中无成牙骨质细胞则为无细胞牙骨质（acellular cementum）（图 1-1-18）。陷入基质中的成牙骨质细胞发育形成胞质突起，位于牙骨质基质中成为牙骨质细胞（图 1-1-19）。一般无细胞牙骨质覆盖牙根近牙颈部的 1/3～1/2，厚度为 20～50μm，位于根尖区的细胞牙骨质厚度为 150～200μm。人一生中牙骨质不断缓慢增加，每年大约 2.5μm。由牙囊的成纤维细胞形成的胶原纤维束穿过成牙骨质细胞的细胞间隙，与根面垂直埋入牙骨质基质，形成未来的 Sharpey 纤维。由成牙骨质细胞分泌的胶原纤维构成牙骨质的基质纤维（matrix fiber），基质纤维被 Sharpey 纤维贯通呈网孔状结构。

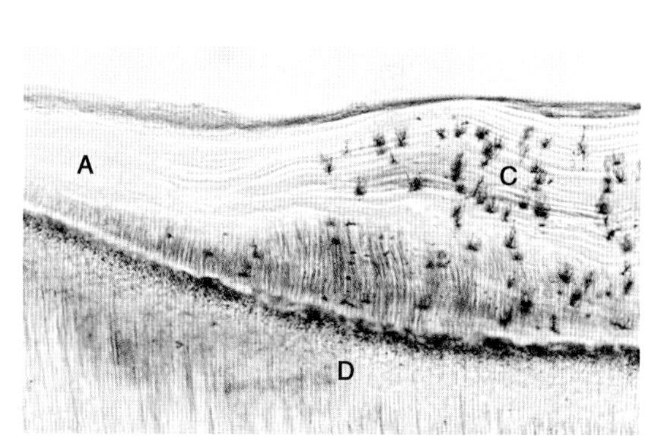

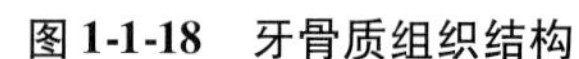
图 1-1-18　牙骨质组织结构

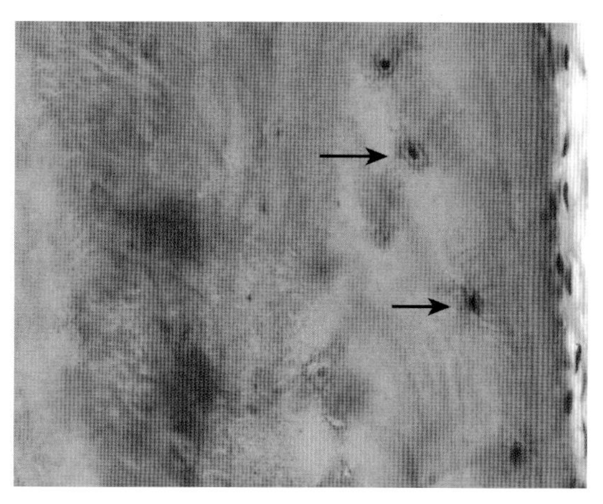

图 1-1-19　牙骨质细胞

2. 牙骨质发生机制　目前、有关牙骨质的发生机制尚存较大分歧。牙骨质发育形成时，HERS 细胞和牙囊细胞都位于牙根表面，因此就出现了两种牙骨质来源学说。传统观点认为牙骨质来源于间充质，牙囊间充质细胞穿过 HERS 分化为成牙骨质细胞，开始分泌牙骨质基质。新的观点则认为牙骨质来源于上皮，依据是釉质与牙骨质在蛋白免疫学上的相似性，而且越来越多的证据表明 HERS 在牙骨质形成中具有重要作用。HERS 细胞和它的产物可以在间充质环境中诱导牙骨质形成，从 HERS 或透明层中释放的化学趋化物可以诱导前成牙骨质细胞分化并向牙根表面迁移。

体内研究证实，HERS 细胞表达釉原蛋白（*amelogenin*，*Am*）mRNA，并且还分泌釉蛋白，提示 HERS 可能通过分泌釉基质蛋白诱导牙骨质发育。Fong 等通过原位杂交、免疫组织化学方法发现 Malassez 上皮剩余也能表达釉原蛋白和釉蛋白，但是有一定的区域限制。位于细胞牙骨质与牙本质分界处的牙周上皮剩余细胞表达釉原蛋白，不表达釉蛋白；位于细胞牙骨质基质中的牙周上皮剩余细胞既表达釉原蛋白，又能表达釉蛋白；而位于细胞牙骨质表面的牙周上皮剩余细胞两者都不表达。HERS 细胞不仅产生釉基质蛋白，还分泌一些骨质或牙骨质相关蛋白参与牙骨质发生，如牙骨质黏附蛋白、骨涎蛋白、骨桥蛋白、纤维胶原和釉基质等。

另一方面，HERS 细胞可能发生上皮-间充质转化，分化为成牙骨质细胞的前体细胞参与牙骨质形成。Sonoyama 等将转化生长因子（transforming growth factor，TGF）β1 诱导的 HERS 细胞植入小鼠皮下，发现有牙骨质样组织形成，其机制可能是 TGF-β1 通过磷脂酰肌醇 3 激

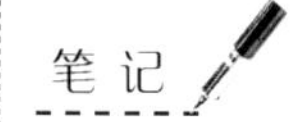
笔记

酶(phosphatidylinositol 3-kinase,PI3K)/蛋白激酶B通路,使HERS细胞由上皮向间充质转化而形成牙骨质细胞。也有研究报道称HERS细胞能在体外通过上皮间充质转化诱导形成矿化结节。透射电镜观察发现这些矿化结节与无细胞牙骨质相似,分析认为由HERS细胞形成的矿化基质特征与牙骨质或者骨相似,但不同于釉质或牙本质。还发现在猪牙根形成的早期阶段,有散在的HERS细胞呈典型的成牙骨质细胞形态学特征,认为是通过上皮间充质转化实现的。此外,有研究观察到牙骨质形成细胞的亚群表达上皮细胞的标志,如E-cadherin、细胞角蛋白和波形蛋白,HERS细胞和无细胞牙骨质相关的成牙骨质细胞都呈细胞角蛋白8/18免疫阳性。

3. 成牙骨质细胞的来源　关于成牙骨质细胞的来源也存在争议,普遍认为成牙骨质细胞是在Hertwig's上皮根鞘断裂后,由牙囊细胞穿过根鞘上皮,进入牙根部牙本质表面分化形成,这是外胚间充质的起源(即衍生的脑神经嵴)。然而,有证据表明牙囊细胞可能不是唯一的来源。最近超微结构和免疫组织化学的研究结果支持成牙骨质细胞来源于上皮根鞘的上皮细胞,这种表型转换在胚胎发育过程中已经被证明。另外一个表型转换的例子是腭部发生时,腭部内侧边缘上皮的外胚层细胞转化成间充质细胞,因此,腭中缝的上皮细胞来源于口腔上皮,上皮下方的间充质细胞则发源于神经嵴。上皮根鞘细胞的形成过程中,也可能存在上皮间充质细胞转化过程。

此外,有研究认为无细胞牙骨质与细胞牙骨质不同,它是一种独特的组织,细胞牙骨质和骨有一些相似性,被认为是骨样组织。两者的差别提示形成无细胞牙骨质和细胞牙骨质的成牙骨质细胞来源可能不同,成牙骨质细胞的不同免疫表型与两种类型的牙骨质形成有关支持上述观点。Tenorio等采用成骨细胞特异性免疫标记,提示细胞牙骨质的成牙骨质细胞和成骨细胞来自同一祖细胞,而且该祖细胞不同于无细胞牙骨质的成牙骨质细胞祖细胞。不同来源的成牙骨质细胞也可以通过表皮生长因子免疫标记进行区别。在无细胞牙骨质形成期间,大多数成牙骨质细胞显示了Dlx-2(distal-less gene-2)免疫阳性,仅少数细胞牙骨质的成牙骨质细胞显示阳性。因此,提出成牙骨质细胞有两种来源:颅神经嵴细胞和Hertwig's上皮根鞘细胞,前者形成细胞牙骨质、修复性牙骨质,后者形成无细胞牙骨质。

4. 成牙骨质细胞的分化　成牙骨质细胞向牙根表面迁移和分化的分子机制还不清楚。大鼠磨牙牙本质发生早期产生一种化学物质,诱导牙囊细胞迁移。这些细胞迁移,导致完整的HERS断裂。有学者认为牙囊细胞和HERS相互作用导致成牙骨质细胞分化。HERS的内层上皮细胞和正在分化的成牙本质细胞之间存在上皮-间充质细胞相互作用,基底膜组成变化是成牙骨质细胞分化的信号。牙根形成包括牙本质和牙骨质的初步矿化,这个过程要求二者必须在时间和空间上严格统一。釉质蛋白可能涉及早期牙骨质的分化,在啮齿动物切牙牙根模型上表现的是正常结构,常作为介质组成老鼠磨牙根面颈部,而且在人的牙骨质提取物中也具有相应的生物化学特征。HERS内的上皮细胞是由成釉器内的细胞衍生,在一定时间内保持潜力产生和分泌釉质和釉质相关蛋白,在个别情形下可以清楚地看到釉珠。

5. 牙本质牙骨质界的形成　牙骨质前体细胞分化为具有活性的牙骨质形成细胞,沿着根尖新沉积尚未矿化的罩牙本质分化为成牙骨质细胞。成牙骨质细胞成熟早期,形成许多胞质突起进入到排列疏松、尚未矿化的牙本质基质中。成牙骨质细胞使牙骨质基质中的胶原纤维进入到牙本质基质中,此关键的一步使两种纤维相互紧密交错。罩牙本质的矿化被延迟,矿化前缘到达牙本质牙骨质界,牙本质基质被牙骨质的胶原纤维覆盖。有学者认为人类牙齿中不存在中间牙骨质,但在啮齿动物的切牙和磨牙上观测到中间牙骨质,尤其在无细胞外源性纤维牙骨质和牙本质之间。

6. 牙骨质细胞的生理活性　有细胞内源性纤维牙骨质沉积的特点是成牙骨质细胞不断形成基质,基质将其包埋。牙骨质沉积率与成牙骨质细胞的数目呈正相关。有细胞内源

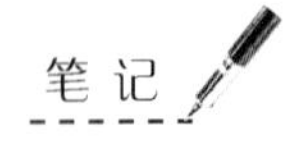
笔记

性纤维牙骨质内的细胞密度远低于骨组织。排列疏松相互联系的小管系统有助于维持营养供应和细胞连接，靠近牙骨质表面的牙骨质细胞类似于成牙骨质细胞，但牙骨质细胞的胞质、内质网和线粒体较少。虽然牙本质牙骨质界对物质渗透具有一定的屏障作用，但Erasquin & Muruzabal 发现大鼠磨牙根管治疗后牙骨质深层细胞坏死。

（二）牙骨质的种类和功能

1. 依据牙骨质中有无细胞存在分类　分为无细胞牙骨质和有细胞牙骨质。无细胞牙骨质先发育形成，亦称为原发性牙骨质，细胞性牙骨质后形成，亦称为继发性牙骨质。

（1）无细胞牙骨质：主要分布于牙颈部到近根尖 1/3 处。无细胞牙骨质（图 1-1-20）的结构主要由牙骨质层板构成，在根部牙本质外层可见 Tomes 颗粒层，再向外为透明层。透明层和无细胞牙骨质之间有暗线，可能与斑块状的无纤维牙骨质有关。

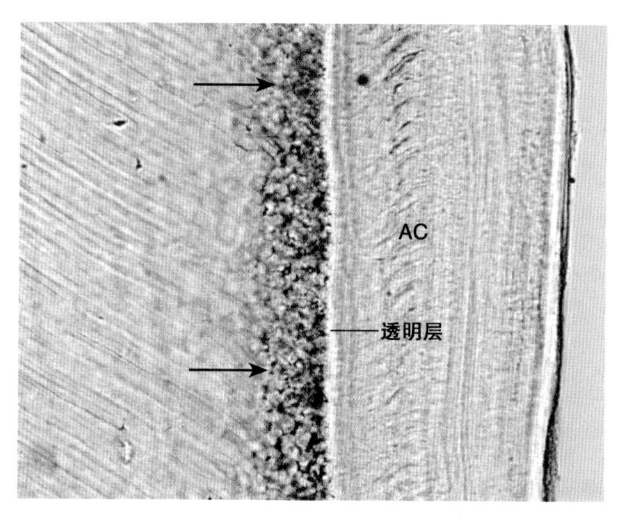

图 1-1-20　无细胞牙骨质

（2）细胞牙骨质：主要位于无细胞牙骨质表面，有时与无细胞牙骨质交替排列，根尖 1/3 处全部是细胞牙骨质。细胞牙骨质中的牙骨质细胞占据的空间称为陷窝（lacunae），牙骨质细胞突起延伸的管道称小管（canaliculi），邻近小管相通，牙骨质细胞突起之间有缝隙连接。牙骨质细胞比骨细胞分布更广泛、随机，小管倾向于指向牙周膜，牙周膜是其营养来源。陷窝周间隙（perilacunar space）中有未矿化基质，突起延伸的长度是细胞体的数倍。大量发育良好的牙骨质细胞突起向牙周膜伸展，深部的细胞因营养吸收困难而变性、消失。

2. 依据牙骨质中有机基质的性质和来源分类　分为无细胞外源性纤维牙骨质、有细胞固有纤维牙骨质、有细胞混合性分层牙骨质、无细胞固有纤维牙骨质和无细胞无纤维牙骨质。其中外源性纤维是由牙周膜成纤维细胞产生的 Sharpey 纤维；固有纤维是指由成牙骨质细胞产生的，平行排列于牙根表面的胶原纤维。

（1）无细胞外源性纤维牙骨质（acellular extrinsic fiber cementum，AEFC）：位于根部近牙颈部的 1/2～2/3，厚度约为 15μm。成牙骨质细胞产生无细胞外源性纤维牙骨质是从位于牙根最前缘的临近细胞分化开始，这仅仅发生于冠部 20～30μm 至第一次沉积的牙本质基质。这些细胞和成纤维细胞相似，具有发育较好的粗面内质网，这些细胞靠桥粒链接，在距离牙冠 50μm 至根边缘部产生胶原和牙骨质基质并使他们互相连接。胶原进一步沉积导致牙根表面接下来的 100μm 处胶原完全覆盖未矿化的牙本质基质。牙骨质基质纤维由牙周膜成纤维细胞产生的胶原纤维构成，基质由成牙骨质细胞分泌形成，相当于原发性无细胞牙骨质。

（2）有细胞固有纤维牙骨质（cellular intrinsic fiber cementum，CIFC）：位于根尖区 1/3 和

笔记

多根牙的根分歧,一般形成速度快,含有细胞,但有时形成速度较慢,不含细胞。固有纤维牙骨质可作为一种修复性牙骨质,修复牙骨质吸收区、缺陷区或根折区。

(3) 有细胞混合性分层牙骨质(cellular mixed stratified cementum,CMSC):分布于根分歧、根尖区,由无细胞外源性纤维牙骨质和有细胞固有纤维牙骨质不规则交替沉积而成。邻近牙本质的是有细胞固有纤维牙骨质,它比无细胞外源性纤维牙骨质生长快,作为有细胞混合性分层牙骨质的第一层,其纤维与牙本质纤维呈交错混合排列,具有附着作用;无细胞外源性纤维牙骨质靠近牙周膜侧,有大量穿通纤维插入有细胞内源性纤维牙骨质。内源性纤维和外源性纤维同时存在,称为混合性纤维牙骨质(mixed fiber cementum)。内源性纤维走行于外源性纤维之间,内源性纤维越少,外源性纤维排列越紧密。内源性纤维直径约1~2μm,外源性纤维直径约5~7μm,为圆形或椭圆形纤维束。检测灵长类动物乳牙的有细胞内源性纤维牙骨质的生长情况,其沉积速度可能是无细胞外源性纤维牙骨质沉积速度的30倍。有细胞内源性纤维牙骨质沉积使牙骨质厚度呈环状变化,反映了有细胞内源性纤维牙骨质加速沉积的周期。

(4) 无细胞固有纤维牙骨质(acellular intrinsic fiber cementum,AIFC):为有细胞固有纤维牙骨质的变型,不含牙骨质细胞,是对外力的适应性反应。

(5) 无细胞无纤维牙骨质(acellular afibrillar cementum,AAC):此种牙骨质少见,通常位于釉牙骨质界,表现为牙骨质刺或岛,覆盖于成熟釉质表面。无细胞无纤维牙骨质不能参与牙和牙周膜的附着,没有功能意义。有学者认为无细胞无纤维牙骨质的生成可能与结缔组织细胞和釉质表面接触有关。在牙发育过程中,缩余釉上皮(图1-1-21)断裂使牙囊细胞与暴露的釉质基质相接触,分化为成牙骨质细胞,形成牙骨质,使得缩余釉上皮必须从釉质上丢失或脱落,该现象说明釉质基质成分在诱导牙骨质形成中具有重要作用。

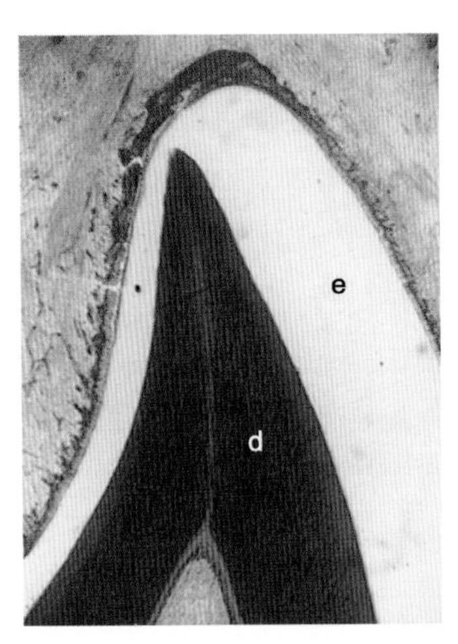

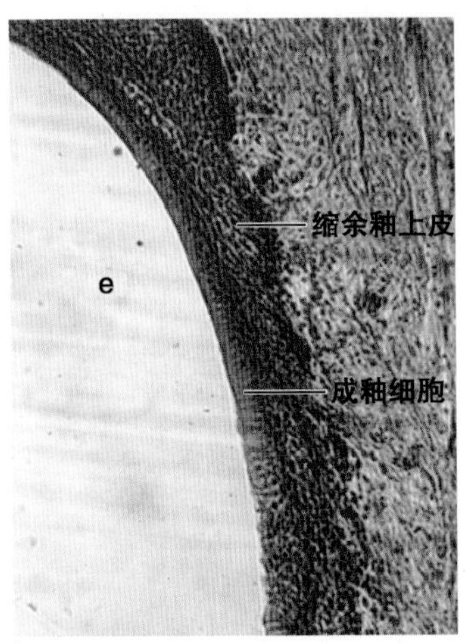

图1-1-21 缩余釉上皮

牙骨质结构的分类对于牙骨质再生具有重要意义,牙周组织再生的最终目的是诱导无细胞外源性纤维牙骨质和有细胞混合性纤维牙骨质的形成,因为它们含有Sharpey纤维。但多数情况下,牙周组织再生的结果是形成有细胞固有纤维牙骨质(即修复性牙骨质),而没有无细胞外源性纤维牙骨质的发生。

(三) 牙骨质的矿化

1. 牙骨质的矿化机制　矿化开始在前期牙骨质层,首先羟基磷灰石在胶原之间沉积,接着在胶原内部沉积,整个矿化过程与骨组织矿化相似。Zander和Hurzeler研究了不同年龄个体拔除牙齿的牙骨质厚度,可以计算出牙骨质在单根面沉积的平均厚度是每年3μm,但是牙齿类型、根面区域和牙骨质形成类型不同则沉积的平均厚度会有很大不同,与青年人的

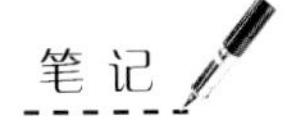
笔记

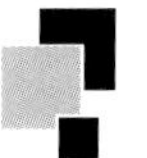

前磨牙、无功能阻生牙的无细胞外源性纤维牙骨质的厚度相似。在食蟹猴（Macaca fascicularis）脱落的牙齿上牙骨质以很高的速度增长，无细胞外源性纤维牙骨质以每天 0.1μm，有细胞内源性纤维牙骨质以每天 3.1μm 的速度增长。

无机物在成熟组织内的分布有很大差别，通过显微放射自显影技术研究发现，有细胞混合层牙骨质的无机物比无细胞外源性纤维牙骨质层的含量低。另外，有细胞混合层牙骨质的穿通纤维保持一个不矿化核，与完全矿化的固有纤维和无细胞外源性纤维牙骨质中的穿通纤维是相反的，牙槽骨的穿通纤维和固有纤维的矿化模式也是不同的。穿通纤维起源于牙周膜纤维，在其原来位置是不矿化的，直到这些纤维插入牙槽骨或者牙骨质后才发生矿化。最近研究数据提出这些纤维具有一个Ⅲ型胶原的涂层，阻止核心处Ⅰ型胶原矿化。虽然牙骨质一生都在不断地沉积，但是这个组织的矿物含量一旦形成，随着年龄增长变化不大。

牙骨质的矿化不受细胞的控制，可能是由邻近牙本质中的磷灰石晶体启动，也可能是牙骨质附近表达碱性磷酸酶的成纤维细胞起作用。牙骨质形成具有周期性，活跃期和静止期交替存在。静止期该区域基质纤维少、矿化程度高，在脱钙切片上可较清楚地显示牙骨质分层的生长线（incremental line）或休止线（resting line），生长线 HE 染色呈现苏木精深染。

碱性磷酸酶参与牙骨质矿化，组织的磷酸酯释放的过饱和磷酸盐分子，导致钙化磷酸盐沉积。碱性磷酸酶以膜结合等离子体形式存在，少部分与细胞外基质结合。这种酶存在于鼠磨牙牙周膜中，与牙槽骨和牙骨质相邻处活性最高，而且这种酶在有细胞内源性纤维牙骨质中的活性高于无细胞外源性纤维牙骨质，无细胞外源性纤维牙骨质的厚度与酶的活性呈正相关。

同一牙齿中牙骨质比根部牙本质的矿化程度低，无细胞外源性牙骨质比有细胞内源性纤维牙骨质和有细胞混合层牙骨质矿化程度高，无细胞外源性牙骨质基质能够较完全矿化是因为它的形成过程较慢，可以更长久地与组织液接触。Rockert 用定量的 X 线显微镜技术检测猴的牙骨质，发现牙骨质不是完全矿化，也不是均匀地矿化组织。牙骨质的无机元件结晶度与其他硬组织比较起来较低。无机结晶的大小与釉质相比无机元件有更大的表面积，结果使牙骨质更容易吸附氟化物和其他元素，但在酸存在时容易脱钙。氟化物在牙骨质表层的聚集，可以促进牙周组织中组织液的循环。氟离子与羟基磷灰石发生应答后，氟化物分散在表面并被限制向深层扩散，这样牙骨质颈部的氟化物就比根尖部的氟化物高，牙骨质和根部牙本质表面的氟化物含量高于深层的氟化物含量，这也可以解释为什么根吸收呈潜掘状。

2. 牙骨质沉积　如果不被根尖周炎或牙周炎症病理破坏，人类牙齿在整个生命过程中都有牙骨质形成。在一个大样本中计算牙骨质厚度的平均值，可以反映牙骨质沉积的线性速率。大多数牙骨质在根尖形成的速率要比颈部快。此外，牙骨质厚度在不同种类的牙齿和不同种类的牙面具有显著性的不同。牙骨质有一种减少根面凹的倾向，牙骨质层较厚的部分可能在牙齿的根面沟和多根牙的根分叉处形成。牙骨质层宽度的变化表明牙骨质形成的量，随着时间的不同有很大差异，牙骨质的生物学反应可能会影响到牙骨质沉积的速度和类型，这种机制保持了牙齿与其对殆牙以及邻牙的正确位置关系。

牙骨质的沉积节律不规则，不如釉质、牙本质那样具有周期性，所以牙骨质生长线分布不规则。出现生长线主要是因矿化程度和基质成分不同。无细胞牙骨质的生长线排列较密、间距较窄，细胞牙骨质生长线间距较宽。细胞牙骨质的渗透性较无细胞牙骨质强，牙骨质的渗透性随年龄增长而降低。

无功能的阻生牙与有功能的牙齿相比，一般出现在牙骨质层较厚的部位，并且牙骨质结构组成不同。阻生牙部位的牙骨质几乎没有穿通纤维，牙骨质的固有纤维平行排列在牙根

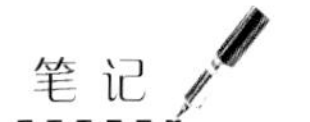

表面。牙周膜纤维也几乎是平行排列在牙根表面。阻生牙牙骨质的分布表明咬合力并不是刺激牙骨质沉积的必要条件。在人类的磨牙中，远中根表面牙骨质的厚度显著厚于近中根，表明牙骨质有一个向近中移动的趋势。在猕猴正畸牙齿移动过程中的研究表明，张力侧与压力侧相比，有更多新的牙骨质形成。

五、牙槽骨的发育形成

（一）牙槽骨的发育

1. 牙槽骨的发生　牙槽骨（alveolar bone）亦称牙槽突（alveolar process）（图 1-1-22），来源于牙囊，始于上、下颌骨的基底骨（basal bone），基底骨发生于上、下颌突的间叶组织。胚胎第 7 周，Meckel 软骨的侧方，在下颌骨的基底骨颏神经与切牙神经分支处的结缔组织内首先出现成骨细胞，牙槽骨开始发育形成。上颌骨较下颌骨发育稍迟一些，在上牙槽前、中神经分支部位出现最初的骨化中心。上、下颌牙槽骨的发育形成以膜内成骨（intramembranous bone）的方式进行。牙胚的钟状期，基底骨在牙胚底部形成包绕牙胚的唇（颊）侧及舌（腭）侧骨板，唇（颊）侧骨板称为外侧牙槽骨板（lateral alveolar plate），舌（腭）侧骨板称为内侧牙槽骨板（medial alveolar plate）。内、外侧牙槽骨板是初始的牙槽骨，但不具备骨的层板状结构，呈薄片状，是幼稚纤维骨（woven bone）即胚胎性骨。随着内、外侧牙槽骨板的发育，牙胚逐渐被包埋在不断形成的牙槽骨中。牙槽骨的发育与牙胚发育相伴随，牙槽突的实际发育是在牙萌出期间，牙槽骨形成和牙根、牙周膜形成有着密切关系。

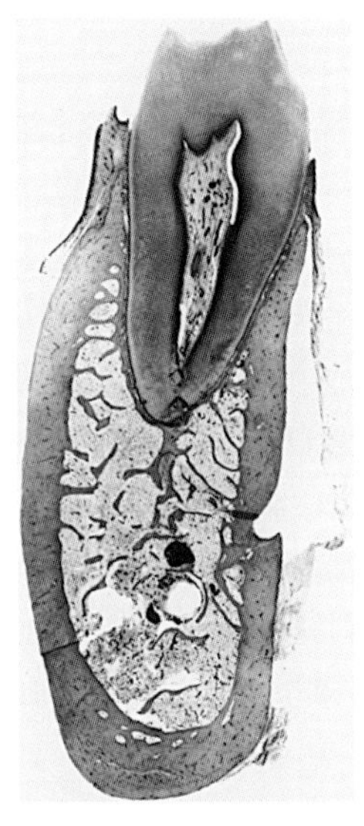

图 1-1-22　下颌骨及其牙槽突断面

2. 牙槽骨壁结构　牙槽窝内壁被一层束状骨覆盖（图 1-1-23），束状骨将支持骨与牙根分隔开，支持骨在解剖学和功能上与牙周膜没有直接联系。功能性束状骨很薄，约 100～200μm。牙周膜侧束状骨较厚，在牙齿移动过程中有功能性沉积。沉积线作为骨形成的分界线，调整外源性纤维形成，使束状骨与 Sharpey 纤维形成一定角度，保持牙齿位置。牙槽骨壁具有多孔性，血管和神经纤维通过这

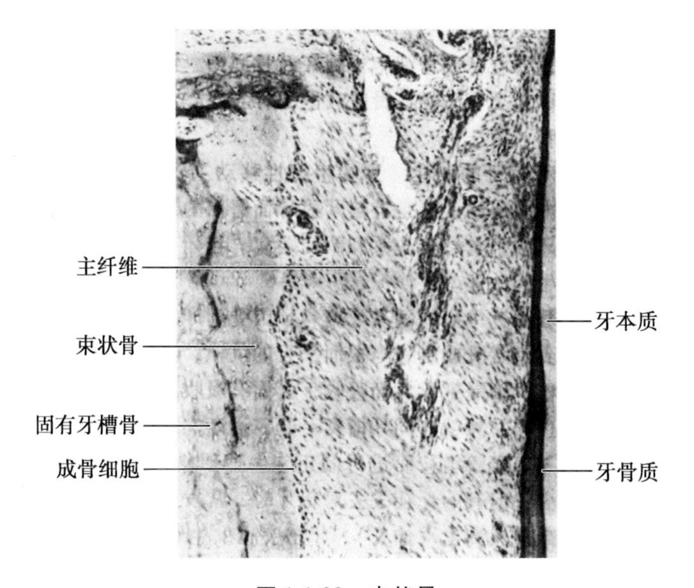

图 1-1-23　束状骨

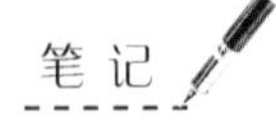
笔记

些孔隙将骨髓腔与牙周韧带相连。

（二）骨细胞成分

牙槽骨组织中包含成骨细胞、破骨细胞、骨细胞和骨前体细胞等多种骨细胞。

1. 成骨细胞的来源　形成牙槽窝壁的细胞来源于牙囊的纤维状细胞，这些细胞是从胚胎发育时期的神经脊迁移来的，早期的牙槽窝壁来源于神经外胚层。牙槽窝的重塑受牙周膜细胞影响，牙周膜细胞具有成骨细胞的两个表型特征：甲状旁腺激素（parathyroid hormone，PTH）作用下可产生 cAMP，1，25-$(OH)_2D_3$作用下可以合成骨钙素，且对骨型碱性磷酸酶非常敏感，能表达 mRNA。Roberts 等在鼠体内研究发现，以成骨细胞细胞核大小为成骨细胞分化标记，前成骨细胞从血管迁移到牙根部，迁移过程中细胞体积增大。细胞发生分裂后，由于大量的信号作用，细胞迁移到骨表面，并分化为成骨细胞。与牙骨质的趋化物不同，骨内可能含有趋向于牙周膜细胞的趋化因子。

2. 骨细胞（osteocyte）　位于骨陷窝内，骨细胞有许多细长突起，伸入骨陷窝周围呈放射状分布的小管中，细胞突起间有缝隙连接。骨细胞在骨组织中分布均匀，细胞间通过骨小管相互联系。骨细胞来自于骨组织的成骨细胞，与成骨细胞表达相似的抗原。

3. 骨前体细胞（osteoprogenitor cells）　是指能分化为成骨细胞并具有自我更新能力的干细胞。骨前体细胞为位于牙周膜或骨髓成骨细胞层外侧的一层细胞，最初分化为成纤维细胞样细胞，然后经过多次核分裂成为成骨细胞。分裂过程中通过有序的基因表达增加，逐步获得成骨样细胞特征。

第二节　牙周组织的修复

一、牙周组织的生物学特点

胶原是牙周组织的主要蛋白成分，各种类型胶原在不同牙周组织及不同部位的分布具有一定的特征性。蛋白聚糖（proteoglycans. PGs）是牙周组织的细胞外基质，属于非胶原蛋白，由核心蛋白和糖胺聚糖（glycosaminoglycans，GAGs）组成。

（一）牙龈的基质成分

1. 胶原蛋白　主要是Ⅰ型和Ⅲ型胶原，也有少量的Ⅳ和Ⅴ型胶原，Ⅰ型胶原的含量约为85%～87%。

2. 非胶原蛋白　人牙龈的主要糖胺聚糖是硫酸皮肤素，占总糖胺聚糖的60%，透明质酸和硫酸软骨素占33%。牙龈上皮和结缔组织中由3种糖胺聚糖和分子量不同的蛋白聚糖聚组成，一是含量最多、分子量非常小的硫酸皮肤素蛋白聚糖，二是中等分子量的硫酸软骨素蛋白聚糖，三是大分子量的硫酸软骨素蛋白聚糖和硫酸肝素蛋白聚糖，体外培养的人牙龈成纤维细胞能合成上述3种蛋白聚糖。

（二）牙周膜的基质成分

1. 胶原蛋白　主要为Ⅰ型和Ⅲ型胶原，Ⅰ型胶原占70%以上。Ⅰ型胶原由2条相同的α_1Ⅰ链、1条α_2链构成，羟赖氨酸和糖化羟赖氨酸含量低。Ⅲ型胶原含3条相同的α_1Ⅲ链，羟脯氨酸含量高，含有半胱氨酸，与身体其他Ⅲ型胶原含量高的快速更新组织，如肉芽组织和胎儿结缔组织相似。Ⅲ型胶原以共价键形式与Ⅰ型胶原结合，多见于Sharpey纤维周围。牙周膜中还有少量Ⅴ型和Ⅵ胶原，以及少量与上皮剩余和血管相关的Ⅳ型和Ⅶ胶原。最近有人提出Ⅻ型胶原的表达与牙周膜结构调整有关，通过与其他胶原结合发挥作用，Ⅻ型胶原仅表现在功能状态活跃的牙周膜中。

2. 非胶原蛋白　主要成分是蛋白聚糖、糖蛋白（纤维粘连蛋白、层粘连蛋白），硫酸皮肤

笔记
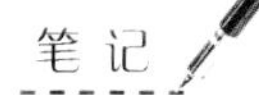

素是牙周膜的主要糖胺聚糖。蛋白聚糖的高度亲水性有助于牙周膜在受到咀嚼压力排出水分后，对水进行再吸收，同时还能与牙周膜的胶原纤维发生相互作用。牙周膜的基质有许多重要功能，如维持牙周膜代谢、控制胶原纤维合成等。纤维粘连蛋白广泛分布于牙周膜胶原纤维表面或之间，纤维粘连蛋白可以启动细胞与基质的附着，可能与细胞迁移及定位有关。纤维粘连蛋白在许多结缔组织成熟期都会消失，但在牙周膜中一直持续存在，提示牙周膜可能维持一种不成熟状态，同时牙周膜更新速率快，这对于牙周组织再生修复具有重要意义。

（三）牙骨质和牙槽骨的基质成分

1. 胶原蛋白　牙骨质胶原几乎全部是Ⅰ型胶原，并且为不溶性胶原，其余是少量的非胶原蛋白和基质。Ⅲ型胶原与动物种类有关，人牙骨质中不含Ⅲ型胶原。在矿化组织中，胶原为矿化结晶提供支架，经常在成牙骨质细胞胞质内的膜结合层检测到胶原纤维带。牙槽骨与其他骨组织一样，主要是Ⅰ型胶原。

2. 非胶原蛋白　牙骨质中主要的糖胺聚糖成分是透明质酸、硫酸皮肤素和硫酸软骨素，虽然量较少、但广泛存在于牙骨质基质中，并与成牙骨质细胞密切相关。牙槽骨中的主要糖胺聚糖是硫酸软骨素，此外还有透明质酸、硫酸皮肤素、硫酸肝素等。

骨组织主要的非胶原蛋白是骨涎蛋白和骨桥蛋白，它们与胶原基质和羟基磷灰石紧密结合参与矿化过程，通过精氨酸（Arg）、甘氨酸（Gly）、天冬氨酸（Asp）三个氨基酸组成的序列肽（三肽序列 Arg-Gly-Asp，RGD）与整合素结合揭示细胞黏附的性质，但在矿化过程中的具体作用还不明确。这两种糖蛋白在无细胞无纤维牙骨质和无细胞外源性纤维牙骨质中的含量，比在有细胞内源性纤维牙骨质中的多。无细胞外源性纤维牙骨质的结构组成和缓慢的形成速度可以解释其高度的免疫性和高度矿化。人类牙骨质中成牙骨质细胞和牙骨质细胞，产生无细胞外源性纤维牙骨质和有细胞内源性纤维牙骨质过程中均表达骨粘连蛋白，但是这两种牙骨质形成以后其骨粘连蛋白表达阴性。

另外两种糖蛋白——纤维粘连蛋白和层粘连蛋白广泛分布于细胞外基质中，纤维粘连蛋白参与细胞与细胞外基质结合。牙齿发育过程中，成牙本质细胞分化时，HERS 基底膜表达纤维粘连蛋白和黏蛋白，随着发育还存在于牙周膜内。矿化牙骨质基质中存在多种无胶原蛋白，有一种牙骨质来源的结合蛋白调节结缔组织细胞间连接，这种蛋白与骨涎蛋白和骨桥蛋白不同，可能是一种降解结构或是一种变异的已知蛋白。牙骨质的另一种蛋白是牙骨质衍生的一种生长因子，在根部吸收区，蛋白陈列于根面或从牙骨质和牙本质释放。

3. 骨基质成分的生物学功能

（1）骨钙素（OC）：骨基质中最丰富的一种低分子量蛋白，每个骨钙素分子约含 3 个 α-羧基谷氨酸残基（α-carboxyglutamic acid residues），这些残基提供钙结合位点，参与骨基质矿化、调节晶体增长，血清中骨钙素水平可以作为成骨细胞活性的一个指标。

（2）骨涎蛋白（bone sialoprotein，BSP）：含有 RGD 序列，可与细胞表面的整合素结合。骨涎蛋白还能紧密地与羟基磷灰石、细胞结合。研究结果表明骨涎蛋白只存在于矿化的骨基质中，骨钙素或骨涎蛋白与胶原纤维结合形成局部高浓度的钙，导致矿物质沉积。骨涎蛋白还能通过促进破骨细胞与骨基质中的分子结合增加破骨细胞的骨吸收能力。

（3）骨桥蛋白（OPN）：也含有 RGD 序列，它与细胞表面某些整合素有特殊的亲和力，在骨矿化、成骨细胞和破骨细胞与骨基质黏附过程中起作用，许多软组织中也表达骨桥蛋白。此外，骨桥蛋白在炎症中也发挥作用，可以调控巨噬细胞的侵入，促进巨噬细胞和白细胞的黏附、迁移，骨桥蛋白表达水平增加与牙周组织炎症程度相一致。

（4）骨粘连蛋白（osteonectin，ON）：具有与钙、胶原结合的区域，可能参与骨基质矿化的开始过程，但作用还不十分清楚。

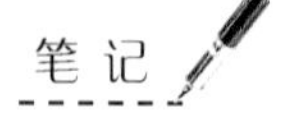
笔记

（5）生长因子（growth factors，GF）：成骨细胞可以分泌多种生长因子，生长因子可以即

刻自分泌或旁分泌发挥作用，也可以结合到骨基质中缓慢发挥作用。破骨细胞进行骨吸收时，生长因子均被释放或被激活，参与调节成骨和破骨。

（四）牙周组织基质成分的变化

牙周致病菌产生的胶原酶、内毒素等会破坏牙周组织胶原，使胶原含量减少。胶原酶作为胶原降解的始动因子在牙周组织损伤中起重要作用。细菌内毒素可以直接作用于成纤维细胞或间接通过刺激产生细胞因子，如前列腺素、白细胞介素-1、肿瘤坏死因子等促进胶原的吞噬和降解。生化分析显示牙周炎症部位的牙龈结缔组织胶原减少60%～70%，主要为酸溶性胶原减少，而盐溶性胶原无明显变化。不仅胶原含量明显减少，胶原类型也发生改变：①Ⅴ型胶原含量明显上升：正常牙龈结缔组织中Ⅴ型胶原极少，约占总胶原量的2%，而炎症部位的Ⅴ型胶原量高于8%；②出现Ⅰ型胶原三聚体：Ⅰ型胶原三聚体是由三条相同的α_1(Ⅰ)组成，正常牙龈组织中没有Ⅰ型胶原三聚体，Ⅰ型胶原三聚体只存在于皮肤、胚胎组织或某些肿瘤组织中；③Ⅲ型胶原含量下降：Ⅲ型胶原占总胶原的量低于5%。此变化可能是由于不同类型胶原对胶原酶的敏感性不同，Ⅲ型胶原对胶原酶的敏感性远高于Ⅴ型胶原，也可能是由于炎症部位牙龈成纤维细胞的生物学行为发生了改变，体外培养牙周炎部位来源的牙龈成纤维细胞，发现其分泌的胶原蛋白也有类似变化。

二、牙周组织的修复

牙周病治疗的最终目的是使牙周组织再生修复，形成牙周新附着（new attachment）。牙周膜细胞是牙周组织再生修复的基础，它能分化为成骨细胞、成牙骨质细胞和成纤维细胞。牙周膜干细胞多位于血管周围或骨内膜周围，随着干细胞分化并逐渐向骨、牙骨质表面迁移，形成新的牙槽骨、牙骨质和主纤维，重新建立功能性关系。

（一）牙周膜细胞的生物学特性

1. 牙周膜细胞的功能　牙周膜细胞具有分泌、矿化、收缩、再生以及根面吸附等多种功能。

（1）分泌功能：有研究表明牙周膜细胞具有同时合成胶原、胶原酶及胶原酶抑制物的功能，使牙周组织胶原处于动态平衡之中，这对于维护牙周组织健康有重要意义。牙周膜细胞还能合成分泌非胶原蛋白如骨涎蛋白、骨桥蛋白、碱性磷酸酶、透明质酸酶、肝素、硫酸软骨素、基质金属蛋白酶（MMPS）及其抑制物（TIMPS）等，部分牙周膜细胞也能合成骨形成蛋白。近年来人们不断从牙周膜细胞中分离出新的物质，如能诱导牙周膜细胞移动的蛋白，分子量约为7kD，命名为牙周膜细胞趋化因子（periodontal ligament cell chemotactic factor，PDL-CTX）。

（2）矿化功能：人牙周膜细胞在含有β-磷酸甘油、维生素C、地塞米松的培养液中培养时可形成矿化结节，矿化结节Von Kossa染色阳性，表明有钙盐沉积。碱性磷酸酶活性和合成分泌胶原是细胞矿化的基础，牙周膜细胞表达较高的碱性磷酸酶活性。从人牙周膜克隆出的碱性磷酸酶cDNA大小为2.5kb，结构顺序与骨细胞来源者相同。

（3）收缩功能：牙周膜细胞和其他成纤维细胞同样具有使胶原收缩的功能。将人牙周膜细胞接种到Ⅰ型胶原凝固后形成的胶原圆片内，细胞生长6小时后形成网状纤维结构，使胶原片发生收缩，24小时内胶原片直径减少30%左右，此时收缩速率最快，第10天时胶原片直径缩小70%左右。

（4）再生、附着：体外试验牙周膜细胞在健康根面具有良好的附着力，细胞铺展良好，胞质突起相互连接；而在牙周病患牙根面细胞铺展不良，胞质突起罕见。将牙周膜细胞接种在被枸橼酸脱矿处理的根面，可以增强细胞增殖与附着能力，牙周膜细胞可在脱矿处理的牙本

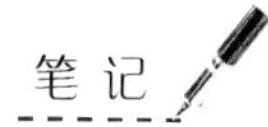
笔记

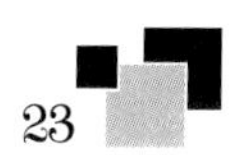

质或牙骨质表面生长，并形成一层新的胶原纤维。

2. 影响功能的因素　生长因子、激素和蛋白质等物质对牙周膜细胞增殖与分化功能都有调节作用。

（1）生长因子(growth factor，GF)：多种生长因子可以通过牙周膜细胞膜表面受体介导影响细胞的增殖与分化功能。目前认为多肽类生长因子，如表皮生长因子(epidermal growth factor，EGF)、成纤维细胞生长因子(fibroblast growth factor，FGF)、血小板衍生生长因子(platelet derived growth factor，PDGF)等均可促进牙周膜细胞增殖，对牙周膜细胞 DNA 合成有浓度依赖性促进作用。转化生长因子(transforming growth factor-β，TGF-β)能促进牙周膜细胞 DNA 合成及细胞增殖，与 PDGF 联合应用具有协同作用。胰岛素样生长因子(insulin-like growth factor-1，IGF-1)在一定浓度范围内，对牙周膜细胞合成蛋白及胶原的能力呈浓度依赖性增强。

1）碱性成纤维细胞生长因子(basic fibroblast growth factor，bFGF)：能抑制牙周膜细胞(periodontal ligament cells，PDLC)的 ALP 活性，抑制胶原合成和矿化结节形成。bFGF 能促进体外培养的 PDLC 中表皮生长因子受体(epidermal growth factor receptor，EGFR)的表达，且成浓度依赖性，随着外源性 bFGF 浓度增高，EGFR 表达明显增加，说明 bFGF 能维持 PDLC 成纤维表型的稳定，从而抑制 PDLC 向成骨细胞分化。bFGF 能抑制 PDLC 核心蛋白聚糖(decorin)的表达，decorin 可调解细胞增殖，在细胞休眠期表达水平升高，在细胞活跃增殖期表达水平降低。bFGF 还能促进 PDLC 内整合素β1 亚单位的表达，促进 PDLC 黏附，因此，bFGF 是促进 PDLC 增殖的重要调节因素之一。

2）骨形成蛋白(bone morphogenetic proteins，BMP)：是胚胎发育和骨细胞分化过程中必不可少的生长因子，是成骨细胞的化学趋化剂，可加强成骨细胞中 IL-6 和 TGF-β 的表达。BMP-2 作用于成骨细胞，使甲状旁腺激素(PTH)受体数目增多，增强 ALP 的活性，促使 PDLC 向成骨细胞表型分化，诱导新的牙槽骨和牙骨质形成。

3）其他细胞因子：结缔组织生长因子(connective tissue growth factor，CTGF/CCN2)能促进 PDLC 向成骨细胞表型的分化。釉基质蛋白(enamel matrix protein，EMP)能促进 PDLC 中骨桥蛋白(OPN)、骨涎蛋白(BSP)的表达，促进 PDLC 向成骨方向分化。

（2）胰岛素(insulin，IS)：通过胰岛素受体或胰岛素样受体介导调节细胞，胰岛素在 10～1000U/ml 浓度范围可促进 PDLC 增殖，增加 ALP 的活性和蛋白质的含量。

（3）纤维粘连蛋白(fibronectin)：外源性纤维粘连蛋白在一定浓度下能增加 PDLC 的 DNA 合成，促进细胞合成肌动蛋白、Ⅲ型胶原，还可促进细胞中微丝聚合，抑制细胞自身合成纤维粘连蛋白。

（4）抗坏血酸(ascorbic acid，AsA)：抗坏血酸及其衍生物 AsA-P 可增加 PDLC 的胶原合成，AsA-P 能增强 PDLC 的 ALP 活性、促进细胞附着及 DNA 合成，对细胞的增殖和分化有正向调节作用。

（5）羟基磷灰石(hydroxyapatite，HA)：将羟基磷灰石粉加入体外培养的 PDLC 中，发现 PDLC 与羟基磷灰石颗粒紧密贴附，并可吞噬羟基磷灰石颗粒，含有羟基磷灰石颗粒的 PDLC 的 DNA 和蛋白质合成增加。

（二）牙周膜基质的重建

1. 转化、重建　转化和重建都是以细胞外基质成分的分解和合成为特征的，转化和重建这两个过程同时发生。大量研究表明与牙龈、皮肤和骨组织相比，牙周膜基质蛋白的转化和重建速度较快。转化是指组织器官保持不变的过程，重建是指纤维网格调整三维组织结构，适应牙齿在牙槽窝内位置及功能状态改变的过程。牙周膜的转化和重建包括基质成分的快速合成和分解，特别是插入牙骨质和骨组织的胶原网格。牙周膜成纤维细胞彼此间形

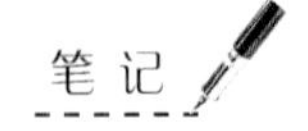

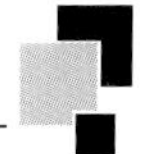

成一个互联网,以利于细胞间协调行动。无支链胶原纤维组成的牙周膜胶原纤维相互连接,构成一个小的纤维网格。研究表明重建限制在牙周膜中间区域的中间层,此纤维来自骨和牙齿。某些未完全萌出牙齿的转化和重建发生在骨与牙骨质之间的整个牙周膜,插入牙槽骨和牙骨质的 Sharpey 纤维也显示出很高的重建活性。牙周膜以快速转化、重建为特征。

2. 胶原的降解 牙周膜纤维系统分解以适应牙齿位置的变化。牙周膜胶原形成一个复杂网格,分解发生在不同位点,不影响组织的完整性。有证据表明牙周膜的胶原降解发生在细胞内,牙周膜成纤维细胞的吞噬作用。体外实验发现成纤维细胞产生的胶原纤维,能在溶酶体结构中依靠半胱氨酸酶的活性来降解,无需胶原酶参与。从猪的牙周膜成纤维细胞中分离出的溶酶体酶,组织蛋白酶 B、D、H 和 N 能降解胶原,细胞内、外的胶原降解途径是彼此独立的。细胞内胶原降解的优点是噬菌作用使胶原降解更准确,可选择性控制,而细胞外的胶原酶能在细胞周围提供一个快速、广泛的降解。人类牙周膜中胶原的降解和重建与动物基本相似,稳定状态下胶原降解通过吞噬作用完成,没有胶原酶参与。

(三) 牙周膜的再生

1. 牙周膜再生机制 牙周膜再生需要裸露的牙根表面,与有再生功能的结缔组织细胞直接接触,产生新的纤维连接牙骨质和牙槽骨,修复丧失的牙槽骨和牙骨质,并作为一个生物感受器和活化器调节自身宽度。牙骨质发生需要牙周膜细胞碱性磷酸酶的表达,功能导向纤维系统形成是牙周再生的标志。牙周膜组织再生时,成纤维细胞必须先产生一种导向胶原束,然后在正常功能的发展过程中保持这些纤维的方向。体外研究表明牙周膜成纤维细胞能形成与活体组织中形态相似的纤维组,牙周膜成纤维细胞有能力在两个附着位点之间排列自己的位置。细胞迁移可能在这个过程中扮演重要角色,同时也受附着位点底物的生物化学性质影响,迁移过程中成纤维细胞不仅能沉积细胞外基质,还能为已经存在的细胞外基质确定方向。

2. 牙周膜细胞的分化 小鼠体内的细胞动力试验表明牙周膜成纤维细胞,在稳定状态下是一个重建的细胞系统,有丝分裂新产生的细胞数目,与细胞凋亡和迁移失去的细胞数目相同。由此推断,小鼠磨牙牙周膜先驱细胞与血管比邻,具有干细胞特性,能使损伤的牙周膜得以重生。牙骨质形成过程中产生的一些信息分子可能储存在牙骨质基质,牙骨质增殖和分化因子的适时释放能调节牙周膜再生。因此,牙周膜是一种特殊的结缔组织,它难以被其他组织细胞所取代。

(四) 牙骨质吸收与修复

1. 牙骨质的吸收 有许多因素可以导致牙根吸收(牙骨质、牙本质吸收),根据吸收位置的不同分为内吸收(图 1-2-1)和外吸收(图 1-2-2),吸收程度的不同分为渐进性吸收和持

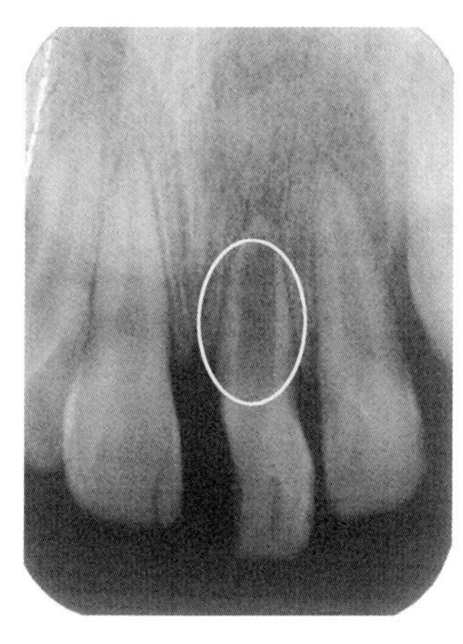

图 1-2-1 牙根内吸收

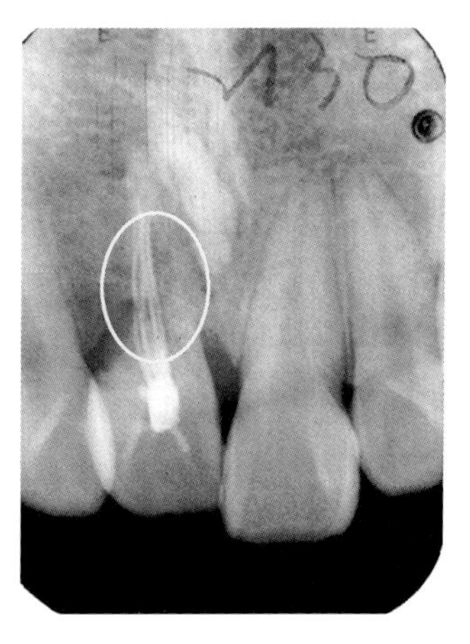

图 1-2-2 牙根外吸收

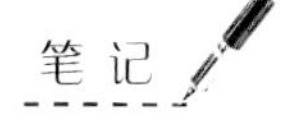
笔记

续性吸收(转换为暂时性吸收)。已知牙根表面比牙槽骨耐受吸收,因为非常小的根面吸收很难被放射学检测到,骨吸收发生的频率高。正畸治疗会显著增加吸收程度,但这些吸收是可逆的,可通过修复的牙骨质进行补充。

如有上皮增殖进入牙骨质吸收区,牙骨质新生就会受到抑制。牙骨质吸收过程中,可能会伴发牙骨质和牙槽骨的融合从而形成牙固连。牙固连是一种异常的牙骨质修复形式,是邻近牙骨质的牙槽骨表面排列的破骨细胞导致牙根吸收,使牙根逐渐被骨组织取代的过程。牙固连可发生于慢性牙周炎、牙再植、正畸治疗和殆创伤之后。牙再植如发生牙固连可导致牙齿在4~5年内会发生脱落。有研究报道称,釉基质蛋白有助于牙骨质新生和再附着,釉基质蛋白处理根面,可以阻止牙固连发生。

2. 牙骨质的修复 牙骨质无血管、神经和淋巴,牙骨质细胞没有增殖、新生牙骨质的功能,无生理性的改建,牙骨质新生与牙髓活力无关。牙骨质新生来源于牙周膜细胞,牙周膜细胞能分化为成牙骨质细胞,形成新的牙骨质(图1-2-3)。牙齿磨损时,可通过根尖部继发性牙骨质形成而得到一定的补偿。牙髓和根尖周病治疗后,新生牙骨质覆盖根尖孔,重建牙体与牙周的连接关系。牙骨质吸收是由多核破骨样细胞完成,病理情况下牙骨质吸收还可波及牙本质,牙骨质可修复牙本质缺损。吸收区由新生的牙骨质修复,新生牙骨质与原有吸收区的牙骨质之间出现深染的分界线,亦称反转线。修复性牙骨质类似于有细胞牙骨质,结构上与正常牙骨质相似,但其表面的类牙骨质较厚,矿化程度低、晶体较小、矿化不均匀、有钙球出现。

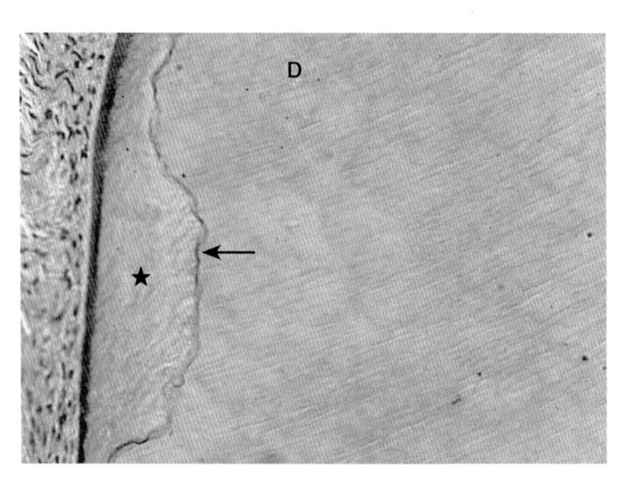

图1-2-3 牙骨质的修复作用

成牙骨质细胞形成胶原含量不同的牙骨质,参与牙齿附着,维持咬合关系。无细胞外源性纤维牙骨质在牙颈部和根中区域生长缓慢,主要参与牙齿固定。有细胞内源性纤维牙骨质可单独修复根尖部组织,也可与无细胞外源性纤维牙骨质一起形成有细胞混合性牙骨质,分布于根尖、根面沟和根分叉区。有细胞内源性纤维牙骨质可以迅速沉积成厚板层结构,表明它具有很强的适应性和修复功能。一生中牙骨质不断形成,根尖部形成速度高于牙颈部,牙骨质来源的各种生长因子和附着因子可促进创伤愈合,在牙周组织再生中发挥作用。

三、牙槽骨的改建

牙槽骨是人体骨组织中代谢最活跃的部分,一生中不断变化。了解牙槽骨组织的代谢规律和改建过程,对牙周组织生理性修复有重要意义。

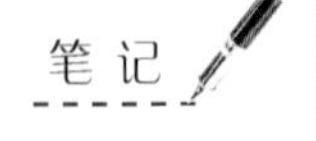
笔记

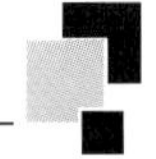

（一）牙槽骨壁的变化

牙齿移动时牙槽窝也改变，牙齿移动方向侧（吸收侧）的牙槽窝壁，有许多大小不同、形状不规则的圆齿状陷窝，而相反方向侧（形成侧）的牙槽窝壁规则、平滑。在牙槽窝塑形过程中，牙槽窝的一侧发生骨形成，另一侧出现骨吸收，该过程持续很长时间。

1. 骨吸收侧的细胞动力学　在骨吸收陷窝里发生一系列的变化，许多不同种类的细胞以特定的顺序进行非常精确的活动，这些变化包括破骨细胞吞噬局部的束状骨（吸收阶段），成骨细胞在吸收的骨陷窝内产生新骨（形成阶段）。破骨细胞吸收束状骨后，穿过黏合线吸收支持骨。破骨细胞能使所有的矿物质脱矿，使牙周膜纤维束嵌入骨质的部分与骨分离，使牙周膜细胞与骨失去联系。在骨吸收阶段末期，破骨细胞数量减少，单核巨噬细胞出现并黏附在骨表面，这些细胞的骨吸收功能很强，使骨陷窝加深。

骨表面的球形沉积物在骨吸收阶段脱矿，这些球形沉积物连接在一起形成一层规则的矿物质层，使骨吸收表面变得平滑，其组成物质部分来源于破骨细胞和巨噬细胞，如碱性磷酸酶和多糖类。骨吸收过程中骨基质释放生长因子，生长因子在巨噬细胞的吸引下，聚集在黏合线处，诱导活性细胞分化。在返折线形成时成纤维细胞向骨吸收陷窝迁移，与骨吸收陷窝接触时分泌纤细的胶原纤维。成纤维细胞生长、发育并嵌入骨吸收陷窝底部，恢复牙周膜纤维束的连续性。成骨细胞排列于重建的纤维束之间并分泌骨基质，包埋纤维束。骨基质矿化并将穿通纤维牢牢地固定于新形成的骨组织中，然后进入静止期，直到有局部功能性条件刺激，又开始一个新的周期。在每个骨吸收周期，骨吸收陷窝内只有少量的骨质形成，骨形成是处于负平衡状态，所以产生了牙齿移动。

2. 骨形成侧的细胞动力学　在类骨质层表面，排列整齐的成骨细胞分散于穿通纤维之间，邻近矿化组织边界层是矿化前沿，只有外层束状骨是有功能的。在生理状态下，骨形成侧不发生骨吸收，只有持续的骨形成，骨形成是处于正平衡状态，形成侧的新生骨量与吸收侧的丢失骨量相当，使牙槽窝内的骨量保持平衡。

牙槽窝的变形和支持骨的重新排列同时发生，吸收侧丢失的骨由牙槽窝内壁形成的板层骨补偿，骨形成侧骨膜内侧的无功能束状骨吸收，由板层骨取代。人类束状骨的积累可以变成哈弗斯骨板结构，在哈弗斯骨板结构与牙周膜之间有一层束状骨，功能性束状骨和骨膜内骨之间有一条黏合线。通过对成骨细胞和破骨细胞多种标记物的原位杂交实验，证实骨吸收和骨形成发生在骨膜内表面的空间结构上，多位于骨内膜上半部分。

环绕牙槽窝的黏合线是牙槽窝持续变形的标志，在黏合线形成的早期阶段，主要发生在松质骨顶部，随着牙齿移动黏合线很快消失。黏合线是低矿化组织，与骨基质相比钙、磷含量少，但钙磷比例较高，说明黏合线处的矿化物主要是以碳酸钙形式存在，而不是羟基磷灰石。从有机和无机组成成分分析，黏合线具有惊人的机械性能，黏合线处的骨质比周围骨基质更具有韧性，因此抗疲劳能力较强，可以防止矿化骨出现裂纹。由于具有较高的弹性应变率，在承受负荷时黏合线还可以传递应力。应力传递在支持骨和整个颌骨，承受功能性和超负荷的应力都是非常重要的。

生长发育阶段达到顶峰之后，牙齿移动速度减慢，但没有完全停止。为适应牙齿移动，移动牙的前后牙槽窝壁发生变形，这种变形过程与生理性骨重塑非常相似。骨重塑是一侧被破骨细胞吸收，另一侧有成骨细胞产生骨质沉积，这种重塑方式实现了骨表面的快速移位，最终完成骨外形的整体修饰。牙移动过程中，骨重塑与牙周膜镶嵌于骨内同时发生。在牙槽窝的牙移动方向侧，牙槽窝壁变形是通过局部骨吸收陷窝处于不同的吸收和形成周期实现的，局部骨吸收陷窝内的纤维束在骨内的镶嵌暂时消失，很快又重建，不会引起功能性错乱。骨吸收陷窝内的骨形成能力有限，骨形成处于负平衡状态。在牙槽窝的牙移动方向

笔记

相反侧，没有骨吸收，只有骨形成，该侧的骨形成处于正平衡状态，恰好补偿吸收侧的骨丢失。牙槽窝变形过程中骨膜也随之发生改变，调节骨膜内、外结构以适应牙移动和牙槽窝壁的改变，说明牙槽窝是一个不稳定的结构，牙齿萌出过程中和萌出后，处于功能状态的牙槽窝壁具有持续的可塑性。

（二）骨改建的细胞学基础

1. 成骨细胞的来源和功能　成骨细胞（osteoblast）来源于多潜能的间充质干细胞，成熟的成骨细胞合成蛋白质的功能活跃，可以合成膜结合型碱性磷酸酶，又称组织非特异性碱性磷酸酶，合成骨基质分子、Ⅰ型胶原和多种非胶原蛋白如骨钙素、骨涎蛋白、骨桥蛋白、蛋白聚糖以及激素和生长因子受体。碱性磷酸酶参与矿化，抑制碱性磷酸酶可以阻断骨基质矿化，碱性磷酸酶还可作为膜结合蛋白，与跨越细胞膜的信号传递有关。骨钙素是成骨细胞表达最晚的一个特征，前成骨细胞不合成骨钙素。

2. 破骨细胞的来源和功能　破骨细胞（osteoclast）来源于造血系统的单核细胞和巨噬细胞，破骨细胞前体不在骨组织内，而在骨髓、造血组织中。研究发现非特异性的酯酶阳性细胞能分化成碱性磷酸酶阳性细胞，碱性磷酸酶阳性细胞能融合形成破骨细胞。在牙周膜血管周围发现酯酶阳性细胞，特别是在牙槽窝吸收侧，并且在血管和骨表面也有单核碱性磷酸酶阳性细胞，说明血管相关的非特异性酯酶阳性细胞是破骨细胞的前体细胞。

骨吸收的过程是破骨细胞先附着于骨表面，细胞极性化形成封闭区，骨吸收产生骨吸收陷窝，破骨细胞与骨面脱离，转移到下一个吸收表面或发生死亡。目前破骨细胞与骨表面的附着机制尚未清楚，破骨细胞附着在骨表面，细胞膜发生极化，形成两个独特区域，称为皱褶缘和清晰区。皱褶缘（ruffled border）为细胞膜高度皱褶形成的区域，是破骨细胞行使骨吸收功能的特征性结构，破骨细胞离开骨表面时该形态消失。皱褶缘还可扩大破骨细胞与骨的接触面积，不能形成皱褶缘的破骨细胞，不具备骨吸收功能。

清晰区（clear zone）使骨吸收陷窝与周围骨基质相对隔离，构成骨吸收的局部微环境，微环境 pH 下降，可降至 3 左右，在破骨细胞分泌的各种酶和酸的作用下，骨基质降解、形成骨吸收陷窝。封闭区胞膜上存在特殊的蛋白质结构，为骨基质蛋白受体，称为整合素（integrin），整合素是破骨细胞与骨基质附着的分子基础，位于破骨细胞封闭区的整合素主要为玻连蛋白受体，由 α、β 两个亚基组成。破骨细胞封闭区相对应的胞质内没有任何细胞器，所以称为清晰区。清晰区内有大量的微丝（microfilaments）、微管（microtubules），亦称细胞骨架（cytoskeleton）。微丝、微管是蛋白质大分子所构成的亚细胞结构，其作用是支撑细胞形态、传递细胞内外信息和控制细胞运动。破骨细胞的细胞骨架在骨吸收准备过程中迅速变化，通过整合素与胞外基质蛋白连接。

3. 成骨细胞与破骨细胞的相互作用

（1）成骨细胞对破骨细胞的影响

1）成骨细胞参与调节破骨细胞附着：骨代谢调节因子作用成骨细胞，使胞体变圆，从矿化骨表面移开，同时分泌蛋白酶消化骨表面的类骨质，使矿化骨表面暴露，为破骨细胞附着提供条件。在成骨细胞合成的非胶原蛋白中，骨涎蛋白（bone sialoprotein，BSP）、骨桥蛋白等物质含有 Arg-Gly-Asp 氨基酸序列，该序列能与破骨细胞的玻连蛋白受体结合，提供破骨细胞与骨基质的附着位置。

2）成骨细胞合成骨吸收刺激因子：前列腺素 E（PGE）是一种很强的骨吸收促进剂，但破骨细胞本身不能产生 PGE，也无 PGE 受体，成骨细胞受到机械力作用则可产生 PGE2。PGE2 以自分泌方式使腺苷酸环化酶活化，同时通过 PGE4 受体使成骨细胞内 cAMP 堆积，诱导 RANKL 表达，导致骨吸收。血小板衍生生长因子（PDGF）具有促进成熟破骨细胞的骨吸

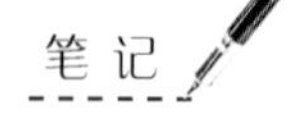
笔记

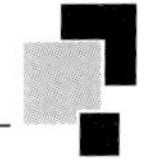

收功能,骨基质中的PDGF来源于成骨细胞,而且外源性PDGF能促进成骨细胞合成大量PGE2和IL-6。

3）成骨细胞参与调节破骨细胞分化:将小鼠的脾细胞与成骨细胞混合培养,在1,25(OH)$_2$D$_3$的作用下,培养7天可形成大量的多核破骨样细胞,该细胞抗酒石酸磷酸酶(tartrate-resistant acid phosphatase,TRAP)染色阳性、降钙素受体阳性。但是,将脾细胞与成骨细胞分别接种于细胞培养皿的两端,通过膜分开,即使有1,25(OH)$_2$D$_3$存在,也不形成破骨样细胞,说明在破骨细胞前体分化成熟过程中,与成骨细胞胞体接触是必需的,成骨细胞的细胞膜上存在诱导破骨细胞前体分化的因子。

（2）破骨细胞对成骨细胞的影响

1）破骨细胞与成骨细胞之间存在Eph-ephrin双向信号通路,成骨细胞表达的ephrin(ephrin type-B receptor 4,EphB4)受体与破骨细胞前体细胞表达的ephrin配体ephrinB2间的相互作用,能抑制破骨细胞分化和骨吸收,促进成骨细胞分化和骨形成,骨改建中促进骨吸收向骨形成转化,维持骨代谢平衡。

2）破骨细胞皱褶缘上高表达一种质子泵组成蛋白ATP6V0D2(ATPase、H^+ transporting、lysosomal 38kD、V0 subunit d2),对成骨细胞的骨形成活性具有抑制作用。

3）破骨细胞通过分泌一些因子(如PDGF-b)刺激成骨细胞分化,或者改变成骨细胞的胶原合成。

（三）骨改建中力的分布和作用

1. 骨改建中力的分布　形态学观察机械力作用哺乳动物骨和牙周膜,牙周膜能将所受力量分布到邻近牙槽骨,外力的大小、方向、频率、持续时间都能影响骨改建的程度和速度,表明牙周膜在外力传递和牙槽骨改建方面具有重要作用。

2. 骨改建中力的作用

（1）通过骨细胞、成骨细胞参与牙槽骨改建:骨细胞是骨组织中数量最多的细胞,被认为是机械信号的首要传感器,位于骨陷窝内,通过胞质突起和骨陷窝-骨小管系统与周围的骨细胞和成骨细胞联系。施加于骨组织的力可以扰乱骨小管内液体的流动,并对细胞和胞质突起产生剪切力。骨细胞将机械刺激信号转化为胞内生物学反应,调控成骨细胞生长和分化。机械刺激可以调控骨细胞的NO和ATP释放,调控作用通过改变基因的表达实现,也可以通过释放介质实现。这些介质可作为自分泌和旁分泌信号,引起细胞的应答。机械刺激还可以通过上调OPN的表达参与骨改建。Toma等报道称成骨细胞通过上调OPN对机械张力做出应答,此过程还有蛋白激酶A、黏着斑激酶和细胞骨架排列的参与。在实验性大鼠牙移动模型中,压力侧骨细胞、成骨细胞中的OPN表达上调,募集破骨细胞到此区域;同时,在机械刺激诱导的新骨形成区OPN呈现高表达,证明OPN不仅在机械应力刺激的骨吸收中发挥作用,骨形成中也有作用。

（2）通过牙周膜影响牙槽骨改建:牙周膜细胞在牙周组织重塑中具有重要作用,通过牙周组织中液体流量变化感知机械力刺激,将咀嚼和正畸力的反应传导到牙槽骨,影响骨细胞应答。体外研究发现机械压力、张力均能启动细胞内信号通路,改变牙周膜细胞的基因表达。

1）蛋白酶表达:机械应力刺激能上调牙周膜细胞中蛋白酶的表达并促进释放。基质金属蛋白酶(matrix metalloproteinase,MMP)、纤维蛋白溶酶原激活物等参与牙周软组织的破坏和重塑。Bolcato-Bellemin AL等研究发现机械应力能诱导牙周膜细胞、牙龈成纤维细胞表达MMP-1、MMP-2,金属蛋白酶类组织抑制剂-1(tissue inhibitors of metalloproteinases,TIMP-1)和TIMP-2,还能显著增加牙周膜细胞中纤维蛋白溶酶原激活物的活性。纤维蛋白溶酶原

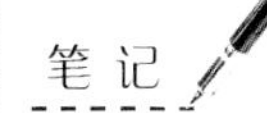

激活物是一种丝氨酸蛋白酶，能被很多细胞分泌，并在纤维蛋白溶酶原产生纤溶酶的过程中发挥作用。纤溶酶能消化几种胞外基质蛋白以及活化基质金属蛋白酶家族中的几个成员。

2）细胞因子表达：机械应力能影响牙周膜细胞中炎性细胞因子的表达，大鼠磨牙牙周组织负载正畸力，能上调 IL-1、IL-6 和 TNF-α 的表达。外力作用于猫的牙齿时，牙周膜张力区的 IL-1β、PGE_2表达增高。细胞因子表达可以引起 RANKL/OPG 比率失衡，激活破骨细胞形成和骨吸收过程。Tsuji 等通过对体外培养的牙周膜细胞施加 10 次/分的周期性弹性形变，模拟牙周膜细胞受间歇性张力情况，结果显示 OPG mRNA 的表达和 OPG 蛋白分泌显著提高，而 ODF 变化不显著，说明间歇性张力是通过上调 OPG 表达抑制破骨细胞形成的。Kanzaki 等对人牙周膜细胞和外周血单核细胞共育体系施以持续性静压力，发现牙周膜细胞的 ODF 基因表达和蛋白合成均上升，而 OPG 无明显变化，培养体系中 TRAP 阳性细胞量明显增加，推断机械压力通过上调牙周膜细胞的 ODF 表达促进破骨细胞分化，诱导骨吸收，以及通过刺激环氧化酶（cycloxygenase，COX）改变，激活前列腺素释放，调节 ODF 和 OPG 表达影响牙槽骨的吸收和改建。

3）ATP 释放：机械应力通过诱导 ATP 释放，上调牙周膜细胞中 OPN 和 RANKL 表达，ATP 还通过 P_2Y_1受体信号通路诱导 RANKL 表达，干扰 P_2Y_1的功能，几乎完全抑制 ATP 的刺激效应，表明 ATP 是通过牙周膜细胞上的 P_2Y_1受体调控 OPN 和 RANKL 表达，参与牙槽骨改建。

4）诱导牙周膜细胞成骨分化：机械应力能诱导牙周膜细胞成骨分化中 osterix 和 Runx2 的表达，这两个因子是成骨分化过程中的关键调控者。机械应力还能调控牙周膜细胞 c-fos 的表达，c-fos 是一个转录因子，c-fos 上调与成骨细胞的增殖和分化有关。

（四）骨改建的信号机制

最新研究表明细胞能通过活化机械力感应信号系统来直接对外力做出反应。机械力感应信号系统包括：腺苷酸环化酶、牵张活化离子通道、细胞支架组织，上述反应导致细胞内第二信使产生，如细胞内钙离子（Ca^{2+}）、磷酸肌醇（IP_3）、cAMP 等。体外实验证明外力作用于牙周膜成纤维细胞或成骨细胞，最快速的反应是 Ca^{2+}浓度提高和肌动蛋白丝聚合改变，这在后续发生的细胞内事件中起到基本调节作用，电化学梯度降低致使钙离子通道或非特异阳离子通道打开，使 Ca^{2+}水平上升。

Watson 发现机械力传导到细胞内需要静电引力稳定的“多跨膜区域”以及细胞骨架功能，从而使机械力集中到机械感受器上。其他学者认为细胞膜自身挠曲系数较低，机械力如剪切力和直接刺激可能导致膜相关蛋白复合物的构象改变，从而使蛋白活化或改变底物酶的作用。细胞容量增加导致的细胞膜张力变化能活化特殊的张力活化离子通道，导致钙离子涌入，降低电离子化学梯度。

体外培养细胞研究发现肌动蛋白丝具有整合不同外来信号的能力，机械应力在 10 秒内使彼此接触的牙周细胞通过底物导致 F 肌动蛋白含量降低，之后产生快速的聚合反应。微丝通过改变局部压力和容量在细胞形态上起决定作用，还将外力转化成细胞内信号，改变分子的多聚反应，调整细胞功能。大多数细胞骨架力量传导模式都集中在细胞骨架与激酶、肌动蛋白、鸟苷三磷酸结合蛋白与其他调节酶间的相互作用上。

骨组织受力后发生生物学改变的原因尚不清楚，推测骨组织中可能存在某些特定细胞，感应机械刺激，并将其转化为化学信号。有研究表明，机械应力可增加骨细胞和成骨细胞 RNA 合成及糖消耗，认为骨基质与骨细胞附着是生物机械信号在骨内转化为化学信号的关键。整合素参与骨细胞与骨基质的附着，整合素 β_1 亚基的抗体 CAST 可以阻断骨细胞与骨

笔记

基质蛋白(如骨桥蛋白、纤维粘连蛋白)的附着;机械力导致骨基质变形,造成整合素的物理性扭曲,使细胞骨架重新构成。整合素通过纽带蛋白(vinculin)、α肌动蛋白原(α-actinin)与细胞骨架相连,整合素与细胞骨架复合体参与骨组织中应力信号向细胞内的传递。除整合素受体活化,其他细胞表面受体活化也参与生物学信号的机械传导,如血小板衍生生长因子受体的磷酸化,阳离子通道的延伸-活化,以及G蛋白偶联受体(G-protein-coupled receptors,GPRs)的活化等。

牙周组织再生修复是一个十分复杂的过程,需要多种类型细胞、生长因子以及多种信号系统的参与、调控。因此,利用组织工程技术促进牙周组织再生已成为牙周病学研究热点。但是,组织工程技术修复牙周组织缺损,达到牙周组织完全再生还有许多问题尚待解决。今后有关牙周组织再生修复应从以下几个方面进行研究探讨:干细胞来源、组织特异性生长因子、维持牙周膜宽度和结构稳定机制、牙骨质形成与矿化、牙槽骨改建机制等,以及应用基因工程技术获得更多的牙周膜干细胞,使牙周组织达到完全再生。

(林崇韬)

参考文献

1. 边专. 口腔生物学. 第4版. 北京:人民卫生出版社,2012
2. 孟焕新. 牙周病学. 第4版. 北京:人民卫生出版社,2012
3. 高岩,李铁军. 口腔组织学与病理学. 第2版. 北京:北京大学医学出版社,2013
4. Ren LM,Wang WX,Takao Y,et al. Effects of cementum-dentine junction and cementum on the mechanical response of tooth supporting structure. J Dent,2010,38(11):882-891
5. Newman MG,Takei H,Klokkevold PR,et al. Carranza's clinical periodontology. 12th ed. Philadelphia:WB Saunders,2014
6. Xiong J,Mrozik K,Gronthos S,et al. Epithelial cell rests of Malassez contain unique stem cell populations capable of undergoing epithelial-mesenchymal transition. Stem Cells Dev,2012,21(11):2012-2025
7. Wada N,Gronthos S,Bartold PM. Immunomodulatory effects of stem cells. Periodontol 2000,2013,63(1):198-216
8. Yamamoto T,Yamada T,Haseqawa T,et al. Hertwig's epithelial root sheath cell behavior during initial acellular cementogenesis in rat molars. Histochem Cell Biol,2014,142(5):489-496
9. Xiong J,Gronthos S,Bartold PM. Role of the epithelial cell rests of Malassez in the development,maintenance and regeneration of periodontal ligament tissues. Periodontol 2000,2013,63(1):217-233
10. Pavasant P,Yongchaitrakul T. Role of mechanical stress on the function of periodontal ligament cells. Periodontol 2000,2011,56(1):154-165
11. Consolaro A. The four mechanisms of dental resorption initiation. Dental Press J Orthod,2013,18(3):7-9
12. Maeda H,Tomokiyo A,Fujii S,et al. Promise of periodontal ligament stem cells in regeneration of periodontium. Stem Cell Res Ther,2011,2(4):33
13. Oshima M,Mizuno M,Imamura A,et al. Functional tooth regeneration using a bioengineered tooth unit as a mature organ replacement regenerative therapy. PLoS One,2011,6(7):e21531
14. Lee SY,Auh QS,Kang SK,et al. Combined effects of dentin sialoprotein and bone morphogenetic protein-2 on differentiation in human cementoblasts. Cell Tissue Res,2014,357(1):119-132
15. Jung HS,Lee DS,Lee JH,et al. Directing the differentiation of human dental follicle cells into cementoblasts and/or osteoblasts by a combination of HERS and pulp cells. J Mol Histol,2011,42(3):227-235
16. Li R,Liang J,Ni S,et al. A mesenchymal-to-epithelial transition initiates and is required for the nuclear reprogramming of mouse fibroblasts. Cell Stem Cell,2010,7(1):51-63
17. Ocaña OH,Nieto MA. Epithelial plasticity,stemness and pluripotency. Cell Res,2010,20(10):1086-1088

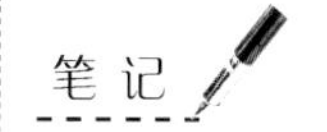

18. Jang AT, Lin JD, Choi RM, et al. Adaptive properties of human cementum and cementum dentin junction with age. J Mech Behav Biomed Mater, 2014, 39: 184-196

19. Nam H, Kim J, Park J, et al. Expression profile of the stem cell markers in human Hertwig's epithelial root sheath/Epithelial rests of Malassez cells. Mol Cells, 2011, 31(4): 355-360

20. Bai Y, Matsuzaka K, Hashimoto S, et al. Cementum-and periodontal ligament-like tissue formation by dental follicle cell sheets co-cultured with Hertwig's epithelial root sheath cells. Bone, 2011, 48(6): 1417-1426

笔记

第二章　牙周微生物学

牙周微生物学是口腔微生物学非常重要的内容之一，不仅是牙周医学研究的重要内容，也是牙周医师临床工作中不可缺少的理论基础。随着医学技术和研究手段的快速发展，牙周微生物学也得到了很好的发展，本章不仅将介绍牙周微生物学发展的状况，同时也对牙周微生物学研究的主要内容，尤其是近几年的研究结果进行介绍。

第一节　牙周微生物学的发展历史

一、牙周微生物病因学的提出和证据

口腔微生物是人们最早发现的微生物。1683 年原生动物学及细菌学的创始人——Antony Van Leeuwenhoek 首先使用自制的显微镜，观察到牙面沉积物中有各种球形、杆形和螺旋形的微小生物，后来将其命名为球菌、杆菌和螺旋菌，并沿用至今。Leeuwenhoek 因此被誉为口腔细菌学的鼻祖——细菌学之父。18 世纪法国牙医 Fauchard 对牙周病进行了详细的论述，从病因到防治提出了一系列的观点和方法。19 世纪 Rigg 强调牙周病是由局部刺激引起，并提出了刮除牙石的局部治疗方法。1880—1896 年间，美国化学家兼牙科医师 Willoughby Dayton Miller 将 Robert Koch 倡导的微生物研究技术和理论应用于口腔微生物的研究。Miller 从唾液和龋坏牙本质中分离出 30 多种细菌，首先提出了龋病发生的细菌病因学理论，从而建立了 Miller 龋病的化学细菌学说（Miller chemico-parasitic theory）。1890 年 Miller 出版了第一部《人类口腔中的微生物》，并提出了“牙周病是由非特异性的口腔正常菌群所致”的新观点。鉴于他对口腔微生物学研究方面所做出的重大贡献，被誉为口腔微生物学之父。与此同时也有不少学者强调牙周病与全身因素有关，如痛风、糖尿病、风湿病等。表 2-1-1 显示了学者对牙周微生物的认识过程。

表 2-1-1　不同年代不同学者对牙周病病因的认识

年份	代表学者	牙周微生物病因学的提出
1912	Noguchi	从人类口腔中分离出两种密螺旋体，分别称为小牙密螺旋体（*Treponema microdentium*）和巨齿密螺旋体（*Treponema macrodentium*）
1917	Kolle	螺旋体是牙周病的主要病原因素
1921	Gottlieb	牙周病的骨吸收是由全身因素引起的
1923	Glynn	非溶血性链球菌是牙周感染的主要需氧病原菌
1924	Kritchevsky Seguin	螺旋体与牙周感染有关
1925	Hartzell	链球菌首先侵入组织造成最初损害，为其他细菌开辟道路，在牙周病的发生中起主导作用

笔记

续表

年份	代表学者	牙周微生物病因学的提出
1926	Goldby	牙周病的细菌研究中发现了链球菌、梭形杆菌、螺旋体及大量的其他细菌。认为牙周病的主要因素是由于组织抵抗力能力减低,对细菌所产生的毒素免疫不够
1927	Fisher	草绿色链球菌是牙周病的主要致病菌,而梭杆菌和螺旋体是继发性侵入者
1932	Smith	产生化脓性牙周病的细菌有小牙密螺旋体、梭形杆菌以及厌氧链球菌和弧菌等
1936	Tunnicliff	螺旋体、梭形杆菌是牙周感染的主要致病菌
1942	Harrison	认为牙周病的细菌是继发的
1974	Conant Rosebury	发现口腔中放线菌的存在,对牙龈具有非特异性的炎性作用
1998	Socransky SS、Haffajee AD 等	龈下菌斑按聚集特性及与牙周状况关系分为 5 个微生物复合体:红色复合体包括牙龈卟啉单胞菌(*Porphyromonas gingivalis*)、福赛坦氏菌(*Tannerella forsythia*)、齿垢密螺旋体(*Treponemas denticola*),该复合体与牙周袋深度及探诊出血密切相关;橙色复合体与牙周袋深度也相关,其核心菌群包括具核梭杆菌(*Fusobacterium nucleatum*)的牙周亚种、中间普氏菌(*Prevotella intermedia*)、变黑普氏菌(*Prevotella nigrescens*)及微小唾液链球菌等;黄色复合体由血链球菌、口腔链球菌、缓症链球菌、格氏链球菌、中间链球菌组成;绿色复合体包括 3 种二氧化碳噬纤维菌、简明弯曲菌、啮蚀艾肯菌、伴放线聚集杆菌(*Aggregatibacteractinomycetemcomitans*)血清型 a;紫色复合体有小韦荣菌和溶牙放线菌
2008	Socransky SS、Haffajee AD 等	龈上菌斑由 6 个微生物复合体组成,与龈下菌斑相比还有一个放线菌复合体,其余复合体微生物成分与龈下菌斑大致相同

近 100 年对牙周病病因的观点有很多变化。直到 19 世纪 60 年代,随着微生物学、免疫学的快速发展,促进了对牙周病病因、发病机制的研究进展。60 年代提出了菌斑与牙周病的破坏关系,直到 60 年代中期,Löe 等通过经典实验说明了牙菌斑的重要作用,从而确立了微生物学在牙周病病因学中极为重要的地位,其经典证据主要表现在以下几个方面。

1. 实验性龈炎的发生与菌斑的堆积有关　1965 年 Löe 等报道的实验性牙龈炎对细菌引起牙周病提供了有力的证据。他们对 12 名志愿者进行彻底的洁治,并授以严格的控制菌斑的方法,使受试者的牙龈指数和菌斑指数达到零后,即停止刷牙等一切口腔卫生措施,并逐日进行菌斑指数、牙龈指数以及菌斑组成的记录。结果发现 12 人均在 10～12 天内发生牙龈炎,菌斑指数、牙龈指数相应升高。菌斑中的细菌成分和数量也发生明显的变化。在恢复刷牙后 5～10 天内,龈炎消失,菌斑指数、牙龈指数及细菌组成也都恢复到实验前水平。Helderman(1975)、Listgarten(1976)和 Loesche(1978)等研究发现炎症区的龈上、龈下菌斑细菌致密,比健康牙位存在的菌丛数量增多,并且牙菌斑的组成更为复杂,这种变化主要是革兰阴性菌数量增加。

2. 流行病学调查发现菌斑与牙周病有关　牙周流行病学调查表明口腔卫生不良、菌斑堆积与牙周病患病率和严重程度呈正相关。

3. 实验动物研究证明菌斑可引起牙周炎　用牙颈部栓线等方法施于小猎犬牙颈部促使菌斑、软垢堆积,引起实验性牙周炎。无菌动物实验证明仅有牙石或丝线结扎等异物刺激,不会引起牙龈炎。而加有细菌的食物饲养可造成实验动物的牙周炎症。利用比格犬(beagle)建立牙周动物模型,使犬的牙齿堆积大量菌斑和牙石时表现为龈沟液渗出、白细胞迁移、牙龈红肿等牙龈炎症状,进而炎症逐渐侵入深部牙周结缔组织,胶原分解、附着丧失、

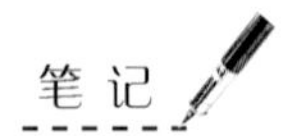

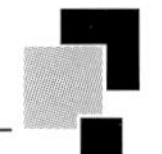

牙槽骨吸收、牙周袋加深。4 年后实验组犬的后牙平均有 4mm 的牙周附着丧失，而进行日常口腔维护的对照组没有牙龈炎症或牙周损害。

4. 抗菌疗法对牙周病的治疗有效果　临床观察表明甲硝唑、氯己定（洗必泰）、螺旋霉素、四环素等对牙龈炎、牙周炎有一定的疗效。

5. 牙周病对于机械清除方法有效　临床研究表明牙周治疗时采用机械清除菌斑的方法，如洁治、根面平整、牙周手术等能够阻止牙周破坏甚至促进牙周修复。

6. 宿主免疫反应　牙周病患者的血清可检测到牙周致病菌的特异抗体滴度升高，而牙周治疗后这种抗体反应下降。

二、牙周微生物病因学观点的变迁

人类口腔是一个复杂的生态环境，有众多的微生物定植其间。迄今已分离出至少 500 多种，唾液中的细菌约 1.5×10^8/ml，牙菌斑中更多，每克湿重含细菌数超过 10^{11} 个。在为数众多的口腔微生物中，究竟哪一种细菌或哪一群细菌是牙周病的致病菌，近 100 多年来专家学者在牙周病细菌病因论研究领域展开了激烈讨论（图 2-1-1），形成了争论最激烈的两大学说：特异性菌斑学说和非特异性菌斑学说。

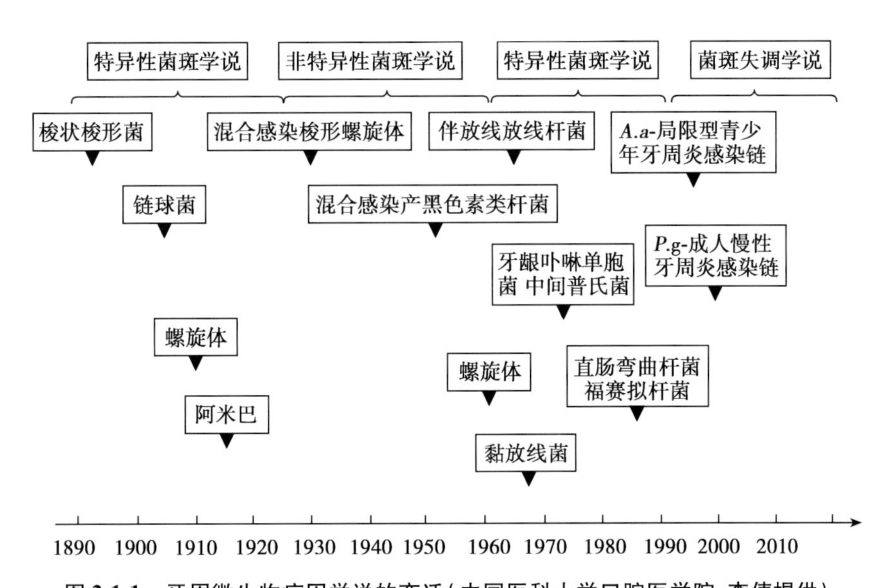

图 2-1-1　牙周微生物病因学说的变迁（中国医科大学口腔医学院，李倩提供）

微生物病因学说的不同观点可以大致分为 4 个阶段：起始阶段的主要观点为特异性菌斑学说，在世纪之交时研究者们提出梭状梭形菌（*fusiformis*）、阿米巴、螺旋体和链球菌等可能是牙周致病菌。大约在 1930 年，逐渐兴起非特异性菌斑学说，牙周病被认为是一种包含以上特异性牙周致病菌在内的、多种细菌的混合感染，认为口腔中众多细菌都可能导致牙周感染，无确定性。19 世纪 60 年代中期，通过在急性坏死性溃疡性牙龈炎的病损中发现大量的螺旋体，从而提出螺旋体可能是该病的特异性致病菌。同时，基于仓鼠和大鼠牙周炎模型中黏性放线菌的致病性，认为黏性放线菌也是牙周致病菌。随着伴放线聚集杆菌被证明为局限型青少年牙周炎（曾用名，1999 年新分类法后归为侵袭性牙周炎）的可疑致病菌，特异性菌斑学说重新成为此时期牙周病因的主要观点，包括近年来有人提出牙龈卟啉单胞菌是慢性牙周炎的可疑致病菌。近来，学者们又提出一个新的学说——菌斑失调学说。

（一）非特异性菌斑学说

早在 1890 年 Miller 就提出“牙周病是由非特异性的口腔正常菌群的混合感染所致”。

笔记

Rosebury(1950)、Moore(1982)等的研究进一步证明不同类型的牙周炎患者的龈下菌斑组成基本相似。Moore 等认为牙周炎像肺炎、腹膜炎、心内膜炎、败血症等一样,是一类不存在单一或特异性致病菌的疾病。20 世纪 50～60 年代普遍认为在牙周健康与牙周病患者之间、同一个体的不同牙位之间或不同类型牙周病之间,其菌斑组成相似。认为牙周病主要由菌斑数量增多、微生物毒力增大或宿主抵抗力降低引起。主张非特异性菌斑学说的学者强调菌斑细菌的量,认为牙周病的发生发展是菌斑内总体微生物联合效应的结果。即在环境因素、宿主反应等条件的影响下,牙菌斑内细菌相对组成比发生了微妙的变化,有可能是某种微生物过度生长或菌斑大量堆积,导致牙周病的发生。临床观察也表明,非特异清除菌斑或减少菌斑总量的治疗方法是有肯定疗效的。Schei 等通过成人牙周炎(曾用名,1999 年新分类法后为慢性牙周炎)横断面研究发现牙菌斑堆积越多、口腔卫生越差的人,牙槽骨丧失越严重。但是,非特异性菌斑学说至少对以下两个问题不能给予圆满的解释:

1. 如果菌斑是一种相对均质的细菌团块,为什么在同一患者,即在宿主防御能力和菌斑堆积量相同的情况下,有些牙发生显著的牙周组织破坏,而其邻近的牙则很少或没有牙周附着组织的丧失?

2. 为什么有些人有大量的菌斑和牙石堆积,但却很少或不发展为牙周病;而另一些人可检测出的菌斑量很少,但却发生快速的牙周组织破坏?

(二) 特异性菌斑学说

非特异性菌斑学说提出不久就遇到了特异性菌斑学说的挑战。1914 年 Barett 提出齿龈内阿米巴(*Entamoeba gingivalis*)是牙周病的致病因素。其后 Kolle(1917)发现螺旋体是牙周病的主要病原因素,Goldby(1907)和 Fisher(1927)等证明草绿色链球菌是牙周病的致病菌,而梭杆菌和螺旋体是继发性侵入者。但皆因研究方法的缺陷未能深入下去。20 世纪 60 年代,Keyes 和 Jordan(1964)在动物实验中,发现不同动物和同一动物的不同部位,其菌斑组成不同,他们应用叙利亚仓鼠为牙周动物模型发现牙周炎在仓鼠间可以通过牙菌斑或排泄物传播,而后又进一步证明这种传播介质是黏性放线菌,其他微生物像链球菌等接种于未感染白化仓鼠,则不能引起牙龈炎症状。由此牙周炎仓鼠模型首次描述了牙周炎微生物的特异性。

随着微生物学、免疫学、生物化学等基础科学的进展,各种生物学技术和先进的研究手段先后应用于牙周微生物学领域,特别是厌氧微生物培养技术的发展,采集菌斑样本、菌斑的扩散、接种培养等过程均可在严格的无氧条件下进行,加上选择性培养基的应用和细菌鉴定技术的提高等,使菌斑中尤其是龈下菌斑的厌氧菌得以被认识,发现菌斑并不是均质的细菌团块,其微生物的构成随着不同的牙周状态而显示出很大的差异。主要表现为:牙周健康区与牙周病损区菌斑中微生物组成不同;不同类型的牙周病患者微生物的构成不同;同一患者、不同病损部位其微生物构成也不同。进一步的研究表明,在每一种类型的牙周病中皆可在其菌斑中分离出一种或几种优势菌,而且这些优势菌常与疾病的严重程度密切相关。

不同牙周状况下,优势菌的检出情况通常有如下表现(图 2-1-2):

1. 健康牙周菌斑薄,细菌量少。主要为革兰阳性球菌和杆菌,约占培养菌总数的 70%,如链球菌、放线菌等,还有表皮葡萄球菌、溶牙放线菌等,有时也可见革兰阴性菌,如奈瑟菌、韦永菌、类杆菌等。

2. 牙龈炎颈缘菌斑中主要是革兰阳性丝状菌,如放线菌。慢性龈炎时龈下菌斑中的革兰阴性菌明显增多,如产黑色素类杆菌、梭形杆菌和螺旋体的比例增高,达到培养菌总数的 30%。在实验性龈炎的形成过程中,黏性放线菌增多,约为细菌总数的 50%。急性坏死性溃疡性牙龈炎的主要致病菌是中间类杆菌(现称为中间普氏菌)和螺旋体。

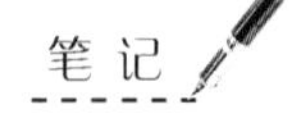
笔记

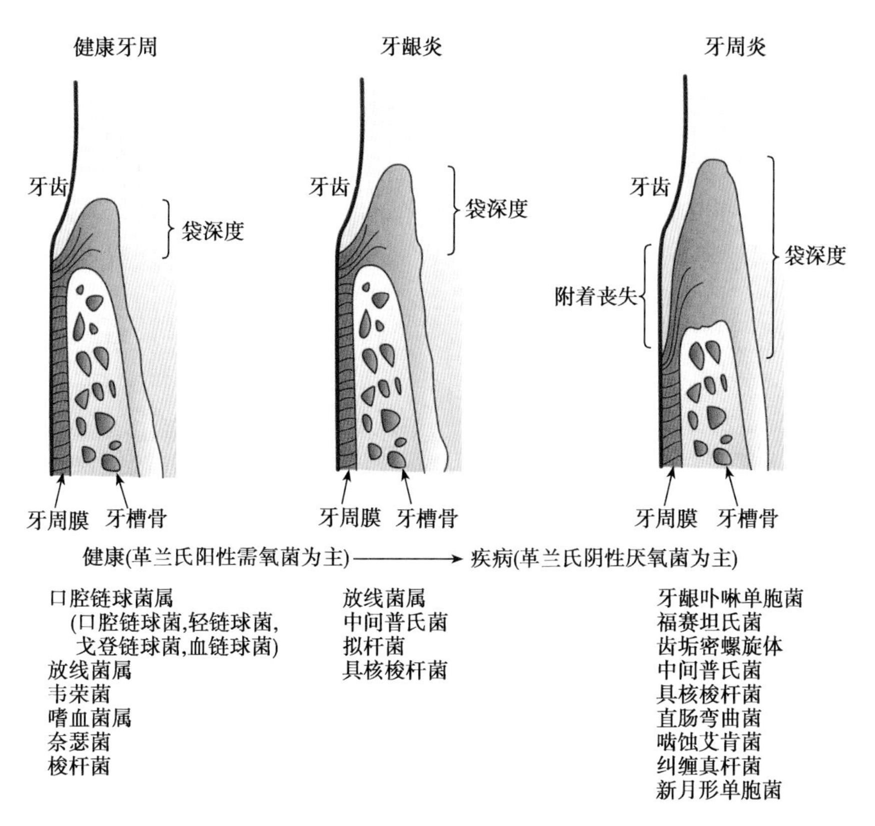

图 2-1-2　不同牙周状况下口腔优势菌的变化(中国医科大学口腔医学院,李倩提供)

3. 牙周炎

(1) 慢性牙周炎:龈下区附着菌斑增大,以厌氧菌为主(占 70% ~90%)。附着菌斑中以丝状菌为主,如黏性放线菌、内氏放线菌、衣氏放线菌以及优杆菌等,占检出总数的 30% ~50%。非附着菌斑中可见革兰氏阴性杆菌,如产黑色素类杆菌、具核梭杆菌、螺旋体等,深牙周袋中螺旋体可达 40% ~50%。

(2) 快速进展性牙周炎(现归为侵袭性牙周炎):袋底的非附着菌斑中含有大量的革兰氏阴性不酵解糖的细菌,如具核梭杆菌、不酵解糖的产黑色素类杆菌,侵蚀艾肯菌、侵蚀类杆菌、厌氧弧菌、螺旋体和牙龈二氧化碳噬纤维菌等。

(3) 局限型青少年牙周炎(现归为侵袭性牙周炎):其龈下菌斑成分与成人的慢性牙周炎大不相同。其优势菌为革兰氏阴性厌氧能酵解糖的牙龈二氧化碳噬纤维菌,约占菌斑总菌数的 65%,但菌斑量少(约占成人牙周炎的 2/3)。主要为游离的非附着菌斑,临床龈炎轻微。大量研究表明,其主要优势菌为伴放线聚集杆菌和牙龈二氧化碳嗜纤维菌及革兰氏阴性厌氧菌。根据 Irving 等人研究,将这类优势菌接种于无菌鼠口腔,能够引起无菌鼠广泛的牙槽骨吸收,破骨细胞活跃,类似于人的青少年牙周炎。有的学者认为伴放线聚集杆菌就是青少年牙周炎(侵袭性牙周炎)的致病菌。

免疫学研究也发现,牙周病患者的血清和龈沟液内,常可检出对某些特殊细菌的高滴度抗体,且经抗菌治疗后抗体滴度下降,显示出特异性感染的宿主反应模式。1983 年 Chung CP 等分别对急性坏死性溃疡性牙龈炎急性期和恢复期患者、牙龈炎患者、正常牙龈受试者的血清 IgG、IgM 抗体滴度进行测定,发现急性坏死性溃疡性牙龈炎组显示出针对螺旋体的高滴度 IgG 和 IgM、针对中间类杆菌(现称为中间普氏菌)的高滴度 IgG,说明螺旋菌和中间类杆菌是急性坏死性溃疡性牙龈炎的主要致病菌。

主张特异性菌斑学说的学者认为:牙周病是一组具有相同临床症状,但有不同致病因子和不同临床过程的疾病,即各种不同类型的牙周病由不同的特异性细菌所致。但是,该学说

笔记

同样存在一些有待研究的问题。例如:如果菌斑中某种特殊致病菌对牙周病的发生起着关键作用,那么从理论上说只要消除这些特殊致病菌,并不一定去除全部菌斑就能够阻止牙周病发展。但是,迄今为止似乎还没有一种方法能够只去除特殊致病菌,保留"正常菌斑"而治愈牙周病。某些被证实能够有效地抑制"特殊致病菌"的抗菌药物,如四环素等,多属于广谱抗生素,没有足够的证据表明疾病的缓解只是因为抑制了特殊致病菌。

(三)折中的观点——菌斑失调学说

以上两种学说都有它们各自的局限性,20世纪80年代Genco等学者针对特异性菌斑学说中存在的问题,根据牙周感染的来源和牙周致病菌的概念提出一个折中的观点,认为牙周病是一群由不同病因引起的疾病,某些类型的牙周病是由外源性的特殊致病菌感染所致,而另一些类型可能由内源性的口腔正常菌群比例失调或某些细菌过度增殖而成机会致病菌所致,即菌斑失调学说。现今的研究显示,牙周病的优势菌(牙周可疑致病菌)无一不是口腔的正常菌群,在健康状态下,它们维持着一定的生理组合,当菌斑失调时则导致疾病的发生。Listgarten(1981)指出就牙周病而言,同一个体中健康的牙周部位有高比例的球菌(74%),低比例的可动菌(0%)和螺旋体(2%);而牙周病损部位则有高比例的可动菌(13%)和螺旋体(38%),球菌的占比大大下降(22%)。

1986年Theilade提出一个改进的非特异性菌斑学说,认为破坏性牙周感染是由口腔中正常菌群在龈下定居所致(非外来致病菌),其中某些细菌比其他细菌作用大,因为这些细菌出现的频率高,所占的比例和绝对数也高,并具有干扰宿主防御系统的毒力因素。这个学说的实质也就是菌斑失调学说的观点。

从微生态角度,口腔是一个复杂完整的生态区,由众多生态系组成,每个生态系的生物都可能与口腔的健康和疾病有关。某些重要的毒性菌株能够独力致病,或与其他细菌共同或先后作用,导致疾病发生或加重。所以现今对牙周病病因的解释更多地由单独的病原微生物学说转向用微生态规律解释,以宿主的牙周组织内环境为重心,研究牙周微生物与宿主相互之间的动态关系,以综合、全面和动态的观点来探讨牙周病的病因、发病机制的变化规律。

第二节 牙菌斑生物膜研究进展

一、牙菌斑的现代概念

17世纪Antony van leeuwenhoek利用显微镜从牙面沉积物中观察到了微小生物体的存在;1840年,Buhlmann将这种牙面沉积物命名为Buhl-mann纤维膜;1847年,Ficinus又称其为牙面薄膜。19世纪后期,人们利用显微镜观察到牙齿表面有一种软而黏稠的沉积物,其中含有大量细菌,Williams(1897)将其称为牙菌斑。1963年Dawes等指出牙菌斑是一种附着在牙面的软而黏稠、含有大量细菌且不易被清除的物质。从此,牙菌斑有了一个较准确的定义,但这个定义没有科学地说明牙菌斑的本质,对牙菌斑的性质、活动、危害性均没有认识。

人们对细菌在自然界的生存状态进行了多方面的研究,逐渐认识到绝大多数的细菌是附着在有生命或无生命物体的表面,以生物膜方式生长,而不是以浮游方式生长。近年来,由于分子生物学技术的发展和激光共聚焦扫描显微镜的应用,使人们对牙菌斑的结构和本质的了解更趋深入,认识到牙菌斑不是附着于口腔硬组织表面未钙化的细菌团块,而是能容纳多种细菌如链球菌属、乳杆菌属、放线菌属及其他菌属微生物细胞生存的生物膜,是一个有通道和空隙的开放性立体结构,其中所包含的细菌不是以独立的实体生存,而是相互有序

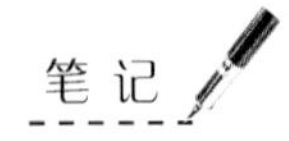

地生存于宿主和细菌胞外多聚物基质包绕的立体三维结构中，具有代谢能力，整体微生物群置身于由多糖、蛋白质和矿物质组成的基质中，相互黏附或附着、定植于牙表面或修复体表面。

应用激光共聚焦显微镜对菌斑生物膜标本进行扫描分析显示：生物膜的结构较为复杂，成熟生物膜的结构具有不均质性。生物膜是由类似蘑菇形状的微菌落组成的，不同生物量的细菌群体被获得性薄膜和胞外多聚物包裹。在这些微菌落之间存在着数量不同的黑色空隙，是一个开放的系统，也改变了过去认为生物膜致密紧实的观点。Debeer 应用特殊荧光素对此结构进行标记后发现：这些大大小小的孔和通道是生物膜结构的重要组成部分，存在于整个生物膜的结构之中。其中充满了细胞外多糖和糖蛋白等营养物质。Wood 和 Auschill 等对牙菌斑生物膜的结构研究也发现：这些孔和通道贯穿于整个牙菌斑的结构之中，其功能类似原始循环系统，活菌紧紧围绕在这些孔和通道的周围，从而保证了营养的获取和代谢废物的排出。以往认为菌斑生物膜内细菌所需要的养分是经过细胞和基质扩散的，现在越来越多的研究表明养分可能是经过空隙到达的。

目前，许多研究证明菌斑生物膜内存在贯穿整个生物膜的通道，一方面用于营养输入和代谢产物的排出。细菌所需的营养可通过空隙到达生物膜内部，可以运送养料、酶、代谢产物和排出废物等，使细菌发挥各自的致病作用，是不同细菌共同获益的途径。另一方面也提示抗菌斑药物可通过这些通道到达生物膜内，为临床控制牙菌斑提供新的思路。空隙可能是细菌在附着的过程中形成的，其机制尚需进一步研究。

岳松龄（2006）认为这种细菌群体实质上已构成一个微生物生态系统（microbial ecosystem）。因此生物膜这个名称已不能完全表达其实质内容，建议称为生态膜（ecofilm），在牙面的生态膜应称为牙面生态膜（dental ecofilm）以避免生物科学领域中将细胞膜、器官膜、核膜等称为生物膜的混淆。

二、生物膜研究进展

牙菌斑生物膜是龋病和牙周病的始动因子。目前国内、外主要研究包括牙菌斑生物膜微生物的空间结构、牙菌斑生物膜微生物的种群分布和牙菌斑生物膜细菌的信息交流。

（一）牙菌斑生物膜的立体结构及形成过程

牙菌斑生物膜（图 2-2-1）是由口腔浮游状态的细菌黏附、聚集于获得性膜上形成的含有管道系统的蘑菇样或杆样小菌落。在模拟人口腔环境的人工口腔模型内，制备血链球菌生物膜，应用激光共聚焦扫描显微镜和死菌/活菌荧光染色方法，对血链球菌生物膜形成中死菌和活菌的空间分布进行观察，发现生物膜的底部和顶部主要由死菌组成，而中间层主要是由围绕在黑色的孔道和通道周围的活菌组成。牙菌斑生物膜中死菌和活菌分布并不均衡，提示死菌是牙菌斑生物膜形成初期的组成部分之一，顶层的死菌可能是唾液中抗菌成分作用的结果，对牙菌斑生物膜中的活菌起一定的保护作用。生物膜具有一定的厚度，厚度大小取决于牙菌斑部位、营养环境、口腔卫生措施涉及的范围和频率等。生物膜对抗菌剂的抵抗性中厚度扮演着重要的角色，而厚度对生物膜中细菌生长的速度也有影响。

20 世纪 70 年代后有很多人对牙面生物膜的形成和发育做了大量的研究，认为牙菌斑生物膜的形成生长周期一般可分为 5 个阶段：

1. 表面上条件薄膜的形成。
2. 细菌分子对宿主表面的吸附。
3. 同种细菌间的聚集和异种细菌间的共聚集。
4. 各菌属、种的繁殖。

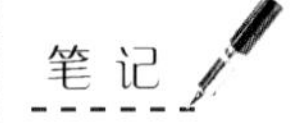

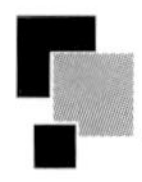

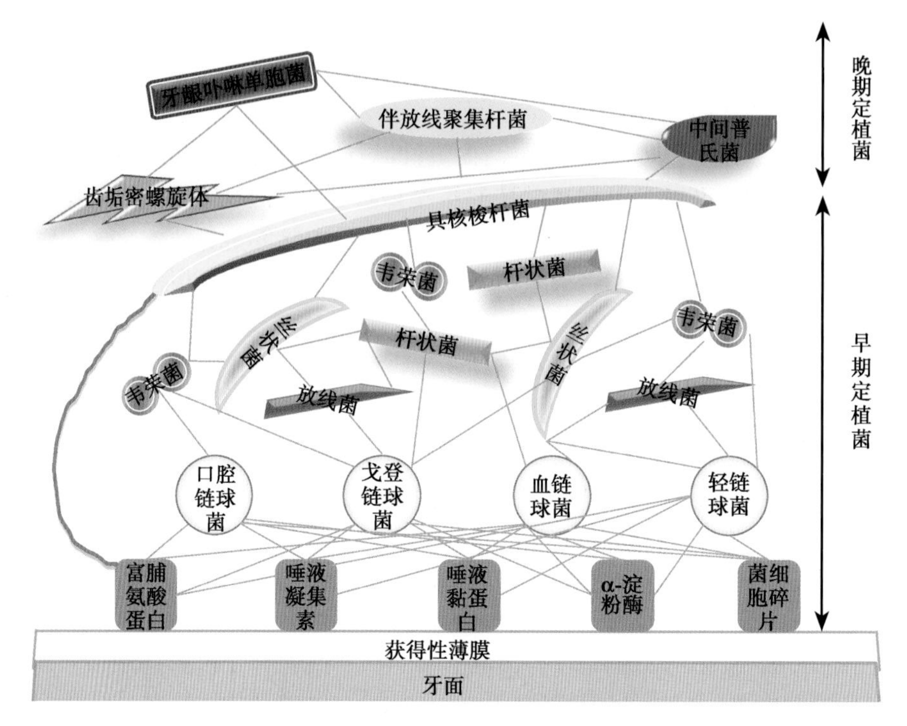

图 2-2-1　牙菌斑生物膜立体结构模式图

5. 细菌从生物膜脱落,传播或定植到其他部位。

这是一个凭借牙表面和唾液以及口腔细菌间复杂的相互作用,呈现出时空动态变化的过程。

生物膜中的细菌在各阶段则具有不同的生理生化特性:

1. 黏附是细菌在物体表面形成生物膜的第一步。浮游细菌首先黏附到物体表面,启动物体表面生物膜形成。单个附着细菌仅由少量胞外聚合物包裹,实际上这些附着的细菌还未进入生物膜的形成过程,很多菌体还可以重新进入浮游生活方式,这时的黏附是可逆的。

2. 细菌黏附到物体表面后,即调整其基因表达,出现生物膜环境所特有的基因表达模式,其生理特征发生了改变,使其具有可以快速适应新生长环境的能力。生物膜菌株在生长繁殖的同时分泌合成数量和成分与浮游细菌差别很大的胞外聚合物,此时其对表面的黏附发展为牢固且不可逆的。胞外聚合物可黏结单个细菌而形成细菌团块,即微菌落。大量微菌落的不断堆积使生物膜加厚。这样生物膜中大量的胞外基质和菌株之间的狭窄空间,都成为阻碍抗生素穿透生物膜的屏障。在这种状态下,抗菌药物只能杀灭表层细菌,而无法以有效浓度渗透至深部细菌之中。与浮游细菌相比,生物膜细菌对抗生素的耐药性可大大提高。

3. 细菌生物膜在经历不可逆黏附阶段后进入成熟期,细菌生物膜的成熟过程,不是细菌细胞随意堆积的结果,而是细菌相互协调构成的具有高度分化结构的群体,利用激光共聚焦显微镜观察到成熟生物膜的结构是不均匀的,即具有不均质性,它由类似蘑菇状或堆状的微菌落组成,在这些微菌落之间围绕着输水通道,可以运送养料、酶、代谢产物和排出废物等。因此,有人将成熟的生物膜内部结构比喻为原始的循环系统。

4. 成熟生物膜通过蔓延、部分脱落或释放出浮游细菌等方式进行扩展,从生物膜中脱落或释放出来的细菌重新变为浮游生长的细菌,它们又可以在物体表面形成新的生物膜。

各种口腔细菌在牙面定植的时间不同,有先有后,被称之为定植时序。最早定植在牙面的细菌是血链球菌,这是 Carlsson 等(1970)和其他研究者所确定的。变形链球菌(*Streptococcus mutans*,MS,简称变链菌)在牙面的定植时间比较晚。Kolenbrander 等发现牙菌斑是典型的多

笔记 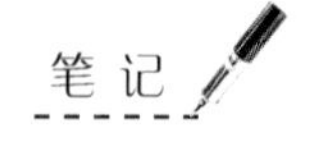

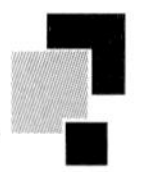

菌种生物膜，其形成初期以链球菌和球菌为主，后期主要为丝状菌、杆状菌、放线菌及韦永菌等。它们的黏附生长为后继定植菌种的黏附创造了新的黏附表面受体，例如：梭杆菌可通过共凝集作用黏附到链球菌和放线菌上面。研究表明梭杆菌是唯一既能与早期定植细菌集聚，又能与晚期定植细菌集聚的细菌，而且它能与几乎所有口腔细菌集聚，故认为梭杆菌在不发生集聚的厌氧菌和需氧菌中起集聚桥的作用。另外，链球菌和放线菌的代谢造成局部微环境改变（氧化还原电位和 pH 等）也为新菌种的演变创造了条件，例如：一些兼性厌氧菌的生长消耗氧气，从而创造了厌氧微环境，使绝对厌氧梭杆菌有可能在口腔这一开放环境中得以定植生存。不同菌种以不同速率吸附至获得性膜上，各菌群比例呈自发性、规则性转变。

（二）牙菌斑生物膜内细菌信号传导

研究表明，细菌生物膜不是细菌细胞随意堆积的结果，而是细菌相互协调构成的具有高度分化结构的群体。细菌从浮游的生长状态到形成生物膜模式，经历了从低密度到高密度、从无组织状态到有组织状态的过程，涉及多种相互交错的信号传导通路。细菌通过各种信号传导系统来协调其生理活动，以趋利避害。细菌数量阈值感应系统（quorum sensing，QS）是目前受到广泛关注的细菌信号传导系统，许多细菌的发病机制都受 QS 系统的调控。牙菌斑生物膜是人类口腔感染性疾病如龋病和牙周病的主要致病因素，关于牙菌斑生物膜形成以及与疾病发生发展关系的研究，已成为目前口腔微生物研究的热点。

细菌数量阈值感应系统是细菌随着生存环境中群体密度的变化来调控特定基因表达的一种分子机制。作用的基本原理是具有 QS 的细菌个体能产生一种叫自体诱导分子（autoinducer，AI）的化学信号分子并释放到环境中，单个细菌所产生的自体诱导分子浓度太低而难以被细菌探测到，当所生存环境中存在相当数量的细菌时，所释放的自体诱导分子浓度达到某一阈值，细菌就能感知细菌群体数量从而激活或抑制目的基因的表达，进而改变其生理活动及致病能力，达到适应环境的目的，如产生胞外毒性因子、分泌黏性外多糖、形成生物膜、耐酸和产酸等。

牙菌斑生物膜内密度感应信号传导系统可分为 3 类。

1. 革兰氏阴性菌同菌种间信号传导系统　研究较多的是由属于自诱导分子-1（autoinducer-1，AI-1）的 N-酰基高丝氨酸内酯（acyl homoserine lactones，AHL）作为信号分子，受体蛋白 LuxR 作为感受部件组成的信号系统。

2. 革兰氏阳性菌同菌种间信号传导系统　自诱导信号肽（autoinducing peptide，AIP）作为信号分子，双组分激酶识别系统作为感受和反应部件组成的信号系统。

3. 非同种细菌之间的信号传导系统　由自诱导分子-2（autoinducer-2，AI-2）作为信号分子，不同种细菌的双组分激酶识别系统作为感受和反应部件组成的信号系统。

由于牙菌斑主要由革兰氏阳性菌组成，最近关于牙菌斑的研究较集中于革兰氏阳性菌信号感受肽（competence stimulating signal peptide，CSP）信号系统和菌种间的 AI-2 信号系统。变形链球菌是牙菌斑生物膜形成早期最早定植于牙齿表面的菌种之一，为牙菌斑生物膜密度感应系统的重点研究对象。

牙菌斑生物膜中变形链球菌等多种细菌都含有 AI-2 信号系统。AI-2 由酶蛋白 LuxS 催化产生，胞外 AI-2 的累积诱导一些基因的表达，这些基因编码 Lsr（LuxS-regulated）ABC 转运蛋白，AI-2 在 Lsr 的转运下进入细胞进而调控其他基因表达。Merritt 等在变形链球菌中也确认了 *LuxS* 基因，发现 *LuxS* 基因突变株不能产生 AI-2 信号分子，而且突变株与野生株具有不同的表形特征，体外形成生物膜的镜下结构显示 *LuxS* 突变株形成的生物膜聚集块较大，具有颗粒状或蜂窝状的外观，而野生株形成的生物膜相对光滑、层次融合。这一结果表明 *LuxS* 依赖性信号系统在变形链球菌生物膜形成中具有重要作用。但当 *LuxS* 突变株与其他 *LuxS*

笔记

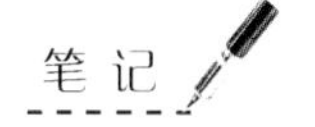

基因正常的细菌,如戈登链球菌、茸毛链球菌、咽峡炎链球菌、牙龈卟啉单胞菌或伴放线聚集杆菌共培养时,可补偿牙菌斑生物膜的结构缺陷,形成正常牙菌斑生物膜,证明 AI-2 无菌种特异性,可作为通用信号调控不同菌种的细菌生物膜形成。

近年来,编码 AI-2 合成酶的 *LuxS* 基因也先后在其他几种口腔微生物中被发现。研究表明,失活 *LuxS* 基因将导致编码与牙龈卟啉单胞菌毒力和氯铁血红素获得有关蛋白的基因,以及伴放线聚集杆菌白细胞毒素的 LtxA 表达水平的改变。尤其是能表达伴放线聚集杆菌 *LuxS* 基因的大肠埃希菌(*E. coli*)条件培养物可弥补牙龈卟啉单胞菌 *LuxS* 缺陷株基因表达的缺陷,这表明 *LuxS* 依赖性信号系统介导了牙菌斑生物膜种群间的信息交流。

AI-2 信号分子的 QS 调控作用包括某些细菌的毒力因子表达、抗生素的生物合成及细菌间共生生物膜的形成等。最新研究发现 AI-2 信号分子调控牙龈卟啉单胞菌与戈登链球菌形成共生生物膜,若在肺炎链球菌中破坏 *LuxS* 基因可以使感染小鼠的毒力因子毒性明显下降,结果提示可以通过干扰 *LuxS* 基因控制 AI-2 信号分子改变细菌的基因调控表达。

目前研究已表明,QS 系统在细菌中广泛存在,并组成了复杂的相互联系的调控网络,细菌利用调控网络控制着各种群体行为的表达,如细菌毒力因子的表达和生物膜的形成等。病原菌的 QS 系统和如何干扰病原菌的 QS 系统来减弱病原菌的致病性成为现在研究的热点。牙菌斑生物膜是由种类繁多的各式菌种构成的复杂生物膜群体,生物膜的构成被认为是细菌适应这一环境的一个重要机制,生物膜中的细菌具有极强的抵抗力,利用药物来杀灭生物膜中的细菌或降低细菌的致病性有一定的难度,因此干扰 QS 系统可能成为生物防治细菌病变的新靶点,或将开辟一条生物防治细菌性疾病的新途径。可设计干扰 QS 系统的策略,来降低牙菌斑生物膜中主要致病菌的毒力或阻止正常牙菌斑生物膜的形成,从而达到控制龋病和牙周病的目的。

第三节　牙周致病菌及其致病机制的研究

一、牙周致病菌的现代概念

确定病原菌一般要符合经典的 Koch 法则(1884),其规定为:

1. 在同样的疾病中能发现同一种病原菌。
2. 能从该疾病组织中分离出病原菌并纯培养。
3. 这种纯培养物接种至易感动物能引起相似的疾病。
4. 能从实验动物中重新获得病原菌纯培养。

早在 1890—1930 年曾先后有不少学者试图将原虫、螺旋体、梭杆菌及链球菌等与牙周病联系起来,但因未能符合 Koch 法则而不能成立。

由于 Koch 法则不适用于机会致病菌,Socransky(1979)作了如下修改:

1. 病原菌必须在病损部位增多,在健康部位或其他类型牙周病较少或缺如。
2. 消灭或减少该病原菌后,疾病应中止。
3. 宿主对某特异细菌的细胞免疫或体液免疫的增强或减弱,可为该细菌在疾病过程中起特殊作用提供重要线索。
4. 接种该细菌于易感动物或无菌动物的龈沟,会引起类似人牙周病的病变,如炎症、结缔组织破坏和骨吸收。
5. 明确该细菌的致病性和毒性因子,即该菌引发疾病的机制。

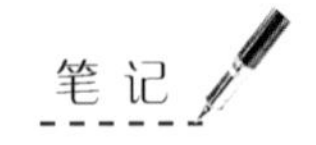

龈下菌群的鉴定应基于对牙周病损的微生物病因的认知。牙周病的病因研究已超过 100 年,细菌群落的复杂性、牙周病原生物学的不完全认知和技术问题都是研究的障碍。但

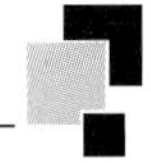

是，一些可疑致病菌还是被检出，这是基于它们与疾病、动物致病性和毒力因子相关。宿主对细菌的免疫应答以及治疗成功与某些菌种消失的关系，被用来支持或反驳牙周可疑致病菌的认定。现代研究数据表明，引起疾病发生，病原菌是必要的但并非全部的致病因素。致病因素还包括宿主的易感性、促进和阻碍疾病发展的细菌间的相互作用。最近的研究在尝试分离可疑致病菌的毒力和非毒力克隆型，寻找所需致病基因的传递方式。最后，牙周袋的局部环境对致病菌株毒力因子表达有重要作用。因此 Socransky(1992)归纳了牙周致病菌的条件：

1. 必须是毒性克隆株。
2. 必须具有引起疾病染色体和染色体外遗传因子。
3. 宿主必须对致病菌易感。
4. 致病菌的数量必须超过宿主阈值。
5. 寄居于适当部位。
6. 其他菌群必须促进或至少不抑制其致病过程。
7. 局部环境必须有助于致病菌毒性因子的表达。

Paster 等通过不依赖培养的分子生物学方法检测口腔所有可培养和不可培养的细菌 16S rRNA，估计口腔中约 500 种细菌。根据经典的判断致病菌的 Koch 法则，口腔中寄居的大多数微生物均无法确定为牙周致病菌，但其中约 30 种与牙周病的发生和发展密切相关。它们是牙周病病损区高频率出现的优势菌，并具有显著的毒力，能够通过多种机制干扰宿主防御系统，具备引发牙周破坏的潜能，从而成为牙周可疑致病菌。

1996 年召开的世界牙周病研讨会上，专家们一致认为下列 11 种微生物与牙周病的发生有关(表 2-3-1)

表 2-3-1　牙周病有关的致病菌

证据充分的致病菌	中等证据的致病菌
伴放线聚集杆菌(*Aggregatibacter actinomycetemcomitans*)	直肠弯曲菌(*Campylobacter recta*)
牙龈卟啉单胞菌(*Porphyromonas gingivalis*)	缠结优杆菌(*Eubacterium nodatum*)
福赛坦氏菌(*Tannerella forsythia*)	具核梭杆菌(*Fusobacterium nucleatum*)
	中间普氏菌(*Prevotella intermedia*)
	变黑普氏菌(*Prevotella nigrescens*)
	微小微单胞菌(*Micromonas micro*)
	中间链球菌(*Streptococcus intermedius*)
	齿垢密螺旋体(*Treponemas denticola*)

临床研究发现从患病和健康个体的牙周均能分离出上述病原菌，被认为可能是病原菌相对数量增加至某种程度或同种微生物的各菌株毒力不同造成。

ER-2-3-1　伴放线聚集杆菌研究进展

1. 伴放线聚集杆菌　伴放线聚集杆菌(图 2-3-1)是非肠源性、能发酵糖类的革兰氏阴性球杆菌，Klinger 于 1912 年首次鉴定出该菌，命名为伴放线菌，后改名为伴放线放线杆菌或伴放线共生放线杆菌(*Actinobacillus actinomycetemcomitans*)，曾归为嗜血杆菌属称伴放线嗜血杆菌(*Haemophilus actinnomycetemcomitans*)，最近又被命名为(*Aggregatibacter actinomycetemcomitans*)，根据英文名称改变，中文拟称伴放线聚集杆菌。Zambon 等报道局限型青少年牙周炎(现称局限型侵袭性牙周炎)患者 96.5% *A. actinomycetemcomitans* 检出阳性，非局限型青少年牙周炎患者(健康个体、成人牙周炎和胰岛素依赖性糖尿病患者)15.2% *A. actinomy-*

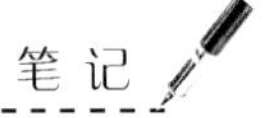

cetemcomitans 检出阳性。Slots 等实验共取 235 个龈下位点(61 例未经治疗的患者 104 个病损位点,10 例接受治疗的患者 26 个病损位点,20 例未经治疗的患者 33 个非病损位点,55 例接受治疗的患者 72 个非病损位点)检测出 *A. actinomycetemcomitans*,结果显示病损位点培养阳性率与非病损位点培养阳性率分别为 0.5% 和 0.3%,所有病损位点中单独检测出 *A. actinomycetemcomitans* 者 12.3%,*A. actinomycetemcomitans* 与 *P. intermedia* 共存者占 24.6%。*A. actinomycetemcomitans* 在接受治疗患者病损位点检出率(80.8%)明显高于未治疗者(42.3%)。Tanner 等使用 DNA 探针技术随机检测 171 例 6~36 个月婴幼儿舌部微生物,小于 18 个月的小儿 *A. actinomycetemcomitans* 阳性率为 30%,与大于 18 个月小儿无显著差别,说明舌部也可以作为 *A. actinomycetemcomitans* 储存库。

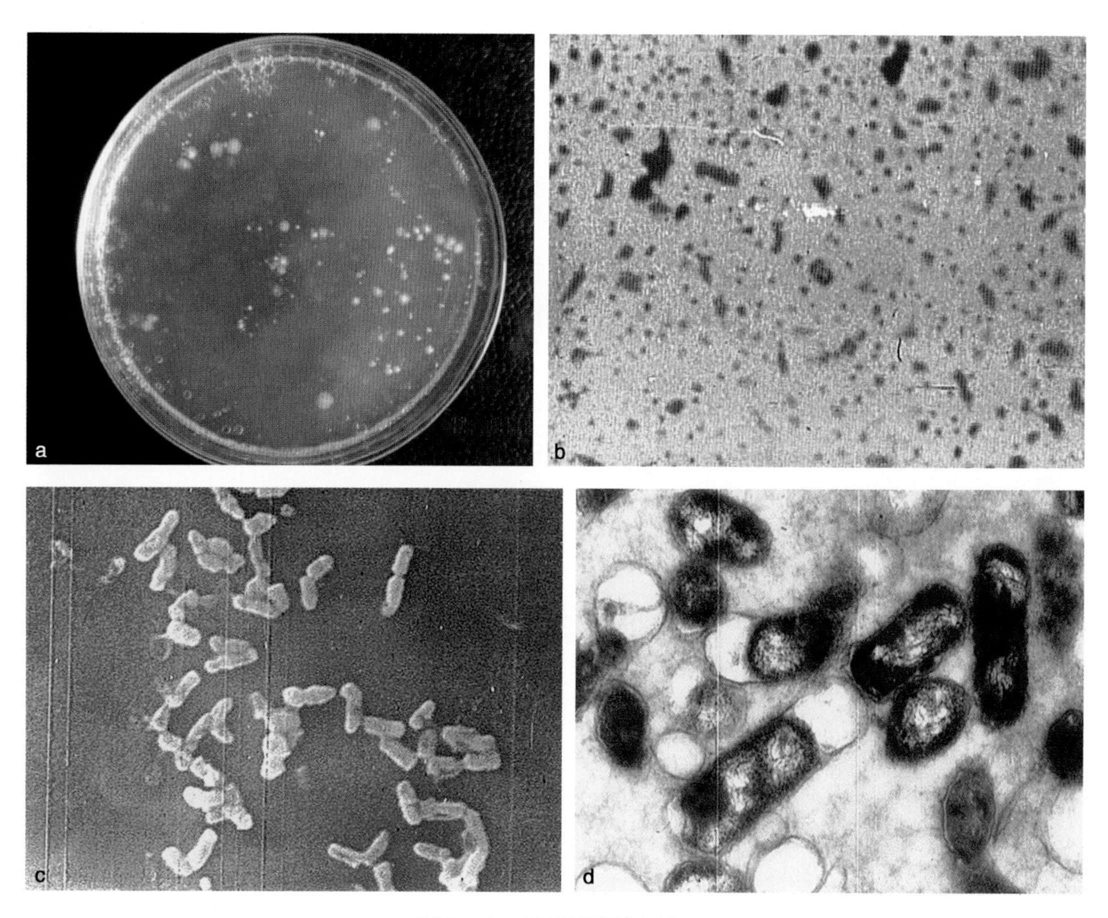

图 2-3-1　伴放线聚集杆菌

随着 *A. actinomycetemcomitans* 血清特异性抗原部位结构的确定,已经鉴定出了 6 种血清型,即血清型 a、b、c、d、e、f,同时仍有少数临床分离菌株尚无法归类。研究认为 *A. actinomycetemcomitans* 不同血清型具有毒力差异。b 型菌株比其他血清型更易产生白细胞毒素,在抵抗人多形核白细胞的吞噬和杀死方面起重要作用,具有更强的致病性,在侵袭性牙周炎中检出率较高。a 型菌株和 c 型菌株刺激巨噬细胞产生白细胞介素-1 的能力要低于 b 型菌株。

ER-2-3-2　牙龈卟啉单胞菌研究进展

2. 牙龈卟啉单胞菌(*Porphyromonas gingivalis*)　牙龈卟啉单胞菌(图 2-3-2)于 1928 年由 Burdon 等自牙周袋中分离,Slots、Tanner 等相继发现 *P. gingivalis* 是成人牙周炎患者牙周袋中最常分离的细菌之一。随后根据成人牙周炎患者血清中特异性抗 *P. gingivalis* 抗体水平的升高,*P. gingivalis* 能在动物模型中造成牙周病变,以及 *P. gingivalis* 能产生一系列逃避宿主防御机制和破坏宿主组织的酶类。*P. gingivalis* 被认为是最可疑的牙周致病菌之一。牙龈卟啉单胞菌又称牙龈紫质单胞菌,曾属于产黑色素类杆菌群,称牙龈类杆菌(*Bacteroides*

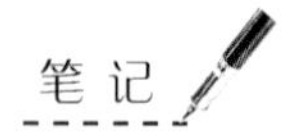

gingivalis)，由于其生物、化学特性与类杆菌的典型菌株——脆弱类杆菌有明显差异，Shah (1988)将它从类杆菌属中划出而成一新属——卟啉单胞菌属。Slots 等实验共取 235 个龈下位点(61 例未经治疗的患者 104 个病损位点，10 例接受治疗的患者 26 个病损位点，20 例未经治疗的患者 33 个非病损位点，55 例接受治疗的患者 72 个非病损位点)检测 *P. gingivalis*，结果显示病损位点培养阳性率与非病损位点培养阳性率比例为 30.5%：0.3%，所有病损位点中单独显示 *P. gingivalis* 者 21.5%。Tanner 等使用 DNA 探针技术随机检测了 171 例 6~36 个月婴幼儿的舌部微生物，小于 18 个月的小儿 *P. gingivalis* 阳性率为 23%，与大于 18 个月的小儿无显著差别，说明舌可以作为 *P. gingivalis* 的储存库。*P. gingivalis* 存在多种克隆，在不同牙周健康状态部位存在的同种细菌可能属不同毒力的克隆型。Grenier 等对 14 株不同来源的 *P. gingivalis* 的体外毒性实验显示，只有 6 株的纯培养物能在实验动物身上造成感染，充分说明了 *P. gingivalis* 存在不同毒力的多种克隆。

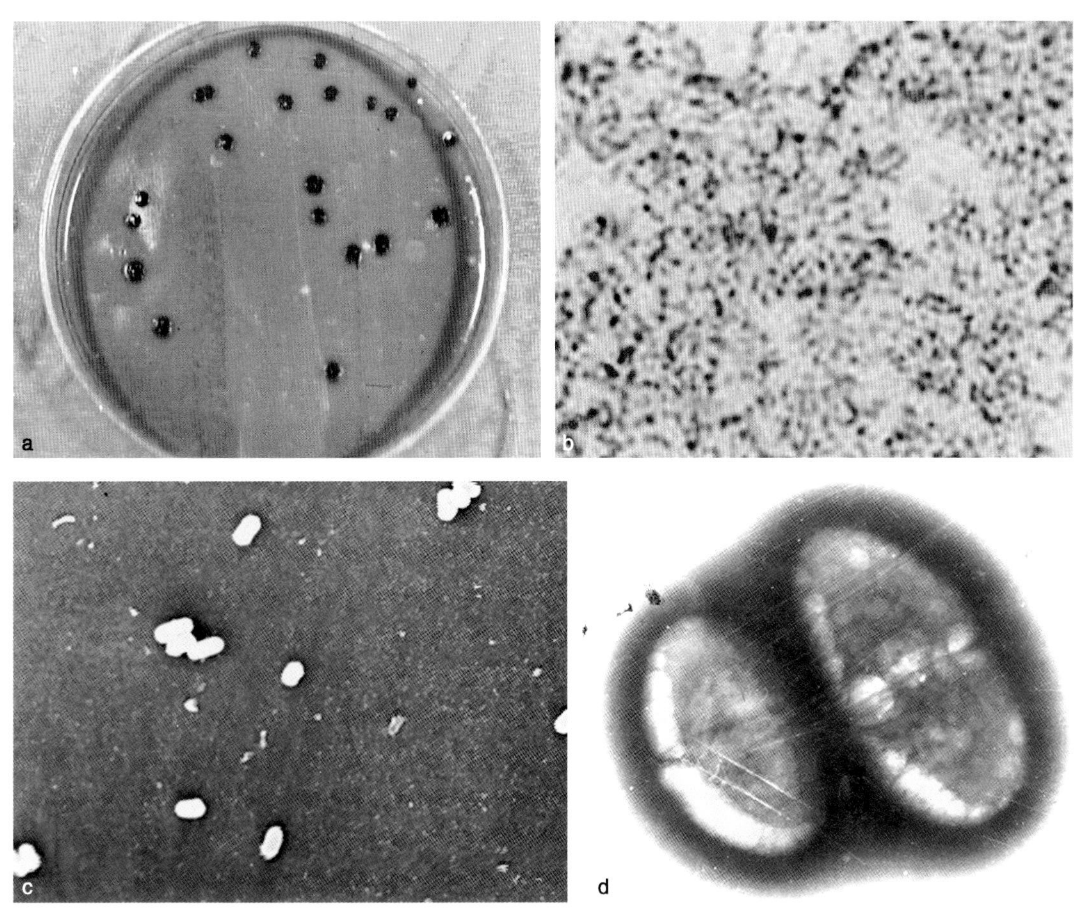

图 2-3-2　牙龈卟啉单胞菌

动物试验显示临床分离的不同人类菌株，致病毒力存在明显不同。某些菌株能引起动物皮下出现蜂窝组织炎或(和)局部皮肤坏死，甚至动物死亡，这类菌株被称为扩散型菌株。这类菌株对动物机体的免疫反应具有一定的抵抗力，能够降低血清抗体的杀伤力和吞噬细胞的吞噬功能，抑制多形核白细胞对其趋化作用，能引起动物脓毒血症，菌落形态呈光滑型。而另一些菌株仅引起局部脓液形成或(和)局限性脓肿形成，不出现局部皮肤坏死和动物死亡，这类菌株被称为非扩散型菌株。

根据标注菌株抗血清与临床分离株的免疫反应，将其分为不同血清型。Van Winkelhof 等和 Laine 等在扩散型菌株荚膜上发现一种非胞浆来源的耐热的、能抵抗 DNA 酶、RNA 酶

笔记

以及蛋白水解酶的K抗原，而在非扩散型菌株缺乏荚膜结构，也未分离出K抗原类分子，因此推测K抗原与*P. gingivalis*的致病能力有关，并根据扩散型菌株荚膜内K抗原的差异将*P. gingivalis*分为血清K1-6型，其参考模式株分别为*P. gingivalis* W83（K1）、*P. gingivalis* HG 184（K2）、*P. gingivalis* A7A1-28（K3）、*P. gingivalis* ATCC 49417（K4）、*P. gingivalis* HG 1690（K5）和*P. gingivalis* HG 1691（K6）。

将*P. gingivalis*菌毛的*FimA*基因克隆并进行序列分析，结果显示不同菌株的*FimA*基因上游区和下游区基本相同，但在开放阅读框的核苷酸排列存在明显差异。根据这些差异设计特殊引物扩增*FimA*基因特定序列将*P. gingivalis*分为遗传Ⅰ～Ⅴ型和Ⅰb型，其参考模式株为遗传Ⅰ型*P. gingivalis* ATCC 33277、遗传Ⅰb型*P. gingivalis* HG1691、遗传Ⅱ型*P. gingivalis* OMZ314、遗传Ⅲ型*P. gingivalis* 6/26、遗传Ⅳ型*P. gingivalis* HG564和遗传Ⅴ型*P. gingivalis* HNA99（表2-3）。Amano等利用PCR方法检测73例被感染*P. gingivalis*牙周病患者的龈下菌斑中*P. gingivalis*各遗传型分布特点，结果显示遗传Ⅱ型占69.8%。随后的研究结果也显示*P. gingivalis*遗传Ⅱ型菌株与牙周炎的关系最为密切。

表2-3-2 *P. gingivalis*的分型

按K抗原分为不同血清型		按*FimA*基因分为不同遗传型	
分型	参考模式株	分型	参考模式株
血清K1型	*P. gingivalis* W83	遗传Ⅰ型	*P. gingivalis* ATCC 33277
血清K2型	*P. gingivalis* HG 184	遗传Ⅰb型	*P. gingivalis* HG1691
血清K3型	*P. gingivalis* A7A1-28	遗传Ⅱ型	*P. gingivalis* OMZ314
血清K4型	*P. gingivalis* ATCC 49417	遗传Ⅲ型	*P. gingivalis* 6/26
血清K5型	*P. gingivalis* HG 1690	遗传Ⅳ型	*P. gingivalis* HG564
血清K6型	*P. gingivalis* HG 1691	遗传Ⅴ型	*P. gingivalis* HNA99

（中国医科大学口腔医学院，李倩提供）

Nakagawa等报道*P. gingivalis*不同遗传型的合成菌毛素对人类牙龈成纤维细胞的黏附能力没有差别，但遗传Ⅱ型菌毛素和遗传Ⅱ型*P. gingivalis* HW24D1菌株对人类上皮细胞的黏附力和攻击力远高于其他遗传型菌毛素和菌株，且菌毛素聚集在细胞核周围。动物实验显示遗传Ⅱ型*P. gingivalis* ATCC 53977菌株能引起老鼠牙槽骨吸收，诱导宿主免疫反应产生促炎因子IgG抗体。综上所述，*P. gingivalis*遗传Ⅱ型菌株为表达K抗原致病能力强的扩散侵袭性菌株，在牙周病患者中检出率最高，实验室研究和动物实验均显示其强有力的致病作用，提示*P. gingivalis*遗传Ⅱ型菌株在牙周病的发生、发展上起着十分重要的作用。

ER-2-3-3 福赛坦氏菌研究进展

3. 福赛坦氏菌　最初由Forsyth牙科中心的Tanner等（1979）从活动性重度牙周炎患者口腔中分离出来的新菌种，1986年被命名为福赛类杆菌（*Bacteroides forsythus*），后经Tanner教授（2003）深入研究，将此菌从类杆菌属中划出而成一新属，改名为福赛坦氏菌，又有文献称福赛斯坦纳菌（*Tannerella forsythensis*）。Lee等用16S rRNA PCR方法对17例局限型侵袭性牙周炎和22例广泛型侵袭性牙周炎患者的龈下菌斑进行检测，发现*T. forsythensis*阳性检出率高达94.5%，而且在病变位点的检出率明显高于健康位点。Klein等研究也认为牙周炎患者健康位点和病变位点*T. forsythensis*检出率是有明显差异的，健康位点为0，而病变位点则在70%以上，由此认为在健康部位没有*T. forsythensis*存在，或细菌数量较少。Socransky等发现*T. forsythensis*和*P. gingivalis*、*T. denticola*的组合与牙周袋深度、探诊出血密切相关，称为"红色复合体"（red complex）。另外一些研究也发现，*T. forsythensis*检出率与牙周袋深度呈正相关，随牙周袋深度的增加，细菌检出增加。

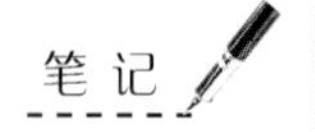
笔记

有学者认为龈下菌斑中*T. forsythensis*的检出是附着丧失和牙槽骨破坏严重程度的危险

指标，在牙周炎的整个发展过程中，*T. forsythensis* 的持续存在是附着丧失的高危险信号。在整个研究过程中均有 *T. forsythensis* 检出的患者，比偶尔检出或未检出患者发生附着丧失的几率高 5 倍；另有学者发现每次检测 *T. forsythensis* 均为阳性的个体发生附着丧失的危险性比其他个体高 8.16 倍。Tanner 等使用 DNA 探针技术随机检测 171 例 6～36 个月婴幼儿的舌部微生物，小于 18 个月的小儿 *T. forsythensis* 阳性率为 11%，与大于 18 个月的小儿无显著差别，说明舌部同样可以作为 *T. forsythensis* 的保藏库。

4. 具核梭杆菌（*Fusobacterium nucleatum*）　具核梭杆菌（*F. nucleatum*）（图 2-3-3）既是龈下菌斑也是牙周袋内的优势菌，检出率随牙周组织破坏的加重而增高。Sawitt 等（1984）对健康者、龈炎和牙周病患者的龈下或牙周袋中的细菌进行培养时发现，牙龈炎和牙周病患者的 *F. nucleatum* 检出率明显高于健康者。Dzink 等（1985）的研究结果也证实，在活动性牙周病灶中 *F. nucleatum* 的检出率和检出量皆高于非活动性牙周病灶。Moore 等（1982）从中度青少年牙周炎中分离出 2305 株细菌，*F. nucleatum* 是检出最多的菌株（占 82%）。尽管如此，也有一些报道显示 *F. nucleatum* 与牙周病没有明显的正相关关系。Loesche 等（1984）对 47 例牙周袋在 7mm 以上的患者进行牙周治疗（根面刮治+局部使用甲硝唑），30 周后检查发现：虽然病灶的临床症状和体征已明显改善，但细菌培养除了 *P. gingivalis* 和 *T. denticola* 明显降低外，*F. nucleatum* 和一些其他菌的检出率仍基本维持在处理前的水平。

ER-2-3-4　具核梭杆菌研究进展

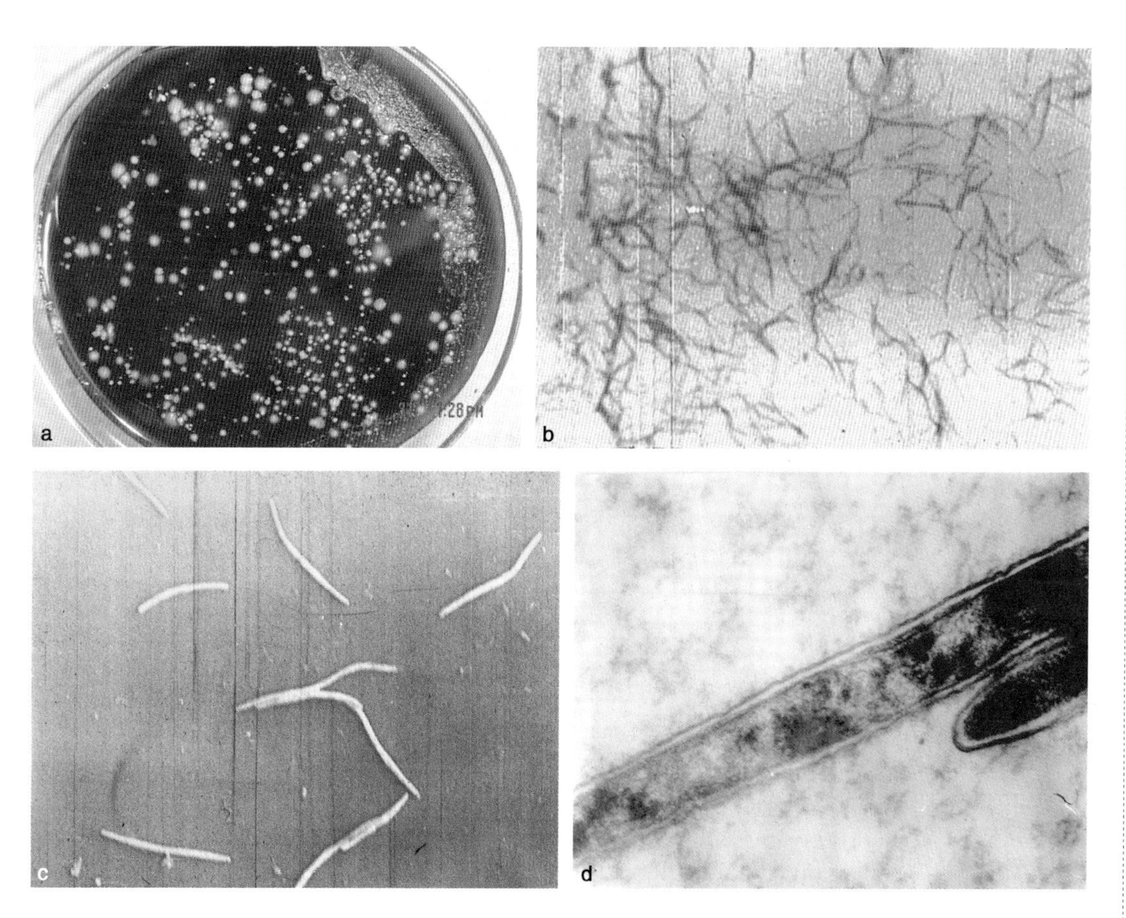

图 2-3-3　具核梭杆菌

Noiri 等研究 *F. nucleatum* 的分布情况，自 10 例慢性牙周炎患者的 15 个牙周病损位点取样进行免疫组化分析。结果显示在中等深度牙周袋区域，*F. nucleatum* 特异性分布于非附着性龈下菌斑。

5. 中间普氏菌/变黑普氏菌　中间普氏菌（*Prevotella intermedia*）（图 2-3-4）和变黑普氏

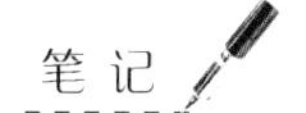

ER-2-3-5　中间普氏菌研究进展

菌（*Prevotella nigrescens*）曾属于产黑色素类杆菌属，称中间类杆菌（*Bacteroides intermedia*）。由于生物学特性及基因序列研究与类杆菌属细菌有差异，故划归入新的普氏菌属。*P. intermedia* 是与牙周炎关系密切的产黑色素革兰氏阴性厌氧杆菌。1983 年 Johnson 等研究表明 *P. intermedia* 具有种内异源性，分为基因型Ⅰ型和Ⅱ型。Shah 等 1992 年使用多位点酶分析和 DNA-DNA 同源性比较法证实这种异源性的存在，并将其分为 *P. intermedia*（基因型Ⅰ型）和 *P. nigrescens*（基因型Ⅱ型）两种细菌。早期对 *P. nigrescens* 和 *P. intermedia* 的研究由于没有鉴别的方法可采用，所以对 *P. nigrescens* 和 *P. intermedia* 的生态学以及两者在牙周病中作用的实验结果常有矛盾。一般认为 *P. intermedia* 与牙周病相关，而 *P. nigrescens* 与正常牙龈和牙髓炎有关。Teanpaisan 认为 *P. nigrescens* 在健康部位与病变部位的检出率相同。但 Moore 发现 *P. nigrescens* 与牙周病的活动期部位相关，提出 *P. nigrescens* 可能是慢性牙周炎的主要致病菌之一。总之，*P. intermedia* 和 *P. nigrescens* 与牙周病变的关系有待进一步深入研究。

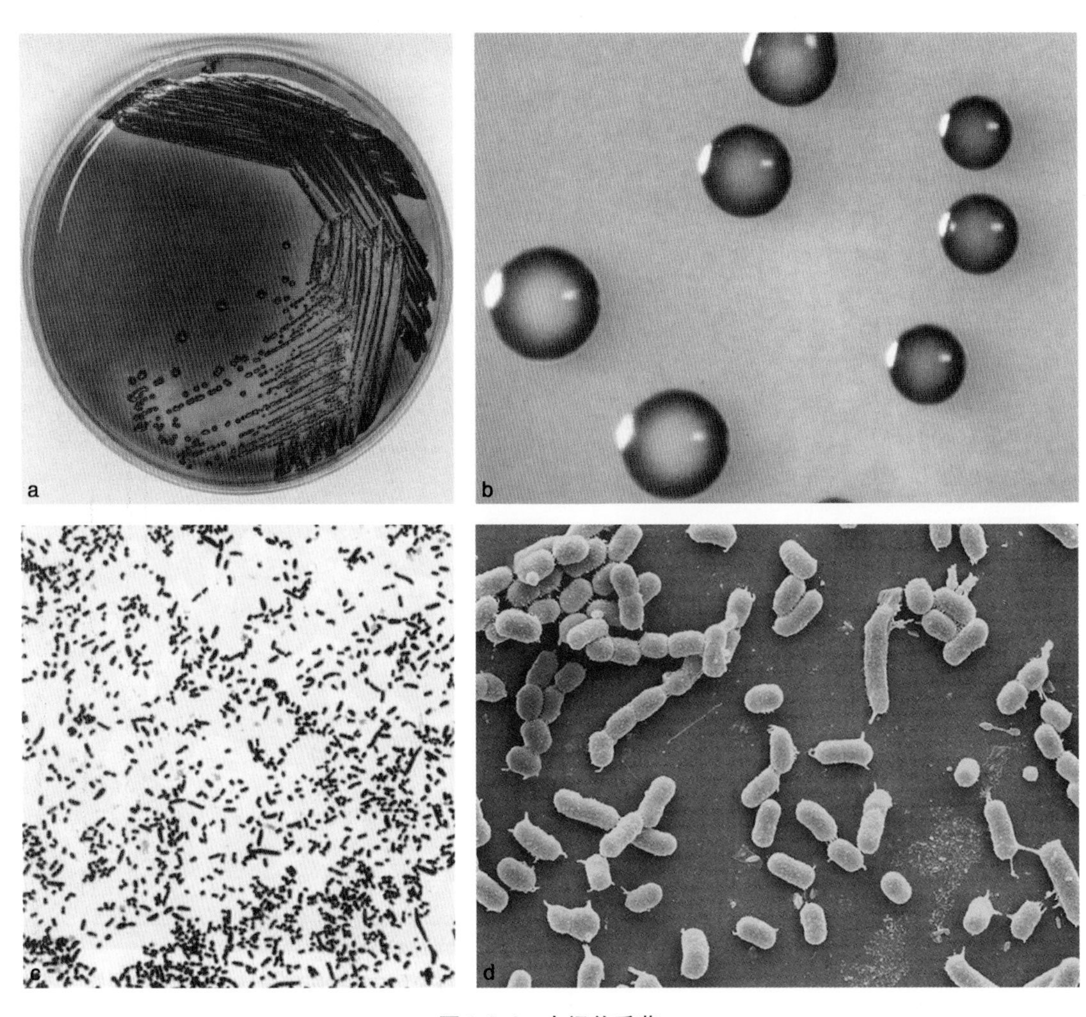

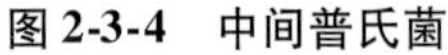

图 2-3-4　中间普氏菌

ER-2-3-6　齿垢密螺旋体研究进展

6. 齿垢密螺旋体（*Treponemas denticola*）　早在 20 世纪 80 年代，一些学者用暗视野显微镜观察到慢性牙周炎龈下菌斑中的螺旋体比例明显增加，从中发现了密螺旋体属中的一个与牙周炎发病相关的新菌种——齿垢密螺旋体。

口腔可培养出的 5 种密螺旋体中，只有 *T. denticola* 在牙周病变部位可稳定检出，与侵袭性牙周炎、急性坏死性溃疡性龈炎以及各种严重的牙周损害均有关系。Takeuchi 等收集了 123 例受试者（其中有 38 例侵袭性牙周炎患者、65 例慢性牙周炎患者和 20 例健康受试者）的唾液和龈下菌斑标本，采用 PCR 检测 *T. denticola*。实验结果显示侵袭性牙周炎患者的

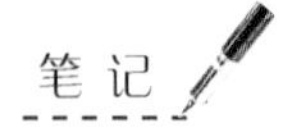

笔记

T. denticola 检出率为73.7%，慢性牙周炎患者为93.8%，均明显高于健康受试者(5.0%)。在侵袭性牙周炎患者和慢性牙周炎患者中，*T. denticola* 通常在深牙周袋及严重附着丧失部位检出。表明 *T. denticola* 在牙周组织破坏早期检出率较低，但在牙周组织破坏严重时数量明显增加而更易被检出，提示 *T. denticola* 感染与牙周炎牙周组织严重破坏密切相关。

T. denticola 通常在病损区检出率较高，而在健康牙周区极少检出。有研究表明，牙周炎患者口腔中 1422 个健康部位仅有 5 个部位检出 *T. denticola*，在健康人的健康牙周 *T. denticola* 几乎不能检出；检出 *T. denticola* 的5个部位纵向观察6个月后均发展成为龈炎。而感染了 *T. denticola* 血清型B的部位在1年内附着丧失大于或等于1mm。患者经牙周治疗后，附着丧失减少，*T. denticola* 的检出率也明显降低。

Noiri 等研究 *T. denticola* 分布情况，自10例慢性牙周炎患者的15个牙周病损位点取样进行免疫组化分析。结果显示在中等深度牙周袋区域，*T. denticola* 特异性分布于非附着性龈下菌斑。表2-3-3显示与各型牙周病有关的可疑致病菌的检出情况。

表 2-3-3 各型牙周病有关的可疑致病菌

牙周病类型	可疑致病菌种类
缘龈炎	黏性放线菌(*Actinomyces viscosus*)
	内氏放线菌(*Actinomyces naeslundii*)
	微小消化链球菌(*Peptostreptococcus micros*)
	黄褐二氧化碳嗜纤维菌(*Capnocytophaga orchracea*)
	牙龈二氧化碳嗜纤维菌(*Capnocytophaga gingivalis*)
妊娠期龈炎	中间普氏菌(*Prevotella intermedia*)
坏死性溃疡性龈炎	具核梭杆菌(*Fusobacterium nucleatum*)
	中间普氏菌(*Prevotella intermedia*)
	齿垢密螺旋体(*Treponema denticola*)
慢性牙周炎	牙龈卟啉单胞菌(*Porphyromonas gingivalis*)
	中间普氏菌(*Prevotella intermedia*)
	福赛坦氏菌(*Tannerella forsythia*)
	直肠弯曲菌(*Campylobacter rectus*)
	具核梭杆菌(*Fusobacterium nucleatum*)
局限型侵袭性牙周炎	伴放线放线杆菌(*Actinobacillus actinomycetemcomitans*)，
	现称伴放线聚集杆菌(*Aggregatibacter actinomycetemcomitans*)

近代分子生物学的发展表明龈下含有大量无法培养或难培养的细菌，可培养者仅占30%左右，而且并非所有的微生物都能被培养成活，可出现假阴性。龈下细菌种类繁多，各种细菌培养条件不同，常规培养可能分离不出部分龈下细菌。16S rRNA 编码基因是指细菌染色体上编码 rRNA 相对应的 DNA 序列，内部结构由可变区和保守区组成：保守区为所有细菌共有，细菌间无差别；保守区之间存在9到10个可变区，不同种属之间有不同程度差异；可变区与保守区交错排列。16S rRNA 基因基于以上特性，且长度适宜，已逐渐成为细菌鉴别和分类的金标准。

目前，几乎所有已知细菌的16S rRNA 基因序列已被测定并存入基因数据库，可直接通过逆转录 PCR(reverse transcription-PCR，RT-PCR)检测16S rRNA。Sato 等(1997)采用16S

笔记

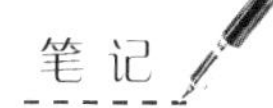

rRNA 基因 PCR 扩增并结合限制性片段长度多肽图谱分析，成功将鉴别难度很大的内氏放线菌Ⅰ型和Ⅱ型鉴别开来。Bentley 和 Kawamund 等在分析比较 16S rRNA 基因的基础上将口腔链球菌分为变形链球菌、唾液链球菌、口腔链球菌和咽峡炎链球菌等 4 组。同时 16S rRNA 基因对于未知菌的检测也有广阔前景。

目前，牙周可疑致病菌有：福赛坦氏菌、伴放线放线杆菌（伴放线聚集杆菌）、牙龈卟啉单胞菌、具核梭杆菌、齿垢密螺旋体等。牙周可疑致病微生物的全基因组测序已经完成（表 2-3-4），为全面探索它们的致病机制奠定了基础，也显示了现在的研究重点已转移到控制牙周致病菌毒性基因表达上。

表 2-3-4　牙周可疑致病菌全基因组序列

牙周可疑致病菌	网站域名
T. forsythia ATCC 43037	http://www. ncbi. nlm. nih. gov/nuccore/CP003191. 1
A. actinomycetemcomitans HK1651	http://www. ncbi. nlm. nih. gov/nuccore/CP007502. 1
P. gingivalis ATCC 33277	http://www. ncbi. nlm. nih. gov/nuccore/AP009380
F. nucleatum ATCC 25586	http://www. ncbi. nlm. nih. gov/nuccore/AE009951. 2
T. denticola ATCC 35405	http://www. ncbi. nlm. nih. gov/nuccore/AE017226. 1

（中国医科大学口腔医学院，李倩提供）

二、牙周致病菌的致病机制

目前普遍认为，牙周病并非只与单一细菌有关，而是在整个细菌生态群体的参与下引发和发展的。某些细菌在生态群体中比起自然游离状态可有不同的基因表达，出现独有特征，如生长率降低、抗药能力增强。同一种细菌克隆型不同，毒力和致病性也有所不同。

牙周致病菌对牙周组织的致病作用包括：细菌本身及毒性产物对牙周组织的直接破坏，称直接致病作用；细菌本身及毒性产物引发宿主的免疫反应和炎性反应，间接破坏牙周组织，称间接致病作用。

（一）传播与植入

细菌进入人体是致病的第一步。很多研究显示，伴放线聚集杆菌、牙龈卟啉单胞菌、中间普氏菌或变黑普氏菌可在人与人之间传播（图 2-3-5）。Van Steenbergen 等对 18 例感染 *P. gingivalis* 的侵袭性牙周炎患者及其配偶（轻度到中度侵袭性牙周炎患者）的菌斑样本进行培养，发现其中 10 对均有 *P. gingivalis* 定植；就其中 8 对夫妻的 *P. gingivalis* 分离株进行基因分析，证实无关个体的 *P. gingivalis* 有不同的基因型，而 6 对夫妻的 *P. gingivalis* 具有相同的 PCR 扩增指纹图谱。另有研究表明，多数情况下，通过水平传播与垂直传播，家族成员具有 *A. actinomycetemcomitans* 相同菌株型。*A. actinomycetemcomitans* 可通过看护者传播给婴儿，藏匿于组织（如颊黏膜）后伺机定植于牙面，因此可认为颊上皮细胞是 *A. actinomycetemcomitans* 的保藏库，*A. actinomycetemcomitans* 在宿主婴幼儿时期由看护者传播给婴幼儿，然后在婴幼儿成长的某一时间由组织转移到牙齿表面。

多数牙周致病菌专性厌氧，是菌落次生演替后的成员，存在于成熟菌落。为了加入菌群，外来细菌需破坏原菌群结构，根据营养供给和菌斑的微环境差异，整个菌群中细菌的生态地位得以调整。由于唾液阻碍 *A. actinomycetemcomitans* 在牙齿表面增殖，说明 *A. actinomycetemcomitans* 在牙齿表面增殖需要特殊环境。实验中为了使 *A. actinomycetemcomitans* 在鼠牙齿表面增殖，先用抗生素和氯己定预处理，来减少鼠牙齿表面已存在的菌群，为 *A. actinomy-*

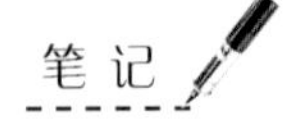
笔记

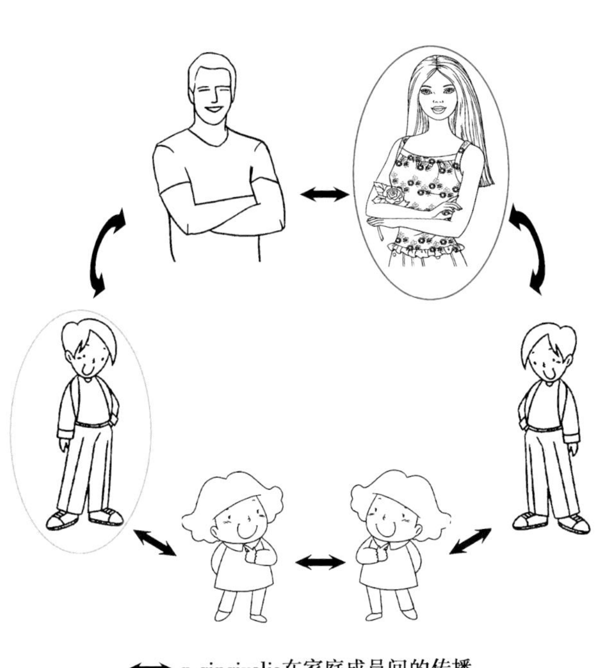

图 2-3-5　牙龈卟啉单胞菌在家庭成员间的传播

cetemcomitans 提供充足空间。在 *A. actinomycetemcomitans* 引入 7 个月后，菌群恢复稳定。数据表明 *A. actinomycetemcomitans* 更易在刚萌出的牙面上定植，因为此时牙面未形成成熟的细菌生态群体，*A. actinomycetemcomitans* 可与革兰氏阳性细菌竞争。

一些绝对厌氧菌和有特殊需求的细菌在植入时需伴有生物被膜。绝对厌氧菌如何传递、如何通过唾液在人与人之间传播而不暴露于空气中，仍然是有待解决的问题。目前没有报道说明多少厚度的菌斑可以保持绝对乏氧的环境。但是实验中这些厌氧菌在空气中暴露几分钟后，可在琼脂平板传代培养出极小的菌落，说明绝对厌氧菌可在口内和口外传播。

（二）附着

早期定植细菌与牙齿和组织表面有亲和作用、静电作用和疏水作用。亲和结合是来自细菌表面的蛋白黏附素和动物细胞表面的碳水化合物受体间相互作用，如 *A. actinomycetemcomitans* 通过蛋白黏附素（autotransporter adhesin，Aae）黏附于颊黏膜表面。但 *A. actinomycetemcomitans* 黏附于羟基灰石表面时，亲和结合不是决定附着能力的最主要因素，附着能力取决于静电作用、疏水作用和细胞间作用。

（三）侵入

一些牙周致病菌能够侵入上皮细胞或细胞间质。体外研究表明 *A. actinomycetemcomitans* 可以侵入人上皮细胞，*P. gingivalis* 能够侵入上皮细胞和内皮细胞。侵入方式包括直接侵入和通过媒介侵入；直接侵入包括细胞内和细胞旁途径。

细胞内途径指直接侵入上皮细胞，通过细胞内途径侵入宿主组织，即黏附至细胞表面、侵入（细菌的内化）以及细菌成为胞内物在宿主细胞内生存。目前认为细菌可以通过两种机制侵入细胞。第一种是触发机制，即细胞膜的表面有大量突起，在入侵的位置引起细胞膜的内陷，形成空泡，细菌菌蛋白直接进入宿主细胞，引起细胞肌动蛋白的重排，从而导致细菌被摄入。研究发现 *A. actinomycetemcomitans* 和 *P. gingivalis* 等牙周致病菌通过这种机制侵入宿

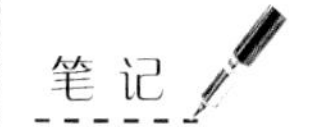

主细胞。电镜观察首次证实了具核梭杆菌可以通过拉链机制侵入上皮细胞，类似巨噬细胞吞噬红细胞的经典机制，需要细菌编码的配体和宿主细胞表面的相应受体特异性结合，并不引起细胞表面形态的改变。

同时体外研究显示 *P. gingivalis* 能够水解局灶接触成分、黏附结合蛋白以及黏附信号分子等，通过细胞旁途径侵入。Katz 等研究发现，*P. gingivalis* 能够水解细胞间相互连接的上皮细胞钙黏蛋白（E-cadherin），降解细胞间的连接复合体，从而破坏上皮的完整性，通过细胞旁途径侵入深部的组织。Elisoa 等在体外构建了和体内相似的上皮组织模型来检测 *P. gingivalis* 对上皮组织的侵袭能力，结果发现细菌可以通过基底膜进入深部的结缔组织，并且认为空泡形成是侵入过程的早期表现。

研究还发现细菌黏附活性与其表面的疏水性有关，某些表面蛋白可以作为黏结素使细菌附着至上皮表面，启动上皮衬里的细菌集聚。*P. gingivalis* 能在短时间内黏附、内化于牙龈上皮细胞，并在其内增殖，进一步向深层牙周组织侵入，造成牙周组织的破坏。现有研究表明 *P. gingivalis* 侵入牙龈上皮细胞有菌毛依赖型和菌毛非依赖型方式，菌毛在 *P. gingivalis* 黏附和侵入机制中起重要作用，牙龈素可能是菌毛非依赖性侵入方式的主要黏附素。

Park 等发现 *P. gingivalis* 感染牙龈上皮细胞后可分泌大量蛋白，其组成不同于 *P. gingivalis* 培养上清液，分子量为 35～95kD，提示与牙龈上皮细胞接触可诱导 *P. gingivalis* 分泌特殊的靶蛋白，其中有磷酸化丝氨酸磷酸酶的同源体，可能潜在干扰牙龈上皮细胞信息流的传递，导致牙龈上皮细胞对 *P. gingivalis* 的摄入。*P. gingivalis* 通过特异性黏附素与牙龈上皮细胞表面配体结合后，可激活牙龈上皮细胞多种信号传导途径，如菌毛—整合素信号传导途径、细胞分裂素活化蛋白激酶信号传导途径、钙离子依赖的信号传导途径。*P. gingivalis* 侵入牙龈上皮细胞并在其内增殖，引发牙龈上皮细胞局部化学因子的麻痹并抑制牙龈上皮细胞凋亡。

（四）增殖与共聚

一旦牙周致病菌在目标组织定植，在一定的时期内局部会发生一系列复杂的相互作用。时间的长短与致病菌毒力和宿主的易感性相关。菌株内部、菌株与菌株之间的相互作用主要取决于环境的改变。不同细菌间代谢的相互作用对菌斑生态地位的改变至关重要。菌群中成员间的共聚，促进营养利用和消耗氧气，有利于细菌增殖。同一菌群中成员间小分子信号的扩散沟通，对共生细菌基因调节应答起决定性作用。

在菌斑刚形成时 *F. nucleatum* 的数量并不多，但在晚期阶段 *F. nucleatum* 增长为牙菌斑中的优势菌群。*F. nucleatum* 既可与获得性膜中的富酪蛋白结合，又可发生种内和种间的共聚。*F. nucleatum* 的独特之处在于能够与几乎所有口腔细菌发生共聚，这与其可表达多种黏结素特性相一致。*F. nucleatum* 可作为共聚桥连接早期定植的细菌和晚期定植的细菌，由于其广泛的共聚能力被认为在牙菌斑成熟的过程中起重要作用。

F. nucleatum 表达一种相对分子量为 30×10^3 的半乳糖结合性黏结素，既能介导其与 *P. gingivalis* 共聚，又能介导其与哺乳动物的细胞结合。Shaniztki 等发现 *F. nucleatum* PK1594 还有 N-乙酰神经氨酸特异性黏结素，可介导与其共聚。Han 等从 *F. nucleatum* 分离鉴定出一种新的黏结素 FadA，它由 129 个氨基酸残基构成，包含 18 个信号肽，分泌型的相对分子量为 12.6×10^3，完整型的相对分子量为 13.6×10^3。Socransky 等发现 *P. gingivalis*、*T. forsythia*、螺旋体等红色复合体细菌与 *F. nucleatum* 等橙色复合体细菌关系密切，橙色复合体细菌比红色复合体先定植，如果检测不出橙色复合体细菌，一般检测不出红色复合体细菌。

牙周致病菌的致病性除了取决于细菌本身及毒性产物外，还取决于牙周微生态环境的影响。连续培养技术对于研究龈下菌斑生态系统和细菌活性的关系有重要作用。根据 *A. actinomycetemcomitans* 301-b 菌株恒化器研究，在缺氧、果糖缺乏和高浓度碳酸盐条件下，

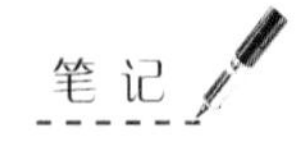

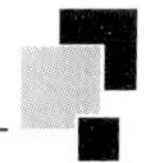

白细胞毒素的产量增加。另外，研究显示 *A. actinomycetemcomitans* 生长最适 pH 为 7.0～8.0。这些研究表明具有毒力的 *A. actinomycetemcomitans* 一般位于龈下菌斑表面，因为此处有高浓度碳酸盐和浓缩的龈沟液。对 *P. gingivalis* W50 菌株恒化器研究，最适生长 pH 为 7.0～8.0。类胰蛋白酶在 pH=8.0 时活性最大。*P. gingivalis* W50 菌株在过量氯化血红素条件下生长最快，表现最高的蛋白水解活性，显示 *P. gingivalis* 在龈下牙周袋中有炎性龈沟液和血液时更有毒力。在对 *P. gingivalis* 和 *F. nucleatum* 共聚体的研究中，*F. nucleatum* 加强了 *P. gingivalis* 暴露于空气后的存活能力。

（五）抑制或躲避宿主的防御功能

致病菌的生长和繁殖除了需要特定的营养与环境条件外，还必须能抑制宿主的防御功能。*P. gingivalis* 合成并分泌的牙龈素可分为牙龈蛋白酶 R（gingipain R，Rgp）和牙龈蛋白酶 K（gingipain K，Kgp）。Rgp 和 Kgp 蛋白酶可以使 *P. gingivalis* 逃避宿主的免疫防御机制。Rgp 和 Kgp 蛋白酶可以降解和灭活多种免疫球蛋白和细胞因子，如 TNF-α 与 IL-6。Rgp 和 Kgp 蛋白酶可以抑制中性分叶核粒细胞产生活性氧类，破坏中性粒细胞的杀菌活性，降解 C3 和 C3 来源的调理素，使 *P. gingivalis* 细胞避免被吞噬细胞所攻击。

Kato 等研究发现，*A. actinomycetemcomitans* 感染能够诱导单核细胞凋亡，并且 p38 丝裂原活化蛋白激酶（mitogen-activated protein kinase，MAPK）参与凋亡过程。*A. actinomycetemcomitans* 感染人单核细胞系 THP-1 后，单核细胞细胞质组蛋白相关 DNA 碎片增加，在琼脂糖凝胶上显示典型的凋亡梯带，p38 MAPK 活性和 TNF-α 水平增加。p38 MAPK 阻断剂作用于 *A. actinomycetemcomitans* 感染的单核细胞，使单核细胞细胞质组蛋白相关 DNA 碎片减少，说明 p38 MAPK 阻断剂能够抑制细胞凋亡。进一步研究还发现，感染的单核细胞释放的 TNF-α 能够提高 p38 MAPK 的活性，使用 TNF-α 抗体，p38 MAPK 活性降低，所以认为 TNF-α 在细胞凋亡过程中起间接作用。

（六）损害宿主牙周组织

牙周致病菌可以产生多种酶、毒素和毒性代谢产物，损伤组织、引发炎症反应。酶可以降解组织细胞外物质如胶原，甚至可以降解宿主细胞膜来提供细菌生长所需营养。许多微生物表面蛋白分子可以引发宿主免疫应答造成局部组织炎症。一旦激活了免疫和炎症系统，白细胞、成纤维细胞和其他组织细胞会释放各种炎性分子，如蛋白酶、细胞因子、前列腺素等，破坏组织胶原结构，并为白细胞进一步浸润提供空间，使得牙周组织不再与牙面紧贴，组织水肿和发炎。引发牙周病后，牙周附着丧失，上皮细胞在牙根表面增殖，牙周袋加深。

具体大致可以分为以下几大类：

1. 菌体表面物质

（1）内毒素（endotoxin）：内毒素是革兰氏阴性菌胞壁外膜中的脂多糖（lipopolysaccharide，LPS）成分，可在细菌死亡或菌体崩解时释放出来，也可由活的细菌以胞壁发泡的形式释放，对牙周组织具有很高的毒性和抗原性。LPS 刺激细胞分泌炎性介质，首先与细胞表面受体结合而发挥作用，LPS 与受体结合的机制还不清楚。多种分子能与 LPS 结合，如 LPS 结合蛋白（LBP）、高密度脂蛋白、杀菌通透性结合蛋白、β2-整合素、CD14 等。1990 年 Wright 等首次发现 CD14 可作为 LPS/LBP（LPS 结合蛋白）复合物受体，介导 LPS 对细胞的作用，激活细胞。mCD14 是 CD14 膜结合状态，属于糖基磷脂酰肌醇锚蛋白，在单核细胞、巨噬细胞、中性粒细胞及牙龈成纤维细胞表面均有表达。Watamabe 等在 LPS 刺激牙龈成纤维细胞产生 IL-6 的过程中，经免疫组织化学、Western 和 Northern 杂交证实了 mCD14 蛋白和 mRNA 的表达。细胞表面的 CD14-LPS 复合体可能直接与 TLR-4 结合，然后依次转导 LPS 信号导致炎性细胞因子释放。

（2）脂磷壁酸（Lipoteichoic acids，LTA）：脂磷壁酸指细菌细胞壁、细胞膜和荚膜上含磷

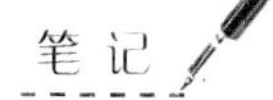

酸甘油残基的聚合物。其主要结构是由16~40个单体组成的1,3-链聚磷酸甘油骨架。

1）LTA可黏附于红细胞、羟磷灰石、皮肤、黏膜、淋巴细胞、血小板、心瓣膜等多种表面与细菌毒力密切相关。LTA的终末磷酸基团带负电，在牙表面及获得性膜与细菌之间通过唾液中的Ca^{2+}结合，或与菌体表面的M蛋白结合等机制，在细菌黏附形成牙菌斑的过程中发挥作用。

2）LTA诱导骨吸收，组织培养条件下它也有刺激牙槽骨吸收的作用，但比脂多糖作用弱。

3）LTA有细胞毒作用，低浓度LTA可以通过阻止蛋白释放而导致成纤维细胞变性，浓度过高可使成纤维细胞迅速死亡。实验显示成纤维细胞暴露于链球菌LTA后产生大量胶原蛋白，但分泌量未增加，且色谱柱分析等表明分泌的和滞留于细胞内的胶原蛋白羟脯氨酸含量相对对照组均减少。说明LTA可使成纤维细胞产生大量胶原蛋白且滞留于细胞内，同时降低脯氨酸羟基化作用。

4）LTA可促使巨噬细胞释放溶酶体酶，体外研究发现它更能促使对鼠牙周组织有破坏作用的酸性磷酸酶、N-乙酰-氨基葡萄糖苷酶、β-半乳糖苷酶的释放。

（3）外膜蛋白（outer membrane proteins，OMP）：细菌的外膜蛋白是细菌的重要抗原所在，在刺激宿主的免疫炎症反应中起重要作用。*P. gingivalis* 外膜蛋白A的功能与菌毛形成有关，也可能是 *P. gingivalis* 的气孔通道，与 *P. gingivalis* 同外界的物质和能量交换有关。在鼠的动物模型上，OMP的抗体能够阻止 *P. gingivalis* 的定植。

1）抗体能够与 *P. gingivalis* 形成抗原抗体复合物，调整了中性粒细胞的吞噬作用，同时激活了补体途径，从而有效地杀灭细菌。

2）能够抑制 *P. gingivalis* 与内氏放线菌和戈登链球菌共聚集。

体外研究表明齿垢密螺旋体可黏附成纤维细胞、上皮细胞及细胞外基质，并对上皮细胞和成纤维细胞有细胞毒性作用。*T. denticola* 与这两种细胞混合培养后，细胞发生变性、分离，细胞有丝分裂受到抑制，上皮基底膜破坏，发生空泡性变。通过对外膜蛋白克隆及其特征分析发现，外膜蛋白具有结合纤维黏合蛋白、纤维蛋白原及明胶等细胞外基质的作用，并提示外膜蛋白在 *T. denticola* 黏附宿主蛋白中起主要作用，可能是主要的毒力决定因子。外膜蛋白还可以与宿主细胞中的纤维粘连蛋白结合，从而介导 *T. denticola* 的细胞黏附作用。

（4）纤毛蛋白（ciliary protein）：*A. actinomycetemcomitans* 粗糙型菌株细胞表面有成束的菌毛，使细胞能够紧密黏附到各种固体物质表面形成致密的生物膜，对于 *A. actinomycetemcomitans* 的定植和黏附有重要作用。而不能表达菌毛的flp-1和tadA-G的突变株黏附能力显著下降。

菌株的表型还影响 *A. actinomycetemcomitans* 白细胞毒素的分泌形式。粗糙型 *A. actinomycetemcomitans* 不分泌白细胞毒素，而光滑型分泌，两者都具有活性。白细胞毒素的分泌形式和菌株表型的关系可能与 *A. actinomycetemcomitans* 的致病机制有关。tad变异株的白细胞毒素分泌形式会发生改变。细胞内分泌的白细胞毒素明显减少，释放到培养基中的增多。而且白细胞毒素的编码区和tadA-G的编码区GC含量相同，与基因组不同，可能两个区域在功能和调节上有一定的关系。

菌毛还影响 *A. actinomycetemcomitans* 的其他致病因子。粗糙型、光滑型菌株脂多糖电泳形态不同，且粗糙型脂多糖的细胞裂解活性是光滑型的100倍。此外，粗糙型菌株有一些特殊的蛋白抗原，能诱导产生纤维蛋白酶活性。而光滑型有活性的蛋白很少，纤维蛋白酶活性差。

（5）膜泡（vesicles）：膜泡作为毒性产物的载体，体积小，可透过上皮屏障，扩大了牙周致病菌的毒力作用范围。*P. gingivalis* 的膜泡位于菌体细胞的表面或分泌于培养上清液中，

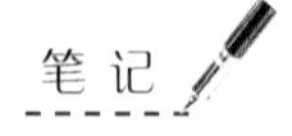

包含该菌产生的菌毛、牙龈素、脂多糖等绝大部分毒力因子。*P. gingivalis* 通过出泡等方式将膜泡分泌在牙周袋的微环境中，与牙周组织直接接触并发生相互作用。以 Real-time PCR 法检测 *P. gingivalis* 膜泡对牙龈上皮细胞基质金属蛋白酶（matrix metalloproteinases，MMPs）基因表达的影响，结果显示 *P. gingivalis* 膜泡显著地上调 *MMP-1* 和 *MMP-3* mRNA 表达水平。

2. 致病相关的酶

（1）胶原酶（collagenase）：宿主和口腔中许多细菌如 *P. gingivalis* 等均可产生胶原酶，宿主来源的胶原酶则由粒细胞和单核细胞释放。胶原酶是一种金属蛋白酶，能水解蛋白质，破坏胶原纤维。胶原是牙周组织的主要成分，牙周组织中至少有Ⅰ、Ⅲ～Ⅶ型 6 种胶原。其中Ⅰ、Ⅲ型是主要的结构成分，尤以Ⅰ型数量最多，Sharpy 纤维就是由Ⅰ型胶原构成的。牙周致病菌产生胶原酶，作用于胶原纤维三螺旋结构中 N 端的甘氨酸-亮氨酸或甘氨酸-异亮氨酸肽键，将其切成 3/4、1/4 两个片段，再由其他蛋白酶继续降解。另外，胶原酶还通过减少 α1-蛋白酶抑制剂对弹性蛋白酶和其他血清蛋白酶的调节，来形成对细胞外基质的广泛攻击，从而造成牙周组织破坏，附着丧失，牙周袋形成，牙槽骨吸收。基质金属蛋白酶-1（matrix metalloproteinases-1，MMP-1）是一种胶原酶，可降解胶原，因此在牙周炎症的组织破坏过程中发挥重要的作用。基质金属蛋白酶-3（matrix metalloproteinases-3，MMP-3）不仅利用各种细胞外基质蛋白作为底物，还可以激活各种前体 MMPs（proMMPs），与牙周破坏密切相关。MMP-1 和 MMP-3 的过度表达可导致细胞外基质降解，促进微生物感染向深部组织扩散，从而加剧牙周组织破坏。

Pattamapun 等将培养的人牙周韧带细胞置于各种浓度的 *P. gingivalis* 菌悬液中 24～48 小时，利用酶谱法、RT-PCR 法和 Western 分析法来检测膜型基质金属蛋白酶-1（membrane-type 1 matrix metalloproteinase，MT1-MMP）与 MMP-2 的表达情况。结果发现：MT1-MMP 在转录和翻译水平的表达都有显著升高，是对照组的 2～4 倍；活性 MMP-2 在人牙周韧带细胞也有较高表达。这充分证明牙周致病菌 *P. gingivalis* 可以刺激牙周组织细胞产生 MT1-MMP，并激活前体 MMP-2，引起牙周组织破坏。Tiranathanagul 等用 *A. actinomycetemcomitans* 做了同类实验，发现 *A. actinomycetemcomitans* 对 MT1-MMP 表达水平无明显影响，而 *P. gingivalis* 则引起 MT1-MMP 表达升高，两者都可导致活性 MMP-2 表达。提示 *A. actinomycetemcomitans* 与 *P. gingivalis* 可能是通过不同的机制来实现 MMP-2 的激活。

（2）蛋白酶（proteinase）：牙周致病菌可以产生多种蛋白酶、可将牙周组织细胞的蛋白降解为多肽，并且供养无蛋白分解能力的口腔细菌生长，对牙周组织造成破坏。蛋白水解酶的主要来源有：

1）细胞外氨肽酶：主要由革兰氏阳性细菌产生，且多为非致龋细菌，其中缓症链球菌、乳酸杆菌、米勒链球菌产生的酶活性尤强；致龋菌如变形链球菌的细胞外氨肽酶有无活性尚存在争议；而变形链球菌 a、b、c、g 和血链球菌、内氏放线菌、韦荣菌等均具有细胞内或胞壁连接型氨肽酶活性。

2）产生胰酶样蛋白酶的细菌多为革兰氏阴性杆菌，如福赛坦氏菌、内氏放线菌、牙龈二氧化碳噬纤维菌、普氏菌等。

3）细菌来源的特异性胶原酶和内肽酶报道很少，前者仅见于产黑色素类厌氧杆菌和二氧化碳噬纤维菌，且多为细胞外酶，后者仅见于血链球菌，且多与细菌膜差异有关。

将 *T. denticola* 外膜上的类糜蛋白酶提取纯化并进行分析。类糜蛋白酶分子量约 95kD，具有广泛的生物活性。它可黏附于上皮细胞并促进其迁移、分层；降解宿主细胞蛋白酶抑制因子、纤连蛋白、Ⅳ型胶原、IgA、IgG 等。类糜蛋白酶的这些活性增加了上皮细胞的渗透性，为 *T. denticola* 侵入组织提供条件。体外试验表明，由于类糜蛋白酶的协同作用，*T. denticola* 可侵入上皮组织模型的基底层，大大增强了 *T. denticola* 的致病能力。

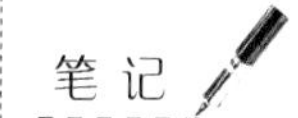

牙龈素是 *P. gingivalis* 细胞表面的半胱氨酸蛋白酶，包括精氨酸-牙龈素（arginine-gingipains，Rgps）和赖氨酸-牙龈素（lysine-gingipains，Kgp），分别由 *rgpA*、*rgpB* 和 *kgp* 基因编码。Kadowaki 等报道，Rgp 和 Kgp 蛋白酶的蛋白水解活动促进各种 *P. gingivalis* 细胞表面蛋白的发育和成熟，如 FimA（菌毛的主要亚基）、75-kD 蛋白（菌毛的次要亚基）、血凝集素以及血红蛋白受体等，从而间接调节 *P. gingivalis* 的黏附。这些蛋白酶还可以降解多种宿主蛋白，如纤维蛋白原、纤维结合素、胶原蛋白、层粘连蛋白以及多种蛋白酶抑制剂如抗糜蛋白酶、抗纤维蛋白溶酶等。Okamoto 等通过研究 *P. gingivalis* 突变株发现 Kgp 失活的菌株无色素形成，同时细胞表面的血红蛋白受体表达显著减少，降解纤维蛋白原的能力也显著下降。另外有研究表明，牙龈素可上调牙龈上皮细胞 *MMP-1* 和 *MMP-3* mRNA 表达。

（3）透明质酸酶（hyaluronidase，HAase）：透明质酸酶是一种侵袭性酶，属于胞外酶，一般不具有毒性，但在感染过程中可通过破坏结缔组织间质中的透明质酸，分解结缔组织的蛋白多糖，使细菌易在组织中穿过而协助病原菌扩散。几种微生物来源的 HAase 多以 β-1-4 消去反应得到不饱和二糖（4-脱氧-L-4-己烯糖醛酸-[1-3]-N-乙酰-D-葡萄糖胺）的方式催化透明质酸降解，造成胞外基质黏度下降，有助于细菌向宿主组织分泌毒素，从而增强细菌和相关产物的组织穿透性。

此外，致病菌还可产生多种酶类，造成牙周组织损伤。如将 *T. denticola* 外膜上的酶提取纯化并进行定性分析，发现有半胱氨酸脱硫水化酶、中性磷酸酶、γ-谷氨酰转移酶、脯氨酸亚氨基肽酶、甲氨酰转移酶等。半胱氨酸脱硫水化酶是一种溶血素，分子量约为 46kD，可溶解红细胞。将血红蛋白氧化为高铁血红蛋白而失去活性后，可从半胱氨酸等含硫物质脱氨基和巯基生成二氧化硫等细胞毒性物质。

3. 毒素

（1）白细胞毒素（leukotoxin，Ltx）：Ltx 是 *A. actinomycetemcomitans* 产生的外毒素。*A. actinomycetemcomitans* 是人类口腔中唯一具有 Ltx 的微生物，能够持续释放 Ltx 于牙龈组织中。不同的 *A. actinomycetemcomitans* 株产生 Ltx 的能力不同。*A. actinomycetemcomitans* 的高毒力株 JP_2生成的 Ltx 是低毒力株 652 的 10～20 倍，这种显著的差异对 *A. actinomycetemcomitans* 的致病力有着决定性意义。Ltx 属于 RTX 毒素（Ca^{2+}依赖性细胞穿孔毒素）家族的一员。RTX 成员的基因组成相仿，4 个基因按转录顺序 C、A、B、D 排列构成操纵子。A 是结构基因，C 编码激活毒素的蛋白，B、D 的基因产物与毒素的转运定位有关。

（2）细胞致死膨胀毒素（cytolethal distending toxin，CDT）：细胞致死膨胀毒素是由 *A. actinomycetemcomitans* 产生的，属于细菌非耐热毒素。CDT 主要由 *cdtA*、*cdtB*、*cdtC* 3 个相邻的基因编码，CdtA、CdtB、CdtC 为组成功能性毒素的 3 种蛋白。研究证实 cdtA 表达的蛋白能与中国仓鼠卵巢细胞（china hamster ovary cell，CHO）的细胞表面相结合，不能引起细胞膨胀或其他细胞毒性，而 CdtB 和 CdtC 不能结合到 CHO 细胞上，但能引起特征性的细胞膨胀和死亡，说明 CdtA 负责将毒素结合在细胞表面，CdtC 与 CdtB 表达细胞毒性。用微注射和电穿孔的方法将 CdtB 引入细胞，也能引起特征性的细胞周期阻滞，说明 CdtB 是 CDT 毒素的活性亚单位。

1）改变细胞形态：用从 *A. actinomycetemcomitans* 中提纯的 CdtB 处理 HeLa 细胞，72 小时后试验组细胞明显膨胀，细胞体积比未处理的对照组增大数倍。而用含 CDT 的 *A. actinomycetemcomitans* 溶解产物和 HeLa 细胞一起孵育，3 天后细胞膨胀达对照组的 10～18 倍，4 天后开始出现核碎片，染色质浓缩，暴露于 CDT 的细胞发生 G_2/M 周期阻滞。经大量实验证实，CDT 具有使真核细胞特征性膨胀的活性。

2）引起细胞周期阻滞：用含 CDT 的 *A. actinomycetemcomitans* 提取产物处理牙周膜细胞和牙龈成纤维细胞，72 小时后对照组细胞数量呈线性增加，而实验组细胞数量不变，且细胞

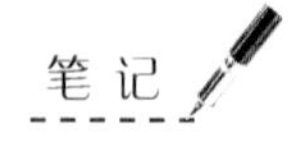
笔记

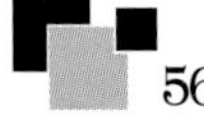

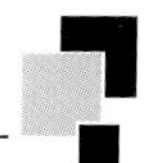

周期停滞在 G_2 期，仅发生 DNA 复制而不进入分裂期。实验还证实，CdtB 能引起活化的 $CD4^+$、$CD8^+$T 细胞的 G_2 周期阻滞；也可以引起 HeLa 细胞 G_2 周期阻滞和细胞膨胀。用 CdtB 处理过的细胞中，周期素 A、B_1 的水平正常，但细胞周期依赖性蛋白激酶-1（cyclin-dependent kinase 1，cdk1）水平下降，而且大部分是过磷酸化的无活性形式。

3）诱导淋巴细胞凋亡：CDT 能使正常的活化淋巴细胞死亡率显著增加，而对未激活的淋巴细胞没有明显的杀细胞效应，推测 CDT 可能通过杀灭活化的淋巴细胞而发挥免疫抑制作用。分别应用对 Fas 介导的细胞凋亡敏感的 Jurkat 细胞系和耐受的 Molt-4 两种细胞系，用 CDT 处理后短时间内就能诱导细胞凋亡。CDT 处理后细胞内线粒体释放的细胞色素 C 含量逐渐升高，说明 CDT 是通过线粒体途径而不是 Fas 途径引起细胞凋亡。这些细胞表现出的凋亡特征，包括染色体 DNA 断裂，染色质凝缩，但没有坏死样的改变。凋亡（caspase）抑制因子能抑制 CDT 引起的细胞凋亡，还能阻断 CDT 引起的凋亡活性增加，Ohara 等证实 CDT 引起的细胞凋亡主要依赖于 caspase-2 和 caspase-7 的活化。由于 CDT 能引起活化的淋巴细胞凋亡，在细菌逃避牙周袋内的细胞免疫反应中发挥重要作用。

4）诱导细胞因子分泌：单独应用 CdtA、CdtB、CdtC 亚单位成分，能诱导人外周血单核细胞体外合成 IL-1β、IL-6 和 IL-8，但不生成 TNF-α、IL-12 和粒细胞-巨噬细胞集落刺激因子，其中 CdtC 诱导生成细胞因子的能力最强，而 CdtB 最弱。而且 CDT 对刺激细胞因子合成具有协同作用，CdtB 和 CdtC 的组合，及 CdtA、CdtB、CdtC 三者联合起来能显著提高细胞因子的合成量。

（3）抗中性粒细胞因子（antineutrophil factor）：抗中性粒细胞因子能使中性粒细胞的形态及其趋化性发生缺陷。它含有以下两种因子。

1）白细胞趋化抑制因子（leukocytic chemotaxis inhibitor）：是二氧化碳噬纤维菌和 *Aa* 产生的一种能抑制人类多形核白细胞趋化功能的物质，能阻碍白细胞向炎症中心部位集中。目前有人提出这种物质是致病微生物的第 4 种毒性因子。

2）膜动抑制因子（membrane mobility inhibitor）：发现二氧化碳噬纤维菌能产生一种可透析的因子，主要抑制多形核白细胞的运动性，如抑制白细胞包绕吞噬细菌的伪足运动，降低多形核白细胞的吞噬功能。

4. 代谢产物细菌的代谢产物也会导致牙周组织损伤

（1）短链有机酸：早期实验发现，在细菌培养液的上清液中存在有机酸成分。*Pg* 代谢产物主要包括丁酸和异戊酸；中间普氏菌主要产生丙酸、丁酸和异戊酸；具核梭杆菌主要产生丁酸。

Niederman 等刮除中、重度慢性牙周炎患者的龈下菌斑，通过柱色谱法对菌斑液内丙酸和丁酸的浓度进行检测，发现重度病损组中丙酸的浓度为（9.5±1.8）mmol/L，轻度病损组为（0.8±0.3）mmol/L；丁酸在重度病损组中的浓度为（2.6±0.4）mmol/L，轻度病损组为（0.2±0.04）mmol/L，组间差异具有明显的统计学意义，而正常组中无法检测出有机酸。

Zhang 等应用体外实验观察了有机酸对人口腔上皮细胞生长的作用，发现低浓度下的有机酸可以抑制上皮细胞的生长，而高浓度下的有机酸则可以引起细胞的死亡。该作用随有机酸浓度的增加而增加，去除酸的影响后，细胞活性可以逆转，但逆转时间与浓度之间呈负向关系，而对不同酸的作用强弱进行比较发现丙酸强于甲酸，甲酸强于乳酸，乳酸强于醋酸。

上皮细胞胞浆内角蛋白丝在维持细胞结构完整性和参与细胞分裂中对细胞形态和结构的重排起重要作用，在结合上皮中角蛋白与细胞分化阶段有关。Pollanen 等对单层上皮、上皮组织块及牙龈组织的体外研究中发现，经丙酸、丁酸处理后的牙龈角化细胞的角蛋白含量明显增加，其中角蛋白 K_{17} 蛋白增多尤为明显，而对照组中的基底细胞和与滤膜相接触的细胞无任何角蛋白 K_{17} 蛋白表达。经有机酸处理后的基底细胞停止分裂增殖，可能引起细胞的

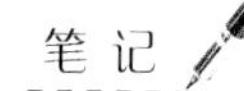
笔记

退行性变化，致使结合上皮处的上皮细胞与牙面分离，促成牙周袋的形成，其内在机制尚待进一步研究。Archer 等观察丁酸盐作用于人结肠癌细胞的细胞周期启动子——细胞周期调节蛋白 cyclin B_1，丁酸盐能抑制组蛋白去乙酰基酶，增加组蛋白的乙酰化水平，从而影响基因的表达，该过程与 p21 的表达相关。

（2）氧自由基：氧自由基是机体正常代谢的中间产物，由氧分子直接或间接衍化而成。在细菌等因素作用下机体产生大量氧自由基，牙周膜、牙骨质及牙槽骨细胞，受到氧自由基的侵袭而发生脂质过氧化。氧自由基还可以引起细胞成分的蛋白质、DNA 链断裂，最终导致牙周细胞代谢的紊乱和细胞的坏死，使牙周膜及牙槽骨新生受阻，附着丧失，牙根暴露，促进牙周炎发生。另外，氧自由基还可以引起牙槽骨、牙周膜及牙龈等组织细胞外基质中胶原纤维的胶原蛋白发生交联，透明质酸酶降解，从而引起基质疏松和弹性下降。最后在咀嚼力等䶖力的作用下发生崩解。Bortold 等进行体外实验证实，氧自由基可使猪牙龈中的透明质酸与糖蛋白解聚，进一步表明了氧自由基对牙周组织损伤的作用。

大量的氧自由基作为间接细胞信使可诱导前列腺素、肿瘤坏死因子等细胞因子的释放。在细胞因子的作用下，中性粒细胞又可产生过多氧自由基（主要是超氧阴离子），加重炎症反应；同时，氧自由基还可激活一系列的酶系统，如蛋白激酶、蛋白磷酸化酶、转录因子、热休克蛋白等；而且氧自由基是诱导编码炎性蛋白基因表达的关键因子，如多种导致组织损伤的蛋白酶（胶原酶）。放大炎症反应使破骨细胞和胶原酶激活，结缔组织基质降解，导致附着丧失和牙槽骨吸收。

此外，如 *T. denticola* 可产生硫化氢和氨，*P. gingivalis*、*T. forsythia* 可产生吲哚等，都对牙周起破坏作用。

三、微生物学疗效判断

相关研究显示，牙周基础治疗前后 *A. actinomycetemcomitans*、*P. gingivalis*、*T. forsythia*、*P. intermedia* 和 *T. denticola* 等 5 种微生物的检出率无显著改变，但 *P. gingivalis*、*T. forsythia* 和 *T. denticola* 的检出量在治疗后都有明显下降。提示 *P. gingivalis*、*T. forsythia*、*T. denticola* 可作为评价治疗效果的标志性微生物。*A. actinomycetemcomitans* 的检出量在治疗前后的改变未见统计学意义，显示该菌量与临床指标的改善无关。对治疗后 *P. intermedia* 的检出量变化，相关报道结果尚不一致。牙周基础治疗在不同深度牙周袋，对龈下微生物的影响程度有差别，牙周探诊深度<6mm，*P. gingivalis*、*T. forsythia* 和 *T. denticola* 的检出量在治疗后都有明显下降；牙周探诊深度≥6mm，治疗前后微生物检出量无显著变化。这是由于深的牙周袋为牙周致病菌提供了良好的生长和繁殖环境，并且牙周基础治疗中器械无法彻底对深牙周袋进行清创，有其局限性。

龈下细菌组成及量的改变同时伴随临床指标的改善。Haffajee 等研究结果显示：牙周基础治疗后，附着水平增加≥2mm 的位点，*P. gingivalis*、*T. denticola*、*T. forsythia* 的 DNA 含量明显减少，而 *P. intermedia*、*A. actinomycetemcomitans* 的 DNA 含量明显增加。Joong-Ki 等研究发现 *P. intermedia* 的出现和增加可使治疗后探诊出血的情况得以改善。Takamatsu 等研究发现牙周基础治疗后出现 *P. gingivalis* 或 *T. forsythia* 的位点，牙周袋深度的降低少于没有发现这两种细菌的位点。提示减少 *P. gingivalis*、*T. forsythia*、*T. denticola* 的 DNA 含量可以有效地提高治疗效果。

由于牙周探诊深度、临床附着丧失、探诊出血指数等临床指标相对主观，而对微生物的检测是比较客观的指标，研究者们希望能够通过对牙周病患者基线时或治疗后微生物水平的检测判断其预后。研究显示基线时有高水平的 *P. gingivalis* 和 *T. denticola* 的情况下，如果牙周基础治疗后能显著减少 *P. gingivalis* 和 *T. denticola* 的 DNA 含量，同样会获得较好治疗

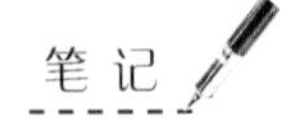
笔记

效果。而基线时有高水平 *P. intermedia* 存在，或在治疗后出现高水平的 *T. forsythia*，将会影响治疗效果。

第四节　牙周微生物学的发展方向

一、当前牙周病微生物病因学尚未解决的问题

首先，在众多的微生物中，究竟哪一种或哪一群细菌是牙周病的主要致病菌，以及这些致病菌是如何相互作用，发挥其致损伤作用引起牙周组织破坏的，迄今仍是一个悬而未决的问题。在过去的100年间，众多学者们致力于研究口腔疾病的微生物基础，对牙菌斑的研究经历了从特异性菌斑学说到非特异性菌斑学说，以及回到特异性菌斑学说和菌群失调学说的过程。但除了 Newman MG 和 Socransky SS 提出的局限型侵袭性牙周炎与伴放线放线杆菌（伴放线聚集杆菌）有明确的相关性，对于众多其他细菌来说，究竟哪种细菌是哪一种牙周炎的特殊致病菌，仍无定论。

对于牙周病微生物病因学的研究经历了从单一细菌到菌斑生物膜中多种细菌的相互作用，从细菌对细胞的致损伤作用到动物模型的建立，从体外研究到模拟口腔环境的尝试。这一系列科学研究的发展都对牙周病病因学的研究起到了重要作用。

（一）将细菌作为生物膜进行研究

1. 从单个细菌的研究到菌斑生物膜的转变　20世纪70年代末，学者们发现在牙周病患者的口腔中存在500种细菌，这些细菌组成了一个复杂的微生物群体。研究发现这些微生物群体能够分泌具有黏着性和保护性的细胞外基质，微生物之间相互附着，以结构上的异质性、遗传多样性、群体间的复杂相互作用为特点。这些细菌菌斑以生物膜的形式使细菌在其间和谐有序的生长。随后的研究逐渐证实，龈下菌斑细菌以一种有序的微生物生态群落形式存在，由细菌微集落、细胞外黏性基质层、水性孔道和初级信号交流系统组成，这种微生物生态群落被命名为菌斑生物膜。目前的研究认为在多种生物的生物膜中，不同的细菌生长，主要依靠其他细菌的空间组织和代谢物。大量的营养微生态支撑着细菌的生长，如需氧菌和专性厌氧菌存在于同一位点，在不同的物种之间进行着一系列物理、生化和遗传的相互作用，形成了急剧变化的氧气、pH值和营养梯度，以便他们在有限的空间中发展，使完全不同的物种在生物膜中共存。Socransky SS 1998年提出的将40种菌斑生物膜中的细菌分为7个不同颜色的种属，并发现红色复合体很少出现在橙色复合体缺失的位点。随着橙色复合体的增多，红色复合体也增多，并且橙色复合体多在红色复合体之前定植。红色复合体与牙周袋深度相关，红色复合体中3种细菌存在的位点牙周袋最深。牙龈卟啉单胞菌、齿垢密螺旋体、福赛坦氏菌常共聚在一起，但是将三者联系在一起的生物学基础还不是很清楚。各种复合体间相互联系的原因也不十分清楚，但是推测两种复合体拮抗的原因，可能是环境选择了一种病原菌就对另一种病原菌出现排斥。7种复合体的提出使对牙周微生物的研究又向前迈进了一步。

2. 龈上菌斑作用的重新认识　一直以来，认为龈上菌斑与牙周袋深度和附着丧失没有明显的关系。但 Haffajee AD 研究发现内氏放线菌（*Actinomyces naeslundii*）、*P. intermedia*，纤细角毛藻（*Chaetoceros gracilis*）、*P. nigrescens*、直肌弯曲杆菌（*Campylobacter rectus*）、*Campylobatershowae*、*P. gingivalis* 等7种细菌与牙龈发红和深牙周袋有关，其中 *P. gingivalis* 仅与深牙周袋有关而与牙龈发红无关。影响牙周袋深度的细菌分别为 *P. gingivalis*、*C. gracilis*、*P. nigrescens* 和 *C. rectus*，与附着丧失影响有关的细菌包括 *C. ochracea*、*C. gracilis*、*P. intermedia*、*C. showae* 和 *P. gingivalis*。在牙周治疗后的短时间内，微生物的牙菌斑结构受到扰乱，而在基

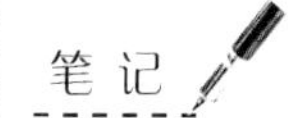

础治疗后的较长时间,微生物群体又重新定植。通过研究治疗后较长时间细菌的定植情况发现,重新定植的微生物结构与成熟的微生物结构除几种细菌不同外大体是相似的,而治疗后的较短时间内微生物结构与成熟的微生物结构有很大的不同。牙周治疗后龈上菌斑的早期定植菌是链球菌属,而后放线菌属定植。Li J 等的研究结果与上述观点不同,他们认为在牙周健康个体首先定植的细菌是放线菌,而在 2 ~ 6 小时后链球菌属的比例才开始增加。Haffajee AD 等认为链球菌能够成为最先定植的菌属是因为通过刷牙等口腔控制的方法扰乱了放线菌属的定植,从而链球菌能够成为优势定植菌属;如果不能有效地进行口腔卫生控制,放线菌将优先占领牙面。Haffajee AD 认为龈上菌斑应该受到足够的重视,红色和橙色的细菌复合体可以造成更多细菌的定植而产生较深的牙周袋,并且能够刺激牙龈产生更多的龈沟液,这两个因素都能够通过为新定植的细菌提供营养而利于细菌的定植。

3. 生物膜中细菌的相互作用

(1) 致病菌之间的促进作用:早期的研究认为 *P. gingivalis* 的传播是以唾液为主要传播途径的个体之间传播,但是通过实验发现配偶和孩子与患病者携带的 *P. gingivalis* 基因型不同。随着研究的深入,发现 *P. gingivalis* 的定植实际上是一种机会性感染,并且在生物膜中是次级定植者,它主要存在于厌氧的环境中,依赖于生物膜中的其他细菌将其中的氧气消耗。研究发现 *P. gingivalis* 常与 *F. nucleatum* 共同定植在同一位点。*F. nucleatum* 可以作为需氧菌和厌氧菌的桥梁,能够黏附在上皮细胞和羟磷灰石表面,既可以与早期定植菌如:链球菌、放线菌共聚,又可以与晚期定植菌如卟啉单胞菌、螺旋体共聚。David J 研究发现当 *F. nucleatum* 从细菌的混合物中被移去时,需氧环境被明显打乱,尤其有活力的产黑色素厌氧菌 *P. gingivalis* 和 *P. nigrescens* 明显减少(分别减少 1 000 倍和 100 倍),暗示在有限的空间中,必须形成氧气的梯度,才有利于细菌的共存。同时,*F. nucleatum* 作用于甲硝唑,使其产生乙酰胺而失去抗菌作用,使伴随的 *P. gingivalis* 得到保护而生长。除了与 *F. nucleatum* 的共聚,*P. gingivalis* 还能够与 *T. denticola*、*T. forsythia* 等细菌共聚。这些细菌的相互作用,不仅有利于彼此的定植,还在彼此间提供营养和细胞间的信号传导。

一些重要的毒性菌株也并非单独致病,而是可与其他细菌共同或先后作用,导致疾病的发生或加重。如:局限型侵袭性牙周炎在发病初期以伴放线聚集杆菌为主,在深牙周袋形成和生态环境改变后,不利于兼性厌氧菌伴放线聚集杆菌的生长,而牙龈卟啉单胞菌或艾肯菌等专性厌氧菌成为优势菌,可以导致组织的进一步破坏。福赛坦氏菌定植的部位也常可以检测出具核梭杆菌,可能是具核梭杆菌能够为福赛坦氏菌提供必需的营养成分。

学者们对螺旋体的研究还存在一些争议,螺旋体到底是致病因子还是局部环境的改变有利于螺旋体定居繁殖尚未最终定论。但是发现齿垢密螺旋体单纯接种于实验动物,致病力弱,如将齿垢密螺旋体与梭杆菌、牙龈卟啉单胞菌或厌氧球菌等混合接种,则可发挥协同作用,产生明显的炎症反应。

(2) 有益菌与致病菌的拮抗作用:口腔在致病菌存在的同时,仍存在大量的有益菌维持着口腔环境的平衡,这些有益菌的存在干扰着致病菌的定植。Hillman JD 很早便发现血链球菌(*S. sanguinis*)能够抑制 *A. actinomycetemcomitans* 的生长,Teughels W 等研究发现血链球菌能够干扰 *A. actinomycetemcomitans* 在上皮细胞的定植。而 Hammond BF 的研究却发现伴放线聚集杆菌能够产生一种杀灭血链球菌的细菌素,使得这 2 种细菌存在负相关的关系。而血链球菌对牙龈卟啉单胞菌的影响还处于争议中。除了血链球菌,也有一些学者对戈登链球菌与 *P. gingivalis* 的相互关系进行研究:Lamont RJ 和 Daep CA 等认为戈登链球菌对 *P. gingivalis* 的定植有重要的作用,认为牙龈卟啉单胞菌可以依靠 *P. gingivalis* 短菌毛与戈登链球菌 SspB 表面的多肽互相黏附并使牙菌斑聚集。而 Haffajee AD 等则认为戈登链球菌在健康的龈上菌斑中起重要作用,认为由 BAR 序列组成的合成肽能够抑制 *P. gingivalis* 黏附在

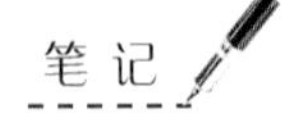
笔记

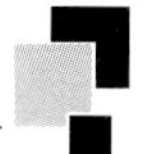

戈登链球菌上并阻止 *P. gingivalis* 牙菌斑的发展。最近的研究也显示了口腔中的早期定植菌链球菌可能通过拮抗口腔中的致病菌，如 *P. gingivalis* 起到有益的作用。目前，有关有益菌对致病菌拮抗作用的研究仍然较少，其中的机制也不是十分清楚。但是，上述研究为揭开菌斑生物膜的真正机制提供了实验方向。

4. 细菌以生物膜的形式对抗生素的逃避　研究显示，菌斑生物膜对抗生素作用的抵抗力是浮游状独立存在细菌的 1 000 ~ 1 500 倍。这种抵抗作用的可能机制如下：

（1）膜内细菌生长缓慢，对某些抗生素的敏感性降低。

（2）基质有稳定功能，深层氧化还原电势低于表层，使深层的细菌比表层细菌更易存活。

（3）基质有物理屏障作用，使药物和吞噬细胞不能穿透生物膜的表层。

（4）细菌常过度表达某些非特异性防御物质，如休克蛋白、药物溢出“泵”和异聚体。异聚体就像离子交换树脂一样，从液体中除去药物分子起屏障作用；“泵”的外排出过程保护了细菌不受以胞壁合成为靶的抗生素的影响。

（5）细菌外酶（如 β 内酰胺酶）主要存在于基质中，降低了带正电荷亲水的抗生素的作用。

（6）生物膜内细菌表达不同于其浮游状态的耐药表型和基因型，有“超耐药”细胞亚群的存在。菌斑生物膜不仅提高了微生物对抗菌药物的抵抗力，还可抵抗宿主的免疫防御作用。胞外黏性基质可以阻挡免疫细胞对微生物的吞噬作用；部分通过水性通道进入生物膜的免疫细胞和微生物抗体，在微生物毒力成分的作用下可能部分甚至完全失去功能，其中密度感应信号分子可能发挥重要作用。但由于抗生素的种类繁杂，对菌斑生物膜的病理机制也不是十分清楚，菌斑生物膜作为一个群体如何躲避抗生素的侵袭，还有很多尚未研究的领域。

5. 口腔环境对生物膜的影响　通过近百年的研究，我们无论对细菌的生物学性能，还是对细菌之间、细菌与细胞之间的相互作用都有了一定的了解。但遗憾的是大部分的研究都集中在对成熟菌斑的体外研究上，对生物膜在口腔中的形成分析的很少。Dalwal. F 等通过在体外和模拟人体的微环境下比较内氏放线菌（*Actinomyces naeslundi*）和远缘链球菌（*Streptococcus sobrinus*）这两种细菌的定植情况，发现在需氧环境中加入从唾液腺中提取的上述两种细菌，远缘链球菌占主导地位，为 5.4×10^7 CFU/生物膜，并在 7 天时达到稳定；内氏放线菌为 5.7×10^5 CFU/生物膜，也在 7 天左右达到稳定。而在加入人工龈沟液和需氧气体后，内氏放线菌占据了主导地位，总量达到了 3.5×10^8 CFU/生物膜；而远缘链球菌减少到了 1.6×10^6 CFU/生物膜。这说明口腔的微环境可以改变菌斑的定植。因此，我们在今后的研究中应尽量将细菌的研究置于口腔的微环境中或模拟口腔的环境，这样的研究结果才更具有意义。Anderson SA 也曾经报道过口腔内的局部炎症可以影响龈上菌斑的聚集。由于各种口腔环境的不同，在不同的个体和口腔中的不同部位，菌斑的组成也有很大的差异。除了在体外模拟口腔环境，也可以在不同的时间点从口腔中提取样本，研究菌斑生物膜中细菌的组成，这样动态的来源于口腔内环境的研究较体外的研究也更具有说服力。Ritz 等利用选择性培养基研究了 7 种有机体类型，他们在 1、3、5、7、9 天分别从 6 位成年人的牙周袋中提取样本，对链球菌属、放线菌属、杆菌、奈瑟菌属、梭形杆菌属、韦荣球菌属和诺卡氏菌属进行检测。第 1 天，链球菌属为主要菌属（46%），奈瑟菌属（9.1%）和诺卡菌属（6.2%）所占的比例也比较高，随着时间的推移，奈瑟菌属和诺卡菌属的数量和比例都有所下降（第 9 天分别为 1.8% 和 0.1%）。放线菌属最初所占的比例较低（1.8%），但在第 9 天上升到 23%。研究人员认为，菌斑发展过程中伴有菌群变化，需氧菌和兼性厌氧菌减少了厌氧菌生长的环境。在临床工作中，我们也发现不同的个体形成牙菌斑和牙石的速度是不同的。因此，个体的差

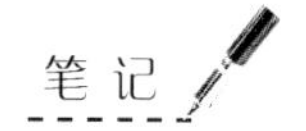

异性给我们的科研工作带来了极大的困惑也提出了严峻的挑战。Zee 等利用培养技术分别在 1、3、7 和 14 天检测了 5 个“快速”菌斑形成和 6 个“缓慢”菌斑形成患者的菌斑样品。在第 1 天，链球菌在“快速”菌斑形成和“缓慢”菌斑形成样品中分别占 30% 和 40%。到第 14 天，其所占比例分别下降至 12% 和 9%。与之相反，放线菌在“快速”菌斑形成和“缓慢”菌斑形成样品中所占比例分别从 10% 和 5% 上升至 30% 和 15%。革兰氏阴性厌氧菌在第 1 天所占比例较低，但是在第 3 天至第 14 天有所增加。到第 14 天，其在“快速”菌斑形成样品中所占比例明显高于“缓慢”菌斑形成样品。这也说明了，菌斑的形成在不同的个体中存在着很大的差异，不能以偏概全的得出结论，也证实了将菌斑的研究放在口腔内环境中的重要性。这也将是我们今后研究的热点和难点。

（二）细菌与宿主之间的作用与平衡

1. 细菌对宿主细胞的影响　人们研究细菌对宿主的影响，首先从细菌产生的细胞因子、炎症因子对宿主的损害开始，这方面的研究内容较多。现已明确：*P. gingivalis* 可以通过赖氨酸牙龈素产生的细胞因子降解摧毁宿主的保护性促炎症反应。*P. gingivalis* 和脂多糖还能抑制单核细胞趋化蛋白-1 和细胞间黏附分子等白细胞趋化因子在内皮细胞、牙龈成纤维细胞和牙龈上皮细胞的表达，从而逃避或抑制宿主对细菌的先天性免疫反应，吸引和结合宿主的先天性免疫成分，保护其自身和其他菌斑细菌得以定植和生长。*P. gingivalis* 还能够释放外膜膜泡或脱落胞壁片段，吸引和结合宿主的先天性免疫成分，有助于保护菌斑内其他细菌，使他们免受攻击。此外，*P. gingivalis* 能够产生很多毒力因子，菌毛、血凝素、脂多糖、荚膜多糖、外膜蛋白等能够调节宿主的免疫反应，并引起细胞蛋白和表面受体的降解或分裂。自 1995 年始，学者致力于研究细菌对上皮细胞的侵入，研究发现 *P. gingivalis* 可以快速的侵袭到初代的牙龈上皮细胞，并可以在上皮细胞中复制。*P. gingivalis* 入侵至龈沟液中启动随后的入侵，主要是具有毒力的菌毛与 β_1 整合素受体结合，并通过随后的磷酸化激活假定的整联信号蛋白 FAK、桩蛋白和肌动蛋白改变了细胞骨架。随后，通过转化非口腔上皮细胞系，如 Hep-2 细胞株证实了以上结论，并揭示了细菌菌毛的 β_1 整联蛋白受体与细胞的类脂膜结合，能够调节肌动蛋白细胞结构重组的活化，使 *P. gingivalis* 进入到宿主细胞。研究显示根据细菌侵入细胞的模式 *P. gingivalis* 在牙龈上皮细胞中能够大量繁殖，引起牙龈上皮细胞的凋亡或坏死，但是实验结果表明牙龈上皮细胞并没有发生凋亡或坏死。Rudney 等研究发现，在健康人群的颊黏膜上皮细胞中储藏了大量的细胞内细菌团块，*P. gingivalis* 细菌团块是其中的一小部分，但是 *P. gingivalis* 的入侵却引发牙龈上皮细胞由前凋亡因子诱导的抗凋亡表现。并且牙龈卟啉单胞菌能够直接从一个细胞扩散到另一个细胞，其细胞间易位是通过网络依赖性的肌动蛋白实施的，在此过程中皮质层中的肌动蛋白丝能够形成膜状的发射物，使细菌传递到邻近的宿主细胞。现已经研究发现了多种细胞与 *P. gingivalis* 凋亡有关，如 *P. gingivalis* 可以引发 T 细胞、非口腔上皮癌细胞、B 细胞和人类牙龈成纤维细胞的凋亡，却抑制人类单核细胞、巨噬细胞、中性粒细胞和原代牙龈上皮细胞的凋亡。也就是说，由 *P. gingivalis* 引起的抑制或促进细胞的死亡过程是复杂的，与宿主细胞的类型、细菌种族、原代培养、对死亡细菌活性物质的利用（代谢性碱中毒）紧密相连也包括特异性细菌组成的出现（如脂多糖等）有关。

回顾过去的 10 年，细菌感染阶段对宿主细胞生物学的理解，细菌和宿主之间相互平衡决定疾病的发展与否和进程。近年来，通过对蛋白组学和基因组学的研究发现，*P. gingivalis* 的感染引发不同的大量 *P. gingivalis* 蛋白和基因的调节，对牙龈上皮细胞有机体的适应和存活是非常重要的。最近又有学者研究了长期的 *P. gingivalis* 感染对原代牙龈上皮细胞周期的影响。通过对蛋白组学的分析发现感染引起了蛋白磷酸化的改变，并能够造成对宿主细胞周期的多重控制。细胞周期通路主要受细胞周期调节蛋白、磷脂酰肌醇（-3）激酶和 p53

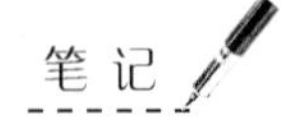
笔记

的调节。原代牙龈上皮被 *P. gingivalis* 感染后能够加速宿主细胞以菌毛依赖的方式繁殖。通过三维共聚焦平扫显微镜观察到 24 小时感染了大量 *P. gingivalis* 的原代牙龈上皮细胞成功地进行了有丝分裂。*P. gingivalis* 需要抑制宿主细胞的死亡和引发宿主细胞周期的循环是为了平衡宿主的生物学环境，这样使定植的细菌能够有效地适应改变的环境。这个假设解释了体外研究发现口腔上皮细胞中已经含有大量的细菌，但没有明显细胞死亡的迹象。对于 *P. gingivalis* 引起各种细胞凋亡的研究尚处于初始阶段，很多致凋亡与抗凋亡的机制还处于推测和假想阶段，有待于进一步的研究。对 *A. actinomycetemcomitans* 的促凋亡研究报道较少，仅在细胞培养中发现其可导致牙龈上皮细胞和成骨细胞的凋亡，具体的机制尚不清楚。但这提示 *A. actinomycetemcomitans* 在牙周病的始动和发展中起作用。

2. 宿主对细菌的影响　Murakami Y 和 Masuda T 等通过体外实验发现环境，如：温度、细菌的生长速度、营养、氧气的含量对 *P. gingivalis* 的毒力有影响，当细菌的生长速度加快，菌毛也加快了生长速度，并表现出对宿主细胞的黏附和入侵加强，而在 *P. gingivalis* 生长速度减慢时，菌毛数量减少。在营养不充足的环境中，菌毛的生长也受到抑制。众所周知，细菌是一种原核生物，原核生物具有从外界环境中摄取 DNA，使自身基因发生改变的能力。当牙周炎症存在时，从浅牙周袋到深牙周袋的变化中，细菌生存的环境，包括氧气的含量、pH 值、细菌的定植都发生了明显的改变。因此，推测在不同深度的牙周袋中同一种细菌的毒力也发生改变。

3. 细菌侵入细胞后自身的变化　以往的研究大多集中在细菌对细胞的致损伤作用，那么细菌在侵入细胞的过程中自身是否发生了改变呢？Hendrickson EL 等研究发现 *P. gingivalis* 在入侵细胞后会产生细胞毒素脂肪酸来调节 *P. gingivalis* 的毒力。Xia Q 等通过对侵入细胞的 *P. gingivalis* 和体外的 *P. gingivalis* 进行 385 种蛋白的比较发现侵入细胞的 *P. gingivalis* 相比于体外的 *P. gingivalis* 有 240 种蛋白上调，其中经典的毒力因子 RgpA、RgpB 和 Kgp 都减少。也就是说 *P. gingivalis* 在侵入牙龈上皮细胞后自身的毒力作用也在减弱。Mans JJ 等研究显示细菌作为一种共生体进入细胞后，能够直接引起宿主细胞对病原的反应，并减缓自身的毒性作用，证实了上述的观点，但其机制尚需进一步实验验证。

（三）牙周微生物学在研究过程中存在的问题

事实上，我们在实验中即便使用最原始的细胞，如典型的牙龈上皮细胞进行细菌与细胞之间反应的检测，也只是向正确的方向迈了一步。在分析疾病的状态上对于取代真正的多层和多细胞的组织还是远远不够的。而且，牙周病的发生是在口腔这个开放的环境中，唾液、龈沟液、舌等机械性的运动参与其中，抛开它们的研究意义有多大还没有得到确切的证实。但是要把牙周炎致病菌的研究引入到无限接近人体环境的模型中，目前现有技术还受到诸多限制。因此当从小鼠的模型中发现牙周疾病是由 *P. gingivalis* 和 *F. nucleatum* 引起时，众多学者对此表示了欢迎，但是动物实验仍存在很多的弊病：

（1）不能够复制人体的牙周炎始动和进展的全过程。

（2）与人类对细胞的反应不完全相同。

（3）遗传学上有很大差异。

（4）仅仅使用了 2 种细菌，而人类的牙菌斑中至少有 150 种细菌。

（5）对细菌的研究是作用在实验的各种化学试剂中，与在菌斑中的生长模式有很多矛盾的地方。但是，这个实验代表着研究牙周炎病因学向前迈进了一步，对微生物的研究产生了一种新的理解。事实上，我们还将长期在实验室中进行研究，我们的研究方向应该是牙周组织的多种细胞对模拟的龈上菌斑进行研究，这样才能复制真正病原并应用于临床。

在牙周病微生物学研究中，有关细菌的研究较多，病毒的研究也日益受关注，目前牙周

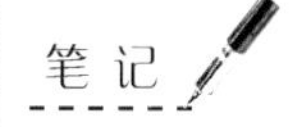

病的病毒研究主要集中在疱疹病毒、巨细胞病毒上。普遍认为疱疹病毒与牙周病之间的关系值得探讨,对其他微生物的研究甚少。随着现代微生物学、微生态学、免疫学、遗传学及分子生物学等学科的发展,牙周病病因的研究也在不断深入。应用新兴技术检测牙周细菌分类、分型、评估牙周致病菌毒力因子、追踪病原体传播途径和发现病原体变异等方面取得了许多进展。据此推测,在今后的研究中,牙周微生物病因的检测仍将依赖于高新技术的发明,简化实验步骤,使科研中的猜想得到印证。

二、牙周微生物研究的新进展

牙菌斑生物膜是牙周病的始动因子,研究发现牙菌斑生物膜内的微生物是以复合体的形式存在的,并且不同的微生物复合体与牙周病发生发展的不同阶段密切相关。黄色复合体(*Streptococcus spp.*)和紫色复合体(*A. odontolyticus*, *V. parvula*)是牙菌斑内的早期定植菌。绿色复合体(*E. corrodens*, *A. acomitans*, *Capnocytophaga spp.*)、橙色复合体(*Fusobacterium*, *Prevotella*, *Campylobacter spp.*)和红色复合体(*P. gingivalis*, *T. forsythus*, *T. denticola*)是中期定植菌。绿色和橙色复合体目前被认为可以引发某种牙周或非牙周的感染。红色复合体与牙周探诊出血密切相关。在进展性牙周病位点的龈下菌斑中,可检测到大量的橙色和红色复合体微生物,我们认为来自同一复合体或不同复合体的微生物间可能存在某种内在相关性,例如不同菌种间的相互作用可加大细菌在组织内的存活概率,菌种间的物理交流可为后继菌群提供黏附位点,代谢交流可为菌群生长创造一个更为有利的生长环境,遗传学交流可增强菌群对抗生素的抵抗性,菌种间相互交流作用机制对牙周病病因学的研究十分重要。

不同牙周致病菌对牙周支持组织破坏的作用机制研究也成为目前研究的热点。研究发现 *P. gingivalis* 可以快速地、大量地侵入到牙龈上皮细胞内,侵入的细菌和宿主细胞仍可以存活较长一段时间。*P. gingivalis* 菌毛 FimA 蛋白与牙龈上皮细胞表面的 β1-整联蛋白受体结合,激活整联蛋白局灶黏附复合体聚集,完成 *P. gingivalis* 侵入牙龈上皮细胞的过程。同时 *P. gingivalis* 分泌丝氨酸磷酸化 SerB 进入宿主细胞,导致细胞肌动蛋白脱聚合,这种短暂的局灶性的肌动蛋白结构改变也为微生物进入组织细胞内提供一定的条件。整联蛋白依赖性信号通路可重塑细胞骨架结构,修复肌动蛋白结构。内化的 *P. gingivalis* 快速聚集在缺氧的胞质内,立刻开始重排宿主细胞信号传导通路,调控基因的表达,加速细胞周期进程进而抑制细胞凋亡。研究表明 *P. gingivalis* 至少可以激活 JAK/STAT3 和 PI3K/AKT 两条信号通路,抑制上皮细胞发生内源性线粒体介导的细胞凋亡,为其在细胞内的存活争取时间。*P. gingivalis* 长期的寄居于牙龈上皮细胞也会诱导宿主先天免疫系统发生一些微妙的变化,*P. gingivalis* 可诱导牙龈上皮细胞分泌多种微小 RNA,如可以抑制 TLR2 的 miR-105,抑制 SOCS3 和 SOCS6 的 miR-203。牙周致病菌对宿主先天免疫功能的影响仍有待进一步的研究。

随着分子水平的微生物检测方法越来越便捷容易,牙周微生物独立培养方法学的研究逐步深入,学者们提出两个新的观点:①在牙周健康状态下仍可以检测到红色复合体微生物如 *P. gingivalis*,这让我们质疑传统认为牙周微生物是外源性的观点。②牙周微生物群远比我们以往认为的更加非均质性、种类更加繁多,人的口腔含有高于 700 种的微生物,任意一个个体口腔内就含有 200 余种微生物,任意一个牙位点就含有 50 种微生物。许多新发现的微生物如革兰氏阳性的龈沟产线菌(*Filifactor alocis*)和口炎消化链球菌(*Peptostreptococcus stomatis*),以及其他来自普杆菌属、巨球菌属、月形单胞菌属、脱硫葱球菌属、小杆菌属和 *Synergistetes* 的菌种表现出和红色复合体一样或更好的疾病相关性。此外,以往我们认为革兰氏

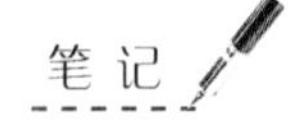

阴性菌是牙周炎优势致病菌，最近的研究发现在重度患病位点革兰氏阳性厌氧菌显著增高，有时甚至高于革兰氏阴性菌的检出量。*F. alocis* 具有抵抗氧化应激的潜力，可诱发强大的促炎症反应，这些新发现的菌种逐渐引起学者们的关注。

虽然这些新发现菌种的致病机制还有待研究，但是红色复合体作为牙周炎最主要致病单位的观念需要修正，不仅要考虑更多的潜在致病菌，还要考虑到多微生物间的相互协同作用。近来的一个小鼠实验发现低量（少于总微生物量的 0.01%）的 *P. gingivalis* 定植后改变了口腔共生菌群的成分构成，菌群发生生态失衡，促发炎症性骨吸收。在无菌小鼠口腔里，*P. gingivalis* 虽然可以定植于小鼠口腔，但没有共生菌群的存在并不能造成牙周炎。这提示 *P. gingivalis* 具备牙周炎"核心致病菌（keystone pathogens）"的特性。一方面，*P. gingivalis* 可通过多微生物间协同作用发挥其核心致病菌的作用。作为口腔共生菌的 *S. gordonii* 在牙周炎症状态下其含量相比较于健康状态时明显升高，*P. gingivalis* 可利用其鞭毛黏附素 FimA 和 Mfa1 分别与 *S. gordonii* 的表面蛋白黏附素 GAPDH 和 SspA/B 结合，实现两菌种间的黏附，进而促进两种细菌的共同生长导致更加严重的牙槽骨吸收。通过封闭 Mfa1-SspA/B 结合干扰 *P. gingivalis-S. gordonii* 黏附可阻碍牙槽骨的吸收，提示菌种共黏附和信号传导在致病性菌落形成过程中的重要作用。这种仅在异型的、生态失衡的微生物群落中发挥致病性的口腔共生菌如 *S. gordonii*，我们称之为辅助致病菌（accessory pathogens）。

另一方面，*P. gingivalis* 可通过宿主调控的方式发挥其核心致病效应。研究发现 *P. gingivalis* 可瞬时抑制牙龈 IL-8 样趋化因子感应，延迟中性粒细胞募集进而促进 *P. gingivalis* 的定植和其他微生物的适应。*P. gingivalis* 可依靠其牙龈素的补体 C5 转化酶样活性以及 C5a 受体（C5aR）和 Toll 样受体 2 之间的破坏性串扰，阻碍白细胞杀害功能，进而持续存在于牙周组织细胞内。同时，*P. gingivalis* 并不能使 C5aR 缺陷小鼠发生生态失调引发牙周炎症。*P. gingivalis* 对白细胞募集能力的破坏可促进生物膜内其他菌种失控性生长，而后组织内稳态的破坏允许其他菌种引发破坏性炎症。剧烈的宿主反应一方面破坏了牙周组织的完整性，另一方面组织崩解的产物可为新形成的、异型的、生态失衡的微生物菌落提供营养来源。

基于上述的研究发现，学者们提出了一个新的牙周炎发病机制模型，即多微生物系统和生态失衡模型（the polymicrobialsynersy and dysbiosis model，PSD 模型）。该模型认为牙周炎是由一个相互协同的、生态失调的微生物群落（a synergistic and dysbiotic microbial community）引发的，并非我们传统认为的选择性牙周致病菌，如红色复合体引起的。在这个多微生物群落内部，不同的成员或特异性基因复合物相互协同，使共生群落转化为一个稳定的可诱发疾病的微生物群落。正常状态下，生理性相容的口腔共生菌聚集成一个异型菌落，处于免疫炎症可控的状态。口腔共生菌可产生毒性产物如蛋白酶，其致病性受宿主反应控制。在不同的个体、不同的位点、不同的时间，该微生物群落的组成成分是不同的。一旦核心致病菌如 *P. gingivalis* 定植后可通过与辅助致病菌如 *S. gordonii* 相互作用增强整个微生物群落的整体毒力，促进生态失衡菌落的形成、稳定与成熟，损害宿主免疫监控系统，引发慢性的、不可消退的牙周炎症性疾病。对于该牙周炎发病机制 PSD 模型的深入研究将会为牙周病的治疗提供一个新的方向。

（潘亚萍　李倩）

参考文献

1. 李永凯，段丁瑜，赵蕾，等. 牙周菌斑生物膜的体外模型建立. 国际口腔医学杂志，2012，39：37-42
2. Löe H，Theilade E，Jensen SB. Experimental gingivitis in man. J Periodontol，1965，36：177-187

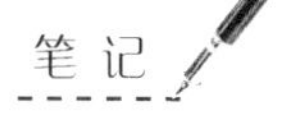

3. Socransky SS, Haffajee AD. The bacterial etiology of destructive periodontal disease: current concepts. J Periodontol, 1992, 63(4 Suppl): 322-331
4. Socransky SS, Haffajee AD, Cugini MA, et al. Microbial complexes in subgingival plaque. J Clin Periodontol, 1998, 25(2): 134-144
5. Marsh PD. Dental Plaque as a Microbial Biofilm. Caries Res, 2004, 38: 204-211
6. Wood SR, Kirkhan PD, Marsh PD, et al. Architecture of intact natural human plaque biofilms studied by confocal laser scanning microscopy. J Dent Res, 2000, 79: 21-27
7. Jenkinson HF, Lamont RJ. Oral microbial communities in sickness and in health. Trends Microbiol, 2005, 13: 589-595
8. Kolenbrander PE, Andersen RN, Blehert DS, et al. Communication among oral bacteria. Microbiol Mol Biol Rev, 2002, 66(3): 486-505
9. Merritt J, Qi F, Goodman SD, et al. Mutation of luxS affects biofilm formation in *Streptococcus mutans*. Infect Immun, 2003, 71(4): 1972-1979
10. Kaplan JB, Perry MB, MacLean LL, et al. Structural and genetic analyses of O polysaccharide from *Actinobacillus actinomycetemcomitans* serotype. Infect Immun, 2001, 69(9): 5375-5384
11. Van Winkeholf AJ, Appelmelk BJ, de Graaff, et al. K-antigens in *Porphyromonas gingivalis* are associated with virulence. Oral Micro Immun, 1993, 8(5): 259-265
12. Sedlacek MJ, Walker C. Antibiotic resistance in an in vitro subgingival biofilm model. Oral Micro Immun, 2007, 22(5): 333-339
13. Haffajee AD, Socransky SS, Patel MR, et al. Microbial complexes in supragingival plaque. Oral Micro Immun, 2008, 23(3): 196-205
14. Kuboniwa M, Hasegawa Y, Mao S, et al. *P. gingivalis* accelerates gingival epithelial cell progression through the cell cycle. Microbes Infect, 2008, 10(2): 122-128
15. Yilmaz O. The chronicles of *Porphyromonas gingivalis*: the microbium, the human oral epithelium and their interplay. Microbiology, 2008, 154(Pt10): 2897-2903
16. Hendrickson EL, Xia Q, Wang T, et al. Pathway analysis for intracellular Porphyromonas gingivalis using a strain ATCC 33277 specific database. BMC Microbiol, 2009, 9: 185
17. Mans JJ, von Lackum K, Dorsey C, et al. The degree of microbiome complexity influences the epithelial response to infection. BMC Genomics, 2009, 10: 380
18. Hajishengallis G, Lamont RJ. Breaking bad: manipulation of the host response by *Porphyromonas gingivalis*. Eur J Immunol, 2014, 44(2): 328-338
19. Arora N, Mishra A, Chugh S. Microbial role in periodontitis: Have we reached the top? Some unsung bacteria other than red complex. J Indian Soc Periodontol, 2014, 18(1): 9-13
20. Lamont RJ, Jenkinson HF. Oral Microbiology at a Glance. Wiley Blackwell, 2010
21. Paster BJ, Olsen I, Aas JA, et al. The breadth of bacterial diversity in the human periodontal pocket and other oral sites. Periodontol 2000, 2006, 42: 80-87
22. Darveau RP, Tanner A, Page RC. The microbial challenge in periodontitis. Periodontol 2000, 1997, 14: 12-32
23. Hope CK, Clements D, Wilson M. Determining the spatial distribution of viable and nonviable bacteria in hydrated microcosm dental plaques by viability profiling. J Appl Microbiol, 2002, 93(3): 448-455
24. Kuboniwa M, Amano A, Inaba H, et al. Homotypic biofilm structure of *Porphyromonas gingivalis* is affected by FimA type variations. Oral Microbiol Immunol, 2009, 24(3): 260-263
25. Ellen RP, Galimanas VB. Spirochetes at the forefront of periodontal infections. Periodontol 2000, 2005, 38: 13-32
26. Meyer DH, Lippmann JE, Fives-Taylor PM. Invasion of epithelial cells by *Actinobacillus actinomycetemcomitans*: a dynamic, multistep process. Infect Immun, 1996, 64(8): 2988-2997
27. Belton CM, Izutsu KT, Goodwin PC, et al. Fluorescence image analysis of the association between

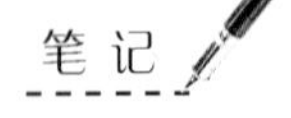

Porphyromonas gingivalis and gingival epithelial cells. Cell Microbiol,1999,1(3):215-223

28. Lamont RJ,Chan A,Belton CM,et al. *Porphyromonas gingivalis* invasion of gingival epithelial cells. Infect Immun,1995,63(10):3878-3885
29. Hajishengallis G,Lamond RJ. Beyond the red complex and into more complexity:the polymicrobial synergy and dysbiosis(PSD)model of periodontal disease etiology. Mol Oral Microbiol,2012,27(6):409-419

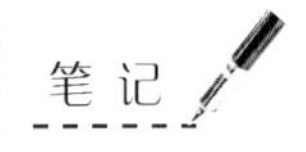

第三章　牙周病发生发展中的宿主免疫

菌斑生物膜是牙周炎的始动因子。尽管微生物可通过毒力成分直接引发牙周组织的破坏，但目前更多的研究资料显示：宿主对微生物不恰当的免疫反应是造成牙周组织破坏的主要原因，而宿主对感染免疫调控的差异、遗传性状的不同、社会生活行为的变化等都会影响到牙周病类型、进展和转归。本章将从宿主应对牙周微生物感染的先天性和获得性免疫防御机制，以及宿主易感性与免疫炎症反应的关系几个方面介绍牙周病宿主免疫调控的研究现状。

第一节　牙周组织中的宿主先天性免疫防御及炎症反应

先天性免疫（natural immunity），又称为固有性免疫（innate immunity）是人体在长期种系进化中形成的一系列天然免疫防御功能。此免疫在个体出生时就具备，当遇到外源性病原微生物侵袭时，首先激活并迅速启动防御应答，其应答模式和强度不因与病原体的反复接触而改变。因此先天性免疫常被称为“机体抵抗病原微生物入侵的第一道防线”。

位于机体内、外环境交界区的牙周组织，同样存在着宿主抵御牙周菌斑生物膜的先天性免疫应答系统。物理屏障——牙龈上皮组织，生物化学屏障——唾液及龈沟液，固有免疫细胞——吞噬细胞和树突状细胞，以及固有免疫成分——补体、抗菌肽、模式识别分子受体等，共同构成了抵抗菌斑生物膜侵袭、保护牙周组织的先天性免疫应答屏障。

一、固有免疫屏障

（一）牙龈上皮屏障系统

天然免疫是机体抵抗微生物的第一道防线，牙龈上皮屏障系统由于其特殊的生理结构特点，在牙周组织先天性免疫应答中扮演重要角色，同时发挥了物理分隔与化学防御的双重功能。

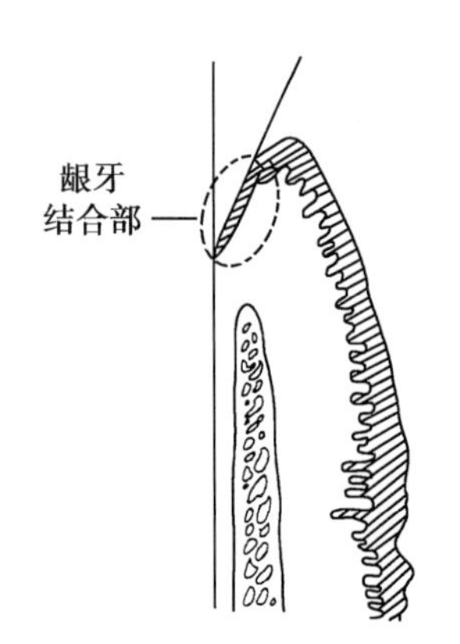

图 3-1-1　龈牙结合部

1. 物理屏障作用　完整的牙龈上皮结构是构成牙周组织局部先天免疫的重要屏障因素。牙龈上皮结构包括口腔龈上皮、沟内上皮和结合上皮，三者均为角化或非角化的复层鳞状上皮。在宿主的一生中口腔龈上皮细胞不断脱落更新，可将附着在其表面的微生物一起清除。沟内上皮则通过其类似半透膜的作用，帮助组织液、免疫细胞和成分进入龈沟内。在牙周组织中，还存在全身黏膜唯一的软硬组织直接交汇的特殊结构，即龈牙结合部（dento-gingival junction）（图 3-1-1）。结合上皮能在根面牙骨质表面产生整合素 α6β4 和层粘连蛋白-5，形成基底板通过半桥粒

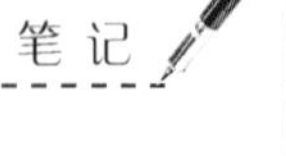

与之结合，使龈牙结合部呈领圈状环绕牙齿，形成牙周深部组织与口腔外环境的良好封闭。一旦上皮完整性受到损伤，就会导致牙周组织的感染。

2. 化学屏障作用　牙龈上皮屏障不仅具有物理性防护作用，还可通过分泌各种化学物质来建立抑菌、杀菌的“化学性屏障”。例如：防御素、黏附分子等。牙龈上皮屏障系统的主要细胞组成为围绕牙周组织的上皮细胞和炎症早期募集而来的中性粒细胞。研究显示，上皮屏障细胞群能表达多种具有广谱抗微生物作用的内源性抗菌肽（antimicrobial peptides，AMPs），可保护牙龈上皮屏障系统免受致病菌的入侵破坏。抗菌肽分子是一类分子量在3500～6500Da，含有小于100个氨基酸的蛋白，主要包括：α防御素（human neutrophil peptide，HNP）、β防御素（human beta defensins，HBD）和组织蛋白酶抑制素（cathelicidin）LL-37等。1998年，Krisanaprakornkit等首次报道牙龈上皮细胞可表达hBD的mRNA。随后的研究证实，健康状态下，牙龈上皮即可表达低水平的hBD1、2、3和4；当受到微生物或细胞因子的诱导时，可通过Toll样受体（toll-like receptor，TLRs）经NF-κB、P38、JNK信号途径上调hBDs的mRNA表达水平，且hBDs在炎症反应发生的“最前沿地带”牙龈上皮和沟内上皮表层表达最为强烈。α-防御素和LL-37在健康牙龈组织中仅少量表达，且主要来源于溶解的中性粒细胞。而在炎症牙龈的结合上皮部位，α-防御素和LL-37呈强阳性表达，且表达量与局部中性粒细胞的浸润程度相关。综上，口腔牙龈上皮和沟内上皮细胞主要合成HBDs；龈牙结合部的结合上皮主要由浸润其中的中性粒细胞分泌的HNPs及cathelicidin LL-37保护（图3-1-2）。AMPs的这一分布特点提示了它们在牙周固有免疫防御反应中具有不同的作用。因此，AMPs在牙周天然免疫应答中，对维持牙龈上皮屏障系统的相对稳定至关重要，而AMPs的表达失衡与牙周病的发生发展密切相关。例如，现有研究就发现，由于遗传缺陷导致体内匮乏α-防御素和cathelicidin LL-37的Morbus Kostman综合征患者常发生重度牙周组织破坏；牙周病患者HBD-3和成熟cathelicidin LL-37的水平显著降低，且降低程度与牙周病严重程度呈正相关。

ER-3-1-1 抗菌肽

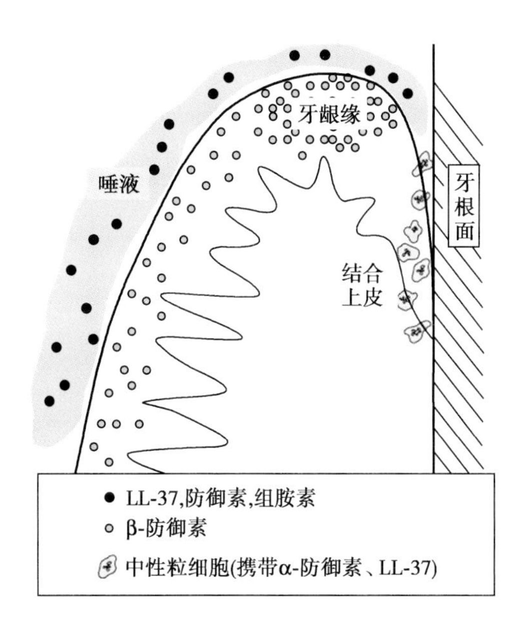

图3-1-2　牙龈上皮屏障系统抗菌肽的表达与分布

（二）龈沟液、唾液的免疫作用

龈沟液（gingival crevicular fluid，GCF）是一种由牙龈真皮血管丛渗入到龈沟或牙周袋内的血清渗出物。唾液是由唾液腺和小唾液腺分泌的富含有机物质的无色稀薄液体。流动的唾液和龈沟液在口腔中不仅可起到机械清洁作用，将黏附定植在黏膜、牙面及龈沟中的微生物及代谢产物清除，其中的特殊分子及细胞成分还可发挥抗菌作用。

1. 乳铁蛋白　是唾液和龈沟液中一种铁结合性糖蛋白。它通过与细菌争夺营养成分铁，产生带正电荷的乳铁蛋白肽（lactoferricin），结合细菌表面带负电荷的磷脂和脂多糖，增加细胞膜通透性；抑制半胱氨酸蛋白酶等途径发挥抑菌杀菌的作用。此外，乳铁蛋白也是溶菌酶的增效剂。

2. 溶菌酶　是一种作用于细菌细胞壁β-1,4糖苷键或酰胺部分的碱性水解酶。溶菌酶是一种无毒蛋白质，能选择性地分解微生物细胞壁，造成溶菌现象，因此又称细胞壁溶解酶。

3. 凝集素　能与细菌细胞膜糖蛋白结合的一组蛋白质，包括糖蛋白、黏蛋白、纤连蛋白

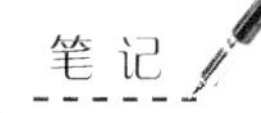

等，有利于对微生物的清除。其中唾液凝集素属于富含半胱氨酸的清道夫受体（scavenger receptor cystein-rich，SRCR）家族，已有研究显示：唾液凝集素可与变形链球菌等多种细菌的表面抗原发生特异性结合，起到竞争性抑制细菌向牙面黏附的作用。

4. 过氧化物酶系统　由内源性硫氰酸盐、唾液过氧化酶和髓过氧化物酶共同组成，能催化硫氰酸盐氧化的系统，可影响宿主细胞内吞噬溶酶体的形成，对细胞吞噬杀灭微生物十分重要。

5. 免疫球蛋白　主要为唾液中的分泌型免疫球蛋白（sIgA），也包括龈沟液中的 IgG 和 IgM 等，其中 sIgA 是由唾液腺中的浆细胞合成的唾液主要抗体成分，在固有免疫中发挥重要的生物化学屏障作用。sIgA 可通过免疫排斥作用或使微生物凝集成丛，阻断微生物对牙龈上皮的黏附；还可调理吞噬细胞对微生物的内吞、激活旁路、活化补体及中和病毒等。

6. 细胞成分　血清从血管丛渗出通过牙周组织到达龈沟的过程，使得 GCF 也包含了免疫细胞成分，其中 70% ~80% 为中性多形核白细胞（polymorphonuclear neutrophil，PMN）即中性粒细胞（neutrophils）、10% ~20% 是单核-巨噬细胞，还有 5% 的肥大细胞和 5% 的淋巴细胞。这些免疫细胞在吞噬、调理、提呈抗原过程中十分重要，是先天性免疫的主要执行者。

7. 抗菌肽　主要为 α 防御素（human neutrophil peptide，HNP）和组织蛋白酶抑制素 cathelicidin LL-37。

二、固有免疫细胞

（一）吞噬细胞

吞噬细胞是一类具有吞噬杀伤功能的细胞群，主要包括单核-巨噬细胞和多形核白细胞（polymorphonuclear leukocyte，PMN）。单核细胞存在于血液中，占外周血白细胞总数的 3%，在趋化因子的作用下单核细胞穿过毛细血管壁迁移到牙周组织中分化为巨噬细胞，故命名为单核吞噬细胞系统。中性粒细胞是血液中数目最多的白细胞，约占外周血白细胞的 50% ~70%。PMN 的吞噬能力极强，与单核-巨噬细胞一起被称为专职吞噬细胞。在牙周组织感染发生时，PMN 可迅速从血管内移出，是首先到达感染部位的效应细胞。早在 20 世纪 70 年代，Page 和 Schroeder 就已经证实：牙周病初期结合上皮处即有少量的 PMN 出现，随着病变向早期、确立期、进展期的不断发展，PMN 在结合上皮处的数量持续增加，始终是该部位的最主要浸润细胞。

到达炎症部位的单核-巨噬细胞和 PMN 表面及胞质内表达非特异的模式分子识别受体（pattern recognition receptors，PRRs），可广泛识别病原体相关模式分子（pathogen-associated molecular patterns，PAMPs），例如脂多糖、整合素、糖类或磷脂配体等。通过这一广泛高效的识别模式，病原微生物被吞噬细胞经吞噬或吞饮作用摄入胞内，并逐步形成吞噬体、吞噬溶酶体，最终通过氧依赖和氧非依赖机制在细胞内部被消融、杀灭。牙周病相关分子识别模式的相关内容见本章第一节第三部分。

单核-巨噬细胞还是一种专职的抗原提呈细胞，能够加工处理抗原成为小分子肽段，通过主要组织相容性复合体 MHC Ⅰ、Ⅱ类分子形式，为激活获得性免疫反应提供第一信号。此外，活化的吞噬细胞可产生多种细胞因子（例如：IL-1、IL-6、IL-8、MCP-1、肿瘤坏死因子 TNF-α 等）和炎性介质（例如前列腺素 PGE_2、白三烯 B4、磷脂酶和过氧化物、基质金属蛋白酶 MMPs 等），一方面起到了免疫激活及调节作用，另一方面也促进了牙周组织局部的炎症反应。

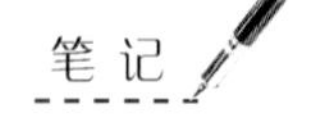
笔记

（二）抗原提呈细胞

早期的研究显示，机体需要一类辅佐细胞将病原体吞噬、水解，形成抗原分子并释放到胞外，通过提呈或直接活化的方式激活 T 及 B 淋巴细胞，从而启动获得性免疫反应。这一类摄取、加工、处理抗原并将抗原信息提呈给淋巴细胞的细胞，就被称为抗原提呈细胞(antigen-presenting cell，APC)。通常意义上的 APC 主要指巨噬细胞、树突状细胞(dendritic cells，DC)等能表达 MHCⅡ类分子的专职性抗原提呈细胞(professional APC)。另一些细胞因为可以表达 MHCⅠ类分子也参与了抗原的加工、处理和提呈，但作用力较弱，因此称为非专职性抗原提呈细胞，包括内皮细胞、上皮细胞及成纤维细胞等。

DC 是目前所知人体内抗原提呈能力最强的 APC，是介导先天性和获得性免疫的重要桥梁。未成熟 DC 通过 PAMPs 识别并摄取病原体，在向淋巴器官迁移的过程中，逐渐发育为摄取抗原能力下降、提呈抗原能力增强的成熟 DC。研究显示慢性牙周炎患者局部病变组织中的 APC，主要为朗格汉斯细胞(Langerhans cell，LC)、外周血 DC 和真皮 DC(dermal dendritic cell，DDC)，分布在牙龈上皮层。牙龈上皮中的未成熟 LCs 在牙龈炎的早期向菌斑定植的位点迁移，在慢性牙周炎时则表现为局部淋巴结内形成大量 $CD83^+$ 的成熟 DCs 细胞池，组织中 $CD83^+$ 细胞主要分布在富含 $CD4^+T$ 细胞的固有层，提示慢性牙周炎发展过程中，多种 DCs 亚群在牙龈组织中成熟，而且成熟的 DCs 作为抗原提呈细胞为 T 细胞提呈抗原。

最近的研究还发现 DC 具有引起外周血 T 细胞免疫沉默、帮助 HIV 等病毒在体内传播的能力。DC-SIGN 是一种 DC 表面的 C 型凝集素受体超家族成员，能够与 HIV-1 包膜蛋白(gp120)结合，介导 DC 致 $CD4^+T$ 细胞感染 HIV，造成免疫缺陷。有研究显示牙龈组织中出现的 DCs 可表达 DC-SIGN，而牙周致病菌 Pg 能通过主要和次要菌毛与 DC-SIGN 结合进入未成熟的 DCs，从而抑制 DCs 成熟并发挥抗原提呈的能力。提示牙周炎病程中，DC 可能是第一个从健康转变为感染状态，且向深部组织甚至向淋巴结渗透的细胞，可能引起局部 T 细胞免疫反应沉默，促进感染和炎症的加剧。

三、固有免疫成分

（一）补体系统

补体系统是存在于组织液、血清和细胞膜表面的一组经激活后具有酶活性的蛋白质，主要由肝细胞和巨噬细胞合成，尤其在炎症部位，巨噬细胞是补体的主要来源。补体是机体天然免疫的重要组分，在不同激活物的作用下，补体可通过经典途径、甘露聚糖结合凝集素途径和旁路途径被激活，并最终形成 C5b-9 膜攻击复合体(membrane attack complex，MAC)，在靶细胞细胞膜上打孔导致细胞损伤。这种补体介导的细胞溶解是机体抵抗微生物感染的重要防御机制。同时，补体激活过程中可生成多种裂解片段，通过与细胞膜表面受体结合可介导多种生物功能。例如 C3b、iC3b 和 C4b 等片段是重要的调理素(opsonin)，通过与吞噬细胞表面相应补体受体 CR1 和 CR3 结合，促进吞噬细胞与微生物等颗粒物质的黏附，有利于吞噬作用。又如 C3b、C4a 和 C5a 可作为配体与肥大细胞、淋巴细胞、PMN 等表面的相应受体结合，激活细胞释放组胺、花生四烯酸等炎性介质，诱导 PMN 局部迁移，造成血管通透性增加，加重局部炎症反应，因此，C3b、C4a 和 C5a 又被称为过敏毒素。一系列研究不仅证实了牙龈组织中存在补体系统，还显示了补体系统在牙龈组织中激活的过程。据此推断，补体系统在牙周炎天然免疫中也发挥了重要作用。

补体受体 CR3 是一种存在于吞噬细胞表面的 β2 整合素。这一受体可以帮助吞噬细胞识别宿主的多种分子(例如 iC3b、ICAM-1 等)对于吞噬细胞执行黏附相关的免疫功能

笔记

ER-3-1-2 补体系统与牙周炎

（例如细胞向内皮、上皮的黏附，向炎症位点的迁移，调理和吞噬微生物等）非常重要。一旦淋巴细胞缺失了 CR3 或其功能发生异常，就会间接影响患者牙周局部微环境中补体 C3 的作用，导致严重的牙周组织炎症。此外，CR3 还是调节吞噬细胞吞噬功能的重要调理素，而部分牙周致病菌可通过蛋白酶水解吞噬细胞表面 CR3 从而逃逸宿主的免疫杀伤作用。

（二）模式识别分子受体

目前免疫学界已广泛认可了非特异性固有免疫在机体防御感染性疾病中的重要作用。然而，宿主免疫细胞如何通过有限的非特异性受体识别种类繁多的不同病原体并做出免疫应答，这个问题引起了越来越多学者的关注。天然免疫病原体的模式识别理论很好地解答了这一问题。该理论认为，宿主的天然免疫防御可识别一类或一群病原微生物共同的、保守的非特异性结构，称为病原体相关模式分子（pathogen-associated molecular patterns，PAMPs），而免疫细胞识别病原体相关模式分子的受体称为模式分子识别受体（pattern recognition receptors，PRRs），这种受体主要表现在巨噬细胞、树突状细胞、上皮细胞等表面，且同一类细胞表达的受体具有相同的特异性。研究显示 Toll 样受体（Toll-like receptor，TLR）、分化抗原 CD14 等都属于存在于宿主免疫细胞表面的 PPRs。近年来，还发现了一种功能上与 TLR 相似，但位于细胞胞浆内的蛋白家族 NOD 样受体（Nod-like receptor，NLR），它们能够识别细胞内的细菌产物，启动免疫反应，代表了细胞内的一种防御监测手段。TLR 和 NLR 在不同部位特异性识别病原微生物、非微生物以及一些危险信号等，并且相互影响，共同调节机体的免疫应答。

1. Toll 样受体　Toll 样受体是一种富含亮氨酸重复序列的跨膜蛋白，这种结构决定了 TLRs 可识别 LPS、甘露聚糖、菌毛、脂蛋白以及 CpG 基序等多种 PAMP。Mori 等发现轻、中、重度牙周炎患者的牙周组织中均有 TLR2 和 TLR4 的表达，且重度牙周炎位点的牙周袋上皮区域 TLR2 阳性细胞比例最高，TLR4 在重度牙周炎组的表达也显著高于其他两组。*Pg* 的 LPS 或菌毛等毒力成分刺激宿主牙龈上皮细胞和成纤维细胞后，可调控细胞 TLR2 和 TLR4 的表达水平升高。TLRs 不仅能通过模式识别系统为机体发送感染存在的预警信号，还向胞内传递信号激活 NF-κB 等转录分子、启动免疫和炎症应答，以清除病原体。固有免疫细胞上的 TLR 与 PAMP 结合后形成二聚体，主要通过胞内 TIR 区将刺激信号传递给髓样分化蛋白 MyD88。随后通过 IRAK 和 TRAF-6 级联反应，导致 KB 抑制物（IKB）的磷酸化和降解，释放 NF-κB 入核，激活其下游相关分子。此外，还有 MyD88 非依赖性信号传导通路。

2. CD14　CD14 是单核巨噬细胞系统表面表达的一种分化抗原，分为膜结合型（membrane-bound form CD14，mCD14）和可溶型 CD14（soluble CD14，sCD14）。CD14 是最早确认的 LPS 受体，通过与脂多糖结合蛋白（lipopolysaccharide binding protein，LBP）结合，共同捕获病原体 LPS，从而完成吞噬及免疫活化功能。1996 年，Wantanabe 等首次发现人牙龈上皮细胞可表达 mCD14，且牙周致病菌 LPS 能够通过 mCD14 激活宿主细胞的免疫信号传导通路。随后的研究通过比较 57 名牙周健康者、59 名中度和 46 名重度牙周炎患者的局部 sCD14 水平，显示 sCD14 水平与牙周炎症程度呈正相关，并与 C-反应蛋白水平和局部淋巴细胞数呈正比。

3. NOD 样受体　NLR 又叫核苷酸结合的寡聚结构域。主要由三个特征性结构域组成：1 个 C-末端富含亮氨酸的重复结构域（leueine-rich repeat，LRR），在识别配体中发挥着重要的作用；1 个中心的核苷酸结合寡聚结构域（nucleotide-binding oligomerization domain，NOD），也称为 NACHT 结构域，对 NLR 的寡聚化和活化非常重要；以及 1 个 N-末端效应结构域，如 CARD（caspase-activationg and recruitment domain），主要连接 NLR 受体分子与下游衔接蛋白

笔记

及效应分子。其中 NOD1、NOD2 和炎症复合体 NLRP3 是 NLR 家族中与牙周免疫反应相关的典型代表。NLRs 能够识别胞内病原微生物及其产物,并感知来自宿主自身的危险信号从而起始炎症复合体复合物的装配,炎症复合体活化继而导致 caspase-1 的自身裂解及活化,介导 IL-1β 和 IL-18 等促炎因子的成熟及释放,参与免疫应答和炎症反应。Uehara 等和 Okugawa 等的研究发现:NOD 蛋白可通过识别肽聚糖分子而介导侵入宿主细胞的牙龈卟啉单胞菌所激发的细胞免疫炎症反应。另有研究显示:和牙周健康者相比,牙周炎患者牙龈组织中 caspase-1、NLRP3 的表达显著上调。此外,牙龈卟啉单胞菌、伴放线聚集杆菌、齿垢密螺旋体等牙周致病菌均能够通过上调宿主细胞 NLRP3 的表达,并通过调节 NLRP3 的活化,影响炎症细胞因子的分泌。

四、牙周病与先天性免疫

尽管机体在长期种系发育与进化过程中逐渐形成了一套井然有序的天然免疫防御功能,然而微生物与宿主数万年的斗争过程不仅赋予病原体逃逸、破坏固有免疫应答的能力,而且外源性刺激常可引起宿主免疫应答的过激反应,级联放大局部炎症,给病原微生物提供趁虚而入的机会。因此,目前公认除始动因子菌斑生物膜造成牙周组织的直接损害外,微生物激发的过度的宿主感染性免疫应答反应是导致牙周组织广泛破坏的另一重要途径。

学者们的研究显示了龈下菌斑生物膜破坏牙周固有免疫屏障的几种方式。牙龈卟啉单胞菌(*Pg*)黏附和侵入牙龈上皮细胞的过程极其迅速,上皮细胞暴露于 *Pg* 15 分钟,即有 90% 的细胞内定植了细菌。*Pg* 不仅能够侵入上皮细胞,还可通过细胞旁路途径水解细胞间、细胞与胞外基质、基底膜之间的连接,造成牙龈上皮屏障的破坏以及免疫防御功能的丧失。*Pg*、伴放线聚集杆菌(*Aa*)等还可抑制上皮细胞的凋亡、减缓上皮细胞更新,从而长期存在于上皮细胞内,躲避宿主的免疫防御攻击,逐步向牙周组织深部入侵。齿垢密螺旋体(*Td*)通过缺失带负电荷的脂多糖结构来避免与阳离子防御素的结合,躲避防御素的攻击。而中间普氏菌、*Pg* 等的蛋白水解酶能影响牙周组织原驻细胞表达抗菌肽,或使吞噬细胞 PRRS 位点失活,由此来逃避吞噬细胞的摄取和清除。

健康状态下,牙周组织原驻细胞(例如上皮细胞、内皮细胞等)受到信号分子刺激持续表达低水平的细胞间黏附分子(intercellular adhesion molecule-1,ICAM-1)、血管内皮细胞黏附分子(vascular cell adhesion molecule-1,VCAM-1)和 E-选择素,通过黏附作用介导吞噬细胞穿过血管内皮和牙龈上皮层。中性粒细胞趋化因子 IL-8 和单核巨噬细胞趋化因子 MCP-1 是两种定向诱导吞噬细胞向局部感染区域募集的趋化因子,在牙龈上皮中呈现从上皮表层向基底层逐渐降低的低水平表达状态,且 IL-8 是正常龈沟中唯一能检测到的细胞因子。这些细胞因子成分使得吞噬细胞能够定向渗出并迁移至牙周微环境,监控龈沟和牙周组织内的微生物,维持牙周组织稳态。而任何原因引起的上述功能的改变,都可能影响吞噬细胞的功能,造成牙周先天性免疫应答的失衡。例如:*Pg* 能够显著抑制牙龈上皮细胞表达 IL-8 和 ICAM-1,降低上皮局部 IL-8 积聚的程度,使得机体无法正常趋化 PMN 向局部募集,从而躲避宿主吞噬细胞的杀伤作用。此外,吞噬细胞本身的功能缺陷或失衡也可影响牙周病的发生发展。家族性和周期性白细胞缺乏症、中性粒细胞减少症、白细胞黏附缺陷病、Down 综合征又名先天愚型或染色体 21-三体综合征(PMN 趋化功能降低)等患者由于吞噬细胞数量和质量的异常,常表现出牙周组织的严重破坏;部分侵袭性牙周炎患者的牙周组织快速进展性破坏与 PMN 和(或)单核-巨噬细胞趋化功能缺陷有关。而牙周致病菌在长期进化过程中,也形成了针对吞噬细胞的自身保护机制。伴放线聚集杆菌 *Aa* 的白细胞毒素及细

笔记

胞膨胀致死毒素就是两种靶向破坏 PMN 和单核-巨噬细胞的毒力因子，可导致细胞的变性、溶解和死亡。二氧化碳噬纤维菌能产生一种抑制 PMN 趋化功能的毒力成分，阻止 PMN 向炎症中心的募集。*Td* 的外鞘蛋白能够抵抗 PMN 的吞噬。*Pg* 等则可借助 TLRs 和 mCD1-LBP-LPS 途径内化入吞噬细胞内生存，来影响细胞的活性，从而影响牙周疾病的转归。

另外，由于 GCF 的形成经历了从血管丛渗出、穿越牙周组织直至龈沟这一过程，因此这一特性决定了 GCF 中含有种类繁多的炎症反应物。健康人龈沟液的量通常很少，约 1μl 左右，但牙龈炎位点的龈沟液量会显著升高，且其包含的炎性介质无论种类还是浓度都发生了改变。目前认为，龈沟液的炎症成分及其含量的变化在反映牙周免疫炎症破坏程度中的作用不容忽视。GCF 中可能的牙周炎症标记物可归纳为组织来源性酶类及其阻断剂、炎症细胞因子以及宿主来源性调节剂、组织崩解产物 3 类（表 3-1-1 ~ 表 3-1-3）。全世界数以万计的研究报道了这些炎症标记物作为牙周炎诊断指标的可能性，然而始终难以得出定论。针对这一纷繁复杂的研究现状，Armitage 对此进行了详细的分析。他认为，尽管许多酶类和炎症细胞因子都可能具有标记疾病进程的能力，但应用这些酶区分牙龈炎或牙周炎位点、病变活动性或静止性位点还有一定困难；由于龈沟液中的这些成分往往来源于炎性细胞，因此某些存在少量炎症反应但并没有病变进展的位点就会形成检查的假阳性结果；此外一些组织崩解产物尽管可以很好地反映牙周组织破坏的程度，但缺乏长期纵向观察的结果来支持。因此，如何筛选出 GCF 中合适的牙周炎进程炎症免疫标记物，还需要随机对照临床实验和长期纵向比较来继续评估。

表 3-1-1　龈沟液中的宿主来源性蛋白酶及其阻断剂

宿主来源性蛋白酶及其抑制剂	宿主来源性蛋白酶及其抑制剂
谷草转氨酶（Glutamic-oxaloacetic transaminase）	非特异性中性酶（nonspecific neutral proteinases）
碱性磷酸酶（alkaline phosphatase）	胶原酶（collagenases）
酸性磷酸酶（acid phosphatase）	• 基质金属蛋白酶-1（MMP-1）
β-葡萄糖醛酸酶（β-glucuronidase）	• 基质金属蛋白酶-3（MMP-3）
弹性蛋白酶（elastase）	• 基质金属蛋白酶-8（MMP-8）
弹性蛋白酶阻断剂（elastase inhibitors）	• 基质金属蛋白酶-13（MMP-13）
• α2-巨球蛋白（α2-macroglobulin）	明胶酶（gelatinases）
• α1-蛋白酶阻断剂（α1-Proteinase inhibitor）	• 基质金属蛋白酶-2（MMP-2）
组织蛋白酶（cathepsins）	• 基质金属蛋白酶-9（MMP-9）
• 半胱氨酸蛋白酶（B，H，L）（Cysteine proteinases）	MMP-1 组织抑制剂（tissue inhibitor of MMP-1，TIMP-1）
• 丝氨酸蛋白酶（G）（Serine proteinase）	溶基质素（stromelysins）
• 组织蛋白酶 D（Cathepsin D）	髓过氧化物酶（myeloperoxidase）
胰酶样蛋白酶（trypsin-like enzymes）	乳酸脱氢酶（lactate dehydrogenase）
免疫球蛋白降解酶（immunoglobulin-degrading enzymes）	芳香基硫酸酯酶（arylsulfatase）
	肌酐激酶（creatinine kinase）
糖苷酶（glycosidase）	β-N-乙酰-氨基乙糖胺酶（β-N-acetyl-hexosaminidase）
二肽基肽酶（dipeptidyl peptidases）	

笔记

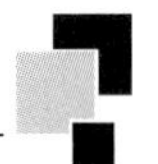

表 3-1-2　龈沟液中的炎性介质及宿主来源性调节剂

炎性介质及宿主来源性调节剂	炎性介质及宿主来源性调节剂
细胞因子(cytokines) • 白细胞介素-1α(Interleukin-1α) • 白细胞介素-1β(Interleukin-1β) • 白细胞介素-1Ra(Interleukin-1Ra) • 白细胞介素-2(Interleukin-2) • 白细胞介素-6(Interleukin-6) • 白细胞介素-8(Interleukin-8) • 肿瘤坏死因子-α(Tumor necrosis factor α) • 干扰素 γ(Interferon γ) 巨噬细胞和淋巴细胞趋化及活化因子(chemoattractant and activator of macrophages and lymphocytes RNATES) 前列腺素 E2(prostaglandin E2) 白三烯 B4(leukotriene B4) 急性期蛋白(acute-phase proteins) • 乳铁蛋白(lactoferrin) • 转铁蛋白(transferrin) • α2-巨球蛋白(α2-Macroglobulin)	• α1-蛋白酶抑制剂(α1-Proteinase inhibitor) • C 反应蛋白(C-reactive protein) 自身抗体(Autoantibodies) • 抗桥粒抗体(anti-desmosomal antibody) 抗细菌抗体 • IgG1、IgG2、IgG3、IgG4 • IgM • IgA 纤溶酶原激活剂(plasminogen activator,PA) 纤维酶原激活剂抑制剂-2(PA-2) P 物质(substance P) 血管活性小肠肽(vasoactive intestinal peptide) 神经激肽 A(neurokinin A) 新蝶呤(neopterin) 血小板活化因子(platelet-activating factor) CD14 胱蛋白(cystatins) 钙粒蛋白 A(calgranulin A,MRP-8)

表 3-1-3　龈沟液中的组织崩解物

炎性介质及宿主反应性成分	炎性介质及宿主反应性成分
葡糖胺聚糖(glucosaminoglycans) • 透明质酸(hyaluronic acid) • 4-硫酸软骨素(chondroitin-4-sulfate,C4S) • 6-硫酸软骨素(chondroitin-6-sulfate,C6S) • 硫酸皮肤素(dermatan sulfate) 羟脯氨酸(hydroxyproline) 纤维结合素片段(fibronectin fragments)	结缔组织和骨蛋白 • 骨粘连蛋白(osteonectin) • 骨钙素(osteocalcin) • 血红蛋白 β-链肽(hemoglobin β-chain peptides) • 和吡啶酚(pyridinoline crosslinks ICTP)

综上所述,牙周组织先天性免疫防御系统通过具有物理、化学以及生物效应的一道道屏障结构,在应对菌斑细菌向牙根面的定植和延伸、向组织内黏附和侵入的过程中发挥了至关重要的作用。而致病微生物演化而来的逃逸和破坏先天性免疫反应的能力、宿主本身先天性免疫机制的缺陷和紊乱,打破了天然免疫与致病微生物的平衡制约关系,导致了感染和炎症的进一步扩散。由此,宿主的非特异性免疫反应就进入了特异性免疫应答的诱导阶段。

第二节　牙周组织中的宿主获得性免疫防御及炎症反应

获得性免疫(acquired immunity),又称为适应性免疫(adaptive immunity)或特异性免疫(specific immunity),是机体在长期与外源性病原体接触中,对特定病原微生物产生识别与后续效应,最终将其清除的防御功能。与先天性免疫反应相比,淋巴细胞抗原识别受体抗原结合位点的多变性使获得性免疫能够应对数以亿计的外源性入侵物质,分别产生具有靶向效应的免疫作用,因此,获得性免疫这一“特异性、记忆性、多样性、特化性”的特点决定其在宿主抵抗病原微生物入侵的过程中发挥着独特的重要功能。

笔记

参与获得性免疫的成分包括:抗原、抗原提呈细胞、淋巴细胞以及淋巴细胞产物等。APC 将病原微生物摄取、处理及加工成抗原,通过形成细胞表面的抗原肽-MHC 分子复合物或直接释放抗原,识别并活化 T 淋巴细胞和 B 淋巴细胞,分别引发相关的特异性免疫应答效应。口腔是人类容纳细菌种类和数量最多的环境之一,牙周炎即是在这一环境下发生的典型的病原微生物感染性宿主炎症破坏性疾病,因此,龈下菌斑生物膜同样可以激发局部获得性免疫应答,而了解获得性免疫在牙周炎病变发展中的机制具有重要的意义。

一、淋巴细胞、抗原与抗原识别受体

牙周病获得性免疫分为两种类型,体液免疫(humoral immunity)和细胞免疫(cellular immunity),这两种免疫反应的执行者为 B 淋巴细胞和 T 淋巴细胞。B 细胞和 T 细胞分别在骨髓和胸腺内发育成熟,随血液循环进入脾脏及外周淋巴结中的淋巴滤泡内。当 APC 携带抗原至外周免疫器官后,B 细胞被抗原直接激活,分化为分泌特异性抗体的浆细胞和具有免疫记忆功能的记忆 B 细胞,特异性抗体随即进入体液循环执行免疫功能。因此 B 细胞介导的获得性免疫称为体液免疫。T 细胞则是与 APC 细胞膜表面的抗原肽-MHC 复合物相识别,通过识别—结合—激活这一过程,分化为具有不同功能的效应性 T 细胞直接执行免疫应答反应,因此,T 细胞介导的获得性免疫称为细胞免疫。

1965 年,Brandtzaeg 和 Kraus 第一次在牙周炎患者的牙龈组织中发现可以产生抗体的浆细胞。随后,Ivanyi 和 Lehner 应用外周血淋巴细胞转化实验,发现牙周炎病变过程中存在细胞免疫应答。自此,牙周病学界开始关注 B 细胞和 T 细胞在牙周炎发生发展中的作用。一个经典的动物模型研究提供了更加清晰的证据,Page 和 Schroeder 在其构建的犬牙周炎模型中发现,牙周病损的早期阶段 T 细胞是局部病变结缔组织区的主要浸润细胞;确立期和晚期病损则表现为病变结缔组织区 B 淋巴细胞数量的显著升高和 B 细胞向浆细胞分化趋势的明显增加。此后的研究还发现牙周炎活动位点浆细胞的密度明显高于非活动性位点;病损区域包含大量的 IgG 和 IgM;牙周治疗可以显著降低牙龈炎和牙周炎患者局部浆细胞的浸润数量等。这些初期的研究不断印证了淋巴细胞功能对于牙周病发生发展的重要性。

抗原(antigen,Ag)是指能与致敏淋巴细胞或免疫应答复合物抗体结合,启动机体产生免疫应答反应的物质。一般来说,大多数抗原兼有免疫原性和抗原性,既可刺激机体形成效应 T 细胞和产生抗体,又能与效应 T 细胞和抗体发生特异性结合。能够激发牙周炎相关获得性免疫的抗原很多,例如病原微生物的结构成分或宿主降解的细胞成分等。这些抗原成分有些激活宿主正常的免疫应答,有些造成淋巴细胞功能过度亢进(例如超抗原,相关内容见本节第三部分),有些与宿主组织成分存在相同的抗原表位,即两者互为共同抗原引发免疫交叉反应,导致自身免疫现象发生(牙周自身免疫相关内容见本节第二部分)。

如果说抗原是激活特异性免疫应答的驱动因素,那么淋巴细胞对抗原的识别就是这一免疫过程的启动者。淋巴细胞依赖其细胞膜表面的抗原识别受体(cell receptor)识别特异性抗原的抗原表位,并向胞内传递信号。B 细胞的抗原识别受体 BCR 为膜型抗体 mIg,T 细胞对抗原的识别则依赖 TCR-CD3 复合物。根据组成结构的不同,TCR 被分为两类,一类为 TCR1,由 γ、δ 两条肽链组成,在 T 细胞分化成熟中首先表达。另一类为 TCR2,由 α、β 两条肽链组成,表达稍晚。研究显示,外周血中 90% ~95% 的 T 细胞表达 TCR2,而牙周炎中大多数抗原都经由 TCRαβ 被 T 细胞识别。TCR 的 α 和 β 链蛋白结构的胞外区包含一个可变区(V 区),V 区是 TCR 识别并结合抗原肽-MHC 复合物的重要功能区,该部位的特异性和多样性决定了 TCR 分子可识别环境中多种多样的抗原。一系列的研究显示,TCR V α、β 基因的偏倚表达可能与牙周炎中 T 细胞功能紊乱有关。来源于牙周炎患者牙周病损区的 T 细胞常

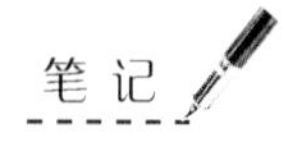
笔记

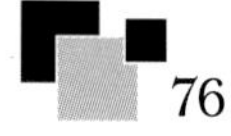

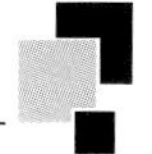

出现与自身外周血中 T 细胞 TCR Vβ 基因表达不一致的现象，而某些牙周致病菌例如中间普氏菌也可导致局部 TCR V α、β 基因表达的改变。

二、B 细胞功能与牙周病

“牙周炎病损组织中存在大量的淋巴细胞”这一现象已不容置疑，2005 年 Berglundh 和 Donati 应用科学的统计方法，更加精准地分析了牙周组织中浸润淋巴细胞的构成比例。通过全面汇总既往相关研究结果进行 Meta 分析，他们得出了以下结论：牙周病损中 50% 的细胞成分为浆细胞，B 细胞占 18%；B 细胞数显著高于 T 细胞；PMN 和巨噬细胞约占 5%，提示 B 细胞功能在牙周炎适应性免疫反应中扮演着举足轻重的角色。传统的免疫学观念认为 B 细胞介导的体液免疫在宿主体内的防御作用主要体现为 B 细胞结合抗原后转化为浆细胞、分泌能够识别和黏附抗原的免疫球蛋白。B 细胞对抗原的应答需要 Th 细胞的辅助。然而，近代免疫学发现，B 细胞还具有直接或间接提呈抗原、分泌细胞因子、参与调节其他免疫细胞功能等作用。

（一）B 细胞与抗体

ER-3-2-1　参与牙周免疫的抗体

免疫球蛋白（immunoglobulin，Ig），即抗体（antibody，Ab），是由 B 细胞识别抗原后增殖分化的终末阶段——浆细胞所产生的一种蛋白质。它们广泛存在于血清、唾液和龈沟液中，能及时与相应抗原特异性结合，发挥抵抗外来病原体的作用。抗体的种类很多，存在于机体不同部位发挥不同的应答功能。参与牙周免疫的抗体主要有 IgM、IgA 和 IgG。

早在 20 世纪 80 年代，Genco 和 Slots 就阐述了牙周致病微生物与抗体产生的关系。相关内容可概括为以下几点：①在健康个体中可检测到大多数牙周致病菌的低滴度的血清抗体，且牙周健康的青少年体内细菌抗体水平远低于健康成人；②当宿主发生牙周病时，随着组织破坏程度的增加，局部龈沟液以及血清中的微生物抗体会显著升高；③罹患不同类型牙周病的患者呈现出不同的 Ig 表达谱，例如慢性牙周炎患者 *Pg* IgG 升高，90% 的 AgP 患者 *Aa* 和二氧化碳嗜纤维菌抗体水平显著升高，急性坏死性溃疡性龈炎（acute necrotizing ulcerative gingivitis，ANUG）患者螺旋体和中间普氏菌 IgG 及 IgM 升高等。提示宿主可根据菌斑细菌刺激信号的强弱，对体液免疫进行调控从而发挥自我保护的功能。当一些因素，例如特异性微生物感染、吸烟、年龄、基因背景等影响了抗体的产生时，就会造成宿主牙周组织破坏的加剧。Ranney 等就发现对 *Pg* 和 *Aa* 血清抗体反应阴性的侵袭性牙周炎患者，发生严重附着丧失（AL>5mm）的位点数远多于抗体阳性的患者。Schenkein 等的研究则显示吸烟可导致牙周炎患者体内抗牙周致病菌的特异性 Ig 水平显著降低，影响体液免疫对抗外源性病原体的能力。此外，为了避免受到宿主抗体的攻击，许多牙周致病微生物的细胞壁或外膜蛋白成分可发生抗原表位的不断变化，从而消除记忆 B 细胞产生的 IgG 对细菌的杀伤。因此，无论何种原因导致的抗体质与量的改变，都与宿主体液免疫的失衡密切相关。

（二）B 细胞的其他功能

根据不同的物理性状可将抗原分为可溶性抗原和不可溶性抗原。经典的 APC，例如 DC 或巨噬细胞能够有效地摄取非可溶性抗原，但对可溶性抗原束手无策。近年来的研究发现 B 细胞可通过 BCR 内化可溶性抗原入胞膜，将其加工并以抗原肽-MHC 复合物的形式再次表达于细胞膜表面提呈给 T 细胞。此时的 B 细胞需要表达 CD80 和 CD86 等共刺激信号与 T 细胞的 CD28、CD154 对应，来完成抗原肽-MHC 分子-TCR 受体的结合过程。研究显示牙周致病微生物成分可活化 B 细胞表达 CD80 和 CD86，牙周病损中 B 细胞 CD80 和 CD86 的表达明显上调。这一系列发现也印证了 B 细胞作为有效的抗原提呈细胞在牙周炎免疫反应中的另一种功能。

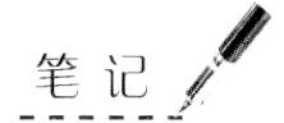

笔记

活化的B细胞除了分泌抗体外，还能形成许多细胞因子，参与调节其他免疫细胞的功能。例如：B细胞可产生TNF-α和TGF-β来调节MMPs的表达和细胞外基质的转化。浆细胞本身也能分泌MMPs，在验证区域能够表达MMP-9的细胞中浆细胞就占了20%，而牙周炎症期间局部大量浸润的浆细胞很有可能是造成组织MMPs与MMPs阻断剂TIMPs失衡的重要原因之一。此外，B细胞还可产生IL-1、IL-6、IL-10、RANKL等，这些细胞因子在牙周炎中的作用不一一赘述。

（三）B1细胞、自身免疫与牙周病

机体淋巴细胞具有识别“自我”和“非我”的能力，正常情况下仅对非己抗原产生应答，即自身耐受（self-tolerance）。当机体自身耐受遭到破坏，免疫系统对自身细胞或组织抗原发生了免疫应答，不能或不易清除自身细胞或细胞间成分时，就会产生持续不断的免疫攻击，造成局部或系统的炎症破坏，引起自身免疫性疾病（autoimmune disease）。导致机体自身耐受破坏、启动自身免疫性疾病的原因很多，包括免疫特许部位抗原释放、体细胞基因突变、抗原表位扩展等。目前，越来越多的证据表明，微生物感染也能引发自身免疫，可能的机制包括：病原体通过分子模拟（molecular mimicry）宿主的抗原；感染改变了宿主的抗原结构，破坏正常的免疫抑制机制；被感染细胞上调抗原加工和提呈功能，异常提呈内生抗原等。基于牙周病微生物感染与局部过度免疫炎症反应这一疾病特点，越来越多的学者开始思考自身免疫在牙周病发生发展中的作用。

周围淋巴器官的B细胞具有异质性，可依据CD5的表达与否分为B1细胞（$CD5^+$）和B2细胞（$CD5^-$）。通常所指的B细胞均为B2细胞，而B1细胞由于产生在个体发育的早期，能够产生多反应性（polyreactivity）IgM型抗体，该抗体可以相对低的亲和力与多种不同的抗原表位结合，这一特点为“宿主-微生物共同抗原”引起的免疫交叉反应提供了有利条件。一系列的研究结果均显示B1细胞在牙周炎患者体内的表达明显增高。牙周炎患者外周血中的B1细胞高出牙周健康者4～6倍，而炎症牙龈中B1细胞的水平则明显高于自身外周血水平；牙周炎患者局部病损组织中B1细胞主要分布在胶原破坏明显的牙周袋底部到中部，且患者龈沟液中Ⅰ型胶原抗体IgG水平高于自体血清，并显著高于健康对照者等。由此推断，B1细胞很可能在牙周组织局部被活化，是炎症牙龈中自身抗体的主要来源。

同样，在牙周病患者血清及病损牙周组织中还发现了多种多样的自身抗体。Ⅰ型胶原占牙周膜的78.06%，牙骨质的73.09%和牙槽骨的30.50%，是构成牙周组织的主要成分。早在20世纪80年代，Ftis等就发现97例牙周病患者血清中Ⅰ型胶原抗体水平普遍高于健康对照者。随后的研究陆续证实，牙周炎患者局部牙周组织或龈沟液中的Ⅰ型胶原抗体水平也显著高于健康对照者，提示抗Ⅰ型胶原抗体的存在可能是牙周炎病变进展的重要危险因素。口腔黏膜及牙周组织能够分泌具有高免疫原性的热休克蛋白Hsp，其表达量可能与牙周组织炎症程度呈正相关。研究发现：中重度牙周炎患者血清中抗人Hsp60抗体明显高于牙周健康者，病损局部抗人Hsp70抗体水平与牙龈指数、牙周探诊深度和附着丧失程度呈正相关。此外，Ⅲ型胶原抗体、桥粒抗体、抗中性粒细胞胞浆抗体、抗心磷脂抗体、谷氨酸脱羧酶65抗体、纤连蛋白和层粘连蛋白等抗体均可在牙周病损局部被检测到。相关研究显示牙周炎的严重程度与自身抗体水平呈正相关，且这些自身抗体还可能与牙周病患者中风、动脉粥样硬化、早产、糖尿病的风险增加有关。

此外，致病菌毒力成分也参与了牙周病的自身免疫反应过程，例如：牙龈卟啉单胞菌LPS可直接刺激B1细胞分泌IL-10，产生免疫应答，还能刺激口腔角质形成细胞分泌人Hsp60，上调口腔角质形成细胞的抗原加工和提呈功能，导致细胞异常提呈内生抗原。不仅如此，多种牙周病原体的蛋白结构还与人牙周组织结构成分具有同源性，通过分子模拟效应使宿主产生的抗体在抵抗病原菌的同时也大量结合牙周组织，引起过度的组织炎症反应。

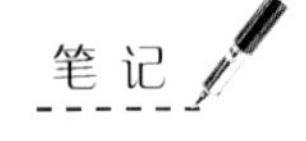

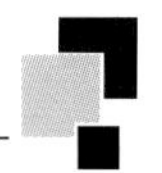

这些共同抗原包括 *Pg*、*Pi* 等的 GroEL（一种伴侣蛋白）、人 Hsp60，*Pi* 的 DnaK 样蛋白、人 Hsp70，*Aa* 的 GroEL、人纤连蛋白，链球菌和 *Aa* 的血清抗体与上皮抗原等。

三、T 细胞功能与牙周病

（一）T 细胞的分类

在胸腺内的早期发育阶段，T 细胞可同时表达白细胞分化抗原 CD4 和 CD8 分子。随着 T 细胞的不断分化成熟，最终出现两类分别只表达一种分子的 $CD4^+$T 细胞和 $CD8^+$T 细胞。在外周血淋巴组织中 $CD4^+$T 细胞约占 65%，$CD8^+$T 细胞约占 35%。

根据 T 细胞在免疫应答中的功能差异；还可将 T 细胞分为三大类：

1. 细胞毒性 T 细胞（cytotoxic T lymphocytes，CTL/cytotoxic T cell，Tc）　Tc 是一群具有免疫杀伤效应的 T 细胞功能亚群，常表现为 $CD4^-CD8^+$。在抗原肽-MHC 复合物和共刺激信号的激活下，效应 Tc 特异性识别被细菌或病毒感染的宿主细胞，分泌细胞毒性物质，造成靶细胞溶解死亡。

2. 辅助性 T 细胞（helper T cell，Th）　Th 细胞是一群能辅助 T、B 淋巴细胞应答的功能亚群，常表现为 $CD4^+CD8^-$。Th 细胞可在抗原的刺激下分泌 Th1 和 Th2 型细胞因子群，分别调控细胞免疫或辅助 B 细胞调节体液免疫。近年来，辅助性 T 细胞 17（Th17）是新发现的 Th 细胞亚群，其在维持机体免疫平衡中也发挥了重要的作用，是对 Th1 和 Th2 免疫平衡理论的重要补充。

3. 调节性 T 细胞（regulatory T cell，Treg）　Treg 细胞为 FOXP3（+）$CD4^+CD25^+$调节性 T 细胞，是具有负向免疫抑制功能的 T 细胞亚群。这一群细胞多具有免疫抑制和免疫无能的功能特性，参与多种免疫性疾病的发生过程，是近年来研究的热点。

（二）$CD8^+$细胞毒性 T 细胞与牙周病

为了躲避宿主吞噬细胞的吞噬、处理及后续免疫应答杀伤效应，致病微生物在长期的进化过程中逐渐形成了在非吞噬细胞中生存和复制的能力，而 Tc 就是机体与微生物持续斗争的演化产物。Tc 具有杀伤细胞内微生物、感染靶细胞和肿瘤细胞的功能，目前研究显示其杀伤机制主要包括以下两种：①穿孔素-颗粒酶途径，Tc 识别抗原肽-MHC Ⅰ类分子复合物与靶细胞接触，释放穿孔素在靶细胞表面打孔，颗粒酶进入靶细胞，诱导细胞凋亡；②Fas/FasL 途径，Tc 通过表面的 Fas 配体（Fas ligand，FasL）与靶细胞表面 Fas 结合，启动靶细胞一系列 caspase 信号，诱导其死亡。

我们已知多种牙周致病菌具有侵入上皮细胞、成纤维细胞及内皮细胞等的“逃逸”能力，并且可在细胞间游走造成感染扩散。$CD8^+$Tc 是否在牙周病发展过程中发挥免疫效应自然引起了学者们的兴趣。最初的研究发现，牙周炎患者外周血 T 淋巴细胞出现 $CD4^+$ T 细胞减少和 $CD8^+$ T 细胞增加的趋势（即 CD4/CD8 比值减小）。随后显示，健康人牙龈组织中的 CD4/CD8 比值为 1.8，而牙周炎患者的炎症牙龈中 CD4/CD8 比值下降为 1.05～1.18；在牙龈炎患者的病损组织中，上皮上层的 $CD8^+$Tc 明显多于上皮基底层和结缔组织层；牙周炎患者感染病损深层的成纤维细胞周围定植了较多的 Tc，表现为该区域 TCL 的特异性表达，且此处的成纤维细胞出现了细胞毒性退行性改变。这些研究均说明 Tc 可能参与了牙周病细胞介导的免疫应答反应。

然而，最近的两项研究发现，Tc 并不是体内造成过度免疫应答性牙周组织破坏的元凶。Baker 等利用定向基因敲除技术构建了体内缺失 Tc 的小鼠牙周炎模型，该模型显示尽管缺乏 Tc 介导的免疫反应，但小鼠局部牙槽骨的破坏程度仍然与对照组类似。Teng 等的研究更好地证实了这点。他们选取非肥胖性糖尿病/重症联合免疫缺陷（NOD/SCID）小鼠作为研

笔记

究对象，这种品系的小鼠存在先天性免疫缺陷，又有 T 淋巴细胞和 B 淋巴细胞的缺失。Teng 等在 NOD/SCID 小鼠体内植入了来源于局限性侵袭性牙周炎患者的 Aa 反应性外周血淋巴细胞，随后清除小鼠体内的 $CD8^+$ T 细胞，结果发现，与对照组相比，实验组 Tc 的清除并没有导致两者牙槽骨丧失的程度存在显著性差异。然而有趣的是，当遇到特异性抗原或有丝分裂原激活后，关节炎疾病患者体内的 Tc 可高表达与骨吸收调节有关的细胞核因子 κB 受体活化子配体（receptor activator of NF κB ligand，RANKL）、护骨素配体、CD40L 和 TNF-α 等因子。这又与 Baker 和 Teng 等的研究相矛盾。此外，Suarez 等也发现，侵袭性牙周炎患者的局部病损中 $CD8^+$Tc 数量与健康人无显著差别。因此，截止到目前，经典的 $CD8^+$细胞毒性 T 淋巴细胞，在牙周疾病发展中的作用和具体机制仍没有得到很好的解释。

（三）$CD4^+$辅助性 T 细胞与牙周病

1. Th 细胞与细胞因子网络　T 淋巴细胞对宿主免疫反应的最重要调节机制即分泌细胞因子，而发挥这一功能的 $CD4^+$ 辅助性 T 细胞功不可没。目前公认，Th 细胞是先天性免疫、体液免疫、细胞免疫应答中的关键细胞类型。Th 细胞分泌的细胞因子不仅是 B 细胞活化增殖的必需条件，还在 Ig 的类别转换中发挥重要的调节作用。Tc、Treg 细胞的增殖、分化、成熟也离不开 Th 细胞因子的调控。此外，Th 细胞分泌的 IFN-γ 还是巨噬细胞和自然杀伤细胞的强有力的活化剂，可增强它们的吞噬和杀伤功能。

$CD4^+$Th 前体细胞只结合由 APC 提呈的 MHC-Ⅱ类相关抗原肽，受到抗原刺激后，Th 前体细胞分化为中间阶段的 Th0。在不同因素作用下，Th0 选择性地向 Th1 型或 Th2 型细胞偏倚分化，最终分泌两种不同谱系的细胞因子群。Th1 型细胞因子包括：IL-2、IFN-γ 等，其效应细胞包括：$CD4^+$T 细胞、Tc、巨噬细胞和部分 B 细胞。Th2 型细胞因子包括：IL-4、IL-5、IL-6、IL-10 和 IL-13 等，主要直接作用于 B 细胞，在调节体液免疫反应中起着决定性的作用。Th1 和 Th2 细胞是相互调节与制约的，两者交互形成平衡的细胞因子网络，来维持机体正常免疫功能。

在牙周炎病损中，约有 65% ~70% 的淋巴细胞为 B 细胞和浆细胞，所以，我们有理由相信 Th2 型细胞及其细胞因子群在牙周炎中的作用更为重要。然而对比健康人和各型牙周炎患者的外周血、龈沟液、病损组织中细胞因子谱的结果发现，事实并非如此。相关研究结果分化出 3 种不同倾向：①牙周组织和外周血中 Th2 型细胞因子群（例如 IL-4、5、6、10）的升高程度多于 Th1 型，导致 B 细胞反应过激；②Th1 型细胞因子 IFN-γ 以及其诱导巨噬细胞分泌的 IL-1α、β 和 TNF-α 在牙周病损区表达量明显升高，是造成牙槽骨吸收的主要因素；③Th1 和 Th2 型细胞因子群分别表现出部分升高、部分降低的情况，呈现出 Th1、2 型细胞因子分泌紊乱的趋势。有关牙周致病菌如何参与 Th1、2 型细胞因子调控的相关研究也结论繁杂。因此，尽管很多研究试图分析出 Th1 型或 Th2 型细胞因子群的作用究竟孰重孰轻，但目前公认，细胞因子网络是一个纷乱复杂的庞大体系，牙周炎的发生更可能是由 Th1 型和 Th2 型细胞因子亚群之间精细的平衡被打破而造成的。据此我们推测，孤立地评判一种或一群细胞因子在牙周炎中的作用非常困难，而通观全局的评估方法将是今后细胞因子信号网络的研究趋势。

2. Th 细胞与骨破坏　牙周病造成牙齿松动脱落的最主要原因就是疾病导致的牙槽骨吸收，而骨破坏程度与破骨细胞的数量及细胞功能的活跃性密切相关。已知破骨细胞与单核/巨噬细胞都是由相同的细胞系分化发育而来，因此，T 细胞同样参与了对破骨细胞的调控。护骨素（osteoprotegerin，OPG）—核因子 κB 受体活化子配体（RANKL）—核因子 κB 受体活化子（receptor activator of nuclear factor κB，RANK）轴是已知的调节破骨细胞分化成熟和骨吸收的关键系统。RANKL 是诱发骨吸收的重要因子，RANK 是 RANKL 的功能受体。RANKL 与 RANK 结合后，在巨噬细胞集落刺激因子（macrophage colony-stimulating factor，

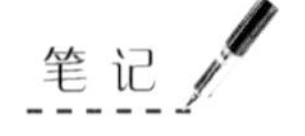

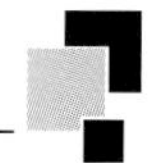

M-CSF)存在的条件下,刺激破骨细胞前体细胞发育为成熟的破骨细胞。同时,RANKL还能通过RANK途径,使成熟的破骨细胞内迅速形成肌动蛋白环,激活成熟的破骨细胞从而发挥骨吸收功能。OPG是RANKL的可溶性诱导受体,能直接与RANKL结合,竞争性地抑制RANKL与RANK的结合,进而抑制破骨细胞的分化和功能的发挥。

在正常人群、中度牙周炎和重度牙周炎人群中局部组织呈现出*RANKL/OPG* mRNA比值依次递增的趋势,即在牙周炎人群中正常的OPG—RANKL—RANK系统平衡发生改变。Baker等和Teng等的动物模型研究显示,$CD4^+Th$细胞能直接表达RANKL来激活破骨细胞,或通过Th1型细胞因子间接参与OPG—RANKL—RANK系统和破骨细胞分化的调控过程。例如,IFN-γ可直接正向调节牙周致病菌特异性$CD4^+T$细胞RANKL的表达,进而激活破骨细胞性骨吸收;IFN-γ可激活巨噬细胞大量表达IL-1、TNF-α,而破骨细胞能通过IL-1和TNF-α激活RANKL通路等。由此可见,尽管Th细胞因子网络具体的调节机制还有待深入探讨,但不可否认其在牙槽骨吸收中扮演着调节RANKL的重要角色。

3. Th细胞与超抗原　超抗原(superantigen,SAg)是指能结合并活化TCRβ链V区的一类T细胞多克隆激活剂。超抗原多为一些细菌的外毒素,或逆转录病毒的产物,对T淋巴细胞具有强大的刺激功能,激活T细胞的能力是普通抗原的2 000~50 000倍,因而得名"超抗原"。SAg在体内只需很低的浓度就可刺激2%~20%的$CD4^+Th$细胞增殖。如此高比例的Th细胞被激活,即便不针对某一种特异性抗原,仅其所分泌的大量的细胞因子就足以引发宿主强烈的免疫应答效应。因此,能够产生超抗原的病原体往往具有很强的致病能力。

有证据显示,一些牙周微生物就可能具有SAg抗原活性。Mathur等和其他研究小组都发现,细菌感染的牙周组织中表现出T细胞受体Vβ基因的强阳性表达。Leung等更指出他们的研究显示来源于牙周炎患者病损局部的T细胞有50%都表现为TCRβ链V区阳性,而健康人并没有这一现象的出现。随后的研究证实,Pg和Pi都具有活化Vβ特异性$CD4^+Th$细胞的能力,但Gao等通过比较局限型侵袭性牙周炎(旧称局限型青少年牙周炎,localized juvenile periodontitis,LJP)患者和小鼠实验性牙周炎模型的感染牙周组织中Aa反应性$CD4^+$ Th细胞的免疫反应模式和TCR Vβ基因的表达,未发现反应性T细胞中TCR Vβ的表达升高,说明至少Aa不拥有任何超抗原的特征。目前有关牙周病原体超抗原、反应性Vβ特异性$CD4^+Th$细胞及其在细胞免疫反应中的作用的研究甚少,还有待于深入探究。

4. Th17细胞与Treg细胞　近年来,Th细胞的两个新亚群Th17和Treg是牙周病免疫学研究的新热点。Th17细胞是一种不同于1型和2型$CD4^+Th$细胞的新亚型,该细胞由初始T细胞前体分化而来,具有独立的分化和发育调节机制。Th17的分化途径不同于Th1和Th2型细胞,不依赖与Th1和Th2分化相关信号转导因子,TGF-β、IL-1、IL-6可联合诱导初始$CD4^+T$细胞向Th17细胞分化,经由STAT3(signal transducer and activator of transcription 3)通路活化Th17细胞的特异性转录因子-维甲酸相关孤儿受体γt(retinoid-related orphan receptor-γt,ROR-γt),启动Th17细胞的分化。分化成熟的Th17细胞可分泌一系列细胞因子,其中IL-17为其分泌的特征性细胞因子家族。Treg细胞是20世纪90年代由Sakaguchi等首次证实的一种天然FOXP3(+)$CD4^+CD25^+$调节性T细胞,为一类具有免疫抑制作用的T淋巴细胞亚群,约占外周$CD4^+T$细胞的5%~10%。Treg细胞为活化的幼稚$CD4^+T$细胞在TGF-β作用下分化而来。其可分泌IL-4、IL-10和TGF-β,控制免疫应答的程度,减轻免疫反应对机体组织的损伤。近年研究显示,在不同细胞因子信号的作用下,Th17细胞和Treg细胞之间可对相互的细胞活化产生干扰,并可发生细胞间的相互转化。因此,促炎性Th17和抑制性Treg细胞之间平衡状态的打破是包括牙周病在内的很多炎症及免疫性疾病发病的关键因素之一。研究显示:在牙周炎病变位点的牙周组织中的Th17(IL-17A(+)FOXP3(-))细胞数量显著增多。Th17细胞可通过分泌IL-17来调节MMPs的活性,并高表达RANKL,作用于

笔记

破骨细胞，导致牙槽骨丧失。正常牙周组织中存在 Treg 细胞（IL-17A（-）FOXP3（+）），而牙周病损组织中 Treg 细胞的数量显著减少，且在牙周病发展过程中，患者牙龈组织中的 Treg 细胞数量逐渐减少，而所有 FOXP3（+）细胞中 IL-17A（+）FOXP3（+）细胞的比例逐渐升高，提示牙周病发展过程中 Treg 细胞可向 Th17 细胞转化，从而加重局部的炎症性免疫反应。尽管相关研究还处于初始阶段，但越来越多的证据表明 Th17 和 Treg 细胞在牙周病获得性免疫应答和炎症反应中发挥重要的调节作用。

第三节　宿主易感性与牙周病发生的关系

早期的观点认为，牙周炎仅仅是由微生物引起的一种感染性疾病，任何个体只要存在口腔卫生状况差、细菌牙石大量堆积的现象，均可能发生牙周炎。然而，随着近现代牙周病学研究的不断深入，学者们提出了“危险因素和个体易感性影响牙周病病程”这一重要观点。目前广泛认为牙周病的发生发展并不是菌斑生物膜单独作用的结果，环境因素、宿主易感性以及其他危险因素也是疾病病因链中不可忽视的重要环节。因此，通过确定并干预牙周病易感因素，我们将在未来能够更有的放矢地预防、阻断和改变牙周炎病程。

一、“危险因素”和“宿主易感性”观点的提出

微生物启动了牙周病的发生，而宿主对微生物“负荷”的反应决定了疾病的病变范围和严重程度。许多流行病学调查都显示了环境和宿主因素对牙周病病程的影响作用，因此，“危险因素”的概念被引入了牙周病病因学的研究中。危险因素（risk factors）是指基于流行病学证据得出的与健康状况有关而且可能具有重要预防作用的一些因素，如个体行为或生活方式、环境暴露、先天遗传特征等（图 3-3-1）。牙周病危险因素即包括了各种能够增加宿主对疾病易感性、增加牙周病发生概率的因素，因此又称为牙周病易感因素（susceptible factors）。

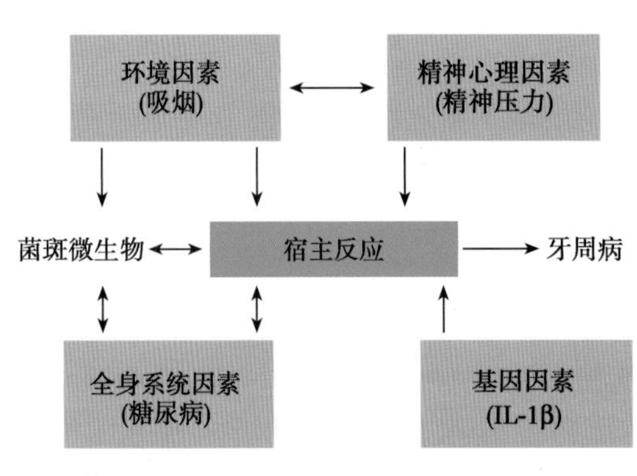

图 3-3-1　牙周病宿主促进因素

追溯牙周病宿主易感性（susceptibility）的研究史，不能不提到一位学者意义深远的工作。1986 年 Löe H 和他的研究小组在对 161 名 14～46 岁的斯里兰卡男性茶厂工人进行了为期 15 年的纵向观察，结果发现尽管这些人从未接受过任何口腔卫生措施，口腔中可见大量的菌斑牙石，但 15 年的牙周病病程发展结果却不尽相同。根据疾病发展的情况，这群人被分为了 3 组：①第 1 组人群牙周病进展迅速，约占整个人群的 8%，其年平均附着丧失量为 0. 1～1. 0mm，40 岁时平均失牙数为 20 颗；②第 2 组人群牙周病缓慢持续发展，约占 81%，年平均附着丧失量为 0. 05～0. 5mm，30 岁之后逐渐出现牙齿松动现象；③第 3 组人群病程稳定没有发展，占 11%，年平均附着丧失量为 0. 05～0. 09mm。这篇文章的发表开启了牙周病学界对“宿主易感因素与牙周病关系”的调查。其他学者也报导了通过 22 年的纵向研究发现在长期接受良好牙周维护的人群中仍有 4% 的人发生严重的附着丧失和牙槽骨吸收。这些研究结果均提示了易感因素对牙周病病程的影响。

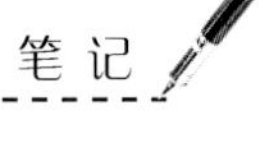
笔记

随着“危险因素和个体易感性影响牙周病病程”观点的确立，学者们筛选并分析了种类

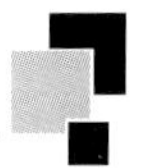

繁多的疾病相关事件，目前已经确定了部分牙周病危险因素。这些因素可分为两类：一类无法干预，如年龄、性别、遗传基因等；另一类为可干预因素，例如环境暴露、营养、某些全身疾病、社会生活行为等。若能对其中确定的、可改变的危险因素予以有效的干预或控制，将可显著影响疾病的发展进程。

二、不可干预性危险因素的研究

（一）基因因素

机体的炎症反应是一个相当复杂的过程，适当的炎症在造成最初短暂的组织损伤后可以很快诱导后续的组织修复，先天性和获得性免疫应答即是炎症起始、发展和维持的最重要调控因素。当某些免疫细胞或蛋白发生质与量的改变时，会反馈性影响个体应对炎症的免疫能力，而相关基因的改变就是其中一个重要的影响因素。

人类基因图谱的成功绘制为基因的研究开启了新的里程，利用这一资源，我们可以分析基因的改变与疾病易感性的关系。基因多态性是指基因内含子或调节序列区域碱基的改变，这一变化一般并不影响蛋白质的表型，但是对蛋白质的表达可能存在上调或下调作用，对本基因控制的细胞因子的产生具有增强或减弱的作用。它是决定人体对疾病易感性、临床表现多样性及药物治疗反应差异性的重要因素。

牙周病的发生发展是否与基因多态性有关，与哪些基因的多态性相关等命题引起了牙周病学界的广泛关注。以下的一系列研究为我们拓展了视野：

（1）Löe H 研究组和其他团队对人群的纵向观察证实个体对牙周炎的易感性并不一致。

（2）双胞胎研究：1993 年 Corey 等报道了 116 对同卵双生子和 233 对异卵双生子的牙周健康状况，同卵双生子的牙周病共患率（concordance rate）为 0.23 ~ 0.38，异卵双生为 0.08 ~ 0.16。Michalowicz 等的研究对双胞胎进行了更为细致的调查，分别比较了异卵双生分开生活组（DZA）、异卵双生共同生活组（DZT）、同卵双生分开生活组（MZA）和共同生活组（MZT）的 PD、CAL 和牙槽骨丧失情况，结果显示：在具有同样吸烟史和口腔卫生史的双胞胎中，MZT 比 DZT 人群的各项指标变化更少。

（3）分离分析（segregation analyses）：分离分析是医学遗传学上经典的分析方法，主要通过家系调查对基因的分离行为进行遗传学分析。这一类研究主要集中于对反映全身疾病的牙周炎的病因报道中。例如：CD18 和 CD15 基因异常导致的淋巴细胞黏附功能缺陷、组织非特异性碱性磷酸酶缺乏导致的低磷酸酯酶症、组织蛋白酶 C 缺乏引起的掌跖角化牙周破坏综合征和无系统性疾病表现的青春前期牙周炎（prepuberty periodontitis）等。应用分离分析研究侵袭性牙周炎的结果也支持了主要基因在病因中的重要作用。例如 Marazita 等调查了非洲裔美国人和高加索人的 100 个家庭共 631 人，发现疾病等位基因在非洲裔人群中的分布高于高加索人群，且呈常染色体显性遗传。

（4）连锁分析（linkage study）：是基于家系研究的另一种方法，它是利用遗传标记在家系中进行分型（genotyping），再利用数学手段计算遗传标记在家系中是否与疾病产生共分离。尽管目前应用连锁分析研究牙周病发生与基因多态性关系的报道较少，但 Boughman 等还是发现侵袭性牙周炎可能与牙本质发育不全症共分离，相关侵袭性牙周炎基因位于 4 号染色体长臂（4q11-13）区牙本质不全症基因附近。

一系列研究结果提供的背景支持使学者们探索牙周病与基因多态性相关关系的热忱迅速升温。最初的研究发现人类多数基因的变化都是单核苷酸多态性（single nucleotide polymorphism，SNP），即在基因组水平上由单个核苷酸的变异所引起的 DNA 序列多态性。SNP 是人类可遗传的变异中最常见的一种，占所有已知多态性的 90% 以上。因此，学者们首先利

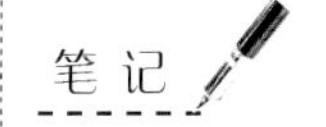

用了 SNP 筛选可能造成牙周病宿主易感性提高的候选基因。相关的基因多态性研究可分为 6 大类：细胞因子、人白细胞抗原、免疫受体、蛋白酶、结构分子和其他（表 3-3-1）。

表 3-3-1　与牙周炎可能相关的遗传基因多态性研究

基因	位　点	侵袭性牙周炎	慢性牙周炎
IL-1 基因簇	α;-889/+4845,-115	1/8,1/3	1/11,0/2
	β;-31,+3954 RNPAG	-4/10,2/4,0/6	1/1,5/14,1/1,5/10
其他白细胞介素	2;-330	—	1/1
	4;-590,VNTR	0/3,0/3	0/3,0/2
	6;-597,-572,-373,-190,-174	—	0/2,1/2,1/1,0/1,1/3
	10;-1087,-819,-592,VNTR	-0/1	1/3,1/3,1/3,—
	18;-656,-607,-137,+113,+127,codon 35/3	—	All loci-0/1
TNF	α;-1031,-863,-857,-376,-308,-238,+489,VNTR	0/1,0/1,0/1-0/3-0/1,0/1	1/1,1/1,1/1,0/1,1/7,0/3,0/1,—
	β;+252	—	2/3
TGF-β	-988,-800,-509,L10P,R25P	—	-509 1/2,其他 0/1
FCGR	ⅡA,ⅢA,ⅡB	2/4,1/3,2/4	2/7,3/6,1/7
MMP	1;-1067	—	1/4
	3;-1171	—	0/2
	9;-1562	—	0/2
	2;-1575	—	0/2
	其他	0/1	0/1
HLA	A,B,Cw	1/2,0/1,0/1	1/2,1/2,1/2
	DRB1,DRB345,DRB BLANK	2/3,0/1-	1/2,1/1,1/1
	DQA1,DQB1,DR4	0/1,4/5,0/1	-1/2,1/2
VDR	*Apa* Ⅰ,*Bsm* Ⅰ,*Taq* Ⅰ	-0/1,2/2	1/1,1/1,4/5
FPR1	c. 301,306,329,348,378	0/1, 1/1, 1/1, 1/1, 1/1	—
	546,568,576	0/1,1/1,1/1	—
IL1/4/6/10 受体	非特异性	所有 0/1	所有 0/1
IL6ST,IL1RN,ILF	非特异性	所有 0/1	所有 0/1
ER,CD14,TNFR,TLR-2,-4	*Pvu* Ⅱ 和 *Xba* Ⅰ,-159,+587	-1/1-	0/1 和 1/1,2/2,1/1
	R677W 和 R753G,D299G 和 T399I	-0/1	0/2,1/2
MPO,FGA,LTF	-463,-455,+29	-1/1	1/1,1/1-

1. 细胞因子

（1）IL-1：IL-1 在牙周炎造成组织破坏的过程中非常重要，其活化形式 IL-1α 和 IL-1β 都是重要的前炎症细胞因子。宿主在应对微生物感染的免疫反应中表现出了 IL-1 表达量的个体差异性，因此，IL-1 基因多态性能否作为牙周炎易感性的可能基因标记物受到学者关注。目前许多文献都报道了牙周炎与 IL-1 特殊基因型存在关联，但结论也存在争议。1997 年 Korman 等首先发现编码 IL-1A-889 和 IL-1B+3953 的双等位基因多态性与慢性牙周炎的严重程度相关，携带特殊基因型的不吸烟的宿主 IL-1 分泌量显著增加，OR 值为 18.9。随后 Gore（1998）、McGuire（1999）和 Lanie（2001）等团队的研究也得出了类似的结论。但是，Ar-

笔记

mitage 的研究团队在 2000 年发表的文章中却指出，尽管约 30% 的高加索人群携带 IL-1A +4845 和 IL-1B+3953 的双等位基因，但中国人群双等位基因的携带率仅为 2.3%，不具备客观分析价值。Papapanou 等(2001)也发现调整了年龄和性别偏倚因素后，132 名牙周炎患者并没有显示出 IL-1 复合基因型与牙周炎的关系。Meisel 等(2002)则认为：IL-1 基因多态性和环境因素如吸烟之间存在相互作用，吸烟者如果存在 IL-1 的双等位基因阳性将增加发生牙周炎的风险，而非吸烟者则没有 IL-1 复合基因型与牙周炎的关联性。因此，提示基因与环境的相互作用在基因多态性和疾病相关性的研究中也是一个需要考虑的重要因素。

(2) TNF-α：与牙周炎相关的另一个重要的前炎症因子是 TNF-α。TNF A-238 和 TNF A-308 是研究最多的两种 TNF-α 的基因型。其中 A-380 等位基因可能与启动子活性升高和 TNF-α 产生增多有关。但 Galbraith 等(2002)的研究却并未发现 TNF A(-238、-308、+252)三位点的双等位基因多态性在牙周炎和健康人中存在差异。随后有关 TNF A(-238、-308、-376 和+489)位点的研究也未显示出相关等位基因的基因多态性与牙周炎的关系。

(3) IL-10：TNF-α 和其他一些前炎症细胞因子都需要 IL-10 的调控，如果 IL-10 的调控能力出现问题将会导致牙周病的加重。系统性红斑狼疮和类风湿性关节炎的研究都发现，IL-10 的基因多态性与疾病存在相关性，但牙周炎与 IL-10 基因多态性的关系目前还无定论。尽管 Hennig 等发现约 12% 的局限型侵袭性牙周炎患者 IL-10 G9 减少，但有关高加索人群和日本人群的流行病学调查，均未发现 IL-10 基因多态性与牙周炎的关联。章锦才等的研究也显示 IL-10-592A/C、IL-10-819C/T、IL-10-1082 G/A 基因多态性与我国人群重度慢性牙周炎遗传易感性之间无相关关系。

2. 人白细胞抗原　人类白细胞抗原(human lymphocyte antigen，HLA)复合体，是人类主要的组织相容性复合体(histocompatibility complex，MHC)，其作用为以 MHC 产物提呈抗原肽进而激活 T 淋巴细胞，由此形成 T 细胞对抗原-MHC 分子复合物的双重识别；同时 HLA 分子还涉及与 B 细胞的相互作用，促进产生高效的 IgG 抗体，由此可见 HLA 在免疫反应中扮演着重要的角色。目前已知 HLA 抗原的部分成分与一些自身免疫病呈现强关联性，例如 HLA DR4 与类风湿性关节炎，HLA DR3/DR4 与胰岛素依赖型糖尿病等。基于牙周炎与糖尿病等系统性疾病的关系和牙周炎存在自身免疫反应的表现，学者们研究了不同类型牙周炎患者的 HLA 抗原表达的变化。Takashiba 等发现许多 HLA DRB1 的等位基因多态性都与牙周炎相关，Hodge 等却没有发现 HLA DQB1 基因多态性与欧洲高加索人群中的侵袭性牙周炎有关。我国的研究则认为：HLA-DRB1+1501 和+0503 等位基因可能与汉族人群重度 CP 易感性相关。另有研究指出 HLA-A9 和 B15 基因多态性与侵袭性牙周炎相关，特殊等位基因的表达分别使侵袭性牙周炎发生的风险增加了 1.5 倍和 3.5 倍。

3. 免疫受体　FCγ 受体是表达在淋巴细胞表面的一个受体家族，可以与 IgG 抗体和免疫复合物结合，FCγR 还可表达在自然杀伤细胞、单核巨噬细胞和 T 细胞上。当 IgG 与 FCγR 结合后，可激活一系列免疫反应，包括吞噬、调理作用、抗体依赖的细胞毒性作用、释放炎性介质、提高抗体的存在等。国内外很多研究也探讨了 FCγR 基因多态性与慢性和侵袭性牙周炎的相关性，同样结论各异。

Toll 样受体是涉及先天性免疫的重要宿主细胞表面受体，用来识别病原微生物共同的、保守的非特异性结构。2009 年一篇有关 Toll 样受体基因多态性的 Meta 分析报道称，TLR4 Asp299Gly 和 TLR4 Thr399Ile 基因多态性与慢性和侵袭性牙周炎相关，其中 TLR4 Asp299Gly (TLR4+896 A>G)与慢性牙周炎的 OR 值为 1.43，而 TLR4 Thr399Ile(TLR4+1196 C>T)的出现表现为降低宿主发生侵袭性牙周炎风险的作用，OR 值为 0.29。

4. 蛋白酶、结构成分及其他　MMPs 是一组与牙周组织破坏密切相关的蛋白酶家族，在炎症反应中能加速白细胞募集、细胞因子释放和促进基质降解等。目前的研究显示 MMP-1、

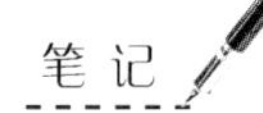

MMP-2 和 MMP-3 的单核苷酸多态性均与牙周炎易感性不相关。但对 MMPs 基因多态性与牙周炎的报道却相对较少，所以很难得出结论。

维生素 D 和雌激素是两种重要的骨代谢调节因子，分别与维生素 D 受体和雌激素受体结合，发挥调控骨代谢及骨密度的作用。近年研究显示编码这两种受体的基因多态性可能分别与侵袭性牙周炎和慢性牙周炎相关。孟焕新等的研究就发现，维生素 D 受体基因与侵袭性牙周炎相关，具有 t 等位基因的女性个体更易发生侵袭性牙周炎。另外，雌激素受体 XX ER-α 基因型的存在可能增加了女性发生慢性牙周炎的风险。

N 乙酰基转移酶 2（N-acetyltransferase 2，NAT2）是人体内重要的Ⅱ相代谢酶，可催化芳香胺类和杂环胺类物质的乙酰化过程，在一些致癌物质的灭活过程中非常重要。NAT2 是烟草的主要代谢酶，NAT2 的基因多态性是否与牙周病的发生具有相关性值得思考。2000 年 Meisel 等发现重度慢性牙周炎患者主要表现为慢乙酰化酶（slow acetylator）的表现型，这种表现型的出现与牙周炎相关联的 OR 值为 2. 38 ~ 5. 02。

尽管 SNP 是一种相对简单、快捷的基因分析方法，但它也存在一定局限性，对于糖尿病、心血管疾病、牙周病这种涉及多种基因、多方面因素相互交织的复杂疾病，单个基因的点突变很难解释疾病发生的原因。因此，未来基因多态性与疾病相关关系的研究趋势将倾向于多基因联合筛选的全基因组检测方向。

（二）遗传性疾病

1999 年牙周病新分类法中将一类疾病归为“反应全身疾病的牙周炎 B. 遗传性疾病”中。这一类疾病常表现为全身其他组织器官病变伴发牙周组织疾病。通过遗传学和分子生物学技术的分析发现，此类疾病往往是单基因突变，导致宿主增加了牙周炎发生的易感性。相关部分疾病情况（表 3-3-2）。的具体病理机制等在此不做赘述。由于除 Down 综合征外，其他疾病均非常罕见，因此这些遗传疾病的具体牙周病损表现及与牙周病的相关关系还有待进一步研究（图 3-3-2，图 3-3-3）。

表 3-3-2　有牙周组织病变表现的遗传性疾病

疾 病 名 称	遗传因素	主要蛋白或生化功能缺陷	牙周病损表现
遗传性牙龈纤维瘤病	AD	逆向转录蛋白基因 SOS1 突变	牙龈广泛性重度增生
掌跖角化牙周破坏综合征	AR	组织蛋白酶 C（CTSC）基因突变	重度牙周炎，牙齿过早脱落
低磷酸酯酶症	AR	组织非特异性碱性磷酸酶功能缺陷	
淋巴细胞黏附功能缺陷病Ⅰ/Ⅱ	AR	Ⅰ型为 CD11/18 功能缺陷（淋巴细胞功能相关抗原 α/β2 整合素功能缺陷） Ⅱ型为 CD15 功能缺陷（中性粒细胞结合 E/P 选择素功能缺陷）	
Down 综合征	AR		
中性粒细胞缺乏症	AD/AR	不明确	
过氧化氢酶缺乏症	AD	过氧化氢酶功能缺陷	
先天性白细胞颗粒异常综合征（Chediak-Higashi 综合征）	AR	编码溶酶体运输调节蛋白的 CHS 基因突变导致多组织中溶酶体颗粒形态形成缺陷	
皮肤弹性过度综合征（Ehler-Danlos 综合征）	AD	胶原的生物合成或降解发生异常	

常染色体显性遗传（autosomal dominant，AD），常染色体隐性遗传（autosomal recessive，AR）

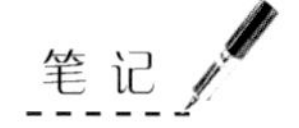
笔记

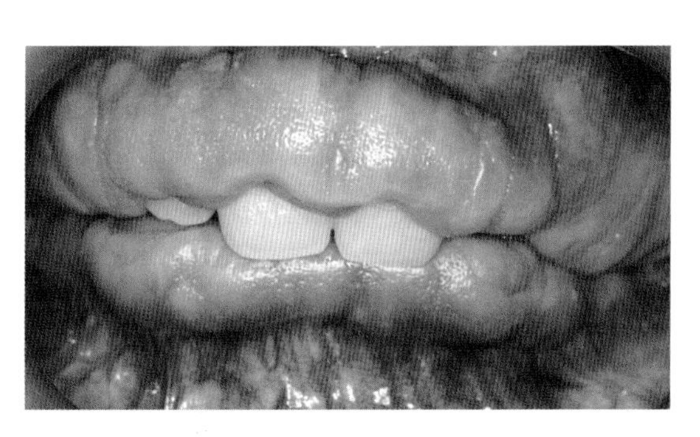

图 3-3-2 牙龈纤维瘤病

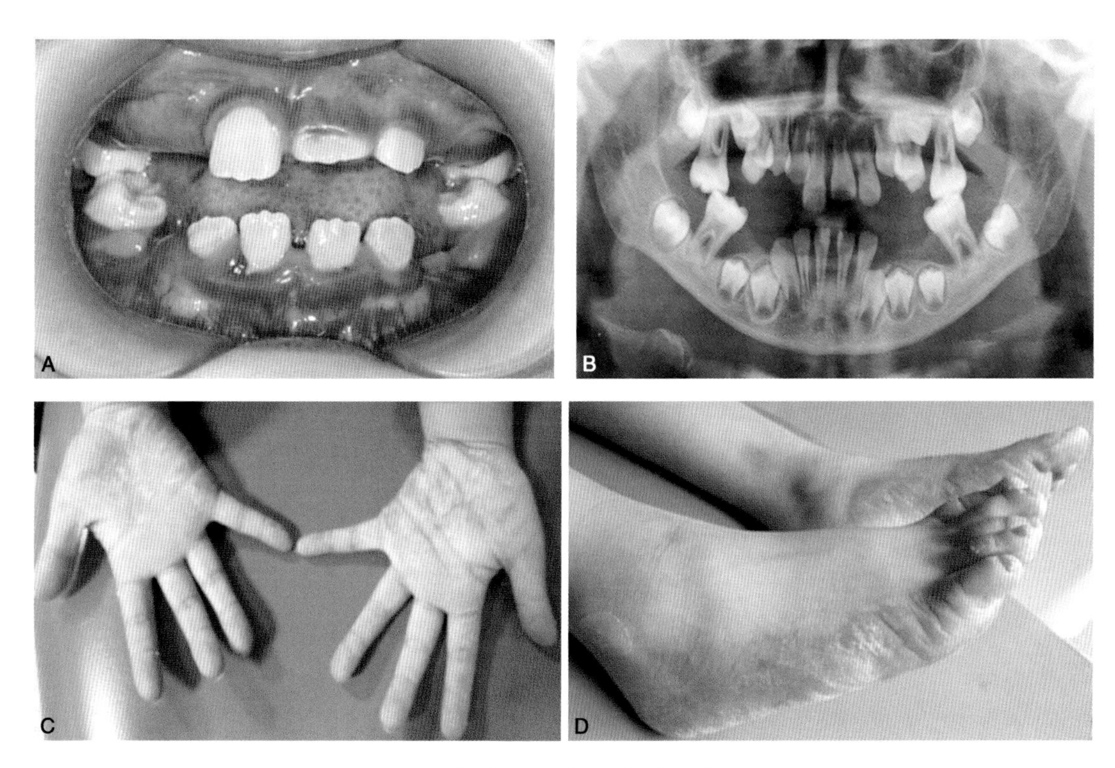

图 3-3-3 掌趾角化牙周破坏综合征

三、可干预性危险因素的研究

（一）吸烟

2006 年原卫生部发布的《中国“吸烟与健康”报告》中指出“我国吸烟者约为 3.5 亿，占世界烟民的 1/3；15 岁以上人群吸烟率为 35.8%，其中男性吸烟率为 66.0%，吸烟人群存在年轻化趋势”。吸烟所产生的烟草烟雾中包含 4 000 多种有毒有害的化学物质，其中 40 余种具有致癌作用，目前我国每年约有 100 余万人死于因吸烟所致的各种疾病，而越来越多的研究证实吸烟对牙周组织健康也造成负面影响。

自 20 世纪中期以来，来自不同国家和地区的流行病学调查、临床以及体外研究均得出了不可辩驳的结论，即吸烟是牙周病的危险因素。Bergström 等 1989 年就发现，吸烟者发生严重牙周附着丧失的几率增加 2.5 ~3.5 倍。2006 年澳大利亚的国家流行病学调查结果显示，正在吸烟和有既往吸烟史的人，牙周炎发病率明显高于非吸烟者，约占罹患中度牙周炎人群的 32%，重度牙周炎为 56%。吸烟与牙周炎关系的危险度分析指出：既往吸烟者的 OR 值为 1.68，正在吸烟者 OR 为 3.97（Tomar 和 Asma，2000）；轻度吸烟者 OR 为 3.25，重度吸

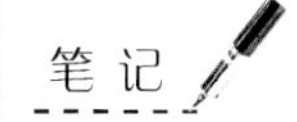

烟者 OR 为 7.28(Grossi,1995)。吸烟不仅造成附着丧失、骨破坏和牙龈退缩,还可影响牙周基础治疗、手术治疗及牙周维护期治疗的效果。Bergström 等的 Meta 分析结果显示:约 80% 的吸烟者即便接受了同样的牙周非手术治疗,其 PD 的减少量仍明显少于不吸烟者。Trombelli 等则发现:在经由 GTR 手术治疗骨内袋的病患中,吸烟者术后获得的临床附着(1.2mm)少于非吸烟者(3.2mm)。

早期的观点认为:吸烟者牙石和菌斑量的明显增多是导致这一人群牙周组织破坏加重的原因。然而随后的研究发现,有严重牙周破坏的吸烟者并不一定有显著的菌斑堆积;即便通过牙周治疗改善了口腔卫生状况后,吸烟者仍然会出现牙周组织的持续破坏。那么何种机制是吸烟成为牙周炎危险因素的原因所在,我们将从以下几个方面阐述目前的研究进展:

1. 吸烟与牙周微生态　烟草毒物,如一氧化碳和尼古丁等可造成牙龈组织的血氧含量降低,龈沟或牙周袋内氧分压下降。这种低氧环境显然有利于厌氧菌的生长,因此,吸烟是否对牙周微生物群造成影响引起了学者们的关注。Zambon 等调查了 798 名纽约市民,发现吸烟者 *Tf* 的携带率为非吸烟者的 2.3 倍,*Aa* 携带率为 3 倍,*Pg* 携带率也显著增加。另有 Umeda 等的研究显示:吸烟者龈下微生态环境中 *Tf*、*Td*、*Aa*、*Pg*、*Pi*、*Fn*、啮蚀艾肯菌(*Eikenella corrodens*)、微小单胞菌(*Parvimonas micra*)、直肠弯曲菌(*Campylobacer rectus*)、简明弯曲菌(*Campylobacter concisus*)、纤细弯曲菌(*Campylobacter gracilis*)、生痰新月形单胞菌(*Selenomonas sputigena*)的检出率增加,危险度分析显示吸烟与 Td 定植的 OR 值为 4.61。Haffajee 和 Socransky 则认为吸烟者和非吸烟者龈下微生物群的最主要区别不是数量和种类的差异,吸烟者牙周炎严重的原因与更多的位点定植了牙周致病菌,导致牙周破坏的风险增加有关。例如,他们发现吸烟者 PD 小于 4mm 的浅袋中定植牙周致病菌的比率明显高于非吸烟者。然而,Darby 等的研究显示罹患广泛性侵袭性牙周炎的吸烟和非吸烟人群牙周致病菌(例如 *Pg*、*Bf*、*Aa* 和 *Td*)的携带率无显著差异。

烟草毒性物质不仅影响了牙周微生态中菌斑微生物的组成和结构,越来越多的证据还表明,烟草毒性物质可通过调控牙周致病菌的毒力作用来加重吸烟者牙周组织的破坏。例如,Scott 等的研究就发现,香烟提取物可改变 Pg 功能基因谱的表达,包括 58 条基因的上调和 46 条基因的下调。这些表达变化的基因的编码产物很多与细菌宿主间的相互调控作用相关。香烟提取物上调 PG2133 和 PG2134 的表达后,可促进 Pg FimA 蛋白的分泌,并由此通过增加 FimA 与格氏链球菌表面蛋白 rGAPDH(FimA 的同源性配体)的结合,促进了菌斑生物膜的形成。

2. 吸烟与牙龈生理状况　一系列的研究显示:吸烟可影响牙龈组织对抗微生物的炎症反应。吸烟者牙龈颜色发白、龈沟液量减少、牙龈探诊出血减少,且程度与吸烟存在剂量依赖性。目前普遍认为,这一现象与尼古丁造成血管收缩,导致血流量减少、血红蛋白氧饱和度降低和血管通透性降低有关。吸烟可对牙周组织脉管系统的修复功能产生慢性的负向影响。然而也有一些相反的研究结论。McLaughlin 等发现吸烟后可造成 GCF 量的迅速升高。Palmer 等应用激光多普勒技术发现吸烟前后牙龈血流量未发生改变。Linden 等的流调显示尽管与非吸烟者的菌斑堆积量没有显著差别,吸烟者 BOP(+)的位点比例高达 42%,而非吸烟者为 29%。

吸烟不仅可能影响牙周组织的脉管系统,还对组织细胞的修复功能产生抑制作用。研究发现:吸烟的牙周炎患者牙周袋袋壁上皮增生和角化的程度增加,成纤维细胞显著变性;尼古丁能明显抑制上皮和成纤维细胞的迁移和增殖能力,以及成纤维细胞的胶原合成能力。这些改变均妨碍了结合上皮新附着的形成,进而加深了牙周袋。

3. 吸烟与宿主免疫反应　吞噬细胞是宿主免疫系统对抗微生物的重要防御细胞,吸烟对吞噬细胞数量以及功能的影响,可能与吸烟者牙周组织破坏严重有关。吸烟者血循环中

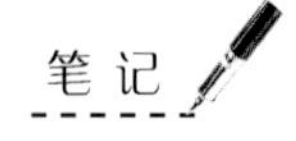
笔记

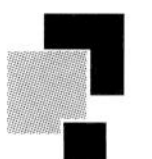

的中性粒细胞数量增加，而穿越血管壁渗入到龈沟中的数量却明显减少，这与尼古丁影响血管内皮细胞 ICAM-1 的表达有关。局部大量募集但不能迁移的 PMN 在尼古丁的刺激下大量释放 MMPs 和弹性蛋白酶，直接导致组织的破坏。

吸烟还可影响体液免疫和细胞免疫。吸烟者体内辅助性 T 细胞的数量显著降低，间接影响了 B 细胞功能和抗体的产生。吸烟和非吸烟人群外周血 B 细胞数量一样，但吸烟者 B 细胞功能表现异常，造成血清 IgG 和 sIgA 水平降低。Quinn 等发现，吸烟还可造成 IgG 亚群的表达紊乱。吸烟不影响 IgG1 和 IgG3 水平，却可造成 IgG2 和 IgG4 的水平降低。此外，尼古丁能够影响细胞因子谱的表达，既往和正在吸烟者 GCF 中 IL-1 和 TNF-α 水平升高；吸烟者针对 G^- 细菌的反应性炎性介质例如：IL-1、6、8，TNF-α、PGE_2 和 COX-2 的表达均增加。

尽管目前有关吸烟加重牙周炎的机制尚无统一定论，但吸烟是牙周炎的危险因素这一观点得到了肯定。因此，口腔医疗工作者宣传戒烟责无旁贷。

（二）糖尿病

目前国际医学界公认，牙周炎是糖尿病的第六并发症，糖尿病本身不会导致牙周炎，但糖尿病患者自身免疫力的降低常容易激发和加重牙周炎症。糖化血红蛋白（HbA1c）是判断糖尿病患者血糖控制情况的常用指标，正常人的 HbA1c 值约为 5%，糖尿病患者 HbA1c 控制在 7% 以下为良好状态。流行病学调查显示：HbA1c>10% 的儿童和青少年牙龈炎症明显，在 HbAlc 在 7% ~9% 和高于 9% 的人群中，发生严重牙周炎的几率分别为正常人的 150% 和 200%，提示血糖浓度与牙周病风险呈正相关，良好的血糖控制可影响牙周病的病程转归。因此，糖尿病也是另一种可干预性牙周炎的危险因素（图 3-3-4）。

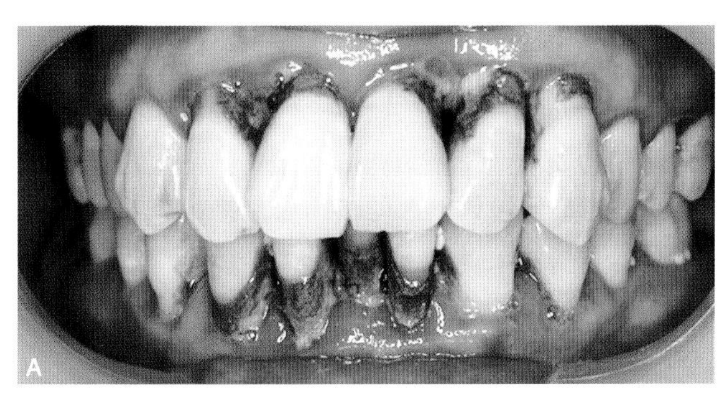

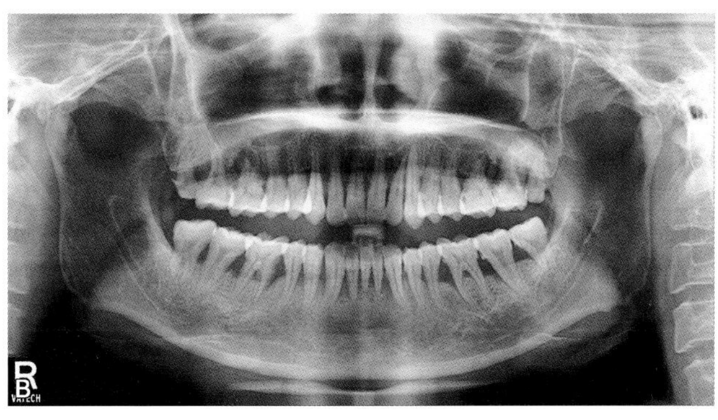

图 3-3-4

A. 糖尿病伴发慢性牙周炎患者的口内相　B. 糖尿病伴发慢性牙周炎患者的 X 线影像

证实糖尿病是牙周炎危险因素的最著名的研究证据，来自于 1990 年对北美印第安部落 Pima 人的调查。Pima 人是世界上 2 型糖尿病发病率最高的人群，35 岁以上的人中 50% 为 2 型糖尿病患者。糖尿病使这一人群发生牙周炎的几率增加了 3 倍，本部落内糖尿病患者群的失牙量比无糖尿病患者群高出了 15 倍。不同种族背景人群的流行病学调查，也都证实糖

笔记

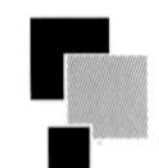

尿病患者发生牙周炎的OR值为2～4。糖尿病与牙周炎其他危险因素的叠加，还可显著增加人群罹患牙周炎的风险，例如血糖控制良好的吸烟者发生重度牙周炎的OR为2.3，而血糖控制不好的吸烟者OR为4.6。

糖尿病对牙周炎病程影响机制的研究可归纳为对龈下微生物群、免疫细胞功能和结缔组织代谢三个方面的影响。尽管糖尿病患者唾液腺中血清钙浓度的增加可能加速了牙石的形成，但研究显示疾病对龈下菌斑生物膜的构成鲜有影响。糖尿病患者牙周炎位点的龈下微生物群与非糖尿病患者相似，这提示，宿主反应的改变才是糖尿病合并牙周炎人群牙周组织破坏更严重的原因。

1. 免疫细胞功能的改变　现有的研究表明，糖尿病患者的免疫细胞，包括PMN和单核-巨噬细胞的功能发生了改变。血糖控制不好的糖尿病患者表现为PMN趋化性、吞噬性和细胞内杀伤能力的降低。而高血糖可通过核转录因子-κB和促分裂原活化蛋白激酶信号传导系统协同刺激单核巨噬细胞系统，增加单核巨噬细胞系统对病原菌的反应性，造成相关细胞因子表达水平的显著升高，造成组织破坏。

2. 结缔组织代谢异常　与糖尿病相关的牙周结缔组织代谢异常包括糖代谢异常、脂质代谢异常及胶原代谢异常等。

糖尿病患者糖代谢的不平衡，常可导致胶原或脂质等蛋白发生糖基化或氧化变性，形成糖化终末产物（advanced glycosylation end products，AGEs）。这种变化除了直接影响蛋白作用外，可通过AGEs与细胞表面受体RAGE结合来识别宿主靶细胞，影响宿主细胞表达细胞因子及生长因子，间接调控内皮通透性、血管收缩、细胞外基质合成与更新、细胞生长及白细胞黏附等。

糖尿病的并发症之一高脂血症可导致脂质代谢的不平衡，表现为血清中低密度脂蛋白LDL、甘油三酯和脂肪酸的增加。脂质代谢紊乱常可影响单核巨噬细胞系统的功能，造成单核巨噬细胞系统生长因子表达减少、炎症细胞因子表达增加。2型糖尿病高血脂患者的血清和GCF中TNF-α、IL-1β水平就显著升高。高脂血症还可抑制成骨细胞的再生和胶原的合成，引起新骨形成降低以及新形成骨的机械性能减弱。

糖尿病常可延缓患者伤口的愈合，这与胶原代谢异常密不可分。糖尿病患者尿液中的羟基脯氨酸（一种胶原降解片段的标记物）水平就常出现增加趋势。而糖尿病合并牙周炎的患者GCF胶原酶活性增加、牙龈成纤维细胞胶原合成减少也证实了局部组织胶原合成降解平衡失调，使感染后的牙周组织难以愈合，造成感染广泛扩散。此外，胶原是骨基质的重要组成部分，胶原的代谢异常和糖基化也导致了成骨和破骨细胞的功能紊乱，牙周骨质减少。

（三）精神因素

现代社会随着生活节奏的日趋加快，越来越多的人面临着来自方方面面的精神压力。2008年亚洲精神科学峰会报道称：中国目前抑郁症患者超过2 600万，世界卫生组织的初步估计则认为我国有心理问题的人数在2亿～3亿左右。精神压力导致癌症、心脑血管病等的患病风险增加已不容置疑，而“精神因素是牙周病的危险因素”这一观点也越来越被认同。2009年发表的一篇系统性分析综合评估了1990—2006年间涉及精神因素与牙周炎关系的各种研究，结果就显示：57.1%的研究支持两者相关，28.5%的研究表示部分精神因素特质与牙周炎相关，仅有14.2%表示两者无相关性。

目前，多数学者认为承受着精神压力或患有抑郁症的个体更容易发生牙周疾病，其中精神压力与探诊深度（PD）和临床附着丧失（CAL）、抑郁程度与牙齿丧失呈正相关。精神压力和抑郁症所导致的糖皮质激素水平改变、IL-6水平升高、宿主对细菌感染的免疫反应降低等都可引起牙周组织破坏加剧。承受着精神压力的患者常忽视口腔卫生状况，吸烟及饮酒过度，这些因素也促进了牙周病的发展。因此，医师在进行口腔卫生宣教的同时还应关注患者

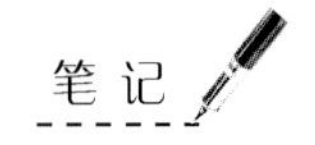

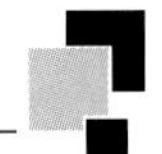

的心理健康状况，有意识地加以疏导和建议，减少精神因素对牙周病病程的影响。

此外，牙周疾病还与年龄、种族背景、营养、某些系统性疾病、社会经济地位等因素相关，在此不做赘述。对牙周病相关易感危险因素的分析和研究将使我们更好地发现牙周病易感人群，早期干预和调控相关免疫宿主反应，从而促进牙周病的良好转归。

（吴亚菲　赵蕾）

参 考 文 献

1. 何维. 医学免疫学. 北京：人民卫生出版社，2005
2. 王春先，章锦才，赵红宇，等. IL-10-1082 G/A 基因位点单核苷酸多态性与汉族人群重度慢性牙周炎发病风险的病例对照研究. 广东牙病防治，2009，17(8)：354-357
3. 葛颂，吴亚菲，刘天佳，等. 纤维蛋白原及其 β455G/A 基因多态性与牙周炎相关性的研究. 中华口腔医学杂志，2008，43(2)：87-91
4. Newman MG，Takei HH，Carranza FA. Carranza's Clinical Periodontology. 12th ed. New York：W. B. Saunders Company，2011
5. Diamond G，Beckloff N，Weinberg A，et al. The roles of antimicrobial peptides in innate host defense. Curr Pharm Des，2009，15(21)：2377-2392
6. Page RC，Schroeder HE. Pathogenesis of inflammatory periodontal disease. A summary of current work. Lab Invest，1976，34(3)：235-249
7. Krisanaprakornkit S，Kimball JR，Dale BA. Regulation of human beta-defensin-2 in gingival epithelial cells：the involvement of mitogen-activated protein kinase pathways，but not the NF-kappaB transcription factor family. J Immunol，2002，168(1)：316-324
8. Jotwani R，Culter CW. Multiple dendritic cell(DC) subpopulations in human gingiva and association of mature DCs with CD4+ T-cells in situ. J Dent Res，2003，82(9)：736-741
9. Zeituni AE，Jotwani R，Carrion J，et al. Targeting of DC-SIGN on human dendritic cells by minor fimbriated Porphyromonas gingivalis strains elicits a distinct effector T cell response. J Immunol，2009，183(9)：5694-5704
10. Schenkein HA. The role of complement in periodontal diseases. Crit Rev in Oral Biol Med，1991，2(1)：65-81
11. Mori Y，Yoshimura A，Ukai T，et al. Immunohistochemical localization of Toll-like receptors 2 and 4 in gingival tissue from patients with periodontitis. Oral Microbiol Immunol，2003，18(1)：54-58
12. Nicu EA，Laine ML，Morré SA，et al. Soluble CD14 in periodontitis. Innate Immun，2009，15(2)：121-128
13. Jotwani R，Culter CW. Fimbriated Porphyromonas gingivalis is more efficient than fimbria-deficient P. gingivalis in entering human dendritic cells in vitro and induces an inflammatory Th1 effector response. Infect Immun，2004，72(3)：1725-1732
14. Armitage GC. Analysis of gingival crevice fluid and risk of progression of periodontitis. Periodontol 2000，2004，34：109-119
15. Brandtzaeg P，Kraus FW. Autoimmunity and periodontal disease. Odontol Tidskr，1965，73：285-393
16. Ivanyi I，Lehner T. Stimulation of lymphocyte transformation by bacterial antigens in patients with periodontal disease. Arch Oral Biol，1970，15(11)：1089-1096
17. Berglundh T，Donati M. Aspects of adaptive host response in periodontitis. J clin Periodontol，2005，32Suppl 6：87-107
18. Doty SL，Lopatin DE，Syed SA，et al. Humoral immune response to oral microorganisms in periodontitis. Infect Immun，1982，37(2)：499-505
19. Teng YT. The role of acquired immunity and peridontal diesease progession. Crit Rev in Oral Biol Med，2003，14(4)：237-252
20. Berland R，Wortis HH. Origins and functions of B-1 cells with notes on the role of CD5. Annu Rev Immunol，2002，20：253-300
21. Schenkein HA. Host responses in maintaining periodontal health and determining periodontal disease. Periodontol 2000，2006，40：77-93

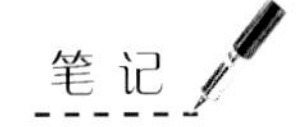

22. Graves D. Cytokines that promote periodontal tissue destruction. J periodontol,2008,79(8 Suppl):1585-1591
23. Han X,Kawai T,Eastcott JW,et al. Bacterial-responsive B lymphocytes induce periodontal bone resorption. J Immonol,2006,176(1):625-631
24. Getka TP,Alexander DC,Parker WB,et al. Immunomodulatory and superantigen activities of bacteria associated with adult periodontitis. J Periodontol,1996,67(9):909-917
25. Löe H,Anerud A,Boysen H,et al. Natural history of periodontal disease in man. Rapid,moderate and no loss of attachment in Sri Lankan laborers 14 to 46 years of age. J Clin Periodontol,1986,13(5):431-445
26. Kinane DF,Hart TC. Genes and gene polymorphisms associated with periodontal disease. Crit Rev in Oral Biol Med,2003,14(6):430-449
27. Armitage GC,Wu Y,Wang HY,et al. Low prevalence of a periodontitis-associated interleukin-1 composite genotype in individuals of Chinese heritage. J Periodontol,2000,71(2):164-171
28. Ren XY,Xu L,Meng HX,et al. Family-based association analysis of S100A8 genetic polymorphisms with aggressive periodontitis. J Periodontal Res,2009,44(2):184-192
29. Meng H,Xu L,Li Q,et al. Determinants of host susceptibility in aggressive periodontitis. Periodontol 2000, 2007,43:133-159
30. Cullinan MP,Ford PJ,Seymour GJ. Periodontal disease and systemic health:current status. Aust Dent J,2009, 54 Suppl 1:S62-S69
31. Johnson GK,Guthmiller JM. The impact of cigarette smoking on periodontal disease and treatment. Periodontol 2000,2007,44:178-194
32. Ryan ME,Carnu O,Kamer A. The influence of diabetes on the periodontal tissue. JADA,2003,134:34S-40S
33. Van Dyke TE,Sheilesh D. Risk factors for periodontitis. J Int Acad Periodontol,2005,7(1):3-7
34. Chung WO,Dommisch H,Yin L,et al. Expression of defensins in gingiva and their role in periodontal health and disease. Curr Pharm Des,2007,13(30):3073-3083
35. Dale BA,LP Fredericks. Antimicrobial peptides in the oral environment:expression and function in health and disease. Curr Issues Mol Biol,2005,7(2):119-134
36. Creagh EM,O'Neill LA. TLRs,NLRs and RLRs:a trinity of pathogen sensors that co-operate in innate immunity. Trends Immunol,2006,27(8):352-357
37. Okui T,Aoki Y,Ito H,et al. The presence of IL-17+/FOXP3+ double-positive cells in periodontitis. J Dent Res,2012,91(6):574-579
38. Peruzzo DC,Benatti BB,Ambrosano GM,et al. A systematic review of stress and psychological factors as possible risk factors for periodontal disease. J Periodontol,2007,78(8):1491-1504

笔记

第四章 牙周医学

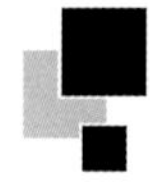

牙周病和全身健康或疾病的状态相互影响。目前,人们对牙周病的发病机制有了更深入的了解。牙周病是一种微生物感染性疾病,致病性微生物是引发牙周病必不可少的始动因素,但微生物本身不足以引起非易感宿主发病,全身因素可改变宿主对局部因素的反应,从而影响、调控着疾病的发生与发展。另一方面,牙周局部的微生物、其代谢产物及机体在其刺激下所产生的致炎因子又是某些全身疾病的重要加重因素。后者正是近20多年来受到口腔医学和临床医学共同关注的问题。

第一节 口腔病灶感染学说的演变

病灶(focus)是指一个局限而具有致病微生物感染的组织,它本身可以表现或不表现症状。当病灶内的微生物或其毒性产物向远隔器官或组织转移,引起该远隔器官的疾病或症状时,称为病灶感染(focal infection)。

"口腔细菌和口腔感染可能是许多全身疾病的病因"这一概念的提出及盛行应该主要归因于美国口腔微生物学家W. D. Miller和英国内科医师W. Hunter。早在1891年,Miller就在其论文"人的口腔是感染灶"一文中提出,口腔菌群可引起骨炎、骨髓炎、败血症、脓毒血症、消化道紊乱、白喉、结核病、梅毒和鹅口疮。Hunter的观点与Miller非常一致,他于1900年著文提出口腔中的微生物及其毒性产物可以引起身体其他部位的许多原因不明的非感染性疾病。他在一次公开演讲中提出,不当的牙科治疗及由此导致的口腔败血症(oral sepsis)是许多人类疾病的病因。正是由于Miller和Hunter诸如以上的文章和演讲,把牙周病、龋病、口腔卫生不良归咎于全身疾病的主要原因的观点逐渐盛行。1911年芝加哥医学家F. Billings将口腔败血症改称为病灶感染,同时,也明确定义了病灶感染的概念。整个20世纪20年代和30年代,牙科医师和内科医师都认为,牙齿上的细菌及由此所引起的感染性疾病,如牙龈炎、牙周炎、龋病均是导致许多全身疾病的感染灶,因而主张拔除这些感染的牙齿,通过清除口腔细菌来防治关节、心脏、肝、肾、胰等多器官的疾病。这一阶段也被称为"病灶感染学说时代"。

然而,很多临床观察表明,拔除被称为"感染病灶"的患牙,并不一定能使患者的全身疾病症状改善或消失,口腔健康或无牙颌的人仍会继续罹患全身性疾病。这使人们意识到全身疾病的病因远比单纯的口腔病灶感染要复杂,龋齿、牙龈炎和牙周炎不能全部解释全身疾病的发生和发展。同时,对于诸如龋病、牙龈炎、牙周炎等口腔感染引起全身疾病的机制缺乏理论基础。因此,口腔感染病灶学说在20世纪中叶以后逐渐被冷落和否定。随着在防治牙周病和龋病方面取得的巨大进展,牙医学界开始主张应以保存性治疗(conservative treatment)来取代破坏性治疗(destructive treatment),从而极大地推动了现代牙周病学及牙体牙髓病学的发展。

20世纪80年代以后,仍有学者和临床医师对口腔感染与全身疾病的关系感兴趣,坚持

笔记

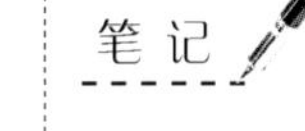

认为牙周袋的细菌及其毒性产物可进入血液循环，对全身会产生一定的有害影响。因此，口腔疾病和全身疾病的关系，尤其是口腔感染作为全身疾病的危险因素的概念重新引起人们的关注。1989 年，芬兰学者 K. Mattila 和其同事首次报告口腔健康状况和急性心肌梗死之间存在显著相关性，而且这种相关性独立于已知的急性心肌梗死的其他危险因素如年龄、总胆固醇、高密度脂蛋白、甘油三酯、C 反应蛋白、高血压、糖尿病（diabetes）和吸烟。这一突破性的研究结果引起了医学界和牙医学界的广泛关注。相继又有大量学者们按照循证医学（evidence-based medicine，EBM）的原则进行了大规模的流行病学观察或病例对照研究，并采用科学的统计分析方法，发现牙周病和某些全身疾病之间确实存在一定的相关性，牙周感染可能是心脑血管疾病（动脉硬化、心肌梗死及脑卒中）、糖尿病、妊娠并发症、呼吸道感染、类风湿性关节炎等疾病的独立危险因素（independent risk factor）或两种疾病具有共同危险因素（shared risk factors）。“口腔病灶感染”这一陈旧的学说在医学科学日益发展的今天又重新受到口腔医学界的关注和评价。

与此发展相一致，1996 年，美国的牙周病学专家 Offenbacher 提出了牙周病学领域一门新的分支学科——牙周医学（periodontal medicine），旨在研究牙周病和全身疾病之间的关系及其意义（图 4-1-1）。牙周医学的兴起具有重大的理论和临床意义，因为它不仅推动了相关疾病的病因及发病机制的研究，而且对如何评价牙周感染和全身疾病的关系以及研究能识别牙周炎和全身疾病之间关系的新的诊断方法和治疗策略提出了要求。

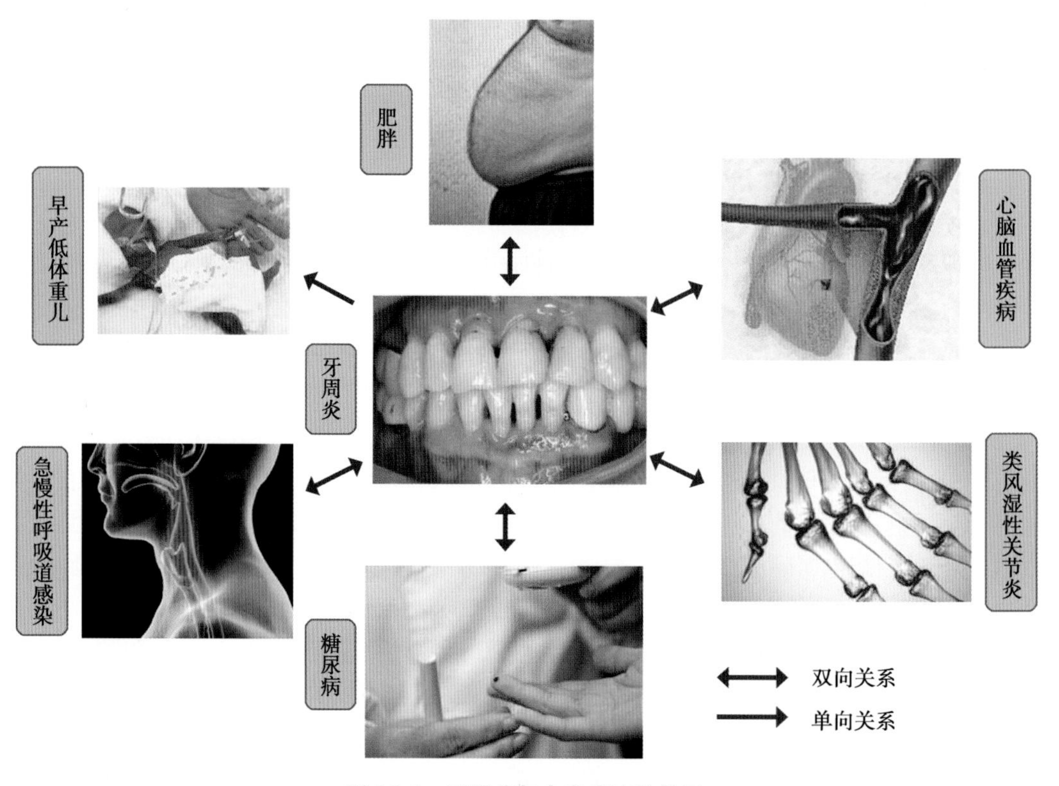

图 4-1-1　牙周病与全身疾病的关系

第二节　牙周炎与全身疾病的关系及其可能机制

一、牙周炎与心脑血管疾病

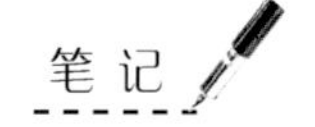
笔记

动脉硬化（atherosclerosis）是一种慢性进行性疾病过程，其主要病理机制是大、中型肌性动脉和大的弹性动脉逐渐被纤维病变阻塞。在大多数工业化国家,约50%的死亡病例与动脉硬化的并发症有关。其中,冠状动脉血栓和急性心肌梗死最为常见。动脉硬化也是缺血性中风最常见的原因之一。牙周炎(periodontitis)与动脉硬化之间有许多共同特征,如疾病多见于老人、男性、教育程度低、吸烟、高血压以及心理紧张者,因而提示牙周病和心脑血管疾病可能有类似的病因途径。

ER-4-2-1　动脉粥样硬化发病机制

随着对动脉硬化发病机制研究的不断深入,越来越多的证据表明,感染引起的炎症(inflammation)与动脉硬化等心血管疾病的危险性增高有关。动脉粥样硬化进行性病变由高胆固醇、高血压、糖尿病和吸烟等导致的内皮细胞损伤引起。活化的内皮细胞分泌多种黏附分子和趋化因子,促进血液循环中的白细胞,如单核细胞、T淋巴细胞和树突状细胞迁移到病损区动脉的皮下间隙,单核细胞变成巨噬细胞,吞噬胆固醇和脂质,形成泡沫细胞(图4-2-1)。此为动脉粥样硬化形成最早期的表现,称为脂质条纹期。泡沫细胞在内皮下间隙聚集而丧失迁移能力,最终这些细胞坏死形成胆固醇核和细胞碎片。平滑肌细胞迁移到病损区域,分泌细胞外基质蛋白,并在病损区形成保护帽。保护帽不稳定,其分泌基质金属蛋白酶可能导致保护帽的破裂和血栓的形成。炎症在动脉硬化的初始、发生和发展中起着重要的作用,牙周炎是心血管疾病的重要危险因素。许多调查和研究表明了炎症或感染与动脉硬化症和冠心病之间的相关性。如心肌梗死患者发病前常有类流感症状;巨细胞病毒感染是冠状动脉斑块旋切术后再狭窄(restenosis after coronary atherectomy)的独立高危险因素;脑卒中患者比年龄、性别匹配的正常对照者有更多的牙齿感染;在校正年龄、吸烟和社会心理因素后牙周炎患者和对照组的牙龈指数与纤维蛋白原和白细胞计数显著相关;50~60岁的牙周炎患者比年龄、性别匹配的对照者具有更高水平的血浆胆固醇、低密度脂蛋白和甘油三酯;心血管病损中可发现来自口咽部的肺炎衣原体、巨细胞病毒和幽门螺杆菌;在冠状动脉斑块、颈动脉斑块和血栓中可检测出牙周微生物;牙周炎患者常见有较严重的菌血症;重要而常见的牙周致病菌—牙龈卟啉单胞菌(*porphyromonasgingivalis*,*Pg*)能诱导血小板聚集,并能够黏附和侵入血管内皮细胞;动物实验证实,牙周病原菌可以在实验动物中导致动脉硬化。另一方面,以脂质代谢紊乱为特征的心脑血管疾病亦会对牙周病产生一定的影响。

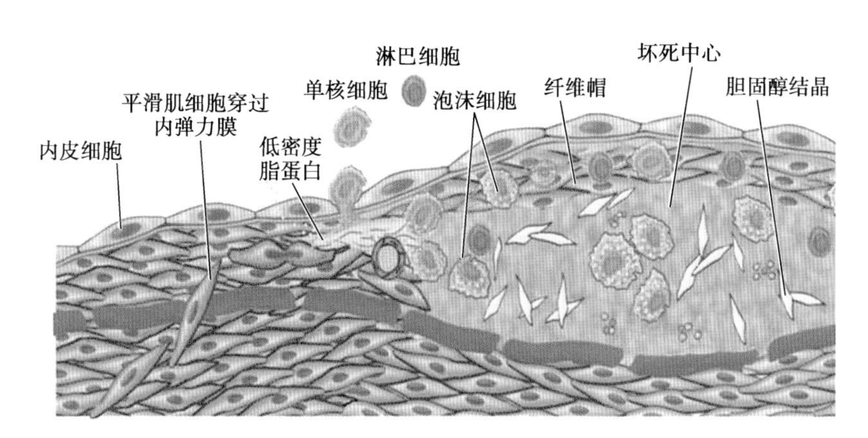

图4-2-1　单核细胞和平滑肌细胞迁入内膜及泡沫细胞形成模式图

(一) 牙周炎对心脑血管疾病影响的流行病学调查

Mattila等(1989)将口腔内的龋齿、缺失牙、根尖破坏以及冠周炎的情况量化评分作为口腔健康指数,在对100例急性心肌梗死患者和同年龄、同性别的102例健康个体进行了比较后,发现前者的口腔健康状况显著差于后者,有口腔感染者发生心肌梗死的比率较之无口腔感染者高出30%。在随后的研究中,他们还将冠心病患者通过冠状动脉造影获得的冠状动

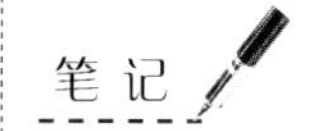

脉闭塞程度和口腔健康指数进行相关分析,发现两者有显著相关性。通过对其中部分病例7年的追踪观察,他们进一步报告牙科感染与冠心病的再次发作或总死亡率显著相关。通过以上系列研究,Mattila 等认为,细菌感染对内皮细胞、单核巨噬细胞、血小板、凝血系统及脂代谢机制有重要影响。

DeStefano 等(1993)通过对 9 760 人 14 年的随访发现,在校正了年龄、性别、种族、教育婚姻状况、收缩压、胆固醇水平、体重指数、糖尿病、体力活动、吸烟、饮酒以及贫穷等因素后,牙周炎患者患冠心病的危险性比无牙周炎者高 25% 。这种相关性在 50 岁以下男性群体中尤为显著,小于 50 岁的男性牙周炎患者发生冠心病的可能性比无牙周炎的对照组高 72% 。

Beck 等(1996)报道了牙槽骨吸收水平与缺血性心脏病的相关关系。通过对 921 名 21 ~ 80 岁、无冠心病的人群 18 年的跟踪观察发现,207 人发生了冠心病,59 人死于冠心病,40 人发生了脑卒中(俗称中风)。相关统计学分析表明,牙槽骨吸收者发生冠心病、死于冠心病以及脑卒中的概率分别是无牙周炎者的 1. 5 倍、1. 9 倍和 2. 8 倍。与此结果类似,Genco (1997)也报道,在小于 60 岁的人群中,牙槽骨吸收者发生冠心病的概率是牙周正常者的 2. 68 倍。2002 年,Persson 等学者在调查了牙槽骨吸收水平和颈内动脉壁上的钙沉积量的相关性后,提出在 60 岁以上人群中,牙槽骨的水平吸收程度或许是心肌梗死的预测因素。

关于牙周炎和急性缺血性脑卒中的相关性,Grau 等(1997)调查了 166 名急性缺血性脑卒中患者,并与年龄、性别匹配的 166 名非患者进行了病例对照研究。他们报告口腔健康状况不良是缺血性脑血管病变的危险因素。

然而,并非所有流行病学调查结果都显示牙周状况和心血管疾病的发生存在相关性。Joshipura 等(1996)曾调查了年龄在 40 ~ 75 岁的 44 119 名个体,未发现牙周疾病与冠心病的发生存在显著相关性。他们的结果也显示,只有在具有牙周病史的个体中,牙齿缺失与冠心病发生之间才存在相关性。但是值得注意的是,在该报告中,关于牙周疾病的确定是通过问卷的形式而非口腔医师的临床检查决定的,这在很大程度上限制了最终结果的可信性。与此结果一致,Hujoel 等(2000)在一项包含 8 032 名 25 ~ 70 岁的未曾报告心血管病史的人群的前瞻性队列研究中,也报告了牙周炎与心血管疾病之间不存在显著相关性。尽管如此,2012 年美国心脏协会(American Heart Association,AHA)明确提出牙周病是动脉粥样硬化型血管疾病的独立危险因素。此观点得到美国牙周病学会(American Academy of Periodontology,AAP)的认同。

对上述相互矛盾的研究结果的可能解释包括因实验设计中混杂因素的控制缺乏而导致的残余混杂(residual confounding)、牙周炎的诊断标准和病情严重程度指标以及心血管疾病的检测指标在不同研究中均不一致。理论上讲,目前由于牙周炎和心血管疾病之间相关性的生物学机制尚不完全清楚,因而实验设计时对可能的潜在混杂因素的控制难免会有偏颇。因此,在将来的流行病学研究中,准确控制混杂因素和统一疾病检测标准将是研究者需要着重考虑的问题。

(二) 牙周炎影响心脑血管疾病的生物学机制

感染是动脉硬化的危险因素,机体对感染,包括细菌、病毒等感染的炎症反应是冠心病发病的重要机制之一。牙周炎是口腔环境最常见的感染性疾病,牙周袋内存在大量的致病性细菌和病毒,机体对牙周致病微生物的炎症反应是牙周病发生、发展的重要机制。因而,有理由认为,感染以及机体对感染的炎症反应是牙周炎影响冠心病的关键和纽带。

目前关于牙周炎与心脑血管疾病相关性机制的研究,大致有如下几个方面:

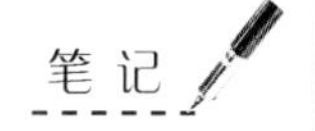

1. 细菌及其毒素直接侵入血管内皮细胞层　1998 年,Deshpande 等首次在牛实验中

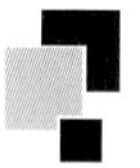

发现动脉和心脏内皮细胞层内有牙周致病菌牙龈卟啉单胞菌的基因复制。随后 Dorn 在 1999 年研究发现不同的菌株有不同的侵袭能力。表达菌毛的牙龈卟啉单胞菌 *Pg381* 比无菌毛的 *W50* 有更强的侵袭性。同样,不同菌株的中间普氏菌的侵袭性亦有不同。其他口腔微生物如牙髓卟啉单胞菌、变形链球菌、格氏链球菌、血链球菌、轻型链球菌和口腔链球菌均能够侵入内皮细胞。Haraszthy 等(2000)的研究也证实,44% 的动脉粥样硬化斑块中可检测到牙周炎致病菌,主要是福赛坦氏菌(*tannerella forsythia*)(30%)、牙龈卟啉单胞菌(26%)、伴放线聚集杆菌(*aggregatibacteractinomycetemcomitans*)(18%)和中间普氏菌(*prevotellaintermedia*)(14%)。在牙周炎致病菌阳性的标本中,59% 的标本显示有 2 种或 2 种以上的细菌存在。进一步对侵入型和非侵入型牙龈卟啉单胞菌感染人主动脉内皮细胞(human aortic endothelial cells,HAEC)后基因表达改变的研究发现,侵入型细菌感染导致 68 个基因表达上调,其中主要是编码促炎症因子、黏附分子、趋化因子和环氧化酶-2 的基因。Chou 等(2005)发现侵入型牙龈卟啉单胞菌感染 HAEC 导致 ICAM-1、VCAM-1、E-/P-选择素、IL-6 和 IL-8 的表达。这说明,牙周病病原体可直接进入病变区域并可能在斑块形成过程中发挥作用。

2. 牙周致病菌促进血小板凝集　Herzberg 等(1996)首次报道牙周菌斑中的血链球菌(*streptococcus sanguinis*)和牙龈卟啉单胞菌能够通过其表面血小板凝集相关蛋白(platelet aggregation-associated protein,PAAP)的激活促进血小板在血管内凝集,而血小板凝集在动脉粥样硬化和血栓形成中具有重要作用。血栓形成可导致心肌梗死、脑血栓形成等急性疾病过程。

3. 牙周致病菌促进动脉粥样硬化斑块的形成　Srisatjaluk 等(1999)发现牙龈卟啉单胞菌能提高血管内皮细胞细胞间黏附分子(intercellular adhesion molecule,ICAM)和 E-选择素的表达,从而促进巨噬细胞迁移至内皮细胞下并转化成动脉粥样硬化形成过程中特征性的泡沫细胞。牙周致病菌致大量的多形核白细胞和单核细胞聚集,这一过程产生活性氧化自由基(reactive oxygen species),可促使低密度脂蛋白(low density lipoprotein,LDL)氧化成为导致动脉粥样硬化形成的氧化低密度脂蛋白(OxLDL)。氧化修饰后的低密度脂蛋白不能经其受体代谢,而是由清道夫受体识别、结合、内吞饮入细胞并丧失正常的胆固醇代谢途径,引起细胞内脂质沉积和泡沫样变。Kuramitsu 等(2001)则报告牙龈卟啉单胞菌能增进烟酰胺腺嘌呤二核苷酸氧化酶(nicotinamide adenine dinucleotide oxidase,NADH oxidase)活性,因而导致了更多氧化低密度脂蛋白的产生。

4. 牙周炎导致的细胞因子和化学介质的变化促进动脉粥样硬化的形成　牙周致病菌及其内毒素脂蛋白多糖(lipopolysaccharide,LPS)被单核细胞、巨噬细胞和粒细胞表面的 Toll 样受体(toll like receptor,TLR)识别并与其结合,启动细胞内信号途径,促进炎性介质前列腺素 E2(prostaglandin E2,PGE_2)、白介素-1(interleukin-1,IL-1)、白介素-12(interleukin-12,IL-12)和肿瘤坏死因子 α(tumor necrosis factor α,TNF-α)的表达和分泌。这些炎性介质通过激活花生四烯酸途径,进一步促进血栓形成物质如白三烯、前列腺素和凝血烷 A2 的合成。这些物质能提高单核细胞和巨噬细胞的趋化性和黏附能力,造成细胞内脂质沉积和泡沫细胞的形成,促进动脉粥样硬化的发生。另外,肿瘤坏死因子 α 能够增强 C 反应蛋白(C reactive protein,CRP)、白介素-6(interleukin-6,IL-6)和纤维蛋白原(fibrinogen)的合成,导致微血管血栓形成和血管的病理性改变。

细菌感染也可激活内皮细胞(endothelial cells)、血管平滑肌细胞(vascular smooth muscle cells)和心肌细胞(cardiac myocytes)表面的 TLRs,同时激活血管 NOD1(nucleotide oligomerization domain)信号通路导致内皮功能紊乱。

笔记
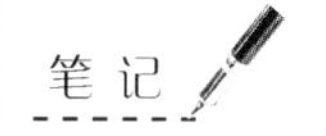

牙周炎患者血清 HSP60 和低密度脂蛋白显著升高。作为内源性配体，HSP60 及氧化或糖基化的低密度脂蛋白结合亦与巨噬细胞、单核细胞、心脏内皮细胞和血管平滑肌细胞等的 TLRs 受体结合，激活 MAPK（JNK、ERK1 和 p38α）炎症信号通路和上调 AP1、Elk1、NF-κB 转录因子的表达，进而激活机体炎症状态，促进动脉粥样硬化病变（图 4-2-2）。

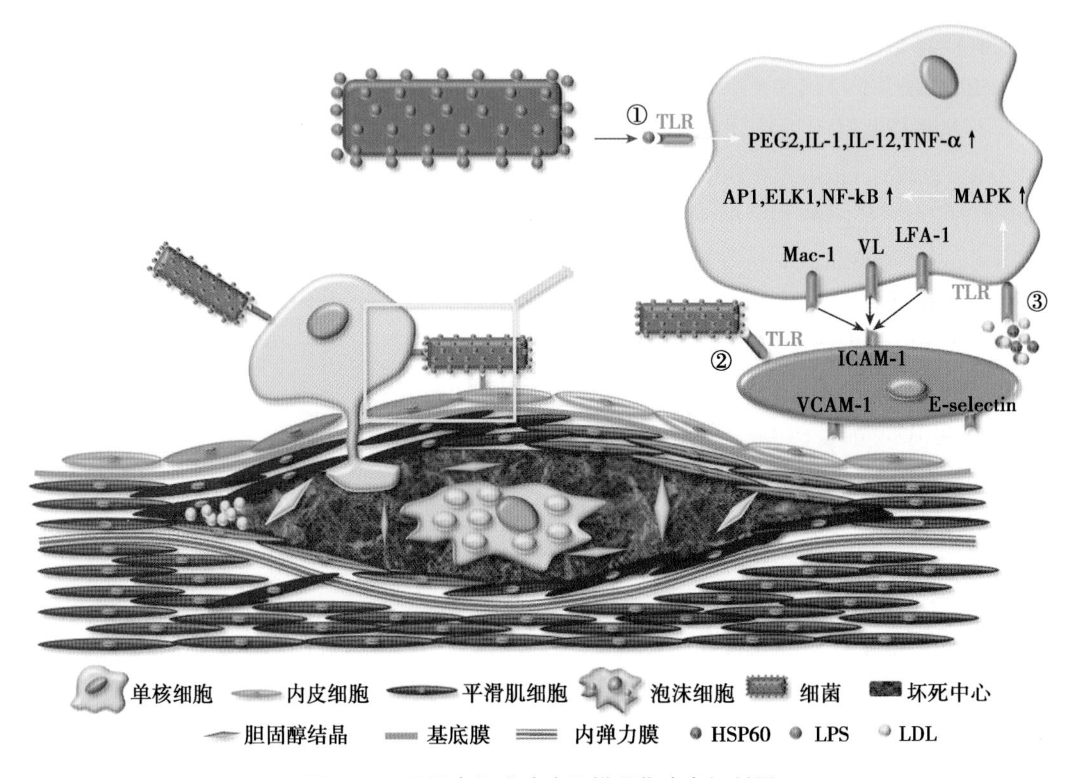

图 4-2-2 牙周炎促进动脉粥样硬化病变机制图

（1）牙周致病菌及其内毒素脂蛋白多糖（lipopolysaccharide，LPS）被单核细胞表面的 Toll 样受体（toll like receptor，TLR）识别并与其结合，启动细胞内信号途径，促进炎性介质前列腺素 E2（prostaglandin E2，PGE_2）、白介素-1（interleukin-1，IL-1）、白介素-12（interleukin-12，IL-12）和肿瘤坏死因子 α（tumor necrosis factor α，TNF-α）的表达和分泌。

（2）细菌感染也可激活血管内皮细胞表面的 TLRs 结合。

（3）血清 HSP60 和低密度脂蛋白亦与单核细胞、血管内皮细胞等的 TLRs 受体结合，激活 MAPK 炎症信号通路和上调 AP1、Elk1、NF-κB 转录因子的表达，进而激活机体炎症状态，促进动脉粥样硬化病变。

5. 自体免疫反应损伤血管内皮细胞　Schett（1997）和 Mayr 等（1999）通过研究发现，牙周致病菌如牙龈卟啉单胞菌、中间普氏菌和伴放线聚集杆菌表面有热休克蛋白（heat shock protein，HSP）的表达，牙周炎患者体内产生的抗热休克蛋白抗体可与血管内皮细胞表面正常表达的热休克蛋白发生交叉反应，导致内皮细胞损伤，通过进一步的炎性反应，促进动脉粥样硬化的形成。

6. 牙周病治疗对心血管疾病的影响　多项系统回顾研究表明，牙周治疗后短期内血清炎性介质水平升高，但长期的反应则表现为冠心病相关的炎性介质，如 TNF-α 和 CRP 的减少和血管内皮细胞功能的改善。美国医疗辅助计划（US Medicaid）的研究也表明，牙周干预治疗（牙周治疗和口腔手术）后的 4 周内心肌缺血和中风的风险增高，而 12～24 周后该风险

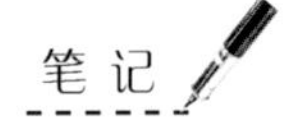
笔记

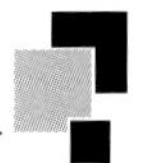

降低。然而,目前的研究尚不足以证明牙周治疗能预防或减少心血管疾病的发生或改善其预后。

值得注意的是,除去上述的可能机制,某些个体具有特殊的单核细胞和巨噬细胞表型,对一定的刺激条件可发生过度的炎症反应。这些个体可成为牙周炎和心血管疾病的易感者。研究显示,这些过度炎症反应的表现型受遗传和环境的共同影响。如单核细胞对 LPS 的过度反应性相关基因大致定位于 HLA-DR3/3 或-DQ 区域,该区域也是 1 型糖尿病的易感区域。其次,血清低密度脂蛋白水平的升高可以提高单核细胞对 LPS 的敏感性,这说明环境因素可影响单核细胞和巨噬细胞表型。

(三)心脑血管疾病对牙周炎影响的可能机制

心脑血管疾病脂质代谢的紊乱可以加重机体的炎症反应。高脂血症是冠心病的重要危险因素。高脂血症可加剧炎症过程,造成免疫系统功能失调,并增加机体对牙周炎和其他感染的易感性。有研究显示高脂血症患者未行药物治疗组血清及龈沟液 IL-1β、TNF-α 水平与 TC/HDL 比值明显相关。另有研究者检测 30 名高脂血症患者及 30 名健康者的牙周临床参数发现,高脂血症患者牙周探诊深度(PPD)、临床附着水平(CAL)和菌斑指数(PI)明显升高,且 TC、LDL-C 水平与 CAL 呈正相关。氧化低密度脂蛋白(OxLDL)也可以作用于牙龈上皮细胞引起 IL-8 水平升高。富含甘油三酯的脂蛋白可提高血管细胞黏附因子-1(VCAM-1),细胞黏附因子-1(ICAM-1)和 IL-6 等炎症促进因子的表达,造成氧化应激,从而促进中性粒细胞的聚集并加剧炎症过程。

另外,有研究表明高脂血症与骨密度降低有关。牙周疾病作为以牙槽骨丧失为主要症状之一的疾病,其严重程度也与血脂水平高度相关。高脂血症可能通过抑制骨形成和促进骨吸收,打破了既有的骨改建平衡而影响骨质密度,其中氧化应激和脂质过氧化起重要作用。脂质氧化产物可诱导 T 淋巴细胞破骨细胞因子 RANKL 及氧化脂质受体 LOX-1 表达上调,抑制成骨细胞分化,并促进破骨细胞的分化。Mangiafico 等(2007)发现高脂血症患者血清的 8-异前列腺素 F2α 水平较健康对照组明显升高,而股骨颈和腰椎棘突 BMD 及血浆骨特异性碱性磷酸酶(serum bone-specific alkaline phosphatase,BAP)、骨钙素(osteocalcin,OC)水平显著降低;且 8-异前列腺素 F2α 水平与 BMD、BAP、OC 水平呈负相关。Xiao 等(2010)研究同样发现,高脂饮食小鼠骨形成受抑制,而骨吸收加强并伴随骨抗氧化系统的损伤,而这种改变可被抗氧化剂硫辛酸(lipoic acid)完全或部分阻断。Xu 等(2014)也证实了高脂血症会降低骨髓基质干细胞的归巢效率并削弱其对骨组织再生的促进作用。另外,已有体内外的实验证明脂质氧化物能够促进成骨细胞的凋亡以及破骨细胞的分化。

二、牙周炎与糖尿病

糖尿病(diabetes)(表 4-2-1)是涉及遗传、环境和行为的多因素疾病。根据 1997 年美国糖尿病学会专家委员会的分类意见,糖尿病分为 1 型糖尿病和 2 型糖尿病。1 型糖尿病(图 4-2-3),也称胰岛素依赖型糖尿病,主要源于免疫介导的胰腺 β 细胞缺陷以致不能产生充足的胰岛素;2 型糖尿病(图 4-2-4),也称非胰岛素依赖型糖尿病,则源于组织对胰岛素的敏感性降低,即胰岛素抵抗(insulin resistance)现象和胰岛素产生障碍,是胰岛素分子或其受体水平的缺陷状态,占糖尿病发病总数的 85% ~90%。一项 2005 年的调查显示世界范围内约有 1.7 亿人口患有 2 型糖尿病,预计至 2025 年,这一人数将增至 3 亿。世界卫生组织还将印度和中国列为未来糖尿病患病人数增加最多的国家。

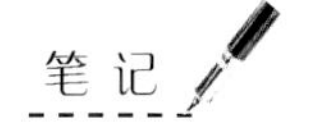

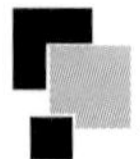

表 4-2-1 糖尿病的病因学分类(2001 年)

类型	病　　因
1 型糖尿病	β 细胞破坏,常导致胰岛素绝对不足(免疫介导,特发性)
2 型糖尿病	包括胰岛素抵抗伴胰岛素相对不足、胰岛素分泌不足伴胰岛素抵抗(病因不明)
特殊类型的糖尿病	
β 细胞功能的遗传性缺陷	12 号染色体 HNF-1α(MODY3)、7 号染色体葡萄糖激酶(MODY2)、20 号染色体
胰岛素作用遗传性缺陷	A 型胰岛素抵抗、怪颜貌综合征、Rabson-Mendenhall 综合征、脂肪萎缩性糖尿病
胰腺外分泌性疾病	胰腺炎、外伤及胰腺切除、肿瘤、囊性纤维化病、白色病、纤维钙化性胰腺病变等
内分泌疾病	肢端肥大症、库欣综合征、胰高血糖素瘤、嗜铬细胞瘤、甲状腺功能亢进、生长抑素瘤、醛固酮瘤等
药物和化学品所致	吡甲硝苯脲(vacor)、戊双脒(pentamidine)、烟酸(nicotine)、糖皮质激素、甲状腺素、二氮嗪(diazoxide)、β 肾上腺素受体激动剂、噻嗪类利尿剂、苯妥英钠(dilantin)、α 干扰素等
感染	风疹、巨细胞病毒等
少见的免疫介导性糖尿病	Stiffman 综合征、抗胰岛素受体抗体
其他的可能伴有糖尿病的遗传综合征	Down 综合征、Kilinefelter 综合征、Turner 综合征、Worfram 综合征、Fredreich 共济失调、Huntington 舞蹈症、Laurence-Moon-Biedel 综合征、强制性肌营养不良、卟啉病、Prader-willi 综合征等
妊娠期糖尿病(GDM)	

始动因素(病毒或其他抗原)

↓

抗原形成

↓

作用于有遗传倾向的B淋巴细胞

↓

自身免疫反应调控失常(HLA,DW_3DR_3,DW_4DR_4DQB……)

↓

淋巴细胞亚群失平衡:
①抑制性T淋巴细胞下降(Ts)
②辅助性T淋巴细胞增多?(Th↑?)

↓

淋巴细胞细胞毒效应增强
①B淋巴细胞抗体产生(ICA,ICSA,CFICA等)
②K细胞活性增强

↓

90%胰岛β细胞被破坏,胰岛素分泌减少

↓

Ⅰ型糖尿病发生

图 4-2-3 1 型糖尿病发病机制

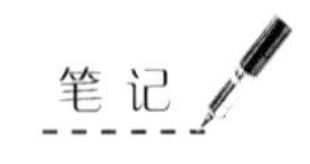
笔记

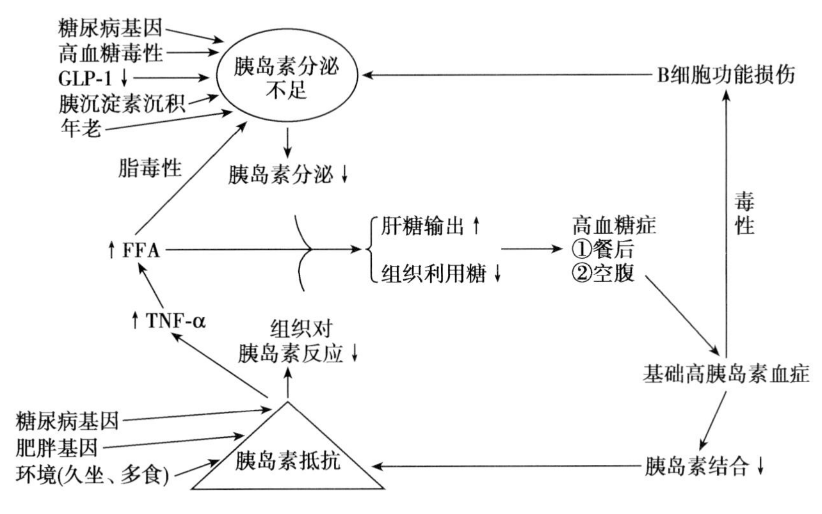

图 4-2-4 2 型糖尿病发病机制

目前认为环境因素、病毒感染、自体免疫反应和胰岛素抵抗在糖尿病发生过程中具有重要地位。研究表明,一方面糖尿病,尤其是 2 型糖尿病作为危险因子之一,与牙周炎的发生以及病情的严重程度密切相关,因此有学者提出,牙周炎应当列为糖尿病的第六并发症。另一方面,牙周炎导致的炎症和胰岛素抵抗之间也存在着密切联系,机体的免疫炎性反应更易导致胰岛素抵抗,因此,牙周炎或牙周感染的存在能增加糖尿病并发症的危险。牙周炎和糖尿病这种双向的相互影响和制约的关系为疾病的临床治疗模式提供了重要的指导,美国糖尿病协会已将询问和了解糖尿病患者的牙周病及治疗情况列入糖尿病的诊治规范中,而医疗保险行业也积极支持糖尿病等全身疾病患者定期进行牙周的检查和治疗。

(一) 牙周炎与糖尿病相互影响的流行病学调查

大量流行病学调查结果显示血糖未经控制或控制不良的糖尿病患者具有更高的牙周炎发病率。Cianciola 等(1982)报告了 13 ~ 18 岁和 19 ~ 32 岁两组 1 型糖尿病患者,其牙周炎的发病率分别为 13.6% 和 39%,而前组调查个体的非糖尿病的兄弟或姐妹对照组中无人出现牙周炎,后组的非糖尿病对照组中,牙周炎发病率只有 2.5%。

Safkan-Seppala&Ainamo(1992)在一项横断面研究中调查了 71 例 1 型糖尿病患者,他们被确诊糖尿病的时间平均为 16.5 年。在这些患者中,血糖控制不良的个体较之血糖控制良好的糖尿病患者,尽管口腔菌斑控制状况基本相同,但却呈现更严重的附着丧失和牙槽骨吸收。Silvestre 等(2009)通过对 90 例 1 型糖尿病患者和相同数量的非糖尿病对照者的调查,发现糖尿病患者的牙周探诊深度、牙龈出血指数和附着丧失都显著高于正常对照者。另外两项对 1 型糖尿病为期 5 年和 2 年的追踪研究也报告了糖尿病患者和血糖控制不良的患者分别较之非糖尿病患者和血糖控制良好的糖尿病患者具有更高的牙周炎患病率。

自 1990 年以来,来自纽约大学的学者相继发表了一系列文章,他们调查了具有较高 2 型糖尿病患病率的皮玛印第安人(Pima India)牙周炎的患病情况,Schlossman(1990)首次报告了在 3 219 例来自这个特殊人群的个体中,2 型糖尿病患者较之非糖尿病患者具有更高的牙周炎患病率。在另一项研究中,Emrich 等(1991)调查了 1 342 名牙周炎患者,发现当以附着丧失或牙槽骨吸收为牙周破坏指标时,2 型糖尿病患者发生牙周炎的风险分别是非糖尿病患者的 2.8 倍和 3.4 倍。

2008 年,Taylor 等总结了自 1960 年—2006 年 Medline 收录的 65 项关于糖尿病和牙周炎的相关性研究论著,包括 58 项横断面研究和 7 项队列流行病学调查,报告其中的 54 项横断面研究结果和 7 项队列流行病学调查结果均显示糖尿病和牙周炎存在密切相关性。在这些

笔记

研究中用以测量牙周炎的参数包括牙龈出血、牙周袋探诊深度、附着丧失、牙槽骨吸收程度、Russell 牙周指数、牙周炎侵及的牙齿数目占牙齿总数的比例以及牙齿缺失数目等。尽管每项研究中选用的参数有所不同,但结果都表明糖尿病患者的牙周炎发病率和牙周组织破坏程度都显著高于非糖尿病对照组。

上述流行病学调查结果显示糖尿病是牙周炎的危险因素。近年来,许多新的研究结果则提示牙周炎或牙周感染能够增加糖尿病并发症的风险,尤其是血糖控制不良。Taylor 等(1996)通过对 88 名皮玛印第安人的调查,利用多因素回归分析的方法,首次报告了重度牙周炎与血糖控制不良高度相关。即使是非糖尿病患者,牙周炎也与血糖水平相关。一项有关侵袭性牙周炎(aggressive periodontitis, AgP)患者和健康对照者的牙周状况及与血糖和血脂的关系研究显示,非糖尿病的 AgP 患者的平均血糖水平虽然在正常范围内,但却显著高于健康对照组。在控制了其他相关因素后,血糖升高仍与牙周炎相关。

还有一些研究人员从另一角度研究牙周炎对糖尿病的影响,即对牙周炎伴糖尿病患者进行牙周治疗干预来观察消除牙周感染对血糖控制的影响。Grossi 等(1997)对 113 名接受牙周刮治、根面平整和抗菌治疗的患 2 型糖尿病的皮玛印第安人进行了随访研究,发现接受牙周治疗并同时口服四环素后,这些患者的牙周袋深度及龈下牙龈卟啉单胞菌的检出率都有显著下降,糖化血红蛋白(HbA1c)水平也降低了 10%。另外一项由 Miller 等(1992)进行的针对 1 型糖尿病患者的调查也显示了牙周治疗同时辅助抗菌治疗有助于血糖控制。与此结果一致,Kiran 等(2005)在一项包含 44 名 2 型糖尿病患者的调查中,也证实接受龈下刮治和根面平整术的患者,其糖化血红蛋白水平较之未接受治疗者有显著性降低。

尽管多数研究结果支持牙周炎与糖尿病之间的相关性,但是也有许多来自干预性实验的调查结果显示牙周治疗无助于血糖控制。Jones 等(2007)在其研究中,通过对 165 名平均糖化血红蛋白水平大于 8.5% 的患者的调查,发现接受非手术性牙周治疗的患者 4 个月后糖化血红蛋白水平降低了 0.5% ~1%,但是数据并无统计学意义。Aldridge 等(1995)和 Smith 等(1996)在其各自的调查中也报告了同样的结果。

上述研究结果之间的矛盾性引起了研究者的兴趣和关注。虽然目前对此尚无明确的解释,但各实验设计中收录样本的标准不一,牙周治疗前后监测时间点的不同可能会对实验结果产生影响。

(二)牙周炎与糖尿病相互影响的生物学机制

炎症在 2 型糖尿病中的重要作用已经得到广泛研究和认同。一方面,牙周炎可致局部炎性因子的产生,局部炎症可导致胰岛素抵抗,而胰岛素抵抗是 2 型糖尿病的主要原因;另一方面,糖尿病患者的高血糖状态使其体内炎性介质表达和分泌增强,提高了机体对细菌感染的敏感性,导致了更严重的炎性反应。研究发现,糖尿病患者龈下菌群虽然与非糖尿病患者相似,但却更易导致牙周炎的产生,这表明,宿主的免疫反应在二者的相互关系中具有重要地位。关于糖尿病和牙周炎的相互影响的机制研究,大致包括如下几个方面:

1. 糖尿病患者机体免疫状态的改变导致牙周炎的发生　糖尿病患者由于机体免疫状态的改变会加重组织损伤的程度。在糖尿病病程中,血糖升高导致体内蛋白质发生不可逆转的糖化反应,晚期糖基化终末产物(advanced glycation end products, AGEs)大量形成。Brownlee(1994)和 Schmidt 等(1998)的研究表明,糖尿病患者的体内组织包括牙周组织内有较高水平的 AGEs。这些糖基化终末产物与单核细胞、巨噬细胞和血管内皮细胞表面的糖基化终末产物受体(receptor for advanced glycation end products, RAGE)结合,激活核因子 κB(neuclear factor κB, NF-κB)信号通路,导致单核细胞和巨噬细胞增殖,炎性细胞因子表达和分泌增强,活性氧化自由基大量产生。研究发现,不仅 2 型糖尿病患者牙龈组织内 RAGE 的 mRNA 水平有显著增强,其血清和龈沟液内也具有高水平的炎性介质表达。而在另一动物

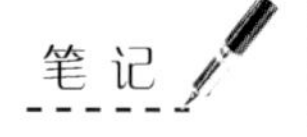
笔记

实验中,Lalla 等(2000)发现在糖尿病小鼠实验模型中,阻断 RAGE 可以降低牙龈卟啉单胞菌导致的炎性介质的增高,减少 AGEs 在牙龈组织内的聚集,这表明 AGEs-RAGE 信号通路在糖尿病导致的牙周病变中具有重要作用。活性氧化自由基可直接损伤宿主细胞,炎性介质如 IL-1、IL-6 和 TNF-α 则通过强化其他免疫活性细胞如 T 细胞和 B 细胞的募集加重组织损害。

AGEs 的大量形成还能够减少细胞外基质(extracellular matrix)的产生,抑制成骨细胞分化,并通过诱导凋亡蛋白酶(caspase)的活性加剧细胞凋亡,从而加重了糖尿病患者牙周病的骨损害。

除了 AGEs 介导的炎性介质的产生外,在糖尿病同时伴有肥胖(obesity)的患者,体内堆积的脂肪组织在牙周致病菌及其内毒素的作用下也可产生大量炎性介质,包括 TNF-α、IL-6、CRP 和瘦素(leptin)等。这些因子进入血液循环,参与体内炎性反应过程,加剧了牙周组织的炎性反应和组织损害。

2. 高血糖状态提高机体对细菌感染的敏感性　高血糖可改变体内中性粒细胞的趋化性、黏附作用和吞噬作用,使机体对牙周炎或牙周感染的敏感性增强,导致免疫细胞产生更多的炎性因子和介质。Salvi 等(1998)发现来自糖尿病患者的外周血单核细胞在牙龈卟啉单胞菌内毒素 LPS 的刺激下,较之来自正常个体的单核细胞可产生更多的 TNF-α,这表明血糖升高提高了机体免疫系统对感染性刺激的应答强度。研究发现,糖尿病患者牙周炎易感性的提高可能与 AGEs 的增多导致的中性粒细胞呼吸爆发(respiratory burst)有关。另外高血糖可诱发牙周组织内的细胞,如成纤维细胞和成骨细胞的凋亡,降低了组织损伤后的修复潜力。Tennenberg 等(1999)的研究还显示,中性粒细胞在 LPS 的刺激下出现凋亡推迟,这是机体通过延长免疫细胞寿命增强免疫行为的调节方式。而在高血糖状态下,这种凋亡推迟现象被抑制,弱化的中性粒细胞功能可能是糖尿病患者牙周炎易感性升高的另一原因。此外,2 型糖尿病患者持续性高血糖和氧张力能引发先天性免疫反应和慢性低度炎症反应。Toll 样受体(TLRs)在糖尿病和其并发症如牙周病的发生和发展过程中起一定的作用。Yang 等(2014)研究证明,糖尿病大鼠牙龈组织 TLR2 和 TLR4 的表达显著升高,同时高糖环境下培养的人牙龈上皮细胞亦显著增加 TLR4 的表达。因而提出,高糖促进牙龈上皮 TLR4 表达的上调及 TLR4 依赖性的炎症反应可能增强糖尿病患者牙周炎的敏感性。

3. 糖尿病对骨质的吸收和形成有影响　在 Liu(2006)建立的糖尿病大鼠模型中,通过丝线结扎法建立磨牙牙周炎模型。7 天后,糖尿病导致炎症浸润的增加和炎症时间的延长。糖尿病大鼠减少了骨吸收和形成的偶联(循环)。与正常大鼠相比,牙槽骨的形成减少了 1/3 ~ 1/2。此过程可能与骨衬细胞的凋亡增加有关。研究表明,糖尿病加重炎症浸润的程度,从而导致骨吸收的增多和骨修复能力的降低,进而导致更多的骨吸收。骨量的减少和骨质的降低是糖尿病的并发症。Pietschmann 等(1988)研究表明,1 型糖尿病患者骨质减少的机制与血清骨钙素水平降低有关。然而,在某些研究中,骨钙素的降低只出现在糖尿病患者的小部分人群。另外,Jehle 等(1998)研究表明,糖尿病患者骨质的减少和骨量的降低可能与 IGF-1 水平降低伴有 IGF 结合蛋白的调节异常有关。糖尿病也影响成骨分化过程中转录因子如 RUNX2(runt-related transcription factor 2)、骨形成蛋白(bone morphogenetic protein, BMP)等的表达,从而抑制成骨细胞的分化。同时,糖尿病能增加骨吸收相关因子如血清中的 I 型胶原交联羧基末端端肽(type I collagen cross-linked carboxy-terminal telopeptide, ICTP)和尿液中的脱氧吡啶酚的水平,从而增强骨吸收的作用。

4. 炎性介质表达和分泌增强导致胰岛素抵抗　牙周炎是细菌感染性疾病,免疫活性细胞在细菌及其内毒素的刺激下产生大量炎性介质,如 TNF-α, IL-1 和 IL-6 等。TNF-α 抑制胰岛素受体磷酸化,通过 TNF-α 可溶性受体 2 通路阻止胰岛素与其受体结合;其次,TNF-α 可

笔记
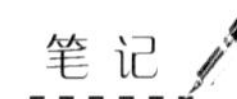

通过激活 NF-κB 抑制物激酶等多种通路使胰岛素受体底物-1(insulin receptor substance-1,IRS-1)出现异常的丝氨酸磷酸化,抑制正常的络氨酸磷酸化,从而干扰胰岛素和受体结合后进一步的信号转导,即抑制了胰岛素作用(insulin action)。因此,炎性介质能够抑制糖原合成,降低胰岛素的敏感性,形成胰岛素抵抗。

另外,最近的研究表明,某些炎症因子和代谢刺激能激活免疫活性细胞表面识别内毒素的 TLR4 受体,从而促进胰岛素抵抗。TLR4 信号通路激活 NF-κB 抑制物激酶(IKK),导致 NF-κB 释放和促进炎症因子的表达,进而使 IRS-1 出现异常的丝氨酸磷酸化,从而抑制了胰岛素的作用。多项研究表明,在脂肪细胞中,TLR4 受体的活化与胰岛素抵抗有关。

与胰岛素抵抗相关的另一机制是 ROS。尽管 ROS 活化的病理机制还未明确,但有研究表明与 NF-κB 和 c-Jun 氨基末端激酶(JNK)的活化有关。Akaliotan(2007)报道,牙周炎患者血清中 ROS 水平更高。Gustafsson(2006)也报道,牙周炎患者的中性粒细胞在受到 LPS 刺激后比牙周正常者释放更多的氧自由基(图 4-2-5)。

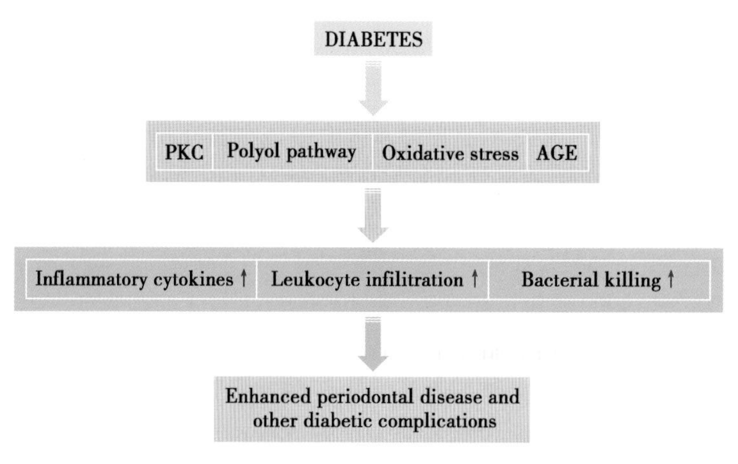

图 4-2-5 糖尿病与牙周炎相互作用机制

近几年来,随着分子遗传学的发展,研究人员开始致力于寻找糖尿病和牙周炎可能共有的遗传基础。Holla 等(2001)研究了编码 RAGE 的基因多态性,发现内含子 1704G/T 位点变异在牙周病和牙周健康者存在显著的等位基因频率差异。在另一项研究中,Guzman 等(2003)研究了 IL-1 基因型和糖尿病患者牙周病的关系,发现 IL-1B-511 基因型与非裔美国人糖尿病患者的牙周炎存在显著相关性。有理由相信,更多遗传学的研究必将为糖尿病和牙周炎的相关性研究带来全新的思路。

三、牙周炎与早产低出生体重儿

早产低出生体重儿(preterm low birthweight,PLBW)是围产期发病和死亡的重要原因之一,占新生婴儿总死亡率的 2/3。虽然导致 PLBW 的原因包括母亲年龄小于 18 岁、药物应用、饮酒和吸烟、孕期压力、遗传因素和泌尿生殖系统感染等多种危险因素,仍有 25% ~50% 的 PLBW 未发现明显病因。

4-2-2

ER-4-2-2 新生儿分类

牙周炎是以革兰阴性厌氧菌为始动因子的感染性疾病。据美国牙周病学会的统计,30 ~54 岁的女性,牙周炎患病率为 23%。牙周感染可导致妊娠并发症的学说始于 1990 年。Offenbacher 等提出怀孕妇女的牙周炎可作为体内的细菌来源,局部分泌的大量炎性因子可随血循环进入孕妇的胎儿胎盘单位,引起妊娠并发症。在随后的一系列试验中,他们以怀孕豚鼠为实验模型,发现怀孕豚鼠经注射感染牙周致病菌牙龈卟啉单胞菌后,炎症局部区域与

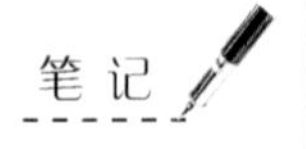
笔 记

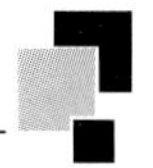

羊水中炎性介质 TNF-α 和 PGE_2 水平显著增高，其所产胎儿的重量较之正常怀孕豚鼠的胎儿减轻了 20%。在另一项实验中，他们在豚鼠交配前 8 周开始给予促进菌斑形成的饮食，用以诱导怀孕豚鼠牙周炎的发生，这些豚鼠分娩的胎儿体重较之正常胎儿减少了 19%。这些结果表明实验诱导性牙周炎可致胎儿低出生体重的发生。

（一）流行病学研究

大量病例对照研究和队列流行病学调查表明了牙周炎与 PLBW 的相关性。Offenbacher 等（1996）对 124 名怀孕及产后妇女进行了病例对照研究。在其研究中，将 PLBW 定义为婴儿出生体重小于 2500 克，且至少伴有一种下述情形：怀孕期少于 37 周；未足月产和胎膜早破。他们对每个实验个体进行了牙周病检查，记录了附着丧失程度。通过多因素回归分析校正吸烟、药物服用和饮酒、泌尿生殖系统感染等多个妊娠危险因素和产前护理和营养水平等妊娠相关因素的影响后，作者指出，分娩 PLBW 母亲的牙周附着丧失程度明显高于分娩正常胎儿的母亲。患重症牙周炎（60% 以上的牙位具有大于 3mm 的附着丧失）的妇女分娩 PLBW 的危险性增加了 7.5 倍，甚至高于吸烟和酗酒的危险程度。

在另一项横断面研究中，Offenbacher 实验小组检查了妇女怀孕 26 周和产后 48 小时的牙周感染状况，测定了牙周炎病情严重程度、龈沟液的炎性介质水平、牙周病原菌和阴道菌群。结果表明，分娩 PLBW 的妇女的龈沟液内前列腺素-2 的水平不仅显著高于分娩正常婴儿的妇女，而且与出生婴儿体重呈现负相关，这提示龈沟液内前列腺素-2 的水平可作为牙周炎活动性和出生婴儿体重减少的预测性指标。此外，分娩 PLBW 的妇女龈下菌斑中牙周致病菌福赛坦氏菌、牙龈卟啉单胞菌、伴放线聚集杆菌和齿垢密螺旋体的水平较之分娩正常婴儿的妇女也有显著增高。

此外，孕期牙周炎还能够增加胎儿生长不良、妊娠性高血压、子痫和新生儿死亡的危险。2002 年，Madianos 等报告了新生儿体内存在牙周病原菌牙龈卟啉单胞菌和福赛坦氏菌的免疫球蛋白 IgM，这说明新生儿可受到母体牙周致病菌的感染并被激发宿主免疫反应。

近年来，研究人员又试图从另一角度研究牙周炎与 PLBW 的相关性，即牙周治疗是否能够降低妊娠并发症的发生率。其中一项研究发现牙周刮治和根面平整，无论是否配合其他药物应用，都可以降低 PLBW 的发病率，但是降低的程度缺乏统计学意义。Lopez 等（2002）通过对 351 例患牙周炎的怀孕妇女进行调查，发现在怀孕 28 周前接收刮治和根面平整治疗并辅以每两周一次的预防性检查的母亲，PLBW 的发生率为 1.8%，而未接收上述治疗的母亲，PLBW 的发生率则为 10.1%，这表明牙周治疗可显著减低 PLBW 的发生率。与此结果一致，Radnai 等（2009）报告了他们对 41 例接受牙周治疗和 42 例未行牙周治疗的患有牙周炎的怀孕妇女的调查结果，发现接受牙周治疗的妇女分娩的新生儿体重较之未接受治疗妇女分娩的新生儿体重有明显增加，PLBW 的发生率也有显著性下降。根据流行病学调查的结果，美国牙周病学会建议所有怀孕或计划怀孕的妇女都应该进行牙周检查，以预防或治疗牙周病。怀孕后妇女体内雌激素和孕酮的水平发生一系列的变化。雌激素可能调节细胞增殖、分化和角质化，而孕激素影响微血管的渗透性，改变了胶原蛋白形成的速度和类型，并增加了叶酸的代谢分解。牙龈组织、唾液、血清和龈沟液（GCF）中高浓度的性激素也可加重炎症反应。因此对患牙周炎的妊娠妇女进行包括洁治、刮治和根面平整的牙周基础治疗以减少 PLBW 的危险具有特别重要的意义。

（二）生物学机制研究

在牙周炎进程中，牙周病原菌及其内毒素首先诱发局部牙周组织的免疫反应，产生大量炎性介质如 IL-1、TNF-α、PGE_2 及牙周致病菌的抗体。随病情进展，这些致病菌及毒素进入血液循环并到达胎盘，随之产生更多的炎性介质。炎性反应可破坏胎盘的整体性结构，影响母婴的营养交换，因此阻碍了胎儿的正常生长，导致 PLBW 的发生。胎盘结构的变化还可干

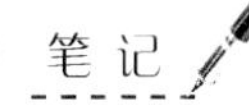

扰母婴之间的正常血流，使母亲血压升高形成子痫。炎性介质还可以引起胎膜早破、子宫收缩、流产或早产。此外，来自母体的牙周病原菌及其内毒素和炎性介质可以穿过胎盘，进入胎儿的血液循环中并诱发胎儿的免疫反应。如果胎儿的免疫系统不能控制这种反应，则细菌及其毒素和炎性介质会扩散至全身组织器官，造成胎儿的系统性损伤。

四、牙周炎与急、慢性呼吸道感染

呼吸系统疾病（respiratory disease）是导致人类死亡的一大原因。细菌性肺炎包括社区获得性肺炎和医院获得性肺炎两种类型。前者由定植于口咽部的细菌如肺炎球菌和流感杆菌引起，后者则由来自医院环境的细菌，如革兰氏阴性菌、铜绿假单胞菌和葡萄球菌等引起。自 1992 年始，多位研究者提出牙周或口腔感染可能会增加细菌性肺炎或慢性阻塞性肺疾病的危险。

（一）流行病学研究

许多流行病学调查支持口腔健康不良如牙周炎与肺部感染具有相关性的观点。Scannapieco 等（2001）曾报告具有慢性阻塞性肺疾病病史者较无此病史者呈现显著增高的附着丧失水平。针对住院病人和 ICU 病人的多项调查显示，口腔健康不良、牙菌斑、口咽部细菌定植与肺炎的发生率具有显著相关性。在老年接受家庭护理的患者中，较高的菌斑指数、唾液中细菌的存在和口咽部细菌定植也与肺炎的发病率有密切联系。2003 年，Scannapieco 等研究人员报告称，采用机械方法、化学杀菌剂或抗生素改进口腔卫生状况可将医院感染性肺炎的发生率降低 40%。研究还发现，口腔清洁不仅可以降低有牙颌者的肺炎发生率，也同样可以降低无牙颌者的肺炎发生率，这表明口腔细菌的定植与感染性肺炎之间的关系可能较之牙周炎与感染性肺炎之间的关系更紧密。

然而，并非所有调查结果都支持上述观点。一项针对社区人口的调查就显示口腔健康状况与急性呼吸道疾病之间未发现相关性。Chabrand 等（1986）和 Treloar 等（1995）的调查也报告了牙周炎与肺炎的发生没有显著相关性。因此，需要更多流行病学调查或干预性治疗试验来进一步支持这种联系。

（二）生物学机制研究

口腔为呼吸道疾病病原菌提供了定植场所。研究表明，每平方毫米的牙菌斑可以容纳一亿个细菌，因此牙菌斑可称为呼吸道疾病病原菌的“菌库”。口腔中引发肺气肿和肺脓肿的微生物主要包括伴放线聚集杆菌、布衣放线菌、二氧化碳噬纤维菌、侵蚀艾肯菌、中间普氏菌、牙龈卟啉单胞菌和链球菌。牙菌斑内的细菌首先进入唾液，后被吸入至下呼吸道和肺部并引起感染。在细菌定植过程中，唾液中与牙周炎相关的酶可以改变黏膜表面结构，进一步促进呼吸道疾病病原菌在口腔黏膜的附着和定植，因此，口腔黏膜定植的细菌也是关键的细菌来源之一。此外，这些酶还能破坏病原菌上的唾液薄膜以阻碍其被口腔黏膜清除。最后，牙周炎所致的炎性介质的增多可影响呼吸道上皮，使其易于被病原菌感染。有研究表明，口腔微生物（如牙龈卟啉单胞菌、伴放线聚集杆菌和金黄色葡萄球菌）可能增加了肺部感染的风险。

五、牙周炎与肥胖

近几十年来，肥胖（obesity）已经成为工业化国家的公共健康问题之一，肥胖及其相关疾病的治疗费用占到健康维护总支出的 5%。世界卫生组织的调查结果显示，到 2015 年，全球超重和肥胖人数已达 15 亿。

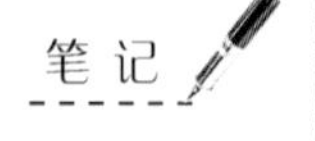

肥胖的定义基于人的体重指数(body mass index,BMI)值(表4-2-2),即体重除以身高的平方。BMI>25kg/m^{2}时为超重,而BMI>30kg/m^{2}时为肥胖。肥胖是多种慢性疾病包括高血压、糖尿病、血脂异常和冠心病等的危险因素。近来的研究还表明,肥胖与口腔疾病,尤其是牙周病的发病呈现高度相关性。

表4-2-2　BMI体重指数参数表

	WHO标准	中国标准
正常	18.5~24.9	18.5~23.9
超重	25.0~29.9	24~27.9
肥胖	≥30	≥28
1级肥胖	30.0~34.9	——
2级肥胖	35.0~39.9	——
3级肥胖	≥40	——

首个关于肥胖和牙周炎存在相关性的研究报道出自Perlstein。1977年,该研究小组以遗传性肥胖大鼠(obese zucker rats)和非肥胖大鼠为实验模型,研究了结扎诱导的实验性牙周炎导致的牙周组织的病理变化,发现肥胖大鼠的牙槽骨吸收较之正常大鼠更为严重。这一结果引起了牙医界的广泛兴趣,随后,陆续有许多学者进行了更多流行病学调查,以探索肥胖和牙周炎的关系。

(一)流行病学研究

很多流行病学调查结果证实了"肥胖是牙周炎的危险因素"这一设想。在一项横断面研究中,Saito等(1998)以最大探诊深度大于等于4mm为牙周炎的确诊指标,通过对241名日本人的调查,在校正了年龄、性别、口腔卫生情况和吸烟后,报告BMI为25~29.9kg/m^{2}的人群罹患牙周炎的相对危险度为3.4,而在BMI大于30kg/m^{2}的人群则为8.6。Buhlin等(2003)以至少7个位置的附着丧失大于等于6mm为重型牙周炎的诊断标准,在一项包含50位牙周炎患者和46位牙周健康者的病例报告研究中发现较高的BMI(男性大于26kg/m^{2}和女性大于25kg/m^2)与重型牙周炎的发病显著相关。Woods等(2003)分析了来自第三次美国健康和营养调查(NHANESⅢ)的数据,在一项包含8 842名个体的横断面研究中,证实BMI与多项牙周炎的表现指征,如附着丧失、牙周袋深度、牙龈出血和牙石指数均具有相关性。

除了BMI,脂肪的含量和分布类型也被发现与牙周炎具有显著相关性。在另一项横断面研究中,Saito研究小组(2001)采用双能X线吸光测定法检查脂肪含量,并以腰围-臀围比作为衡量上身肥胖的指标,通过对643名个体的调查,报告脂肪含量和腰围-臀围比与牙周炎具有显著相关性。

肥胖的产生与人的生活方式密切相关,缺少运动的"静态"生活方式易于肥胖的产生。还有多项研究显示了常规运动与牙周炎的关系。Saito等(1998)以与日常运动密切相关的最大氧摄取量(VO2max)作为显示常规运动的指标,以最大探诊深度大于等于4mm为牙周炎确诊标准,通过横断面研究,发现VO2max与牙周炎具有显著相关性。此外,Al-Zahrani等(2005)通过对NHANES Ⅲ的数据进行分析,证实了通过规律性锻炼以保持正常体重(BMI 18.5~24.9kg/m^2),并按照科学推荐饮食者,发生牙周炎的可能性较之不进行锻炼的肥胖者会降低40%。

笔记

尽管迄今为止的多数研究显示肥胖与牙周炎具有显著相关性,但也有研究结果不支持上述观点。Torrungruang 等(2005)在一项包含 2005 名 50~73 岁的泰国老年人群的横断面调查中,以平均附着丧失水平作为牙周炎的病变状况指标,报告 BMI 和腰围大小均与牙周炎的病变程度无相关性。相似的研究结果还出现在 Al-Zahrani 等(2003)的报告中。同样采用来自 NHANES Ⅲ的数据分析,Al-Zahrani 等以附着丧失大于等于 3mm 并同时具有探诊深度大于等于 4mm 作为牙周病变指标,在对 13 665 名 18~90 岁的个体进行数据分析后,报告在 18~34 岁人群中,BMI 和腰围与牙周炎显著相关。但是如果将中年和老年组人群的数据进行独立分析,则未发现肥胖与牙周炎的相关性。这可能是因为中老年人群中,牙周病变较严重的牙齿往往已被拔除,而遗留牙齿往往呈现健康状态,所以无法做出全面客观的分析。另外,BMI 和肥胖也与牙周治疗疗效有关。Suvan J 等(2014)研究了接受牙周非手术治疗的 260 位牙周炎患者。2 个月后,BMI 和肥胖导致牙周袋平均探诊深度(PPD)和 PPD>4mm 位点百分比均增加。肥胖对牙周非手术治疗疗效的影响与吸烟类似,都可以导致牙周治疗效果不佳。

值得注意的是,上述关于肥胖和牙周炎的关系的多项研究尚存在明显缺陷。首先,在上述研究中,人体测量学和牙周炎的检测是同时进行的,因此不能令人信服的说明肥胖是否对牙周病的发病或病情的严重程度具有直接作用;其次,研究结果只显示二者是否具有相关性,但是尚不能显示因果性。因此,更科学的结果尚需要进一步的队列流行病学调查或干预性实验研究。

(二)生物学机制研究

脂肪组织不仅是体内的甘油三酯储存库,而且能分泌大量细胞因子和激素,统称为脂肪因子(adipokines)。尽管有关肥胖和牙周炎的相关性的生物学机制尚不清楚,但是脂肪因子的作用日益受到人们的重视。

脂肪因子直接介导牙周损害。肥胖患者体内堆积的脂肪组织可分泌大量的脂肪因子,包括 TNF-α、IL-6、CRP 和瘦素等。近期的一项研究表明,当 BMI≥40kg/m^2 时,龈沟液内 TNF-α 的水平与 BMI 呈现正相关关系。脂肪组织分泌的 TNF-α 与牙周致病菌及内毒素诱导产生的 TNF-α 共同作用,加重了牙周组织损害。TNF-α 首先作用于血管内皮细胞,使其黏附分子表达增强,多形核白细胞和单核细胞更易于黏附至血管壁并通过趋化作用移行至牙周局部炎性组织内。白细胞的大量浸润导致了更多炎性介质的产生。同时,TNF-α 能够刺激成纤维细胞胶原酶的产生,使Ⅰ型胶原降解,造成组织损害。此外,TNF-α 还可以促进破骨细胞前体细胞的增殖和破骨细胞分化,加重了骨组织破坏。另一脂肪因子瘦素则可以刺激多种炎性介质的产生,强化了这些炎性因子的破坏作用。

肥胖患者多同时伴有内脏脂肪聚集,内脏脂肪组织表达较高水平的纤溶酶原激活抑制物 1(plasminogen activating inhibitor-1),该抑制物能够促进血液凝集,减少牙周组织的血流供应,也被认为易于导致牙周炎的产生。

六、牙周炎与类风湿性关节炎

类风湿性关节炎(rheumatoid arthritis,RA)(图 4-2-6)是一种自身免疫性疾病,以关节滑膜慢性炎症和增生为主要特点。能引起关节肿痛,继而导致软骨破坏,关节间隙变窄,形成关节畸形,最终出现不同程度的残疾。统计数据显示,RA 在西方国家的发病率为 0.5%~1.0%,在我国的发病率为 0.3%~0.4%。

尽管 RA 和牙周炎的病因存在明显不同,但由于二者具有许多相似的病理特征,如持续的免疫炎性反应和炎性介质水平的升高、纤维结缔组织和骨组织的破坏等,因此,牙医界也开始感兴趣于牙周炎和 RA 是否具有相关性的研究。

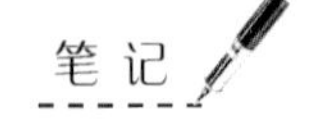
笔记

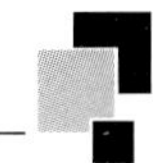

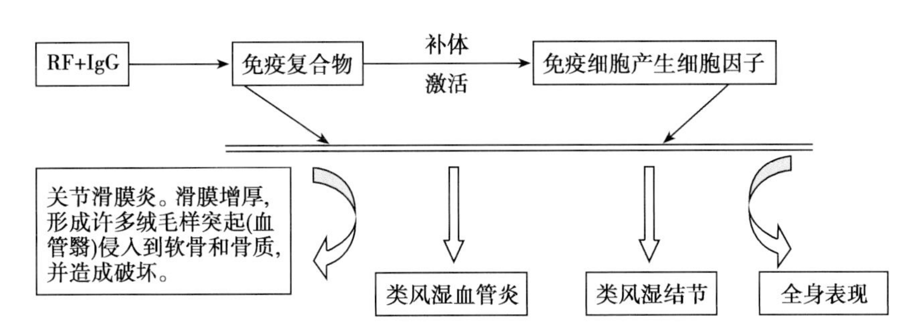

图 4-2-6　类风湿性关节炎的发病机制

(一) 流行病学研究

1997 年,Kasser 等调查了 50 位 RA 患者和 101 位按照年龄、性别、吸烟情况、口腔卫生状况配对的非 RA 对照者的牙周健康情况,发现患病年龄超过 13 年的 RA 患者较之非 RA 对照者牙龈出血率升高 50%,探诊深度增加 26%,附着丧失水平增高 173%。在另一项研究中,Tolo 等(1990)对 37 位 RA 患者和与之年龄、性别匹配的 37 位非 RA 患者进行了研究,报告 RA 患者的牙齿缺失数目较非 RA 患者有明显增多,牙槽骨丧失程度也明显严重。Mercado 等(1999)在一项包含 65 名 RA 患者和非 RA 对照者的牙周状况调查中,报告 RA 患者具有更高的缺失牙数目。同时,RA 患者中具有深牙周袋的人数所占的比例显著高于非 RA 对照者。这项研究结果还显示,与 RA 活动性相关的指标,包括关节肿胀、红细胞沉降率及 C 反应蛋白的水平与牙槽骨吸收程度之间存在显著相关性。

Mercado 研究小组(2000)还进行了一项包含 809 名牙周炎患者和 603 名非牙周炎患者的调查。他们通过 X 线检查确定患者的牙周状况,并通过问卷的方式调查其 RA 的患病情况。结果显示,在牙周炎患者人群中,自诉有 RA 病史者为 39. 5%,较之非牙周炎患者人群自诉 RA 的患病率 0. 66% 有显著性增高。而对于有自诉 RA 病史的患者,进展型牙周炎的发病率为 62. 5%,明显高于普通人群中进展型牙周炎的患病率(5% ~15%)。

然而,并非所有调查结果都支持牙周炎与 RA 的相关性。来自芬兰的一项调查就显示这两种疾病不存在相关性。这可能是因为在多数的相关性研究中,对两种疾病的不同类型没有统一的划分标准。另外,由于 RA 患者多服用非甾体类抗炎药物或免疫抑制剂,这些药物的应用必然会对牙周炎的病情产生影响,因而干扰了研究结果的客观准确性。

(二) 生物学机制研究

2005 年,Ramamurthy 等以分枝杆菌诱导的大鼠实验性关节炎为研究模型,探讨了牙周炎与 RA 的关系。结果显示实验性关节炎可造成牙槽骨吸收和基质金属蛋白酶(matrix metalloproteinases,MMPs)活性增强,同时,也使牙龈组织内炎性介质 TNF-α 和 IL-1 的表达出现显著增高。这表明了牙周炎和 RA 的相关性可能源于相似的病理路径。

牙周炎与 RA 有非常近似的细胞因子谱(cytokine profile),包括疾病过程中持续升高的 TNF-α、IL-1、MMPs 和 PGE_2 水平,以及疾病活动期高水平的 MMPs 和低水平的金属蛋白酶组织抑制物(tissue inhibitor of matrix metalloproteinases,TIMP)。在 RA 病程中,滑膜细胞可产生大量 PGE_2,而在牙周炎患者,炎性牙周组织和龈沟液内也有高水平的 PGE_2,PGE_2 可诱导 T 细胞产生破骨细胞活化因子,激活破骨细胞,引起骨质破坏。

核因子-κB 受体活化因子(receptor activator of NF-κB,RANK)、核因子-κB 受体活化因子配体(receptor activator of NF-κB ligand,RANKL)和骨保护素(osteopretogerin,OPG)也被认为是诱导破骨细胞的分化和活化的最重要的因子,因而与两种疾病中骨破坏的病理机制密切相关。其中,OPG 能够通过与 RANKL 的结合而阻止其与 RANK 的结合,是 RANKL 的天然抑制物。在炎性环境下,OPG 的表达减弱而 RANKL 的表达增强,RANKL 与破骨细胞前体细

笔记

胞表面的 RANK 结合,诱导破骨细胞的分化和活化。

此外,牙龈卟啉单胞菌分泌牙龈素通过激活丝裂原活化蛋白激酶(mitogen-activated proteinkinases,MAPK)信号通路和蛋白酶活化受体(protease activated receptor,PAR)信号通路抑制宿主的免疫防御系统,从而加重牙龈卟啉单胞菌对牙周炎的炎症反应。最新研究发现牙龈卟啉单胞菌也可引起和维持机体自身免疫炎症反应,加重类风湿性关节炎。该反应与牙龈卟啉单胞菌特异性分泌牙龈卟啉单胞菌-肽基-精氨酸-脱亚氨酶(P. gingivalis-peptidyl-arginine deiminase,PPAD)有关。PPAD 可使蛋白瓜氨酸化,形成抗瓜氨酸的自身抗体(autoantibodies against citrullinated proteins,ACPA),从而引起和加重自身免疫反应,进而加重类风湿性关节炎的炎症反应。另外,口腔黏膜和牙周组织也表达 PPAD 和瓜氨酸化的蛋白。所以,PPAD 成为牙周炎和类风湿性关节炎联系的可能机制。

虽然迄今为止,有关牙周炎和 RA 相关性的生物学机制的研究较为少见,但上述的两种疾病所共有的病理变化或可为相关领域的研究提供有益的思路。事实上,很多研究表明,无论是牙周炎还是 RA,细胞因子或是炎性介质的水平改变不是局限于局部病变组织而是全身性的,而正是这些因子在疾病的病理变化中具有重要作用。从这个角度讲,这两种疾病之间应该存在某种相关性。

除了上述疾病,研究还发现牙周病患者牙周袋内检出的幽门螺旋杆菌(*helicobacter pylori*,*Hp*)与同一患者胃病病变部位发现的 Hp 具有相同的基因型和表型,这表明牙周袋和牙菌斑可能是 Hp 的储存库,因而提示牙周感染可能与慢性胃炎和胃溃疡有相关关系。此外,研究还发现牙周炎的范围和严重程度与类风湿关节炎具有相关关系。这些研究结果提示口腔医师应当视口腔感染为影响全身器官及系统的危险因素,与全科医师之间加强沟通和合作,共同对相关疾病进行研究探讨,才能有效地控制及促进口腔健康和全身健康。

七、展　望

尽管上述研究阐述了牙周感染很可能是某些重要的系统性疾病或异常状况,包括心脑血管疾病、糖尿病、早产低出生体重儿、呼吸系统疾病、肥胖和类风湿性关节炎的危险因素,但大多数研究均选择性的采用牙周炎的临床指标如探诊深度、附着丧失、牙槽骨吸收、缺失牙数目等与系统性疾病的病情或严重程度相对照,有些研究甚至采用被调查者的主观自感报告作为研究评估指标,因而出现了不同的研究群体所获得的结果不一致,甚至互相矛盾的现象,这表明这些研究尚存在不足之处。因此在未来,牙医学界还需要遵循循证医学(evidence-based medicine)的研究方法,通过更多设计严格的大样本横断面研究、纵向研究、尤其是干预性实验研究,或采用更直接更客观的生物学评估指标的研究,从不同程度上对其相关性进行更科学的证实。其中,研究制定用以评估牙周感染、炎症与系统性疾病或状况更确切和更敏感的指标应是未来牙周医学的研究重点之一。

牙周医学的兴起体现了口腔医学与临床医学的融合,牙周炎和全身疾病的关系及其机制的研究是牙周医学的中心内容。尽管研究表明牙周病与某些全身疾病存在相关性,但是目前尚不清楚牙周病是否与这些系统性疾病的发生和发展存在直接的因果关系。随着分子生物学的发展,除了探讨牙周炎机体代谢和病理的改变对全身健康和疾病的影响外,研究牙周病和各系统性疾病的相互关系中可能的细胞或分子水平的机制,比如研究牙周感染和相应的宿主炎症与免疫反应是如何影响全身疾病或异常状况的危险因素及其潜在的病理机制,也将是牙周医学的研究重点。

随着遗传学的发展,关于遗传因素在牙周医学领域的地位的研究必将引起越来越多的关注。如研究牙周炎和某些全身疾病共有的遗传基础,如基因多态性(gene polymorphism)

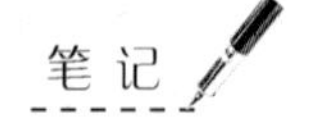

的研究都将进一步揭示牙周炎和系统性疾病的关系和相互影响的机制。以此为基础，可以进行基因检测方法的开发，这些方法可用于诊断牙周炎及某种全身疾病的基因易感性，目的是对易感人群采取相应预防措施以预防疾病的发生。

牙周炎和全身疾病的相关性研究为口腔医学与临床医学合作的必要性提供了理论基础。这意味着牙周疾病和全身疾病治疗方法的观念上的变革，其目的是为牙周炎和全身疾病的治疗提供更完整更科学的治疗策略。如对糖尿病患者应密切关注其牙周健康情况，并积极进行牙周治疗；对牙周炎患者应监测其血糖情况，必要时应该配合降糖治疗；对妊娠妇女同样应进行牙周治疗以预防早产低出生体重儿的发生等。最终，牙周治疗应当成为糖尿病治疗和妊娠妇女的常规治疗保健步骤。随着牙周医学的进一步发展，口腔医师不仅要承担为患者提供口腔专业服务的责任，还要承担协助全科医师或专科医师为病人的相关系统性疾病进行治疗的任务。因此，牙周医学的兴起将促进牙科医师与临床医师开展更多的团队合作，使患者得到更好的口腔专业和医疗专业服务，真正实现维护口腔健康，提高生命质量的目标。

（杨丕山）

参考文献

1. 孟焕新. 牙周病学. 第3版. 北京：人民卫生出版社，2008
2. 金力坚，曹采方，Williams RC. 牙周医学的历史、现状与未来展望. 现代口腔医学杂志，2006，20：225-230
3. Newman MG，Takei HH，Carranza FA. Carranza's Clinical Periodontology. 9th ed. New York：W. B. Saunders Company，2002
4. Lindhe J，Karring T，Lang NP. Clinical Periodontology and Implant Dentistry. 4th ed. Oxford：Blackwell Munksgaard
5. Mattila KJ，Nieminen MS，Valtonen VV，*et al*. Association between dental health and acute myocardial infarction. BMJ，1989，298(6676)：779-781
6. DeStefano F，Anda RF，Kahn HS，*et al*. Dental disease and risk of coronary heart disease and mortality. BMJ，1993，306(6879)：688-691
7. Beck J，Garcia R，Heiss G，*et al*. Periodontal disease and cardiovascular disease. JPeriodontol，1996，67(10Suppl)：1123-1137
8. Grossi SG，Skrepcinski FB，DeCaro T，*et al*. Treatment of periodontal disease in diabetics reduces glycated hemoglobin. JPeriodontol，1997，68(8)：713-719
9. Grau AJ，Buggle F，Ziegler C，*et al*. Association between acute cerebrovascular ischemia and chronic and recurrent infection. Stroke，1997，28(9)：1724-1729
10. Safkan-Seppälä B，Ainamo J. Periodontal conditions in insulin-dependent diabetes mellitus. JClinPeriodontol，1992，19(1)：24-29
11. Taylor GW，Borgnakke WS. Periodontal disease：associations with diabetes，glycemic control and complications. Oral Dis，2008，14(3)：191-203
12. Brownlee M. Lilly Lecture 1993. Glycation and diabetic complications. Diabetes，1994，43(6)：836-841
13. Salvi GE，Beck JD，Offenbacher S. PGE_2，IL-1 beta，and TNF-alpha responses in diabetics as modifiers of periodontal disease expression. AnnPeriodontol，1998，3(1)：40-50
14. Lalla E，Lamster IB，Drury S，*et al*. Hyperglycemia，glycoxidation and receptor for advanced glycation endproducts：potential mechanisms underlying diabetic complications，including diabetes-associated periodontitis. Periodontol2000，2000，23：50-62
15. Offenbacher S，Katz V，Fertik G，*et al*. Periodontal infection as a possible risk factor for preterm low birth weight. J Periodontol，1996，67(10 Suppl)：1103-1113
16. Offenbacher S，Jared HL，O'Reilly PG，et al. Potential pathogenic mechanisms of periodontitis associated pregnancy complications. Ann Periodontol，1998，3(1)：233-250

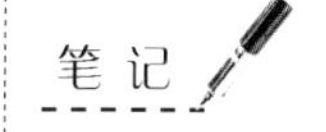

17. Scannapieco FA, Ho AW. Potential associations between chronic respiratory disease and periodontal disease: analysis of National Health and Nutrition Examination Survey III. JPeriodontol, 2001, 72(1): 50-56
18. Pischon N, Heng N, Bernimoulin JP, *et al.* Obesity, inflammation, and periodontal disease. J Dent Res, 2007, 86(5): 400-409
19. Bartold PM, Marshall RI, Haynes DR. Periodontitis and rheumatoid arthritis: a review. J Periodontol, 2005, 76(11 Suppl): 2066-2074
20. Saito T, Shimazaki Y. Metabolic disorders related to obesity and periodontal disease. Periodontol 2000, 2007, 43: 254-266
21. Haraszthy VI, Zambon JJ, Trevisan M, *et al.* Identification of periodontal pathogens in atheromatous plaques. J Periodontol, 2000, 71(10): 1554-1560
22. Chou HH, Yumoto H, Davey M, *et al.* Porphyromonasgingivalis fimbria-dependent activation of inflammatory genes in human aorticendothelial cells. Infect Immun, 2005, 73(9): 5367-5378
23. Hodgkinson CP, Laxton RC, Patel K, *et al.* Advanced glycation end-product of low density lipoprotein activates the toll-like 4 receptorpathway implications for diabetic atherosclerosis. ArteriosclerThrombVascBiol, 2008, 28(12): 2275-2281
24. Paraskevas S, Huizinga JD, Loos BG. A systematic review and meta-analyses on C-reactive protein in relation to periodontitis. J Clin Periodontol, 2008, 35(4): 277-290
25. D' Aiuto F, Parkar M, Andreou G, *et al.* Periodontitis and systemic inflammation: control of the local infection is associated with areduction in serum inflammatory markers. J Dent Res, 2004, 83(2): 156-160
26. D' Aiuto F, Parkar M, Nibali L, *et al.* Periodontal infections cause changes in traditional and novel cardiovascular risk factors: results from a randomized controlled clinical trial. Am Heart J, 2006, 151(5): 977-984
27. Ide M, McPartlin D, Coward PY, *et al.* Effect of treatment of chronic periodontitis on levels of serum markers of acute-phaseinflammatory and vascular responses. J Clin Periodontol, 2003, 30(4): 334-340
28. Yamazaki K, Honda T, Oda T, *et al.* Effect of periodontal treatment on the C-reactive protein and proinflammatory cytokine levels in Japanese periodontitis patients. J Periodontal Res, 2005, 40(1): 53-58
29. Yang X, Zhang J, Ni J, *et al.* Toll-like receptor 4-mediated hyper-responsiveness of gingival epithelial cells to lipopolysaccharide in high-glucose environments. J Periodontol, 2014, 85(11): 1620-1628
30. Liu R, Bal HS, Desta T, *et al.* Diabetes enhances periodontal bone loss through enhanced resorption and diminished bone formation. J Dent Res, 2006, 85(6): 510-514
31. Akalin FA, Baltacioğlu E, Alver A, *et al.* Lipid peroxidation levels and total oxidant status in serum, saliva and gingival crevicular fluid in patients with chronic periodontitis. J Clin Periodontol, 2007, 34(7): 558-565
32. Gustafsson A, Ito H, Asman B, *et al.* Hyper-reactive mononuclear cells and neutrophils in chronic periodontitis. J Clin Periodontol, 2006, 33(2): 126-129
33. Suvan J, Petrie A, Moles DR, *et al.* Body mass index as a predictive factor of periodontal therapy outcomes. J Dent Res, 2014, 93(1): 49-54

笔记

第五章 牙周病的诊断与预后判定

牙周病是一个多因素的炎症性疾病，传统的牙周病临床诊断是基于牙周病的临床表现和病理过程作出的诊断性评估，主要是通过临床的基本检查如临床视诊、牙周探诊和口腔影像学检查完成。目前用传统的牙周诊断技术来评估牙龈炎症和牙周组织的破坏依然是牙周病诊断评估的标准。随着医疗技术的发展，传统的临床检查诊断也因新设备的应用和新认识的提出有了新的进展。

牙周病的一个显著特点是具有位点特异性，口腔中有100多个不同的牙周位点，这一位点特异性的原因何在？从微生物病因考虑，细菌是否具有特异性或具有位点特异性？从宿主方面考虑，口腔的局部促进因素起什么作用？宿主反应除了炎症细胞，还有多种细胞、细胞因子、酶和抗体等体液成分的参与，这些众多成分各起什么作用，如何起作用？如何通过对这些标志物的检测来反映牙周病的状态，是除了传统的牙周诊断技术外，未来的牙周病诊断和风险评估的发展方向。

20世纪90年代以来，随着微生物学、分子生物学、细胞生物学和细胞信号在牙周病检查诊断方面的研究，特别是基因组学及蛋白质组学的深入研究，新的思路和诊断方法逐渐被应用，各种生物标志物被用来检测及反映牙周病的活动性和状态。这些生物标志物主要有以下几类：①牙周致病菌；②牙周组织的炎性标志物；③机体的炎性及免疫反应标志物；④宿主组织破坏的标志物，特别是特异性的牙周组织破坏降解产物对认识牙周病的活动性和状态有着重要意义。用于检测的标本有：龈沟液(gingival cervical fluid，GCF)、唾液(saliva)、血清、龈下菌斑及患者活检的组织。

未来对牙周病的检查诊断不会停留在目前临床医疗诊断的目标，而是要发展迅速、客观、易操作且有助于临床检查的方法，提高诊断效率。但是，目前还没有普遍被接受的牙周病生物标记物，现有生物标志物的分析对牙周病的诊断和治疗监测均不够理想，这主要是因为牙周病不是一种由一个明确的单一致病微生物所致的疾病，而是多因素疾病，且危险因素也是多样而变化的。然而，在牙周组织破坏的过程中，会有代表这一进程特异性的特征性生物标志物出现，并被鉴定出来。未来的各种诊断程序和手段应具有以下特点：可定量；高敏感性；高特异性；可重复性；取材简便无创，可椅旁操作；经济、快速、适用，患者易于接受。这些检查的结果应该有助于：①预测牙周病的高危人群；②牙周病的早期诊断和制订治疗计划；③牙周病的分类；④评估治疗反应和预后；⑤监测患者的复发情况。

本章节将就目前最新的研究手段，从牙周病的临床检查诊断及预后判定的各个方面，微生物检测，唾液和GCF的收集、成分分析及其中生物标志物的检测及临床诊断意义，牙周病的基因诊断分析及患者的社会和心理因素诊断分析方面，介绍目前及未来牙周病的检查诊断模式。

第一节 牙周病的临床检查诊断进展

牙周病的临床检查诊断本科教材已有讲述，此处仅将新设备在传统临床检查中的应用及新的认识进展进行介绍。

笔记

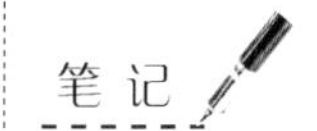

一、临 床 检 查

(一) 电子压力探针

目前使用的电子压力探针亦称为 FLORIDA 探针,主要由探诊部分(图 5-1-1)和分析软件(图 5-1-2)构成,是一个检查与评估一体的探诊检查设备。它可对探诊深度、牙龈退缩、附着丧失以及牙龈出血、溢脓等指标进行检测,对菌斑、根分叉病变及牙松动一并记录(左侧工具栏),并可对上述临床指标进行对比评估(右侧工具栏)(图 5-1-3)。该系统优点在于:①计算机标准化的诊断结果有利于患者了解病情,提高依从性;②固定的 15g 探诊压力,减少人为误差,结果显示客观,患者容易接受;③电子及可打印的纸制病历使病历保存简单化;④各指标自动分析对比总结;⑤可行危险因素评估;⑥减少医护人员的劳动强度,提高检查效率。该检查系统的局限性在于不能代替医师对各种体征的观察与分析,如牙磨耗以及龈缘突等。检查前需注意进行探针长度的校准。

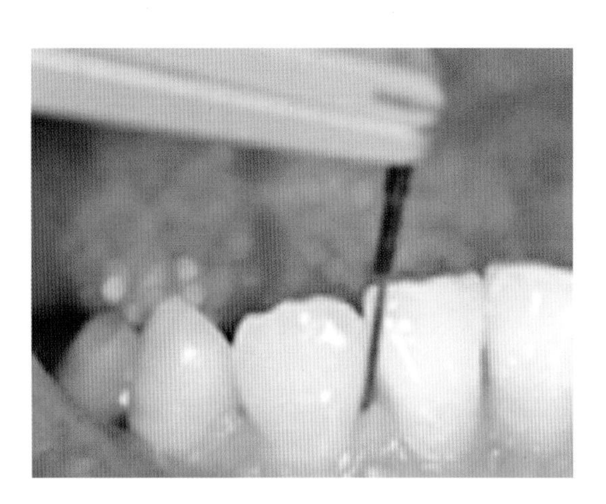

图 5-1-1 电子压力探针探诊部分

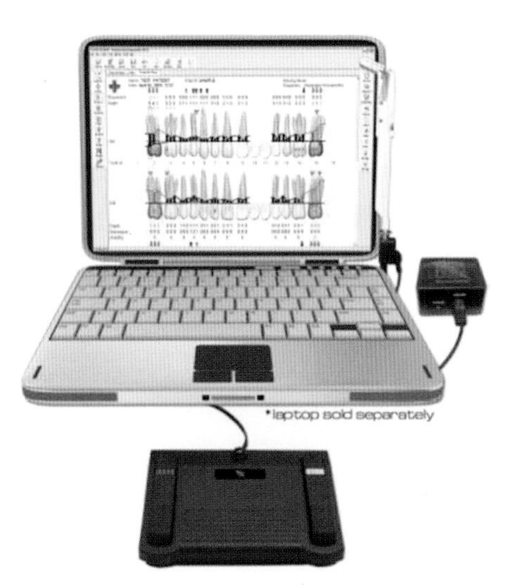

图 5-1-2 电子压力探针分析软件

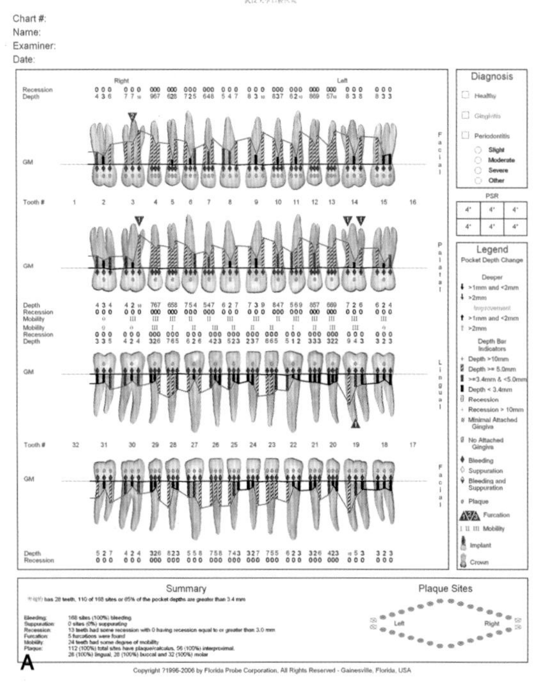

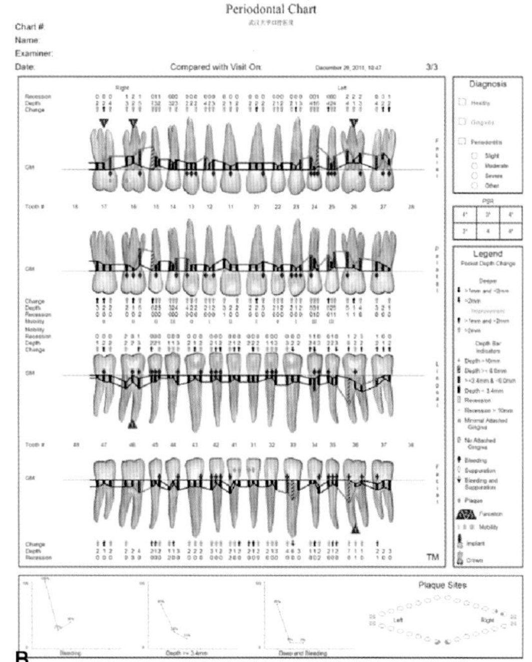

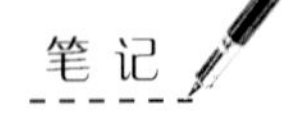
笔记

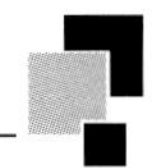

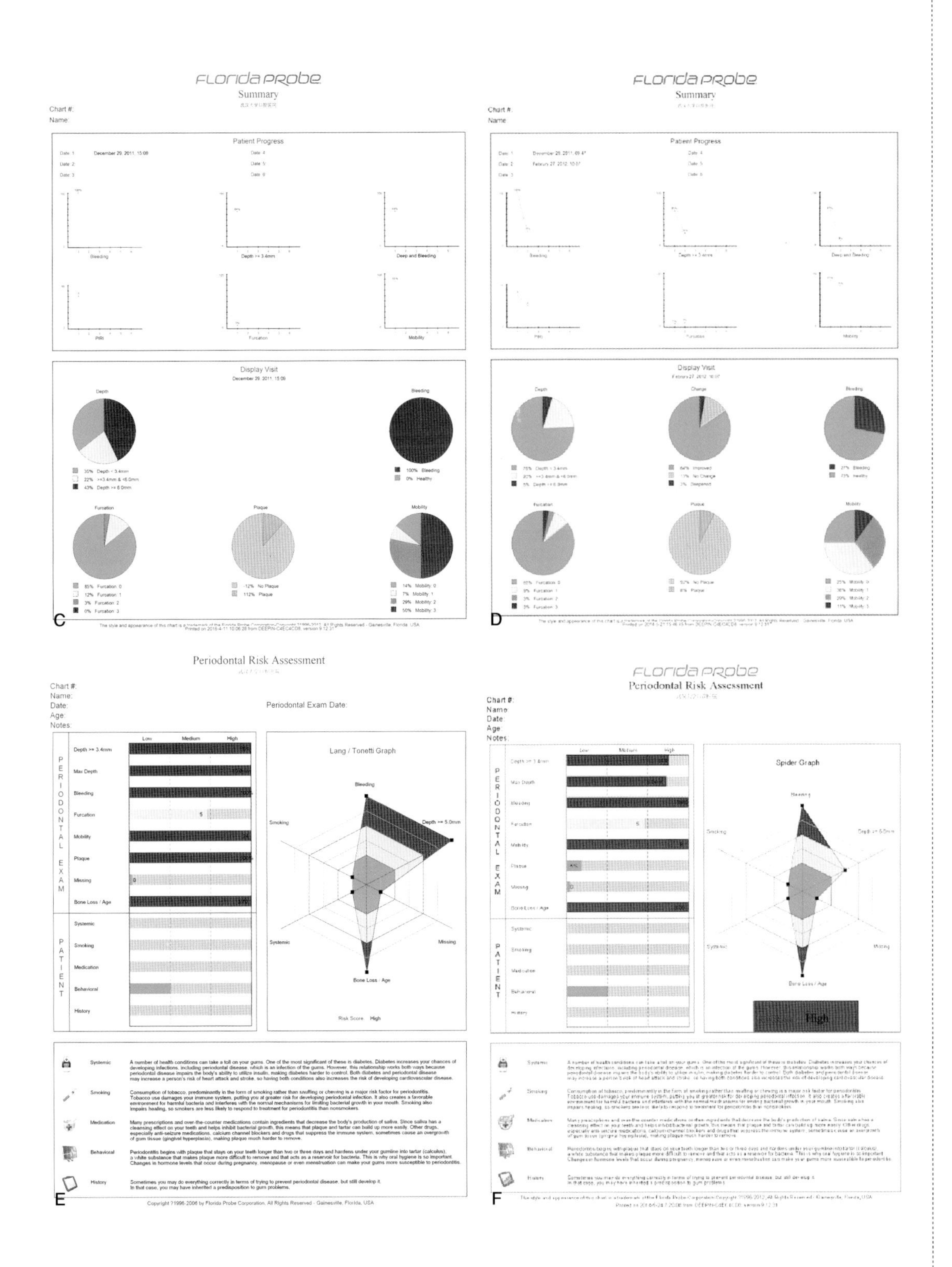
Florida Probe
Summary
Patient Progress
Display Visit
C
D
Periodontal Risk Assessment
Lang / Tonetti Graph
Spider Graph
E
F

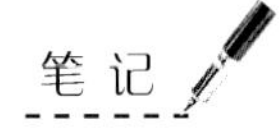
笔 记

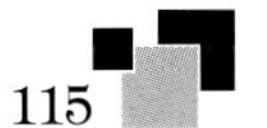

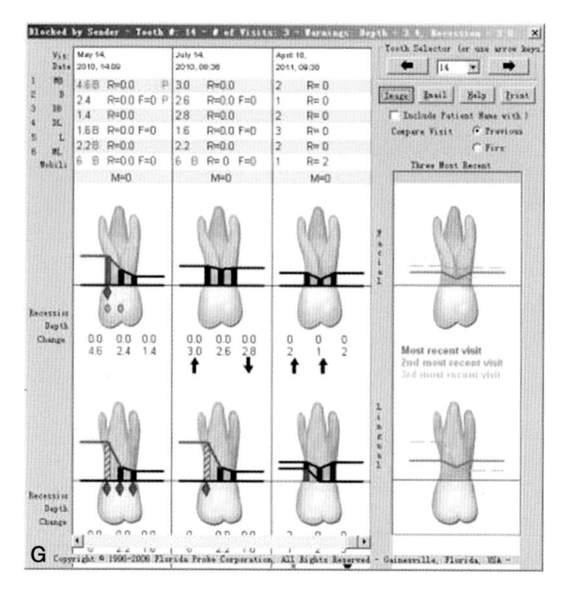

图 5-1-3

A. 牙周炎初诊检查表　B. 龈下刮治术后检查表　C. 牙周炎初诊评估表　D. 龈下刮治术后评估表　E. 牙周炎初诊危险因素评估表　F. 治疗后危险因素评估表　G. 单颗牙多次治疗对比评估

（二）临床附着丧失的检测

附着丧失（attachment loss）是牙周病检查的重要指标，它以釉牙骨质界为标志，但检查时常不易判断釉牙骨质界的位置。李成章的研究发现，从牙的解剖外形观察，牙外形高点到釉牙骨质界的距离有一定规律，可以牙外形高点辅助判断釉牙骨质界的位置。该法较直接判断釉牙骨质界简单、易操作、好掌握，尤其宜于流行病学调查，全国第三次流行病学调查附着丧失的检查即用此法。

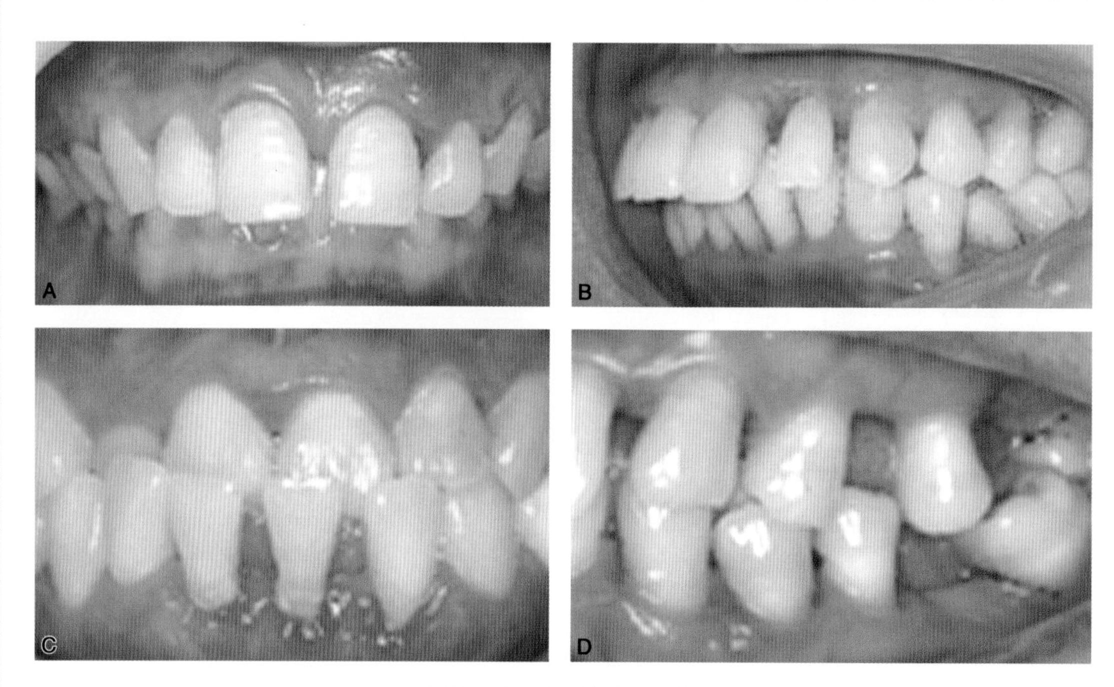

图 5-1-4　咬合关系的检查

A. 深覆𬌗　B. 深覆盖　C. 反𬌗　D. 失牙后𬌗关系改变

笔记
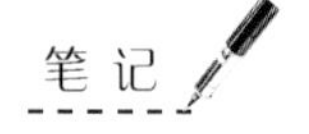

（三）咬合检查

咬合检查是牙周病诊断中的重要内容。对咬合创伤的认识、诊断、影响和治疗至今仍不充分。

1. 常规检查方法　通常咬合的检查方法有视诊、扪诊、咬合纸法、蜡片法和牙线法，有时还需结合研究模型和影像学进行分析。咬合的检查内容包括：

（1）咬合关系：覆𬌗、覆盖以及牙列和咬合关系改变（图 5-1-4）。

（2）牙龈：龈缘突、龈退缩、龈裂以及咬合时牙龈苍白（图 5-1-5）。

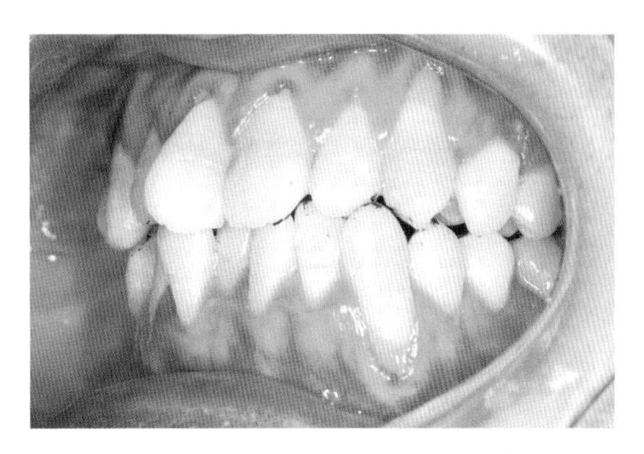

图 5-1-5　龈缘突、龈退缩、牙颈部缺损

（3）牙：咬合高点、磨耗、牙颈部缺损、牙敏感以及牙（隐）裂和牙折。夜磨牙常造成严重的牙磨耗和咬合创伤（图 5-1-6）。一种非解剖式全上颌𬌗垫对该咬合关系的检查和治疗很有帮助（见第十章）。

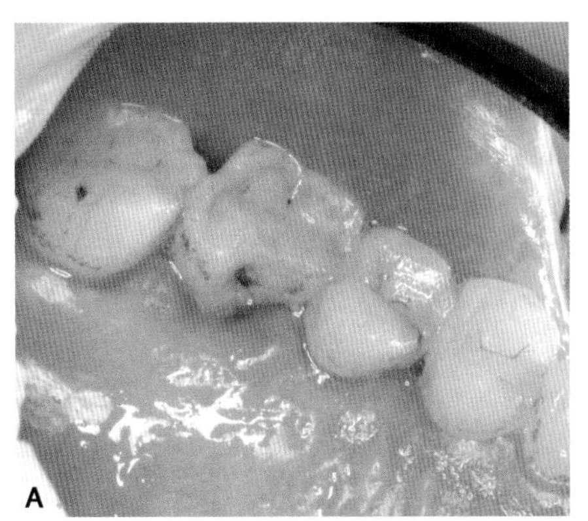

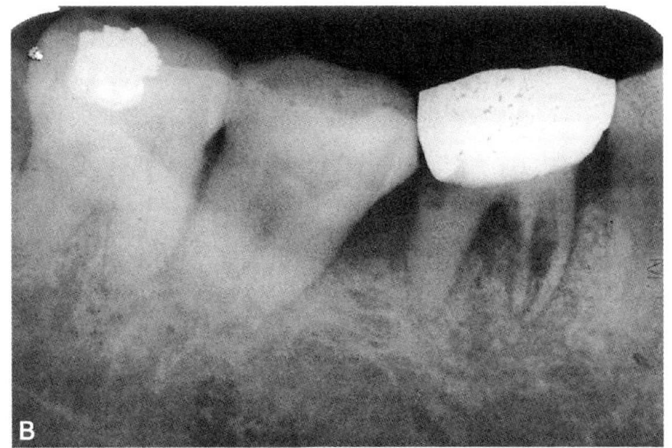

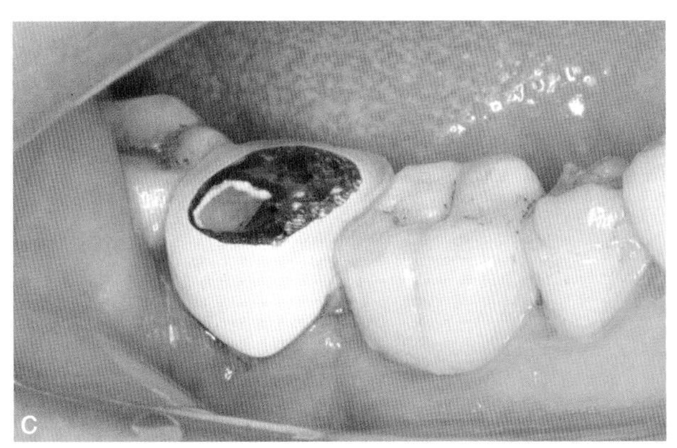

图 5-1-6　牙的咬合检查

A. 牙劈裂　B. X 线片示根折　C. 咬合高点磨损

（4）X 线片：牙周膜增宽、硬骨板增厚或消失、垂直性骨吸收以及根吸收（图 5-1-7）。

（5）咬合创伤：牙动度与骨吸收或袋深不成比例（图 5-1-8）。

（6）颞下颌关节：咀嚼肌、咬合和颞下颌关节有着密不可分的联系，对有牙严重磨耗或缺失造成咬合高度改变、长期缺牙导致对颌牙伸长等问题的患者，还要注意检查颞下颌关节（图 5-1-9），反之，当有颞下颌关节不适时，也应检查咬合的状况。

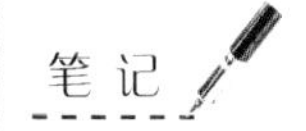

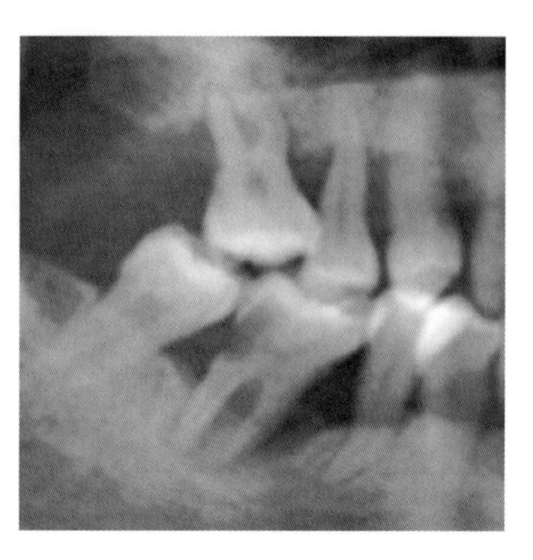

图 5-1-7　牙周膜增宽、硬骨板消失、垂直性骨吸收、水平性骨吸收

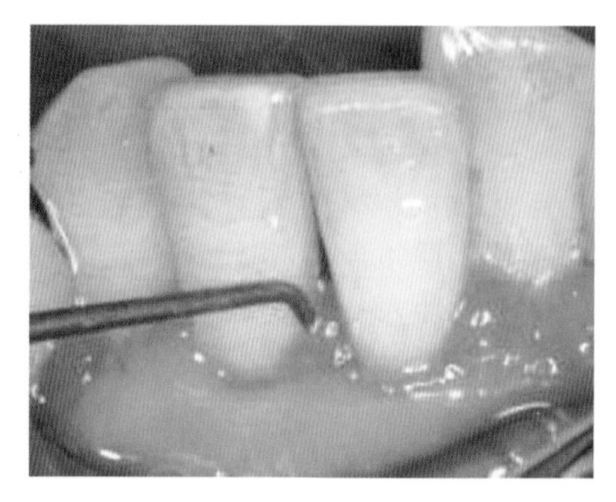

图 5-1-8　Ⅲ度牙松动，探诊深度小于 3mm

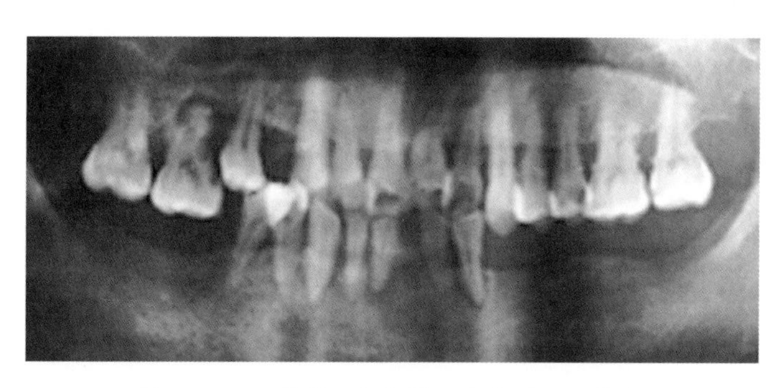

图 5-1-9　X 线片示长期缺牙患者对颌牙伸长

(7) 咀嚼肌扪诊：咀嚼肌在调节异常咬合时可出现不适与疼痛，扪诊可以初步判断。

以上各种症状体征都不是孤立的，可以在咬合创伤或创伤𬌗时以不同的组合出现。因此咬合的检查需要综合应用，并根据结果综合判断。如牙磨耗不一定有咬合创伤，只有当牙的磨耗不能代偿异常的咬合力时，才会发生咬合创伤，而当牙的磨耗达到能代偿异常的咬合力时，咬合创伤也会中止。虽然咬合的常规检查方法不少，指标众多，但在客观检测、记录咬合力和咬合运动及状态上仍有缺憾。

2. 数字化咬合力分析仪　俗称𬌗力计或 T-scan，主要由传感器、连接柄、计算机和咬合分析软件等组成。其压力感受薄膜由纵向和横向排列的导线交织而成，厚度仅为 0.06～0.1mm。放入口腔后，分析仪可以对咬合运动过程进行动态状态观察，并从二维和三维不同角度显示随时间变化的咬合接触特征（早接触、咬合干扰、咬合平衡）和记录咬合力的大小及分布，克服了常用的咬合纸不能记录咬合的时间和力量、印记大小和力大小不相一致的不足。

咬合力由 200 多个级别的颜色表示。蓝色或黑色表示最低咬合力，绿色或黄色表示中等咬合力，橙色或红色表示较高咬合力。在咬合力—时间图上有三条横线和三条竖线（左右侧比较时为三条线，前后左右比较时为五条线。以下介绍左右两侧的比较）。三条横线表示牙齿在咬合过程中总咬合力的变化，其中灰色线为最大咬合力标志线，正中咬合时该线位于 100% 的位置；红色线为牙弓右侧咬合力标志线；绿色线为牙弓左侧咬合力标志线，绿红两线水平时表明处于牙尖交错位。三条竖线中的 A 线和 B 线用于计算咬合图内任意两点间的时间差，计算暂时咬合期间的时间增量，测量闭颌（从最早接触点至牙尖交错位）所需的时间，测量咬合分离（从开始咬合分离至仅有前牙接触）所需时间供分析用；另一条线是垂直时间标志线，用于咬合力录影带回放。测试使用时，应注意调试敏感性。将口腔压力感受薄膜放

笔记

置时，要注意中线对位。正式测试前，要对患者进行咬合训练，以保证测试的准确性和良好的重复性。

数字化咬合力分析仪可以检查记录早接触和咬合干扰，结合临床进行分析，诊断咬合创伤并指导调𬌗，调𬌗后再次检查，可为调𬌗前后的咬合改善提供客观证据。

（四）牙动度仪

牙松动是牙周病理改变的重要临床表现之一，通常以 0～3°的粗略分级行半定量分析，不易对比评估。近年研制的牙动度仪 Periotest（Gulden-Medizintechnik，Bensheim，Germany），形似牙周探针，检查时置于牙面颊侧中部，以恒定压力从侧面自动快速叩击牙齿 16 次（4 次/秒），并测量牙回复到原来位置所需的时间，经计算机处理后转换成以 0～50 分级的动度值（periotest value，PTV），动度越大，PTV 值越高。该仪器可提高牙动度测量的精确性，有助于观察不同时期牙松动度的变化和疗效的评估。

（五）牙周内镜

牙周内镜（perioscopy）（图 5-1-10）是一种应用显示屏、光照及放大技术使得医师能够观察到牙周袋内龈下区域的设备。在小探头前段安置微型相机，通过实时成像将影像以 48 倍放大投影到显示屏上，在直视下观察龈缘下方牙根的表面及沉积的牙石，准确方便地对牙周状况进行诊断和治疗，有助牙周袋得到彻底的清理，并对刮治效果予以客观的评价。由于牙周内镜复杂精细，操作耗时稍长，一般情况下患者会有轻微的不适，有些患者需在局麻下操作。

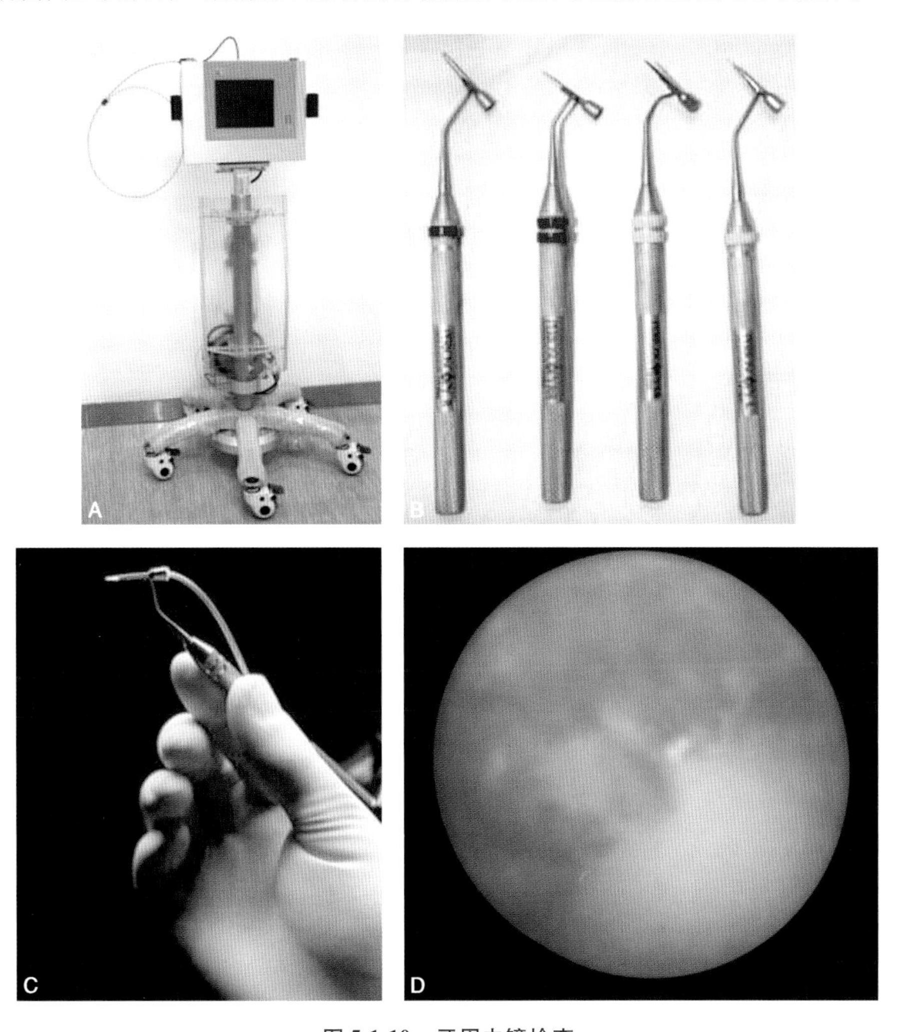

图 5-1-10　牙周内镜检查

A. 牙周内镜　B. 金属鞘　C. 光纤探头插入金属鞘　D. 牙周内镜视频显示牙周袋内情况

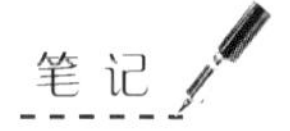

二、影像诊断

X线检查是牙周病临床非侵入性观察牙槽骨变化的常用方法，它在牙周病的诊断、治疗及疗效的评价以及长期追踪观察牙槽骨的变化中都有重要意义。目前有多种影像学方法用于牙周病的临床，包括各种口内和口外方法，如咬合片、根尖片和全口曲面体层片等。它们都可以为临床提供有效信息，但是也都具有局限性，最主要的是它们提供的是三维结构的二维影像。由于牙齿和其他结构的重叠，牙槽骨的形态和病理特点往往不能清楚地显示，仅仅是牙槽间隔的水平能被清楚地显示。李成章的研究认为虽然一壁骨袋、二壁骨袋或三壁骨袋难于识别，但认真观察，当矿化物损失达到一定量时，从二维影像中仍然可以得到一壁骨袋、二壁骨袋或三壁骨袋的三维参考构像（图5-1-11）。Ortman等报道称，在传统X线片上，只有矿化物损失达到30% ~50%以上时，才可以检测到清晰的骨缺损。为了提高临床检查诊断水平，一些更清晰、更高质量的影像资料和分析手段以及新的影像设备正逐渐被用于口腔临床。

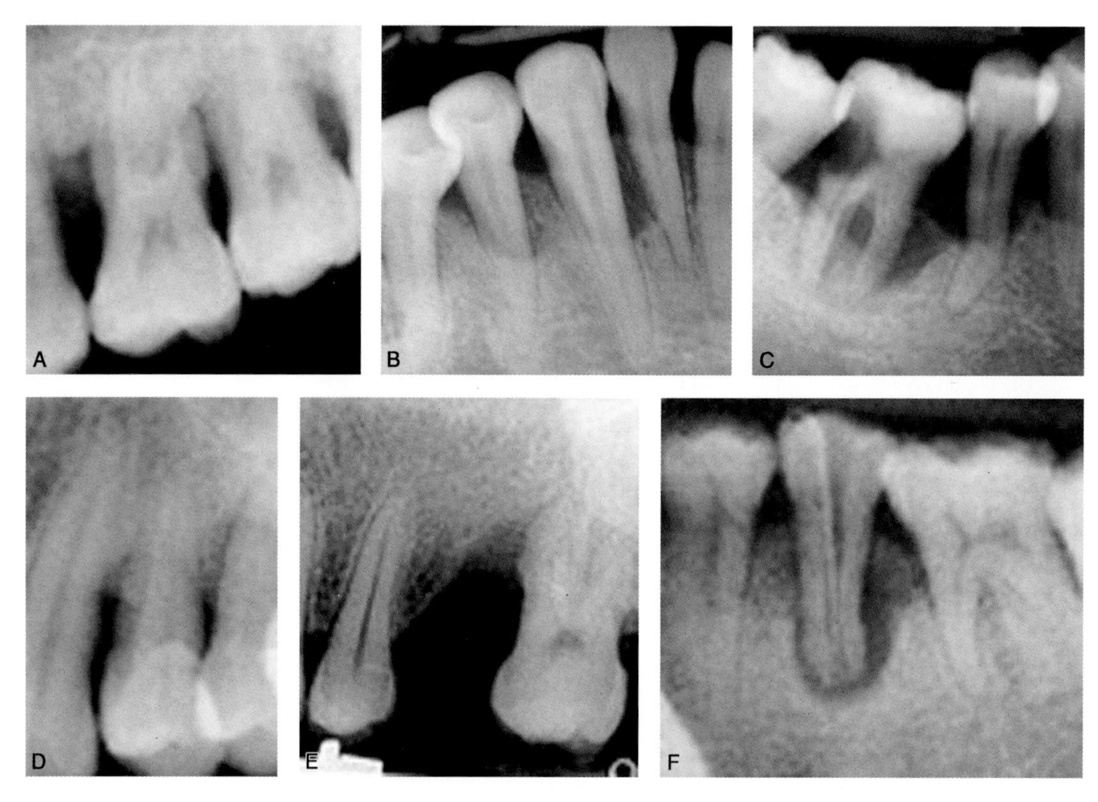

图5-1-11

A. 邻面骨壁一壁骨袋影像特征　B. 颊侧骨壁一壁骨袋影像特征　C. 一侧开放的二壁骨袋影像特征　D. 无开放式的二壁骨袋影像特征　E. 三壁骨袋影像特征　F. 混合壁骨袋影像特征

（一）口内影像

1. 咬合片　可以同时显示上颌和下颌。水平的咬合片可以满足大多的临床需要，垂直的咬合片能更准确的显示后牙区的牙槽骨状况，但操作时患者可有不适感。

2. 根尖片　应用平行定位投照技术拍摄根尖片，能使失真度减少到最小，有利于对骨量、根长以及骨下袋的判断。应用平行定位投照技术对同一牙位进行多次拍摄，重复性好且可比性高。平行定位投照的要求有：X线球管、目标牙、胶片三者位置关系保持恒定不变；胶片与牙长轴平行；X线束与牙齿和胶片垂直。

笔记

（二）口外影像

全口牙位曲面体层X线片能够快速满足大多口腔颌面部临床检查的需要，从牙周角度，可以大体了解牙槽骨的状况，疾病所处的状态以及初步判断咬合关系（图5-1-12）。但是其最大的不足是图像的扭曲变形。将曲面体层片结合咬合片，根尖片一起来评估牙和牙槽骨的情况，可获得更大的参考价值。

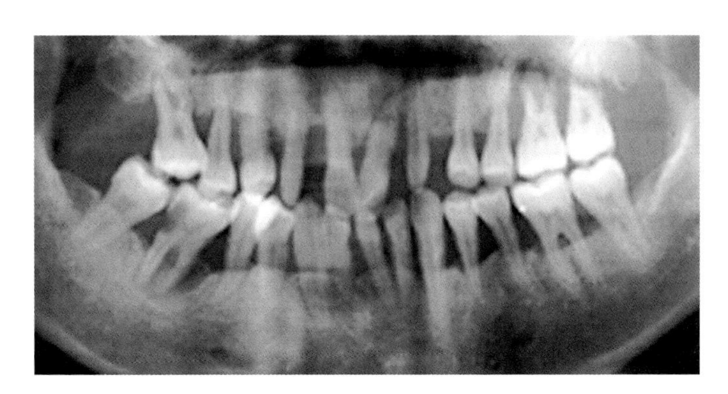

图5-1-12　牙槽骨破坏表现与咬合接触关系

（三）数字影像诊断

由于X线片是在二维平面上显示三维的解剖结构，因此不能准确反映牙槽骨的形态和骨量的变化，在X线片上反映的牙槽骨破坏严重程度往往小于实际情况，对颊舌面骨变化的诊断能力更差。传统X线片的拍摄在投照角度、曝光和冲洗条件等方面的可重复性差，造成不同批次拍摄的X线片间密度和对比度有差异，使观察者不能准确判断牙槽骨的变化，不利于牙周病的早期诊断和疗效的比较观察。数字化X线摄片技术特别是数字减影技术的应用，使人们有可能早期观察到牙槽骨的细微变化，提高了X线诊断技术的准确性和灵敏度。

1. X线影像信息数字化成像技术

（1）直接数字化成像：该系统利用带电耦合器（charge-coupled device，CCD）的传感器感受X线信号，通过导线经数字信号转换直接进入电脑，0.2～5秒即可在显示器上成像。一般传感器的有效成像面积（17mm×6mm）小于相同用途的普通胶片（31mm×41mm），故数字化图像范围不及普通胶片。

（2）间接数字化成像：该系统利用的信息载体为涂有辉尽性荧光物质感光层的成像板，在第一次由X线激发后储存X线摄影信息，经激光扫描行第二次激发，将储存的X线摄影信息转换为可见的荧光，然后数字化成像。如记忆性磷感光片，其大小和形态与普通胶片相同，并可重复使用。也有学者把该系统也归类于直接数字化成像。另一种间接数字化成像方式是通过带CCD探头的高精度摄像机摄取X线片，然后经模数转换获得数字化影像。

2. 数字化X线影像分析在牙周病研究中的应用。在牙周病临床和研究工作中，我们不仅要了解某一时点牙槽骨的高度和密度以及骨破坏的形态和范围，还要动态观察疾病发展或治疗过程中骨量的细微变化，获取成像后可用数字减影（digital subtraction radiography，DSR）、计算机辅助密度影像分析（computer-assisted densitometric image analysis，CADIA）等技术对获取成像进行分析。

（1）DSR：将2片在同一解剖位置不同时期拍摄的完全相同的投射外形的X线片，在计算机辅助下进行灰度值相减，获得的减影图像所突出显示的即为牙槽骨高度或密度发生改变的部位（骨吸收表现为灰度降低，骨增加表现为灰度增加），而解剖结构无改变部分的影像可相互抵消，在屏幕上不显示或显示为中性灰度。通过减影可定量测量图像中变化值的大小，有助于动态观察牙周病进展和治疗中发生的牙槽骨细微变化。该技术要求投照角度和

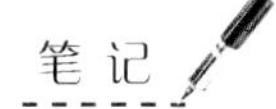
笔记

曝光及冲洗条件应具有最大的可重复性。

（2）CADIA：CADIA 常与 DSR 配合用于测量骨密度和骨量的变化，计算所有 2×2 像素范围的平均灰度。在取得 DSR 图像后，再乘以灰度改变的面积，获得总的密度改变值 net-CADIA 值，正值表示密度增加，负值表示密度下降，在摄片时需使用铝阶梯作为密度参考标准。

（3）其他图像处理技术：计算机图像处理系统可通过对比度增强、边缘锐化、伪彩色（色彩转换减影）等手段来提高数字化 X 线片的诊断能力。Bragger U 的一项对 52 幅数字减影图像经伪彩色处理后的组间及组内一致性观察，发现用不同的颜色显示不同的灰度水平，有助于增加对牙槽骨改变诊断的一致性，更容易发现细微的密度变化。

（4）传统 X 线胶片储存：传统 X 线胶片信息不易保存，弃之可惜。可将其通过信息数字化的方式转变，以利储存。它使用扫描仪扫描 X 线照片，然后由密度计使扫描的 X 线信息数字化。由于此种方式是在 X 线照片基础上回顾性完成的，并未改变或省略传统 X 线摄影的步骤，故可视为将以往保存的 X 线信息数字化的一种过渡方式。但在此信息数字化过程中可能会丢失一部分信息。

（四）计算机断层扫描术

计算机断层扫描术（computed tomography，CT）的高分辨率成像优点使其成为重要的影像学检查手段。数十年间，医用 CT 已由最初的第一代发展至当前的第五代，分辨率也可达亚毫米（0.10mm）数量级，少数可达 10μm 甚至更小。新的 CT 扫描技术和图像处理引擎的应用，使其对各种口腔精细结构的再现能力和三维重建能力不断增强。CT 能对牙槽骨进行全方位的扫描，对骨的相关参数（牙槽骨直线高度、骨容量、骨容量分数、骨矿物质含量和骨矿物质密度）进行分析和三维重建，在全面、精确、立体地判断牙槽骨吸收状况方面的应用，为牙周病研究和治疗指导提供了新的工具。

1. 口腔医学科研和临床的常用 CT 类型

（1）Micro-CT：采用微球管，以微米级的细节分辨率，立体的显示组织内部结构。具有系统噪声低，成像质量高的优点，能对牙槽骨和牙齿进行清晰成像，在口腔科研领域发挥着重要的作用。

（2）锥形束 CT（cone bean computed tomography，CBCT）：CBCT 用三维锥形束 X 线代替断层 CT 的二维扇形束，旋转 360 度即可获得全部数据，与传统曲面体层机操作相似，它的几个优点特别适用于口腔医学：①低放射剂量，对头颅更安全；②高分辨率图像，观察更精确；③快速省时，10～70 秒即可完成扫描；④减弱了金属物品的伪影；⑤图像处理重建更为方便。近年来 CBCT 在口腔医学中开始快速普及。

（3）可调光圈计算机断层扫描技术（tuned aperture computed tomography，TACT）：TACT 技术是基于光学光圈理论而开发的。在带有 CCD 传感器的数字化 X 线摄影系统中，只要加一个软件包，就可使系统具有类似断层扫描的功能，操作时在 X 线源和目标区域之间放置一不透明的 1mm 直径小球，采用多个 X 线球管进行连续拍摄，每次都变换角度，使小球显示在不同的位置，最后只要在计算机上指明每张图像中小球的中心点，系统就可显示任意深度和角度的三维断层影像，系统不需固定光源和目标之间的位置关系。

2. CT 在牙周病学领域的应用

（1）CT 在牙槽骨生理特性研究中的应用：通过 micro-CT 联合双能 X 线骨密度仪，研究大鼠的机械咀嚼刺激对牙槽骨微结构改建的影响，以骨矿物密度、牙槽骨微结构和牙槽宽度为指标，结果显示牙槽骨的形态和结构均发生变化，持续轻力使密质骨厚度增加，软食使骨小梁密度降低（Mavropoulosa）。Fuhrmann 的类似研究报道了通过 CT 研究牙槽骨形态和咬合刺激之间的关系，将一个金属装置置于 6 周龄的雄性大鼠口内以阻止咬合，从 CT 图像分

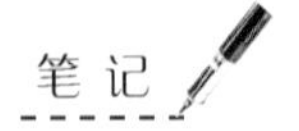
笔记

析4周后实验组的骨质密度开始下降,6周后骨松质密度下降了11% ~38%,骨皮质密度下降了8% ~12%。

(2) CT在牙周病病因学研究中的应用:CT结合其他方法,如免疫组化和real-time PCR等技术,对牙槽骨和其他指标联合检查评估微生物因素以及咬合创伤对牙周炎的影响。Rogers的研究结果显示MAPK抑制剂可大幅减少炎症因子的表达和破骨细胞的形成;而Cameron的研究则发现咬合调整可以阻止RANKL所致的牙槽骨吸收。

(3) CT在牙周病诊断评估中的应用

1) CT在影像学的精确诊断:Fuhrmann的报道称普通X线片仅能辨认出60%的骨缺损,且牙槽骨吸收水平被低估了2.2mm,而HR-CT能辨认出全部的骨缺损,对牙槽骨降低的误判仅差0.2mm,其三维重建能力显示牙槽骨吸收的立体形状作用更为突出。

2) 辅助校正临床探诊误差:Pistorius通过对639个测量点CT牙槽骨吸收图像与临床牙周探诊情况进行比较,发现在颊、舌面测量点测量结果差别较大,牙槽骨垂直型吸收越深,这种差别就越大。

3) CT对根分叉病变的诊断:Fuhrmann发现CT能够更清晰地表现根分叉病变程度、根长和骨高度以及局部解剖学的特点,有利于指导根分叉病变的治疗。

4) 治疗及疗效评价:通过CT可以评估牙周治疗如GTR术后或骨移植后牙槽骨的细微变化,评估牙周炎患者的正畸、修复治疗效果以及对牙周种植进行分析。

5) 基础研究:建立牙槽骨、牙齿和牙周膜的三维有限元模型,构建咬合创伤模型,以分析牙槽骨和牙周膜的应力状况。

(五) 光学相干断层扫描

光学相干断层扫描(optical coherence tomography,OCT)是近十年迅速发展起来的一种成像技术,它利用弱相干光干涉仪的基本原理,检测生物组织不同深度层面对入射弱相干光的背向反射或几次散射信号,通过扫描,可得到生物组织二维或三维结构图像。OCT是一种新的光学诊断技术,目前已在眼科应用,可进行活体眼组织显微镜结构的非接触式、非侵入性断层成像。

三、临床研究走向

新设备新技术的应用促进了对牙周病的认识。牙周检查应加强对咬合的研究。咬合指咀嚼系统各成分间的功能关系。咀嚼系统包括牙、牙周组织、颅面骨骼、颞下颌关节和神经咀嚼肌组织,因此对咬合的认识涉及学科间的关联,将是各科的研究热点。咬合分析仪是一种包括下颌运动轨迹、肌电图、颞下颌关节检测的设备,配有肌松仪。咬合分析仪结合𬌗力计和影像学检查有助于对咬合的深入认识并有利于促进对牙周、牙、咀嚼肌和颞下颌关节之间的和谐治疗。

四、诊断研究范例

女,19岁,牙松动一年多,牙前突数月。父母牙周状况尚好。

牙周检查如下(图5-1-13 ~图5-1-15):

请根据检查综合判断,作出诊断,提出诊断依据。

点评:侵袭性牙周炎诊断率各地不同,可能与诊断标准的把握有关,一般诊断时通常考虑的因素多以年龄和牙周破坏程度及进展速度为主,还需要注意认真检查各种表现,排除局部促进因素和环境因素的存在。

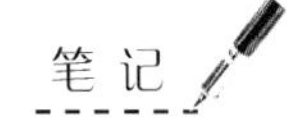

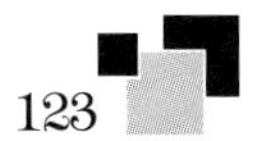

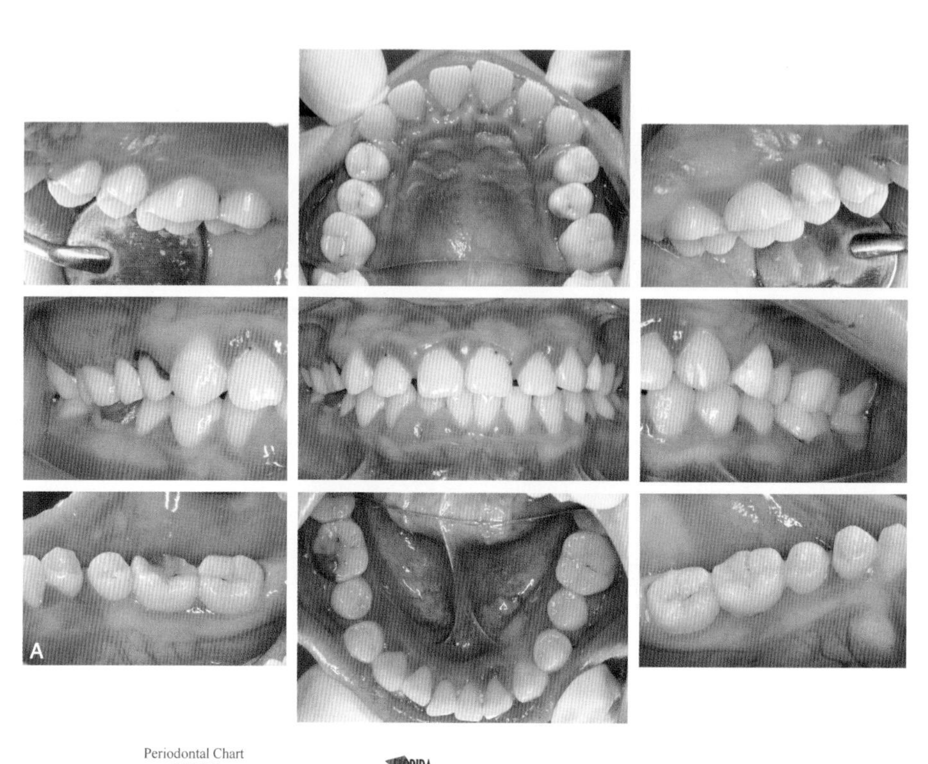

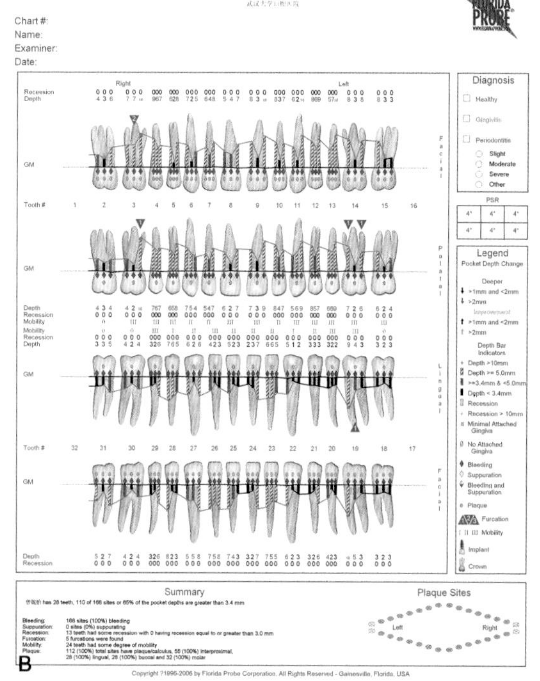

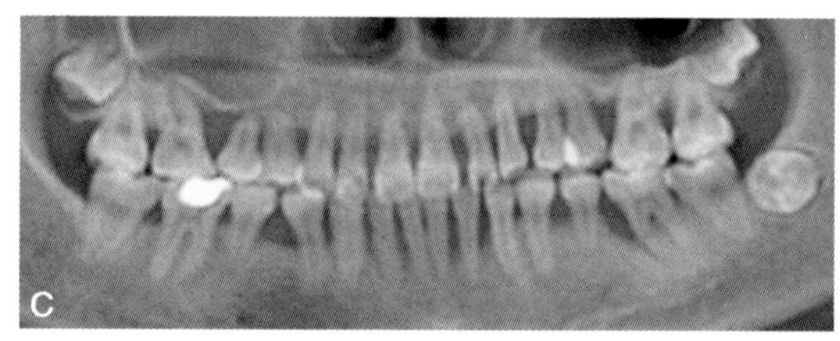

图 5-1-13 牙周检查

A. 牙龈红肿出血 B. 牙周检查表 C. 影像学检查示骨吸收

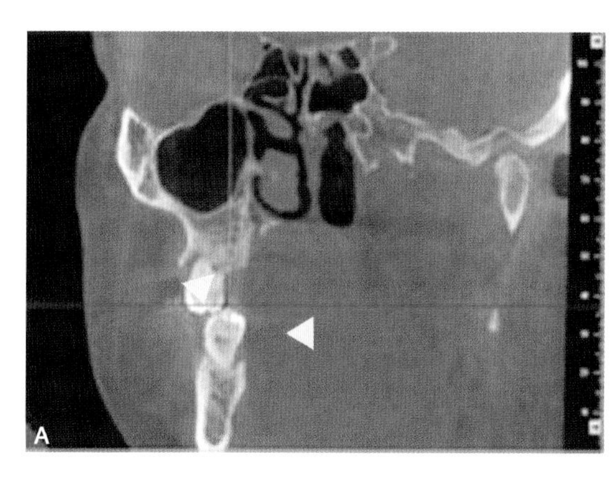

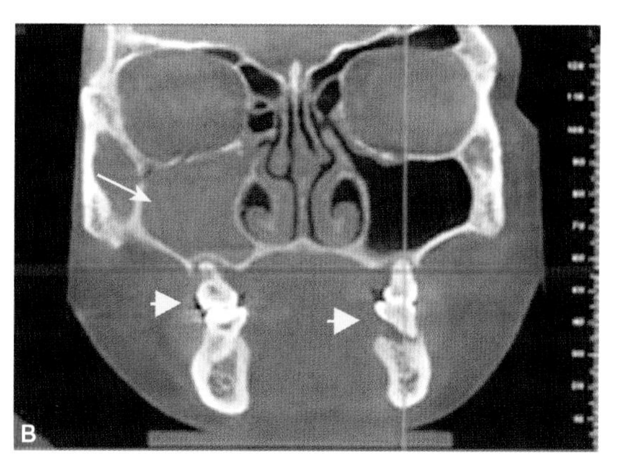

图 5-1-14　影像学检查示咬合关系

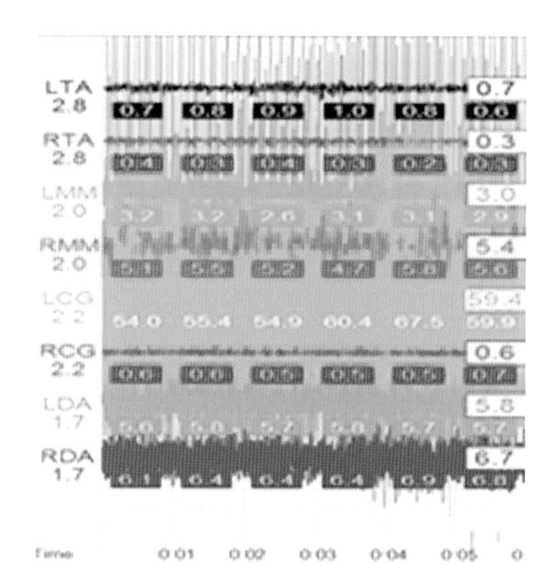

图 5-1-15　肌电信号显示两侧咀嚼肌活动明显不对称

第二节　牙周微生物的检查

口腔中存在多少种微生物至今还是个未知数，已知的有数百种之多，其中有相当比例尚未在体外获得成功培养。细菌作为牙周病的始动因素已为人所共识，但哪些细菌被明确作为牙周致病菌尚无定论。自 20 世纪 80 年代厌氧培养技术开始发展以来，口腔内大量革兰阴性厌氧菌被培养出来，牙龈卟啉单胞菌（*Pg*），中间普氏菌（*Pi*）和伴放线聚集杆菌（*Aggregatibacter actinomycetemcomitans*，*Aa*）等牙周可疑致病菌也被大家所认识。对牙周微生物的研究大致可分为以下几个方面：①龈下菌斑的组成和分布，Socransky 报道龈下菌斑有 6 组细菌。②对牙周可疑致病菌的认识及对治疗效果不佳牙周炎的微生物原因的研究。治疗反应差的难治性牙周炎或侵袭性牙周炎，往往与 *Aa* 等某些细菌的持续存在有关。③药敏试验，指导治疗反应差的牙周炎的药物治疗。④以生物膜的形式进行研究，认识生物膜的耐药性。

除了传统的培养鉴定方法，近来分子生物学技术在口腔微生物的检查应用中取得了快

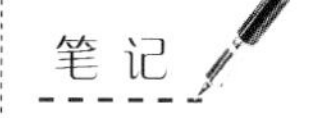

速发展,促进了牙周微生物的研究。李超伦的研究使口腔中古细菌(archaea,旧称 archaeobacteria)和一些体外未获培养的微生物得到了鉴定。一些新的方法和椅旁快速检测系统的应用,可以更快、更敏感地检测到更多的与牙周病密切相关的细菌种属,使牙周致病微生物的诊断(microbial diagnosis)和微生物测试(microbial testing)更加贴近临床。但对牙周病的认识仅仅通过鉴定单一的致病微生物是不够的,进一步发现微生物在牙周病病理过程中伴随出现的特异性生物标记物,并通过检测这些生物标记物来反映牙周病的活性和进程是个挑战。

一、传统的牙周微生物检查

牙周炎与多种细菌有关,但迄今没有一种细菌被确认为致病菌。资料显示多数牙周炎部位牙周袋内龈下菌斑的细菌种类和比例没有明显差别,且牙周炎的临床诊断并不需要微生物依据,所以一般牙周炎患者无需进行微生物检查。口腔与外界相通的特点和牙周微生物的特点,决定了牙周炎微生物病因治疗以机械去除菌斑为主,药物治疗为辅。由于牙周炎微生物不具个性化差异,药物选择也不必依赖微生物的检查。牙周微生物检查的主要意义在于通过对健康牙周菌群的认识,对不同炎症状态下、不同牙周环境下牙周微生物的变化及其特征的认识,了解牙周炎的微生物病因,包括难治性牙周炎的微生物特点,认识可能的致病机制,指导共性化或可能的个性化的相应治疗原则。随着牙周医学的发展,牙周微生物的研究出现了新的研究点,张源明从冠状动脉粥样硬化斑块中检出了牙周炎相关致病菌 *Pg*、*Pi* 等,提示牙周炎相关致病菌与冠心病之间的关系。牙周微生物的研究通常采用纸尖收集龈下菌斑,通过以下多种方法进行微生物分析:

1. 暗视野和相差显微镜　取龈下菌斑细菌涂片镜检,相对简便快速,可用于观察可动菌和螺旋体。但纵向研究显示该检查对于经过治疗处于维持期的患者,预测病变进展危险性的价值不大,所以现已很少应用。

2. 细菌培养　细菌培养相对于其他方法可以作为细菌检测的金标准。菌斑收集后超声混匀,应用各种培养基,进行需氧或厌氧培养。通过对得到的细菌菌落进行菌落和细菌形态学分析、生化测试、细菌代谢产物的分析等进行菌种鉴定。细菌培养也有不足之处,一是取材难免污染,运输处理中难免细菌不死亡。二是培养结果受方法的影响,还有多种细菌是难以培养获得的。三是鉴定方法敏感度不高。

3. 药敏试验　应用细菌培养的方法对获得菌进行抗生素敏感性试验,对指导合理用药有重要参考价值。但这一评价并不全面,因为它只是对获得菌的评价,并未考虑到未获得菌和死亡菌的临床意义。

4. 免疫分析　免疫测定是利用特异性的单克隆或多克隆抗体和细菌抗原的结合来鉴定细菌。主要方法有免疫荧光、膜型免疫测定和乳胶凝集试验,后两种因操作相对简单,不需要特别的仪器,更适用于临床检测。每种细菌都有自已特异的表面抗原,用荧光或显色物质标记的单克隆(或多克隆)抗体可与靶细菌抗原结合形成免疫复合物,通过观察标记物鉴定细菌。该技术敏感性和特异性均较高,靶细菌达 10^2 ~ 10^3 个即可被检出。目前已有椅旁快速检测系统 Evalusite,用于检测 *Pg*、*Pi* 和 *Aa*。该系统采用辣根过氧化物酶标记细菌抗体,属酶联免疫吸附试验(enzyme linked immunosorbent assay,ELISA),菌斑样本与之反应后 8 分钟内出现粉红色点即为阳性,观察着色密度可作半定量分析。

5. 细菌酶分析与牙周炎　关系密切的 3 种可疑致病菌 *Pg*、福赛斯坦菌(*Tannerella. forsythia*, *Tf*)和齿垢密螺旋体(*Td*)能产生一种胰蛋白酶样酶,可水解人工合成底物苯甲酰精氨酸萘酰胺(benzoyl-DL-argininenaphthlamide,BANA)。据此开发出椅旁诊断系统 Perioscan,通过检测菌斑样

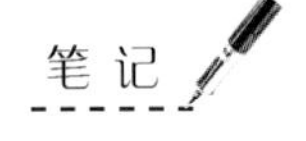

本对 BANA 的水解能力，分析其中有无这 3 种细菌及其菌量。所用黑色染料 Evans 与 BANA 水解产物接触后呈现出蓝黑色，约 15 分钟即可观察结果。该技术简便快速、价廉。但阳性结果只提示菌斑中至少有 3 种细菌中的 1 种，而无法确知到底是哪一种或是否 3 种菌都有，也无法定量分析。

细菌同一种属的菌株存在变异和多样性。传统上基于表型和生化标准，通过显微镜、生化反应性、生长状况、染色和免疫荧光、细菌的产物分析、细胞膜成分和药敏试验等鉴定细菌的方法，耗时耗力，花费也高，有时结果不确定，准确性不高。Loesche 比较了细菌培养、DNA 探针和 BANA 测试。他检查了 204 个菌斑样本中的 4 种牙周致病菌，结果发现细菌培养的准确率较差，只有 61% ~79%，而用检查核酸序列的 DNA 探针来鉴定细菌，其准确率可高达 88% ~96%。

二、现代分子微生物检查方法

随着 DNA 检测技术的发展，我们可以直接从临床标本中鉴定细菌。其中，有 3 种主要的分子微生物学方法：①聚合酶链式反应（polymerase chain reaction，PCR），包括单一特异性 PCR（single target PCR）、多重 PCR（multiplex target PCR）、随机引物 PCR（arbitrarily primed PCR，AP-PCR）和实时定量 PCR（real-time PCR）；②DNA 杂交技术，包括原位杂交、棋盘式 DNA-DNA 杂交法（checkerboard hybridizaton）和 16S rRNA 基因芯片；③测序方法，如焦磷酸测序（pyrosequencing）芯片、实时单分子 DNA 测序（real-time single DNA sequencing）和纳米通道测序（nanopore sequencing）。下面详细介绍一些分子微生物学方法：

1. 限制性内切酶分析　核酸限制性内切酶能识别特异的核苷酸序列并使 DNA 裂解，所产生的 DNA 片段通过电泳而分离。每个菌株的 DNA 经酶切后都会产生特异的电泳图谱，称为“DNA 指纹图”。该技术已被用于分析 *Pg*、*Pi* 和 *Aa* 等牙周可疑致病菌的遗传异质性，对同种细菌的不同菌株进行基因型分析，寻找与牙周炎发病关系密切的毒力克隆。它也是流行病学调查的重要工具，用以了解牙周可疑致病菌在家族成员中的分布和传播情况。

2. Single target PCR　PCR 是目前敏感性最高的微生物检查法。通过设计特异性的 PCR 引物，合成 PCR 产物，从而鉴定分别来自健康和患者的菌斑样本。通过 PCR 可以鉴定许多不能体外培养的的细菌。

3. Multiplex PCR　不同于 single target PCR，Multiplex PCR 利用设计多对种属特异性的引物可以同时检测多种细菌。目前 GarciaL、Tran 和 Wahlfors 已报道同时检出了 *Aa*、*Pi*、*Tf* 和 *Pg*。虽然最佳的反应体系难于建立，但是该反应敏感性高，每个反应体系最低只需 10 ~ 100 个细胞就可进行检测。Eick 和 Squeri 发现用 The MicroDen® Test 可以同时检测 5 种细菌。

4. AP-PCR　采用任意序列约 10 ~ 12 个碱基的寡核苷酸片段作为引物，所得 PCR 扩增产物包含大小不等的多个 DNA 片段，通过电泳分离可获得每个菌株特异的电泳图谱。AP-PCR 的主要优点是：①由于采用随机引物，即使对靶细菌 DNA 序列一无所知也能进行 PCR 扩增。②可以从无限多种核苷酸序列的随机组合中选择任意引物来扩增同一种靶细菌。实际应用中常用多个随机引物同时扩增靶细菌，以提高对不同菌株的分辨率。③操作简便快速。该技术已成为分析牙周可疑致病菌遗传多态性、寻找毒力克隆型及调查致病菌在家族中传播情况的重要手段。

5. Real-time PCR　是一种定量的 PCR 技术，用来定量检测临床标本中细菌 DNA 的拷贝数。目前有两种类型的定量 PCR，一是应用嵌入剂 SYBR Green，与新合成的 PCR 产物结合，产生一种带荧光标记的扩增产物。二是应用探针（TaqMan PCR），使特异性荧光标记的探针和 PCR 扩增产物中某部分的互补序列结合。Atieh 和 Boutaga 使用该法已从临床标本

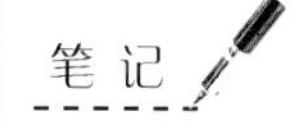

中检测出13种牙周致病菌，包括 *Pg*、*Pi*、*Aa* 和 tetQ 基因。

6. DNA 探针根据核苷酸碱基互补原理，针对靶细菌的特征 DNA 片段合成与之互补的单链寡核苷酸序列，并以荧光或放射性核素作标记，即为该细菌特异的 DNA 探针。该探针可与菌斑标本中的靶 DNA 片段杂交，通过检测杂交体即可确定菌斑中有无靶细菌及其数量。该技术的优点有：①敏感性和特异性都较高，菌斑中仅有100个靶细菌即能被检出；②快速简便，24小时内可得结果；③棋盘杂交能同时分析大量样本中的多种靶细菌；④可以检出难以培养的微生物（如螺旋体）；⑤即使靶细菌已死亡也能检出。因此，该技术已成为牙周微生物学重要的研究工具，特别适用于微生态流行病学调查。目前已经有商品化的 Omingene 可以提供6种不同的牙周致病菌的检测。

7. 16S rRNA　16s 核糖体核糖核酸技术可以用于鉴定细菌的种属，若细菌种属间的16S rRNA 基因的序列同源大于98.5%，则被认为是同一细菌种属。如果细菌种属间的16S rRNA 基因的序列同源小于98.5%则认为是不同的种属，当发现一种菌的16S rRNA 基因的序列与以往已知细菌同源均有差异，则可能是一新的种属。通过16S rRNA 的基因序列分析，口腔中约有600种原核生物（prokaryote species）（人类口腔微生物群数据库，Human oral Microbiome Database，HOMD，数据库网址：http://www.homd.org/index.php）。

8. 荧光原位杂交　荧光原位杂交（fluorescence in situ hybridization，FISH）是原位杂交技术大家族中的一员，因其所用探针被荧光物质间接或直接标记而得名，该方法建立于20世纪80年代末，现已从实验室逐步进入临床诊断领域。基本原理是荧光标记的核酸探针在变性后与已变性的靶核酸在退火温度下复性，在荧光显微镜下观察荧光信号，在不改变被分析对象（维持其原位）的前提下对靶核酸进行分析。DNA 荧光标记探针是其中最常用的一类核酸探针。利用此探针可对组织、细胞或染色体中的 DNA 进行染色体及基因水平的分析。荧光标记探针不对环境构成污染，灵敏度能得到保障，可进行多色观察分析，因而可同时使用多个探针，缩短因单个探针分开使用导致的周期过程和技术障碍。FISH 已用于对 *Pg* 和 *Aa* 进行检测（Diaz；Dige；Rudney）。

9. 棋盘式杂交法　棋盘式 DNA-DNA 杂交法（checkerboard DNA-DNA hybridization）是一项分子生物学新技术，可以应用几十种 DNA 探针同时与多个样本的 DNA 杂交（Aas）。有两种棋盘式 DNA-DNA 杂交法，一种是使用全基因组 DNA 探针和样本 DNA 在同一张膜上进行杂交；另一种是使用标记的16S rRNA 扩增体，设计成寡核苷酸芯片（oligoucleotide microarray）。采用棋盘式 DNA-DNA 可以快速检测多个样本，利用寡核苷酸芯片一次可以检测300多种细菌，还可以检测那些在体外不能培养的细菌（http://min.forsyth.org）。The Parocheck® 的 DNA 芯片可以检测到20多种不同的细菌。近来出现的高密度的16S rRNA 芯片（Eberhard）可以最多检测32 000多种16S rRNA 细菌种系（Brodie EL）。Colombo 将口腔微生物寡核苷酸芯片技术用于比较健康人群、预后较好的牙周炎（treatable periodontitis）和难治性牙周炎（refractory periodontitis）患者之间龈下菌群的分布差异，结果发现两组牙周炎患者可检测出的细菌种类较牙周健康组多。难治性牙周炎患者纤细弯曲菌（*campylobacter gracilis*）、缠结优杆菌（*eubacterium nodatum*）、*Tf*、*Pg*、普氏菌属（*prevotella spp.*）、密螺旋体属（*treponema spp.*）、侵蚀艾肯菌（*eikenella corrodens*）等牙周可疑致病菌和一些不常见菌种的检出率高于预后较好组或牙周健康组。

10. 测序法　提取获得样本的 DNA，扩增目的 DNA 分子，然后进行测序。目前最新的方法是焦磷酸测序。

三、生物膜的研究

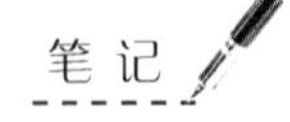

生物膜（biofilm）是微生物在物体表面形成的高度组织化的多细胞结构（微生物集团），

是微生物在自然界生存的主要方式。生物膜由细菌微菌落(microcolonies)和基质(matrix)组成,菌细胞成分占生物膜体积的15% ~20%,基质部分占生物膜体积的75% ~80%,细菌非随机的分布在一定形状的基质中。自列文・虎克(Antonie van Leeuwenhoek,1632—1723)发明显微镜观察到细菌以来,几乎所有的研究都是针对浮游细菌的,忽略了对生物膜的认识。与浮游细菌相比,生物膜细菌的抗药性可高出千倍以上。如此高的抗药性产生的确切机制尚不清楚,这就使得生物膜的研究成为当今微生物研究的热点。

生物膜内的细菌具有特殊性,当细菌从生物膜内分离出来,其在膜内的特性将不再表现出来,因此对生物膜的研究更能反映细菌的真实特性。生物膜是一个完整的有机体,微菌落是由胞外多糖黏结单个细菌而形成的小细菌团块。在微菌落之间,存在着一些空隙(voids)或称水道(water channels),如同"循环"系统。营养物质和其他物质通过水道而不是通过基质扩散(diffusion)达附着的微菌落。生物膜基质的主要成分是胞外多聚物(extracellular polymeric substances,EPS),EPS占生物膜总有机碳的50% ~90%。EPS的主要物质是多糖(polysaccharides)。它们的作用是维持生物膜的完整性并赋予生物膜自身的一些特性。细菌可产生几种多糖,产生多糖的类型依赖于细菌的生理状况和特殊底物的存在。细菌不同,胞外基质不同,胞外多糖也明显不同。胞外多糖还可被生物膜中的细菌降解或利用。口腔生物膜的一个重要特征就是很多微生物既可合成胞外多糖,又能降解胞外多糖。胞外多糖在生物膜中具有多种功效:①结构性。网状并可交联呈线性大分子,从而有效维持生物膜结构。②黏附性。黏附力的大小由其化学成分和三级结构决定。③湿润度。影响表面的亲水性或疏水性。④防护性。防止有害物质对生物膜内细菌细胞的攻击。⑤生态性。结合必需营养物(如阳离子),创造一个富于营养的局部环境供特殊微生物利用。⑥营养性。作为缓冲液,保留细胞外酶和底物,增强细菌对底物的利用。当生物膜的完整性被破坏时,生物膜的内环境和细菌状态就会发生变化,故生物膜的研究有一定的难度,目前尚处于获取生物膜的阶段,对生物膜的研究还需更进一步深入。笔者所见报道获取生物膜的方法有:

1. 体外法　王正龙和李鸣宇将人工体外菌斑模型用于防龋和药敏试验等研究,这比以往的研究推进了一大步,但与自然组成、随机分布的天然生物膜仍有距离。

2. 菌斑刮取法　White通过刮取菌斑,得到菌斑细菌,但生物膜欠完整,对生物膜特性有影响。获取生物膜的完整程度与收集方法有关。

3. 体内法　制作菌斑收集模型于牙面获取天然完整菌斑,Wood和Zaura-Arite分别以尼龙环和牛牙本质片作为收集载体。

董维理等用羟基磷灰石(hydroxyapatite,HA)圆片,并在其上刻出凹槽作为获取生物膜的载体,用树脂将HA圆片底固定于预先做好的活动夹板上,戴在相应牙位上,一定时间后取出,即获得对应时间自然形成的完整菌斑生物膜。同时,在不破坏菌斑的情况下采用激光共聚焦显微镜(confocal laser scanning microscopy,CLSM)观察生物膜形成48小时内不同时间的结构特点,评价漱口液对自然形成完整生物膜的渗透和杀菌作用。结果以0 ~6小时内菌斑增厚速度最快,平均约为2μm/小时;随后6 ~24小时和24 ~48小时生物膜厚度形成的速度一致,均约0.37μm/小时。6小时形成的菌斑生物膜经漱口液处理1分钟后,于5分钟、15分钟、30分钟检测的活菌厚度百分数分别为79.44%、75.56%和75.36%,较空白对照组91.88%降低。漱口液对于6小时菌斑,5分钟即有渗透和抑菌效果,15分钟后达最佳效果。

四、微生物检测的临床评价

牙周微生物检查对于牙周不同状态下微生物的组成和分布认识,以及了解牙周炎的微生物病因有意义。明确这些细菌的特性将有助于认识细菌的直接致病性和可能引起的宿主

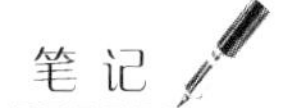

反应导致的致病机制，并指导相应共性化的治疗原则。

微生物的检查有利于对牙周致病菌的认识。在一个5年的随访研究中，牙周袋保持稳定状态的位点，没有检测出 *Pg* 或 *Aa*，且 *Pi* 检出率小于5%，而表现出附着丧失的位点有67%能够检测出这些细菌（Dahlen G）。大量资料表明某些特异性的牙周致病微生物存在的阳性位点，牙周组织破坏的危险明显增高（Van Winkelhoff）。

临床微生物检查了解某些细菌的存在和水平，有利于指导对治疗反应差、进展性或复发性的牙周炎的局部或全身抗生素药物治疗的应用。

特定的微生物的存在与治疗反应差、进展性或复发性的牙周炎患者的牙周状态密切相关。微生物检查对于一般临床诊断的牙龈炎和牙周炎来说，并非是必要的，但是对于牙周病的治疗和预后评估具有一定的参考作用。Renvert、Takamatsu 和 Winkel 的研究结果指出，一般牙周炎进行机械清创（洁治）或牙周手术治疗，特别是进行了良好的口腔维护者，往往治疗效果是满意的；而那些对治疗反应差的难治性牙周炎或侵袭性牙周炎，往往有 *Aa* 的持续存在；对于慢性牙周炎患者，那些牙周机械清创洁治后治疗反应差，探诊出血、牙周探诊深度、临床附着丧失水平难以改善和牙槽骨进行性吸收的症状常与 *Aa*、*Pg* 等细菌的存在密切相关。一些牙周维护治疗的患者再次出现进展性的附着丧失，也多与 *Aa*、*Pg* 和 *Pi* 的持续存在密切相关。

了解难治性牙周炎致病微生物的特点是牙周使用抗生素的科学依据。Flemming 报道称，辅助全身应用抗生素和单纯牙周洁治的临床疗效没有显著差异，牙周洁治后全身应用抗生素仅仅对那些存在 *Aa* 感染的患者有效。因此药敏试验可以指导最佳的用药选择，减少抗生素的临床滥用，减少不必要的药物使用，也可以减轻患者负担。科学地全身应用抗生素可以进一步杀灭那些机械治疗不能去除的细菌，从而可能降低难治性牙周炎的发生，减少需要牙周手术治疗的牙数，提高牙周洁治治疗的效果。

微生物检查中存在的问题，不同的实验室针对同一个样本可能得到不同的结果，为了能更好地的反映出客观真实情况，微生物工作者应培养扎实的理论基础和过硬的试验技能，并且要执行标准的操作程序，注意所有的细节。

第三节　龈沟液成分及生物标记物分析

龈沟液（gingival crevicular fluid，GCF）是存在于龈沟内或牙周袋内的液体，是龈沟区域的重要微环境因素，与牙周的生理、病理有密切的关系。

人们对 GCF 的认识已经有100多年，但由于研究方法的差异，至今对其性质、来源及成分仍存在着争议，如健康的龈沟是否存在 GCF，GCF 到底是渗出液（exudate）还是漏出液（transudate）。不过，不同状态下 GCF 的流速和成分会有改变，GCF 成分改变可反映局部炎症状况这一事实已基本成为共识。目前认识到龈沟液中有五类与牙周组织炎症性破坏有关的物质：①龈下细菌及其产物；②感染和免疫反应产物；③炎症细胞释放的蛋白水解酶及其他物质；④死亡细胞释放的各种酶；⑤牙周组织降解产物。它们中的一些成分有可能作为早期判断牙周病变活动性的敏感指标。客观认识 GCF，有助于对牙周病的宿主特异性和非特异性的反应进行深入的了解。本章节将系统介绍 GCF 的收集方法和 GCF 中各种成分以及与牙周病诊断之间的研究进展。

一、龈沟液的意义

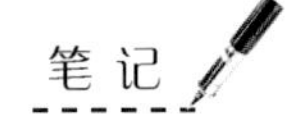

一般认为 GCF 是从体液渗出至龈沟的渗出液体，微血管系统内的液体，经过内皮细胞

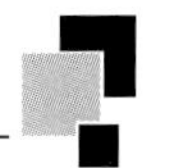

间隙渗入到细胞间形成细胞间液，最后经过淋巴管回流吸收。当渗出大于回流时，液体就会经结合上皮细胞间隙外渗到龈沟内形成 GCF。故 GCF 成分与血清相近，含有电解质、氨基酸、IgG、IgM 等抗体以及溶菌酶等成分。宿主反应在牙周病的病理过程中起重要作用，口腔疾病和全身疾病的状态变化都可引起 GCF 的量及成分的改变，如：牙周或种植体周围组织的健康状况不同，GCF 的量不同；GCF 的 pH 与牙周袋深度、龈下菌斑、厌氧菌总数呈显著正相关；GCF 中的葡萄糖水平可以反映血糖的变化；人类免疫缺陷病毒感染患者的抗体的变化也会在 GCF 中有所体现。因此通过研究 GCF 可以得到很多有关牙周和全身状态的有价值的信息。

GCF 具有牙周环境相对特异性和收集无创性的优点，其中一些标志物由于具有高敏感性、特异性和对牙周炎位点差异诊断的高准确性，已发展成为检测诊断试剂盒用来评估牙周炎的活性程度。如 GCF 中的谷草转氨酶用来作为诊断牙周炎各阶段的指标；β-葡糖醛酸酶、碱性磷酸酶和组织蛋白酶的诊断准确性分别约为 78%、77% 和 99%。但是这些标志物市场研究尚未完成，在实践中也还没有产生影响，且诊断测试过程复杂、耗时，又具位点特异性，患者和临床医师往往不明白结果的意义，费用也太高，现阶段多适用于分析，不便于作为常规检测。虽如此，GCF 仍是获取反映牙周状况的生物标记物的较好来源。

二、龈沟液生物标记物分析

（一）生物标记物及其检测

龈沟液中含大量蛋白质（protein），周华在对龈沟液中蛋白质的研究中，从蛋白质分子量的分析发现，分子量为 82 000、41 000、21 000、12 000、18 000、15 000 和 13 000 的蛋白质可能与牙周炎有较密切的关系。

在 GCF 的 5 类与牙周组织炎症性破坏有关的生化物质中，Armitage GC 已将 60 多种成分作为牙周炎进展的可能标记物进行了研究，这些成分主要分为三类：①宿主来源的各种酶及它们的抑制剂；②各种炎症介质及产物和宿主调节因子；③组织降解产物。

1. 宿主来源的各种酶及它们的抑制剂　宿主细胞在牙周组织的病理过程中会释放多种酶及相关物质，这些物质的存在和含量可以反映牙周组织的破坏状况。如中性白细胞弹性蛋白酶（neutrophil elastase，NE）、中性蛋白酶（neutral proteinase，NP）、基质金属蛋白酶（matrix metauoproteinases，MMPs）及基质金属蛋白酶诱导因子（extralcellular matrix metalloproteinases inducer，EMMPRIN）等。

（1）NE：牙周炎部位的 GCF 中 NE 含量及其活性显著高于健康或龈炎部位，提示局部有大量中性白细胞浸润。治疗后 NE 水平下降，说明炎症被控制。目前已有椅旁 NE 检测试剂盒 Prognostick，采用含 NE 底物（一种可被 NE 水解的合成肽）的试纸收集 GCF，4 ~ 8 分钟内在紫外灯下观察到荧光密度≥2 为阳性。

（2）NP：已有定性检测 NP 的椅旁诊断系统 Periocheck，将含 GCF 的滤纸条置于染料标记的牛胶原凝胶基质中（胶原可被 NP 水解），滤纸条变蓝色即为 NP 阳性。由于大多数炎症部位（包括龈炎）的 GCF 中都可检出 NP，该项检查的临床价值尚不明确。

（3）MMPs/TIMPs：基质金属蛋白酶/组织金属蛋白酶抑制剂（MMPs/TIMPs）是一对在结缔组织生理代谢和病理过程中起重要作用的酶和抑制剂，在牙周病变进展过程中 MMPs/TIMPs 平衡失调，MMPs 升高，TIMPs 降低。在牙周炎部位，MMPs 的含量和活性均显著升高，且其水平与牙周感染的严重程度有关。其中 MMP28 在龈炎部位主要以酶原形式存在，而在牙周炎部位是活性状态。这一发现使得 MMP28 可能成为判断牙周炎病变活动性的指标。在牙周炎病程中，早期的 MMPs 主要是来自浸润炎症细胞的 MMP-8，随着病程发展，主要为

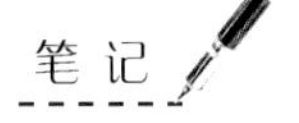

来自结缔组织细胞的 MMP-1。MMPs 的监测可能有助于对牙周炎病程的认识。GCF 中可检出的 MMPs/TIMPs 有:MMP-1(Ⅰ型胶原酶)、MMP-8(Ⅱ型胶原酶)、MMP-13(Ⅲ型胶原酶)、MMP-3(基质溶解素-1)、MMP-2、MMP-9(明胶酶)和 TIMP-1。

(4) EMMPRIN:MMPs 的失控是导致牙周组织破坏的机制之一,向军波的研究发现至少有 2 个独立的因素可以引起 MMPs 升高,一是炎性细胞因子,二是基因产物 EMMPRIN。由于这 2 个因素在来源和特性上不同,由不同因素引起的后果是否存在差异有待探讨。

(5) 组织蛋白酶 B 和组织蛋白酶 L:组织蛋白酶 B 和组织蛋白酶 L(cathepsins B and L)属半胱氨酸蛋白酶(cysteine proteinases),在酸性条件下可以降解细胞外间质。一份两年观察资料显示发生附着丧失的患者 GCF 中 cathepsins B 水平平均值明显高于疾病没有发生进展的患者。在牙周治疗后,GCF 中 cathepsins B、L 水平明显降低。由此得出 GCF 中 cathepsins B 是对可能发生的牙周附着丧失的很好的生物标志物。有研究提示 GCF 中 cathepsins B 水平可提前三个月预测可能发生的牙周附着丧失。检测 GCF 中 cathepsins B 活性和含量的商品试剂盒已有售,灵敏度可达到 100%,特异度达到 99.8%。检测 GCF 中 cathepsins B 活性预测可能发生的牙周附着丧失的阳性预测值为 86.5%,阴性预测值为 100%。检测 GCF 中 cathepsins B 含量预测可能发生的牙周附着丧失的阳性预测值 81.1%,阴性预测值为 100%。

(6) 弹性蛋白酶和弹性蛋白酶抑制剂:弹性蛋白酶(elastase)可以直接降解蛋白聚糖,并能剪除胶原酶原远端肽段,激活胶原酶(collagenases),促进胶原破坏。在组织中,elastase 活性可被弹性蛋白酶抑制剂(elastase inhibitors)、α1 蛋白酶抑制剂(α1-proteinase inhibitor)以及 α-巨球蛋白(α2-macroglobulin)抑制。在牙周健康的位点,GCF 中没有或很少有活性 elastase 存在;在患有牙龈炎的位点,GCF 中有中低水平的活性 elastase;在患有牙周炎的位点,GCF 中有高水平的活性 elastase。牙周治疗后,GCF 中 elastase 水平明显降低。曹采方等报道 GCF 中细胞外 elastase 水平反映牙周组织的炎症破坏程度,可作为评价疗效的客观指标。吸烟的牙周炎患者 GCF 中 elastase 水平高于不吸烟的牙周炎患者。与 cathepsins B、L 的研究结果相似,GCF 中 elastase 水平也可提前三个月预测可能发生的牙周附着丧失。Elastase 试剂盒灵敏度可达到 100%,特异度达到 99.9%。活性预测可能发生的牙周附着丧失的阳性预测值为 95.7%,阴性预测值为 100%。含量预测可能发生的牙周附着丧失的阳性预测值为 68.5%,阴性预测值为 100%。

(7) 类胰蛋白酶(tryptase):可以作用于补体,激活胶原酶,促进牙龈成纤维细胞释放胶原酶。在牙周健康的位点,GCF 中活性 tryptase 很少或测不到;在患有牙龈炎的位点,GCF 中有中低水平的活性 tryptase;在患有牙周炎的位点,GCF 中有高水平的活性 tryptase。牙周治疗后,GCF 中 tryptase 水平明显降低。

(8) β-葡糖醛酸糖苷酶(β-glucuronidase)和芳基硫酸酯酶(arylsulphatase):参与牙周组织中非胶原成分的破坏降解。虽然牙周炎患者 GCF 中 β-glucuronidase 水平高于牙周健康者,其活性在早发性牙周炎患者 GCF 中也明显高于成人牙周炎和牙周健康者,牙周治疗后,GCF 中 β-glucuronidase 和 arylsulphatase 含量明显降低。但 GCF 中 β-glucuronidase 水平与牙周临床指数之间的关系研究有不同的报道。

(9) 碱性磷酸酶(alkaline phosphatase):有报道称 GCF 中 alkaline phosphatase 与牙周疾病活动性有关,可以提前三个月预测牙周附着丧失,当 GCF 中 alkaline phosphatase 水平阈值设定为每 30 秒 1 300microIU 时,其阳性预测值为 77%,阴性预测值为 76%。

(10) 二肽肽酶(dipeptidylpeptidase,DPPs):DPPⅡ主要在酸性环境中发挥活性;DPPⅣ主要在碱性环境中发挥活性,DPPⅡ和 DPPⅣ可在不同酸碱性条件下参与降解胶原片段。

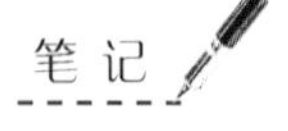
笔记

在牙周健康的位点,GCF 中没有活性 DPPⅡ和 DPPⅣ或只含有很少的量;在患有牙龈炎

的位点,GCF 中有中低水平的 DPPⅡ和 DPPⅣ;在患有牙周炎的位点,GCF 中有高水平的活性 DPPⅡ和 DPPⅣ;在牙周治疗后,GCF 中 DPPⅡ和 DPPⅣ明显降低。

研究提示 GCF 中 DPPⅡ和 DPPⅣ水平也可提前三个月预测可能发生的牙周附着丧失。可椅旁使用的商品试剂盒用于检测 DPPⅡ活性的灵敏度可达到 100%,特异度达到 99.6%,阳性预测值为 71%,阴性预测值为 100%;检测 DPPⅡ含量的灵敏度可达到 100%,特异度达到 99.3%,阳性预测值为 60.7%,阴性预测值为 100%。用于检测 GCF 中 DPPⅣ活性的灵敏度可达到 100%,特异度达到 99.5%,阳性预测值为 66.2%,阴性预测值为 100%;检测 DPPⅣ含量的商品试剂盒灵敏度可达到 100%,特异度达到 99.2%,阳性预测值为 55%,阴性预测值为 100%。

(11) 髓过氧化物酶(myeloperoxidases,MPO)和溶菌酶(lysozyme):GCF 中 MPO 水平与牙周疾病严重程度呈明显正相关,但与牙周疾病活动性无相关关系。在原分类中局限性青少年牙周炎患者 GCF 中 lysozyme 水平高于牙龈炎和成人牙周炎患者,但未发现 GCF 中 lysozyme 水平与牙周疾病活动性有相关关系。

(12) 酸性磷酸酶(acid phosphatase)和羟基蛋白酶(asparate proteinases):也能在 GCF 中检测到,但尚未发现其含量与牙周疾病严重性和活动性之间的关系。

(13) 其他:GCF 中可以检测到的还有:丝氨酸蛋白酶(serine proteinase)、半胱氨酸蛋白酶(cysteine proteinases)、透明质酸酶(hyaluronidase)、β-葡萄糖醛酸酶(β-glucuronidase)、糖苷酶(glycosidases)、乙酰基氨基己糖苷酶(β-N-acetyl-hexosaminidase)等。

2. 各种炎症介质及产物和宿主调节因子包括白细胞介素(interleukin)、肿瘤坏死因子 α(TNF-α)、前列腺素 E2($PGE2_2$)等因子,以及牙周可疑致病菌的特异性抗体等。其中 $PGE2_2$ 是介导骨吸收的重要炎症介质,GCF 中 $PGE2_2$ 水平与牙周炎严重程度密切相关,可能成为预测病变进展敏感和特异的指标。

(1) 细胞因子(cytokine,CK):是指由活化的免疫细胞和某些基质细胞分泌的、介导和调节免疫及炎症反应的小分子多肽,是除免疫球蛋白和补体外的另一类非特异性免疫效应物质。目前在 GCF 中发现与牙周疾病相关的细胞因子主要包括 IL-1α、IL-1β、IL-2、IL-4、IL-6、IL-8 和 TNFα。IL-8 在健康牙周组织的 GCF 中也可检测到。

IL-1 具有直接和间接的骨吸收活性,体外实验证实,微摩尔浓度的 IL-1 即可促进钙释放,其中 IL-1β 骨吸收诱导活性最强。IL-1 还能活化破骨细胞,刺激骨吸收。IL-1 和 TNFα 可以激活 PGE2 和促进胶原酶合成,参与牙周病时牙槽骨的破坏。牙周炎时,GCF 中 IL-1α 和 IL-1β 含量明显高于健康牙周,有牙槽骨丧失的部位 GCF 中 IL-1β 和 IL-2 含量明显高于没有发生牙槽骨吸收的部位。在洁治和根面平整治疗后,IL-1α 和 IL-1β 水平明显降低。有报道 IL-1β 含量与邻近牙龈组织内 mRNA 含量有关,提示邻近牙龈组织可能是 GCF 中 IL-1β 的来源之一。

Lee 利用 ELISA 方法测量 10 例难治性牙周炎患者 GCF 中 IL-1β、IL-2、IL-4、IL-6 和 TNFα 含量的变化,随访三个月,发现牙周治疗效果不佳、疾病呈进行性进展的部位,其 GCF 中 IL-2、IL-6 的含量在治疗前和治疗三个月后都明显高于经治疗后牙周处于稳定状态的部位,而 IL-1β 的含量在治疗前二者之间并没有明显差异,只是在治疗三个月后出现差异。提示 IL-2 和 IL-6 两种细胞因子不但与疾病进展有关,还可用来预测进行性附着丧失;IL-1β 与进行性附着丧失有关,但不能用来预测进行性附着丧失。

GCF 中 IL-8 水平与牙周组织炎症状态之间的关系,存在着截然相反的结果。Gamonal 报道牙周炎症位点 GCF 中 IL-8 水平高于牙周健康的位点,而 Jin 报道牙周炎症位点 GCF 中 IL-8 水平低于牙周健康的位点。GCF 中还存在一些蛋白酶和特异性抗 IL-8 抗体,可抑制 IL-8 活性。

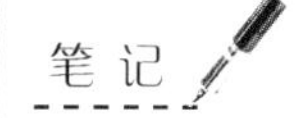

GCF 中 TNF-α 总量与组织炎症程度成负相关关系，其水平似乎受患者吸烟习惯的影响。

在 GCF 中还发现肝细胞生长因子（Hepatocyte growth factor，HGF）。HGF 具有有丝分裂原（mitogen）、形态发生素（morphogen）、抗凋亡因子（anti-apoptotic factor）、上皮细胞驱散因子（scatter facter）等功能。GCF 中的 HGF 主要由成纤维细胞分泌，促进上皮细胞的运动和向基质内侵入。GCF 中的 HGF 浓度与 GCF 中 IL-1β 含量、牙周临床检查指数有明显的相关关系，GCF 中的 HGF 可能参与牙龈结合上皮根向迁移的过程。

（2）前列腺素（prostaglandin，PG）：为花生四烯酸的代谢产物，GCF 中 PGE_2 水平与牙周病的严重程度呈正相关关系。牙周治疗后 GCF 中 PGE_2 水平相应降低。Offenbacher 测量基础治疗六个月后的患者 GCF 中 PGE_2 水平，发现在六个月中牙周附着丧失超过 3mm 的部位 PGE_2 水平高于六个月中没有进行性牙周附着丧失的部位，其 PGE_2 水平可高达 113ng/ml。因此认为 GCF 中 PGE_2 水平可用来预测进行性牙周附着丧失，当 GCF 中 PGE2 水平高于 66ng/ml 者，可能预示着进一步的牙周附着丧失。

（3）抗体

1）龈沟液中抗体来源：GCF 中抗体来源有二：一是血清渗出，依据是免疫电泳的方法发现在 GCF 中存在 IgG 和 IgM 的比率和血清相似，都为 8∶1，同时发现 GCF 中有 7s 的 sIgA，不是 11s 的 sIgA，故认为 GCF 是渗出液，由血清被动扩散而来。二是牙龈组织中浆细胞产生，依据是：①GCF 内的免疫球蛋白总量与邻近牙龈组织内免疫球蛋白总量具有明显的正相关性；②Page 报道 GCF 内的免疫球蛋白含量与血清内的免疫球蛋白无相关性，在不同的患者，同一患者的不同位点，同一位点的不同时间的测量结果之间都存在着相反的结果。因此 GCF 内的免疫球蛋白不仅来自单一的渗出，局部邻近的牙龈组织中浆细胞产生的抗体可能是 GCF 内免疫球蛋白的又一来源。

2）免疫球蛋白含量与抗体滴度：免疫球蛋白总量在牙周病发生进展的部位一般低于处于静止状态的部位，但尚不能明确 GCF 中的免疫球蛋白总量与牙周疾病严重程度和进展之间的关系。GCF 中 IgG 亚类的含量可有不同，在牙周疾病发生进展的部位 IgG1 和 IgG4 明显高于疾病处于静止状态的部位。

3）特异性抗体：关于 GCF 中特异性抗体与牙周组织炎症状态之间的关系，研究结果不一致。一些研究发现牙周病患者血清和 GCF 中特异性抗体的减少可以致使该患者处于疾病继续进展的风险中。另有报道在牙周基础治疗后，患者血清和 GCF 中特异性抗体滴度并没有减少，只是对 *Pg* 和 *Pi* 的亲和力减弱。没有足够的证据证明 GCF 中特异性抗体滴度和牙周组织炎症状态二者之间有相关关系。GCF 中的免疫球蛋白总量、亚类含量和特异性抗体滴度在辨别牙周疾病的活动状态方面的意义有待进一步的研究。

（4）P 物质：GCF 中神经肽-P 物质水平与牙周探诊深度明显相关（r=0.637），与牙龈指数之间的相关系数 r=0.177、与菌斑指数之间的相关系数 r=0.008；与牙周病的一些其他标志物，如 PGE2、谷草转氨酶（aspartate aminotransferase，AST）、碱性磷酸酶、髓过氧化物酶、IL-1β、TNFα、IL-8 等均具有相关关系（r=0434～0.867）。

（5）补体：用免疫扩散法检测龈炎和牙周炎患者 GCF 中的 C_3 和 C_5 的水平较健康者高，并检测到 C_5 和 C_3 激活前体（B 因子），故认为 GCF 中补体可受经典和替代两条途径所激活。C_{3a} 和 C_5a 具有过敏毒素作用，可使血管通透性增加，趋化多形核白细胞进入 GCF，C_{3a} 还可辅助多形核白细胞、单核细胞、巨噬细胞的吞噬作用。然而尚无研究证实 GCF 中补体与牙周疾病活动性的相关性，故其 GCF 内补体含量的意义还有待认识。

（6）其他介质和因子：白三烯 B（leukotriene B）、CD14 纤溶酶原激活素（plasminogen activator）、抗桥粒抗体（anti-desmosomal antibody）、血小板活化因子（platelet-activating factor）、

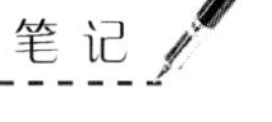
笔记

血管活性肠肽(vasoactive intestinal peptide)、属急性期蛋白(acute-phase proteins)的乳铁蛋白25(lactoferrin)、转铁蛋白(transferrin)、C-反应蛋白(C-reactive protein)、α2 巨球蛋白(α2-macroglobulin)和α1 蛋白酶抑制剂(α1-proteinase inhibitor)等。

3. 组织降解产物　牙周组织破坏的组织降解产物会出现在 GCF 中,包括谷草转氨酶(aspartate aminotransferase,AST)、以硫酸软骨素(chondroitin sulfate)为代表的糖胺多糖(glycosaminoglycans)、羟脯氨酸(hydroxyproline)及骨连接素(osteonectin)、骨钙素(osteocalcin)等骨特异蛋白成分。在生理条件下,这些物质参与牙周结缔组织或牙槽骨基质的代谢,在 GCF 中浓度较低,当牙周病变活跃进展时这些组织降解产物会大量释放入 GCF 中,所以它们在 GCF 中的浓度有可能成为判断病变活跃性的指标。

(1) 死亡细胞释放的酶:牙周炎处于活动状态时,随着组织损伤细胞死亡,胞浆酶会释放出来进入 GCF 内,酶的释放量与细胞死亡数呈正比,其代表酶 AST 和乳酸脱氢酶(lactate dehydrogenase,LDH)。资料显示炎症处于活动状态的位点 GCF 中此 2 酶水平明显高于疾病处于静止状态的位点,其水平与牙周附着丧失有关,因此检测 GCF 中这些酶的含量可以用来评估牙周炎的活动性。AST 和 LDH 已被医学领域应用于辅助诊断和评估细胞死亡和组织破坏。现有商品化的 AST 椅旁检测试剂盒 Periogard,是将采集了 GCF 的滤纸条放入装有 AST 底物的反应槽,15 分钟后实验槽颜色明显深于对照槽即为阳性。但因为 GCF 中该 2 酶水平的改变是与牙周附着丧失同时发生,所以 GCF 中该二酶水平不能用来预测牙周炎的活动性。

(2) 牙周软组织降解产物:牙周结缔组织破坏的降解产物可以随炎性渗出液进入到 GCF 内,这些产物包括:透明质酸(hyaluronic acid)、硫酸软骨素-4(chondroitin-4-sulfate)硫酸软骨素-6(chondroitin-6-sulfate)、硫酸皮肤素(dermatan sulfate)、羟脯氨酸(hydroxyproline)、纤维连接蛋白片段(fibronectin fragments)、吡啶诺林交联羧基末端终肽(pyrinoline cross-linked carboxyterminal telopeptide)等。GCF 中超出正常范围的降解产物的出现,预示着牙周组织的损伤。

钙网蛋白(calreticulin)是淋巴细胞主要的胞浆蛋白,存在于健康人的血浆和其他体液中。在机体患有感染性疾病时,calreticulin 浓度明显升高,故被认为是感染性疾病的标志物。在牙石和 GCF 中也发现 calreticulin 的存在,calreticulin 的平均浓度与牙龈指数的高低、GCF 中 collagenases 以及 AST 的水平呈明显正相关关系,预示了 GCF 中 calreticulin 平均浓度作为牙周感染标志物的可能性。

(3) 牙槽骨骨吸收的特异性产物:主要有骨连接素(osteonectin)、骨磷蛋白(bone phosphoprotein)、骨钙素(osteocalcin)、Ⅰ型胶原远端肽段(telopeptides of type Ⅰ collagen,ICTP)和吡啶诺林交联羧基末端终肽(pyrinoline cross-linked carboxyterminal telopeptide)。这些物质均为牙槽骨基质的组成成分,有的还具有多种生物学活性,它们在 GCF 检测中的意义虽未得到一致的肯定,但推断可以作为牙周炎牙槽骨骨吸收的标志物。

有报道称 GCF 中骨连接素和骨磷蛋白总量与相应位点的牙周袋深度呈正相关。动物实验发现在牙槽骨骨吸收发生前 8～10 周即可检测到 GCF 中骨连接素水平明显高于对照组。其预测可能发生的牙周附着丧失灵敏度约为 56%,特异度为 78%,阳性预测值为 87%,阴性预测值为 34%。牙周炎患者的 GCF 中 ICTP 浓度明显高于牙周健康的患者,与牙周袋探诊深度、牙槽骨骨吸收、牙龈出血指数和菌斑指数具有正相关关系。在牙周治疗后,GCF 中 ICTP 浓度明显降低,与牙周健康 GCF 中 ICTP 浓度相一致,通过 GCF 中 ICTP 水平检测,预测可能发生的牙周附着丧失灵敏度只为 95%,特异度为 81%,阳性预测值为 87%,阴性预测值为 91%。

当标志物的含量超出某一临界值,往往表明该处发生附着丧失的危险度高,目前一些标

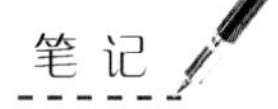

志物的参考值如下（尚需要进一步确定）：①碱性磷酸酶为115.46μU；②胶原酶为1395.6mU；③谷草转氨酶为800mU；④β-葡萄糖醛酸酶444.63mU。

许多研究者都在积极寻找GCF总量和（或）不同的GCF成分的浓度差异与牙周健康状况的相关性，包括个体易感牙周炎和牙位发生临床附着丧失和牙槽骨吸收的危险性评估。从糖尿病人的研究也发现，GCF中的各种炎性介质水平和个体的系统炎症反应密切相关。应用龈沟液测量仪Periotron®收集GCF，评估GCF的量、流速和临床炎症并组织特征的相关性的研究表明，一定的Periotron®值与牙龈指数（gingival index，GI）相关，可以反映出一定的牙龈炎症状态（表5-1）。

表5-1　Periotron®值与牙龈指数

Periotron®值	牙龈指数	牙龈炎症状态
1～20	0	健康
21～40	1	轻度炎症
41～80	2	中度炎症
81～200	3	重度炎症

其他用来评估这些不同标记物的方法还有：生物合理性研究、病例对照研究、实验性动物研究、纵向研究未治疗的牙周炎和（或）治疗后维持期患者等。

（二）微生物评价

龈沟液中可查出龈下细菌及其产物，与牙周炎密切相关的牙周可疑致病菌主要是*Aa*、*Tf*、*Pg*和*Td*等。从牙周炎患者GCF中能够高频率、高计数查出这些牙周致病菌并且能够查出这些牙周致病菌的毒性产物内毒素（LPS）和酶类，其检出特点为：检出频率和计数高低与临床指数变化相关，随临床炎症和组织破坏程度加重而升高，随治疗好转而回降。如*Pg*常可从慢性牙周炎的病损部位分离出来，检出率可高达91.7%，且与临床指数的变化相关。从GCF中快速检测*Pg*产生的胰酶样蛋白酶（trypsin-like protease，TLP），可以反映*Pg*的存在和炎症程度。

第四节　唾液成分及生物标记物分析

唾液是口腔中特殊的微环境，它在口腔中作为液相自成一体，又与颊、舌、牙等固相密切相关。广义的唾液指口腔中的混合性液体，由口腔附近各类大小唾液腺的分泌液和GCF混合而成，称全唾液。其成分复杂，包括：①以钾、钠、钙、氯化物、氢离子、重碳酸盐和无机磷酸盐为主的无机成分；②各种蛋白质酶类等有机成分；③一些含氮的混合物（氨基酸、肽、尿素、尿酸和肌酸酐）、葡萄糖、脂肪、环磷酸腺苷和皮质素等低分子量有机成分；④极微量的水溶性维生素；⑤混悬在唾液中的微生物和口腔上皮脱落细胞等。称全唾液。狭义的唾液指各大小唾液腺分泌的混合液。

唾液来源和成分的特点决定了利用唾液来监测口腔健康及全身健康的价值。唾液中宿主来源可作标记物的物质有蛋白、基因组物质（包括各种酶、免疫球蛋白、细胞因子以及宿主来源的DNA和mRNA），还有离子、激素和挥发性的成分，以及细菌和细菌的产物等。它们在牙周炎诊断评估特别是牙周炎与全身疾病关系的评估中有着潜在的应用价值。

唾液收集因其目的不同而方法难易不等，全唾液成分可因腺体分泌物情况而有所不同，同时它也受环境和心理的影响，因此唾液更多的是反映全口或身体情况，对牙周状况的特异性和敏感性相对GCF来说较弱。唾液中存在着的能够反映牙周炎或种植体周围炎状况的

笔记

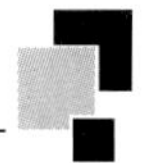

一些潜在生物标记物，迄今还未被用作椅旁检测，不能给临床医师提供有效的辅助应用。但唾液因其既能反映全身情况也能反映口腔情况的特点，在新的牙周医学的概念下，在牙周病与全身疾病关系的研究中，其作用将重新得到认识。随着目前蛋白组和基因组分析技术的发展，唾液将会成为健康评估包括口腔健康评估的对象。而针对牙周病的应用价值，将主要在于通过它预测疾病的发生及进展。如果在疾病进展之初，某种标记物在唾液中存在或达到一定阈值，特别是这种标记物在牙周炎与牙龈炎有区别时，那这种标记物就有可能作为早期诊断牙周炎的一种方法或作为维护期牙周病患者的监测指标。作为唾液标记物在牙周炎发生和进展中的预测价值需要进一步研究，而对于现行研究的生物标记物也还需要进一步用可行的临床试验验证。

本节先就唾液的生理和唾液蛋白做一介绍，了解这些有助于我们对标记物的理解，有利于我们根据目的选择检测指标，分析结果，理解意义。

一、唾液的生理

（一）唾液的性质

唾液为无色无味近于中性（pH 6.6～7.1）的低渗液体。主要由唾液腺中的腺泡产生，经导管排出。每日唾液分泌量为0.7～1.5L。

唾液中水分占99%～99.5%，固体成分不足0.7%，其中有机物占0.3%～0.5%，无机物为0.2%。唾液的比重为1.002～1.008，pH波动于5.6～7.6之间，平均为6.8。

唾液的渗透压随分泌率的变化而有所不同。在分泌率很低的情况下，其渗透压也低，约为50mOsm/L；而在最大分泌率时，渗透压可接近血浆，达300mOsm/L。唾液中电解质的成分也随分泌率的变化而有所改变。当分泌液从腺泡细胞排出时是等渗的，渗透压的变化是由于分泌液在流经导管时，导管上皮细胞对电解质的吸收不同。

（二）唾液的分泌

1. 蛋白质的分泌　腺泡细胞是蛋白质的主要来源，此外，浆细胞和导管细胞也可分泌少量蛋白质。

糖蛋白是一种含糖的结合蛋白质，其辅基部分是混合多糖。糖蛋白在高尔基泡或小囊中合成，这种小囊的膜含有能合成糖链的葡糖基转移酶，可将糖基加至蛋白核上。糖的延长就是依靠各种特异性糖基转移酶，催化不同的糖基转移到特定位置上完成的。

2. 电解质的分泌　电解质由腺泡细胞分泌，在初分泌的液体中，电解质的组成与血浆相似，钠、钾、氯、重碳酸盐和钙浓度较高，其他离子浓度较低，分泌液是等渗的。

分泌液从腺泡细胞分泌出来进入导管系统，导管系统是由腺泡到达口腔的通道。根据组织学特征，导管可分为闰管、纹管和排泄管。电解质成分在闰管内几乎没有变化，但通过纹管和排泄管时，则有明显改变。在腺体内有大量毛细血管与纹管和排泄管平行排列，但流向相反，当腺泡分泌液通过时，发生电解质重吸收过程，此时，氯、钠浓度下降，钾浓度轻度增加，分泌液成为低渗。

重吸收过程受流速的影响，在高流速时，重碳酸盐浓度可为血浆浓度的二倍，钠离子主动和被动地由初期腺泡分泌物中移出，导管细胞的作用是排除钾离子，但也有少量钠离子可重吸收到导管细胞中；在很低的流速时，由于排泄管末端缺乏活化转运机制，使钠离子浓度增加，以使唾液腺分泌液和血浆中的钠离子保持平衡。排泄管细胞的主要功能是使分泌物中钾离子增加，导管细胞分泌钾离子取决于腔膜表面的活化转运过程。

（三）唾液分泌的调节

唾液分泌的调节是神经反射性的，包括非条件反射和条件反射两种。

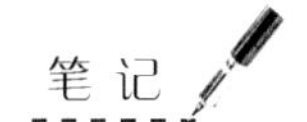

引起非条件反射性唾液分泌的正常刺激是食物对口腔机械的、化学的和温度的刺激。在这些刺激的影响下，口腔黏膜和舌的神经末梢(感受器)发生兴奋，冲动沿传入神经纤维(在舌神经、鼓索神经支、舌咽神经和迷走神经中)到达中枢，再由传出神经到唾液腺，引起唾液分泌。

唾液分泌的初级中枢在延髓，其高级中枢分布于下丘脑和大脑皮层等处。

支配唾液腺的传出神经以副交感神经为主，其对唾液腺的作用是通过末梢释放乙酰胆碱而实现的。因此，用对抗乙酰胆碱的药物如阿托品，能抑制唾液分泌，而用乙酰胆碱或其类似药物时，可引起大量的唾液分泌。副交感神经兴奋时，还可使唾液腺的血管舒张，进一步促进唾液的分泌。目前认为，副交感神经引起唾液腺附近血管舒张的神经纤维是肽能神经纤维，其末梢释放血管活性肠肽。

支配唾液腺的交感神经是从胸部脊髓发出的，在颈上神经节换神经元后发出节后纤维分布到唾液腺的血管和分泌细胞上，刺激这些神经引起血管收缩，也可引起唾液分泌，但其分泌作用则随不同唾液腺而有不同，例如，刺激人的颈交感神经，只引起颌下腺分泌，却并不引起腮腺分泌。

人在进食时，食物的形状、颜色、气味，以及进食的环境，都能形成条件反射，引起唾液分泌。所谓"望梅止渴"就是日常生活中条件反射性唾液分泌的一个例子，成年人的唾液分泌，通常都包括条件反射和非条件反射两种成分在内。

二、唾 液 蛋 白

(一) 唾液蛋白的分类

唾液中蛋白质种类繁多，现有报道中，DennyP 发现唾液中含 1166 种蛋白质，包括了结构蛋白、酶类和具有代谢活性的蛋白。唾液蛋白分类方法各异。目前比较公认的分类方法有两种：第一种为按蛋白质来源分类，第二种为按蛋白质功能分类。

根据来源将唾液中的蛋白质分为四大类，即：①唾液蛋白族；②其他腺泡蛋白；③导管、纹管及不明来源蛋白；④血清蛋白(表 5-2)。

表 5-2 唾液蛋白

唾液蛋白族	分泌型 IgA
富脯蛋白	激肽释放酶
富组蛋白	维生素 B_{12} 结合蛋白
含半胱氨酸蛋白	维生素 D 结合蛋白
富酪蛋白	纤维连接蛋白
淀粉酶	神经生长因子
黏蛋白	脂肪酶
唾液过氧化物酶	核糖核酸酶
其他腺泡蛋白	碳水化合物酶
乳铁蛋白	脂酶
腮腺凝集性糖蛋白	氨基蛋白酶
上皮生长因子	磷酸酯酶
抗白蛋白酶	血清蛋白
导管、纹管或不明来源蛋白	清蛋白
溶菌酶	IgG

笔记

根据唾液中蛋白质的功能可将其分为:①唾液糖蛋白和黏蛋白;②富脯蛋白与富酪蛋白;③淀粉酶;④唾液抗菌蛋白。抗菌蛋白又可分为非免疫球蛋白类和免疫球蛋白类(表5-3)。

表5-3　唾液抗菌蛋白

非免疫球蛋白类	免疫球蛋白类
溶菌酶	S-IgA
乳铁蛋白	IgG
唾液过氧化物酶系统	IgM
髓过氧化物酶系统	
凝集素类蛋白	
腮腺唾液糖蛋白	
黏蛋白	
β_2-微球蛋白	
纤维连接蛋白	

（二）唾液蛋白的特性

唾液中几种重要蛋白质的特性如下:

1. 富脯蛋白　富脯蛋白(proline-rich proteins,PRPs)是一组结构相似的含磷蛋白,其特点是氨基酸组成中脯氨酸含量高,可达25%～40%。富脯蛋白可分为酸性富脯蛋白(APRPs)、碱性富脯蛋白(BPRPs)和糖性富脯蛋白(GPRPs),其含量分别占唾液总蛋白的30%、23%和17%。

已知具有较重要生物学作用的APRPs有6种,3种大的PRPs含有150个氨基酸残基,分别命名为PRP-1、PRP-2和PIF-s,分子量约为12 300～16 300Da,PI为4.71;3种小的PRPs含106个氨基酸残基,分别命名为PRP-3、PRP-4、PIF-f,分子量约为9 900～11 000Da,PI为4.43。

APRPs的作用:①APRPs的初级结构与胶原的α链结构很相似。胶原纤维是牙周膜和基底膜的主要结构成分,而胶原的破坏是牙周病的主要特征,因此APRPs与胶原结构的相似性可能存在研究意义;②参与获得性膜形成,促进对细菌黏附;③悬浮HA于唾液中;④吸附Ca^{2+},当唾液中Ca^{2+}浓度减少时,PRPs释放部分结合的Ca^{2+},以维持唾液Ca^{2+}浓度。

2. 糖蛋白　糖蛋白是蛋白质和碳水化合物的共价复合物,其中碳水化合物含量占50%～60%,糖蛋白的辅基部分是复合多糖,又称黏多糖,由己糖(半乳糖或甘露糖)、氨基己糖(氨基葡萄糖或氨基半乳糖)、甲基戊糖(岩藻糖)和唾液酸(N-乙酰神经氨酸)组成。糖蛋白中氨基己糖含量占4%以上的称黏蛋白(mucin),低于4%的仍称糖蛋白。唾液中的许多蛋白质如淀粉酶、富脯蛋白、富组蛋白、乳铁蛋白等均属于糖蛋白。

黏蛋白有2种类型,分别称为MG1(高分子量黏蛋白)和MG2(低分子量黏蛋白)。MG1的分子量大于1 000KD,由15%的蛋白质(几个二硫键连接的亚单位)、78%的碳水化合物、7%的硫酸盐和少量共价键连接的脂肪酸组成;MG2分子量为200～250kD,由30%的蛋白质(单一肽链)、68%的碳水化合物和2%的硫酸盐组成。

MG1和MG2均参与获得性膜的形成,但MG1对人工合成的HA的亲和力大于MG2,主要功能是参与获得性膜形成。MG2所含的唾液酸较MG1高,能在溶液中与链球菌相互作用

笔记

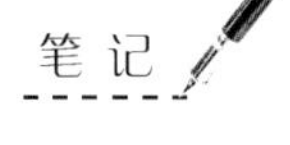

导致凝集,有助于细菌清除及口腔菌群的调节。

3. 富组蛋白　富组蛋白(histidine-richproteins,HRPs)主要来源于腮腺,在健康成人刺激性唾液中含1～2nmol/ml,非刺激性唾液中约含2～30nmol/ml。该族蛋白包括12个组分,即HRP1～12,其中HRP1、3和5含量最多,称主要富组蛋白,其他的含量较少,称次要富组蛋白。

富组蛋白可参与获得性膜形成;HRP1 N端的磷酸化残基可与HA表面的Ca^{2+}结合,抵御细菌代谢产物向釉质内扩散,降低有机酸对釉质的腐蚀速度;HRPs呈碱性,其浓度与抑菌活性相关,当浓度达到50μg/ml时,菌细胞致死率可达100%,当浓度达到25μg/ml时,可抑制99%以上的白色念珠菌生长;组氨酸分子中的咪唑环本身还具有缓冲pH值的作用。

4. 富酪蛋白　唾液富酪蛋白(Casein-rich proteins,CRPs)是唾液中一族富含酪氨酸和脯氨酸的磷酸蛋白,其分子量为5.38kD,PI为4.22,由43个氨基酸组成。此类蛋白质在口腔中的浓度不高(2～6μmol/ml),其生物学作用有参与牙面获得性膜的形成;促进特定细菌对牙面的黏附;调节唾液钙磷平衡等,与牙石是否易于形成有关。

5. 淀粉酶　淀粉酶(amylase)主要由浆液性腺泡产生。腮腺唾液中淀粉酶活性是下颌下腺及舌下腺的10倍。按淀粉酶分解产物的旋光性可将其分为α-淀粉酶和β-淀粉酶两大类,唾液淀粉酶属α-淀粉酶。

唾液淀粉酶能在pH 3.8～9.4之间发挥作用,最适pH值为5.6～6.4。α-淀粉酶是一种水解酶,它能分解淀粉和糖原中的α(1-4)葡萄糖苷键。α-淀粉酶作用于淀粉时,首先生成糊精,进而水解成α型麦芽糖。

口腔淀粉酶的功能是增大含淀粉食物的溶解率,同时能除去牙齿周围口腔黏膜上的食物碎片。经胃酸作用后淀粉酶失去活性。

6. 抗菌蛋白　唾液中含有一些具抗菌作用的蛋白质,依其结构将其分为两类,一类为非免疫球蛋白类,如溶菌酶(lysozyme,LZ)、乳铁蛋白(lactoferrin,LF)和唾液过氧化物酶——硫氰酸盐抗菌系统等,另一类为免疫球蛋白。该内容本科教材已有介绍,此处不再赘述。

三、唾液中标记物分析

唾液在牙周病诊断中有潜在应用价值的主要成分包括:①自体局部来源和细菌产生的蛋白质(如各种酶、免疫球蛋白和细胞因子);②各种基因组生物标志物(如宿主来源的DNA和mRNA);③细菌和细菌的产物;④离子、激素和挥发性的成分等。这些不同的介质可出现在牙周病发生发展过程的不同阶段,如PGE_2、TNF、IL-1和IL-6参与炎症过程;MMPs降解胶原;骨钙素(osteocalcin)等出现在骨改建阶段,因此,代表性的物质应能成为反映牙周病发生发展过程不同阶段的标记物。

(一)唾液标记物

1. 蛋白生物标记物　唾液是了解口腔内生理、病理变化,寻找口腔疾病的标记分子的重要研究对象,大量的酶类、蛋白质和免疫球蛋白为我们寻求生物标记物提供了基础,其中很多成分已被用作对牙周病的标记物进行了研究(表5-4)。对这些标记物进行分析后发现:有牙周炎临床指征的患者,其唾液TNF-α升高;牙周炎组患者唾液IL-1β和MMP-8明显高于对照组;MMP-8可作为牙周炎严重程度和活动度的指征;C-反应蛋白和个体牙周状态直接相关;有牙周炎倾向的患者能分泌较高量的IgA。

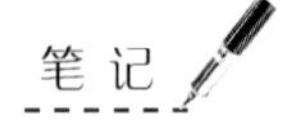
笔记

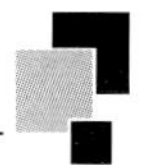

表 5-4　牙周病的唾液蛋白生物标志物

蛋白生物标记物	
α-葡糖苷酶	α-glucosidase
β-葡糖苷酶	β-glucosidase
β-葡糖醛酸糖苷酶	β-glucuronidase
酸性磷酸酶	Acid phosphatase
碱性磷酸酶	Alkaline phosphatase
激肽释放酶	Kallikrein
激肽酶	Kininase
氨肽酶	Aminopeptidases
谷草转氨酶	Aspartate aminotransferase
乳酸脱氢酶	Lactate dehydrogenase
溶菌酶	Lysozyme
辛酸盐脂肪酶酯酶	Caprylate esteraselipase
组织蛋白酶 B	Cathepsin B
髓过氧化物酶	Myeloperoxidase
弹性蛋白酶	Elastase
酯酶	Esterase
明胶酶	Gelatinase
胰蛋白酶	Trypsin
β-牛乳糖	β-galactosidase
乳铁蛋白	Lactoferrin
乳铁传递蛋白	Lactotransferrin
钙卫蛋白	Calprotectin
纤维连接蛋白	Fibronectin
骨桥蛋白	Osteopontin
骨钙素	Osteocalcin
骨连接素	Osteonectin
吡啶交联羧基末端肽	Pyridinoline crosslinked carboxyterminal telopeptide
表皮生长因子	Epidermal growth factor
血小板激活因子	Platet-activating factor
血小板源性生长因子	Platelet-derived growth factor
血管内皮生长因子	Vascular endothelial growth factor
半胱氨酸	Cystatins
基质金属蛋白酶	MMP-8,9,13
免疫球蛋白	sIgA,IgM,IgG,IgA
CD14	

2. 基因生物标记物　唾液中存在宿主来源的 DNA 和 mRNA,因此通过唾液来寻求基因生物标记物反映疾病状态是可能的。与牙周病相关的主要研究有:组织蛋白酶 C 基因变异(cathepsin C gene mutation)、胶原基因变异(collagen gene mutation)、IL-1 多态性(IL-1 polymorphisms)、IL-10 多态性(IL-10 polymorphisms)以及 TNF 多肽性(tumor necrosis factor polymorphisms)等和牙周炎的关系。Takane 报道称 IL-1α 多态性(IL-α+4845)可能影响刮治术后唾液中谷草转氨酶和谷丙转氨酶的水平(Yoshie)。8-羟基脱氧鸟苷(8-hydroxy-deoxyguanosine)是 DNA 氧化损伤的产物,牙周炎患者的 8-羟基脱氧鸟苷水平明显高于牙周健康

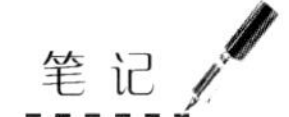
笔记

者的水平，且牙周治疗后显著降低，可能作为牙周炎的指示分子。

3. 微生物生物标记　唾液是口腔微生物的病原库，可协助细菌的转运。唾液中的菌群组成和口内各部位的细菌组成密切相关。有人认为一些细菌在唾液中的含量反映了它们在舌、菌斑、牙周袋内的含量。因为龈沟液中的标记分子可以向唾液中转运，唾液也被认为是调节牙周状况的重要介质。以前的研究多针对一种或几种牙周致病菌，重点在于发现一种或几种新的可疑牙周致病菌，认为其余的细菌虽与致病菌共生，但与牙周炎病理发展关系不大。最近发现所谓的“非致病菌”在疾病过程中也发挥一定作用，因此需要动态监测口腔菌群的变化来区别致病菌群和健康菌群。

在唾液中查到与牙周病有关的微生物主要有：*Aa*、*Pg*、*Pi*、*Td*、*Tf*、直肠弯曲菌（*campylobacter rectus*），微小消化链球菌（*peptostreptococcus micros*）、变黑普氏菌（*prevotella nigrescens*，*Pn*）、索氏密螺旋体（*treponema socranskii*）和支原体（*mycoplasmas*）。

4. 其他唾液中的离子、甾类激素和可挥发性化合物等其他成分也可用作牙周病判断的标记物。现已研究报道的有：钙（calcium）、氢化可的松（cortisol）、氢化硫（hydrogen sulfide）、甲硫醇（methyllmercaptan）、如甲吡啶（picolines）、多形核白细胞（polymorphonuclear leukocytes）及吡啶（pyridine）等。

5. 唾液中标记物分析

（1）免疫球蛋白：牙周炎患者的唾液中 sIgA、IgG 和 IgM 的浓度明显高于健康人群，治疗后显著下降。牙龈炎、牙周炎患者唾液中 sIgA 水平的高低和炎症的严重程度相关。而唾液中的 IgG 主要来源于进入 GCF 的血清。正常情况下唾液中 IgG 的量很低，在牙周组织炎症时，由于血管通透性升高，GCF 的渗出增多，IgG 水平升高。特异性抗体的升高，可以反映某种细菌的感染状况，如唾液中 *Aa* 特异性的 IgA 和 IgG 水平升高，反映了 *Aa* 的感染，唾液抗体还可用于评估血浆中的抗体水平。

唾液蛋白中的免疫物质可参与获得性膜形成，具有凝集细菌、杀伤细菌、调节口腔菌群能力，它们在反映菌斑生物膜状况方面可能存在一定潜力。

（2）C-反应蛋白：C-反应蛋白是急性炎症反应时，肝脏受到 TNF-α 和 IL-1 刺激所产生的系统性的标记物。研究表明高水平的血清 C-反应蛋白和慢性及侵袭性牙周炎相关，且在牙周炎患者唾液中利用芯片实验室技术（lab on a chip）可以检测到 C-反应蛋白的存在。

（3）MMPs：MMPs 是与牙周结缔组织破坏最相关的成分，MMP-8、MMP-9 和 MMP-13 已在唾液中检测到。Ingman 发现牙周病患者唾液中的 MMP-8 水平较健康人群高，但 MMP-1 在两组人群中未见显著差异。）检测唾液中 MMP-8 的量不仅有望作为早期诊断牙周病的方法，而且有助于预测牙周病的进展情况。牙周炎患者唾液中 MMPs 的变化可能作为标记物来评估牙周状况和疗效及预后，但还需要纵向观察来明确 MMPs 在牙周炎评估中的单独作用或结合其他的分子标记物的共同作用。IL-1β 和 TNF-α 也具有相似的诊断价值。

（4）骨代谢物：骨钙素（osteocalcin）和骨连接素（osteonectin）在唾液中被检出，提示通过唾液也可以监测牙槽骨的状况。osteonectin 在骨基质中主要集中分布于破骨细胞附着的破坏的表面，在快速的骨重建期，osteocalcin 血清含量明显升高。在 GCF 的研究中，将骨代谢物指标（OCN）和其他标记物如 collagenases、PGE_2、eastase 和 alkaline phosphatase 等结合起来共同分析，可明显提高诊断的敏感性和特异性，其敏感性和特异性分别达 80% 和 91%。

（5）钙离子：Ca^{2+} 是研究最多的唾液离子，Sewon 的研究报道称牙周炎患者唾液中有较高浓度的 Ca^{2+}，但影响 Ca^{2+} 的因素比较多，所以它在牙周炎诊断中的价值有限。

（6）激素：精神压力是牙周炎的危险因素，精神压力可以导致血浆中皮质醇升高，也可以影响唾液中的皮质醇含量，在精神压力较大的重度牙周炎患者唾液中有较高水平的皮质醇。最近，唾液中的皮质醇被用于评价精神压力在牙周疾病中的作用，但唾液中的皮质醇能

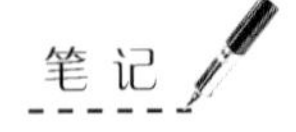
笔记

否作为牙周病的评估指标，还需要进一步研究。

（7）挥发物：中、重度牙周炎患者唾液中有挥发性的硫化物存在，包括硫化氢、甲硫醇、吡啶等，这些挥发性的硫化物与口腔异味有关，与牙周指标具有相关性，也可以作为评估牙周病的指标之一。

（8）细菌：龈下细菌进入唾液，是唾液中细菌的来源之一，对唾液检测能够多大程度上反映牙周袋内细菌的感染看法不一。唾液分析比较简单，是又一简便无损伤的细菌取样方法。Oratest 是一种简单的微生物含漱实验，可用于评价口腔微生物并与菌斑指数、牙龈指数相关，提供了一个新的评价牙龈炎症的方法。

（二）唾液分析新技术

Herr 等人报道了临床对唾液标记物定量的即刻检测。一种“集成性微流体口腔诊断平台”（intergrated microfluidic platform for oral diagnostics）的便携式诊断设备，采用“微流体方法”（microfluidic mehtod），一次性针筒技术，可以微量（仅需 20μl 的唾液）、快速（10 分钟之内）对 mmp8 进行检测。Christodoulides 运用另一种“芯片实验室系统”（lab-on-chip system）对牙周疾病的 C-反应蛋白、mmp8 和 IL-1β 进行检测，该系统的实验显示检测的下限在 5fg/ml，可用范围在 10fg/ml 和 10pg/ml 之间。它的检测极限比 ELISA 法灵敏度还要高。Zhang、Wong 等人发现微芯片及微流体等系统能够快速检测多种唾液蛋白、DNA、mRNA 和细菌等，美国国立口腔与颅面研究所（National Institute of Dental and Craniofacial Research，NICD）已经将这些技术运用于唾液诊断。

（三）影响因素

无论是全唾液还是个别腺体分泌物，其成分因年龄、性别、饮食、收集分泌物的时间以及刺激的类型、密度和持续时间不同而有显著差异。此外，分泌物成分、唾液流速（流率）也存在明显的个体差异，即使同一个体在不同状态下其分泌物成分也不相同。基于上述情况，对有关唾液的研究及其化学成分的分析必须采用标准化的方法，最好是对大的群体采用标准化方法收集样本、保存和分析，最后取其均值作为标准。

1. 流速　流速（flow rate）或称流率，指唾液分泌的速度，是影响唾液成分最重要的因素。通常将唾液分泌物分为刺激性和非刺激性两类。实际上“非刺激性”的概念并不准确，因为在完全没有刺激的情况下是没有唾液分泌的。因此，流速的确切概念应该是指在各种不同水平刺激下的唾液分泌率。通过插管收集各唾液腺分泌液时发现，插管本身的刺激可导致下颌下腺的少量分泌。在睡眠条件下流速下降甚或停止，口腔微生物迅速繁殖，是病理过程好发的时机，故睡前有效刷牙可预防口腔疾病。

在没有进食和咀嚼的情况下，唾液流速极低，平均每个腺体每分钟分泌 0.03～0.05ml。在很低水平刺激下，流速亦不均衡，表现为一生理性节律，其波动幅度较大。正常情况下，下午流速较高。

流速还有季节性变化。春季腮腺流速最高，至夏季逐渐下降到低水平，然后又逐渐增加。夏季的唾液流速下降很可能是轻度脱水所致。反之，若饮用 2L 水，在无外源性刺激的前提下可使腮腺流速提高 2～3 倍。

体位也可影响腮腺流速，站立时流速最高（100%），坐位次之（69%），斜卧位最低（25%）。

一些刺激物可使唾液流速增加，如用酸刺激味觉常能产生最高的流速，各种果汁的刺激效果各异。其他方法：咀嚼无活性物质较味觉刺激作用明显减低；嗅觉的刺激效果仅相当于味觉刺激的 1/10；吸烟也能使流速增加。另外，同一个体在暗室内的流速较明亮房间内下降。

流速与刺激强度、刺激时间及持续时间均有关。先前对唾液腺的刺激也能影响唾液成

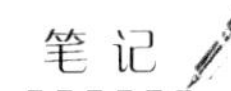

分,因此在中度刺激腺体后至少要停2小时才能收集唾液。

2. 腺体类型　由于各类型腺体分泌物的蛋白质和电解质的性质和数量不同,全唾液组成也依腺体分布部位有所差异。在外来因素的刺激下,腮腺分泌物比例相应增加,其他腺体分泌物比例相对减少。较强刺激时,腮腺分泌液可达唾液总量的50%,而在无外源性刺激的情况下,腮腺分泌液的比例仅为33%。

3. 饮食　饮食对唾液流速和成分的影响可通过局部反射和全身影响出现。细致咀嚼或具有高度香味的食物能增加唾液流速并改变唾液成分。饮食对唾液成分的影响主要是使血浆成分改变,最显著的表现是对血浆和唾液中的尿素浓度产生影响。但是,由于血浆中电解质如钙、磷酸盐和重碳酸盐浓度可随时调整,这些离子在血浆和唾液中的浓度关系难以反映出来。饮食的轻度变化基本上不影响唾液成分。

在发育阶段以及发育后阶段,蛋白质-碳水化合物不足可减少唾液腺的蛋白质合成。全唾液和腮腺中蛋白质含量降低可能导致唾液及分泌液的免疫功能下降,对感染敏感性增加。

4. 遗传　遗传因素可对唾液成分产生影响,目前已发现人类腮腺唾液中的富脯蛋白具有遗传多形性。由于这些蛋白对羟磷灰石具有亲和力,因此认为口腔疾病和这些蛋白之间可能存在某种关系。唾液中其他的小蛋白也受遗传控制,如血型质(blood group substances)。

5. 年龄、性别和种族　个体的年龄和性别也会影响唾液成分。由儿童发育至青春期,唾液流速随年龄进行性增加,老年人唾液流速下降,这可能是由于腺体内活性分泌成分被脂质细胞及纤维结缔组织替代所致。从青春期至老年,腮腺分泌活性丧失25%。唾液流速、钾和钠的浓度也存在着性别差异。在女性生理周期内,唾液特异性成分浓度以及唾液黏度均发生变化,在应用唾液分析口腔或全身状况时,应考虑到这些因素的影响。

唾液流速和组成也有种族差异,由于人种之间的结构、神经分布、分泌代谢和腺体功能均有显著不同,因此对腺体的分泌会产生影响。在进行动物试验研究时,也必须考虑到动物种类的因素。

第五节　牙周炎的基因诊断

牙周炎与全身健康有着密切的关系,遗传基因因素作为重要的全身易感因素能影响和改变宿主对微生物的反应,并影响着疾病的进展以及严重程度。一些研究表明,早发性牙周炎(early-onset-periodontitis,EOP)和重度牙周炎患者往往具有家族聚集性。自Watson和Crick提出DNA分子的双螺旋结构到人类基因组计划正常人类基因测序的完成,疾病基因的研究已迅速开展并取得大量成果。牙周炎的基因易感性也受到关注,并获得了一些有价值的资料。

一、基因多态性与疾病易感性

初步预计在人类基因组中有20 000～25 000个不同的基因(gene),它们以不同的形式存在。基因的改变可能会改变蛋白质的转录和翻译,如果一个基因的改变导致蛋白质产物的功能发生显著变化,这将成为某个疾病的病因,这种典型的突变在人群中发生率应该少于1%。与基因的突变相比较,在正常人群中变异更为常见的是基因多态性。基因的多态性有可能改变蛋白质的功能,但是这种改变非常小,因为基因的多态性可以发生在蛋白质的编码区,也可以出现在基因的启动子区,一个基因的不同的等位形式,可能产生出相同的蛋白质或该蛋白质的同工型。这也就是说基因的多态性不一定就能导致蛋白质或氨基酸发生大的改变。当某一个等位基因在人群中突变的发生率至少达到1%时,预示该基因存在多态性。

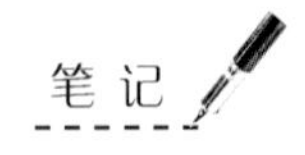
笔记

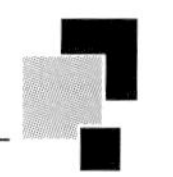

基因多态性是如何反映疾病的易感性，目前尚不清楚，但是不同等位基因的特异性的蛋白质，在它们生理性功能的发挥和对外界环境刺激的反应会有差异，如吸烟对这些蛋白质影响结果可能不一样，相同微生物对这些蛋白质发挥的毒力作用也可能不一样。因此，在炎症过程中，这些易受影响的蛋白质表现出了对某种疾病的易感性，从而使这个特定的基因多态性表现出可能会增加或降低某种疾病表型的危险。

最常见的基因多态性是单核苷酸基因多态性，在人类基因组中已经发现了至少 10 000 万个单核苷酸多态性（single nucleotide polymorphisms，SNPs）。SNPs 可以发生在蛋白质编码区（外显子）和非编码区（内含子和调控区）。因而是否 SNP 与疾病的表型相关取决于基因的变异是否对基因的功能和蛋白质产生影响。

二、牙周炎的遗传学研究

常用的遗传病研究方法有：①家族聚集性研究（familial aggregation）；②双胞胎研究（twin studies）；③分离分析（segregation analysis）；④基因连锁分析（linkage analysis）；⑤相关分析（association studies）；⑥人类全基因组遗传多态图谱（Hapmap 计划，见 www. hapmap. com）。上述方法也在牙周炎的宿主易感性研究中得到应用。

（一）牙周炎的家族聚集性研究

许多因素如微生物、环境以及行为等都可能成为牙周炎的引发因素，但是流行病学告诉我们重度牙周炎的发生率不到 20%，提示个体的宿主反应应该是牙周炎易感的一个关键因素，而宿主反应受遗传因素的控制或影响。对牙周炎家族聚集性研究的报道多集中在侵袭性牙周炎，研究结果显示侵袭性牙周炎具有家族聚集性的特征。Marazita 等对 149 个家庭的家系分析，发现 EOP 在黑色及非黑色人种中具有常染色体显性遗传特征。另有家系分析报道 EOP 还具有隐性遗传及 X 染色体隐性遗传特点。牙周病最新分类（1999 年）将 EOP 归类于侵袭性牙周炎。

用于牙周炎家族聚集性分析的元素包括：环境因素、暴露的空间、相同的教育、社会经济状况、行为、口腔卫生及家族间细菌传播、被动吸烟和全身疾病如糖尿病等。但是基因和环境之间复杂的相互作用难于定量分析。

（二）牙周炎的双胞胎研究

双胞胎的研究更能反映出遗传特点。由于样本的范围和数量有限，通过双胞胎来进行牙周炎的研究尚不足以评估牙周健康状态和遗传的相关性。

现有研究见于慢性牙周炎和牙龈炎。Corey 等（1993）报道 4908 对自我报告牙周健康的双胞胎，9% 有牙周炎。对牙周炎的经历一致性相关分析发现：同卵双生是 0. 23 ~ 0. 38，异卵双生是 0. 08 ~ 0. 16。表明遗传因素与牙周炎的经历密切相关。Michalowicz 等报道同卵双生比异卵双生更具有相似的临床表现。此类研究资料提示遗传因素在牙周炎的易感性中起到了影响作用。

（三）牙周炎的分离分析

分离分析法指将亲缘关系相近的一个群体根据某一个遗传性状分成两个相对的基因池，然后比较实际观察的子代同胞分离比与某特定遗传方式所决定的理论分离比之间是否存在显著性差异。虽然家族聚集分析提示侵袭性牙周炎的病因具有遗传特点，双胞胎研究也表明慢性牙周炎可能与遗传相关，但是还不能证实这个遗传模型或特定的基因与该疾病相关。分离分析则可以用来评估哪一个的遗传模型最能证实与临床资料密切相关。一项分离分析法的研究发现，在北美的侵袭性牙周炎家族中，黑人和非黑人种中具有常染色体显性遗传特征。而在欧洲人群中，侵袭性牙周炎是常染色体隐性遗传。

笔记

（四）侵袭性牙周炎的连锁分析

基因定位的连锁分析是根据基因在染色体上呈直线排列，不同基因相互连锁成连锁群的原理，即应用被定位的基因与同一染色体上另一基因或遗传标记相连锁的特点进行定位。生殖细胞在减数分裂时发生交换，一对同源染色体上存在着两个相邻的基因座位，距离较远时，发生交换的机会较多，则出现基因重组；若两者较近，重组机会较少。重组 DNA 和分子克隆技术的出现，发现了许多遗传标记——多态位点，利用某个拟定位的基因是否与某个遗传存在连锁关系，以及连锁的紧密程度就能将该基因定位到染色体的一定部位，使经典连锁方法获得新的广阔用途，成为人类基因定位的重要手段。

染色体上两个位点从亲代传给子代时，若相距 1cM，就有 1% 的重组机会。整个人类基因组含 3.2×10^9 bp，相应约有 3 300cM，每个染色体平均约有 150cM，1cM 约为 1000kb。因此，一个致病基因和标记位点紧密连锁，二者不须在同一条染色体的同一区段。一条染色体可以产生大量的 DNA 多态，只要提供足够的家系，按孟德尔方式遗传的疾病都可将其基因定位。

Boughman 等对来自南马里兰州的局限型侵袭性牙周炎家系进行连锁分析，发现侵袭性牙周炎的可疑基因在 4 号染色体上，并与Ⅲ型遗传性牙本质发育不全（DGI-Ⅲ）的致病基因紧密连锁。该连锁分析提示了：①连锁研究的意义，以一个基因为主的病因学基础；②侵袭性牙周炎是显性遗传。最近 Li 等报道一个侵袭性牙周炎的致病基因位于 1 号染色体 q25。但是迄今还没有证据说明单个基因能对侵袭性牙周炎起主要作用。

（五）基因多态性和牙周炎

对牙周炎相关基因的研究已有不少，研究显示某些基因位点与牙周炎易感性及疾病严重程度存在相关关系。涉及到的基因主要有：白细胞介素基因、肿瘤坏死因子基因、T 细胞受体 β 链可变区域基因、维生素 D 受体基因、组织非特异性碱性磷酸酶基因、免疫球蛋白基因、Fc 受体基因、基质金属蛋白酶和基质金属蛋白酶诱导因子基因等。Kenneth S. Kornman 等报道，在非吸烟人群中，IL1-A-889 等位基因 2/IL1B+3954 等位基因 2 复合基因型与重度成人牙周炎高度相关，该基因型在重度牙周炎组的检出率是对照组的 6.8 倍，携带该基因型的个体在 40 岁后发生重度牙周炎的可能性比该基因型阴性者高出 18.9 倍。曹正国等报道 MMP-1 启动子-1607bp 位点 1G/2G 基因多态性与重度牙周炎有关。章锦才等报道 HLA-Ⅱ类基因区基因多态性 HLA-DQB1 * 0503、维生素 D 受体 ApaI 等位基因 A、COX-2 启动子区域-1195 位点基因多态性可能与汉族人群重度慢性牙周炎易感性相关。报道维生素 D 受体 TaqI 位点多态性与慢性牙周炎易感性可能无关。两种以上易感等位基因的共同携带对牙周炎的发展可能有影响。相关报道还有编码 TNFα、β 的基因和 IgG2、FcγR ⅡA、IgG2FcγR ⅢB 等基因的某些位点也存在影响牙周炎遗传易感性的特定基因型。目前已开发出商品化的基因诊断试剂盒以检测患者是否携带某复合基因型，希望借此预测患者对牙周炎的遗传易感性、病变严重程度和对治疗的反应性。

目前常用于基因多态性的检测方法如下：

1. 限制性片段长度多态性（restriction fragment length polymorphism，RFLP）　由于 DNA 的多态性，致使 DNA 分子的限制酶切位点及数目发生改变，用限制酶切割基因组时，所产生的片段数目和每个片段的长度就不同，即所谓的限制性片段长度多态性。而导致限制片段长度发生改变的酶切位点，称为多态性位点。早先是用 DNA 印迹（southern blot）/限制性酶切片段长度多态性（RFLP）方法来检测，后来采用 PCR 与限制酶酶切相结合的方法来检测，现在多采用 PCR-RFLP 法来研究基因的限制性片段长度多态性。

2. 单链构象多态性（SSCP）　是一种基于单链 DNA 构象差别的点突变检测方法。相同长度的单链 DNA 如果顺序不同，甚至单个碱基不同，就会形成不同的构象。该构象差别产

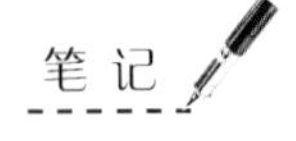
笔记

物在电泳时泳动的速度不等，将 PCR 产物经变性后，进行单链 DNA 凝胶电泳时，靶 DNA 中若发生单个碱基替换等改变时，就会出现泳动变位（mobility shift），多用于鉴定是否存在突变及诊断未知突变。

3. PCR-ASO 探针法　等位基因特异性寡核苷酸探针法（PCR-allele specific oligonucleotide，ASO）在 PCR 扩增 DNA 片段后，直接与相应的寡核苷酸探针杂交，即可判断是否有突变及突变是纯合子还是杂合子。其原理是：用 PCR 扩增后，产物进行斑点杂交或狭缝杂交，针对每种突变分别合成一对寡核苷酸片段作为探针，其中一个具有正常序列，另一个则具有突变碱基。突变碱基及对应的正常碱基均位于寡核苷酸片段的中央，严格控制杂交及洗脱条件，使只有与探针序列完全互补的等位基因片段才显示杂交信号，而与探针中央碱基不同的等位基因片段不显示杂交信号。如果正常和突变探针都可杂交，说明突变基因是杂合子；如只有突变探针可以杂交，说明突变基因为纯合子；若不能与含有突变序列的寡核苷探针杂交，但能与相应的正常的寡核苷探针杂交，则表示受检者不存在这种突变基因；若与已知的突变基因的寡核苷探针均不能杂交，提示可能为一种新的突变类型。

4. PCR-SSO 法　顺序特异寡核苷酸法（sequence specific oligonucleotide，SSO）的原理是 PCR 基因片段扩增后利用序列特异性寡核苷酸探针，通过杂交的方法进行扩增片段的分析鉴定。遵循碱基互补的原则，探针与 PCR 产物在一定条件下的杂交具有高度特异性。探针可用放射性同位素标记，通过放射自显影的方法检测，也可以用非放射性标记如地高辛、生物素、过氧化物酶等进行相应的标记物检测。

5. PCR-SSP 法　序列特异性引物（SSP）是根据各等位基因的核苷酸序列设计出的一套针对每一等位基因特异性的（allele-specific）或组特异性（group-specific）的引物。SSP 只能与某一等位基因特异性片段的碱基序列互补性结合，通过 PCR 特异性地扩增该基因片段，从而达到分析基因多态性的目的。

6. PCR-荧光法　用荧光标记 PCR 引物的 5'端，荧光染料 FAM 和 JOE 呈绿色荧光，TAMRA 呈红色荧光，COUM 呈蓝色荧光，不同荧光标记的多种引物可同时参加反应。PCR 扩增待检测的 DNA 合成产物分别带有引物 5'端的染料，很容易发现目的基因存在与否。

7. PCR-DNA 测序是诊断未知突变基因最直接的方法。由于 PCR 技术的应用，使得 DNA 测序技术从过去的分子克隆后测序进入 PCR 直接测序。PCR 产物在自动测序仪上电泳后测序。常用方法有：Sanger 双脱氧末端终止法；Maxam-Gilbert 化学裂解法；DNA 自动化测序。目前 DNA 顺序全自动激光测定法是最先进的方法。

8. PCR 指纹图法（PCR-fingerprints）　适用于快速的同种异型 DR/DW 配型。在 DR/DW 纯合子及杂合子个体中，由于同质双链和异质双链之间的分子构象不同，每种 DR 单倍型及每种单倍型组合所产生的单链环状结构的大小、数目和位置各异。因此，在非变性聚丙烯酰胺凝胶电泳时，它们的迁移率各不相同，从而获得单倍型特异的电泳带格局即 PCR 指纹。也有人用人工合成的短寡核苷酸片段作为探针，同经过酶切的人体 DNA 作 Southern blot，可以得出长度不等的杂交带，杂交带的数目和分子量的大小具有个体特异性，除非同卵双生，几乎没有两个人是完全相同的，就像人的指纹一样，故将此种杂交带图形称为基因指纹（gene finger-printing）。

9. 基因芯片法又称为 DNA 微探针阵列（micro array）。它是集成了大量密集排列的已知的序列探针，通过与被标记的若干靶核酸序列互补匹配，与芯片特定位点上的探针杂交，利用基因芯片杂交图像，确定杂交探针的位置，便可根据碱基互补匹配的原理确定靶基因的序列。采用多色荧光探针杂交技术可以大大提高芯片的准确性、扩大检测范围。KimDM 使用高通量基因芯片法分析方法（highthroughput microarray）对牙周病患者口腔上皮下结缔组织进行研究，发现 68 个基因表达上调，6 个基因表达下调，其中包括乳铁传递蛋白（lacto-

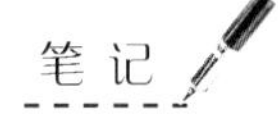

transferrin)、MMP-1、MMP-3、interferon induced-15、角蛋白-2A(keratin 2A)和桥粒糖蛋白(desmocollinand)。

10. AFLP 技术　扩增片段长度多态性(amplication fragment length polymorphism, AFLP)技术是一项新的、基于 PCR 技术扩增基因组 DNA 限制性片段的分子标记技术。基因组 DNA 先用限制性内切酶切割,然后将双链接头连接到 DNA 片段的末端,将接头序列和相邻的限制性位点序列作为引物结合位点。限制性片段用两种酶切割产生,一种是特别切割酶,一种是常用切割酶。它结合了 RFLP 和 PCR 技术特点,具有 RFLP 技术的可靠性和 PCR 技术的高效性。由于 AFLP 扩增可使某一品种出现特定的 DNA 谱带,而在另一品种中可能无此谱带产生,因此,这种通过引物诱导及 DNA 扩增后得到的 DNA 多态性可作为一种分子标记。AFLP 可在一次单个反应中检测到大量的片段,可以说 AFLP 技术是一种新的而且有很大功能的 DNA 指纹技术。

11. DGGE 和 TGGE 技术　变性梯度凝胶电泳(denaturing gradinent electrophoresis, DGGE)的基本原理是当双链 DNA 在变性梯度凝胶中行进到与 DNA 变性湿度一致的凝胶位置时,DNA 发生部分解链,电泳迁移率下降,当解链的 DNA 链中有一个碱基发生改变时,会在不同的时间发生解链,因影响电泳速度变化的程度不同而被分离。应用 DGGE 法分析 PCR 产物时,当突变发生在最先解链的 DNA 区域,其检出率可达 100%,检测片段可达 1kb,最适范围为 100~500bp。由于该法是利用湿度和梯度凝胶迁移率来检测,需要一套专用的电泳装置,合成的 PCR 引物最好在 5'末端加一段 40~50bp 的 GC 夹,以利于检测发生于高熔点区的突变。温度梯度凝胶电泳(temperature gradient gelelectrophoresis, TGGE)是在 DGGE 的基础上发展而来,用温度梯度代替化学变性剂的方法。DGGE 和 TGGE 均有商品化的电泳装置,该法操作较简便,适合大样本的检测筛选。

12. RAPD 技术　Williams 等(1990)发现了随机扩增多态 DNA(Random amplified polymorphic DNA, RAPD)技术,又称 arbitraryprimerPCR(AP-PCR),是运用随机引物扩增,寻找多态性 DNA 片段的新方法。它是利用一系列(通常数百个)不同的随机排列碱基顺序的寡聚核苷酸单链(通常为 10 聚体)为引物,对靶基因组 DNA 进行 PCR 扩增,聚丙烯酰胺或琼脂糖电泳分离,经 EB 染色或放射性自显影来检测扩增产物 DNA 片段的多态性,这些扩增产物 DNA 片段的多态性反映了基因组相应区域的 DNA 多态性。RAPD 所用的一系列引物 DNA 序列各不相同,但对于任一特异的引物,它同基因组 DNA 序列有其特异的结合位点。这些特异的结合位点在基因组某些区域内的分布如符合 PCR 扩增反应的条件,即引物在模板的两条链上有互补位置,且引物 3'端相距在一定的长度范围之内,就可扩增出 DNA 片段。因此如果基因组在这些区域发生 DNA 片段插入、缺失或碱基突变就可能导致这些特定结合位点分布发生相应的变化,而使 PCR 产物发生增加、缺少或分子量的改变,那么扩增出来的条带就和正常的不一样,即表现出被检基因组 DNA 的多态性。分析时可用的引物数很大,虽然对每一个引物而言其检测基因组 DNA 多态性的区域是有限的,但是利用一系列引物则可以使检测区域几乎覆盖整个基因组。因此 RAPD 可以对整个基因组 DNA 进行多态性检测。另外,RAPD 片段克隆后可作为 RFLP 的分子标记进行作图分析。

与常规 PCR 相比,RAPD 主要有以下特点:①无需专门设计 RAPD 扩增反应的引物,也无需预知被研究的生物基因组核苷酸顺序,引物是随机合成或是任意选定的。引物长度一般为 9~10 个寡核苷酸;②每个 RAPD 反应中,仅加单个引物,通过引物和模板 DNA 链随机配对实现扩增,扩增没有特异性;③退火温度较低,一般为 36℃,这能保证短核苷酸引物与模板的稳定配对,同时也允许了适当的错误配对,以扩大引物在基因组 DNA 中配对的随机性;④较之常规 PCR,RAPD 反应易于程序化。利用一套随机引物,得到大量 DNA 分子标记,可以借助计算机进行系统分析。该技术快速、简便,已应用于基因组研究的各个方面。对牙周

笔记

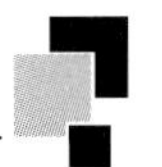

炎通过单基因或多基因多态性分析其相关性，有助于筛选牙周炎易感人群，并进行诊断、治疗及预后评估。

（六）牙周病及相关全身疾病基因研究

牙周病与全身疾病相互影响，互为危险因素，二者从基因层面上的相关性也受到了关注。

1. 系统性疾病与牙周炎　系统性疾病增加牙周炎的易感性，这些系统性疾病包括唐氏综合征、Papillon-Lefèvre 综合征、克罗恩病、中性粒细胞减少症、粒细胞缺乏症、惰性白细胞综合征、低丙球蛋白血症、Chédiak-Higashi 综合征等。这类遗传疾病常伴有严重的牙周组织破坏，可能为某些侵袭性牙周炎的病因。

2. 牙周炎与系统性疾病　有学者欲以 IL-1 或其他基因为纽带，研究牙周病与心血管疾病或其他系统性疾病在病因、病程上存在共同之处的可能性；在疾病转归上，当某种疾病的发病或痊愈是否会对另一疾病产生某种影响。TCR-Vβ 基因、TNF-α 基因、IL-1β 基因、ICAM-1 基因、Vit D 受体基因、降钙素基因、TIMP-1 基因等在牙周病与心血管疾病、糖尿病及关节炎等全身疾病的研究中均有重要发现。牙周病与全身疾病关系的研究已是当今的热点，通过基因研究寻求双方的联系已成为一个重要的方法。

第六节　牙周病的社会心理诊断评估

21 世纪的医学诊断将逐渐形成多学科结合的人文诊断模式，然而，社会心理因素在牙周病的病因、诊断和治疗预后中的重要作用还未受到足够的重视。牙周病和其他的慢性疾病一样，具有社会关联性，人群的牙周健康状况和社会模式密切相关。受教育程度高、教育面广、生活水平高、文明程度好的社会人群牙周健康状态较好；反之人群的牙周状况则较差。了解患者的社会心理因素及行为对患者牙周病的发生发展的影响是一项重要的工作。

牙周病的始动因素是细菌，宿主针对外界刺激发生反应，导致牙周组织的破坏。这是矛盾的两个方面，社会心理因素及行为在这对矛盾中起着不可忽视的作用。正常菌群发展成具有毒力的致病性菌斑，与患者具有不良口腔卫生习惯，口腔卫生状况差和菌斑过度聚集有关。而宿主反应受机体营养、健康、免疫力、精神因素及易感状况诸多因素影响。可以认为牙周病是一个具有典型的社会心理因素影响个体的精神生物学过程特征的疾病。

未来的牙周病的诊断模式在研究社会心理因素及行为对牙周病影响的内容包括：①社会经济决定的社会层次；②个体的社会关系和行为特征；③疾病的社会心理因素；④压力等精神生物学因素。

第七节　牙周病预后判断

牙周病的预后判断不是一个简单的定数思维，牙周病的预后判断不仅要根据患者牙周病的病情程度，而且还要考虑患者对牙周病的主观认知度和依从性，并与牙周医师对疾病的正确诊断、正确的治疗计划及实施和治疗技能的水平密切相关。一个较轻的病变，一般人认为预后较好的病变，可能很快进展成严重的病变；一个较重的病变，一般认为难以保留的牙，可能长期得到维持，甚至有所好转。因此，牙周病的预后判断既要考虑医学性因素，还要考虑社会性因素。有时牙周病的预后判断还要根据病变牙周组织对治疗的反应性，动态观察，综合评价。

一、牙周患病情况

（一）牙龈病的预后

牙龈病只侵犯牙龈组织，病损大多数表现为牙龈炎症和增生。其预后在很大程度上取

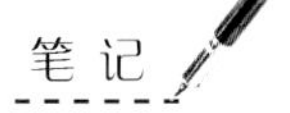

决于引起牙龈炎症的原因能否消除。

1. 菌斑所致的牙龈炎　由于其病因主要与菌斑、牙石的积聚和滞留密切相关，治疗时只要将菌斑、牙石等局部刺激彻底去除，并且纠正引起菌斑滞留的因素，认真进行菌斑控制，牙龈就可以恢复健康。

2. 对已有牙龈增生的病例，在及时去除增生原因和局部刺激因素后，多数增生能得到控制或改善，牙龈形态的恢复可以达到可接受的程度；部分病程长病情重的患者，需要手术恢复正常的牙龈外形。

3. 在受全身因素影响的牙龈病中，远期疗效取决于全身因素能否控制或纠正。如与雌激素水平变化相关的妊娠期龈炎和青春期龈炎，除了积极消除局部刺激因素使炎症减轻到最低程度外，待度过妊娠期、青春期后，牙龈也可恢复健康；白血病及其他血液病所致牙龈病损或炎症，其局部病情的改善也主要取决于对血液病的控制情况。

4. 青壮年及儿童期的急性坏死性溃疡性牙龈炎只要全身无严重疾病，治疗及时、得当，牙龈也可恢复健康。

（二）牙周炎的预后

牙周组织的病变程度是判断预后最直接的依据，但预后的诊断不仅要看牙周组织病变表现，还需要结合牙体情况及其他学科治疗因素综合评价。牙周炎预后的判断包括对个别牙齿的预后判断和对总体牙列的预后判断。

1. 对个别牙齿的预后判断

（1）根据牙周破坏情况

1）预后好：牙槽骨轻微吸收，无根分叉病变和牙松动，引起牙周组织炎症的局部因素能消除并能使牙龈恢复健康状态；患者配合良好，无全身和环境因素。

2）预后良好：牙槽骨轻度吸收，可能有Ⅰ°根分叉病变和轻微牙松动，病因可消除并能较好地维护，患者配合较好，无全身和环境因素或虽有但程度轻而能被控制。

3）预后较差：牙槽骨中、重度吸收，Ⅱ°～Ⅲ°根分叉病变，牙松动，病变处难以操作或有效的菌斑控制；或患者不合作，有全身和环境因素。

4）预后差：重度牙槽骨吸收，Ⅲ°根分叉病变范围大，Ⅲ°牙松动，病变处无法操作，全身和环境因素难以控制，属拔牙指征。

（2）牙周破坏伴其他因素：其他因素涉及发生在牙周的其他病变、牙、牙髓、咬合状况和牙病治疗史，伴有其他因素时，预后较差，与伴发因素的多少及程度相关。其他因素包括以下几个方面：

1）牙：深龋近髓、根龋、牙裂（隐裂）、根折。

2）牙髓：根尖周病变、根充不足、侧穿、桩核。

3）咬合：创伤𬌗、无对𬌗牙（第三磨牙）。

4）牙周：反复发生牙周脓肿、牙周牙髓联合病变，附着丧失严重。

经判断预后较好时，意味着该牙经过适当治疗和长期正确维护后，可以在口内得到长时间保留并能行使功能。预后较差的牙齿在口内保留时间长短则很大程度上取决于有效的治疗和患者依从性。预后差的牙，病灶不能控制，患牙难以保留或牙槽骨持续破坏影响邻牙时，则考虑拔除。通常当牙根周围没有足够的牙周膜和牙槽骨支持患牙或存在复杂的牙根形态时，促进疾病进展时建议患者拔除患牙。

（3）影响个别牙齿的预后判断的因素

1）牙龈状况治疗后牙龈炎症的减轻，不一定表示病变深部炎症得到控制，可能深部病变仍在进展。

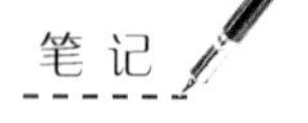

2）牙周袋深度不能完全反映牙周支持组织破坏的真实情况。

3）附着丧失可以反映牙周组织破坏程度，一般附着丧失超过5mm以上者属重症。除了深度，还应考虑附着丧失的分布范围，牙根附着丧失分布面越大，预后越差。

4）牙的解剖形态如牙根短小、冠根比例不协调，上颌侧切牙存在畸形舌侧沟，磨牙牙颈部存在釉珠、釉突，磨牙融合根或根分叉形态与角度等都是判断预后应考虑的因素。

5）牙松动牙松动对预后的影响要具体分析：若为急性炎症所致，则炎症消除后，牙可变稳固；对于因创伤性咬合所引起的牙松动，若能通过调𬌗或其他方法消除𬌗干扰后，牙松动度会减轻甚至变稳固；若因牙周支持组织破坏严重所致，则预后不良。

6）修复体基牙依其负荷情况，影响预后。

2. 对总体牙列的预后判断　总体牙列预后判断的因素包括牙列、咬合关系以及牙周炎的局部促进因素能否被发现或被纠正，如深覆𬌗、牙列不齐、食物嵌塞、𬌗干扰、夜磨牙或紧咬牙习惯等。

与总体判断相关的因素还有年龄、吸烟和全身危险因素等。

临床上，应该根据上述多方面情况综合判断牙周炎患牙的预后。有时病情比较复杂，一时难以做出准确判断时，也可以先做基础治疗进行观察，视牙周组织对治疗的反应、刺激因素能否彻底消除以及患者的配合程度等，再做最后判断。

二、患者依从性

牙周病的治疗和维护是长期的，甚至是终生的。因此患者的依从性是预后决定性的因素。患者的依从性与患者的主观认知度和经济状况有关。

1. 患者的主观认知度　目前普遍对牙周病的认知度不高。部分患者通过宣传能够认识预防牙周病对健康的重要性，可以有较好的依从性，预后较好。但这部分人中长期坚持有依从性的只占少数。多数的依从性具有阶段性，对这类人的预后判断具有动态性，要不断加强宣传、教育和指导。

有的患者主观上不愿去认识牙周病及其与健康的相关性，时常借口工作忙，没有时间，依从性差，有的甚至连不良的刷牙习惯都不愿改变，这类患者不论医师怎样努力，预后都不会好。

2. 经济状况　牙周病虽然与全身健康关系甚密，但并没有直接体现对生命的威胁，而且，它的病程是长期的，因此常常受到忽略。尤其经济状况欠佳者，往往就诊时就已失去最佳治疗时机，或将急性炎症和症状缓解后，不再坚持就诊。此类病人，预后欠佳。

3. 对策　加强全民宣传教育。首先要提高口腔医务工作者和医学生的认知度，仅靠牙周工作者是不够的。

（李成章）

参考文献

1. 樊明文. 口腔生物学. 第2版. 北京：人民卫生出版社，2004
2. 章锦才，耿华欧，马文波，等. 维生素D受体基因多态性与汉族人群慢性牙周炎易感性的关系. 中华口腔医学杂志，2005，40(1)：50-53
3. 闫福华，曹采方，李晓新，等. 龈沟液中酶稳定性的研究. 牙体牙髓牙周病学杂志，1992，2(2)：89-92
4. Newman MG，Takei HH. Carranza's clinic periodontology. 10th ed. Philadelphia：WB Saunders，2006
5. Chapple IL. Periodontal diagnosis and treatment-where does the future lie? Periodontol 2000，2009，51：9-24
6. Christodoulides N，Floriano PN，Miller CS，et al. Lab-on-a-chip methods for point-of-care measurements of salivary biomarkers of periodontitis. Ann N Y Acad Sci，2007，1098：411-428

笔记

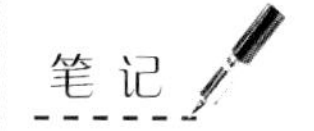

7. Giannobile WV, Beikler T, Kinney JS, et al. Saliva as a diagnostic tool for periodontal disease: current state and future directions. Periodontol 2000, 2009, 50: 52-64
8. Brägger U. Radiographic parameters: biological significance and clinical use. Periodontol 2000, 2005, 39: 73-90
9. Helmerhorst EJ, Oppenheim FG. Saliva: a dynamic proteome. J Dent Res, 2007, 86(8): 680-693
10. Kinane DF, Shiba H, Hart TC. The genetic basis of periodontitis. Periodontol 2000, 2005, 39: 91-117
11. Paster BJ, Dewhirst FE. Molecular microbial diagnosis. Periodontol 2000, 2009, 51: 38-44
12. Griffiths GS. Formation, collection and significance of gingival crevicefluid. Periodontol 2000, 2003, 31: 32-42
13. Loos B G., Tjoa S. Host-derived diagnostic markers for periodontitis: do they exist in gingival crevice fluid? Periodontol 2000, 2005, 39: 53-72
14. Amitage GC. Analysis of gingival crevice fluid and risk of progression of periodontitis. Periodontol 2000, 2004, 34: 109-119
15. Ballantyne J. Validity of messenger RNA expression analyses of human saliva. Clin Cancer Res, 2007, 13(4): 1350-1351
16. Kwok V, Caton JG. Commentary: prognosis revisited: a system for assigning periodontal prognosis. J Periodontol, 2007, 78(11): 2063-2071
17. Cao Z, Li C, Jin L, et al. Association of matrix metalloproteinase-1 promoter polymorphism with generalized aggressive periodontitis in a Chinese population. J Periodontal Res, 2005, 40(6): 427-431
18. Li CL, Liu DL, Jiang YT, et al. Prevalence and molecular diversity of Archaea in subgingival pockets of periodontitis patients. Oral Microbiol Immunol, 2009, 24(4): 343-346
19. Xiang J, Li C, Dong W, et al. Expression of matrix metalloproteinase-1, matrix metalloproteinase-2 and extracellular metalloproteinase inducer in human periodontal ligament cells stimulated with interleukin-1beta. J Periodontal Res, 2009, 44(6): 784-793
20. Palmer RM, Floyd PD. Diagnosis, prognosis and treatment planning. //Palmer RM, Floyd PD. A clinical guide to periodontolgy. 2nd ed. London: The British dental association, 2003

笔记

第六章　牙周组织的修复和再生

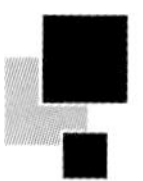

牙周病的直接后果是牙周组织软、硬结构成分的破坏以及支持功能的丧失，导致牙齿发生松动、脱落。虽然从控制菌斑、改善局部解剖环境、促进牙周组织成分增生修复等多方面，已经有很多的治疗技术，也取得了较好的临床效果，但是牙周病损后的组织修复(repair)仍存在一定困难，一个重要原因可能是来源于受损局部的自身组织修复细胞极少，或微环境等因素导致其再生(regeneration)重建的能力有限，因此不足以产生足够的组织量以修复缺损。而且从组织学的角度来看大多数是一种非理想愈合方式(修复)，如何达到理想的牙周复合组织的结构恢复和功能重建(再生)仍然是尚待解决的世界性难题。

第一节　牙周组织的基本修复形式

一、牙周病损的特点、修复目标和难点

(一) 牙周病损的特点

1. 患病率高　居口腔疾病患病率的首位，且无种族、地区、性别等方面的明显差异，一般都随年龄的增长，其病情普遍有所加重。多数研究显示可能并非由于年龄本身有何特殊作用，单纯的年龄因素并不能独立影响牙周病的发展，更可能是一种时间累积效应的结果。

2. 隐匿性强　牙周病在早期无明显症状，牙龈出血是最容易被发现的炎症信号，如果忽视而继续发展出现牙齿咀嚼无力、松动，甚至脓肿等状况，常导致无法弥补的深层牙周组织破坏。

3. 破坏性大　牙周病患牙往往具有左右对称发病和病情程度相近的特点，而且常因邻面骨质的破坏丧失，导致相邻牙齿的牙周结构受损，这种破坏有时呈现出爆发性，使得蔓延速度更快，组织破坏量也更大。

4. 可逆性小　目前只有早期表浅的牙龈组织损害，可以在及时、有效的治疗后基本恢复。如果发展到深层牙周组织受损，虽积极治疗多只能控制病情的进展，达到临床稳定或愈合的效果，却难以使已经受损的组织结构完全达到生理性恢复。

5. 具有播散性　大量流行病学研究显示，牙周病感染可以通过血液、消化道等传播，使远隔重要脏器受到威胁而诱发疾病或加重已有疾病。分子生物学研究进一步发现，在重要脏器组织中有牙周致病微生物存在的证据。因此牙周病感染已经成为重要的系统性危险因素之一。

综上所述，牙周病的治疗必须强调早期发现、早期治疗的原则，而且牙周病的控制重点应以预防为主，并积极研究和开发能真正达到组织再生效果的新技术。

(二) 牙周组织修复的目标、愈合判定和难点

现有的牙周治疗技术已经很多，包括经典的洁治、刮治、翻瓣术、骨移植、软组织移植等，

笔记

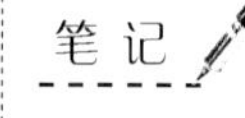

以及近些年发展起来的引导组织再生术、生长因子结合应用等，但效果并不肯定或者不够理想。临床常用的牙周治疗技术和手段所能达到的效果多是牙周再附着（reattachment），即组织量虽有增加和重新修复，但并非理想的软硬组织比例，软硬组织间并没有形成符合正常生理性要求的组织功能性结合，常是以下的结果：

（1）长结合上皮（long junctional epithelium）形成，即使骨缺损填充后也可能发生。

（2）根骨粘连（ankylosis），最终导致牙根吸收。

（3）牙龈退缩（gingival recession）。

（4）牙周袋重新形成。

（5）以上各种结果的任何组合。（图6-1-1）

在临床上可以看到最多的是经积极治疗控制了牙周炎症，牙龈色泽和质地有所改善，但牙龈退缩较为明显，其内里的组织学恢复状况仍难以确定。

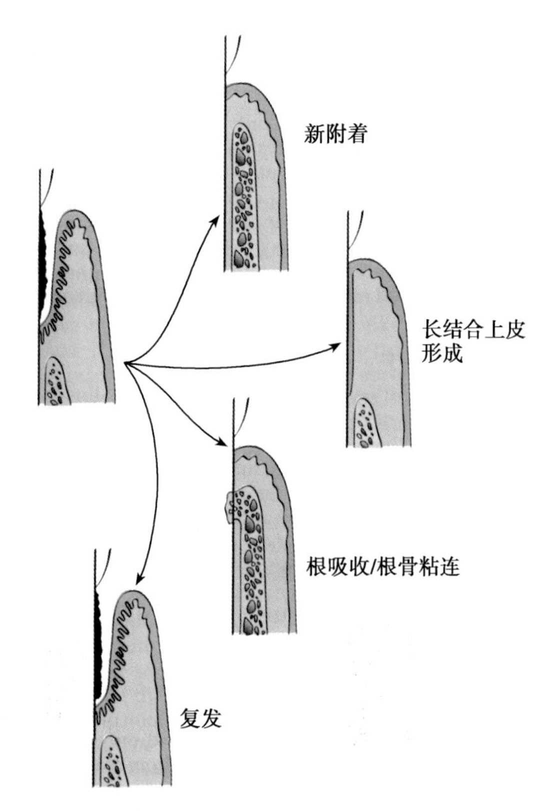

图6-1-1 牙周病愈后模式图

1. 理想目标　牙周组织再生的理想结果是在控制感染、消除牙周袋病灶的基础上，使已有的牙周组织缺损完全修复，并重新建立真正的新附着（new attachment），即不但牙周组织各成分数量要有相应比例的增加，而且软、硬组织间修复方式符合生理性的功能性结合，在新生牙槽骨和牙骨质间有新生牙周膜形成，并呈现功能性的排列和附着。

2. 牙周组织愈合的判定　目前牙周治疗后疗效的评判主要依据下述指标，既有临床检测方法，也有实验室检测方法，根据目的不同进行选择。

（1）探诊组织丧失量：探诊深度（probing depth，PD）是临床最常用的评价指标，可以形象直观地反映出牙周袋病灶的变化，但受炎症状态、探诊力量、龈退缩等的影响。探诊时因为炎症的影响，探针可能进入牙周袋底组织内1mm左右，这样会影响测量精度，因此即使用同样的力度在治疗前和治疗后也可能测量结果有所不同，还需注意治疗前后的测量点要精确在同一位置，探诊角度也要相同。

附着水平（attachment level，AL）指标相对更好，更能准确反映真实的牙周组织附着状态，尤其是在用外科导板保证了定位和角度固定后测量的精确性提高，可重复性也好；但在反映愈合状况时仍然不够准确，因为其不能反映组织学结果。因此要注意，探诊结果发现牙周袋深度降低和附着水平升高并非一定代表真实的结缔组织新附着，可能仅代表了周围软组织炎症状态改善后对探诊的抵抗性增加。

（2）X线影像：这是无创检查骨再生的有效方法，能反映骨填充情况。要求使用标准化、可重复的技术，如胶片放置位置、球管角度、定位装置、密度标准物等要统一和具有可比性。但对骨密度如骨小梁变化的反映可能不够精细，因为矿化组织必须达到一定量时才能在X线上显示出来，因此往往容易低估治疗前的骨丧失以及治疗后的骨修复。数字减影技术（digital subtraction angiography，DSA）和计算机辅助密度测量图像分析（computer assisted densitometric

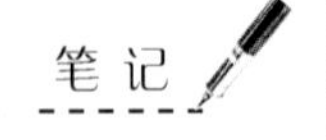
笔记

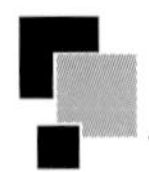

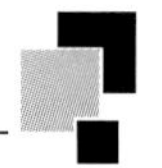

image analysis,CADIA)可以提高精确度,增强 X 线的评估效果。同样应该明确的是 X 线无法反映附着状况,如果形成长结合上皮,X 线是无法区分和判断的。即使显示骨量增加和骨缺损被填充,也并非表明同样有新生牙骨质和新生牙周膜形成,即并非新附着形成。

(3) 骨量:牙周缺损内骨量填充的高度和丰满度是较为直观可靠的愈合效果的反映。经典的方法都是用手术再进入(re-entry)的技术来证实新骨生成,其优点在于能直观看出并比较治疗前、后骨高度和骨形态的变化,较 X 线更能准确反映骨质的修复状况。但其缺点在于增加了手术次数,并导致不必要的外科损伤,对于大多数经过常规治疗后的病例都用此方法来评定效果好坏或程度的差异并不现实。一种变通的方法是经局麻下用骨探诊术(sounding)来测量,减少了手术再进入导致临床创伤大的弊端。但即使能够探诊出骨量差异或肉眼直视看见骨量增加,也均不能证实组织学的变化,即仍然无法反映新骨的增加与牙根之间的联系,不能确定组织的最终愈合方式是新附着还是再附着。

(4) 组织形态:其优点在于能确切证实组织修复和附着的方式,常用的组织学标记参考点有 4 种:根面平整后的根尖方向最低点,骨缺损底,残存牙槽嵴顶和龈下牙石的根尖方向最低点。在这些标志点上方如果有新生牙周组织即证明有再生(图 6-1-2)。

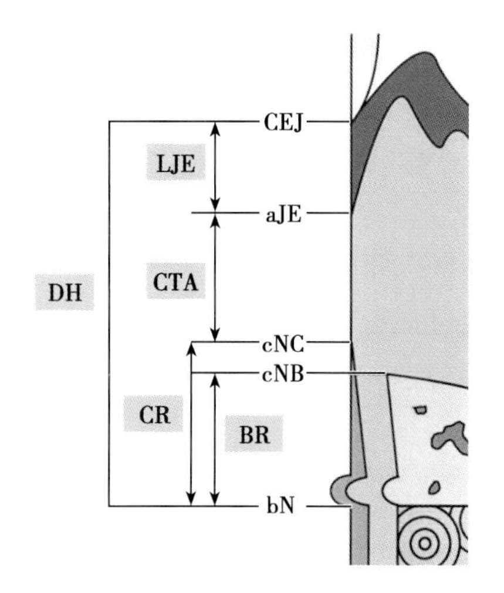

图 6-1-2　牙周组织学修复测量模式图

但从人体取材不太现实,尤其是对临床治疗有效的病例再拔出患牙,进行组织学检查不符合伦理学要求。因此动物模型最常用于验证组织是否有再生。但是,牙周病动物模型目前仍不理想,因为自然发生的牙周病缺损太少,动物试验性诱导出的牙周病损,虽然有慢性感染的特点,但很难控制骨缺损的类型,不利于标准化比较性观察;外科方法所致的骨缺损可以模拟牙周病损的形态,却难以模拟自然发生牙周病过程中慢性感染的特征。动物实验确实发现经过植骨等治疗后骨缺损有所修复,但组织学显示仍然以长结合上皮的愈合方式为多,这也说明了需利用组织学结果来证明牙周组织再生的重要性。但应注意在进行组织学评价过程中仍应注意的几个方面:第 1 个问题是即使做组织学检查,也要考虑术前测定的附着水平定点是否能被精确重复。第 2 个问题是种属差异性,在解释结果时要慎重。尤其是如果植入物理在机体其他部位而非牙周创面时,难以证明牙周附着的再生效果。第 3 个问题是在愈合的组织中一般同时包含再生和修复的成分和区域,因此无论是临床检查还是组织学检查均不能保证修复的组织全部是再生的。

3. 实现理想组织修复目标的难点

(1) 如何有效控制牙周局部感染。

(2) 如何有效提高宿主的免疫和修复能力。

(3) 如何保证具备复合再生能力的牙周膜细胞优先占据根面,并阻止其他干扰细胞的进入。

(4) 如何使再生的组织功能化。

二、牙周组织的基本修复形式

(一) 牙周病损治疗后组织修复的一般规律

创伤后首先形成血凝块,一方面是暂时保护裸露的创面,另一方面是提供临时性的支架

笔记

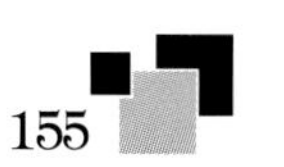

以利于细胞移行。血凝块中包含有血液中的所有细胞成分,形成包含有纤维蛋白(fibrin)、血浆纤维连接蛋白(plasma fibronectin,pFN)、玻璃粘连蛋白(vitronectin)、血浆血小板反应蛋白(thrombospondin,TSP)的混合体。继而马上进入炎症早期阶段,各种炎症细胞(主要是中性粒细胞和单核细胞)聚集于血凝块中,通过吞噬作用和释放各种酶类及毒性氧化产物,清除创面的细菌和坏死组织。约3天后进入炎症的晚期阶段,巨噬细胞移行进入创面。除了进一步清创外,也分泌多肽介质启动愈合过程。最主要的是分泌生长因子和细胞因子来调节肉芽组织的形成,进而促进成纤维细胞、内皮细胞和平滑肌细胞等增殖和移行进入创面,并进一步成熟和进行组织改建。1周后成纤维细胞分泌产生富含胶原的基质,并有部分成纤维细胞转化为成肌细胞,表达平滑肌肌动蛋白,使创面开始收缩。内皮细胞随即增殖,启动新生组织血管化,形成血管网络,暂时性基质开始成熟。最后内皮细胞发生凋亡,血管数量开始减少,组织改建成熟。

创面的上皮化在创伤后数小时即开始。首先是基底层细胞开始增殖,然后移行穿过纤维蛋白结(fibrin clot),最后上皮细胞(epithelial cell)通过表面受体(整合素)与基底层中的层粘连蛋白相结合,对缺损处创面进行上皮封闭。

肉芽组织的成熟将导致两种结果,或者是再生,或者是修复(包含瘢痕修复)。最终达到哪种结果取决于两个因素,一个是细胞类型,另一个是更新和刺激这些细胞的信号分子。

(二) 牙周病损治疗后组织修复的一般类型

从组织学上可以证实的牙周修复类型一般有以下4种方式:

1. 牙周组织再生　这是最理想的结果,不仅有新生牙槽骨和牙骨质,而且在两者之间还有新生牙周膜纤维呈功能性连接。但临床上能达到此种理想结果的病例太少,或者说只能部分实现,主要见于垂直型骨缺损和根分叉病损经过引导性组织再生(guided tissue regeneration,GTR)术或加用生物活性蛋白等治疗后的部分病例。

2. 长结合上皮形成　这是最常见的临床愈合方式,探诊深度可明显减少,附着增加,属于临床修复范畴;但是在根面和牙周膜纤维之间有根向生长的结合上皮的阻隔,降低了牙周附着的牢固度,很容易因炎症复发导致牙周袋的重新形成。

3. 结缔组织附着　牙龈结缔组织和细胞直接附着于根面,这是非生理性修复结果,容易导致根面吸收。

4. 根骨粘连　牙槽骨过度生长,直接与根面接触,导致牙根和牙槽骨的直接粘连,中间无牙周膜纤维存在,也是非生理性修复结果,也易导致根面吸收。

(三) 牙周组织的功能重建

牙周病创面愈合的复杂性在于创面愈合不是两个相对着的带血管的软组织相贴合,而是牙龈的结缔组织和上皮组织,与经过根面处理的无血管的矿化根面相贴合,参与其中的组织成分还包括牙槽骨、牙周膜和牙骨质等多种软、硬组织成分。而血凝块是在牙龈和根面交界中以无序形式形成的,其成熟和组织化要经历纤维蛋白结、炎性浸润、巨噬细胞移入、肉芽组织形成、结缔组织附着形成等一系列过程,成熟的时间随创面大小和组织成分来源不同而各异。另外,这也只反映出纤维蛋白结在根面上吸收、贴附和结构成熟的一般情况,并没有反映出牙齿与牙龈瓣之间的功能性整合结果如何。牙周组织修复的复杂性在于如何使软、硬不同组织结构和成分在修复过程中达到协调统一,包括速度、相互诱导和影响、功能性结合等多方面。其成功与否要以是否同时有新生牙槽骨和牙骨质的冠向生长(形成),并且在两者之间有垂直或斜向排列(即非平行于根面或骨面排列)的新生牙周膜纤维附着于根面和骨面之中来评价。

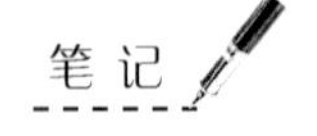

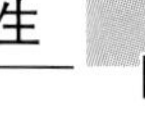

第二节　牙周组织的修复基础和效果

一、牙周组织修复的细胞类型

牙周病的再生治疗需要首先手术切除病变的上皮附着，翻起龈瓣，暴露根面和骨面以利于充分地清除感染组织，进而创造出有利于组织恢复的解剖形态和局部环境。术后的愈合过程中必然涉及上皮与牙根面附着的形成方式，即牙龈要重新与牙面相互贴附，上皮附着于根面并沿根面向根尖方迁移，重新形成龈沟。但大多数的治疗结果常是上皮沿根面延伸过多而形成了长结合上皮，这是非理想的状态，因为这很可能导致龈沟过深，而且阻止了牙周膜等来源的间充质细胞与根面的接触。

从牙周组织的结构特点、组成成分和细胞生物学基础等方面分析，牙周组织损伤破坏后可能参与修复活动的细胞来源有许多，包括牙周局部来源的上皮细胞、牙龈结缔组织细胞、牙槽骨细胞、牙骨质细胞和牙周膜细胞；血液来源的白细胞、淋巴细胞、巨噬细胞等；血管来源的内皮细胞等。因为来源、部位、功能等方面的差异，它们对牙周组织修复的影响也不同。其他来源的细胞主要是在炎症和损伤早期的凝血及中期的肉芽组织机化过程中发挥作用，而由牙周局部组织来源的细胞对于牙周组织修复的最终类型和归宿起着决定性的作用。

（一）牙龈上皮细胞

牙龈上皮细胞(gingival epithelial cells)主要存在于牙周上皮层组织中，除了在牙周膜中残存的发育过程来源的 Malassez 上皮剩余，与牙周关系最为密切的上皮组织是牙龈上皮。按照形态和功能可将其划分为口腔龈上皮、龈沟上皮和结合上皮。口腔龈上皮覆盖于游离龈的顶端和外表面，以及附着龈的表面，为角化或不全角化的复层鳞状上皮。龈沟上皮为牙龈沟的衬里上皮，为非角化复层鳞状上皮。呈领圈状附着于牙冠或牙根的上皮为结合上皮。该上皮依靠基底板和半桥粒与釉质相附着。牙龈上皮与结缔组织一起将牙龈附着在牙齿上，构成龈牙结合的屏障，良好地封闭了软、硬组织交界处，防止异物、细菌及其他抗原物质的侵袭。龈牙结合部还有活跃的防御系统。结缔组织内的白细胞、抗体、补体等也可通过结合上皮进入龈沟内，使龈牙结合部成为机体防御系统与外部致病因子相互抗争的场所，也是牙周病的始发部位。

结合上皮通过基底层细胞的有丝分裂，不断地自我更新。增殖的上皮细胞移向牙面，并沿着牙冠方向移到龈沟中脱落。同时使附着于或侵入结合上皮的细菌也随之脱落。在牙周手术治疗过程中，若将牙龈连同结合上皮一同切除，则口腔表面上皮可向牙面爬行生长，重新分化出结合上皮，并分泌基底膜物质，重新形成上皮附着。这种上皮再附着可出现于釉质、牙骨质或牙本质表面。但是，由于结合上皮细胞生长速度和增殖活性快，往往在硬组织和牙周膜组织修复之前便大量增殖，并且沿根面向根尖方向延伸，形成长结合上皮，占据了根面，因此会阻碍牙周膜纤维组织贴附于根面，干扰再生过程和效果。

（二）牙龈成纤维细胞

牙龈无黏膜下层，固有层内以成纤维细胞为主，即牙龈成纤维细胞(gingival fibroblasts，GFs)，它们形成并维持细胞间的结缔组织稳定。牙龈成纤维细胞和牙周膜细胞(periodontal ligament cells，PDLCs)虽在光镜下与扫描电镜下观察形态上没有区别，但在生物学功能、表型和基因的表达等方面存在明显差异。主要表现在牙周膜细胞比牙龈成纤维细胞具有更大的收缩能力；两者在牙周修复再生中的作用也不同，牙周膜细胞表现出更强的生物矿化能力；牙龈成纤维细胞和牙周膜细胞在牙周疾病免疫应答过程中对外界某些刺激因子的反应不同，各自所表达出的生物活性因子也不尽相同等。研究表明，牙龈成纤维细胞的增殖活性

笔记

较牙周膜细胞强，即在相同生长环境下，牙龈成纤维细胞较牙周膜细胞可能在数量上有更强的竞争力，因而，在牙周创伤或病损的修复过程中，牙龈成纤维细胞引起的愈合方式往往可能占主导地位。但牙龈成纤维细胞对影响骨代谢的因子反应性差，成骨细胞表型的表达很低，因而，有人认为它可能不参与牙周膜、牙槽骨和牙骨质的再生。但也另有研究表明，作为牙周组织的组成成分，牙龈成纤维细胞在适当的刺激下，可表达较高的碱性磷酸酶（alkaline phosphatase，ALP）活性、合成骨钙素并在体外培养环境下也能形成矿化结节，还能表达骨相关大分子物质以及与骨形成蛋白（bone morphogenetic protein，BMP）信号相关的基因产物，因此也有人认为，牙龈成纤维细胞具有一定的潜在成骨能力。这些可能与牙龈成纤维细胞中也包含着干细胞成分有关。

（三）牙槽骨细胞

牙槽骨亦称牙槽突，与身体其他骨骼一样，由牙槽骨细胞和矿化的基质构成。骨细胞位于骨陷窝内，被矿化的基质包绕。牙槽骨是牙周组织，也是全身骨骼系统中代谢和改建最活跃的部分。研究显示在骨髓腔内存在大量的骨髓基质干细胞，这些细胞是参与骨骼代谢和改建的主要力量。牙槽骨的改建受局部和全身因素的影响，局部因素如牙功能的需要和改变以及炎症影响，全身因素如性激素、甲状旁腺素、骨钙素等内分泌影响。当牙齿患有牙周病时，菌斑产生的内毒素以及炎症组织中的、淋巴细胞释放的破骨细胞活化因子使环磷酸腺苷（cyclic adenosine monophosphate，cAMP）升高，增强了破骨细胞的活动，可引起牙槽骨的广泛改变，骨组织普遍发生吸收，最终导致牙齿松动、脱落。当骨吸收停止时，破骨细胞即消失，来自牙周膜以及骨髓的干细胞在邻近牙槽骨表面分化出许多成骨细胞参与牙槽骨的修复。在肉芽组织取代血凝块之后，牙槽骨细胞开始增殖分化，于第 8～12 天开始成骨，并表达出较高的碱性磷酸酶活性，促进骨组织的形成和矿化。

（四）牙骨质细胞

牙骨质是覆盖在牙根表面的矿化组织，在牙周组织的发生、发育和再生中起着非常重要的作用。传统观点认为，牙根是在牙冠发育完成后由间叶细胞所形成。根部牙本质形成后，包绕牙根的 Hertwig 上皮根鞘断裂，牙囊细胞穿过破裂的上皮根鞘并接触根部牙本质，分化为成牙骨质细胞（cementoblasts），同成骨细胞一样表达矿化相关蛋白，包括骨钙素、骨桥蛋白和骨涎蛋白等。虽然牙骨质是牙体组织的一部分，但它参与了使牙齿稳固于牙槽窝内、承受和传递𬌗力的生理功能，还参与牙周病变的发生和修复，故从功能上讲，它应属于牙周组织的一部分。

成熟的牙骨质中只有少量细胞，这些细胞无增殖和形成新牙骨质的功能，也无血管、神经和淋巴，代谢很低，没有生理性的改建。它的新生有赖于牙周膜中细胞分化出的成牙骨质细胞，在原有的牙根表面成层地沉积新的牙骨质。同时新形成的牙周膜纤维也埋入新牙骨质中，重新在新形成的牙骨质中建立功能性关系。在牙周袋形成后，菌斑及其代谢产物可引起牙骨质的生理、化学及结构的诸多改变。病理情况下暴露的牙骨质表面过度矿化，表面还可检测到菌斑来源的内毒素。暴露的病变牙骨质能够干扰牙周组织的愈合，因此在牙周治疗中，需要采用机械和化学的方法以消除和改善受损的表面牙骨质，以期获得新附着。在牙周炎病变的愈合过程中，这种再生功能是形成牙周新附着所必需的。但牙骨质新生的前提是有牙周膜组织的存在，若上皮增殖占据了吸收的牙骨质区域，牙骨质的新生将不会发生。

（五）牙周膜细胞

牙周膜细胞（periodontal ligament cells）是指处于牙槽骨和牙骨质两种骨化组织之间的结缔组织细胞，是牙周组织内的主要细胞，在牙周组织再生过程中起主要作用。大量的研究表明，牙周膜细胞具有异质性，即牙周膜中存在多种细胞亚群，这些细胞亚群可处于不同的分化阶段或具有不定向的分化趋势。正常情况下，牙周组织具有极强的修复能力，其修复活

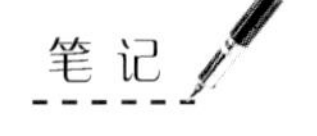

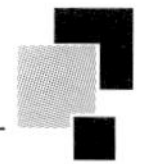

动是通过牙周膜中的不同细胞亚群的定向迁移和分化实现的。因而，人们推测牙周膜中存在一种具有多向分化潜能的干细胞，当发生疾病或受到外界刺激时，牙周膜中干细胞的不断增殖和分化可使组织再生。2004年，施松涛等首次成功从牙周膜中分离、鉴定出了牙周膜干细胞（periodontal ligament stem cells，PDLSCs），有力地证实了这一推测。结果显示，牙周膜干细胞是一类具有多向分化潜能的成体干细胞，可在体外诱导形成成骨细胞、脂肪细胞，并高表达牙周膜细胞分化相关因子Scleraxis（肌腱和韧带的特异性标记）。将其接种到羟基磷灰石-磷酸三钙三维支架上，植入裸鼠皮下，组织学观察发现，移植区形成典型的牙骨质-牙周膜样结构，三维支架表面形成一薄层牙骨质样组织，其中有类似牙周膜的胶原纤维插入其中。将此复合物移植入动物模型的牙周缺损处显示，植入的牙周膜干细胞与牙周膜纤维合二为一，部分纤维附着在牙齿和牙槽骨表面。证实牙周膜干细胞具有自我更新能力，这给牙周组织的再生修复开辟了广阔的前景。

二、不同来源细胞对牙周组织修复的效果影响

很早以前人们就已经认识到，创伤后的修复活动中移行速度最快的细胞，将决定最初的组织愈合状态和最终组织修复的效果。Melcher首先提出了经过牙周治疗后，牙周组织愈合过程中所涉及的4种组织细胞类型和修复可能，并提出了牙周手术后首先贴附、占据根面的细胞将决定最终附着形成的模式。20世纪80年代初主要由Karring团队对各种来源组织细胞形成新附着的可能性，做了系列的大动物实验和组织学观察（犬、猴），从而揭示和确定了牙周组织再生的基本模式。

首先，他们对犬牙进行翻瓣术，去除颊侧骨壁5～7mm，使得根面暴露出来，然后将软组织瓣复位观察结缔组织附着和愈合状况。8个月后取材行组织学观察，发现牙槽骨的重建修复程度与结缔组织附着重建程度无关。

继而，他们又观察了猴牙槽骨的存留是否会刺激新生结缔组织的附着。将上下颌切牙拔除，进行不同根面处理后再植回拔牙窝内，包括以下四种方式：①牙根面未行处理，植回正常骨高度的拔牙窝；②对牙根的冠方部分行平整处理，植回正常骨高度的拔牙窝；③牙根面未行处理，植回降低骨高度的拔牙窝；④对牙根的冠方部分行平整处理，植回降低骨高度的拔牙窝（图6-2-1）。

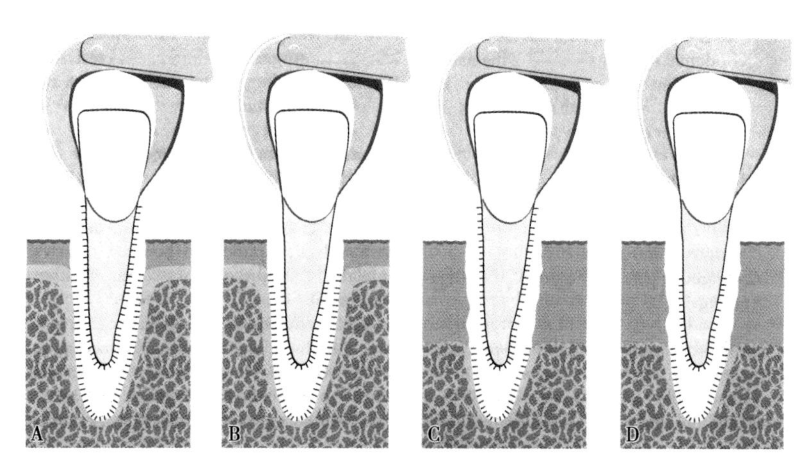

图6-2-1　拔牙后再植动物实验模式图

A. 保存牙周膜　B. 去除牙周膜　C. 牙龈覆盖根面　D. 牙龈覆盖有/无牙周膜

6个月后取材，行组织学观察。结果发现根面牙周膜保留者达到了新附着；根面牙周膜去除者均形成了上皮间隔；且这些愈合状况与骨高度无关。该结果说明结缔组织的重新附着与牙槽骨存在与否无关。

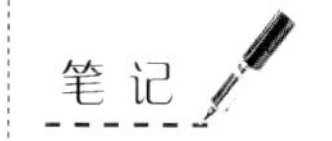
笔记

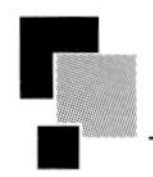

（一）牙槽骨细胞的影响

Nyman 等对犬所做的动物实验证实，术后牙槽骨再生的量与结缔组织附着存在与否无关。Lindhe 等在猴体内所做的动物实验证实，术后结缔组织附着的建立与牙槽骨存在与否无关。Karring 等所做犬的牙齿移位动物实验证实，对于正畸力量造成的骨裂，新骨无论是吸收还是再生都与正常结缔组织附着存在与否无关。所有这些实验综合在一起表明，牙周手术后结缔组织附着于根面的重建过程与骨的再生是无关的两个现象。Karring 等将牙周炎感染的牙根埋植于犬的无牙区，组织学研究进一步证实，骨来源的组织中缺乏形成结缔组织附着潜能的细胞。应用骨移植物来进行牙槽骨再生的动物和人类组织学观察结果均证明，更多的愈合方式是长结合上皮的形成，而非新附着。

（二）牙龈结缔组织细胞的影响

Nyman 等同样用犬进行实验，只是牙齿不完全埋植于牙槽窝内，而是一半与骨壁接触，另一半用牙龈结缔组织瓣覆盖。组织学结果显示，与牙龈瓣接触部分没有新的结缔组织附着形成，其纤维平行于牙根排列，并没有形成新附着；而且牙龈结缔组织和骨来源的肉芽组织与手术处理过的根面接触后，大部分根面还有根吸收的现象。这证实了牙龈结缔组织中也缺乏能形成新生结缔组织附着的细胞。

（三）牙周膜细胞的影响

Karring 等所做的牙周炎受累牙根保存及再植的动物实验显示，牙周膜组织中包含具有形成新结缔组织附着潜能的细胞，如果牙周膜受损则也就丧失了新附着能力。Buser 和 Warrer 等所做的种植体动物实验显示，种植体与残余牙根接触部分有新生牙骨质和垂直埋入的新生牙周膜胶原纤维形成，而未与牙根接触部分的愈合方式则为骨整合（即骨与种植界面直接结合）。以上结果证实，能形成牙骨质的前体细胞存在于牙周膜中，而非牙槽骨中。

（四）上皮细胞的影响

Karring 等所做的动物实验中有些牙根在观察期内暴露出来，表面接触了被覆黏膜，使得上皮有机会沿根面下移生长，结果新生结缔组织量明显少于未暴露的牙根。进一步对牙根在术后不同时间暴露于口腔的观察显示，早期暴露者上皮下移多而根面吸收少。随着暴露时间的延长，则根吸收和根骨粘连均明显增多。显示上皮的根向生长抑制了结缔组织的牙冠方向增长，一方面减少了结缔组织对根面的影响，但另一方面也阻止了牙周膜细胞占据根面，无法形成新附着。

三、牙周组织再生的可靠性

最早人们希望植入牙周骨缺损的移植物，在刺激骨形成的同时也能刺激根面牙骨质的形成，而以上动物实验和临床应用研究显示，骨源性肉芽组织引起根吸收和根骨粘连的可能性，远大于形成新的结缔组织附着，尤其是新鲜髂骨骨髓移植治疗骨缺损中，已经有很多此类现象发生的报道。大多数的离体基础研究和在体动物实验的组织学结果也已经表明，最早附着在牙根面上的细胞类型，对组织修复的预后有着决定性的作用：上皮细胞会阻碍连接牙槽骨和根面牙骨质的穿通纤维（Sharpey's fiber）的形成；牙龈结缔组织细胞和牙槽骨细胞易导致牙根吸收或根骨粘连；只有牙周膜来源的细胞才是牙周组织再生的关键细胞，只有它先附着于根面，即有新生牙周膜穿通纤维连接于新生的牙槽骨和牙根之间，才能形成理想的生理性修复。这是因为在牙周膜中包含有多向分化潜能的未分化间充质细胞，它能在一定条件下分化形成功能性的牙周软、硬组织成分。

各种牙周组织成分本身的生理特点，决定了牙龈上皮细胞的移行速度要比其他的牙周组织细胞快近 10 倍，这可以部分解释为什么常规牙周治疗后典型的牙周愈合方式为长结合

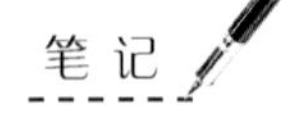
笔记

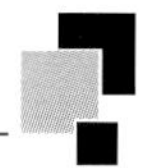

上皮的形成。设想如果能通过适当的方式阻挡结合上皮的根向下移，而有充裕的时间使其他来源的牙周组织细胞（尤其是牙周膜细胞）局部增生，并建立起与根面的联系，则结合上皮的下移就可以被抑制，这也就是引导性组织再生（guided tissue regeneration，GTR）技术的由来原因。

牙周组织缺损是一个开放的环境，其再生所受影响较其他病损（如牙髓）更为复杂。除了细胞来源不同和优先占据根面的作用外，其他一些因素也可能影响牙周组织再生。早在20世纪50年代就有人提出，创面缺乏机械稳定性可能是长结合上皮形成的主要原因。随后又有多项研究证明，保持根面上的纤维蛋白结无创性的吸收、贴附和成熟对愈合状态至关重要，可以有效地阻止牙龈上皮下移，而且在脱矿的根面更利于纤维蛋白结稳固地锚附，使其进而成熟为结缔组织附着。酸蚀和螯合作用均可增强纤维蛋白及结缔组织附着，而有时不同的蛋白作用于根面反而可能干扰纤维蛋白结的附着，并可能进而妨碍牙周组织再生。

第三节　牙周组织再生技术的现状及影响因素

牙周组织再生的复杂之处在于它不仅仅需要修复一种组织，还需要再生出至少三种完全不同而性能独特的组织，并且组合在一起行使功能。

对于牙周的骨下袋缺损，较单纯翻瓣术而言，使用骨替代材料可以增加骨水平、减少牙槽嵴的骨吸收、增加临床附着水平（clinical attachment level，CAL），减少袋深（pocket depth，PD）。不同材料间的比较报道不一，常用的异体骨颗粒材料和人工合成陶瓷材料（磷酸钙）的临床疗效间总体无明显差异。但是从组织学的角度来评判，这些临床效果仅仅是修复，而并非真正的再生。

现代牙周组织再生的概念首先是由Nyman、Gottlow、Karring等于1982—1986年间提出并实验证实的，并发展出第1代牙周引导性组织再生术（GTR），其核心是建立和稳定牙周组织再生的空间。与单纯翻瓣术相比较，应用GTR术可明显改进临床牙周附着水平、减少袋深、阻止牙龈退缩，再进入手术探诊显示硬组织量有明显增加。

第2代牙周组织再生治疗技术是除了屏障膜外，还联合应用生长因子或釉基质蛋白等生物活性成分，以刺激或加速各种牙周组织再生细胞在膜下空间内的生长和功能化，而且屏障膜也可与植骨材料联合应用。与单纯应用骨移植材料相比较，加用屏障膜材料后的临床疗效（增加CAL，减少PD）大多数报道也更好。但其效果的预期性并非肯定可靠，少数报道联合应用的疗效并非一定优于单纯屏障膜。

第3代牙周组织再生治疗技术是以组织工程（tissue engineering，TE）技术为核心的新型技术，综合了种子细胞（seed cells）、信号分子（signaling molecules）、支架材料（scaffold/supporting matrices）三方面的优势作用，并逐渐结合基因治疗、细胞治疗等新技术。目前，组织工程牙周组织再生技术还停留在动物实验阶段，距临床实践应用还需要更多疗效证据的支持和安全性评价。

对于现有的材料和技术而言，应用何种治疗方式肯定能获得牙周组织再生，目前仍然没有公认性的确定结论。

一、牙周组织再生技术的现状

牙周病的治疗目的第一步是控制感染、消除炎症；第二步是阻止病变的继续发展或复发；在达到这些效果的基础上，第三步就是如何使已经形成的牙周缺损消除，也就是重建和再生已经破坏丧失的组织。如果牙周病损（包括骨缺损和牙周袋）长期存在，致病微生物很

笔记

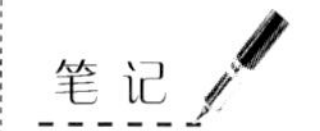

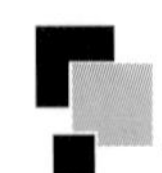

容易重新附着和集聚，使疾病复发。目前牙周病治疗中，新附着形成的主要障碍一个是细菌和内毒素的破坏，另一个就在于结合上皮的根向下移，两者均阻碍再生性结缔组织与根面的重新贴附，即阻碍了牙周膜纤维穿通进入根面牙骨质内。目前临床上多种治疗技术的目的，都是尽量有效地去除牙周袋内壁的上皮和肉芽组织，并改善根面的形态和生物学性质，但其彻底程度和有效性受到多种客观、主观因素的影响，还存在明显差异。

（一）去除袋内壁、结合上皮和根面的物理化学改性

1. 物理学方法　通过刮治和根面平整技术可以去除50%～100%的袋内壁上皮、根面菌斑和病变牙骨质。除用手持器械外，还可以结合超声技术和机械磨除技术来提高效率和效果。以上方法在治疗慢性牙周炎时能有效减轻或消除临床症状，被证明是行之有效的，但这些方法的操作和有效程度在临床上难以统一并进行评价。即使现在有各种新的超声治疗设备及各种波长的激光治疗设备不断问世，它们也仍是对机械治疗的补充，并无证据显示这些设备比传统的手工机械性治疗和根面处理的效果更为优越。实际上单纯依靠刮治和根面平整要想从深袋的根面上完全去除菌斑和牙石几乎是不可能的，这些治疗完成后大多数都有长结合上皮形成，因此严格意义上不能被认为是再生性技术。

2. 化学性方法　是指应用化学制剂来消除袋内壁上皮，在临床上往往与刮治技术联合应用，但其操作难度大，处理范围和程度可控性差，难以准确控制作用的范围，其下方的结缔组织也往往会受到影响，使得其效果不肯定。

（二）根面的生物改性

根面上细菌及其产物的黏附、附着根面的牙周纤维发生炎症变性、牙骨质和牙本质的完整性破坏等都会干扰新附着的形成。一些研究显示，不同的表面处理方法可以改变病损破坏根面的性质，达到消除玷污层、抑制根面细菌、暴露根面胶原纤维的目的，有利于促进创面的稳定和凝血纤维蛋白结贴附的作用，但也不属于再生。

1. 酸处理　单纯进行根面机械性平整，不进行酸处理，表面会遗留玷污层，而如果加用酸处理，则使得牙本质小管暴露更宽大并呈现出漏斗状外形。常规是用弱酸或EDTA来处理，可以有效去除病损根面的残余细菌和内毒素，增加根面上胶原纤维的暴露，促进纤维蛋白和胶原纤维的早期结合，阻止上皮根向下移。酸处理后的优势在动物实验中结果较好，但在人体临床应用中报道不一。处理的时机和方法对结果有所影响，对于没有经过根面平整的牙周病损根面单纯应用酸处理无效，而对于根面平整后再进行酸处理的根面，脱矿区易暴露出胶原纤维。

2. 纤维结合蛋白（fibronectin，FN）　此种糖蛋白的本身特性是能促进成纤维细胞对根面贴附，并且有利于组织创面早期的修复反应和稳定性，防止组织瓣的分离，促进组织再生。但在临床实践中，其效果并非完全肯定，需要进一步验证和研究。

3. 四环素　盐酸四环素也可以清除根面的玷污层，暴露牙本质小管。离体研究显示，盐酸四环素可增加纤维结合蛋白的结合，从而刺激成纤维细胞附着和生长，并抑制上皮细胞附着和移行。但体内研究结果并不十分肯定。

（三）翻瓣术

是通过手术的方法进入病损创面以进行彻底清创，并创造出有利于牙周组织恢复健康的局部环境，而且只有手术才能纠正膜龈组织和骨组织的解剖形态异常。经典的翻瓣术是利用内斜切口完全去除袋内壁上皮和感染肉芽，然后翻起龈瓣，对软、硬组织缺损面做进一步清创。其创面损伤小，同时对骨缺损的形态、骨壁厚度和边缘等进行一定的修整。此种方法去除感染组织效果好，临床症状改善明显，可以达到停止病变发展、利于组织自我修复的作用，但因为无主动促进作用，且牙周组织各种结构不能完全恢复，因此不能被认为是再生性治疗。

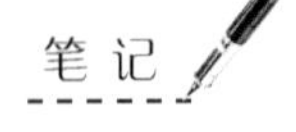

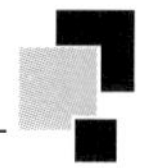

虽然经过刮治、根面处理、翻瓣术等种种以上的治疗方法处理后,从探诊、X 线、再进入术等多方面的临床诊查,均证实牙周炎症有不同程度的改善,但从组织学上无法证实新的附着。因此这些治疗不被认为是真正的再生治疗。

(四) 骨移植

1. 牙周骨移植的基本特点　牙周病缺损必然伴随着不同类型的骨丧失,当缺损较大,单纯依靠牙周组织自身来源细胞进行修复极为困难或者不可能时,常需要借助外来骨修复材料的局部应用以提高治疗效果。

牙周骨缺损经过骨移植治疗后的组织愈合方式有 3 种:①骨形成或骨增殖(osteogenesis),新骨由移植材料中的骨形成细胞生成;②骨引导(osteoconduction),是一种物理(physical)效应,移植材料本身并不生成新骨,而是作为基质支架引导外部相邻骨细胞进入移植材料,进而形成新骨;③骨诱导(osteoinduction),是一个化学过程,由移植材料内来源的分子,如骨形成蛋白(BMP)诱导邻近组织的细胞转化为成骨细胞,进而生成新骨。

目前尚无理想的牙周病缺损骨移植材料,常规应用的骨移植材料一般分为几种:有成骨潜能的材料,即在骨基质中包含有骨形成细胞;有骨诱导性能的材料,即可以释放出生长因子(growth factor)或其他介质,可参考以下原则来进行研发和选择应用:如具有良好的生物相容性、可预见性、临床易操作性、手术障碍小、术后并发症少、患者可接受等。各种材料都有成功的基础和临床研究报道,一般在临床实践中分成自体、同种异体、异种、人工合成等几种来应用。

2. 牙周骨移植的类型

(1) 自体骨移植:可分成口内来源、口外来源两大类;其优点是成骨作用强,不会导致疾病的传播,较为经济,人体和动物实验组织学研究显示能形成一定的新附着。其缺点是成骨的预期性并不完全肯定,可能增加手术创面,髂骨骨髓移植物不仅供区创伤大,而且根吸收和根骨粘连发生的情况较多。

1) 碎骨块(皮质骨,多在手术过程中邻近部位获得):因为内含的骨活性因子少,因此可预见性低,尤其对大缺损的治疗效果不确定。

2) 混合骨(松质骨伴有骨髓,一般可从无牙区、上颌结节、拔牙创等处获取):取骨量大,是临床常用方式。

3) 髂嵴取骨:需从身体其他部位取材,增加新的手术创面,增加痛苦和患者接受难度,还涉及术后感染、移植物脱落、牙根吸收、愈合速度慢、操作难、费用高等问题;目前已较少应用。

(2) 同种异体骨移植:以处理方式的不同,而体现出骨诱导或骨引导的作用,一般是由骨库来源,较为方便,但有可能存在异体免疫反应,价格偏高,有污染可能。

1) 安全性处理:去除免疫原性(死亡 12 小时内的皮质骨,脱脂,分切小片,纯乙醇清洗、深度冷冻、脱矿、分装、冻干保存);去除病毒感染(首先供体选择尽量排除或降低高危人群、感染性疾病、肿瘤等可能;化学试剂或强酸处理失活病毒,使继续携带病毒的可能性降低至 100 万~800 万分之一)。

2) 应用方式:一般有冻干异体骨(freeze-dried bone allografts,FDBA)和脱矿异体冻干骨(demineralized freeze-dried bone allografts,DFDBA)两种,报道显示,两种应用方式均较单纯翻瓣术疗效更好。动物实验和人体组织学研究均证实此种骨移植物能促进骨修复和改建。以 DFDBA 应用更多,因为脱矿后可释放出 BMP 等活性因子,增加了骨诱导性,效果更好,是最受肯定的骨移植材料之一。但脱矿后材料吸收速度加快,支架作用有所降低。也有报道

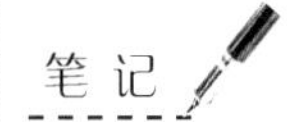

DFDBA 与 FDBA 疗效间无统计学差异。在临床实践中可以将异体骨与自体骨混合使用。皮质骨和松质骨均有应用，皮质骨效果更为肯定。据报道它可与牙周引导组织再生术（GTR）联合应用，效果更好。

（3）异种骨移植：一般来源于大动物，通过洗涤、提取、消毒、去除免疫原性、冻干等处理后应用于临床。对于口内所用的骨移植物，最常用的动物种属为牛和猪，去除有机成分消除抗原性而保留无机成分，使其只具有骨引导性。其缺点是在体内吸收很慢，且可能形成纤维包囊。目前已经有几种商业化产品，临床效果也较好。动物实验和临床应用均有报道异种骨植入可形成新骨和牙骨质样物质，但真正达到再生的可能性较小。其主要作用在于保持空间，因此对于促进牙周组织再生来说并非最理想材料。

（4）人工合成移植整形材料：一般有骨引导性，但无骨诱导性，动物实验和人体应用显示可形成新骨，但不太可能刺激形成新的牙骨质及附着的胶原纤维。而且吸收缓慢或不吸收的性质阻碍了其临床应用和效果。

1）羟基磷灰石（hydroxyapatite，HA）：钙与磷酸比例为 1.67，与骨性材料相似，不可吸收。

2）磷酸三钙（tricalcium phosphate，TCP）：钙与磷酸比例为 1.5，可吸收，但速度很慢。

3）生物活性玻璃：其组成包含钠盐、钙盐、磷酸、二氧化硅等，牙科应用为不规则的颗粒（90～170μm 或 300～355μm）。这些材料与组织液相接触后，颗粒表面即开始被羟基磷灰石所包裹，与有机蛋白相互作用，引导成骨细胞形成新骨。

4）珊瑚衍生物：天然珊瑚可以缓慢吸收，但需数月或更长；珊瑚衍生多孔羟基磷灰石不吸收或多年才吸收部分。

3. 牙周骨移植的临床基本要求　术前彻底细致的洁刮治；咬合调整消除创伤𬌗；全厚瓣（必要时行龈乳头保存瓣）以保证植骨材料与受骨床完全贴附，并保证术后能严密覆盖；术后应用抗生素。

4. 牙周骨移植的效果　以上材料均在临床证实可减少袋深、增加附着、增加骨水平。再进入手术或 X 线证明骨缺损有明显的体积增加和修复，少数组织学研究也证实有新生牙骨质和新生骨的形成，但各种植入材料实际转化为新骨的比例是难以确定的，只能用组织学方法来评判。骨引导材料常形成纤维性包囊。目前各种骨替代材料的观察多限于骨形成本身（与原骨嵴高度相比较），没有反映出整体的牙周新附着状况，可预见性低，结缔组织附着量有限。另外，骨移植材料的再生机制尚不清楚，当与 GTR 技术联合应用时，其产生的疗效可能部分来自于合并应用的生物膜。

还必须引起重视的是，牙周缺损作为移植区与机体其余部位骨壁包绕的骨腔不同，因为唾液和细菌很容易沿根面进入移植区，上皮细胞也容易进入缺损区，导致污染和移植材料的脱落可能。因此，对于封闭的骨腔进行骨或其他材料移植所遵循的一些基本原则，并不一定完全适合牙周缺损的移植治疗。

（五）牙周引导组织再生技术（guided tissue regeneration，GTR）

1. 理论基础　牙周引导组织再生术是基于 20 世纪 80 年代初 Nyman、Gottlow、Karring 等人提出的引导性组织再生概念，而发展起来的新的牙周组织再生治疗技术，即用一种屏障性膜材料放置于牙根和牙龈组织瓣之间，以达到物理性阻挡牙龈结缔组织细胞和上皮细胞与牙根先接触。保证来源于根方残余的牙周膜组织细胞，优先占据根面并在其上生长和向牙冠方向爬行。组织学、动物实验和临床研究均证实这种技术能达到较理想的牙周新附着（图 6-3-1）。

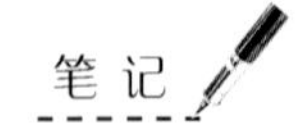

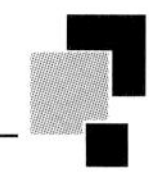

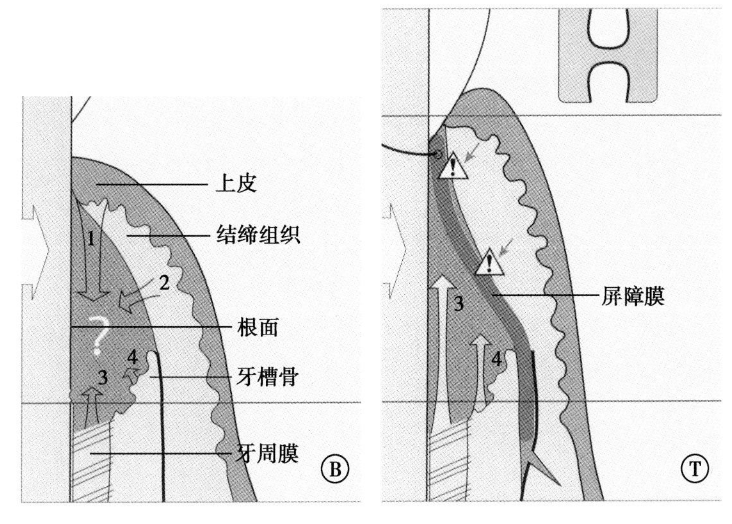

图 6-3-1　牙周 GTR 原理模式图

2. GTR 生物膜材料类型　从总体上可分为两大类：一类是不可吸收性生物膜，代表是膨体聚四氟乙烯(expanded polytetrafluoroethylene，ePTFE)膜。结构特点为分上、下两部分，上部的领圈含有微孔，可允许结缔组织纤维穿过，有利生物膜的固位，更重要的是能阻止结合上皮的根向迁移；下部的围裙是密闭型的，能完全阻止牙龈结缔组织与根面相接触。其优点是性能稳定，可根据病情灵活选择放置时间。为了增加抗压强度，还增加有钛丝加强膜的临床应用，能更好地抵抗和支撑牙龈组织，保证膜下再生空间的维持。缺点是需二次手术取出膜材料，增加患者痛苦和费用，而且在二次手术取膜时还可能损伤膜下新生肉芽组织。另外不可吸收膜容易暴露于口腔而被污染。另一大类是可吸收性生物膜，以天然的胶原膜和人工合成的高分子聚合物膜(如聚乳酸、聚羟基乙酸膜等)为代表。其优点是能在体内随时间而逐渐降解，暴露于口腔的机会少，避免了二次手术，减少了损伤。但机械性能差，常需与骨填充材料合用以防止塌陷。现有研究表明这两大类生物膜均能显著增加牙周附着水平，临床疗效方面无明显差异。

3. GTR 术适应证　主要为牙周垂直型骨缺损(二壁或三壁骨下袋)、Ⅲ度以内的根分叉病损、个别牙根面裸露等状况。还应用于牙槽嵴加高、拔牙创面保护等——则改称之为骨引导性再生(guided bone regeneration，GBR)。

4. GTR 术影响因素

(1) 患者的基本条件：全身系统状况良好，无其他重大疾病；自身的创伤愈合潜能较好；有较强烈的治疗愿望；有良好的口腔卫生习惯和菌斑控制能力；对医嘱依从性高，无不良嗜好(不吸烟)，基础治疗后复查残留菌斑或轻度炎症的部位<15%者为 GTR 首选。很多文献报道疗效不一致的原因之一可能是病例选择的标准有所不同。

(2) 病损区状况：术区患牙无咬合创伤；垂直型骨吸收且在Ⅱ度以内；残留骨壁数目多(三壁骨下袋)；骨缺损窄而深(角度<25°，深度>3mm)；牙龈组织较宽且厚度>1mm(抗张强度大及血供充分)时，则预后好，即临床附着水平和骨量增加显著。另外，根据病损牙位的特征(前牙、后牙、邻间隙、根分叉等)选择不同形状、大小的屏障膜也很重要。

(3) 手术操作：根据病损区选择手术方式(手术切口和手术通路)，关键一是清创彻底，保证感染消除到最低程度；二是组织瓣充分游离，以保证术后有充足的牙龈组织瓣能严密覆盖创面；结合应用的生物屏障膜类型和病损区状况决定是否联合应用支撑填充材料；减张和褥式缝合；同时，要求手术者有较高的操作水平。

(4) 术后维护：术后的短期抗感染措施(药物)和长期菌斑控制措施(口腔卫生保健)，

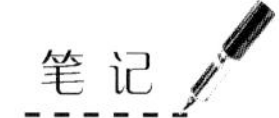

并保证其有效性。如需二次手术取出不可吸收性膜，则应特别注意保护新生组织。

（六）生物活性因子的应用

生物活性因子包括细胞外基质蛋白、细胞黏附因子、细胞代谢和活性介质、生长和分化因子等；生长因子种类繁多，目前能在临床应用的产品只是少数，包括釉基质蛋白（enamel matrix protein）；商品名为釉基质衍生物（Emdogain、EMD）、血小板及其活性因子富含产品血小板衍生生长因子 BB（platelet derived growth factor-BB，PDGF-BB）和富血小板血浆（platelet-rich plasma，PRP）、富血小板纤维蛋白（platelet-rich fibrin，PRF）、成纤维细胞生长因子（fibroblast growth factor，FGF）等。大多数生长因子产品仍处于研究和动物实验阶段，仅有少数产品应用于人体临床实践。但如何从胚胎发育、组织形成和稳定、愈合速度及最终修复和再生缺损组织等多方面来认识和解释这些生长因子的作用，在现阶段仍不现实，因为有以下几方面因素的影响。

1. 牙周组织成分的多样性。
2. 生长因子临床应用剂量较高。
3. 理想的载体仍然缺乏。
4. 代价过高。

总体上，因为牙周病一般不危及生命，可以用其他替代方法进行治疗，目前临床前研究的结论过于乐观，因为单一的生长因子仍难以修复成分复杂的牙周组织结构。近年来 EMD 和 PRF 的临床应用很有效，但其机制研究滞后，虽然理论上认为 EMD 与牙骨质形成有关，但至今相应的验证性实验证据仍显不足。

（七）联合技术应用

从严格意义上讲，能够真正实现牙周组织再生的治疗技术现在并不多，而且多数无法达到完全再生。所以，在临床实践中常是多种技术的联合应用，以保证或增加临床效果。

二、牙周组织再生的影响因素

（一）主要影响因素

1. 修复细胞来源少（如牙周膜来源细胞）。
2. 菌斑控制的有效程度。
3. 创面的稳定性。
4. 是否吸烟。
5. 是否伴有其他系统性疾病。
6. 手术瓣设计、手术通路和术中操作。
7. 缺损和牙根形态有无异常　如骨高度、骨形态、根分叉。
8. 使用材料　移植材料、屏障膜使用情况及空间维持性。
9. 术后管理、牙周支持治疗的力度和效果。
10. 其他因素　如年龄，依从性、组织反应、牙松动度、是否伴有牙体牙髓疾患等。

（二）需要注意的问题

1. 首先要尽可能仔细并且完全地去除所有病源刺激物。闭合性的治疗（如刮治术）往往难以完全达到目的，开放性的手术治疗能完全暴露病损区域，从而保证较彻底地去除病源刺激物。使用超声、手工、磨除器械等各种手段切实去除所有肉芽组织，根面平整去除所有菌斑、异常增生物和根面异常形态（沟、切迹、龋）。特别要注意手术切口和组织瓣的设计，原则是在尽量减少损伤的基础上，保证术后能尽量严密缝合关闭创面。如果有龈退缩或需要冠向复位瓣以覆盖屏障膜时，可能需要行骨膜和黏膜分离。

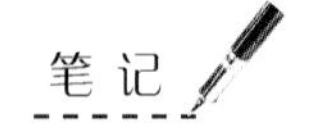
笔记

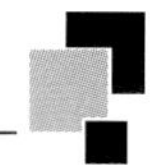

2. 有效地阻止上皮根向移行。仅仅去除感染的袋内壁上皮还不够,因为上皮的增殖速度很快,仍有可能干扰结缔组织与根面牙骨质的结合。GTR 技术不仅阻止上皮移行进入创面,同时有利于牙周膜和骨来源细胞占据和增殖于此区域。动物实验和临床观察多数证实 GTR 技术在减少牙周袋深度和增加附着水平方面是行之有效的,但在骨水平增加方面的报道不一致,一般认为对于垂直型骨缺损和根分叉病损还是有效的。

3. 植骨材料要完全置于骨缺损内。植骨材料完全置于骨缺损内才能保证创面的稳定,如果是置于骨壁表面,其上需应用屏障膜覆盖。另外可以与四环素混合后应用。于植骨前在受骨区骨壁表面钻孔以利于血液混合植骨材料,刺激血液中生长因子释放以加快骨整合。

4. 血块稳定、创面保护、创造间隙　在创面愈合的早期,保护好根面上血液纤维蛋白凝块界面的稳定至关重要,它可以有效阻止牙龈上皮下移,保证结缔组织附着。因此必须注意骨壁形态的修整和保持,并且必须要注意消除和减轻咬合创伤,以有利于组织修复和新附着的形成。在无支持状态下创面空间的保持往往需要钛加强的引导膜;可吸收性膜可以与骨移植材料联合应用以获得支撑。另外牙齿与牙龈瓣之间的抗力强度在数周内难以达到功能性整合的要求,因此对术后缝合的质量、拆线时间、创面保护、菌斑控制等提出了更高要求。

5. 全身或局部应用抗微生物制剂或药物,有助于抗感染,减少炎症对新生组织的影响,促进牙周组织的再生修复。

6. 多肽生长因子和釉基质蛋白　生长因子研究的深入,增加了许多关于细胞增殖、分化、基质生物合成、血管再生等方面的新知识。生长因子由炎症区域的不同细胞(巨噬细胞、内皮细胞、成纤维细胞、血小板等)所分泌、释放,用于调控创面愈合过程。它们并非释放入血,而是在局部发挥作用,调节结缔组织细胞移行、增殖以及蛋白和一些细胞外基质的合成。这些因子种类繁多,部分已用于动物实验和临床,并且取得了积极的效果。釉基质蛋白主要成分是釉原蛋白,在牙齿发育过程中由 Hertwig 上皮根鞘分泌,诱导无细胞牙骨质的形成。目前临床上应用的是其衍生物,为黏性胶体。

7. 联合技术　联合应用屏障膜、骨移植、生物蛋白或其他方法。

第四节　牙周组织工程技术

一、牙周组织工程技术及其目标

无论是动物实验还是人体取材的组织学证据,均表明目前大多数牙周治疗的结果仍然多是修复,而组织工程技术有望实现牙周组织的真正再生,牙周组织工程的概念起源于 GTR,随后由于从发育中的牙齿及形态发生蛋白(morphogen)中部分纯化而来的蛋白混合物及重组技术的发展,开始了一个新纪元,即将生物介质应用于牙周及颌面再生。

组织工程的基本步骤一般是将从所希望再生组织来源的细胞,在体外接种于生物相容性好且初步塑造成缺损组织样结构的生物支架材料上,再经过生物活性蛋白分子的促进和调控,形成有一定空间构型且有生长活性的复合体,再植入回机体缺损组织处,继续生长成熟以再生新的组织,从而修复缺损(图 6-4-1)。

组织工程依赖于细胞生物学、发育生物学、生物材料科学等共同协助来开发新型生物材料,以替代已经缺损丧失的组织。这涉及几个关键因素——种子细胞、支架或支撑材料、信号分子/生长因子。无论何种应用方式,其关键都是生物相容性支架中的细胞传输能力和效果,其优势在于克服了传统方法的短处,可以不断补充前体细胞和生长因子。

笔记

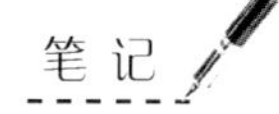

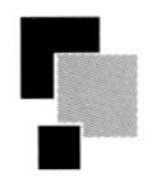

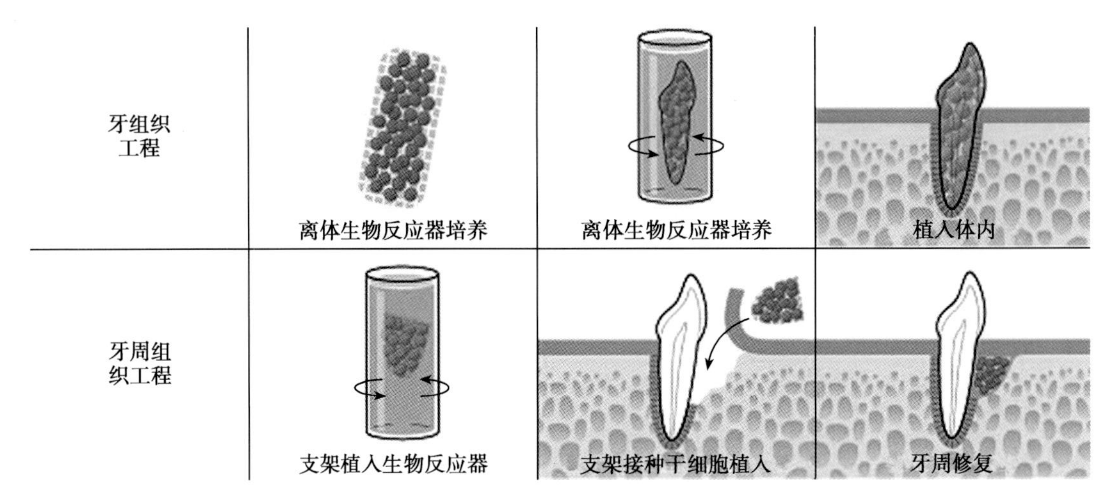

图 6-4-1 牙及牙周组织工程应用原理模式图

(一) 种子细胞

组织工程首先需要在体外培养扩增出足够的、能够继续在体内生长并再生出缺损组织的种子细胞。这些细胞既可以直接植回体内,也可以与合适的基质材料结合后,再植回体内进行组织再生修复。一般认为种子细胞应该是多能干细胞(multipotent stem cells)或者是具有定向分化功能的祖细胞(progenitor cells)。细胞的来源包括自体和异体,各种不同组织分化的细胞、干细胞(包括胚胎和成人)和其他来源细胞。目前干细胞(stem cells)是研究最多,也是希望最大的种子细胞。

牙周组织再生的细胞来源从其发育过程考虑,涉及神经嵴衍生细胞,包括牙囊细胞、成牙骨质细胞、牙周膜细胞和上皮根鞘细胞等。尽管牙周膜细胞的特异性标志尚未确定,但一些肌腱、韧带表型相关基因可能与牙周膜前体细胞的分化相关,如多向分化特征、体外扩增后植回体内能显示有牙周组织再生等。

干细胞是所有器官和组织再生的基础细胞,它具有两个确定的特征:一个是自我更新能力——即可以产生出更多的干细胞;另一个是多向分化能力——即产生一系列特殊子细胞并表达特异功能。干细胞的分裂是不对称的,一个子细胞保留其干细胞的特征,另一个子细胞则在特殊环境中进行特异性转化。少数具有胚胎潜质的多能干细胞(pluripotent stem cells)可以转化为机体任何一种细胞类型,而多数的多能干细胞只能分化为特定范围内的几种不同细胞类型。这种自我更新和分化潜能受到体内和体外多种信号包括结合、定位、强度、时间等的调控。

干细胞按照发育的先后阶段不同可分为两大类,即胚胎干细胞和成体干细胞。胚胎干细胞可以在体外长期保持未分化状态,并保持分化为机体任何一种细胞类型的能力,但出于伦理学的考虑,还未在人体尝试利用其参与胚胎发育或研究其对微生物系的影响。世界各地的实验室中已经保存有200种以上的人类胚胎干细胞系,如何在伦理学允许的条件下使用胚胎干细胞进行一定的有针对性的临床治疗是一种尚待批准的新尝试。

成体或组织特异性干细胞多来源于自我更新较快的组织(如外周血、皮肤、消化道上皮),也有的来自低再生能力的组织(如脑)。成体干细胞具有保持组织稳定及损伤修复的能力,它们一般被认为是多能干细胞,可形成有限的几种与之起源相关的细胞类型。最常见的成体干细胞来源是骨髓,其内包含有血液干细胞、骨髓干细胞及间充质干细胞。血液干细胞是第一种成功用于治疗的干细胞,对于血液恶性肿瘤和免疫缺陷综合征有效,但对结缔组织相关疾病无效。间充质干细胞恰相反,对肌肉、骨骼、免疫、心脏等组织器官的相关疾病有治疗前景,因此,这也是目前研究最多的领域之一。

笔记

间充质干细胞最初分离自啮齿类骨髓，表现为成纤维细胞样细胞，具有克隆形成能力，能生成骨、软骨和脂肪，也可再建造血微环境。随着研究的进展，人们发现在包括人类的许多种属中都有类似细胞的存在，因此以上生物学特点也成为间充质干细胞的一个鉴别特征。在此基础上发现一系列不同的细胞表面标志用以进行干细胞的鉴定。一般认为间充质干细胞的形态大而平或伸展似成纤维细胞，但这种形态的功能重要性并不清楚。从表型上，间充质干细胞具有内皮、血管旁、神经、骨、肌肉等细胞的特征，可表达一系列表面标志（CD29、CD73、STRO-1、CD90、CD105、CD146、CD13、CD44、CD106、CD166 等）；但不表达造血细胞表面标志（CD45、CD34、CD14、CD19 等）。大部分间充质干细胞都可表达这些表面标志，因此不同来源的间充质干细胞之间可能有共性的联系。但这些细胞间也有异质性（heterogeneous），表现为无论体外还是体内，不同的间充质干细胞克隆有不同的增殖和发育能力，因此对候选细胞的特征性鉴定应包括综合评估——表面标志表达、增殖能力（克隆形成）、发育潜能（分化为何种细胞）等。

1. 牙齿及牙周组织中的干细胞　2000 年人们首次从牙髓中分离出了人类牙髓干细胞。这类细胞显示出较强的增殖和克隆形成能力，并可分化为成牙本质细胞样细胞，植入裸鼠体内能形成牙本质-牙髓样复合物。此后，又有学者从人脱落乳牙中分离出了间充质干细胞，可在体内诱导出骨和牙本质。2004 年施松涛等从人牙周膜中首次分离出干细胞，其表现出间充质干细胞的一些特征，如多向分化潜能、克隆形成能力、高增殖活性及表达公认的干细胞标志 STRO-1 和血管旁细胞标志 CD146（这些标志在成牙骨质细胞、成骨细胞、牙髓干细胞和骨髓间充质干细胞中同样有表达）；形态为成纤维细胞样，体外可发育为成脂细胞、成骨细胞样细胞和成牙骨质样细胞，体内可生成牙骨质样和牙周膜样组织。近年研究发现，牙周膜干细胞还可分化为神经前体细胞。2006 年有人从人牙根尖乳头中分离出干细胞，也可形成吸附性克隆形成簇，体外可分化为脂肪细胞、成牙本质细胞和成骨细胞，在裸鼠体内可生成牙本质样组织，与牙周膜干细胞一起植入小型猪后可形成牙根与牙周复合物，且强度足以支持陶瓷冠。还有人从第三磨牙的牙囊中分离出间充质前体细胞，这些具有成纤维细胞样形态、有克隆形成和吸附能力的细胞可表达干细胞标志（STRO-1、nestin），持续培养可超过 15 代。体外 STRO-1 阳性的牙囊前体细胞可分化为成牙骨质样细胞，并可在体内形成牙骨质。将这种永生化的牙囊细胞植入体内可形成牙周膜样组织。这些基础性研究结果对牙周组织再生是极好的促进，为进一步研究和应用提供了极好的种子细胞来源。Sonoyama 等证实用牙根尖乳头来源干细胞与 HAP/TCP 复合后植入动物牙槽窝内可形成整个牙根与牙周复合体。Liu 等显示自体牙周膜干细胞可促进动物实验性牙周炎的愈合。

2. 骨髓间充质干细胞（bone marrow derived mesenchymal stem cells，BMSCs）　骨髓间充质干细胞是研究最多的间充质干细胞，因为它的获取相对容易，因此最有可能应用于临床。动物实验显示，它不仅在体内有成骨和成软骨能力，而且可再生牙周组织。将其植入牙周缺损也能形成牙周的 3 种组织。用绿色荧光蛋白标记细胞后显示，移植的骨髓间充质干细胞不仅可存活，而且可以分化为牙周组织细胞，促进牙周组织再生。目前其主要问题在于获取骨髓还有一定的困难（价格高、需麻醉、操作复杂、获得的细胞数目有时少），临床疗效的可靠性还需进一步证实。已经有尝试用来自颌骨的骨髓间充质干细胞进行牙周组织修复，可以避免和减少上述问题。

3. 脂肪间充质干细胞（adipose-derived mesenchymal stem cells，ADSCs）　脂肪间充质干细胞是来源于中胚层的干细胞，与 BMSCs 一样在体外研究中有稳定生长能力和多向分化潜能（成骨、软骨、脂肪），能表达 4 种通用多向分化潜能干细胞标记：CD105、STRO-1、CD166 及 CD177，在合适诱导剂的作用下可以分化为成骨细胞、软骨细胞、肌细胞、心肌细胞和脂肪细胞等细胞，在骨组织工程、脂肪组织工程、软骨、肌肉的损伤修复、整形外科等方面的研究和

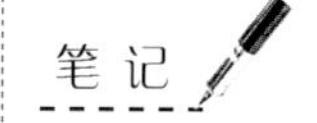

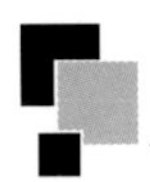

治疗上得以广泛应用。脂肪组织来源的间充质干细胞具有组织来源广泛、易于获取、细胞死亡率低、患者体内创伤及痛苦小和较骨髓更能大量获取等诸多优点，已经成为骨髓基质干细胞的替代希望。动物实验显示，移植后可促进牙槽骨和牙周膜样结构的再生，具有牙周组织再生潜能。另外，ADSCs可在体外抑制淋巴细胞增殖反应，具有一定的调节淋巴细胞反应的能力，有可能成为组织工程或细胞治疗中同种异体细胞移植的来源。

4. 诱导性多能干细胞（induced pluripotent stem cells，iPSC） 2006年，经4种关键性因子过表达的影响下，从特异性的体细胞产生出与胚胎干细胞具有相似性质的新型细胞——诱导性多能干细胞。将包含有Oct3/4、Sox2、cMyc、Klf4 4种基因的质粒介导入鼠胚胎成纤维细胞后，这些细胞被重新程序化为一种胚胎样状态。这些鼠诱导出的多能干细胞表现出鼠胚胎干细胞的形态和生长特征，但有不同的基因表达和DNA甲基化形貌，随后改良的重新程序化技术产生出更多的胚胎干细胞样细胞。尽管这些关键性调控因子的多向调控潜能机制仍不清楚，但它们已经被引起广泛关注，因为应用人类卵母细胞或胚胎会有伦理学上的问题，而以针对特殊患者或特殊病种为研究用途来制备和产生iPS细胞系的技术就会极大地减少伦理学上的障碍。目前的问题是重新程序化的方法和效果仍不稳定，许多基础性问题也有待回答，因此iPS应用于再生治疗还需深入研究后才能实施。

5. 目前研究中的问题 用于牙周组织再生的干细胞应具有以下特性：无免疫原性、高增殖活性、容易获取、后期沉默、可诱导分化为所需要的细胞类型等。牙周膜细胞和牙龈成纤维细胞在牙周骨改建和保持内环境稳定方面的效应不同（可以产生出不同的受体激活剂），牙周膜细胞的碱性磷酸酶活性明显高于牙龈成纤维细胞，而且能在骨诱导条件下形成矿化结节，但是牙周膜细胞获取较为困难，临床应用受到限制。有实验证实，皮肤成纤维细胞可以重新程序化为多能干细胞，能否将其应用其于牙周组织再生，或者将牙龈成纤维细胞转化为多能干细胞还有待尝试。目前，已经有实验应用牙龈上皮细胞和成纤维细胞来治疗剥脱性龈炎、促进牙龈结缔组织再生、增宽附着龈等，还可能诱导牙槽骨、牙骨质和牙周膜的再生。

值得重视的是虽然来源于不同组织的间充质干细胞都携带有共同的基因标志，但它们所处的特殊微环境不同，发展分化的特异通路也可能不同。明显的例子是骨髓间充质干细胞的成牙潜能远低于牙的间充质干细胞。因此牙周组织再生的来源细胞仍有待于确定何者及何处为最佳。实用性的方法可能是利用多种干细胞复合以再生出牙根和牙周组织。

（二）支架材料

即使有了理想的种子细胞，如果没有合适的载体或支架（scaffold）使细胞能在其上快速生长扩增并赋予其一定的形状，也难以实现临床应用。因为细胞的生长和分化需要一定的空间结构和与细胞外基质间的相互作用诱导，这就需要根据需要修复的不同组织类型来设计载体材料的孔隙率、孔径、分布、朝向等；根据影响细胞附着和表型表达来选择合适的化学成分与配比；使材料吸收速率与再生组织新建速率相协调，以及最大限度地减少降解产物的负面影响而改良材料的可降解性；根据防止细胞收缩和维持空间构型的需求达到材料植入体内前后必须的短期支撑作用，进而提高其机械特性。传统组织工程支架的目的和方式有两种；第一种方式是首先在体外使细胞扩增其上，让其在体外发育成新组织——再植回体内；另一种方式是直接再植回体内——在受体部位形成新的组织。组织工程支架是否成功或可行的两大标准为：第一点是支架要具有一定的生物机械性能、几何结构和空间维持性能；第二点是支架要具备一定的生物学功能，包括细胞的增殖、培养中及植入部位的存活、血管化、组织再生的形态分化、调节、生长因子的传输等。

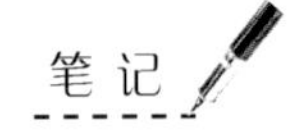

1. 现有的填充或支架材料 现有的并已经在临床应用的组织工程化骨和软组织支持材料包括处理过的各种骨移植材料、合成和天然高分子物、合成陶瓷、动物Ⅰ型胶原、硫酸

钙等。

（1）自体骨移植材料：自体骨移植一直被认为是金标准，因为其含有骨再生的基本要素，即成骨细胞、成骨前体细胞、骨诱导蛋白及无机和有机细胞外基质支架。组织工程替代产品能否应用于临床并取得良好的疗效首先应看是否达到这种理想化特征。但其来源不足使其临床推广应用受到很大限制。

（2）异体骨移植材料：FDBA 和 DFDBA 均有很多临床治疗成功的报道，而且已经在临床广泛应用，但仍然存在有疑问：即这种异体骨移植材料的成骨潜能主要取决于什么，皮质骨和松质骨如何组合成最佳比例，骨库的最佳条件、各产品批次、处理程序、受体特性等目前仍无一致的标准。

（3）异种或合成材料：种类和产品很多，但大部分都并非理想，因为异种材料可能有免疫原性和传播感染的风险；合成材料如聚乳酸-乙交酯，聚乙醇酸等在临床应用有一些组织反应（炎症、异体反应、降解过程中的局部酸聚集等）。这一大类材料的体内降解和吸收速率不一，取决于化学结构、孔隙和颗粒大小；其多孔性有利于细胞的附着及成骨性蛋白和血管长入基质。另外，合成支架可以替代缺损结构的完整性，但它最终要在长期负重功能过程中疲劳或折裂，从而被吸收或被自然骨所替代。此类产品的改进需要生物、机械、电子等多学科的综合应用设计才能达到理想标准。目前与生长因子合用的合成材料多为磷酸三钙，因为它符合美国食品药品监督管理局（Food and Drug Administration，FDA）所要求的基本特性：生物相容性好；无不良反应报道；可物理性填充骨缺损，为新骨形成提供支架，防止软组织塌陷入创面；有骨传导性，支持早期愈合。FDA 批准应用的此类产品是 PDGF-BB 和磷酸三钙的复合物（GEM21®）。

（4）胶原：是结缔组织的主要结构蛋白，是细胞附着、移行、增殖的生物学支架，大多数胶原来源于牛的皮肤、肌腱或骨骼组织，因此很多研究关注于其纯度、质量如何提高及其免疫原性和潜在感染可能如何控制的问题。

（5）硫酸钙：生物相容性好，可降解，可用于感染创面，促进血管再生，可作为抗生素载体，局部 pH 低，可以促进 BMP-2、7 和 PDGF-BB 等生长因子的表达。

（6）底物改良支架以促进细胞选择：尽管仍在实验阶段，已有尝试合成多肽包被的生物材料，包括附着素和整合素等，此类支架包含特异性表面多肽，可以选择性促进细胞结合、促进成骨细胞表型表达和分化。近来的关注点有精氨酸-甘氨酸-天冬氨酸（Arg-Gly-Asp，RGD）包被支架、苯丙氨酸-组氨酸-精氨酸-精氨酸-异亮氨酸-赖氨酸-丙氨酸（Phe-His-Arg-Arg-Ile-Lys-Ala，FHRRIKA）多肽和骨涎蛋白肝磷脂结合簇等。

2. 理想化填充或支架材料的基本要求

（1）合适的形态和足够强度：以保证置入缺损处后能结构性增强缺损区以维持缺损的形态，为愈合区提供物理支持，防止邻近组织压力而塌陷入创面，并具有一定的组织生长引导作用：目前临床上应用的自体、异体、异种或合成陶瓷等骨性材料移植技术多起到此作用。

（2）建立屏障：以阻止周围邻近组织的侵入而干扰牙周整体组织结构的功能化再生过程，提供足够的创伤愈合空间环境，选择性限制一定类型细胞的移行，而保证特定类型细胞的优先生长：目前临床上应用的 GTR、GBR 等技术就是在创面愈合的早期隔绝牙龈组织的过早贴附和参与。

（3）利于细胞附着、移行和增殖：支架内部结构要能支持需再生组织的细胞从邻近组织移行进入缺损内。在支架降解前，它可作为内源性和外源性细胞附着的基质，促进和调整细胞学进程（包括有丝分裂、合成、移行），这一过程受到生物材料上细胞受体（整合素）配体的调节，生物材料也可选择性吸附细胞附着性蛋白。目前临床上应用的胶原类基质或海绵状物，主要是起到引导血凝块和相邻组织细胞的进入，并形成一定空间构型的作用，而支架的

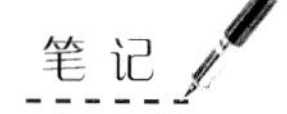

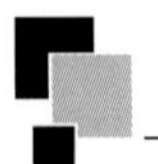

支撑作用较低。

（4）具有时间释放机制：因为生长和分化因子是组织再生的必需成分，因此组织工程支架也不仅仅有生物降解性，还需具有合适的亲和性以吸收合适的生长和分化因子、整合素、C受体及其他正常再生组织中发现存在有诱导作用的诱导性分子。此外，还得易于释放和传输，这需要克服浓度控制、局部持续性、空间分布等问题。支架可作为外源性细胞、生长因子和基因的传输系统，这种活性与其利于附着的较大表面积和控制活性因子密度相关。通过材料的孔隙结构、表面性能以及本身的降解等形式，在组织内有一定的缓释效应，并可能携带一些生物活性因子或药物到达病损部位发挥持续作用。现在也有自装配分子结构出现，只有在超声能量的刺激下，才会释放其内含的药物，而没有能量给予时，形成屏障阻止内含的药物外泄，这也有望用于组织工程产品。

（5）与再生组织生物相容性好：可降解，逐渐被再生组织所替代，体外条件下利于细胞附着和生长，植入体内后原位保证再生组织的成熟，其安全性体现在不传播疾病，无免疫原性，无过度炎症反应。并具有良好的操控性和形态。

3. 新型材料的开发　需要首先弄清细胞、可吸收性基质、全身和口腔环境因素以及机械应力等之间的关系后再实施，这样针对性更强，效果更好。在软、硬组织工程的研究和应用中，最多使用的是合成或天然的聚合体以及磷酸钙材料，对其结构特性包括孔隙率、孔径、体积、方向性、化学成分等的控制，将直接影响组织工程的效果。目前支架基质的主要研究多围绕海绵状多孔性、体内降解吸收、纳米化、缓释效果、不同组织缺损修复的多种形态特异性等方面进行。利用纳米技术可以在分子水平制造出难以想象特性的材料。已经有纳米技术制备的纤维系统与细胞外基质很相似，可以引导 HA 晶体沿胶原纤维的长轴发生矿化，这与人体骨结构胶原纤维和 HA 晶体间的形式相同，细胞在此过程中被包埋于纳米纤维中，与天然细胞外基质形式相似。而且此种技术可以避免病毒污染的可能。

临床的传统观念认为现在应用的异体、异种或合成类骨性移植材料就是理想的支架基质，但这并非完全符合机体内的生物环境。理想的生物学支架基质材料应该能够暴露出胶原成分、血浆中的细胞黏附分子，如纤维蛋白和纤维粘连蛋白以及血小板中分泌出的玻璃粘连蛋白，或者至少在材料表面能够很容易吸附这些生物分子，也就是通过支架设计来调控细胞活性。因为现在已经充分认识到细胞所存在的微环境会影响其功能和表型，因此，支架材料的设计必须考虑到不会影响细胞在形成组织的过程中相关基因的表达。支架中的细胞对基因表达的调控可以通过与所吸附的表面、空间中的其他细胞以及生长和分化因子来调节。尽管早期的研究已经开始应用特殊的细胞附着多肽序列（对整合素的 RGD 序列）、孔径、表面结构等来改进组织整合和再生，但此过程和效应十分复杂，我们目前所知和所做的都还很少。另外，牙周膜在组织改建过程中，还要考虑机械刺激对基因表达调控的影响。要想产生出功能性的组织，还必须考虑对细胞支架复合体，在生长发育或组织修复的过程中施予必要的机械刺激，对此方面的研究还很少。

牙周膜中有多种细胞成分，需要多种不同细胞和表型，可能需要考虑在支架的不同面、不同部位接种不同细胞，也就是进行不同类型细胞的共培养。或者先形成一个由牙周膜成纤维细胞构成的牙周膜样基质，再在其两侧分别接种牙槽骨细胞和牙骨质细胞，在体外构建出不同的复合体，再植回体内观察组织形成结果。具体何种方式才是最终的实用性有效手段，还需大量的体外和体内实验来进行验证、改进。

（三）信号分子

调控组织工程产品的因素包括细胞因子（包括生长和分化因子）、基因、拮抗因子、机械应力、气体和流体压力、超声、电磁放射等各方面因素，这里仅主要讨论生物学因子的作用。

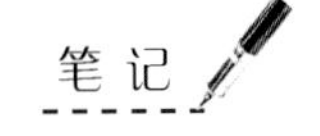

组织修复或再生的过程中仅有细胞和支架材料仍然不足，还需要多种蛋白来促进或调

节再生细胞学的行为。这些细胞因子的特征包括都是天然细胞产物,当组织创伤修复过程中细胞分化时被释放和激活;多数在创面局部发挥活性作用;一般不能穿透细胞膜,因此需要首先结合于高亲和性膜受体才能发挥其活性;可以刺激产生广泛多样的细胞学活动(包括生长、移行、分化、细胞外基质合成等);既可能具有刺激同一细胞合成活性因子的自分泌效应,也可能具有刺激邻近细胞的旁分泌效应;在机体内更可能反映的是几种不同细胞因子的综合效应。

当今,随着基因和蛋白重组技术的快速发展,已经可以产生大量可选择的细胞因子来对不同细胞进行选择性诱导,它们通过作用于靶细胞外表面的细胞膜受体来刺激相应基因的表达,从而发挥包括促进血管化形成、细胞趋化和增殖、细胞特异性分化、细胞外基质生成等多种上调细胞正常功能的生物学效应。这些细胞因子不会导致组织细胞发生突变,没有导致组织过度生长或形成肿瘤的风险。

生长因子(growth factors)是一类多肽分子,在炎症反应部位分泌释放,可以调节局部组织的再生过程。有人认为生长因子是一类不需进入血液循环系统、在局部即可发挥旁分泌调节作用的激素。基础性的研究显示,一些生长因子作为信号分子,可以促进牙周组织不同细胞的有丝分裂、迁移和代谢,在牙周组织再生中可能发挥重要作用。部分临床研究资料也显示,在牙周翻瓣术、植骨术以及 GTR 手术中联合使用某些生长因子,可以获得更为可靠的牙周组织再生。其作用可能是促进牙周膜细胞在经过处理的裸露牙根表面迁移、附着,前体细胞增殖成熟,并最终成为具有形成牙骨质、牙周膜、牙槽骨等牙周组织的功能细胞。目前对下列生长因子在牙周组织再生中的作用研究较多。

1. 血小板衍生生长因子(platelet-derived growth factor,PDGF)　是由两个多肽分子单体通过二硫键连接构成的二聚体,包括 PDGF-A、PDGF-B、PDGF-C、PDGF-D。PDGF-A 和 PDGF-B 以异二聚体(PDGF-AB)或同二聚体(PDGF-AA 或 PDGF-BB)形式存在,PDGF-C 和 PDGF-D 仅以同二聚体形式存在(PDGF-CC 或 PDGF-DD)。PDGF 的受体包括 PDGFR-α 和 PDGFR-β,两者以异二聚体(PDGFR-αβ)或以同二聚体(PDGFR-αα 或 PDGFR-ββ)形式存在,PDGFR-αα 识别 PDGF-AA、PDGF-AB、PDGF-BB 及 PDGF-CC;PDGFR-αβ 识别 PDGF-AA、PDGF-BB、PDGF-CC 及 PDGF-DD;PDGFR-ββ 识别 PDGF-BB 及 PDGF-DD。

PDGF-A 在损伤修复早期发挥重要作用,而 PDGF-B 则主要在修复后期发挥作用。PDGF-C 和 PDGF-D 在肿瘤的发生中发挥了重要的作用,同时,也参与了多种创伤的愈合,在延迟创口愈合的糖尿病小鼠模型局部应用重组的 PDGF-C,可显著加速创伤的修复,但是,这两种新的亚型在牙周组织再生中的作用,尚有待研究。PDGF 的来源包括血小板 α 颗粒、单核细胞、巨噬细胞、成纤维细胞、内皮细胞和骨基质。

PDGF 对间充质来源的成纤维细胞、胶质细胞、平滑肌细胞和骨细胞具有较强的促有丝分裂和趋化作用。PDGF 还可以与 IGF 协同作用。然而从牙周膜细胞在愈合过程的三个阶段(有丝分裂,迁移和牙周膜细胞代谢)的角度观察,PDGF 对牙周膜细胞代谢过程影响轻微,而对细胞有丝分裂和迁移过程呈现中等程度影响。

大量体外研究表明,PDGF 明显刺激结缔组织细胞迁移、DNA 合成,以及胶原沉积。当用 PDGF-BB 分子刺激人牙龈成纤维细胞时,可观察到大量透明质酸的合成,这与炎症愈合反应早期的组织修复有关。但 PDGF-BB 刺激的细胞在糖蛋白合成方面并无明显变化。PDGF 还与 IGF、TFG 呈现协同作用促进牙周膜成纤维细胞和牙龈成纤维细胞的增殖。Oates 等发现 TFG-β 预处理的牙周膜细胞对 PDGF 的反应性增高。Dennison 等对比了牙周膜成纤维细胞和牙龈成纤维细胞对 PDGF 和 TGF-1 的反应,发现前者对 TGF-β1 的反应性高于后者,而后者对 PDGF 的反应性高于前者,并且指出牙周组织再生最需要的是牙周膜成纤维细胞的增殖,因而应对 TGF-β1 的作用进行更为深入的研究。

笔记

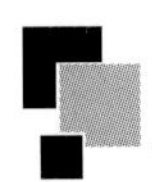

动物实验证实它可促进新骨、牙骨质和牙周膜的生成。高剂量的 PDGF 应用组从新骨量、骨缺损填充度、垂直骨高度增加等方面,均优于低剂量组及空白对照组,而且是否合用 IGF 不影响结果。而单纯应用 IGF 无效。Giannobile 及 Rutherford 等通过犬和灵长类动物模型实验,分别证实 PDGF 和 IGF-1 联合使用可促进牙周组织再生。Lynch 等用 Beagle 犬对 PDGF 和 IGF-1 体内促进牙周组织再生进行了实验研究,无论是在 Beagle 犬实验牙周缺损处或是在实验种植体周围,PDGF 联合使用 IGF 时,与对照组相比均有新骨、新牙骨质和牙周膜的再生,结果具有显著性差异。Wang 等证明 PDGF-BB 和 ePTFE 屏障膜结合使用可促进犬牙周骨缺损部位成纤维细胞的增殖。PDGF 在血液循环中的半衰期仅半小时,因此,临床上多为局部应用。美国 FDA 已经批准临床使用重组人 PDGF-BB 应用于临床,修复牙周缺损。大量的前期临床实验结果显示,rhPDGF-BB 与 IGF-1 凝胶局部使用,9 个月后有 2.08mm 的垂直牙槽骨新生,同时有 42.3% 的骨缺损部位有新骨形成,而对照组仅有 0.75mm 的牙槽骨新生和 18.5% 的骨缺损部位有新骨形成,差异具有统计学意义。rhPDGF-BB 与骨移植物在治疗牙周病方面的效果与上述实验类似。PDGF 与磷酸三钙合用可明显增加牙周附着、骨量(高度、体积)等,较单用磷酸三钙更为明显,疗效持久性大于 2 年。还有报道 PDGF 与 FDBA 合用对牙周骨下袋缺损有良效。重组人 PDGF 与磷酸三钙的混合产品已经上市(GEM21®),在应用中不一定需要加用屏障膜,疗效评价要优于其他再生移植材料。

2. 转化生长因子(transforming growth factor, TGF) 来源于血小板、成骨细胞和巨噬细胞。TGF-β 主要贮存于骨组织,当发生破骨细胞性骨吸收时,局部 pH 下降,TGF-β 释放。TGF 蛋白家族中 TGF-α 和 TGF-β 研究较为透彻。TGF-α 与 EGF 呈 42% 同源性,与 EGF 竞争 EGF 受体,并刺激上皮细胞和内皮细胞引发细胞应答。而 TGF-β 主要由骨和血小板合成,是调节细胞分裂增殖和分化的主要分子,它具有多效性,既可刺激也可抑制细胞生长。TGF-β 有 3 种哺乳动物亚型:TGF-β1、TGF-β2、TGF-β3。TGF-β 在牙周组织的生长发育及修复再生中均有重要的作用,与正常牙周组织相比,牙周病损的组织中,TGF-β2 与 TGF-β3 表达增加,而 TGF-β1 未见明显变化。该分子也可调节 PDGF、TGF-α、EGF 和 FGF 等细胞因子的表达和分泌。体外实验中,不同的细胞对 TGF-β 的反应不同,这些作用包括促进间充质细胞,成纤维细胞增殖,刺激成纤维细胞趋化,促进细胞外基质合成,促进或抑制成骨细胞增殖等。

进一步的体外研究还表明,TGF-β 是通过刺激 Ⅰ 型胶原、纤维连接蛋白和骨连接蛋白的合成而促进成骨细胞趋化和刺激细胞外间质形成的。TGF-β 具有抑制金属蛋白酶和纤溶酶原激活物,刺激金属蛋白酶和纤溶酶原激活物的抑制物的合成作用,因而可保持在结缔组织基质中不被降解。在成熟的骨组织,TGF-β 通过前列腺素依赖途径刺激骨吸收,而在未成熟的骨组织,则是通过前列腺素非依赖机制促进骨吸收。对于牙周膜细胞,TGF-β 抑制细胞有丝分裂,轻度促进细胞代谢,而对细胞迁移无影响。也有人报道其抑制细胞迁移。这些结果与上述 Dennisom 的 TGF-β 与 PDGF 联合使用,可明显促进牙周膜成纤维细胞增殖的实验结论相反。这可能与实验中使用的细胞分离方法不同有关:Matsuda 在实验中使用的细胞分离于新鲜拔牙创口的血凝块,而 Dennisom 由健康拔牙的牙根表面获得牙周膜细胞。Lynch 等报道,在猪动物实验中,TGF-β 可促进上皮愈合、胶原合成以及血管新生。Selvig 对犬进行动物实验观察,联合应用 TGF-β1、IGF-2 和 bFGF 并未促进实验术区牙槽骨的再生,而 TGF-β 则表现出对牙龈成纤维细胞上皮化的抑制作用和牙周膜细胞的促有丝分裂作用,这些特征促使学者们进一步研究单独或与其他生长因子联合应用 TGF-β 的可能性。

3. 碱性成纤维细胞生长因子(basic fibroblast growth factor, bFGF) 是一个多肽家族,对血管内皮细胞以及包括成纤维细胞、成骨细胞、软骨细胞、平滑肌细胞、神经细胞、牙周膜细胞等间充质细胞具有较强的促有丝分裂和趋化作用。FGFs 是肝素结合生长因子家族成员,

笔记
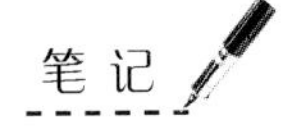

以酸性 FGF(acidic FGF,aFGF)和碱性 FGF(basic FGF,bFGF)研究的较为透彻,而 bFGF 更为重要。FGF 的重要特征是促进愈合和肉芽组织形成过程中的血管生成,它刺激 G_0期细胞进入 G_1期,进而进入 S 期,而启动细胞级联反应,并与其他生长因子协同作用,最大限度地促进 DNA 合成和细胞生长。FGFs 家族至少包括 18 个不同的基因型和 3 个不同的基因编码的高亲和力的受体。FGF 受体Ⅰ主要与 aFGF 和 bFGF 结合,在体内对促进细胞有丝分裂、细胞外基质形成及血管生成有重要作用。但是,在健康的牙周组织中几乎没有 FGF 受体Ⅰ,在再生的牙周组织中仅有少量的 FGF 受体Ⅰ,虽然,体外培养的牙周膜细胞也有 bFGF 受体,但是,受体的密度随着细胞的培养而改变。另一方面,bFGF 还能够与其他的受体结合发挥作用。

一些体外研究实验结果显示,FGFs 可刺激牙周膜细胞有丝分裂和增殖,却通过抑制碱性磷酸酶活性和矿化结节形成来抑制牙周膜细胞的分化。aFGF 和 bFGF 尽管不直接刺激分化的成骨细胞合成胶原,但可促进成骨细胞增殖。bFGF 在转录后水平下调赖氨酸氧化酶 mRNA 表达和抑制酶活性,呈现时间和浓度依赖性。赖氨酸氧化酶是胶原交联和胶原基质形成过程的重要酶分子,为成骨细胞分化和骨矿化的必需酶。bFGF 可刺激人内皮细胞和牙周膜细胞在牙本质表面的迁移和增殖,bFGF 与纤维连接蛋白联合使用可以促进牙周膜细胞的趋化。随后还有报道 bFGF 可在Ⅰ型胶原基质和牙本质表面促进毛细血管样管状结构的形成。

虽然早期 Selvig 等结合应用 FGF、TGF-β 和 IGF-2,并未在犬动物模型中获得更多的成纤维细胞增殖和胶原的合成,甚至骨的形成受到了抑制。但多数动物实验仍然显示在牙周局部骨缺损中应用 bFGF 可诱导出显著的再生,并且有组织学证据,能够促进 Beagle 犬Ⅱ度与Ⅲ度根分叉病变的组织再生,bFGF 与 BMP 联合使用,还能够促进骨组织再生。日本近期完成的使用不同剂量 bFGF 修复人牙周骨缺损(二、三壁骨袋)的多中心试验结果(观察期 9 个月)显示骨高度有显著增加,而且无不良反应。

总之,bFGF 能够促进牙周膜细胞及成骨细胞的增殖,但对两者的分化尚没有明显作用,在牙周组织再生中,应用 bFGF 的时间、剂量,与其他细胞因子的联合应用及其更深层次的应用原理,仍是目前关注热点。

4. 胰岛素样生长因子(insulin-like growth factors,IGFs)　是单链血清蛋白家族成员,与胰岛素有较高的氨基酸序列同源性。IGF-1 和 IGF-2 的研究比较多,两者的结构相似,但功能互相独立。在正常的牙周组织中,无 IGF 受体表达,而仅有少量的、不定的受体在再生的牙周组织中表达,但是有研究发现,在人类脱落牙齿的牙周膜及成牙骨质细胞中,有 IGF-1 受体表达。近期的研究通过免疫组化的方法发现,在大鼠的牙周膜中有 IGF 家族的表达。IGF 主要通过与其他细胞因子联合使用,发挥其组织修复的功能,Giannobile 和 Lynch 的研究证实合并使用 PDGF 和 IGF-1 可以促进牙周组织再生,促进新附着形成,以及骨缺损的修复。Aspenberg 和 Selvig 的类似实验却未能获得阳性结果。IGF 能够抑制细胞凋亡,体外研究表明 IGF 能够极大地延长牙周成纤维细胞寿命。

5. 表皮生长因子(epidermal growth factor,EGF)　与 TGF-α 结构和功能均有相似之处,主要由尿道和唾液腺分泌。集中在牙囊、牙槽骨及成釉细胞中,在牙齿萌出前及萌出过程中起重要作用。体外实验发现,EGF 可刺激上皮细胞、内皮细胞以及中胚层来源的细胞生长和 DNA 合成。在新生小鼠颅骨的体外培养系统中,EGF 可刺激前列腺素的产生和诱导骨吸收。体外实验还表明 EGF 可以促进再上皮化和上皮的愈合,组织学可观察到促进成纤维细胞增殖,肉芽组织和新生血管的形成。

6. 骨形成蛋白(bone morphogenetic protein,BMP)　属于 TGF-β 超家族成员,Urist 等首先在脱矿的骨基质中发现一类可溶性蛋白成分,这些成分与不溶性胶原基质混合后,可使后

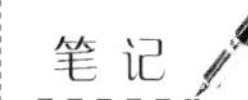

者获得成骨能力。随后人们纯化、克隆并表达了重组 BMPs。目前已分离获得 11 种 BMP,他们具有不同的调节功能,因为 BMPs 的诱导成骨作用,人们一直试图将该蛋白用于牙周组织再生手术治疗。牙周组织再生领域中更多关注的是 BMP-2、BMP-3(也称成骨素,osteogenin)、BMP-7(也称成骨蛋白-1,osteogenic protein-1,OP-1)。将重组 BMP-2 应用于牙周骨缺损中,可以明显促进牙槽骨和牙骨质的修复,但也有根骨粘连和根吸收的报道。应用 BMP-7 则几乎没有根骨粘连的报道。Ripamonti 等报道 BMPs 与胶原基质联合使用可以诱导牙骨质、牙周膜和牙槽骨的新生。Wang 则观察表面涂有 BMPs 的钛种植体植入后,犬牙槽骨的组织学变化,与对照组表面涂小牛血清的种植体相比,涂有 BMPs 的钛种植体表面更早发生骨沉积。BMP 的基因治疗多用于骨组织再生中,有研究发现鼠类 BMP-7 腺病毒载体,不仅能够促进牙槽骨的再生,还能促进牙骨质的发生及牙周膜纤维的形成,能够促进种植体周围骨组织再生。但是,近来也有很多质疑 BMP 应用于牙周组织再生的前景,因为已有一些报道显示应用 BMP 后发生根骨粘连的可能性明显增加。因此近年来 BMP 的应用研究更多的集中于应用于种植体部位的促进作用和疗效,并且已经有复合型产品 INFUSE 问世并获得了美国 FDA 的批准。

7. 釉基质蛋白(enamel matrix proteins,EMPs)　除生长因子外,以釉原蛋白为主要成分的釉基质蛋白也被证实具有促进牙周组织再生的作用,大量基础研究证实釉基质蛋白能刺激细胞生长和间充质细胞分化,促进 BMP、TGF-β 和结缔组织生长因子在成骨细胞中的表达,进而具有促进成骨细胞黏附、延伸、增殖和分化的作用。它还可以通过直接刺激内皮细胞增殖和趋化,以及刺激 PDLC 对血管内皮生长因子(vascular endothelial growth factor,VEGF)合成的增加来刺激血管的形成。可影响多种牙周组织的细胞学活性,如增强 PDLC 的蛋白合成、细胞增殖和矿化结节形成,对于成骨细胞和牙骨质细胞则除了促进细胞增殖外,还可改变骨钙素和骨桥蛋白的基因表达以及矿化结节的形成。动物实验应用于根面时,EMP 被吸收入根面的 HAP 和胶原纤维中,并在此诱导牙骨质的形成,既是牙骨质形成的启动者也是调节者;还可以防止长结合上皮的形成及龈退缩。人体应用试验证实组织学上有再生骨和牙骨质(修复原有缺损>65%),也有新生的结缔组织。组织学研究还表明釉基质蛋白单独或与自体骨植骨材料联合使用于一壁骨下袋缺损,均有明显的牙周组织再生现象。作为商品制剂的 Emdogain 是由猪牙胚提取的釉基质蛋白与聚丙烯基质组成的胶状混合物,已由美国食品和药品管理局批准上市,并应用于牙周组织再生手术中。从目前的临床应用看是安全的,应用 EMP 较空白对照组(常规牙周翻瓣术)无论从骨量填充增加、牙周探诊减少,还是附着水平提高等方面看均有统计学上的显著性改善,而且长期观察证实是持久有效的,大多数报道其疗效与 GTR 相近甚至优于 GTR 术。Melloning 在 1999 年发表了利用釉基质蛋白进行牙周组织再生手术的步骤,强调彻底清创、止血后,应使用 pH 为 1 的枸橼酸或 24% 乙二胺四乙酸(EDTA)进行根面处理,再次冲洗术区,并将 Emdogain 凝胶注入骨下袋的缺损部位,并注意防止唾液及血液污染,严密缝合创口后可进行牙周塞治以保护创口,术后应使用抗生素抗感染。临床研究表明 Emdogain 可在 74% 垂直型缺损部位获得 3. 83mm 的骨再生和 4. 26mm 的新附着。但是,EMP 也并非对所有病例同等有效。有临床上的半口自身对照实验显示,使用 Emdogain 与翻瓣术的效果无明显差异。

Froum 等通过大量的临床实践和文献分析,对影响牙周组织再生手术效果的因素进行了如下分析:①骨缺损的形态与深度,深的骨缺损手术效果好于较浅的骨缺损;②余留骨壁的数目,三壁骨下袋手术效果好于二壁和一壁骨下袋;③牙根表面的暴露程度以及龈瓣是否能严密覆盖手术部位;④缺损与牙长轴形成的角度。据此,他们以应用 EMD、骨材料和牙周引导组织再生膜材料为基础提出了以下原则:①缺损深,且有较好骨壁存在时,单独使用 EMD,必要时加冠向复位瓣;②缺损中等或较深,骨壁较少时,使用 EMD 加骨植入材料,必要

笔记

时加冠向复位瓣；③骨上袋缺损及浅的垂直骨缺损，使用 EMD 加骨植入材料及膜材料，必要时加冠向复位瓣。尽管 EMD 材料尚未在我国上市，但以上原则对指导我们的临床工作仍有借鉴作用。

8. 富血小板血浆(platelet-rich plasma，PRP)　从自然血液中可以分离出 3 种成分，即贫血小板血浆(platelet poor plasma，PPP，主要含纤维蛋白胶 fibrin glue/fibrin adhesive)、富血小板血浆和红细胞。在富血小板血浆中血小板含量丰富达 338%，而且其内还包含 PDGF、胰岛素样生长因子(insulin-like growth factor，IGF)、转化生长因子-β(transforming growth factor，TGF-β)、bFGF-2、表皮生长因子(epidermal growth factor，EGF)、血管内皮生长因子(VEGF)等，这些生长因子混合物能极大地刺激成纤维细胞和牙周膜细胞的增殖、细胞外基质合成及新血管化(neovascularization)。此外，PRP 可抑制细胞因子的释放，局限炎症反应，从而促进组织再生。PRP 中还含有丰富的高浓度纤维蛋白原，因此从理论上对促进牙周组织再生应该是有效的。在实际临床应用中也证实确实有效，添加钙和凝血酶(thrombin)可以激活纤维蛋白原的蛋白水解，使之转化为纤维蛋白，从而诱导凝血块形成，促进创伤愈合。但是也应看到即使临床应用 PRP 也并非特效，因为在临床上应用多大浓度合适仍难以确定，目前所观察到的促进效应，更可能是此混合物中多种生长因子的合成效应以及 PRP 的抗炎效应，上皮愈合的加速可能是纤维蛋白凝块稳定了早期创面愈合混合物的缘故。

富血小板纤维蛋白(platelet-rich fibrin，PRF)是继富血小板血浆之后第二代血小板浓缩制品，是自体全血离心的产物。PRF 含有以 TGF-β、PDGF-BB 为主的高浓度生长因子，这些生长因子能促进骨组织和软组织的再生修复，单独或联合其他生物材料应用于硬组织缺损或软组织创伤处，可以修补缺损，诱导生长，加速局部创伤的愈合并提高愈合质量；PRF 的纤维蛋白呈立体网状结构，能够支撑起空间，从而增大生长因子与细胞的接触面积，又能作为支架为细胞的迁移、增殖、分化提供场所，促进干细胞分化为成骨细胞，沉积骨质，加速成骨过程。PRF 中的生长因子，在纤维蛋白的作用下可缓慢释放，有研究观察可持续释放 28 天，满足组织再生的要求。同时，PRF 又具有止血、抗感染、促进上皮愈合与引导血管再生的作用；将其混合于植骨材料，可以诱导骨再生；同时将 PRF 压制成薄膜，附于 GTR 引导膜表面，有利于牙周软组织的再生和美观修复，并能减轻术后反应，具有安全、易于塑形的优点(图 6-4-2)。

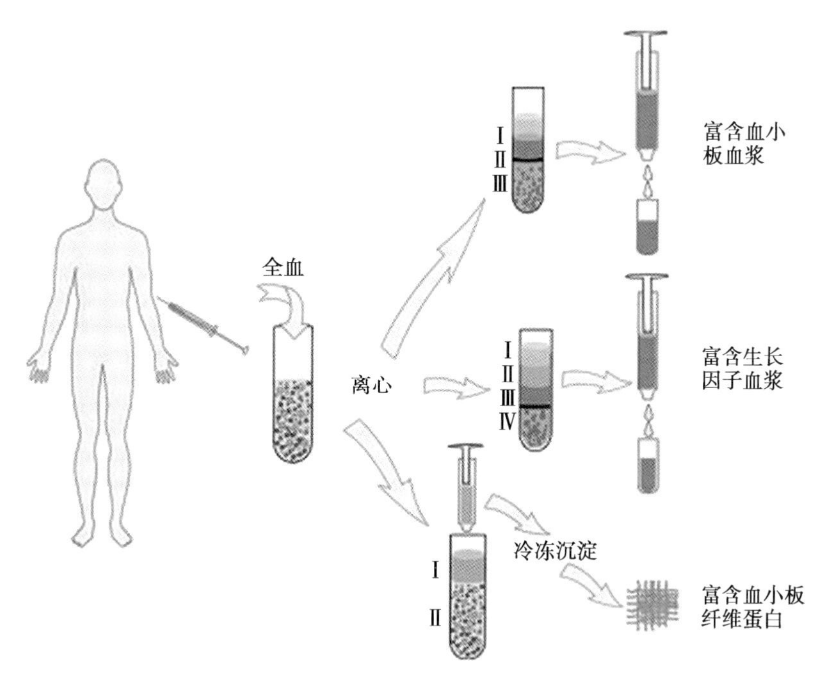

图 6-4-2　富血小板产品应用模式图

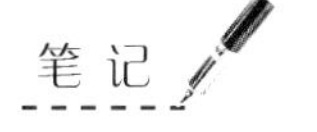

PRF 技术在治疗牙周骨缺损方面应用较多,但其长期稳定的疗效尚须进一步研究观察。另外,对 PRF 的微观结构及其促进再生的机制等进一步的基础研究也十分重要。目前 PRP 和 PRF 均已被广泛应用于种植体植入时增加稳定移植材料,以及促进软、硬组织的早期稳定及愈合。但对牙周组织再生的效果,仍需更多的证据加以证实。

9. 生长因子的应用方式　与破骨细胞来源于循环细胞不同,成骨前体细胞存在于移植部位或其周围,可以通过不同的刺激因子和方式来诱导和转化,另一方面也可以使其成为组织工程移植物的一部分。作为组织工程产品中的种子细胞,间充质干细胞可从骨髓或骨膜收集,在体外特殊生长培养基中扩增,转化为成骨细胞,产生新骨修复缺损。而生长因子和形态发生蛋白等各种各样的信号分子,作为细胞分化和组织再生的必需刺激物,并非在组织愈合过程中同时出现,它们更可能在特定的时间位点传递不同的信号蛋白以调控缺损组织的修复和再生。要获得最大的再生反应,可能需要多种生物介质的共同参与。目前需要加强研究的就是如何来发现和确定这些不同时段表达的信号分子,了解它们的独特性质以及复合状态下性质的变化,并使它们能综合性地为特定组织的再生发挥积极的促进作用。

在将生长因子应用于牙周组织再生治疗时要首先解决两个重要障碍,第一个障碍是目前仍缺乏理想的载体系统,因此难以使生长因子在局部一定时间内能保持在一定浓度范围。Mailhot 等报道了多孔 Polyfufone,这是一种新型芳香聚合物,与骨的力学性能相似。在体外实验中,在 PDGF-BB 的刺激下,附着于该材料的人牙周膜成纤维细胞显示出更强的增殖能力,而该材料在体内的安全性目前尚未得到证实。Miki 等报道了聚 L 乳酸与牛 BMP 混合使用可加速大鼠颅骨缺损的修复。其他载体系统包括磷酸钙陶瓷,胶原蛋白或不活化的胶原骨基质,以及其他有机材料和无机材料等类型。第二个障碍是生长因子应用的有效浓度和组合方式。理想的生长因子载体应为安全、可降解吸收,操作方便,可在数量和质量上控制生长因子的释放。因此,在选择使用生长因子进行牙周组织再生治疗时,应考虑以下因素:①生长因子种类的选择;②生长因子浓度的选择;③合适的载体;④是否几种生长因子联合应用;⑤是否使用 GTR 屏障膜。

目前临床上医师们常根据组织缺损的形态、个人的经验等将各种骨替代材料与牙根表面处理技术、生长因子,以及牙周引导组织再生膜等材料进行选择性组合的联合应用,以获得较为理想的牙周组织再生效果。

(四) 牙周组织工程技术的目标和发展

牙周组织工程技术的目标是实现真正的牙周组织再生,即不仅能生成新的深层牙周组织的 3 种主要软硬成分(牙骨质、牙周膜和牙槽骨),而且这些成分的结构和相互间联系呈现出的是生理性状态,因此能行使正常的生理功能。要达到这样的理想要求还有很长的路要走,要做很多具体而艰苦的研究和临床工作。

对牙周组织中分离出的干细胞特性的认识,有助于了解牙周愈合过程中前体细胞的作用,但牙根发育及其信号机制仍不清楚,干细胞自我更新和分化的信号通路仍不明。干细胞的命运与微环境相互作用(包括可溶性和固化型因子、细胞外基质及邻近细胞来源信号)的影响有关。弄清调控这些行为的关键性成分以及作用机制才能最终可望真正选择性扩增干细胞并精确控制其分化,为再生缺损的组织所服务。

二、牙周组织再生的待解决问题

(一) 现有牙周组织再生技术的不足

现在已经基本肯定的是,应用传统的牙周治疗方法只能达到停止病变进展、牙周组织有所修复的效果,却不能达到刺激完全性和功能化的牙周组织再生。

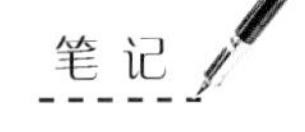

牙周组织再生概念的提出已经有几十年的时间，但其理论和技术发展的速度很快，尤其是近10余年来一些新的再生研究进展如GTR、EMD、PRF等在临床已经广泛应用成为常规技术，也取得了明显的效果。现有资料证明，人类的牙周支持组织在有选择性的部位、通过应用骨性移植材料、屏障膜、生物活性蛋白等方法后是可能获得重建和再生的。但是，这种再生的程度多是非完全性的，即只能达到一定程度的组织修复，如仅对三壁和二壁垂直型骨缺损、Ⅱ度根分叉病损等显示出较好的治疗效果，而对于更普遍的水平型骨吸收疗效不佳。另外，单纯的GTR膜材料本身仅起到了机械性阻挡和隔绝作用，对再生组织成分缺乏主动的诱导分化和加速生长作用。因此，在牙周治疗方面已有很多应用生长因子主动促进组织细胞增殖和定向分化来保证牙周缺损得到再生性修复的尝试，并取得了可喜的成果，如能更好地解决载体问题无疑将极大地推动牙周组织再生技术的发展。

（二）牙周组织再生效果判定中存在的问题

目前存在的问题是，组织再生与否必须有组织学证据来确认和评判。因为伦理学方面的限制，所有这些再生技术的理论基础都是建立在动物实验的基础上。虽然有少数志愿者拔牙后的追踪报道，但总体上无法用人类来进行组织病理学研究以证实牙周组织再生。人体临床研究资料仍然是靠传统的牙周探查和X线来判断疗效，无法设置有效对照组，也无法选择各种类型的患牙。少量人体组织学研究报道所使用的资料，都是来自于个别临床已无保留价值需拔除的重度牙周病患牙，这些重度牙周病患牙的再生潜能已经很低，所得出的组织病理学结果也难以准确反映实际状况，常是以点带面，因为所能看见的组织学再生部位，只是靠近根尖很小的一处局部表现，其余更为广泛的根面组织学愈合，结果并不理想或者并不知道，更可能是长结合上皮的形成。即使在同一患牙的同样处理部位，可能组织学愈合方式也不同，即牙周组织再生和修复两种方式会同时存在。为什么会出现这种状况仍需要进一步研究。

新生牙骨质与根面的结合也是另一个问题，组织学常可见两者间有间隙。以往多认为是组织处理过程中的人工缺陷，但其间存在的菌斑细菌说明这些间隙并非均是皱缩而形成的人工缺陷，而是天然的结合性能较差所形成。另外也有研究显示牙周炎患牙经过再生治疗后，仍有牙骨质-牙本质的分离，可能造成牙周组织的迅速破坏。因此，对根面进行处理并不仅仅是单纯改善根面上细胞贴附、伸展和基质沉积的生物相容性问题，它同时也需要改善机械性界面的结合性。令人惊奇的是组织学常显示，曾被破骨细胞所侵蚀过的天然根面（如牙周袋内部分）似乎更有利于新生牙骨质的附着，这也是值得进一步探讨和证明的问题之一。

组织形态和定量学研究可能反映出一定的统计学意义，但即使在以同样方式处理过的牙位和根面上，所表现出的新附着程度差异也可能很大，这同样带来一个问题，即统计学差异能否反映出临床意义。因为一方面临床常可见到牙周袋深度（probing depth，PD）和临床附着丧失（clinical attachment loss，CAL）均有明显改善，但牙周缺损依然存在；另一方面如果新生组织量不足1mm，但统计学分析显示组间有显著性差异，是否也认为有很大的临床意义呢？牙周组织再生治疗效果的判断目前国际上仍缺乏公认的标准，即要达到多少新附着的量才算治疗成功，或者说足以有效，理论上当然是越多越好，但最少应为多少没有明确和公认的答案。

（三）牙周组织再生效果的保证和提高

目前的再生治疗技术受到很多因素影响，包括患者的多样性、牙周缺损的多样性、如何选择合适的技术、医师的经验和操作技巧水平、创伤是否尽量减少、创面的稳定性、修复时间的长短等。这实际上反映出牙周病和牙周组织的复杂性。Wang & Boyapati提出了可预期性骨再生的4个重要影响因素（PASS原则）：初期的创面关闭、血供和血管化形成、未分化间充

笔记

质细胞的来源和间隙的保持以及创面的稳定。美国牙周病协会(American Academy of Periodontology,AAP)曾对牙周组织再生提出过基本要求:要有人体的组织学证实有新生的牙骨质、牙周膜和牙槽骨形成,而且要位于原缺损的冠方。人体临床试验要证明有临床 CAL 和骨水平的明显改善,且要有对照组。动物实验要能从组织学证明有新生牙骨质、牙周膜和牙槽骨形成,且要有对照组。客观上说真正能满足这些标准,而且令人信服的研究资料仍不算多。

今后的方向是研究如何充分利用和调动 GTR 生物膜材料、生长因子和植骨材料的综合效应来进一步提高临床疗效,达到理想的牙周组织功能性再生。临床医师还应该继续鉴别不同技术的效果,对相关研究进行准确评价:包括对照的选择、病例的选择、评估方法、术后长期疗效评估等。

三、牙周组织再生中组织工程技术的应用

(一) 组织工程技术应用的基本原则

1. 组织工程方法或产品必须是安全的,无、副作用,不会诱发免疫排斥反应,并且不会引起任何不良反应。

2. 从组织学上能证明不同细胞类型来源的增殖、分化和发育能有机整合出 3 种牙周附着的有效成分,即新生的牙骨质、牙槽骨和功能性排列的牙周膜。

3. 牙周缺损的临床修复结果是可被证实的,并且是持久的。

4. 有确切的获得牙周组织再生反应的证据。

(二) 组织工程技术促进牙周缺损修复

组织工程技术已被应用于牙周手术,最常见的应用形式包括在骨移植材料上、GTR 膜材料上复合入不同的牙周组织细胞或者骨髓基质细胞,在体外仿真环境中进行细胞扩增,然后移植回缺损区,以期牙周新附着的建立。尝试的细胞类型包括牙周膜成纤维细胞、成骨细胞、牙骨质细胞、骨髓来源的间充质细胞等,扩增后修复牙周缺损显示有成功再生的动物实验研究较多,人体研究尚较少。另有研究显示,与成纤维细胞移植相比较,上皮细胞体外扩增后修复口腔黏膜缺损的成功性似乎更高。但总体上这方面的研究报道均相对很少。

(三) 组织工程技术促进种植修复

与牙周组织再生要达到 3 种组织同步协调再生的难度相比,种植体处组织再生所要求的目标就简单得多,只要是硬组织和软组织量够即可,而且不必担心出现根骨粘连或牙根吸收的不良反应,因此应用研究的成功性也高。

1. PDGF-BB 结合骨移植应用(不加用膜)即可明显促进骨量的增加,而且新骨的钙磷比重量和体积与自然骨相似。

2. 近年来许多研究用重组人 BMP-2 来替代自体骨移植。动物实验已经显示重组人 BMP-2 与牛Ⅰ型胶原海绵合用可诱导植入处的新骨形成,而单纯应用胶原海绵处则无或极少有新骨形成。人体的临床和组织学研究显示重组人 BMP-2 能促进上颌窦底骨质形成,诱导出足够的骨量以利于种植体植入并发挥功能;在牙槽嵴增高研究中同样显示效果较好。FDA 已经于 2007 年 3 月批准重组人 BMP-2 与Ⅰ型胶原的复合海绵(INFUSE)可作为一种自体骨移植的替代品,应用于上颌窦及局部牙槽嵴缺损的增量手术中(包括拔牙创的保护)。但其应用过于昂贵,需要进一步研究是否有更为经济的异体移植材料单用或合用后可以达到同样的效果,以评估 BMP-2 的应用前景。

(四) 目前组织工程仍存在的问题

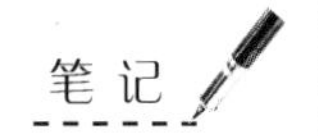

1. 组织工程产品(包括生长因子)的应用浓度　对于不同的疾病种类、病损类型、缺损

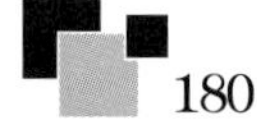

大小、不同个体反应等的差异仍无统一认识，还缺乏规范化。

2. 种子细胞的选择　考虑到临床应用的问题，是选择牙周组织细胞、骨髓来源细胞还是牙龈结缔组织来源细胞，以及是否从上述组织内提取相应的间充质类干细胞，仍是目前需要研究和探讨的问题。

3. 支架材料的理想特性　目前只是模仿需要再生组织的体积和形状来设计，这种形貌特征对于组织的生长和功能可能有重要影响，但支架材料表面结构、空间构型与组织细胞生长之间的分子生物学联系以及对再生效果的影响机制仍然不明，通过对此方面进行深入分析和研究开发，可以促进牙周组织工程的临床实现，并可望成为今后的一个新突破方向。

4. 再生组织的持久性和承受性　再生的组织能否完全复原缺损的原有组织结构成分并使之功能化仍是未确定的问题。新生骨是否等同于自然骨或者其结构能否完全恢复仍未确定，人体的牙根面和种植体的界面也完全不同，这些都将影响到牙周膜纤维的附着和愈合方式（牙周膜、骨整合、根骨粘连、根吸收）。

5. 组织工程技术再生组织的效果　组织工程产品是否为创伤愈合所必需，生物介质是否一定提高新生骨的质量，或是否仅仅加快了骨生成的速度，不加生物介质是否就一定不能达到组织再生。

6. 组织工程再生组织的营养供应问题　即目前组织工程领域公认的瓶颈——血管化问题。如果在构建的组织工程组织或器官内没有完整的微血管系统，那么移植后组织或器官将由于没有足够的营养供应而很快死亡。组织工程构建牙周组织也面临同样的问题。

7. 抗感染　一个目前还很少研究的巨大挑战是如何调节宿主对微生物感染的反应，因为口腔环境总是存在污染，而牙周炎部位更存在着感染，这种感染的机体反应和调控作用非常复杂，也是为什么牙周组织再生的效果要低于单纯种植体部位骨再生的原因之一。

8. 细胞-支架-信号分子间的协调　目前合成出不少的支架材料，虽然具有降解物无毒和良好相容性，但这些材料细胞亲和性差，缺乏细胞识别信号，缺乏与细胞间生物性的互相作用，这将会影响细胞的生存、增殖和功能代谢。因此，细胞-支架-信号分子间严密的协调关系，至今仍然是限制组织工程研究进一步发展的关键瓶颈之一。

对这些问题的回答一是要保证安全性，二是需要长期时间的观察和验证效果。因此，牙周组织工程的发展必须要同时考虑传输方法的改进、有助于再生和抗炎作用的复合性因子释放及其双重作用、解剖缺陷的三维重建等多方面复杂因素。口腔颌面部是组织再生最具挑战的部位之一，也是最具发展前景的领域，因为无论成败很少会影响到生命安全，因而也成为组织工程技术的最佳实验部位。

四、牙周组织再生的前景

牙周组织再生总体来说，与其他组织再生没有本质的区别，目前概括起来有 5 种组织再生的方法正在应用或者正被研究，包括传导性治疗（conductive therapy）、诱导性治疗（inductive therapy）、以细胞为基础的治疗（cell based therapy）、基因治疗（gene based therapy）及 RNA 治疗（RNA based therapy）。但至今尚未有任何一种治疗能够达到牙周组织的完全再生。

（一）组织工程技术在牙周组织再生中的应用途径

第一种途径是重复上皮与间充质组织重新结合基础上的牙齿发育过程，这种方法较难，但已经有所尝试，将胚胎上皮细胞与鼠胚胎衍生来的间充质干细胞相结合，体内实验显示能形成包括牙根、牙周膜和牙槽骨的牙齿样结构。也有报道口腔上皮与非牙齿来源的间充质干细胞相结合可形成牙冠和骨。用组织重组技术再生的牙周组织形态与其他牙齿组织无差

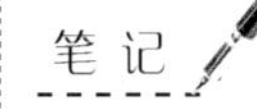

别,主要缺点就是特异性不足。另外用胚胎来源的上皮成分再建牙周组织尚无合适底物,伦理上也限制了今后的临床应用。

第二种途径是将成体干细胞接种于生物材料支架中,已经有尝试用自体骨髓间充质干细胞和脂肪来源的干细胞接种于三维基质支架中,在体内再生出牙槽骨和牙周膜样结构。这些研究一般都是直接将细胞接种于各种生物材料中,而且有将两种不同来源干细胞(如根尖乳头干细胞、牙周膜干细胞)联合应用,动物实验显示可再生出类似牙周组织样的三种组织形态。

第三种途径是内源性再生:利用机体自身的内源性细胞(endogenous cells)作为主要的再生工具,通过刺激机体自身修复(self-repair)再生潜能,实现组织的原位再生(in situ regeneration),其主要通过细胞募集(cell recruitment)和归巢(cell homing)来实现。

目前,已发现在多种组织再生过程中都存在体内干细胞的迁移和募集现象(通常称为广义的干细胞归巢)。这些募集的机体自身干细胞都不同程度地参与了创伤愈合和组织再生的过程。

机体干细胞归巢可以通过两种完全不同的途径来实现:一种是非血流依赖性的运动,主要是近距离的细胞募集,例如缺损组织相邻干细胞龛中的干细胞可以感应损伤产生的信号分子,通过主动的变形虫样运动(active ameboid movement),到达组织缺损区域,发挥再生作用;另一种是血流依赖性迁徙,主要是远程机体干细胞龛(例如骨髓)中干细胞的动员和归巢,包括细胞感受信号刺激,动员机体干细胞龛中干细胞入血,随血流(blood flow)远程迁徙,最后到达损伤区域局部毛细血管,穿透血管壁,参与组织修复过程。

目前,再生医学领域正试图利用生物学的手段和方法,对这种体内细胞运动进行针对性诱导和调节,最终达到治疗疾病的目的。

(二)干细胞介导的基因治疗

应用生长和分化因子的最主要缺陷在于其短暂的生物半衰期(可能几分钟或几小时),应用于体内后很快被蛋白水解而易被灭活,还有受体结合的问题,因此刺激效应难以持久。解决此问题既要依赖于与支架合用或不合用的载体系统的稳定性,也可通过利用分子技术发展的基因工程方法来加以诱导、抑制或制造特异基因,从而延长局部应用这些因子的时效,并促使个体自身的细胞产生治疗性因子来进行基因治疗,即产生足够的生长因子于牙周缺损部位,以弥补外用生长因子生存时间短、治疗效果差的问题。虽然生长因子的基因治疗方法仍处于实验室研究阶段,但基因治疗能够模拟组织再生复杂的过程,其潜在的应用前景仍引起了众多学者的关注。基因治疗是指使用生物相容性好的支架材料,携带一个或几个基因,转染组织内的非祖细胞,使这些细胞表达更有可能参与组织再生的细胞表型,促进组织的再生,因此基因治疗并不需要携带祖细胞就能够达到组织的再生。

1. 基因治疗的生物学基础　目前携带基因进入细胞内表达的载体,包括病毒载体和非病毒载体。病毒载体中又分腺病毒、腺相关病毒、逆转录病毒载体、慢病毒;非病毒载体包括脂质体、磷酸钙、基因枪等。

腺病毒载体转基因效率高,体外实验通常接近100%的转染效率;可转染不同类型的人组织细胞,不受靶细胞是否为分裂细胞所限;进入细胞内并不整合入宿主细胞基因组,仅瞬间表达,但腺病毒某些抗原的表达能够引起机体的免疫反应,限制了其临床应用。

腺相关病毒不表达病毒蛋白,因而具有非免疫源性,它能够转染分裂或不分裂的细胞,不整合至细胞染色体,但是,腺相关病毒载体的构建,需要其他辅助病毒,因而,其提纯问题大大限制了其应用。

逆转录病毒:是目前应用较为广泛的病毒载体,是RNA病毒,通过逆转录酶将病毒基因和携带的目的基因与宿主细胞的基因随机整合,对分裂期细胞敏感。该病毒能够破坏宿主

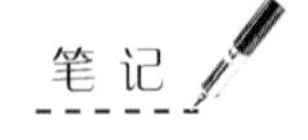
笔记

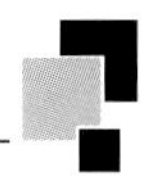

基因的完整性,有潜在的引起插入突变、激活原癌基因表达、破坏抑癌基因的危险,同时,由于与宿主基因永久性整合,该病毒基因的表达也将是永久性的,其潜在的危险性也是制约其应用的原因之一。

慢病毒是逆转录病毒的特殊形式,既能转染分裂期细胞,对非分裂期细胞也有作用,引起的如插入突变等副作用比逆转录病毒少。但是,慢病毒多由有致病原性的病毒改建而来,目前常用的慢病毒——HIV-1 基因载体系统的临床应用安全性尚有待商榷。

综上所述,以病毒为载体的基因治疗在组织再生中的应用尚不成熟,而非病毒载体相对来说,制作过程简单、代价低、免疫原性低、与宿主细胞基因整合的可能性极小,安全性较高。但是,非病毒载体转染效率低,裸露的 DNA 其可控性较差,一般仅适用于瞬时转染。因此,有更多的学者着手于将裸露的 DNA 与某些化学成分结合,提高 DNA 的摄取和后期的基因表达,尤其是阳离子脂质体和阴离子脂质体能够提高体外培养的组织细胞及体内 DNA 摄取,但是,脂质体的转染效率仍只有病毒载体的 10^{-9}。另外,有学者将 DNA 固定在如胶原或聚合基质上,形成具有基因活性的基质(gene activated matrices,GAM),这些固定的 DNA,与细胞的作用时间更长,在一定程度上提高了基因转染效率。

总体上,治疗性基因转染一般采取两种策略:一是直接利用病毒或非病毒载体在体内进行导入,二是在体外将基因导入传输细胞(如干细胞),再将此传输细胞置回体内。利用干细胞的增殖和多向能力可以几乎无限长地在修复替代或再生过程中发挥作用。

2. 牙周组织再生中的基因治疗　牙周组织再生中基因治疗方法包括:直接将基因质粒注入牙周缺损处或将基因与支架材料或基质复合后移植及将基因体外转染细胞后应用。临床上,不同的牙周缺损需要使用不同的治疗方法,如垂直型一壁骨吸收或二壁骨吸收,则需要使用具有支持作用的材料如支架,其他类型的骨吸收则可将基因固定在胶原基质中使用。另一个重要的问题是基因治疗中的安全问题,DNA 的载体及传送方法在使生长因子的分泌时间和含量最大化、以达到治疗目的的同时,也要充分保证患者的安全。因此,使用基因手段治疗牙周病,目前仍多处于临床前研究,最终的临床应用尚需更多的实验依据。

牙周组织工程基因治疗中使用最早的细胞因子是 PDGF,PDGF 的基因治疗在早期主要应用于软组织缺损,如皮肤损伤等。PDGF 的腺病毒载体,能够转导牙周组织再生相关细胞,如牙周膜细胞、成骨细胞、成牙骨质细胞及牙龈成纤维细胞等,并能够促进各种相关细胞的有丝分裂及细胞增殖。Anusaksathien 等的体内实验表明,编码 PDGF 的腺病毒能够延长 PDGF 在牙龈缺损处的作用时间达 10 天,促进牙龈成纤维细胞的增殖和分化;另一方面,PDGF 的显性负性突变体—PDGF1308 的腺病毒载体通过持续刺激多核巨细胞的作用,下调骨涎蛋白和骨钙素水平,从而抑制成牙骨质细胞矿化,也从另一方面证明了 PDGF 在组织矿化中的促进作用。而 Jin 等直接将 PDGF-B 的腺病毒载体与胶原复合后注入大鼠磨牙区的大面积骨缺损处(0.2cm×0.3cm),14 天后,PDGF-B 组与对照组相比,有明显的牙骨质、牙槽骨再生,新生的牙骨质及牙槽骨中有牙周膜纤维贯穿,证明 PDGF-B 基因在牙周组织再生中的积极作用,而且其作用较单一应用 PDGF 于局部更持久、更有效。

BMP 是牙周组织中应用较早的细胞因子,将 BMP-7 转染入成纤维细胞和口腔角质形成细胞后,这两种细胞可以诱导骨形成,并能转化为成骨细胞,参与牙周组织再生。BMP-7 的腺病毒载体能够促进大鼠颊侧牙周骨缺损的修复,而 BMP-7 基因的转染不仅能够促进骨缺损修复,还能促进牙骨质及牙周膜纤维的再生。编码 BMP 拮抗剂头蛋白的基因被转运时,就会导致牙周组织形成被抑制。Dunn 等将 BMP-7 的腺病毒载体与胶原凝胶复合后移植到种植体周围骨缺损处,能够明显促进牙槽骨骨缺损的修复。目前,BMP 的基因治疗已经开始应用在牙周组织再生及种植体周围骨缺损的修复中。

但是也应该看到,虽然动物实验显示转染 BMP 和 PDGF 能促进骨和牙骨质的再生,目前

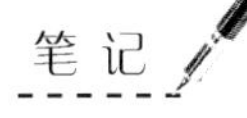

所有相关研究尚局限于对鼠所做的生长因子转染进行牙周修复的试验性基因治疗阶段，其安全性和有效性仍待评估。如最佳转染和诱导的细胞数目仍难以确定，使得基因表达的最大化和持久性问题仍未解决。另外，转染可以提供持续水平的生长因子，但对后续相关的分化、骨的矿化或创伤愈合进程可能有抑制性的影响。更重要的是病毒重组和免疫反应的可能性，必须进行风险评估和大量的验证实验后才能推广应用。

（三）干细胞用于临床的挑战

1. 技术性挑战　主要与细胞生成的可操作性、支架材料和传输系统相关。

（1）牙周组织工程的治疗：需要大量的干细胞，为避免重复获取的繁琐，需要对治疗性细胞进行冻存。施松涛等的研究显示，冻存的牙周膜间充质干细胞，在离体环境下依然能分化为不同类型的组织，动物实验可形成牙周组织。这为干细胞的扩增和保存提供了有力的技术支持。

（2）细胞培养条件：目前仍难以模拟活体细胞微环境，也不能保证细胞增殖和分化均能安全和持续地进行。另外，细胞培养基常需要外源性异体产物（如胎牛血清或鼠源细胞滋养层），因此有病原菌感染的风险。

（3）周期过长：这是对细胞治疗和组织再生的极大约束，一些自体性治疗方法需要经历数周或数月的体外扩增过程，尽管与体细胞相比而言，应用干细胞治疗能缩短处理时间，但培养时间延长后可能带来的染色体核型不稳定和细胞基因变异等有可能会限制了干细胞的应用。

（4）基质支架材料：应能模仿天然细胞外基质，支持细胞附着，可控性释放生物活性因子，易于组织长入，利于实验室操作，即能达到生物相容性好、减少体外时间、材料和细胞的有机整合、再生的组织有功能性之综合目的。然而，目前还没有获得能达到所有这些要求的理想化材料。

（5）在植入体内前，需在实验室培养和扩增细胞：在将培养细胞从底物上分离下来时常需要用到蛋白酶，而酶的作用会诱使沉积的细胞外基质和细胞间结合降解破坏，水解不同细胞膜相关蛋白而损伤细胞膜，继而损伤细胞功能。已经有尝试用控制细胞培养的温度来控制细胞表面的吸附，发展出新的培养皿可以仅凭降温即获得完整的细胞。对内皮细胞的观察显示这种温度反应性方式处理后，细胞功能保持优于胰酶消化的细胞。而且从培养皿中获得的细胞片是连续的，有丰富的细胞外基质，动物实验显示其能改善新生牙周膜的排列方向，并促进牙骨质样结构的形成。这也就是所谓的细胞膜片工程。

2. 临床挑战　包括免疫排斥、干细胞的致瘤可能性及植入组织与宿主的功能性整合。

（1）现在机体免疫系统对干细胞及其衍生物的反应如何尚不明了。一般而言，人体细胞的免疫性主要依赖于Ⅰ型和Ⅱ型组织相容性抗原的表达。人类胚胎干细胞表达低水平的Ⅰ型主要组织相容性抗原，但这种表达随分化而上调，解决此问题的一个办法是应用自体干细胞。进而，目前也在探索患者特异性多能干细胞及自体诱导性多能干细胞（iPS 细胞）转化为所需要细胞类型的相应研究。体外和体内试验已经观察到一些间充质干细胞具有免疫抑制效应，使应用异体干细胞的可能性得到更多的支持。

（2）目前尚无切实可行的从培养基中消除不分化胚胎干细胞的方法，也缺乏长期追踪研究，使得干细胞移植后的基因稳定性和肿瘤化风险成为主要的安全性问题。现在的看法是治疗性用途特异性和广度越大，则干细胞离体条件下所需培养时间越长，在此长培养期内，干细胞发生基因和遗传变异的可能性也越大。

（3）目前仍不清楚人体干细胞衍生物是否能整合进受植组织中并重现丧失或损伤组织的特异性功能，移植后的干细胞能否转化成稳定的细胞并显示正常宿主细胞的特征和功能尚待证明。

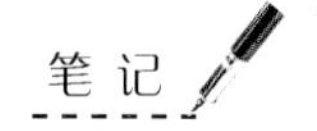

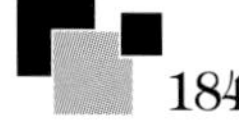

3. 外源性再生和内源性再生的挑战　不论外源性再生和内源性再生都需要参加牙周组织再生的主要细胞有一个合适的生长微环境。目前的牙周组织再生治疗手段,都是着眼于刺激局部组织中的内源性或外源性(干)细胞,来发挥其修复功能。而牙周组织再生治疗的愈合过程是一个非常复杂的过程,涉及血凝块的形成和稳定、免疫细胞浸润和炎症反应、周围细胞的增殖分化等三个既有区别又相互交错的阶段。其中细胞增殖分化形成骨、牙骨质和牙周膜三种复合结构是决定最终修复结果的核心环节,该过程受诸多具有时间和空间效应的因子和细胞介导来完成。

(1) 微生态因素:口腔内微生物与宿主相互间存在着广泛而复杂的相互制约、相互依赖关系,共同维持着牙周及口腔微生态的平衡,而这种动态平衡是决定牙周健康的重要因素。比如,在龈沟微生物中,致病菌与另一些能抑制这些致病菌生长的有益菌群如血链球菌等共存。有益菌的减少或消失、动态平衡的破坏是导致牙周病变发生及发展的重要机制之一

同时,局部感染会产生一些毒素和酶,增加局部伤口的张力进而妨碍愈合。由于口腔环境的复杂性及复杂的功能活动,如何阻止口腔中的微生物与牙周创口相交通、控制感染、保护创口的愈合不受外来因素干扰是亟待解决的重要问题之一。

(2) 分子信号因素:现有的研究表明,牙周创口的愈合过程涉及大量的信号分子,多种细胞因子、系统激素可以干扰或促进牙周组织的修复和重建。有些信号分子能促进成骨细胞的活力,通过促进牙槽骨沉积间接加速牙周组织再生,而有些则能直接促进牙周膜细胞的功能活动。如何选择合适的信号分子并控制其作用的时空因素是本领域需要解决的一个难题。

(3) 组织工程材料:牙周组织工程材料会从某种程度上改变牙周的微环境,如果要达到较好的牙周组织再生效果,这些材料在植入后及其降解过程中都不会对牙周前体细胞产生不利影响。因此,构建多材料复合结构支架或梯度材料用于牙周组织再生也是今后的研究方向。

(四) 治疗选择的挑战

仅仅在最近10余年,牙周病的治疗计划就发生了一些重大变化,最主要的是种植体的长期稳定性在提高,因此带来了是用再生技术去保留一些重度牙周病患牙,还是早期拔除以最大限度地保留牙槽嵴高度和宽度以利于后期种植修复的矛盾。现在的牙槽嵴保存技术可以在拔牙后尽量减少骨丧失,并提供最大的骨量,必要时还可通过引导性骨再生技术来扩大和加强牙槽嵴。这使得临床医师在为患者提供治疗计划时既增加了治疗的选择性,也增加了做出决断的难度,因为有时再生治疗保存患牙和拔牙进行种植修复本身就是矛盾的两种方式,这对医师的诊疗水平和综合判断能力提出了更高的要求,也对整个口腔医疗环境模式和社会保险制度提出了新的课题。

(五) 组织工程学和再生医学之间的关系

组织工程的原意是在体外制造组织的过程和技术,其好处是可以在生成组织后先行基本无创的检查以确定其是否从形态或功能方面能满足需要。其不利处在于无法模拟体内的生理环境,尤其难以模拟体内的受力作用过程,这种机械应力过程无论是过大或过小,均会使需植入的再生组织缺乏有效的功能性刺激,既难以保证体外生成的组织结构完全符合生理需要,也可能在植入前再生的组织即被排斥或者植入后很快被降解掉。另外,再生的组织在植入体内后还有一个与机体相互整合的过程,这涉及一个降解和新生的组织重建过程,此过程的结果不仅将直接影响到植入组织能否生存,也影响到植入组织后期的功能发挥效应。

而再生医学的含义更为关注通过外科手段体内(in vivo)再生组织的技术发展。对于实际工作和病例而言,组织工程和再生医学难以区分,无论组织工程的过程是在体外还是体内

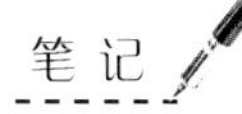

完成，要获得成功都必须依赖于参与的组织成分(细胞、基质、可溶性调控因子)共同作用和相互协调，而且也需要有精巧的外科技术将组织工程产品植入体内，并与机体组织结构完整结合。因此，两种概念是相辅相成的、更是殊途同归的。

(王勤涛)

参考文献

1. Lindhe J, Karring T, Lang NP. Clinical Periodontology and Implant Dentistry. 4th ed. Munksgaard: Blackwell Publishing Company, 2003
2. Lindhe J, Karring T, Lang NP. Clinical Periodontology and Implant Dentistry. 5th ed. Munksgaard: Blackwell Publishing Company, 2008
3. Newman MG, Takei HH, Carranza FA. Clinical Periodontology. 9th ed. Philadelphia: W. B. Saunders Co, 2002
4. Newman MG, Takei H H, Klokkevold PR, et al. CARRANZA' s. Clinical Periodontology. 11th ed. ELSEVIER SAUNDERS, 2012
5. Kao RT, Murakami S, Beirne OR. The use of biologic mediators and tissue engineering in dentistry. Periodontol 2000, 2009, 50: 127-153
6. Kao ST, Scott DD. A review of bone substitutes. Oral Maxillofac Surg Clin North Am, 2007, 19(4): 513-521
7. Bosshardt DD, Sculean A. Does periodontal tissue regeneration really work? Periodontol 2000, 2009, 51: 208-219
8. Lin NH, Gronthos S, Bartold PM, et al. Stem cells and future periodontal regeneration. Periodontology 2000, 2009, 51: 239-251
9. Ishikawa I, Iwata T, Washio K, et al. Cell sheet engineering and other novel cell-based approaches to periodontal regeneration. Periodontology 2000, 2009, 51: 220-238
10. Lynch SE, Marx RE, Nevins M. Tissue engineering applications in oral and maxillofacial surgery and periodontics. 2nd ed. Quintessence Publishing Co, Inc, 2008
11. Bartold PM, Xiao Y, Lyngstaadas SP, et al. Principles and applications of cell delivery systems for periodontal regeneration. Peirodontology 2000, 2006, 41: 123-135
12. Morsczeck C, Schmalz G, Reichert TE, et al. Somatic stem cells for regenerative dentistry. Clin Oral Investig, 2008, 12(2): 113-118
13. PalmerRM, Cortellini P. Periodontal tissue engineering and regeneration: Consensus Report of the Sixth European Workshop on Periodontology. J Clin Periodontol, 2008, 35(Suppl8): 83-86
14. Fujii S, Maeda H, Wada N, et al. Investigating a clonal human periodontal ligament progenitor/stem cell line in vitro and in vivo. J Cell Physiol, 2008, 215(3): 743-749
15. Nagatomo K, Komaki M, Sekiya, et al. Stem cell properties of human periodontal ligament cells. J Periodontal Res, 2006, 41(4): 303-310
16. Benatti BB, Silvério KG, Casati MZ, et al. Physiological features of periodontal regeneration and approaches for periodontal tissue engineering utilizing periodontal ligament cells. J Biosci Bioeng, 2007, 103(1): 1-6
17. Strehl R, Schumacher K, de Vries U, et al. Proliferating Cells versus Differentiated Cells in Tissue Engineering. Tissue Eng, 2002, 8(1): 37-42
18. Trubiani O, Orsini G, Zini N, et al. Regenerative potential of human periodontal ligament derived stem cells on three-dimensional biomaterials: A morphological report. J Biomed Mater Res A, 2008, 87(4): 986-993
19. Raja S, Byakod G, Pudakalkatti P. Growth factors in periodontal regeneration. Int J Dent Hyg, 2009, 7(2): 82-89
20. Dereka XE, Markopoulou CE, Vrotsos IA. Role of growth factors on periodontal repair. Growth Factors, 2006, 24(4): 260-267
21. Ramseier CA, Abramson ZR, Jin Q, et al. Gene therapeutics for periodontal regenerative medicine. Dent Clin North Am, 2006, 50(2): 245-263
22. Intini G. Future approaches in periodontal regeneration: gene therapy, stem cells, and RNA interference. Dent Clin North Am, 2010, 54(1): 141-155

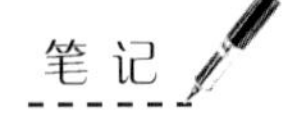
笔记

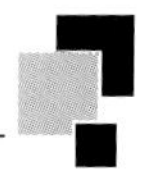

23. Dohan DM, Choukroun J, Diss A, et al. Platelet-rich fibrin(PRF): a second generation platelet concentrate. Part Ⅰ: technological concepts and evolution. Oral Surg Oral Med Oral Pathol Oral Radiol Endod, 2006, 101(3): 37-44

24. He L, Lin Y, Hu X, et al. A comparative study of platelet-richfibrin(PRF) and platelet-rich plasma(PRP) on the effect of proliferation and differentiation of rat osteoblasts in vitro. Oral Surg Oral Med Oral Pathol Oral Radiol Endod, 2009, 108(5): 707-713

25. Dohan DM, Choukroun J, Diss A, et al. Platelet -rich fibrin(PRF): a second-generation platelet concentrate. Part Ⅱ. Platelet-related biologic features. Oral Surg Oral Med Oral Pathol Oral Radiol Endod, 2006, 101(3): 45-50

26. Dohan DM, Choukroun J, Diss A, et al. Platelet-rich fibrin(PRF): a second-generation platelet concentrate. Part Ⅲ. Leucocyte activation: a new feature for platelet concentrates. Oral Surg Oral Med Oral Pathol Oral Radiol Endod, 2006, 101(3): 51-55

27. Mao JJ, Stosich MS, Moioli EK, et al. Facial reconstruction by biosurgery: cell transplantation versus cell homing. Tissue Eng Part B Rev, 2010, 16(2): 257-262

28. Laird DJ, von Andrian UH, Wagers AJ. Stem cell trafficking in tissue development, growth, and disease. Cell, 2008, 132(4): 612-630

29. Chen FM, Wu LA, Zhang M, et al. Homing of endogenous stem/pregenitor cells for in situtissue regeneration: promises, strategies, and translational perspectives. Biomaterials, 2011, 32(12): 3189-3209

30. Socransky SS. Relationship of Bacteria to the Etiology of Periodontal Disease. J Dent Res, 1970, 49(2): 203-222

31. Tatakis DN, Kumar PS. Etiology and Pathogenes of Periodontal Diseases. Dent Clin North Am, 2005, 49(3): 491-516

32. Park JS, Suh JJ, Choi SH, et al. Effects of pretreatment clinical parameters on bioactive glass implantation in intrabony periodontal defects. J Periodontol, 2001, 72(6): 730-740

33. Hayashi C, Kinoshita A, Oda S, et al. Injectable calcium phosphate bone cement provides favorable space and a scaffold for periodontal regeneration in dogs. J Periodontol, 2006, 77(6): 940-946

34. Eskan MA, Greenwell H. Theoretical and Clinical Considerations for Autologous Blood Preparations: Platelet-Rich Plasma, Fibrin Sealants, and Plasma-Rich Growth Factors. Clin Adv Periodontics, 2011, 1: 142-153

35. Giannobile WV, Hollister SJ, Ma PX. Future Prospects for Periodontal Bioengineering Using Growth Factors. Clin Adv Periodontics, 2011, 1(2): 88-94

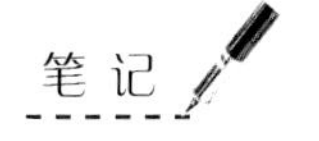

第七章　牙周病的非手术治疗

牙周病是由菌斑微生物引起的牙周支持组织的慢性感染性疾病。牙周病治疗的目的在于去除病因、恢复牙周生态平衡并促进已破坏牙周组织的再生修复。临床上，不同程度的牙周病变所采用的治疗方法不同，通常可将其分为手术治疗和非手术治疗两大类。1986 年，Löe 等报道对斯里兰卡采茶区缺乏口腔卫生保健措施的工人进行了长达 15 年的纵向观察，结果发现：8% 的人牙周炎的发展速度很快，在 40 岁前每个人因牙周炎平均丧失近 20 颗牙，在 45 岁时全口牙缺失；81% 的人牙周炎发展速度较为缓慢，在 45 岁时每个人因牙周炎平均缺失 7 颗牙；11% 的人尽管存在有牙龈炎，但是没有牙周组织破坏，没有一颗牙因为牙周病而缺失。鉴于牙周病变流行趋势的偏态分布特征，在临床牙周治疗过程中，多数患者可能只需要实施非手术治疗即可达到控制和延缓病变发展的目的，因而凸显出牙周非手术治疗更为明显的广泛性和重要性（图 7-0-1）。

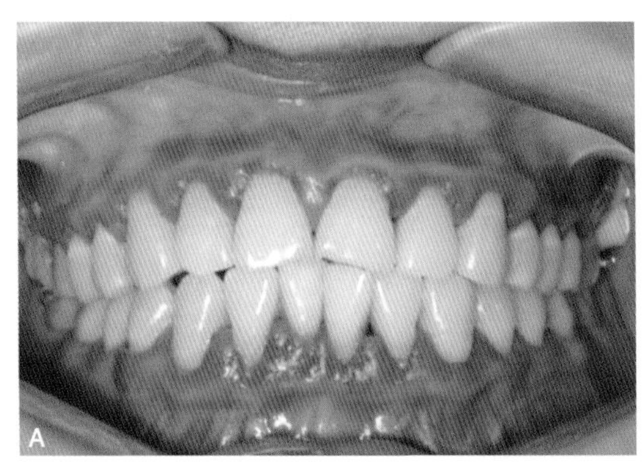

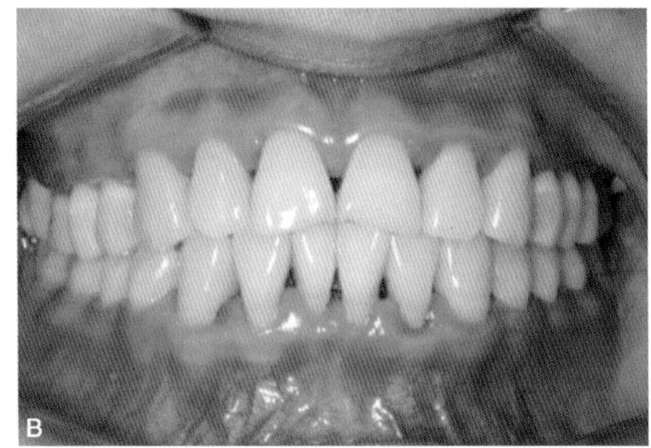

图 7-0-1　牙周非手术治疗效果

A. 23 岁女性，侵袭性牙周炎患者基础治疗前　B. 基础治疗 6 个月后（福建医科大学附属口腔医院，黄永玲医师提供）

牙周非手术治疗主要包括器械治疗和药物治疗，两者既相互独立，又相互补充。另外，菌斑控制也是牙周非手术治疗的重要组成部分。

菌斑控制是整个牙周治疗的基础，是评价牙周基础治疗疗效的最基本指标。要让患者有效地控制菌斑，必须对患者实施细致的口腔卫生宣教或口腔卫生指导（oral hygiene instruction，OHI）。器械治疗是控制菌斑、扰乱细菌生物膜唯一有效的方法。器械治疗的效果受初始牙周袋深度、牙位、根面形态、器械选择、单个牙的治疗时间和医师操作技能等多种因素的影响。

药物治疗作为器械治疗的辅助和补充，往往能在控制和消除牙周病病因、调节宿主免疫等方面显示出重要的作用。选择和应用牙周治疗药物应遵循正确的用药原则。牙周局部缓释和控释药物的应用是近年来药物治疗研究的热点。

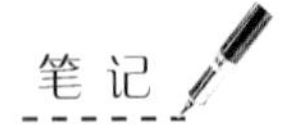

牙周维护治疗也是牙周非手术治疗中非常重要的一方面。维护治疗的目标是控制炎症、早期发现进行性破坏的位点并提供补充治疗。定期复诊有助于提高维护治疗的疗效。吸烟等危险因素的控制以及良好的医患沟通能够提高维护治疗的质量，而患者的依从性则是影响牙周治疗远期疗效的最重要因素。

第一节　自我菌斑控制

自我菌斑控制是指患者为去除龈上菌斑所采取的一切措施。有效的菌斑控制可使牙龈炎症消退，同时也是整个牙周治疗的基础。在进行机械性治疗之前必须有效地控制菌斑。研究表明：自我菌斑控制是治疗牙周炎的第一步，同时也是最为关键的一步。菌斑控制是否有效可以通过组织反应（炎症症状减轻）和微生物学变化（细菌定植总量以及致病菌数量减少）进行判断。在进行菌斑控制时，应最大限度地保存牙周组织，建立有利于微生态转变的环境。

自我菌斑控制的方法包括使用牙刷、牙线、牙间隙刷以及其他口腔清洁工具去除菌斑（图7-1-1），其中，牙刷是自我菌斑控制方案中必不可少的选择，主要用于去除颊舌面的菌斑；而牙线（图7-1-2）、牙间隙刷是非常重要的邻面清洁工具。菌斑控制程序应根据个体情况进行制定，同时兼顾全口牙及位点水平的局部危险因素，以适应不同个体的需要。但是，要求患者牙列中完全没有菌斑是不现实的。大量临床流行病学调查研究已证实：即使通过严格的口腔卫生指导以及定期进行菌斑控制，绝大多数患者仍有约10%～15%的牙面有菌斑沉积。当菌斑指数（plaque index，PLI）降至20%以下时，龈下菌斑生物膜中细菌的数量和

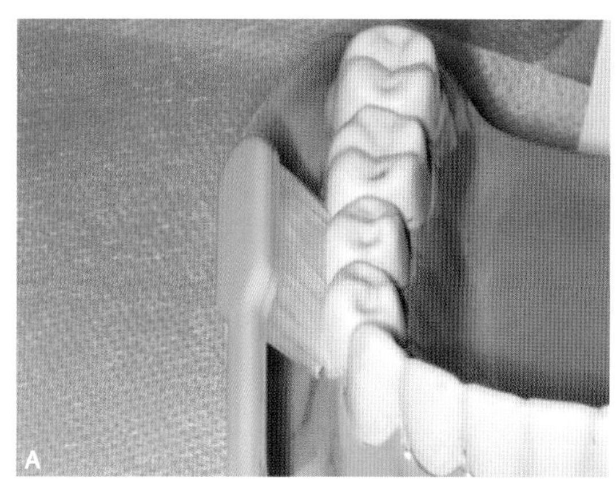

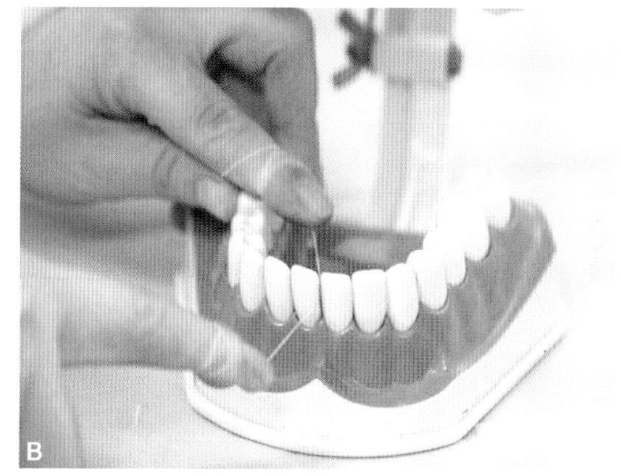

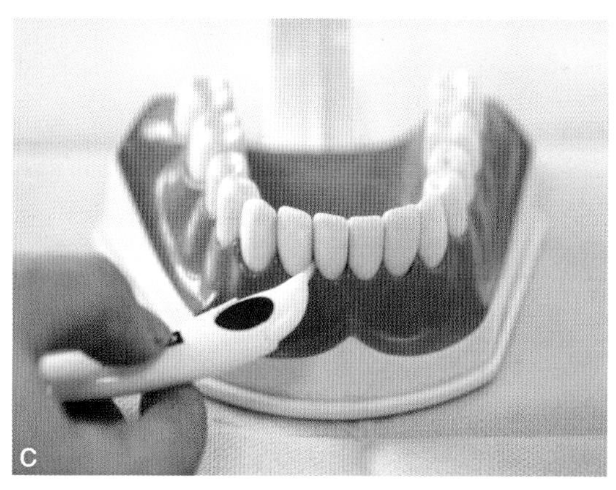

图7-1-1　菌斑控制方法

A. Bass刷牙法刷毛指向　B. 正确的牙线使用方法　C. 正确的牙间刷使用方法（福建医科大学附属口腔医院，钟泉医师提供）

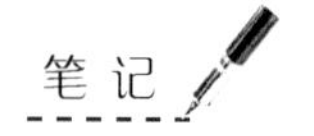

笔记

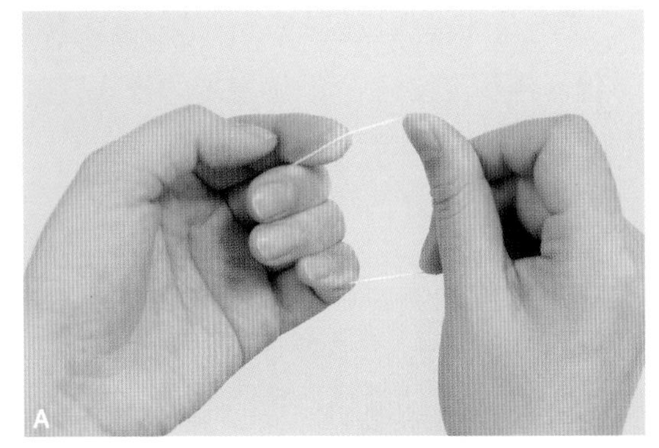
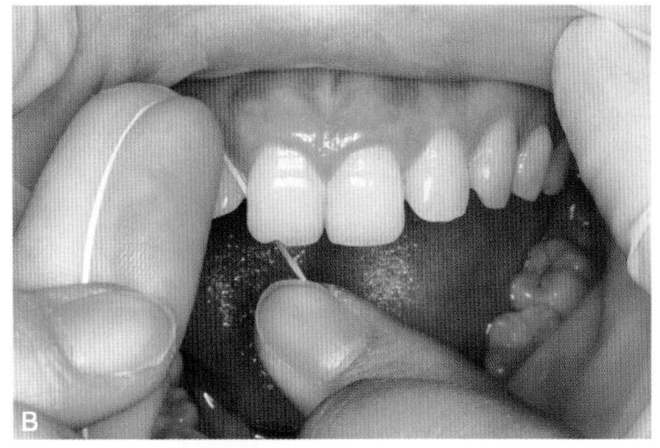
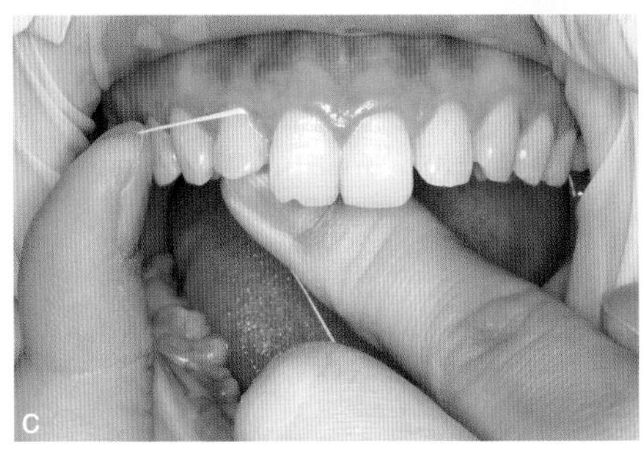

图 7-1-2　牙线使用方法

A. 制作 15 ~ 20cm 的线圈，绷紧，示指和拇指间的距离约 1.0 ~ 1.5cm　B. 将牙线压入牙齿邻面接触点　C. 牙线进入龈下，紧紧包绕牙邻面，向切方运动，以“刮除”菌斑（南京大学医学院附属口腔医院，陈斌医师提供）

构成将发生明显改变，其致病性亦明显降低。因此，当一个个体的菌斑指数降至 20% 时可认为已基本控制菌斑（图 7-1-3）。研究表明，慢性牙周炎患者如果能够持续、良好地控制菌斑，治疗后 5 年内仍能保持令人满意的牙周健康状况。临床研究也显示菌斑控制较差的患者牙周治疗效果欠佳。

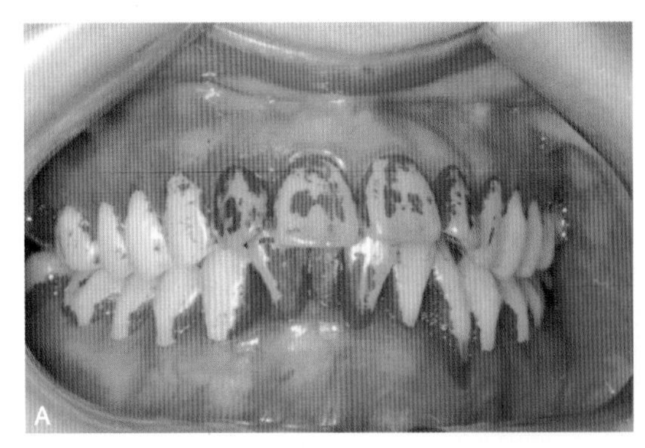
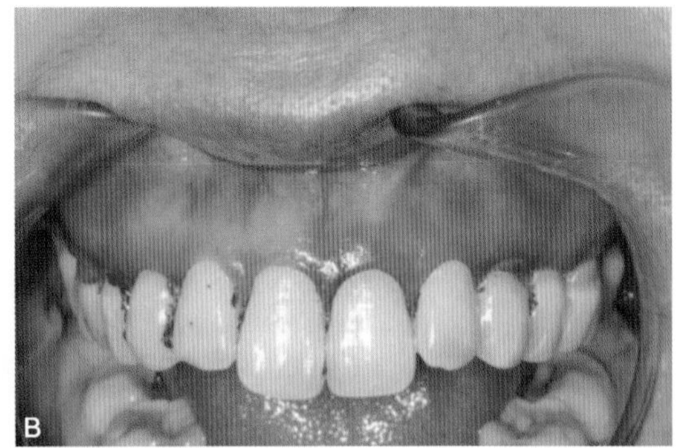

图 7-1-3　菌斑控制效果

A. 控制效果欠佳　B. 控制效果良好（福建医科大学附属口腔医院，黄永玲医师提供）

20 世纪 80 年代的一系列临床研究证明：要想有效地控制菌斑，患者需要就诊两次并接受细致的口腔卫生宣教或口腔卫生指导。临床医师每次至少要花 15 分钟的时间对每一位患者进行有针对性的或个性化的（individualized）口腔卫生宣教或指导，才能教会患者更加有效地控制菌斑（图 7-1-4）。

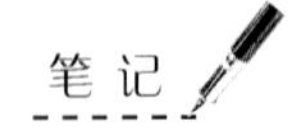
笔记

在口腔卫生宣教和口腔卫生指导阶段，良好的教育和充足的指导时间能够使患者充分

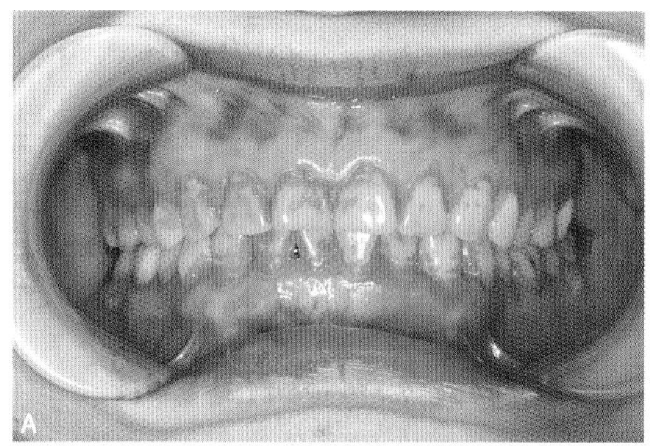
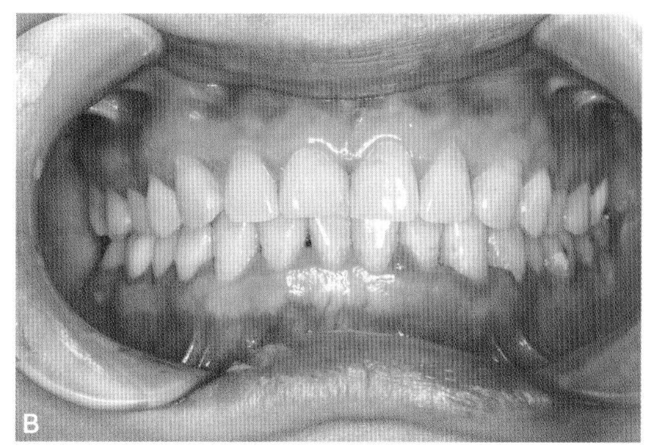
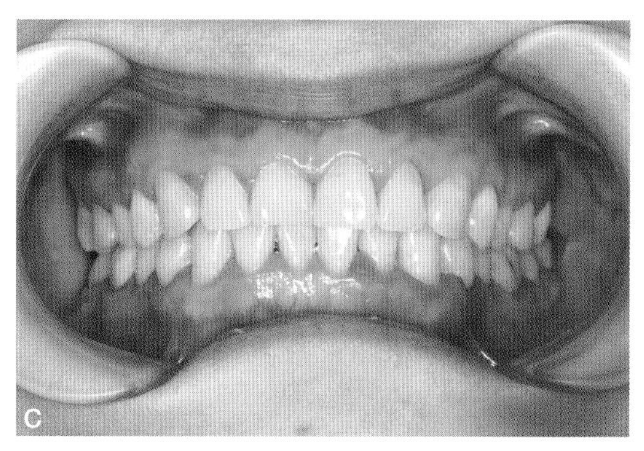

图 7-1-4　两次口腔卫生宣教前后菌斑控制情况对比

A. 两次口腔卫生宣教前　B、C. 两次口腔卫生宣教后(南京大学医学院附属口腔医院,陈斌医师提供)

意识到自身在整个牙周病治疗过程中处于主导地位。一旦这一主导地位得到确立,医患双方在口腔卫生保健实践中的行为和态度就会发生根本性的变化,患者将更加重视家庭口腔保健,同时也会意识到自身对牙周炎的易感性与普通人不同——这种行为和态度的根本转变将有助于成功治愈牙周炎。

第二节　器 械 治 疗

一、器械治疗的必要性

牙周病是由菌斑微生物所导致的牙周组织的慢性感染性疾病。大量研究发现龈下菌斑具有生物膜样结构,生物膜能够抵抗宿主的防御功能及药物作用。器械治疗是扰乱生物膜唯一有效的方法(图 7-2-1)。

器械治疗包括龈上洁治、龈下刮治和根面平整。器械治疗就是使用手用匙形刮治器或者超声洁治器处理根面,以达到去除菌斑生物膜、内毒素、牙石以及易于造成菌斑滞留的局部因素的目的,重新获得一个与新生附着组织具有生物相容性的根面(图 7-2-2)。

二、不同治疗器械的疗效

牙周器械治疗的目的是去除牢固黏附在牙面或修复体表面的龈上、龈下牙石,菌斑生物膜和内毒素;去除感染牙骨质,抛光牙面、根面,减少粗糙度,形成牙周细胞附着并增殖的有利环境,可以使用手用器械、声波、超声波和激光等多种方式。

牙周非手术治疗的疗效评价包括:①软组织评价,着重于观察牙周袋软组织的临床变

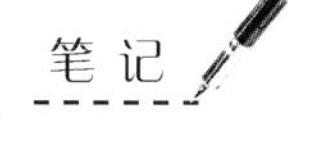

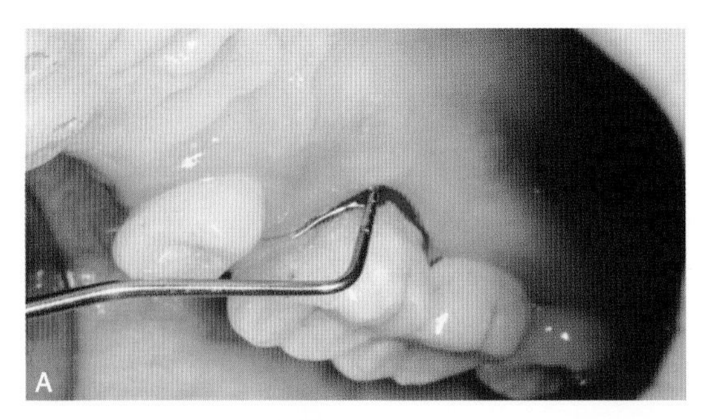

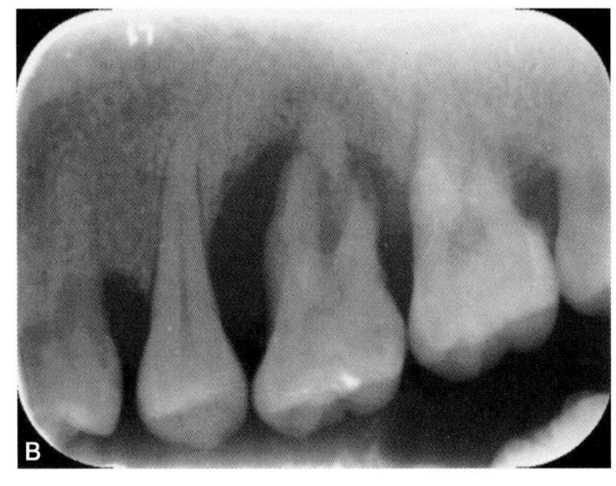

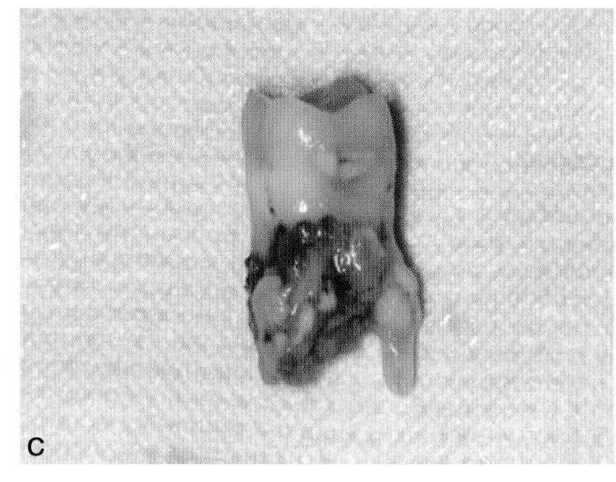

图 7-2-1　牙周袋和病变根面

A. 26 探及深牙周袋　B. X 线示牙槽骨吸收至根尖　C. 拔牙后病变牙根（福建医科大学附属口腔医院，李艳芬医师提供）

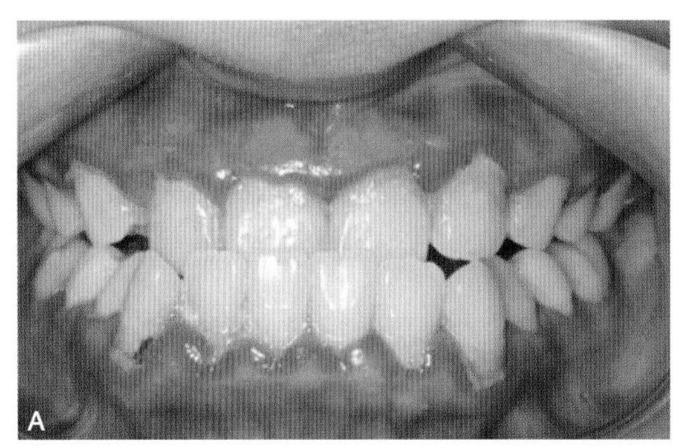

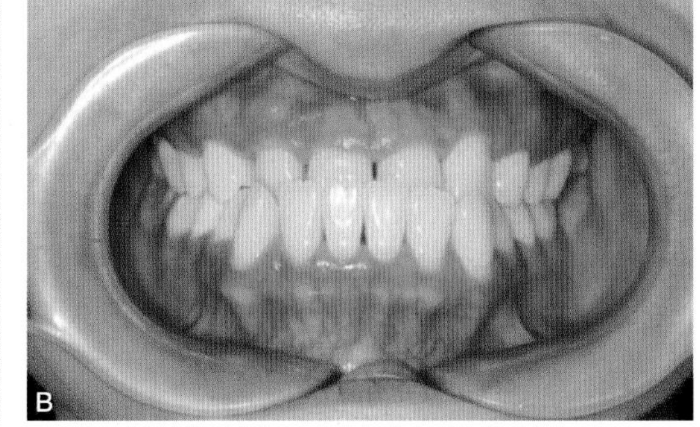

图 7-2-2　慢性牙周炎龈上洁治、龈下刮治及根面平整术治疗效果

A. 治疗前　B. 治疗一个月后（福建医科大学附属口腔医院，钟泉医师提供）

化，如牙龈颜色、形态、质地，牙周袋探诊深度（probing depth，PD）和探诊出血（bleeding on probing，BOP）等；②硬组织评价，主要采用根尖片、全景片、𬌗翼片、锥形束 CT（cone beam computed tomography，CBCT）等观察牙槽骨的变化；③微生物评价，寡聚 DNA 探针、PCR、人类口腔微生物基因芯片和高通量测序技术等为定性和定量对比治疗前后牙周致病菌的变化提供了可能；④其他。

牙周非手术治疗的效果与初始牙周袋深度、治疗牙位、根面形态、器械选择、单个牙的治疗时间和医师操作技能等多种因素相关。牙周医师需充分了解各种方法的优缺点，并做出合理的选择。

1. 龈下刮治和根面平整术（subgingival scaling and root planing，SRP）　系统性回顾研究表明 SRP 是一种有效的治疗措施，表现在 BOP 减少、PD 降低以及临床附着水平的获得。2002 年 Hung 等对 SRP 治疗后的效果进行了 meta 分析，他们将基线检查时的牙周探诊深度

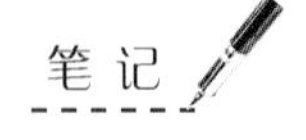
笔记

分为浅(1～3mm)、中(4～6mm)和深(≥7mm)3种情况,结果发现:①对于浅袋,SRP处理后袋的深度改善不明显,会丧失部分临床附着;②4～6mm的牙周袋经过SRP治疗后PD平均减少1.26mm,临床附着水平(clinical attachment level,CAL)平均增加0.55mm;③深袋(≥7mm)经过SRP治疗后PD平均减少2.16mm,CAL平均增加1.29mm。

传统手用器械在根分叉、根面凹陷以及磨牙远中等部位行根面平整作用欠佳,获得生物相容的根面相对困难,而过度刮治可能造成健康牙骨质的丧失,易导致术后根面敏感。因此,学者们一直致力于对手用器械进行改良或寻找其他的牙周非手术治疗方法。例如,通过延长刮治器下干以便进入更靠近根尖方向的牙周袋底、通过减少工作刃的长度或者宽度以便进入窄深牙周袋、通过增加器械的干的直径以便去除较为坚硬的大块牙石等。

2. 手用器械和超声刮治器械的疗效对比　超声洁治器最初用于龈上洁治,此后通过改进超声器械的工作尖,使其更加细长,并设计了不同角度,从而更容易进入牙周袋深部,更有效地去除龈下牙石。机用设备因具有易于掌握、工作效率高、可降低术者的劳动强度以及减轻患者不适等优势而在牙科领域中得到广泛应用。常用的有超声和声波仪器,超声器械的应用相对更加广泛。

ER-7-2-1　超声刮治和手工刮治的区别

超声器械的作用机制包括:①机械作用:金属工作尖通过振动来破坏和击碎牙面沉积物;②冲洗作用:工作尖周围的冲洗液对牙面生物膜和治疗位点的碎屑进行冲洗;③空穴作用:气泡迅速塌陷产生能量破坏或清除生物膜;④微流作用:工作尖周围形成的湍流破坏或清除生物膜。4个作用机制中,机械作用是最主要的,而后3种则是超声独有的(相对于手用器械)。

另外,有的机用设备还可加装带药的冲洗装置,可利用抗菌剂的辅助作用提高疗效。超声系统的种类、术者的操作水平、工作尖及功率的选择均会影响超声洁刮治的效果。

(1) 临床指标的改善:由于目前临床上检查龈下残留牙石主要通过牙周探诊,其结果不可靠,因此可以通过炎症指标的改善,间接评估各种方法去除牙石和生物膜的效果。2002年,Tunkel等通过循证医学研究显示:超声器械牙周治疗能够获得与手用器械治疗相似的临床效果,如PD减少、CAL增加、BOP减少、牙龈红肿等症状减轻。但超声器械便于医师操作,比手用器械治疗平均节省36.6%的时间,大大减轻了医师的劳动强度。

(2) 去除细菌沉积物(牙石和菌斑生物膜)的效果:评估各种牙周非手术疗法去除牙石和菌斑生物膜效率时,通常将因患牙周炎而无保留价值的牙齿在拔除前行牙周治疗,拔除后在显微镜、立体显微镜和电镜下观察牙石残留情况。只有少数实验中限制了牙周刮治时间。Adriaens等(2004年)系统回顾了不同方法去除牙石的效果:手用器械如匙形刮治器、锄形刮治器和根面锉之间、不同超声器械之间以及手用器械和超声器械之间,清除牙石能力无显著差异。它们均不能完全去除牙石,且随着牙周探诊深度增加,残留牙石量增多。在4mm以下、4～6mm和6mm以上探诊深度的牙周袋中,根面残留牙石的比例分别为4%～43%、15%～38%和19%～66%。带曲度的超声龈下工作尖对上、下颌磨牙根分叉处的牙石和菌斑具有更好的去除效果。

(3) 对根面的影响:牙周治疗需要建立一个有利于牙周细胞和组织再生的环境。粗糙的根面不利于牙周细胞的附着和再生,因此需要根面抛光,可用龈下刮治器械、龈下喷砂等进行根面抛光。受术者操作等多种因素的影响,手工和超声器械治疗后根面光滑程度的差异较大。平均表面粗糙度(average surface roughness,Ra)小于0.2μm时,菌斑不易在根面或者种植体表面沉积。但非手术方法能够获得的根面粗糙度都比这个值大8～14倍,Gracey匙形刮治器、声波刮治器和15μm金刚砂机用器械抛光处理后Ra分别为(1.90±0.84)μm、(2.71±1.12)μm和(1.64±0.81)μm。

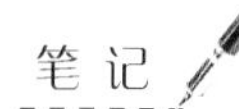

在牙周机械治疗时,应尽量选择对根面牙骨质损伤小的器械。牙周机械治疗中对根面

的过度刮治和平整会导致健康牙骨质的过多丧失，影响牙周组织再生。因此在去除根面松软、表浅而含有内毒素的病变牙骨质时，要尽量保存健康牙骨质。随着刮治动作次数的增加和力量的加大，根面矿化牙骨质丧失的量逐渐增加。在体外牙周器械对根面施加 100Pa 的相同压强时，去除矿化牙骨质的深度：匙形刮治器>声波>超声波。扫描电镜检查显示，手用器械治疗后根面最光滑，但牙体组织损失也最多；磁伸缩式器械治疗后根面光滑度次之，其牙体组织损失最少；压电式器械治疗后根面光滑度最差，牙体组织损失程度介于其他两组之间。

（4）术后不适：牙周机械治疗的术后反应主要是牙本质敏感引起的不适。超声刮治时需要使用较低的功率，并且需要良好的水冷却，否则会导致根面温度升高，损伤牙髓和牙周组织。Vector 系统在牙周维护期使用时，与传统的超声设备相比，可降低不适感，例如疼痛、噪音和冲洗水量大等问题，因此可以提高患者维护期治疗的积极性和依从性，更适用于维护期治疗。

（5）新附着形成：理想的牙周再生是牙周膜细胞附着在根面并形成有功能的新附着。学者们对超声和手用器械龈下刮治对牙周膜细胞的体外生物学活性的影响进行了研究，认为未经刮治的病变牙骨质片上，牙周膜细胞的附着和增殖明显少于已刮治的牙骨质片和健康牙骨质片；手用器械和超声刮治的牙骨质片上附着的牙周膜细胞数量无统计学差别。也有报道认为超声刮治的牙骨质面更有利于牙周膜细胞的附着。

3. 超声刮治配合药物冲洗的效果　超声波洁牙机多数自带供水装置，洁刮治的同时可以配合药物冲洗。药物在洁治时被同步喷射进入牙周袋，超声波产生的空穴作用使工作头出现高速带压的液体喷射，可使药物更有效地与袋内壁及根面接触，增强药物对龈下微生物的杀灭作用。在超声刮治同时配合药物冲洗与普通超声刮治的对比研究中，临床研究结果差异较大。超声刮治配合 0.02% 氯己定或者水冲洗后牙周临床症状改善，牙周袋内能动菌和螺旋体的数量下降，但氯己定冲洗并不优于用水冲洗。低浓度的碘在牙周袋内可以产生抗 *Pg* 的杀菌效果，聚维酮碘（povidone iodine）冲洗可以提高超声刮治在 PD≥7mm 的深牙周袋内的刮治效果。

三、一次法和分次法的疗效评估

对牙周炎患者进行菌斑控制是牙周治疗成功的关键，贯穿整个牙周治疗过程。机械的洁刮治和根面平整是牙周治疗中减少牙周袋内致病菌的有效方法。传统的牙周治疗将口腔分为 4～6 个区，患者每周就诊 1 次，每次进行 1 个区的治疗，通常要 4～6 周才能完成全口腔 SRP。这种治疗方法周期较长，患者就诊的次数较多，对依从性较差的患者，复诊率不易保证。同时，由于间隔时间长，牙周致病菌可能从未经 SRP 的牙位移植到新完成 SRP 的牙位，从而影响治疗的效果，增加牙周炎复发的可能性。

基于上述原因，1995 年，Quirynen 等首先提出了一站式 SRP 治疗方案（full-mouth instrumentation protocols）是指在 24 小时内分两次完成全口的 SRP。另外，考虑到口腔其他部位也可检出牙周致病菌，为将一站式 SRP 临床效果最优化，Quirynen 等建议舌部清洁和氯己定的使用作为 SRP 的辅助手段，也就是全口抗感染治疗方案（full-mouth disinfection protocols）。具体治疗措施如下：一次性或分两次完成全口 SRP（24 小时内），同时对所有牙周袋用 1% 氯己定在 10 分钟内冲洗 3 次，8 天后重复龈下冲洗一次；采用 1% 氯己定凝胶清洁舌背 60 秒，以减少舌背处菌斑，患者在椅旁使用 0.2% 氯己定含漱液 1 分钟内含漱两次，并使含漱液接触咽部 10 秒，以减少唾液、咽部及扁桃体处的细菌数量。治疗结束后的前 2 周使用 0.2% 氯己定含漱液每天含漱 2 次，每次 1 分钟。对患者进行口腔卫生宣教，掌握控制菌斑的方法。

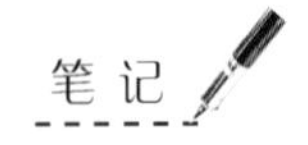

1. 一次法与分次法(传统牙周 SRP)临床效果比较　1995 年 Quirynen 等对 10 例牙周炎患者进行相关的临床对照研究,实验组 5 例患者一次性完成全口 SRP 并联合全口抗感染,对照组 5 例患者采用常规的分次法 SRP 治疗。分别于治疗结束后 1 个月及 2 个月进行临床及微生物学检查。研究结果显示一次法 SPR 与分次法相比,牙龈指数(gingival index,GI)与菌斑指数(PLI)比值显著降低。一次法治疗组从 0. 69 减少到 0. 16,分次法治疗组从 0. 59 减少到 0. 43。与分次法相比,一次法 SRP 可显著减少牙周袋探诊深度(PD),尤其是 7 ~ 8mm 的深牙周袋。一次法 SRP 可使 PD 平均降低 3. 3mm,而分次法 SRP 仅降低 2. 5mm。

根据上述研究结果,Quirynen 领导的课题组认为一次法 SRP 与分次法相比,可获得较好的临床疗效,明显减少 PD,改善牙龈出血状况。同时能够减少患者的就诊次数,对那些依从性不好的患者而言,一次法 SRP 结合全口抗感染治疗更具优势。

然而,在 Cochrane 文献评价(Eberhard et al. 2008)中,Eberhard 纳入 5 篇关于全口 SRP 与分区 SRP 对比的文献,进行 meta 分析,发现两种方案中 PPD 和 CAL 水平的变化无显著差异。亚组分析对单根牙和多根牙中度袋深(基线 5 ~ 6mm)和深度袋深(基线>6mm)的牙周袋进行分析,发现牙周袋深度的变化差异无统计学意义。

Eberhard 文献评价中,纳入 3 篇文献对全口抗感染与分区 SRP 进行分析,指出中度袋深的单根牙建议采用全口抗感染方案(平局变化 0. 53mm;95% CI 0. 28 ~ 0. 77),但在深度袋深和多根牙两种方案均无差异。分析单根牙和多根牙 CAL 水平的变化(2 篇文献),发现全口抗感染治疗可以获得更多的牙周附着(平均变化值 0. 33mm;95% CI 0. 04 ~ 0. 63),但亚组分析未见显著差异。Lang 等在 1 篇系统性评价中也提出类似的结论支持全口抗感染措施。然而,还没有系统性评价对全口抗感染治疗和全口洁刮治临床效果之间的差异进行评估。

尽管这些系统性评价的统计学结果显示全口感染治疗显著优于分区 SRP 方案,但无法评估全口抗感染治疗与全口洁刮治的临床效果差异。各文献中氯己定辅助使用提高临床治疗效果的结果之间有无关联还需进一步研究。为了明确氯己定类药物在一次法 SRP 中的作用,Quirynen 等 2006 年将 71 例中度慢性牙周炎患者分为 3 组,即分次 SRP 组、一次法 SRP 联合使用氯己定组和一次性 SRP 不联合使用氯己定组。结果显示,一次法 SRP 组与分次法相比临床效果较好,在一次法 SRP 治疗的患者中使用氯己定者临床效果较佳。作者认为一次法 SRP 获得较佳的临床效果的原因,一方面与短期内完成全口牙周治疗,防止细菌的迁移有关,另一方面是氯己定作用的结果。然而,Jervøe-Storm 等 2007 年也对一次法 SRP 在牙周非手术治疗中的作用进行了大量的临床研究。这些研究与 Quirynen 等 1995 年研究的最大区别在于研究中并未进行全口抗感染,即未使用氯己定类药物进行抗菌,仅通过在 SRP 前对患者进行充分的口腔卫生宣教,以实现控制细菌迁移的目的。研究结果显示,一次法 SRP 临床效果较好,但在减少 PD、增加 CAL、改善牙龈出血状况方面与分次法相比无显著差别。因此,关于氯己定在一次法中的作用,尚需进一步研究。

2. 一次法与分次法(传统牙周 SRP)的微生物学比较　一次法 SRP 能降低牙周袋再感染的机会,提高非手术治疗的效果,而多次法 SRP 由于间隔时间较长,治疗后的牙周袋存在被牙周致病菌再次感染的可能性,尽管细菌再次感染的机制还不清楚。Quirynen 等 1995 年首次对接受一次法和分次法 SRP 治疗的牙周炎患者的龈下菌斑进行分析,通过相差显微镜检测发现,治疗结束 1 个月,一次法 SRP 患者龈下菌斑的能动菌和螺旋体数量显著低于分次法治疗组,但治疗结束 2 个月,两组的差别不明显。采用同样的方法,该课题组后续的长期临床研究(治疗结束 4 个月及 8 个月)报道认为一次法和分次法 SRP 均能在一定程度上减少牙周炎患者龈下菌斑中产黑色素菌、螺旋体及能动杆菌的数量,一次法 SPR 可较大程度地降低龈下菌斑的比例和数量(菌落形成单位/ml),能动菌和螺旋体的数量也显著下降。DNA-DNA 杂交技术对上述两组患者龈下菌斑的分析也得到同样的结果,红色及黄色复合体细菌

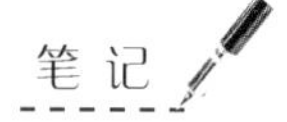

的数量明显减少。Jervøe-Storm 等在治疗前及治疗结束后 1 天及治疗后 1、2、4、8、12 及 24 周分别收集一次法和分次法 SRP 治疗的牙周炎患者的龈下菌斑，采用多聚酶链反应技术（polymerase chain reaction technique，PCR）对牙周可疑致病菌进行分析，结果显示在治疗结束后所有时间点上未发现两组患者可疑牙周致病菌间存在差异。其他研究小组采用同样的方法（PCR）对一次法和分次法 SRP 治疗的牙周炎患者的龈下菌斑进行分析，也未发现两组患者间可疑牙周致病菌存在差异。

因此，这些研究结果对全口 SRP 方案是否能阻止或延缓细菌定植 SRP 后牙周袋还没有结论。这些研究中所用细菌检测技术与 Quirynen 等使用的不同，除此之外，前者研究中患者的口腔卫生控制较好也可解释研究结果之间的差异。值得注意的是，Quirynen 等的研究最初设计为“证明原理”的研究，为了证明分区 SRP 可提高交叉感染概率，且最后一个分区完成 SRP 之前都无法对 SRP 区域进行邻间隙清理。

Lang 等采用纳入 7 份文献进行系统性评价，分析一站式 SRP、全口抗感染和传统分期分区 SRP 对牙周致病菌的影响有无差异（Lang et al. 2008）。结论指出，现代分子生物学检测方法不能分辨出三者中那种方案更能显著降低细菌负荷和特异性牙周致病菌。

ER-7-2-2 细菌耐药机制及对策

3. 临床选择 在上述研究的基础上，2008 年召开的第六届欧洲牙周病学研讨会将一次法 SRP 联合或不联合全口抗感染治疗作为专题进行讨论并达成共识。认为 3 种治疗模式（分次法 SRP、一次法 SRP、一次法 SRP 联合全口抗感染）在治疗中度及重度牙周炎方面并没有显著差别。在慢性牙周炎患者的病因治疗阶段，3 种治疗模式均可用于患者的临床治疗。临床医师应根据患者的需要及喜好、自身的临床水平和经验，结合诊所设备及治疗的成本效益来做出抉择。特别强调，保持良好的口腔卫生状况在任何治疗模式中均是不可缺少的先决条件。

一次法的实际意义在于减少复诊次数、缩短椅位操作时间。另外，一次法 SRP 联合全口抗感染治疗可减少细菌耐药性的产生，符合临床用药策略。但一次法 SRP 对操作者的要求较高，由于操作时间长，有些患者不能耐受。此外，一次法 SRP 可能会引起一过性菌血症，而使患者体温升高。Quirynen 等 1995 年的研究中，5 例接受一次性 SRP 的患者中有 3 例患者的体温升高，超过 37℃，有 2 例患者甚至出现了唇疱疹，而分次法治疗的患者则未出现上述表现。这种情况一方面是由于大量细菌入血导致菌血症的发生，另一方面与短时间内大量抗原进入循环系统，刺激机体的免疫系统有关。

四、新技术的应用

1. 光动力治疗 1990 年 Raab 首次提出“光动力治疗”（photodynamic therapy，PDT）这一概念。PDT 用于抗感染治疗，是基于吸收光后的光敏剂具有杀菌能力的特性。光敏剂被特定波长的光激活后，能将氧转化成单氧，从而释放对微生物具有细胞毒性的自由基。但是，这一技术并没有任何的机械清除菌斑和牙石的能力，也就意味着光动力治疗并不能替代 SRP，而是作为一种辅助疗法。

在抗微生物方面，与抗菌剂相比，PDT 重复使用并不会产生耐药菌株，具有潜在优势，是牙周炎辅助疗法的热门研究之一。近几年有多篇文章系统性回顾评价了 PDT 辅助牙周炎治疗的效果。2010 年，Momen 关于使用 a-PDT（antimicrobial-PDT）作为慢性牙周炎辅助疗法的系统性回顾和 meta 分析中，包含了 4 项随机对照研究，其中两项研究结果表明 SRP+a-PDT 在 CAL、PD 上疗效较单独 SRP 好，差异具有统计学意义，而另两项研究结果却显示 SRP+a-PDT 疗法并无临床优势。Momen 认为，与传统的 SRP 相比，SRP+a-PDT 可能可以提高慢性牙周炎的临床疗效。近期由 Sgolastra 等进行的 PDT 治疗慢性牙周炎的系统性回顾和 Meta

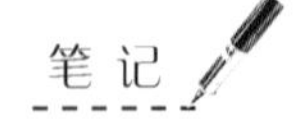
笔记

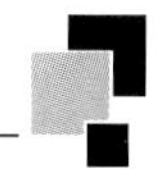

分析包含了7个临床随机对照研究，结果支持SRP+a-PDT可提高短期的临床疗效（PD减少、CAL增加）及a-PDT使用的安全性，但在微生物结果上两者并无差异，且并不支持a-PDT可以替代SRP。随后其又在之前研究的基础上，进行了更完善的系统评价，得出与之前一致的结论，但作者认为支持这一治疗方案的中长期临床疗效的证据还不足，因此还需要设计良好的随机对照研究来论证。

2. 激光治疗　现在有多个激光系统应用于口腔领域，如铒激光（erbium：Yttrium-Aluminum：Garnet，Er：YAG）、掺钕钇铝石榴石（neodymium doped：Yttrium-Aluminum：Garnet，Nd：YAG）激光、二氧化碳激光（carbon dioxide，CO_2）、半导体（semiconductor diode）激光等。近年关于激光辅助牙周非手术治疗的多项研究结论并不一致。有研究认为其临床疗效较传统的SRP更好，对吸烟患者也是如此，然而也有研究结果显示传统SRP疗效更佳，还有的研究认为两者疗效并无差异。近期评价高强度二极管激光作为牙周炎辅助疗法的临床随机对照研究结果显示，实验组和对照组6个月后的临床和微生物疗效并无显著差异，关于这一疗法的最新系统性评价和meta分析结果得出的结论与其相似。但因各实验研究的异质性，例如患者因素（吸烟、系统性疾病）、激光的特性（波长、能量密度、照射时间）等因素，仍无法得出可靠的结论，因此仍需进一步研究证实。

激光操作简便，可以在传统器械难以到达的部位，如根分叉和牙根凹陷处发挥作用，具有抑菌、杀菌作用，能大幅减少*Pg*和*Aa*的数量；能有效去除牙石和病变牙骨质，去除根面玷污层，对周围组织刺激小。Schwarz等在2008年系统回顾了激光在牙周非手术治疗中的应用，认为现在还没有充足的证据来支持CO_2、Nd：YAG和Nd：YAP激光可应用于牙周非手术治疗中；Er：YAG激光单独治疗与手工或者超声刮治相比，在短期和长达24个月的观察期内疗效相似。Slot等2009年对2008年前发表的Nd：YAG激光应用于牙周非手术治疗的文献进行循证医学研究发现，大多数临床研究中脉冲Nd：YAG激光与传统的超声或者手用器械相比，疗效并未增加，但认为其可以作为牙周非手术治疗的辅助方法。治疗半年后，Er：YAG激光组BOP减少和CAL改善比传统手工组显著增加；两组中的球菌和不动杆菌显著增加，能动杆菌和螺旋体数量下降；两种方法对浅牙周袋的疗效没有差异，Er：YAG激光对较深的牙周袋疗效更明显。在小于4mm的牙周袋中超声和激光治疗2年后两者疗效相似，在5～6mm以及大于7mm的牙周袋中激光疗效更显著。

牙周细胞再附着是评价牙周疾病治疗效果的指标之一。激光对根面平整度、对牙周细胞再附着的影响尚有较多争议。体外研究发现Er：YAG激光和超声（EMS）可以获得相似的去除牙石的效果，但是Er：YAG激光的反馈控制系统能显著减少牙本质小管暴露量，同时也有研究发现体外激光处理牙本质后，牙本质表面粗糙不规则，不利于牙周膜成纤维细胞的附着和生长。这可能与激光照射的时间、照射角度和强度等不同有关。

3. 微电流刺激　医学中微电流的使用始于19世纪70年代，许多研究报道了其治疗意义。使用在1～600μA范围内的微电流，几乎不被患者所感知，然而却可以作用于细胞水平，通过模拟细胞合成三磷酸腺苷（ATP）和蛋白质的电流，促进ATP和蛋白质的合成，从而刺激成纤维细胞分泌生长因子。但微电流在牙科领域的研究应用却很少。早在1976年Jacobs等通过将微电流发生器埋入比格犬牙周骨缺损处，研究结果显示一定范围内的微电流可以促进骨的沉积，并为将来的研究指引了方向。随后，在牙周组织再生的研究显示该技术对牙周组织再生有积极的影响，但都仅限于动物实验。在牙周非手术治疗方面，Puhar等进行临床随机对照研究评价微电流神经肌肉刺激作为慢性牙周炎辅助治疗的短期临床疗效，结果表明微电流刺激显著增加了临床附着水平的获得。但到目前为止，微电流在口腔领域的研究仍很缺乏，仍需要进行更完善设计的临床随机对照研究进一步证实其在牙周领域的应用。

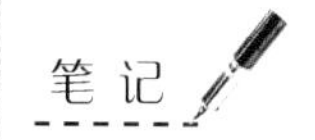

第三节 牙周病的药物治疗

近年来,随着生物医学科学技术的飞速发展,牙周病病因及发病机制相关研究不断深入,在牙周病治疗上形成了一套较为完善的序列方案,除牙周机械治疗外,药物治疗在控制和消除牙周病病因及调节宿主免疫等方面显示出越来越重要的作用。

一、牙周病药物治疗的基础及目的

清除致病因子和阻断牙周疾病发生、发展是牙周病治疗的关键。药物治疗作为牙周病治疗的重要手段之一,可以杀灭或控制致病微生物,调节宿主防御功能,以及阻断疾病发展和促进局部组织愈合等。

1. 牙周局部器械治疗具有局限性

(1) 口腔内存在牙周器械难以到达部位:例如窄而深的牙周骨下袋、后牙狭窄根分叉区病变、牙根面凹陷等(图 7-3-1),另外不同术者操作技巧不同,致使这些地方局部刺激因素及牙菌斑微生物不易清除,成为疾病持续发生发展的重要部位。

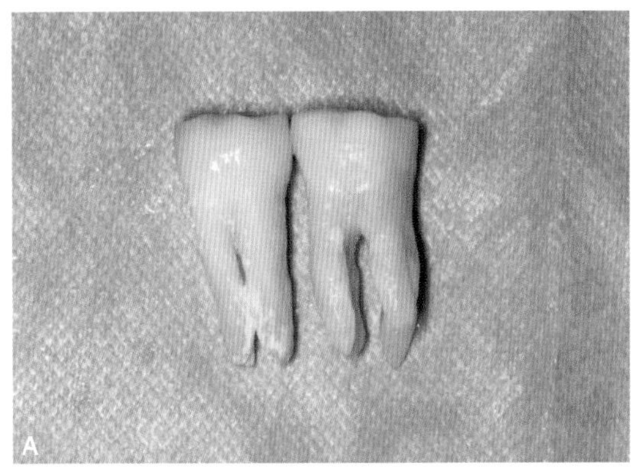

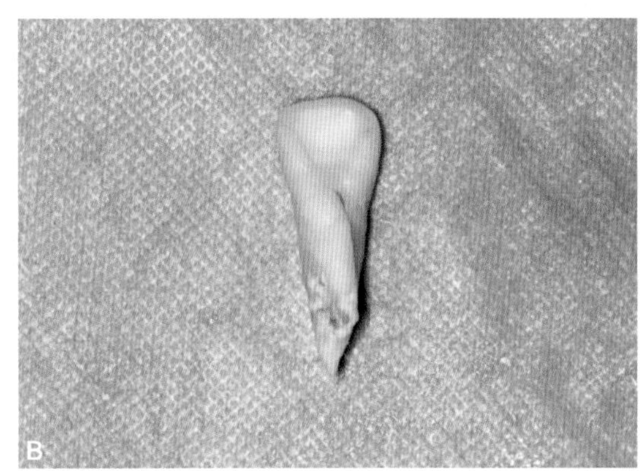

图 7-3-1 狭窄根分叉区及牙根面凹陷(福建医科大学附属口腔医院,黄永玲医师提供)

(2) 病原微生物可以侵入牙周组织内:如 *Pg* 可以侵入牙龈细胞,在牙周袋上皮细胞中可见相当数量的菌细胞;而 *Aa* 也可侵入侵袭性牙周炎患者牙龈上皮细胞和结缔组织中。这些病原微生物不能被机械治疗清除,菌斑生物膜容易再次形成和发展成熟,导致牙周疾病复发。

2. 口腔为有菌环境,不同部位皆可能存在牙周致病微生物。舌背的舌乳头、颊黏膜、口咽部扁桃体等处存在大量微生物,可以引起再感染,影响牙周基础治疗的效果。

3. 巩固疗效、控制致病微生物、预防或减少牙菌斑形成。对存在自我菌斑控制障碍的特殊人群,药物治疗有一定的帮助作用,防止牙周病复发或加重。

4. 及时控制牙周疾病的急性感染。在牙周组织急性感染时,如急性坏死性溃疡性龈炎、多发性牙周脓肿等,使用药物辅助治疗,缓解症状,缩短病程。

5. 减轻症状,预防性使用。对某些全身性疾病,如糖尿病、HIV 感染、风湿性心脏病等患者,牙周基础治疗前后需要使用抗菌药物。

6. 调节宿主防御反应、阻断疾病发展、促进组织愈合。近年研究逐渐注重于对宿主防御功能的调节方面,进而阻断宿主产生一些生物活性物质,促进组织愈合等。祖国传统医学的调理作用,可能在宿主炎性破坏和组织愈合上也具有特殊功效。

笔记

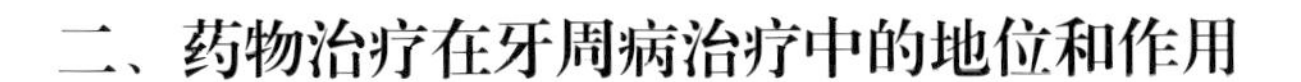

二、药物治疗在牙周病治疗中的地位和作用

牙周病是一种发生在牙周支持组织的感染性疾病，牙菌斑微生物是其发生的始动因子，宿主防御反应、局部因素也对牙周病发生发展产生重要影响。其中，微生物与宿主之间的相互作用决定了疾病的发生和发展。使用抗菌药物能够杀灭或抑制病原微生物，但是无法去除牙石等局部致病因素，导致停药后牙菌斑的重新形成。基于上述原因，牙周病单纯的药物治疗存在明显局限性，对牙周病治疗主要还是采用机械清除菌斑和牙石的方法，包括龈上洁治、龈下刮治和根面平整术，这也是治疗牙周病，防止其复发最主要而又简单有效的手段。随着科学家们对牙周袋内菌斑生物膜(dental plaque biofilm)认识的深入，对首选器械除菌法，药物仅仅为辅助手段的认识也更加明确。

(一) 菌斑生物膜

人们对牙菌斑生物膜结构和本质的认识随着分子生物学技术的发展和激光共聚焦扫描显微镜的应用而逐渐深入。典型的口腔菌斑生物膜，由链球菌属、乳杆菌属、放线菌属及其他菌属微生物细胞和细胞外多糖聚合物组成。菌斑中细菌不是以独立的菌体生存着，而是存在于宿主和细菌胞外多聚物基质包绕的开放性立体结构中，相互黏附或附着、定植于牙表面及界面，形成生物膜。口腔菌斑生物膜的发育形成分 3 个阶段：①牙面上获得性膜的形成：唾液糖蛋白在牙面或界面上形成薄膜，薄膜中的一些唾液分子可以与一些细菌表面特异性受体结合；②细菌黏附，同种细菌聚集和异种细菌间共聚集；③菌斑成熟。目前国内外主要研究包括牙菌斑生物膜微生物的空间结构、微生物的种群分布及细菌的信息交流等方面。

(二) 菌斑生物膜的抵抗力

1998 年 Socransky 等认为，菌斑生物膜具有完整、有序、复杂的结构和功能体系，有充分的代谢能力，保护细菌自身不受其他外界伤害性因素的影响，经过动态的发展循环过程，菌斑生物膜成为菌丛赖以生存及细胞间信号交流的场所。菌斑生物膜的特性可以使其内细菌对宿主的防御机制和抗菌药物产生很强的抵抗力，同时增强了细菌的致病力。菌斑生物膜抵抗抗菌药物可能的机制包括：①膜内细菌生长缓慢，降低某些抗生素敏感性；②深部氧化还原电势较低，使深层细菌更易存活；③生物膜基质的屏障作用使抗菌药物难以穿透；④细菌常过表达一些特异性防御物质；⑤细菌胞外酶的浓缩导致了带相同正电荷的抗生素对细菌作用减弱；⑥细菌群体效应，存在有超耐药的细菌亚群。上述特性均启示人们需从生物膜角度去研究口腔中菌斑感染的疾病。

(三) 抗菌药物是重要的牙周辅助治疗手段

生物膜的生物学特性决定了牙周抗微生物治疗，包括机械清除以改变微生物的生态环境，以及使用抗生素和抗菌消毒剂杀灭和抑制致病微生物。前者是首选方法，除了直接破坏、清除菌斑及牙石等刺激物外，还能改变龈下菌斑赖以生存的营养和理化环境，使残留致病菌变为浮游状态，为药物治疗创造条件，提高抗菌药物的治疗效果。有研究表明，SRP 治疗能大量清除菌斑，维持牙周健康，牙周致病菌的再定植至少需要 3 个月。而 SRP 治疗后使用抗生素，可以使治疗后“红色复合体”微生物保持在很低水平达 12 个月之久。但是，需要强调抗菌药物是牙周治疗的辅助手段，不能替代 SRP 治疗。

(四) 调控宿主防御功能的药物治疗

另外一个导致牙周组织破坏的重要原因就是由牙周致病菌激发过强的宿主反应。菌斑微生物等局部刺激因素通过激活宿主免疫系统，使中性粒细胞、巨噬细胞、破骨细胞等活性增强，炎症因子过量释放，加重了牙周组织破坏。近年来宿主调节疗法(host modulatory therapy，HMT)被认为是牙周疾病非手术治疗的一种。特别是牙周炎易感者、伴有系统性疾病患

笔记

者以及吸烟者。目前关于这一疗法应用的药物有非甾体类抗炎药、双磷酸盐类、小剂量多西环素、釉基质蛋白、生长因子和骨形成蛋白等。

1990 年 Williams 和 Golub 等首次将 HMT 引入牙科领域。随后学者们对这一疗法进行了多项研究,但至今关于 HMT 的临床益处、应该选用什么药物以及最有效的用药疗程等仍没有统一的定论。各种调节宿主防御功能的治疗药物相关研究主要集中于以下几个方面:①对宿主免疫和炎症反应的调节;②对基质金属蛋白酶的调节;③对花生四烯酸及其代谢产物的调节;④对破骨细胞和成骨细胞的调节。当然,中医药的调理作用在治疗牙周炎方面也有一定疗效,具体机制有待进一步的研究。

三、正确选择和应用牙周治疗药物

药物治疗是牙周基础治疗和手术治疗的一种辅助手段,虽然可以提高牙周基础治疗和手术治疗的疗效,但是为了避免药物滥用,产生细菌耐药性及毒副作用,在牙周药物治疗过程中应遵循一定的原则以正确选择和应用治疗药物:①遵照循证医学的原则,合理用药。一般情况下,牙龈炎和轻、中度的牙周炎不需要使用抗菌药物;②用药前或用药的同时,必须清除牙石,破坏菌斑生物膜结构,以利于药物作用于残余的细菌,起辅助治疗作用;③全身应用抗生素时,用药前如有条件应尽量做细菌学检查和药敏试验,针对性选择窄谱抗菌药,有计划地用药;在用药后继续进行细菌学检查,指导临床用药;④尽量采用局部给药途径,以避免和减少耐药菌株的产生和毒副作用;⑤适当联合用药,有计划地轮换用药,尽量使用低价、常用药物,避免使用对全身严重感染十分必需和有效的药物。

(一) 牙周病的全身药物治疗

1. 全身抗微生物治疗　全身使用抗生素可以杀死牙周袋内的细菌,还可以经过血液到达牙周软硬组织内,进一步抑制细菌的侵入和袋内再定植。用于牙周炎的抗生素,经典的包括:青霉素类(penicillins)、四环素类(tetracyclines)、硝基咪唑类(nitroimidazoles)、大环内酯类(macrolides)、喹诺酮类(quinolones)等药物。

(1) 青霉素类药物:青霉素是一种广谱抗生素,为 β-内酰胺类抗生素,通过阻断细菌细胞壁的合成,直接导致细菌死亡,为繁殖期杀菌药。牙周炎治疗中常用的青霉素类药物主要为阿莫西林(amoxicillin,羟氨苄青霉素)。近年美国开发了一种新药注射用安灭菌(augmentin),即阿莫西林和 β-内酰胺酶阻断剂克拉维酸。目前对该药辅助治疗牙周炎的疗效评价还不一致,但有学者研究认为其对难治性牙周炎有效,可以停止牙周炎患者的牙槽骨吸收。阿莫西林用法及用量:500mg/次,3 次/天;注射用安灭菌用法及用量:750mg/次,3 次/天。

(2) 四环素类药物:四环素口服给药后龈沟液中药物浓度为血药浓度的 2~10 倍,可以抑制大多数牙周致病菌的生长。四环素类药物可显著减少和抑制感染位点的 *Aa*,因此对于局限性侵袭性牙周炎的治疗更有效。多西霉素(doxycycline)和米诺环素(minocycline)的抗菌作用明显强于四环素,且吸收更迅速。多西霉素不经过肾代谢,可用于辅助治疗伴有糖尿病的牙周炎。米诺环素用法及用量:100mg/次,2 次/天;多西霉素用法及用量:首日 100mg/次,2 次/天;次日及以后 50mg/次,2 次/天。

(3) 硝基咪唑类药物:主要包括:甲硝唑(metronidazole)及其第 2、3 代产品替硝唑(tinidazole)、奥硝唑(ornidazole)。大量的研究证实:全身应用甲硝唑,可以有效清除螺旋体和其他革兰阴性厌氧菌,包括 *Pg*、*Pi*、*Tf* 等,因此,甲硝唑更适用于慢性牙周炎的治疗。甲硝唑用法及用量:200mg/次,3 次/天。

(4) 大环内酯类药物:代表药为阿奇霉素(azithromvcin)和乙酰螺旋霉素(acetylspiramycin),它们在组织和血液中半衰期长、副作用少。阿奇霉素和乙酰螺旋霉素在龈沟液中的浓

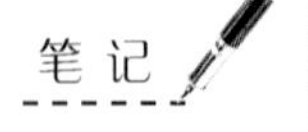
笔记

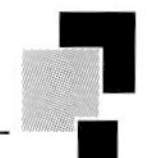

度为血液中的7～10倍,可在龈沟液中维持有效药物浓度10天左右,可在唾液腺和骨中储存3～4周,缓慢释放,有利于牙周病的治疗。阿奇霉素用法及用量:首日500mg/次,2次/天;次日250mg/次,2次/天,连续服用4天;乙酰螺旋霉素用法及用量:200mg/次,4次/天。

(5) 喹诺酮类药物:环丙沙星(ciprofloxacin)通过作用于细菌DNA螺旋酶的A亚单位,抑制DNA的合成而导致细菌死亡。环丙沙星细菌耐药性极少,可广泛作用于革兰阴性的兼性和专性厌氧菌。因其抗菌谱广、杀菌作用强、起效迅速且副作用少。环丙沙星用法及用量:500mg/次,3次/天。

2. 抗菌药物的联合应用　由于牙周炎是一种多细菌感染性疾病,而各类抗生素的抗菌谱并不能针对所有的牙周致病菌,因此有人更推崇药物的联合应用,以扩大药物对细菌的作用范围。在牙周临床治疗中,最常用的联合药物为:①甲硝唑+乙酰螺旋霉素,多用于慢性牙周炎;②甲硝唑+阿莫西林,常用于慢性牙周炎和侵袭性牙周炎的治疗。研究证实全身联合使用甲硝唑+阿莫西林,治疗后6个月可显著提高全口SRP的临床疗效,减少或避免了进一步治疗的需要。对于无系统性疾病的慢性牙周炎患者,SRP+(甲硝唑+阿莫西林)可加强牙周非手术治疗的临床疗效,表现为用药组较单独SRP组全口平均PD、CAL获得显著改善。虽然较多的临床研究结果支持这一治疗方案,但因全身使用抗菌剂存在副作用,包括耐药性,可能的过敏反应,胃肠道症状(恶心、呕吐等)等,因此应当有选择地使用。

3. 作用于宿主防御反应及组织愈合的药物治疗

(1) 非甾体类抗炎药(non-steroid-anti-inflammatory drugs,NSAID):常用的有阿司匹林、吲哚美辛(消炎痛)、布洛芬等,其在结构上属不同类别,但均可抑制体内前列腺素(prostaglandin,PG)的合成。研究表明,牙周病患者牙龈及龈沟液中PG水平显著高于正常人,而口服NSAID类药物可使血液中PG浓度下降,骨吸收减少,骨形成增多,对保存牙槽骨量具有重要的意义。

(2) 小剂量多西霉素(doxycycline):小剂量的多西霉素和化学修饰性四环素可以抑制牙周炎症过程中宿主反应性酶活性、影响反应性酶调节剂、调节破骨细胞功能、抑制宿主免疫反应,能明显改善牙周炎症状况,并且不引起牙周致病菌的耐药性,是目前唯一通过美国食品药品监督管理局批准的可用于牙周疾病的HMT药物,需连续服用9个月。对此药物过敏者、妊娠以及哺乳期患者不应使用。该类药物在牙周炎的药物治疗中受到越来越广泛的关注。

(3) 双膦酸盐类药物(bisphosphonates,BPs):双膦酸盐类药物具有调节骨吸收、潜在性促进骨形成的作用;在对动物实验性牙周炎的治疗中表现出抗炎和阻断骨吸收的作用。双膦酸盐类药物主要用于骨质疏松(osteoporosis)的治疗,曾有医师将其应用于牙周炎的辅助性治疗。但是,研究发现双膦酸盐类药物对阻止牙周骨丧失的作用较小,而且可能带来其他的危害,如局部骨坏死等,因此不建议使用。

(4) 雌激素(estrogen)替代治疗:雌激素缺乏引起骨质疏松,进而促进牙周炎部位牙槽骨吸收。有学者研究发现,雷诺昔芬(raloxifene)可在一定程度上抑制骨质疏松大鼠实验性牙周炎所致病理性牙槽骨吸收。

(5) 环孢菌素A(cyclosporine A,CsA):CsA为免疫抑制药物,在防治器官移植后排斥反应及自身免疫性疾病方面发挥重要的作用,该药物可能产生牙龈增生的副作用。CsA可通过唾液、血液、龈沟液途径作用于牙龈组织的靶受体,CsA引起牙龈增生的发病机制尚不清楚,能否利用CsA具有促进牙龈增生这一现象,而将其应用于促进牙周组织再生的可能性还有待进一步探讨。

(6) 传统医学(traditional medicine):我国中医药治疗牙周病具有悠久历史,形成较多的有效方剂,如补肾固齿丸、固齿膏、牙周败毒饮、固齿增骨散等,在牙周病的治疗中具有独特

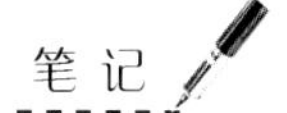

的作用。由于中药方剂成分复杂,作用机制也复杂,其中的药理作用仍需进一步研究了解。

(二) 牙周病的局部药物治疗

局部应用抗生素,不仅对牙周致病菌有效,而且能减少牙周袋探诊深度,有助于进一步施行牙周手术治疗。局部用药可以减少细菌耐药性,并能直接作用于靶部位,使局部达到抑菌或杀菌的高浓度。而缓(控)释药物还可长时间在牙周袋内维持有效浓度,用药量大大减少、用药频率降低,并减少药物副作用和细菌耐药性产生,越来越多的学者关注并深入研究了"牙周局部缓释和控释药物的应用"这一课题。Hanes 等对 19 篇局部辅助使用缓释药物的 SRP 与单独 SRP 的比较研究进行了 meta 分析,结果显示:辅助使用米诺环素凝胶、米诺环素微胶囊、氯己定薄片和多西环素凝胶可进一步改善 PPD 和 CAL。

牙周局部用药的方法包括含漱、局部冲洗、涂布以及牙周袋内缓释和控释药物的使用等。

1. 含漱(mouth rinse) 常用含漱药物为 0.12% ~0.2% 的氯己定、1% 的过氧化氢、0.05% ~0.1% 的西吡氯铵(cetylpyridinium chloride,CPC)、0.5% 聚维酮碘(povidone-iodind,PVP-I)、0.8% 甲硝唑液等。

2. 冲洗(irrigation) 常用的冲洗药物有:3% 的过氧化氢、0.12% ~0.2% 的氯己定、0.5% ~1% 的聚维酮碘、1/5 000 高锰酸钾液等。

3. 涂布(varnishing) 常用的药物有复方碘液、碘甘油等。

4. 缓释系统(slow-release system)及控释系统(controlled release system) 药物缓释系统指活性药物能缓慢、有控制地从剂型中释放出来,直接作用于病变组织、使病变局部能较长时间维持有效药物浓度的特定剂型。药物控制释放系统则是一种通过物理、化学等方法改变制剂的结构,使药物在预定时间内自动按一定速度,从剂型中恒速释放于作用器官或特定的靶组织,使药物浓度较长时间内,恒定维持在有效浓度范围内的新型药物类型。

第四节 牙周维护治疗

牙周维护治疗(periodontal maintenance,PM),又称牙周支持治疗(supportive periodontal therapy or care,SPT or SPC)。广义的牙周维护治疗实际上也包括牙周疾病的初级预防,其针对的是普通人群,目的是防止牙龈炎发展成牙周炎。本章主要论述一般意义上的牙周维护治疗,即医师通过积极干预的手段缓解症状或提高维持治疗后牙周健康的稳定性(图 7-4-1)。

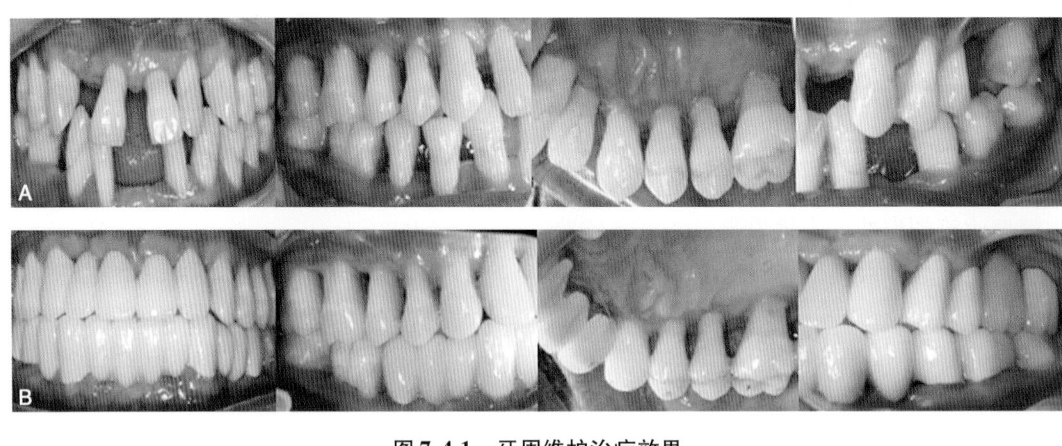

图 7-4-1 牙周维护治疗效果

A. 牙周系统治疗 3 个月后 B. 定期牙周维护治疗一年后(福建医科大学附属口腔医院,黄永玲医师提供)

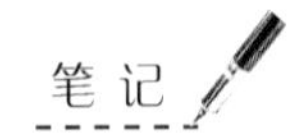

一、目　　标

1998 年美国牙周病学会提出 PM 的 3 个目标是控制炎症、确定进行性破坏的位点和提供辅助治疗，具体如下：

1. 预防或最大限度降低牙周疾病（包括牙周炎、种植体周围炎以及某些类型的牙龈炎，如药物增生性龈炎、全身系统性疾病引起的牙龈病、遗传性牙龈纤维瘤病等）患者病情的复发和进展。

2. 通过对整个牙列（包括修复体）的维护治疗，预防或减少天然牙和种植体的缺失。

3. 及早发现并治疗口腔中新发生的其他疾病。

二、牙周维护治疗的生物学基础

目前的研究证明牙周炎患者的牙齿缺失与牙周维护治疗呈负相关，即牙周维护得越好，越不容易引起牙缺失。10 年的追踪研究表明，那些接受定期牙周维护的患者比没有接受维护的患者的牙周袋探诊深度及牙齿的缺失率显著减少。由于牙菌斑是不断形成的，加上牙齿某些部位的菌斑不易清除，只有极少数牙周炎患者能够通过自我的口腔卫生清洁，达到有效地清除菌斑，因此绝大多数患者有必要接受定期的牙周维护治疗。

虽然目前还无法预知未经处理的牙龈炎何时会发展成牙周炎，但有效的菌斑控制和定期（每半年到 1 年）的牙周维护治疗，能有效地预防这类患者的牙周炎的发生。

当然，极个别患者虽然经过牙周系统治疗、良好的菌斑控制以及临床牙周定期的专业维护，仍然可能有个别位点出现进行性附着丧失，对于这些患者有必要进行牙周致病菌的分析，并根据情况局部或全身使用抗菌药物。

三、牙周维护治疗的复诊时间及次数

（一）复诊时间

牙周维护治疗应开始于非手术治疗结束后，坚持终生并定期进行。更准确地说，作为牙周维护治疗的内容之一——通过口腔卫生宣教使患者能进行有效的自我菌斑控制，其实从牙周病患者的初诊就开始了。由于牙周软组织的愈合主要发生于牙周治疗后的前 2 个月内，因此牙周非手术治疗或手术治疗后 3 个月内不要进行牙周探诊，以免影响长结合上皮或牙周新附着的形成。

（二）复诊次数

鉴于具有严格的纳入标准和良好的临床设计的文献很少，所以牙周维护治疗最佳的复诊次数现在尚未明确。有研究建议治疗后的最初 6 个月内每两周复诊一次，每 3 个月定期进行一次洁治。选择 3 个月间隔是因为如果没有进行有效的牙周维护治疗，牙周致病菌 3 个月后将重新定植于牙周袋。但 3 个月的复诊间隔时间并不适用于所有的患者，医师应根据患者具有的危险因素、对牙周系统治疗的反应性以及个人口腔卫生情况等进行调整。对于高危患者，复诊次数应增加，而危险性不高、对治疗反应良好的患者可 6 个月后复诊，或间隔时间更长。

四、牙周维护治疗的内容

复诊时，牙周维护治疗应包括以下部分或全部内容：

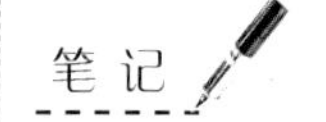

1. 及时更新全身病史、牙科病史和社会史。
2. 临床检查和数据记录。
3. 放射线检查。
4. 医患沟通。
5. 加强菌斑控制。
6. 戒烟。
7. 预防性龈上洁治。
8. 龈下刮治(根面平整)。

本节主要针对戒烟及医患沟通进行简要叙述。

(一) 牙周维护治疗期间危险因素——吸烟的控制

吸烟是牙周病的高危因素,医师在牙周治疗一开始就必须告知患者这两者之间的关系。多数吸烟患者在了解两者的关系后,会努力戒烟。有些患者,特别是牙龈出血为主诉的牙周炎吸烟患者,其戒烟后常会发现牙龈更容易出血,且更易发生炎症肿胀,这是因为烟叶中的尼古丁对牙龈微血管有收缩作用,当戒烟后,这个作用消失,牙龈变得更易出血。因此,在患者戒烟前必须告知存在这种可能性,并向患者解释此症状在牙周治疗结束后可消失。

(二) 医患沟通

牙周维护治疗期间的医患沟通十分重要。应告诉患者目前的口腔状况、治疗计划及病情的新进展,包括患者的牙周状况,仍存在病变的区域,治疗的反应性,预后的变化,以及是否需要进行更深入的牙周治疗等。特别在患者经过医务人员口腔卫生宣教后第一次复诊时,要及时地指出是否还存在菌斑控制薄弱处,提高患者自我菌斑控制的效果,激发其维持口腔卫生的主观能动性。因为有效的菌斑控制是牙周炎取得长期疗效的关键。

五、牙周维护治疗期间患者的依从性

牙周病患者的依从性是影响牙周治疗远期疗效的最重要因素,因此本章节将重点阐述。

国外的研究显示,依从性良好的患者占24.7% ~72%。牙周治疗后30天,仅有50%的患者可能持续进行口腔卫生的维护,约10%的患者可能丧失依从性。依从性差主要发生于牙周治疗后1年内。在我国情况可能更为严峻。

(一) 患者缺乏依从性的原因

1. 对牙周病的认知程度差是患者依从性缺乏的最主要原因。许多患者对牙周病的病因、症状、治疗过程及预后,缺乏了解,认为牙周病偶有疼痛,牙齿松动,不危及生命就没事,或者认为失牙后可以镶义齿等。也有人认为牙周病的治疗仅仅是医师的责任。许多患者忽略了自身因素在牙周病治疗中的重要作用。

2. 发现治疗无效或对疗效不满意,不少患者的主诉症状是牙齿松动,而经过医师牙周系统治疗后松动度没有改善,从而造成对医师的医术及随后的牙周维护产生怀疑。

3. 治疗时间限制,比如需要多次就诊。

4. 治疗的复杂性,比如有的患牙需要手术治疗,不少患者对此存在恐惧心理。

5. 治疗的费用,由于牙周系统治疗所需费用较高,对于一些低收入患者造成了一定的影响。特别是牙周炎患者多发生于老年人,其经济收入少,均可造成患者依从性下降。

6. 医患关系不佳。

7. 受朋友和家人的影响。

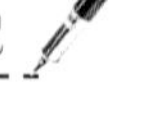
笔记

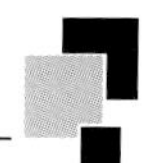

（二）提高患者依从性的方法

1. 牙周专科医师应努力提高患者对牙周炎的认知程度，告知患者牙周病的病因、治疗过程及终生维护的观念，以获得患者良好的配合，让患者充分认识到菌斑控制、戒烟和终身维护的重要性。

2. 建立和谐的医患关系。医护人员良好的医德、热情周到的服务态度和尽量能满足患者期望等均会引起患者好感，从而建立良好的医患关系，有利于患者的坚持治疗及终生维护。

3. 用浅显易懂的词语与患者交流。

4. 对于首次复诊菌斑控制良好的、或是经过多次口腔卫生宣教，最后掌握了口腔保健方法的患者应及时给予肯定或表扬。

5. 及时提醒患者复诊，在其失约的第一时间内通知到位，并告知依从性不佳的后果和不良的预后。

（闫福华）

参 考 文 献

1. 闫福华. 牙周非手术治疗. 北京：人民军医出版社，2007
2. Löe H, Anerud A, Boysen H, et al. Natural history of periodontal disease in man. Rapid, moderate and no loss of attachment in Sri Lankan laborers 14 to 46 years of age. J Clin Periodontol, 1986, 13(5): 431-445
3. Dahlén G, Lindhe J, Sato K, Hanamura H, et al. The effect of supragingival plaque control on the subgingival microbiota in subjects with periodontal disease. J Clin Periodontol, 1992, 19(10): 802-809
4. Lindhe J, Nyman S. The effect of plaque control and surgical pocket elimination on the establishment and maintenance of periodontal health. A longitudinal study of periodontal therapy in cases of advanced disease. J Clin Periodontol, 1975, 2(2): 67-79
5. Adriaens PA, Adriaens LM. Effects of nonsurgical periodontal therapy on hard and soft tissues. Periodontol 2000, 2004, 36: 121-145
6. Braun A, Krause F, Hartschen V, et al. Efficiency of the Vector-system compared with conventional subgingival debridement in vitro and in vivo. J Clin Periodontol, 2006, 33(8): 568-574
7. Hung HC, Douglass CW. Meta-analysis of the effect of scaling and root planing, surgical treatment and antibiotic therapies on periodontal probing depth and attachment loss. J ClinPeriodontol, 2002, 29(11): 975-986
8. Schwarz F, Aoki A, Sculean A, et al. In vivo effects of an Er: YAG laser, an ultrasonic system and scaling and root planing on the biocompatibility of periodontally diseased root surfaces in cultures of human PDL fibroblasts. Lasers Surg Med, 2003, 33(2): 140-147
9. Slot DE, Kranendonk AA, Paraskevas S, et al. The effect of a pulsed Nd: YAG laser in non-surgical periodontal therapy. J Periodontol, 2009, 80(7): 1041-1056
10. Tunkel J, Heinecke A, Flemmig TF. A systematic review of efficacy of machine-driven and manual subgingival debridement in the treatment of chronic periodontitis. J Clin Periodontol, 2002, 29(3 Suppl): 72-81; discussion 90-91
11. Quirynen M, Bollen CM, Vandekerckhove BN, et al. Full-vs. partial-mouth disinfection in the treatment of periodontal infections: short-term clinical and microbiological observations. J Dent Res, 1995, 74(8): 1459-1467
12. Vandekerckhove BN, Bollen CM, Dekeyser C, et al. Full-versus partial-mouth disinfection in the treatment of periodontal infections. Long-term clinical observations of a pilot study. J Periodontol, 1996, 67(12): 1251-1259
13. Quirynen M, De Soete M, Boschmans G, et al. Benefit of "one-stage full-mouth disinfection" is explained by disinfection and root planing within 24 hours: a randomized controlled trial. J Clin Periodontol, 2006, 33(9): 639-647
14. Jervøe-Storm PM, AlAhdab H, Semaan E, et al. Microbiological outcomes of quadrant versus full-mouth root planing as monitored by real-time PCR. J Clin Periodontol, 2007, 34(2): 156-163

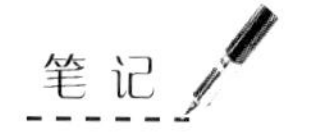

15. Preus HR, Gunleiksrud TM, Sandvik L, et al. A randomized, double-masked clinical trial comparing four periodontitis treatment strategies: 1-year clinical results. J Periodontol, 2013, 84(8): 1075-1086
16. Keestra JA, Coucke W, Quirynen M. One-stage full-mouth disinfection combined with a periodontal dressing: a randomized controlled clinical trial. J Clin Periodontol, 2014, 41(2): 157-163
17. Eberhard J, Jervøe-Storm PM, Needleman I, et al. Full-mouth treatment concepts for chronic periodontitis: a systematic review. J Clin Periodontol, 2008, 35(7): 591-604
18. Lang NP, Tan WC, Krähenmann MA, et al. A systematic review of the effects of full-mouth debridement with and without antiseptics in patients with chronic periodontitis. J Clin Periodontol, 2008, 35(8 Suppl): 8-21
19. Soukos NS, Goodson JM. Photodynamic therapy in the control of oral biofilms. Periodontol 2000, 2011, 55(1): 143-166
20. Atieh MA. Photodynamic therapy as an adjunctive treatment for chronic periodontitis: a meta-analysis. Lasers Med Sci, 2010, 25(4): 605-613
21. Sgolastra F, Petrucci A, Gatto R, et al. Photodynamic therapy in the treatment of chronic periodontitis: a systematic review and meta-analysis. Lasers Med Sci, 2013, 28(2): 669-682
22. Aykol G, Baser U, Maden I, et al. The effect of low-level laser therapy as an adjunct to non-surgical periodontal treatment. J Periodontol, 2011, 82(3): 481-488
23. De Micheli G, de Andrade AK, Alves VT, et al. Efficacy of high intensity diode laser as an adjunct to non-surgical periodontal treatment: a randomized controlled trial. Lasers Med Sci, 2011, 26(1): 43-48
24. Lin J, Bi L, Wang L, et al. Gingival curettage study comparing a laser treatment to hand instruments. Lasers Med Sci, 2011, 26(1): 7-11
25. Euzebio Alves VT, de Andrade AK, Toaliar JM, et al. Clinical and microbiological evaluation of high intensity diode laser adjutant to non-surgical periodontal treatment: a 6-month clinical trial. Clin Oral Investig, 2013, 17(1): 87-95
26. Sgolastra F, Severino M, Gatto R, et al. Effectiveness of diode laser as adjunctive therapy to scaling root planning in the treatment of chronic periodontitis: a meta-analysis. Lasers Med Sci, 2013, 28(5): 1393-1402
27. Cheng N, Van Hoof H, Bockx E, et al. The effects of electric currents on ATP generation, protein synthesis, and membrane transport of rat skin. Clin Orthop Relat Res, 1982, 171: 264-272
28. Jacobs JD, Norton LA. Electrical stimulation of osteogenesis in pathological osseous defects. J Periodontol, 1976, 47(6): 311-319
29. Puhar I, Kapudija A, Kasaj A, et al. Efficacy of electrical neuromuscular stimulation in the treatment of chronic periodontitis. J Periodontal Implant Sci, 2011, 41(3): 117-122
30. Socransky SS, Haffajee AD, Cugini MA, et al. Microbial complexes in subgingival plaque. J Clin Periodontol, 1998, 25(2): 134-144
31. Roberts MC. Antibiotic toxicity, interactions and resistance development. Periodontol 2000, 2002, 28: 280-297
32. Williams RC. Periodontal disease. N Engl J Med, 1990, 322(6): 373-382
33. Golub LM, Suomalainen K, Sorsa T. Host modulation with tetracyclines and their chemically modified analogues. Curr Opin Dent, 1992, 2: 80-90
34. Hanes PJ, Purvis JP. Local anti-infective therapy: pharmacological agents. A systematic review. Ann Periodontol, 2003, 8(1): 79-98
35. Addy M, Renton-Harper P. Local and systemic chemotherapy in the management of periodontal disease: an opinion and review of the concept. J Oral Rehabil, 1996, 23(4): 219-231
36. Haffajee AD, Cugini MA, Dibart S, et al. The effect of SRP on the clinical and microbiological parameters of periodontal diseases. J Clin Periodontol, 1997, 24(5): 324-334
37. Nair P, Sutherland G, Palmer RM, et al. Gingival bleeding on probing increases after quitting smoking. J Clin Periodontol, 2003, 30(5): 435-437
38. Jansson L, Lagervall M. Periodontitis progession in patients subjected to supportive maintenance care. Swed Dent J, 2008, 32(3): 105-114
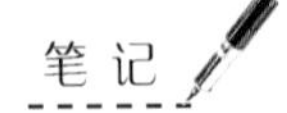

39. Pastagia J, Nicoara P, Robertson PB. The effect of patient-centered plaque control and periodontal maintenance

therapy on adverse outcomes of periodontitis. J Evid Based Dent Pract,2006,6(1):25-32
40. Park WK,Lee JK,Chang BS,et al. A retrospective study on patients' compliance with supportive periodontal therapy. J Korean Acad Periodontol,2009,39:59-70
41. Renvert S,Persson GR. Supportive periodontal therapy. Periodontology 2000,2004,36:179-195

笔记

第八章　牙周手术常用器械及药物与牙周手术基本技能

第一节　牙周手术常用器械及药物

一、麻 醉 器 械

1. 麻醉注射器　一次性塑料注射器。口腔麻醉专用卡局式不锈钢金属注射器，针头为一次性产品。

2. 无痛麻醉仪　由主机(脚踏控制器，交流电源线)和手柄组成。它改变了传统的针头注射方式，通过电脑微处理芯片控制麻药的流速、流量以及持续的压力，使得患者在全程无痛情况下完成治疗。可减少患者的恐惧、疼痛和焦虑，同时减轻牙医的压力；起效迅速，可缩短手术时间；注射时定位更为精确；麻醉效果较为局限，不会影响患者面部及唇部肌肉组织功能。

二、常 规 器 械

牙周手术常用的常规器械有：口镜、探针、牙周探针、镊子、手术弯管、Gracey 刮治器及牙周外科刮治器。

三、手术切口器械

牙周手术常用的手术切口器械包括以下几种：

1. 刀片　11、12、12D、15、15C(图 8-1-1)。

2. 刀柄　常规刀柄、角度刀柄、万向刀柄(图 8-1-2)。

3. 骨膜分离器械　骨膜分离器。

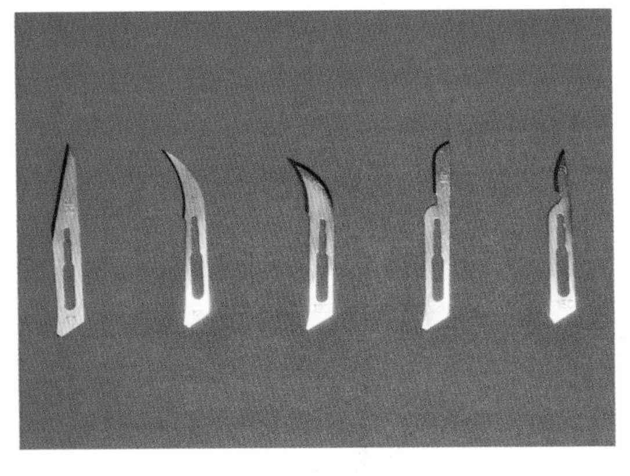

图 8-1-1　依次为 11、12、12D、15、15C

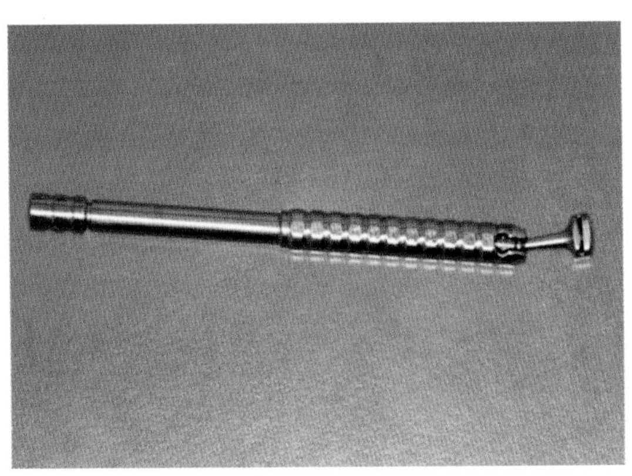

图 8-1-2　万向刀柄

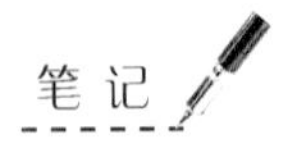

笔记

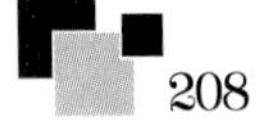

4. 切口牵拉器械　口角拉钩。

5. 镊子　组织镊、缝合镊。

四、缝合器械

牙周手术中常用缝合器械包括持针器、缝针、缝线、缝合镊、线剪等。

1. 持针器　包括不锈钢持针器、镀金刚砂的持针器、钛合金持针器(图 8-1-3)。

2. 缝针的种类　圆针(1/2,图 8-1-4),一般针的长度为 18mm,也有其他长度,如 21mm、22mm、27mm 等。

3. 缝线的种类　不可吸收缝线(丝线、尼龙线等);可吸收缝线:肠线、聚乙交酯-丙交酯共聚物(PGLA)、聚对二氧杂环己酮缝合线(PDS)、聚乳酸纤维缝合线(PLA 纤维,图 8-4)等,临床常用 4-0,5-0,6-0 缝线。肠线缝合后 5～7 天强度下降,30～69 天吸收;PGLA 缝线 14～17 天失去强度,60～120 天可以完全吸收。

4. 缝合镊　有孔可穿线,有力固定夹持组织,是缝合的最佳助手。用于缝合时对组织的夹持及穿引。

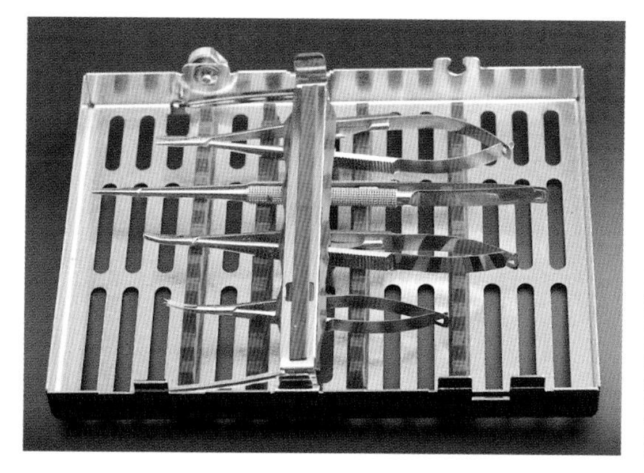

图 8-1-3　不同类型持针器

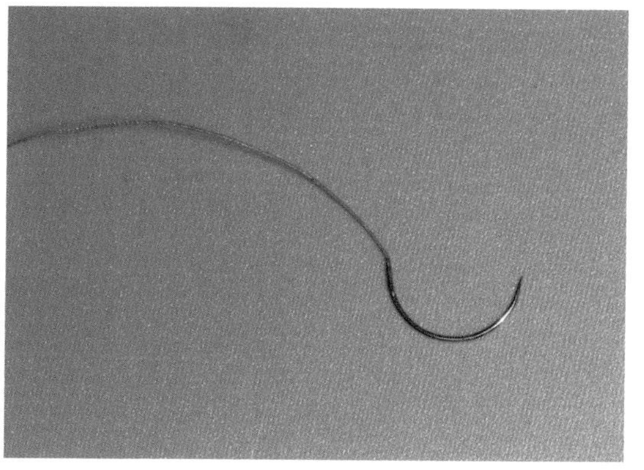

图 8-1-4　1/2 圆针+可吸收缝线

五、骨修整器械

牙周骨成形术和骨切除术的主要目的是修整病变区的牙槽骨,使之恢复正常的形态和生理功能,术中所需的修整器械主要有球钻(图 8-1-5)、骨凿、骨锉、咬骨钳和超声骨刀等。

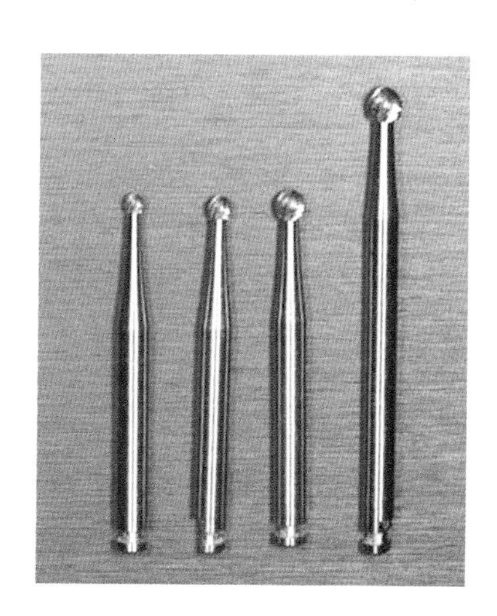

图 8-1-5　不同型号球钻

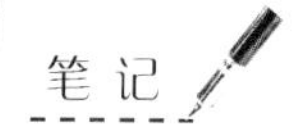

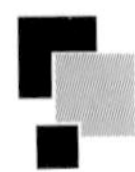

六、再生手术器械

再生手术器械包括：骨盘、骨勺、骨搔刮器、取骨环钻（图 8-1-6）、骨研磨器、GTR 膜固位钉、骨粉输送器、富血小板纤维蛋白离心机和玻璃离心管等。

七、膜龈手术器械

膜龈手术器械既包括上述的常规手术器械，还包括一些特殊器械，如上皮下结缔组织移植术中所需的隧道成形器械（图 8-1-7）等。

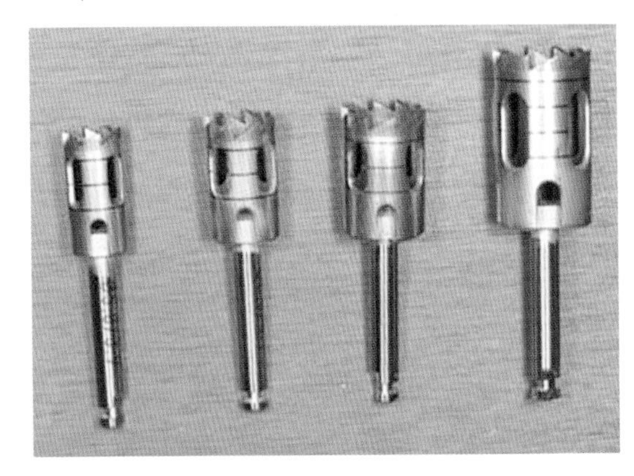

图 8-1-6　不同型号的取骨环钻

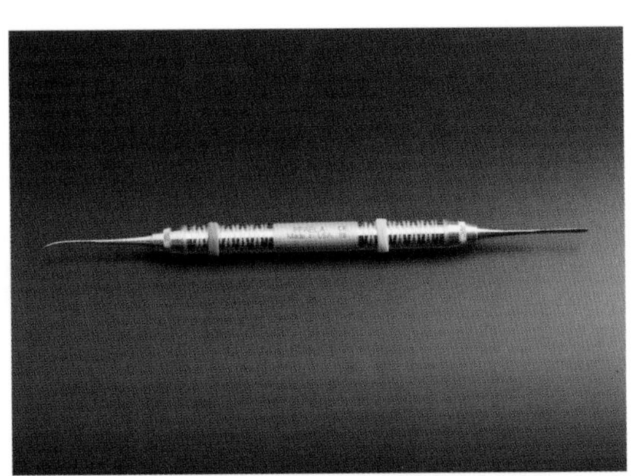

图 8-1-7　隧道成形器械

八、显微外科器械

显微外科器械有：显微口镜、显微镊、显微持针器、显微剪刀、显微组织镊、显微刀柄、显微刀片、头戴式放大镜（2.5X）（图 8-1-8、图 8-1-9）。

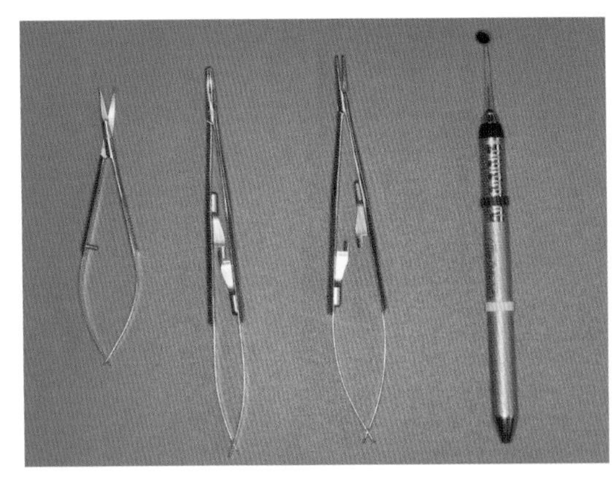

图 8-1-8　依次为显微剪刀、弯显微持针器、直显微持针器、显微口镜

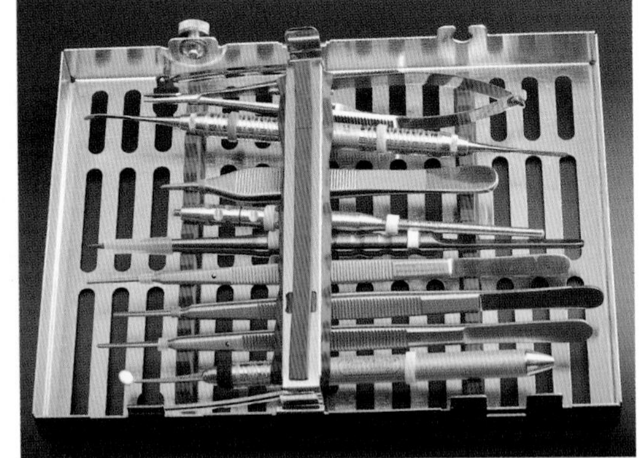

图 8-1-9　显微外科手术器械盒

九、牙龈切除术手术器械

牙龈切除术手术器械有：印记镊、牙周探针、牙周刀（如斧形刀、龈乳头刀）、15 号和 11

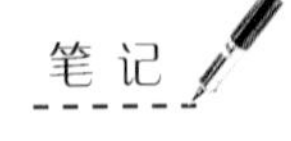

号刀片、龈上刮治器和眼科剪(图 8-1-10)。

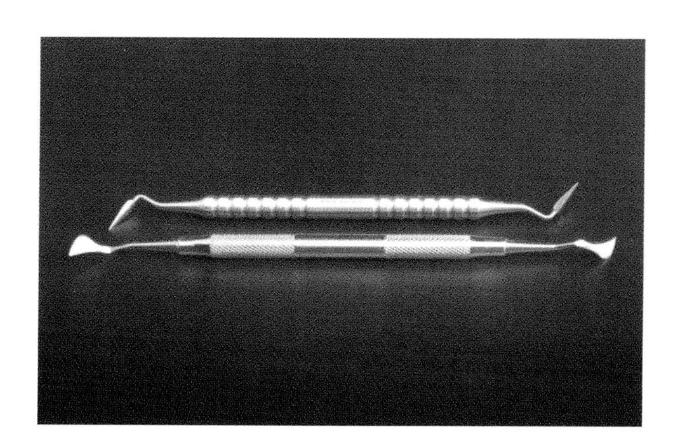

图 8-1-10　牙周刀
上:龈乳头刀　下:斧形刀

十、常用手术包的器械选配

常用手术包需要的器械有:不锈钢器械盒、口镜、镊子、探针、牙周探针、持针器、刀柄和骨膜分离器(图 8-1-11)。

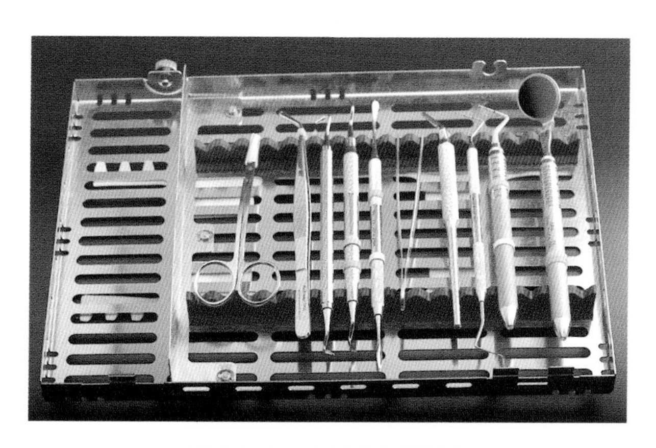

图 8-1-11　常规手术器械盒

十一、牙周手术常用药物

1. 局麻药物　局麻药物的种类很多,按其化学结构可分为酯类和酰胺类。普鲁卡因,酯类局麻药代表,可导致过敏反应而在临床上基本不用,更多地使用酰胺类局麻药,如利多卡因、阿替卡因、甲哌卡因等。

(1) 利多卡因:又名赛洛卡因,其局麻作用较普鲁卡因强,其维持时间亦较长,并有较强的组织穿透性和扩散性。临床上常以含 1∶100 000 肾上腺素的 1% ~2% 利多卡因溶液用于神经阻滞麻醉,0.25% ~0.5% 利多卡因溶液用于浸润麻醉。利多卡因还有迅速而安全的抗室性,因而对心律失常患者常作为首选的局部麻醉药,但利多卡因的毒性较普鲁卡因大。利多卡因过敏者十分罕见,局麻药中所含的防腐剂对羟基苯甲酸甲酯是引起过敏反应的原因。

(2) 阿替卡因:新型酰胺类口腔专用局麻剂,具有起效快、麻醉力强、持续时间长、过敏反应少、副作用小的特点。局麻作用在给药后 2 ~3 分钟出现,可持续约 60 分钟。可行局部

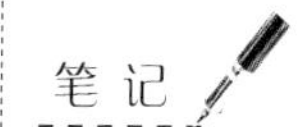

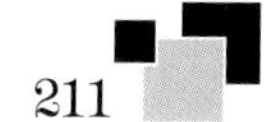

浸润或神经阻滞麻醉,口腔内黏膜下注射给药,注射前需重复抽回血以检查是否误入血管。注射速度不得超过1ml/min。根据手术需要注射适当的剂量,成人最大用量不超过7mg/kg体重,对于老年人则使用成人剂量的一半。本品中含有的抗氧剂亚硫酸盐可能引起过敏反应,因此对于高度怀疑有可能发生过敏反应的患者应先行注射使用剂量的5%~10%进行试验。另外高血压或糖尿病患者慎用本品,可能引起局部组织坏死。

(3)甲哌卡因:一种新型的氨基类局部麻醉剂。它作用于感觉及运动神经纤维,局部麻醉效能强,作用较迅速、持久,能有效阻碍神经传导;毒性及副作用较小,且不扩张血管,使用时可不加肾上腺素。用法:浸润麻醉,0.25%~0.5%;表面麻醉,1%~2%。剂量:成人每次治疗限用1~3剂。注射速度应不超过1ml/min。本品可透过胎盘屏障,孕妇忌用。

临床应用的局麻药物溶液中常加入血管收缩剂,这样可以延缓麻药的吸收、加强镇痛效果、延长局麻时间、降低毒性反应、减少术区出血、使术野清晰等。因此局麻药中是否加入肾上腺素等血管收缩剂,应考虑几个因素:手术时间、术中止血及患者的机体状况。如含1∶100 000肾上腺素的利多卡因可显著延长麻醉时间,软组织麻醉时间约6小时。近年来研究认为,微量的肾上腺素(1∶200 000~400 000)不会引起血压明显变化,对心血管病,糖尿病等患者一般也不会导致不良反应。相反由于可取得良好的镇痛效果,反而消除了患者恐惧不安情绪,避免了因疼痛而引起的血压急剧波动。

2. 牙周塞治剂　多数牙周手术后,术区表面会覆盖牙周塞治剂(periodontal dressing)。一般而言,这些塞治剂没有治愈作用,但可起到保护创面、压迫止血、止痛和固定龈瓣的作用。目前塞治剂包括含或不含丁香油两类。

(1)含丁香油的塞治剂:为粉、液两种成分:氧化锌,松香、丁香油和麝香草酚。使用时分别取适量粉剂和液剂置于干燥无菌的玻板上,使用调拌刀将两种成分调匀,直至形成硬面团状,即可使用。因为有些人对丁香油过敏,所以临床上已很少使用,而更多地使用不含丁香油的塞治剂。

(2)不含丁香油的塞治剂:已有商品化产品,有两管装和一管装。前者一软管内含有氧化锌、胶类及制菌霉素等混合物,另一软管内含不饱和脂肪酸和抑菌剂,两组分等长混合后使用;后者一管装塞治剂如Reso-Pac是一种不含丁香油、可溶性的塞治剂。其成分包括羧甲基纤维素钠、多乙酸乙烯酯、没药、矿脂、聚环氧乙烷树脂。根据需要挤出适量敷料,捏成细条状,将其压在创面处,可保持6小时到3天的黏性。操作方便,对牙龈无刺激,无异物感,患者感觉舒适。

第二节　牙周手术基本技能

牙周手术除了一般手术原则与要求之外,有其自身的手术操作特点,了解这些特点,有助于提高牙周手术的效果,最大程度获得良好的创口愈合,以减少或消除牙周袋,促进牙周组织的附着与再生。

牙周手术有不同的方法和目的,具体的设计,步骤与方法要求等请参照牙周手术章节。本章节就牙周手术中的基本技能和基本原则做一阐述。

一、牙周手术的相关解剖结构

在进行牙周手术之前,了解手术中可能遇到的解剖结构问题是十分重要的。对手术设计以及避免损伤周围组织结构具有重要意义。下面就与牙周手术常见的相关解剖结构做一介绍,而那些虽然是牙周组织相关的解剖结构,但牙周手术中一般很少波及的结构不在

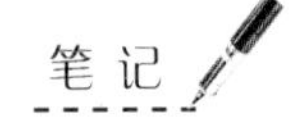

此列。

（一）与牙周手术相关的牙周组织结构

1. 附着龈　附着龈的特点是：①角化龈；②无黏膜下层，固有层直接紧密与骨膜相连；③不可移动。附着龈是维护牙周健康，有利于牙周治疗愈合的重要组织结构（图8-2-1）。牙周手术之前，要仔细检查牙周病变与周围正常牙周组织的关系，包括附着龈的宽度、牙周袋深度与附着龈的关系、膜龈联合的位置等，以选择合适的手术方法。

2. 龈谷　龈谷位于龈乳头之间，牙邻接点下方（图8-2-2）。龈谷的长度与牙形态相关。前牙区较窄，后牙区较宽，龈谷上皮与相邻的龈乳头不同，表面覆盖的为非角化复层鳞状上皮，对外界的抵抗力较弱，是牙周炎的好发部位。目前对于牙周手术以及基牙预备中是否保留龈谷有不同争论。

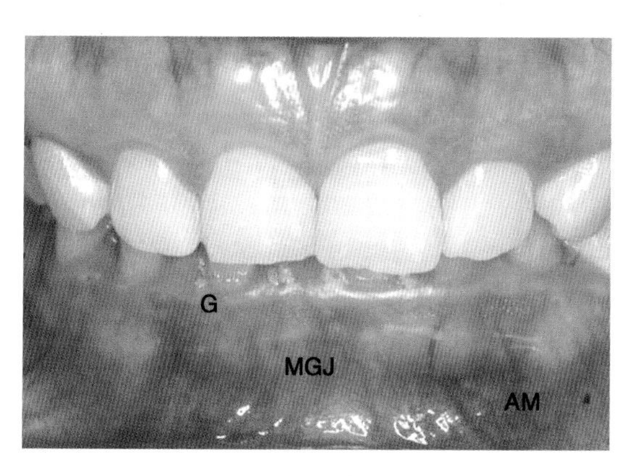

图8-2-1　附着龈

AM-牙槽黏膜；G-牙龈（游离龈，附着龈）；MGJ-膜龈联合

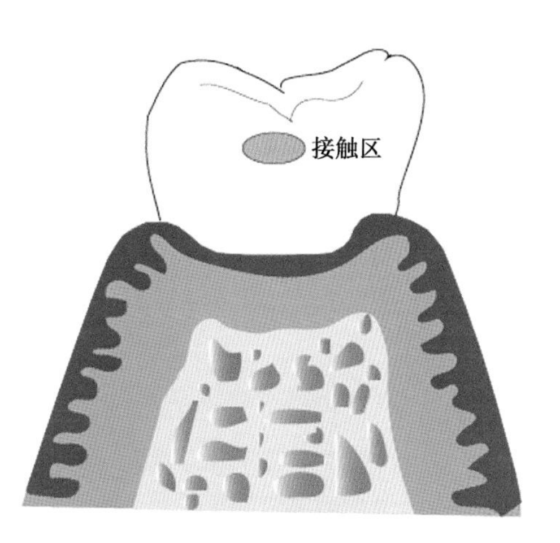

图8-2-2　龈谷

3. 牙龈纤维　在牙龈中有多种功能束纤维，正常情况下维护牙龈与牙根的紧密帖附和环绕，维护牙龈健康（图8-2-3）。牙龈切除后，这些纤维束的结构受到破坏，因此应该在这些纤维束重建后方可进行其他治疗，包括正畸和冠修复体的制作等。牙龈切除后的临床愈合一般在10天左右，而组织学愈合则需要两个月的时间。

主要有龈牙纤维束、牙槽嵴纤维束、环形纤维束、牙骨膜纤维束和越隔纤维。

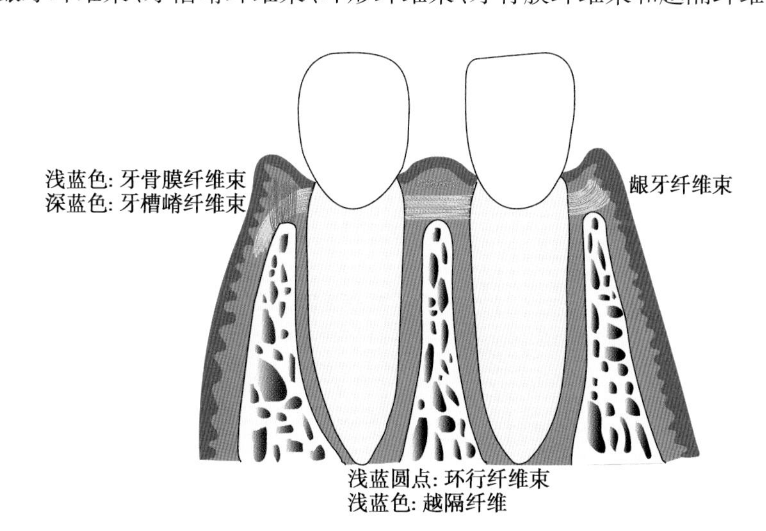

图8-2-3　牙龈纤维束示意图

笔记

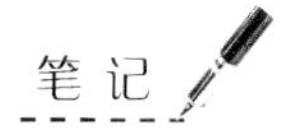

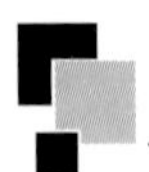

（二）骨开窗、骨裂

前牙唇侧的牙槽骨板较薄，有部分人群在此区域可出现骨组织的缺损或局部的开裂（图 8-2-4）。因此在手术前应考虑到，该部位的骨壁薄导致血液供应薄弱，一旦破坏很难再生，处理不当易造成局部骨坏死使“开窗”加大，同时造成牙龈退缩。翻瓣术中在此区域尽可能使用半厚瓣，避免暴露骨开裂处，造成骨的进一步吸收破坏。

（三）上颌窦

上颌窦的形状和位置的个体差异很大，在某些个体其上颌窦底位置较低，与磨牙或前磨牙紧邻。因此在该部位进行相关骨手术操作时（骨修整、缺牙区取骨等）应充分考虑，以免造成上颌窦穿孔。

（四）外斜嵴

下颌第二磨牙的外侧有外斜嵴延伸的结构，由于外斜嵴的存在，不易行垂直切口，同时也不宜进行附着龈重建，在此处的牙周炎造成的牙槽骨吸收均为洞形缺损，下颌第二磨牙的根分叉结构也较难进行彻底清创，预后较差。在某些情况下，如果颊侧牙槽嵴位置低于外斜嵴，可考虑进行适当的骨修整。

（五）切牙孔

切牙孔位于上颌中切牙腭侧，内有鼻腭神经及血管通过。此处翻瓣手术范围较大，翻开黏骨膜瓣时应给予保护，暴露该结构有时会造成患者短暂的前部腭侧黏膜的感觉异常。

（六）颏孔

颏孔内有颏神经血管束通过（图 8-2-5）。颏孔的精确位置有一定的个体差异。因此在该处牙周翻瓣时要注意保护，尤其当某些个体的颏孔位于膜龈结合处的位置时以及进行该处的颊系带手术时，因而需注意避开和保护。

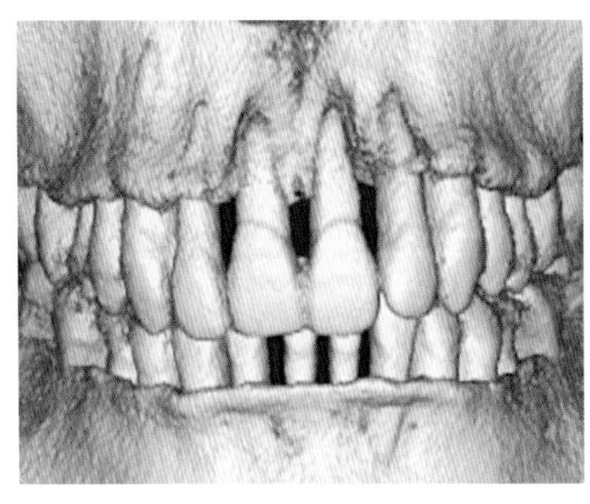

图 8-2-4　上颌前牙区唇侧同时显示骨开窗与骨裂的存在

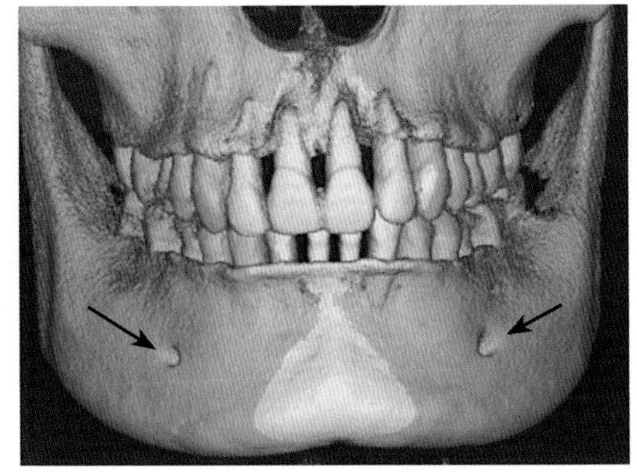

图 8-2-5　颏孔（箭头所示）

（七）腭大孔

位于硬腭后缘前方约 0.5cm 处，上颌第三磨牙腭侧龈缘之腭中线弓形凹面连线的中点，覆盖其上的黏膜可见小凹陷，内有腭前神经和腭大动脉。如第三磨牙未萌出，则应在第二磨牙之腭侧。从腭侧釉牙骨质界到腭大孔的距离约为 7～17mm，平均为 12mm；在上颌后牙区腭侧取上皮下结缔组织瓣时避免损伤到此处的血管和神经。

（八）外生骨疣（exostosis）

骨疣可以发生在上下颌骨的多处，包括前牙，磨牙甚至硬腭部（图 8-2-6）。在牙周骨手术治疗时应对此进行牙槽骨修整成形，也可以作为自体移植骨的来源。

笔记

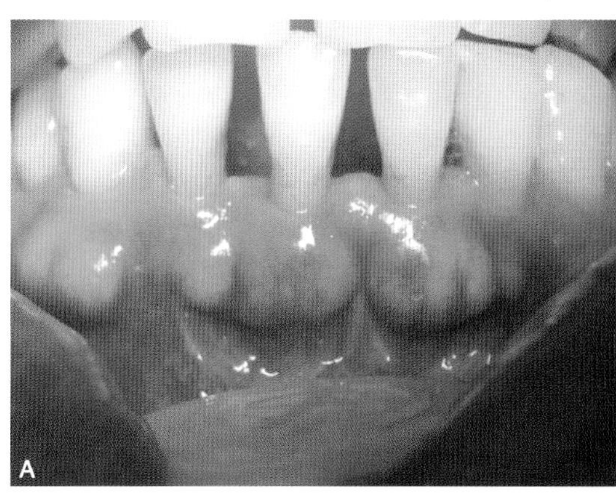

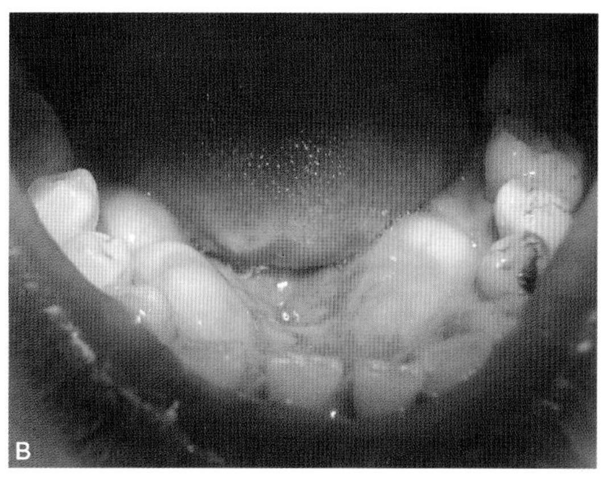

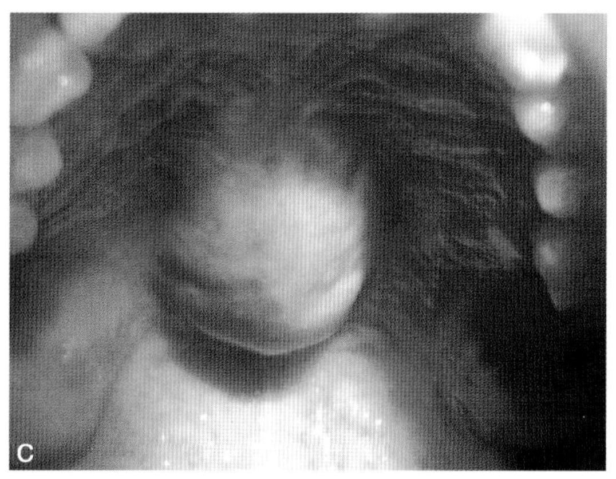

图 8-2-6　骨疣

A. 下颌前牙区唇侧骨疣　B. 下颌后牙区舌侧骨疣　C. 硬腭部骨疣

二、牙周手术切口的特点

切口的目的：暴露术区、松弛组织瓣、切除性切口等。

牙周手术根据不同手术术式和目的，有多种形式的切口，包括所谓的内斜切口、外斜切口、垂直或梯形切口、龈乳头保护切口、弧形切口等等。涉及这些手术切口的设计方法和原则将在牙周手术章节里详细讲解。本节主要讲解牙周手术切口的基本原则和特点。

牙周手术从不同角度着眼有不同的分类。就牙周炎治疗的目的来分，可大致分为几类：

去除牙周袋手术（牙龈切除术、牙槽嵴顶原位复位术、根向移位术、改良 Widman 术等）；

牙周组织再生手术（植骨术、GTR 等）；

与解剖关系异常和美容相关的手术（膜龈手术、牙冠延长术、系带成形术等）。

不同的手术目的，其切口要求不同，掌握牙周手术切口的特点要求，就可以根据不同的手术要求以及患者牙周的情况，设计出适合不同个体的手术切口，以满足手术的需要。

（一）牙周瓣的种类

根据手术的需要可选择不同的瓣类型（图 8-2-7）：

1. 全厚瓣　即连带骨膜一起翻起的瓣，也称作黏骨膜瓣。主要在需要进行骨修整等手术中应用。

2. 半厚瓣　只翻起骨膜表面的部分黏膜，而将骨膜及部分黏膜固有层保留在骨面上，也称作黏膜瓣。主要用于根向复位瓣术。该瓣的优点是不暴露骨膜下方的骨面，减少骨组织暴露后的吸收，利于缝合固定，同时组织愈合较快。

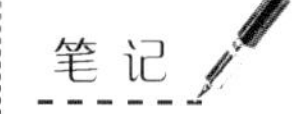

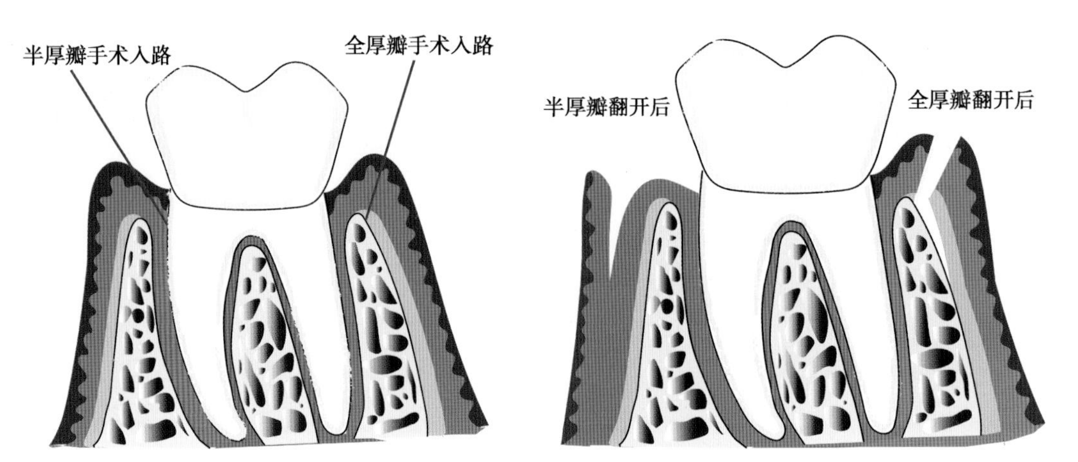

图 8-2-7　不同牙周瓣类型

A. 不同牙周瓣的手术途径　B. 不同牙周瓣类型切除后

（二）切口设计原则与要求

1. 牙龈切口之间要有足够的组织接触面　在进行垂直或梯形切口时，刀片应与牙龈表面呈 45 度角，可获得缝合后的最大组织接触面积，促进伤口愈合（图 8-2-8）。

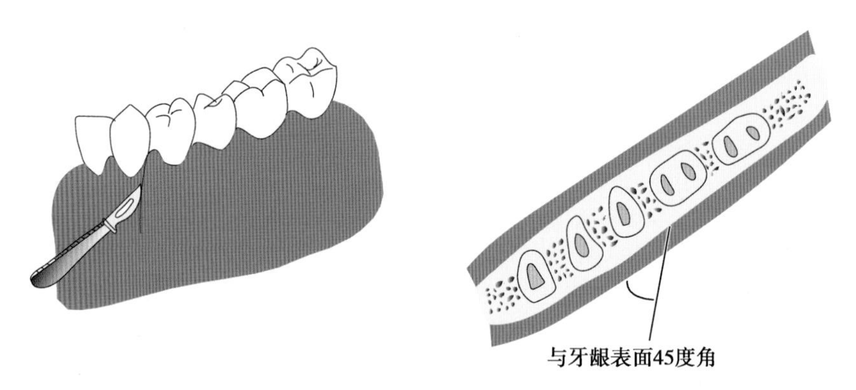

图 8-2-8　正确的进刀方向

2. 充分暴露术区　口腔范围小，术区视野的好坏是影响手术效果的原因之一。因此，在某些手术，如植骨术、GTR 手术等，翻瓣的范围至少可从病变区域扩展至相邻的 1 个牙位，便于彻底清创，移植物充填以及膜片的固定。

3. 尽量保留和保护龈乳头的完整性　从美观及组织结构完整性考虑，牙周手术切口应该尽可能保护或保留龈乳头，尤其在前牙区域。

保护龈乳头的重要性：由于龈乳头缝合后的组织接触面积较小，龈谷区域为非角化上皮，对外界刺激抵抗力差，组织松脆，加上周围组织不合适的张力，容易造成龈乳头开裂，造成Ⅱ期愈合，形成"火山口"状，从而影响美观，并形成非自洁区，妨碍口腔卫生的维护，易引发牙周炎。另外，在植骨术术后早期龈乳头缝合开裂，会造成移植物外漏，影响治疗效果。因此，手术切口设计当中应该尽量避免损伤龈乳头。

在牙间隙足够宽，可以保留龈乳头的情况下，在腭侧行半月形切口，手术完成后原位缝合（图 8-2-9）。

如果牙间隙过窄，不允许进行腭侧的弧形切口，在龈乳头切开时也应尽可能偏向腭侧以保留牙龈乳头形态。

根据不同的手术要求，也可设计各种既不影响手术效果，亦可保留龈乳头的切口。比如，用于牙龈退缩治疗的保留龈乳头的平齐釉牙骨质界的水平切口，如游离龈瓣移植，上皮

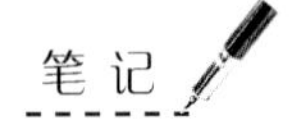

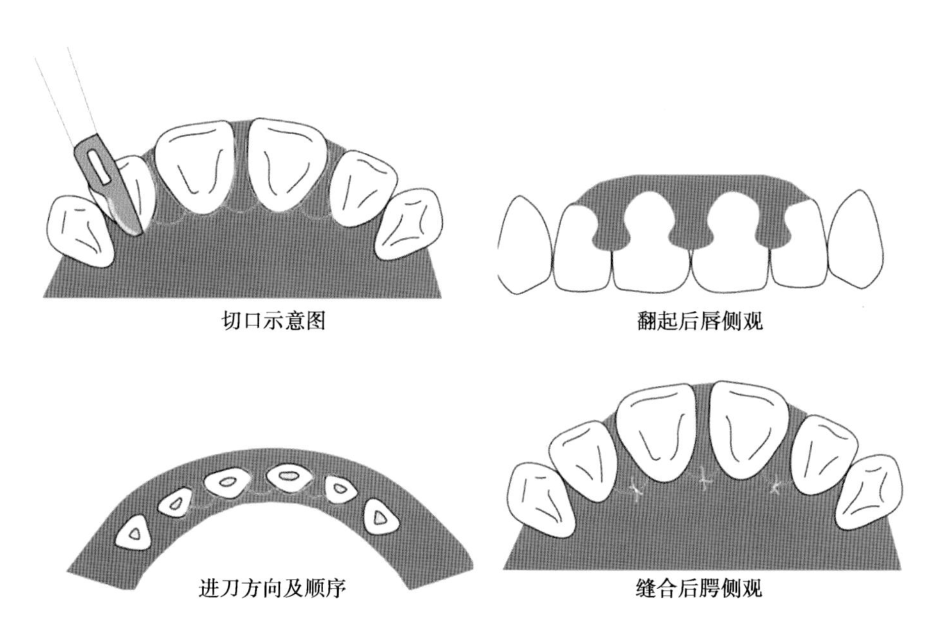

图 8-2-9　牙龈乳头保护瓣示意图

下结缔组织瓣移植，侧向瓣移植等。

另外，做基牙牙周手术之前，最好进行预先的基牙预备，这样牙间的间隙打开，不但有更好的术区视野，也更容易行保留龈乳头切口。

（三）各类切口设计

1. 减张松弛切口

（1）垂直切口：垂直切口的目的：①术区视野需要；②减张需要。

原则上在能保证术区视野清楚，无明显张力的情况下，可不做垂直切口。如需要垂直切口的情况下，尽量考虑单侧垂直切口。切口的位置必须避开龈乳头，同时在牙齿的正中切口也是错误，可能会造成龈缘的不齐或创口的开裂而影响美观（图 8-2-10A）。垂直切口应该注意切口的方向，考虑到血液供应的因素，应做到切口基底部宽于冠方（图 8-2-10B）。

如果垂直切口以减少张力为目的，则需要延伸至膜龈结合下方，同时需要切断骨膜，方可有效达到减小缝合张力、松弛切口的目的（图 8-2-10C）。

（2）Brow's 三角松弛切口：在牙龈瓣移位较大的情况下，比如瓣的冠方移位，侧向移位，为了减少张力以及使切口对合严密，可使用三角松弛切口（Brow's 三角），否则易在局部形成"猫耳朵"样突起，影响伤口的对位缝合。

2. 内斜切口　是牙周翻瓣手术中最常用的切口。该切口的目的是：

（1）可去除病变的牙周袋内壁组织，而较少损失正常牙龈组织。

（2）可尽可能地保留附着龈的有效宽度，而不会因牙周袋的切除而丧失附着龈。

（3）可使牙龈边缘变薄，利于牙龈术后的附着愈合与自洁。

内斜切口的范围角度等应与手术目的相结合，也应考虑相应牙周生物型（厚龈型、薄龈型）的因素（图 8-2-11）。

A. 内斜切口：从游离龈缘一定距离斜向切至牙槽嵴顶，完整切除袋内壁病变组织。该切口可用于：翻开全厚瓣进行骨修整，原位复位缝合；翻开半厚瓣，根向移位。

B. 改良 Widman 翻瓣术切口：该切口的特点是不以切除牙周袋为目的，切口紧邻龈缘，向根方切除牙周袋内壁，依靠牙龈上皮和结缔组织与根面附着来减少牙周袋深度，最大限度保留牙龈，避免术后的牙根暴露影响美观，主要用于前牙美容区域。

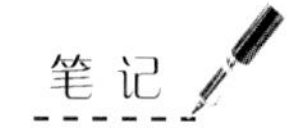

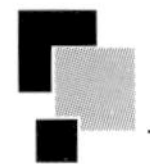

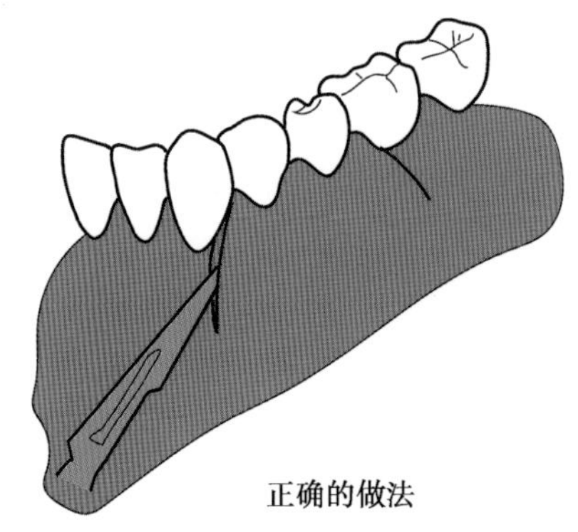

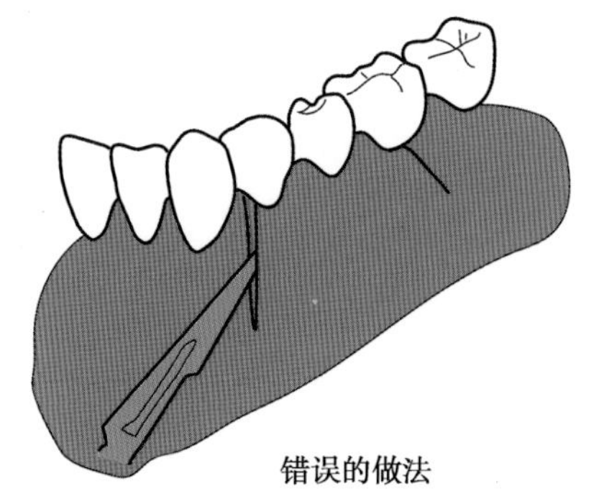

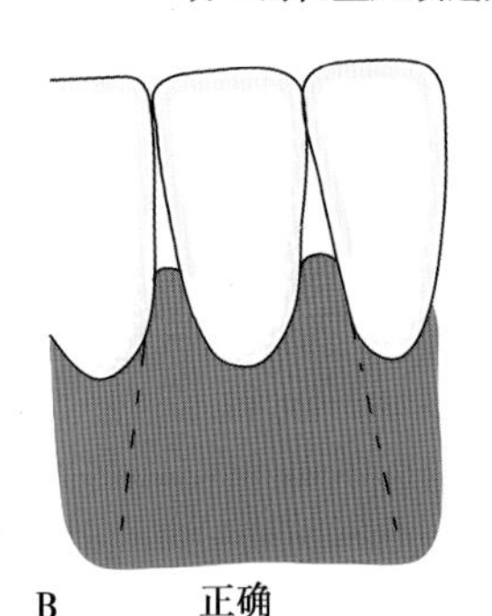

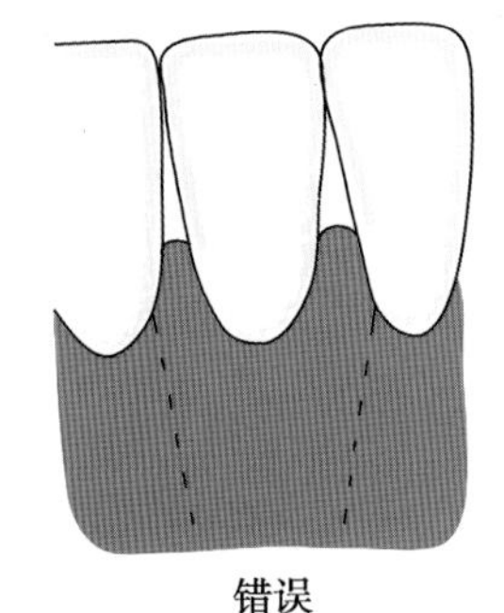

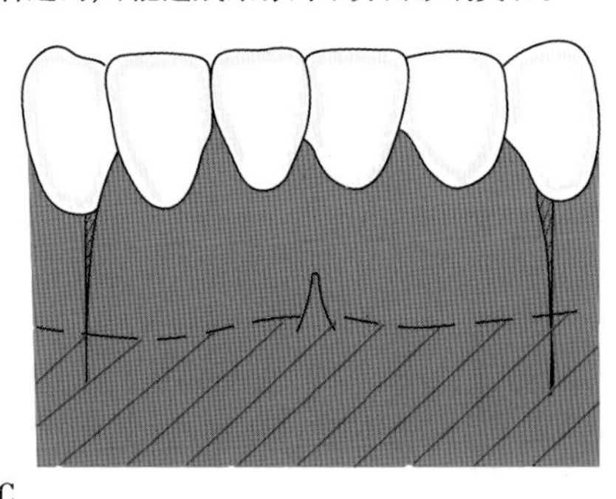

图 8-2-10　垂直切口

A. 垂直切口的位置　B. 垂直切口的方向　C. 垂直切口的延伸

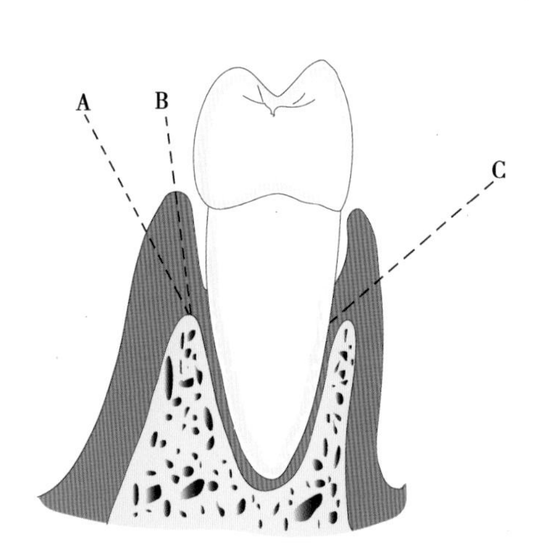

图 8-2-11　内斜切口示意图

A. 内斜切口　B. 改良 Widman 翻瓣术切口　C. 袋底内斜切口

C. 袋底内斜切口:该切口不切到牙槽嵴,而是切到牙周袋底,主要由于骨上袋,无垂直性骨吸收的病例。

适应证:

1）在附着龈宽度足够的情况下作为翻瓣手术的第一切口;

2）修整骨外形(骨成形、骨切除);

3）厚的牙龈(例如腭侧牙龈);

4）深的牙周袋和骨缺损;

5）延长临床牙冠;

3. 沟内切口指从龈沟向根方的切口。

沟内切口的适应证:

1）附着龈的宽度较窄;

2）牙龈和牙槽突较薄;

3）浅的牙周袋;

4）在上颌前牙区因为美观原因希望减少术后牙龈退缩;

5）作为通常翻瓣手术的第二切口;

6）移植骨或 GTR:期望保留尽可能多的牙周组织(尤其是牙间乳头)使得组织瓣能完全覆盖移植骨或屏障膜。

4. 楔形切口　该切口根据不同情况有多种类型切口,主要用于上下第二或第三磨牙远中牙龈过长,形成远中龈袋者(图 8-2-12)。

笔记

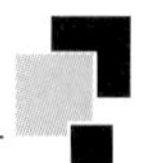

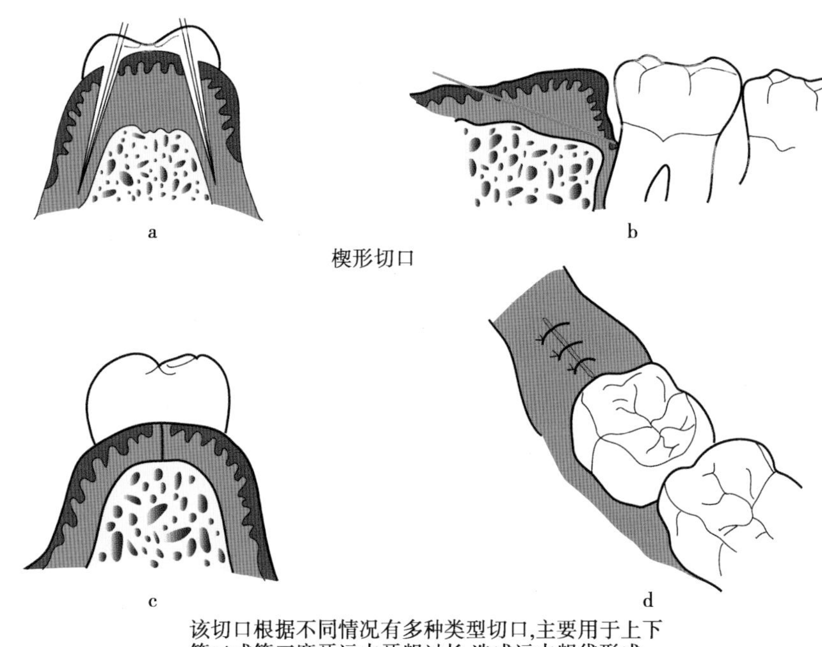

图 8-2-12　楔形切口示意图

三、牙 周 缝 合

(一) 要求

口腔是污染环境,同时口腔的咀嚼动度、食物的摩擦可能会影响愈合,因此牙周缝合要求:①无张力缝合;②牙龈组织瓣固定要牢固,与下方组织紧密贴合,不可出现移动或空隙。因此需要牢固和严密缝合,建立良好的创口封闭,保护和稳固组织与根面间形成的凝血界面;③缝合后用沾有生理盐水的纱布轻压,使瓣下方形成薄的凝血界面。

缝线要选择能保证张力适当的可牢固固定组织瓣的最细的缝线,可避免缝线对组织造成的额外损伤,临床常用 4-0、5-0、6-0 的缝线。

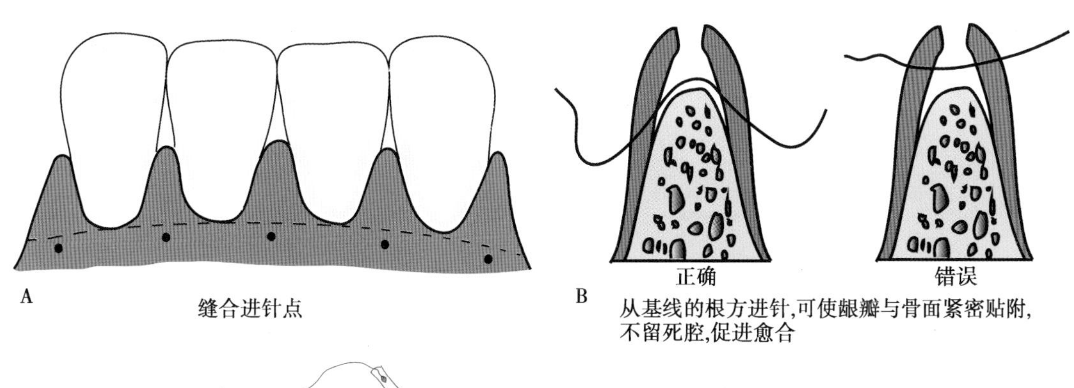

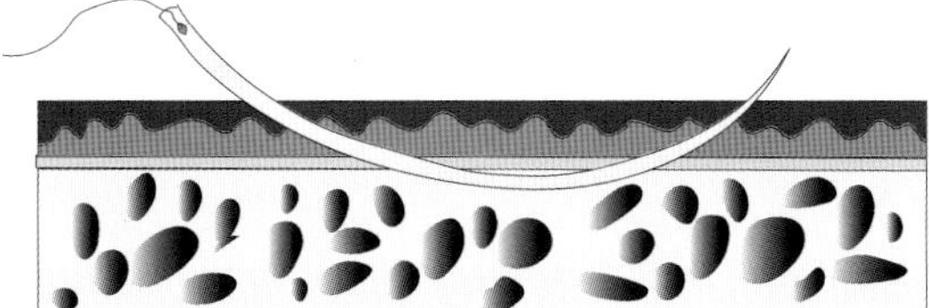

图 8-2-13　进针位置及作用

A. 进针位置　B. 进针位置侧面观　C. 连同黏骨膜缝合以固定龈瓣

笔记

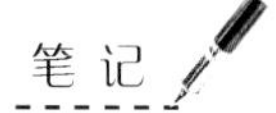

（二）进针要求

正常情况下，进针位置应在龈缘根方连线基线根方附着龈的位置（图 8-2-13A、B）。该处进针的作用是：附着龈较为坚韧，且易与下方的黏骨膜一起缝合，可较为牢固地缝合牙龈瓣，也不宜造成死腔（图 8-2-13C）。如果在基线上方牙龈进针，由于龈乳头或游离龈部位的组织较为疏松，很容易造成牙龈撕脱，也无法使牙龈紧密贴附于骨面，影响手术效果。

缝合时进针力度及方向不对，易造成缝合针的弯曲变形甚至折断。进针的前进力应该是顺着进针方向的推力，而不是向上“挑”的力量。

（三）各种缝合技术

1. 间断缝合　适合唇、舌侧龈瓣的张力相等，高低一致时；也用于缝合龈瓣的垂直切口（图 8-2-14）。

2. 改良间断缝合（牙间 8 字缝合）　适用于颊舌侧高度不等、间距较远、张力较大的情况（图 8-2-15）。

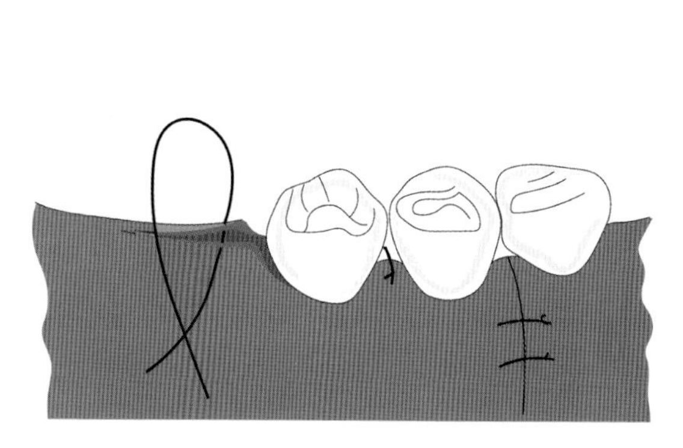

图 8-2-14　间断缝合示意图

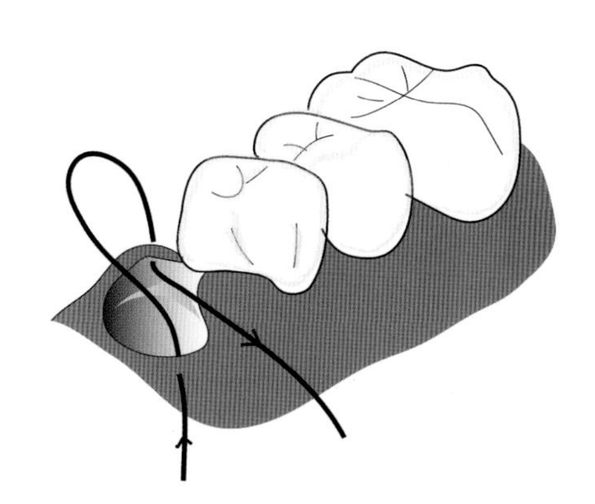

图 8-2-15　改良间断缝合示意图

3. 悬吊缝合法（sling suture）　利用术区切口附近的牙齿作为悬吊固定组织瓣的支点的缝合法。适用于两侧龈瓣高度一致但组织张力大，难以拉拢缝合的。分为单乳头（图 8-2-16）、双乳头（图 8-2-17）和连续悬吊缝合法。

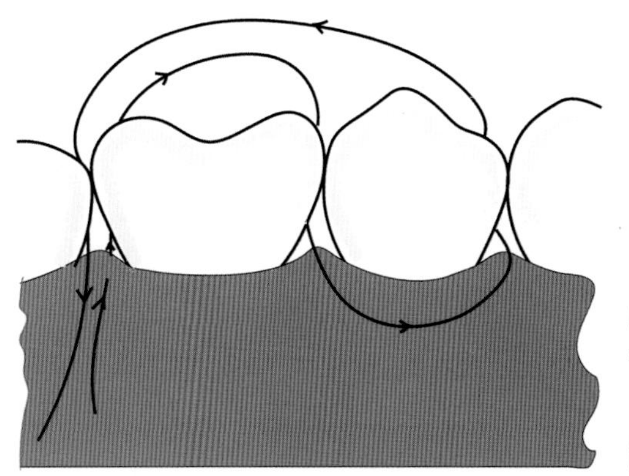

图 8-2-16　单乳头悬吊缝合法示意图

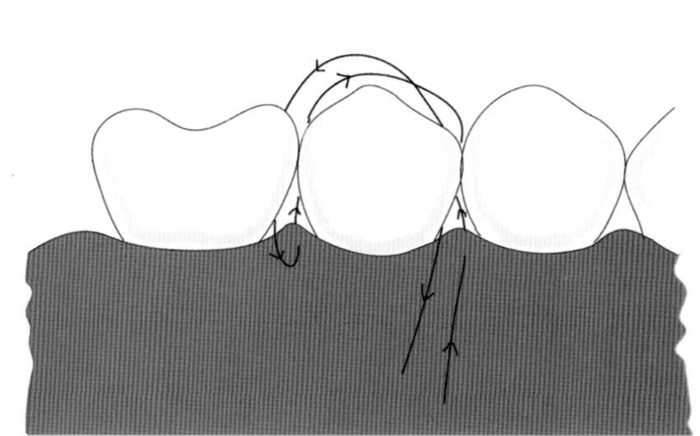

图 8-2-17　双乳头悬吊缝合法示意图

4. 连续悬吊缝合法　术区涉及多个牙，以及颊舌侧的龈瓣复位高度不一致，此时可用单侧连续悬吊缝合；若颊舌侧组织瓣高度一致时可选择双侧连续悬吊缝合（图 8-2-18）。

5. 褥式缝合法（mattress suture）　这种缝合适用于两牙之间间隙较大或龈乳头较宽时，可将牙龈组织穿压在缝线之下，有利于消除死腔，增加龈组织与骨面的贴合，促进牙周新附着，常用于自体牙龈游离移植术及骨移植术。它包括水平褥式缝合、垂直褥式缝合、改良褥式缝合和交叉褥式缝合（图 8-2-19）。

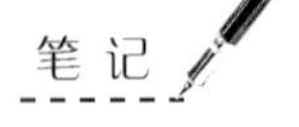
笔记

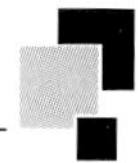

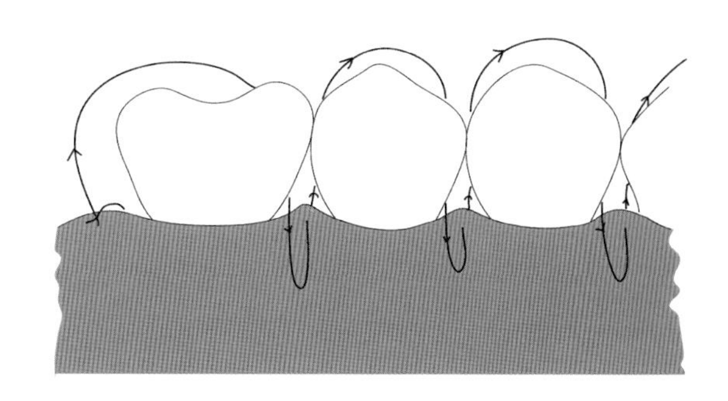

图 8-2-18　连续悬吊缝合法示意图

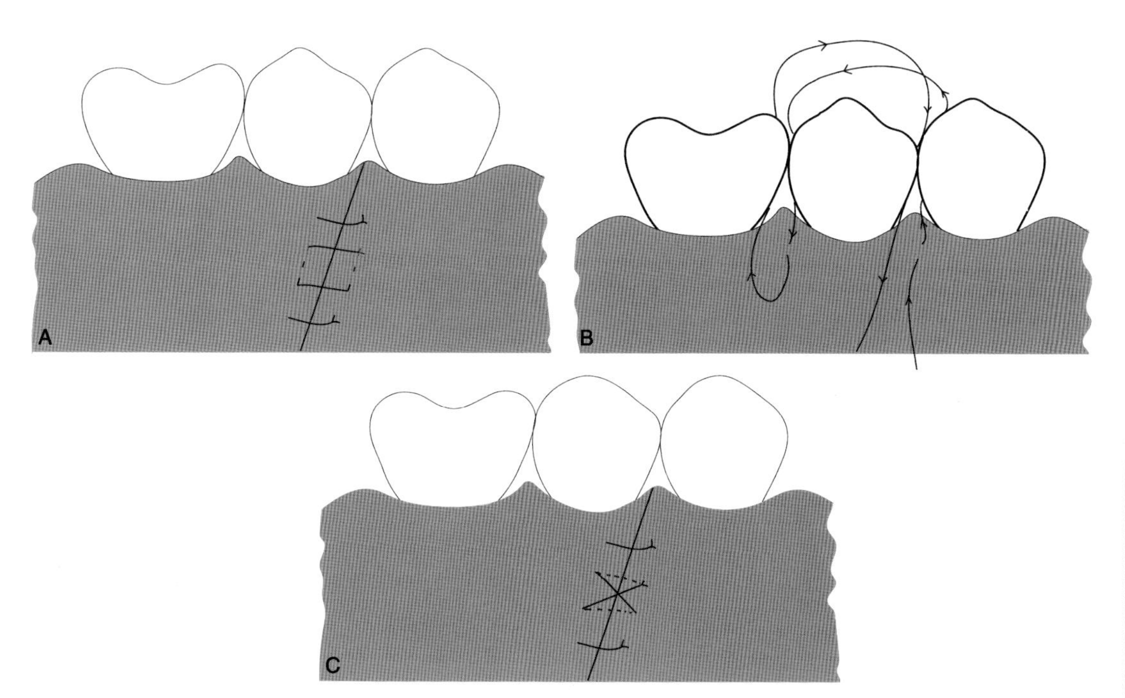

图 8-2-19　褥式缝合法示意图

A. 水平褥式缝合法示意图　B. 垂直褥式缝合法示意图　C. 交叉褥式缝合法示意图

缝合的打结技术：同外科原则相同，有单结、方结、外科结；牙周手术中多为持针器打结。

四、牙周手术的愈合特点

（一）牙周翻瓣手术的愈合

牙周手术后的组织愈合包括两种形式，一是软组织之间的愈合，二是组织与根面的愈合，也就是牙周组织愈合的特点-附着。

牙周翻瓣术后牙龈与牙根面的附着十分重要。理想的愈合是保持牙龈结缔组织和上皮组织根面附着的比例，而不是常见的长上皮附着的形成。

因此为了获得更多的结缔组织附着，减少长上皮附着的形成，需要注意以下几个问题。

1. 根面彻底清创，改善根面微环境　根面处理的目的是为了改善手术中根面刮治后的生物学环境，使根面轻度脱矿，去除根面残留的细菌代谢产物，促进组织与根面的附着和愈合。

根面处理可有效增强原病变根面的生物相容性，使牙周膜成纤维细胞较快地移动到根面，形成胶原纤维，促进结缔组织的附着。

根面处理包括化学和生物制剂，目前认为有效和安全的有：24 % EDTA 凝胶，盐酸四环素，釉基质蛋白、纤维连接蛋白、各种生长因子如骨形成蛋白和血小板衍生生长因子等。

2. 术后压迫的重要性　牙周翻瓣术后应该用盐水纱布轻压至少 3 分钟。压迫的目的：

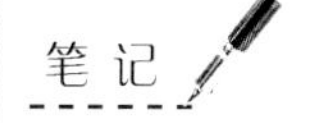

止血，并使其紧贴牙面，使牙龈与根面间最大程度形成薄的血凝界面（即减少血块厚度），促进结缔组织纤维与根面附着，减少上皮附着和阻止长上皮附着和形成。因为上皮是沿着血凝块下方移动的，当过厚的血凝块形成，一是给上皮的移动创造有利环境和良好的营养条件，加快了上皮移动，二是由于过厚的凝血块加大了牙龈结缔组织与根面的距离，增加了与根面接触的时间，在这两个条件下就很容易形成长上皮附着（图 8-2-20A），相反，薄凝血块时，上皮根向移动减慢，结缔组织纤维可较快与根面结合与附着，阻挡上皮的根向移位（图 8-2-20B）。

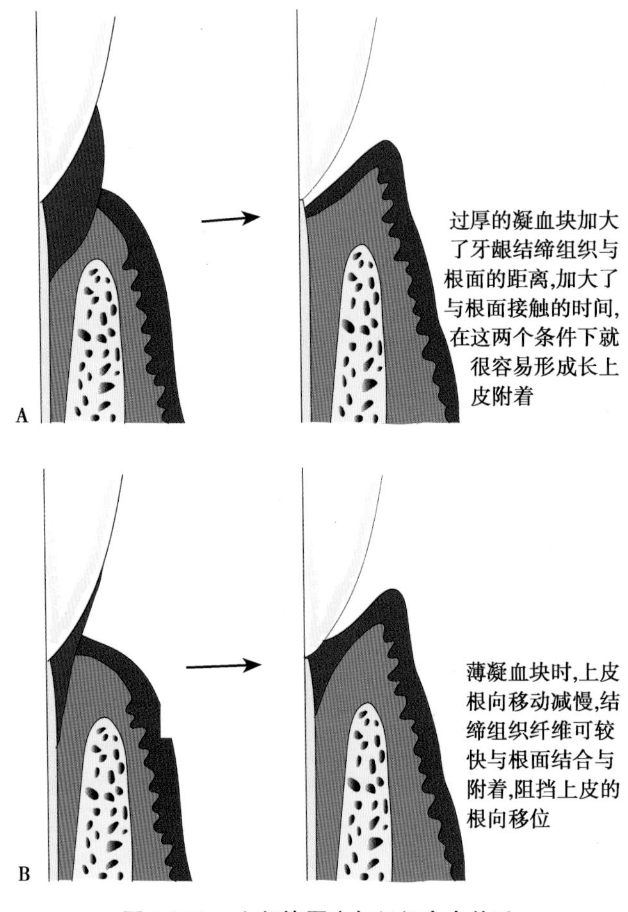

图 8-2-20　血凝块厚度与组织愈合关系

A. 过厚的血凝块易形成长上皮附着　B. 薄的血凝块促进结缔组织与根面的附着

（二）牙龈切除术的愈合特点

牙龈切除术后，切除表面纤维凝血覆盖，上皮细胞从边缘开始，在血凝块下方的肉芽组织表面向中心移动（0.5mm/天），在上皮移动同时，初期的胶原组织开始形成，血块逐渐开始脱落。上皮及胶原成熟，创口逐渐愈合。

需要注意的是，牙龈切除后的临床愈合时间是两周左右，肉眼观察其类似于正常牙龈。但其组织学愈合要在术后 7 周方可完成。组织学愈合的标志是牙龈与周围组织各种纤维束的重新功能性排列与附着（图 8-2-21）。因此，作为修复科和正畸科医师在遇到牙龈切除术后的病例，在治疗时间上要充分

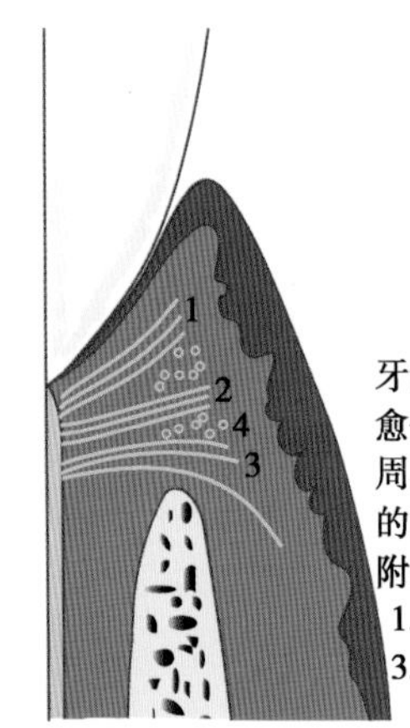

图 8-2-21　牙龈切除术后的组织学愈合示意图

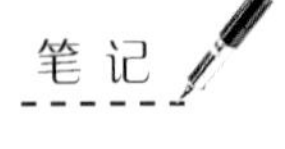
笔记

考虑到这一点。

（三）骨组织处理与愈合特点

1. 骨面清创与处理　刮治，去除表面坏死及炎性骨质，修整骨形态。可利用超声骨刀、慢速手机磨除，对骨缺损的骨壁，可用圆钻开孔，让含有丰富骨髓干细胞的血液充斥缺损，与骨替代移植物充分混合，利于牙周组织的再生。

2. 移植骨块的大小　牙周手术中常常可以利用骨修整或缺牙区得到的自体骨进行骨缺损的移植。需要注意的是，移植前应该利用骨磨或骨粉碎器将骨块粉碎至直径1mm以下，这样做的目的是释放骨内细胞及其他促进骨组织生长的因子，有利于骨颗粒的营养和发挥其生物学作用。当骨颗粒大于1mm，将对骨颗粒的营养产生影响。

3. 骨组织的血运与愈合影响　骨组织愈合的关键之一就是血运，血运的好坏与骨组织的厚薄相关。牙间骨组织较厚相对有较好的血液循环，骨组织的修复和改建相对较快，相反前牙唇侧的骨板较薄，一旦破坏将难以修复（图8-2-22）。

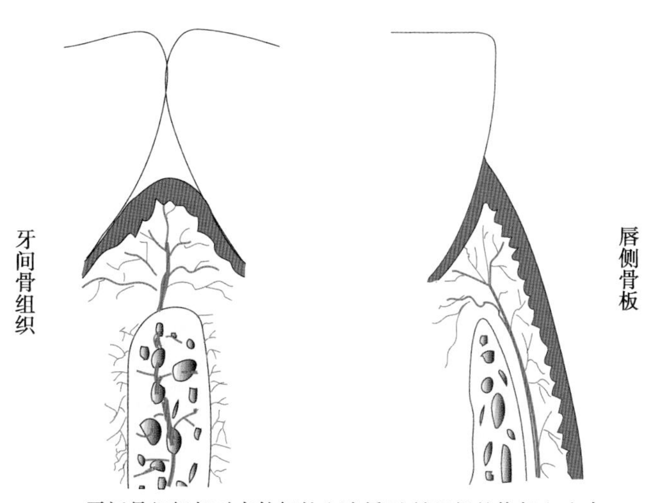

图8-2-22　血运与骨组织厚薄的关系

4. 牙周手术影响骨组织吸收与改建的因素　牙周术后1周，原术区暴露的牙槽骨的吸收达到高峰，一般在1mm左右，此后可有修复，在术后3～4周达高峰。术后骨的愈合过程取决于手术时骨的暴露程度。若要减少骨吸收的程度，需注意以下问题：

（1）骨面暴露时间与术后骨吸收的量成正比。尽可能缩短手术时间，尽量少暴露骨面。

（2）骨面覆盖的软组织的量一定程度上对术后骨改建和吸收有影响。骨面要有足够的软组织覆盖。

（3）术后的炎症反应与骨组织吸收有较密切的关系。严密缝合，完善的菌斑控制，减少术后炎性反应。

（刘宏伟）

参考文献

1. Newman MG, Takei HH, Klokkevold PR, et al. Carranza's Clinical Periodontology. 11th ed. St Louis: Saunders, an imprint of Elsevier Inc., 2012

2. Lindhe J, Karring T, Lang NP. Clinical Periodontology and Implant Dentisty. 5th ed. Copenhagen: Blackwell Munksgarrd, 2008

3. Ito T, Johnson JD. Color Atlas of Periodontal Surgery. London: Mosby, 1994

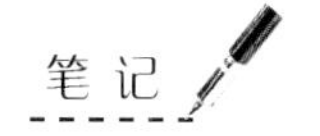

第九章　牙周病手术治疗

自人们认识并确定牙周病近一个世纪以来，如何控制牙周组织病变、如何最大程度上获得牙周组织的新附着或牙周组织再生以及牙周手术治疗的理论基础和方法手段，就一直是牙周病学家和临床医师研究的重点之一。随着科学的发展和进步，对牙周组织结构和功能认识的日益加深，牙周病因学理论的日益丰富，以及牙周治疗相关材料和器械的日益改进和完善，近几十年来，牙周手术治疗的技术和方法得以不断改进和提高，新的治疗方法不断涌现。改良的、新的牙周手术技术不断出现，这些技术是否可以获得长期、稳定的疗效，需要临床医师通过科学的临床研究进行验证。

本章将对近几十年来牙周有关手术治疗的历史进行总结回顾，并对其临床应用现状进行介绍。

第一节　牙周清创手术

一、龈 切 除 术

龈切除术(gingivectomy)是一种切除肥大增生的牙龈组织或病理性牙周袋，并进行根面刮治平整的手术方法，与内壁刮治术(gingival curettage)一样，为不涉及牙槽骨的牙周清创手术(periodontal debridement)。

(一) 历史回顾

1742 年 Fauchard 首次描述了切除牙龈的牙周手术；Robicsek 也于 1884 年提出了类似的手术。

1912 年，Pickerill 出版的《口腔医学实践》(*Stomatology in General Practice*)一书，提出了“gingivectomy”一词。与现代龈切除术不同的是，当时的手术需暴露牙槽骨边缘，并对牙槽骨进行形态修整。

1921 年 William 等总结了 2 500 个牙位的龈切除术，指出 90% 以上的牙齿通过龈切除术获得了一定疗效，认为这是一个简单而有效的消灭牙周感染的方法。然而，当时仍然认为，牙周病患牙的牙槽骨边缘为坏死组织，需要在龈切除术中彻底去除。

1935 年 Fronfeld 强调，牙周病患牙的牙槽骨边缘未发生不可逆坏死，并不需要去除，而牙周袋的存在会促进牙周炎的进展，需要彻底去除。此后，由于该手术能够迅速、彻底地消除牙周袋，龈切除术逐渐成为正式的牙周治疗方法。在随后的实践中，龈切除术暴露出以下缺点：①牙周袋超过膜龈联合时，术后美观受影响；②系带附着可能被切断；③术后前庭沟变浅；④附着龈大量丧失。因而当时出现了临床治疗如何选择龈切除术或翻瓣术的不同观点。

1939 年和 1941 年 Orban 撰文对龈切除术进行了总结，指出通过传统的洁治和袋内壁刮治消除牙龈急性炎症，并进行了良好的菌斑控制的情况下，仍存在 3mm 以上牙周袋的牙位

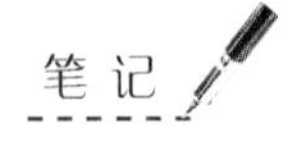

是龈切除术的适应证。龈切除术应消除游离的牙龈组织。术后行 10 ~ 14 天的牙周塞治保护,期间至少更换 3 次塞治剂。Kirkland 随后比较了龈切除术和传统的"组织刮治术",认为龈切除术效果更为理想。

Goldman 于 1951 年所描述的龈切除术方法被沿用至今,包括标记牙周袋底的位置,45°外斜切口连续或不连续地切开牙周袋底冠方牙龈,去除冠方牙龈组织,清除残留肉芽组织、牙石和坏死的牙骨质,牙周塞治剂保护创面等 5 个步骤。以美国牙周病学家 Kirkland 和奥地利牙周病学家 Orban 名字命名的 Kirkland knives(斧形刀)和 Orban knives(牙龈乳头刀)也相继成为龈切除术中最主要的经典手术器械。

此后,龈切除术的发展主要集中在对术后组织愈合的认识、适应证的选择和新技术(电刀、激光和化学烧灼技术)的应用等方面。然而,尽管电刀和激光的应用仍有报道,但化学烧灼技术(使用多聚甲醛和氢氧化钾)已被淘汰。

Ramfjord 等于 1966 年撰文指出,龈切除术后组织创面首先形成保护性的血凝块,其下的结缔组织发生急性炎症反应,并伴有少量的坏死,血凝块随后被新生的肉芽组织代替。24 小时后,在炎症反应和坏死组织下方,以与血管形成相关的细胞为主的结缔组织细胞数量增加。术后第 3 天,大量成纤维细胞开始增殖,随后高度血管化的肉芽组织向冠方生长,建立新的游离龈和游离龈沟,由牙周膜向肉芽组织迁移长入的毛细血管,在术后 2 周左右与牙龈的血管组织建立交通。创面相邻的牙龈表面上皮细胞在术后 12 ~ 24 小时开始向创面长入,并在创面肉芽组织表面生长,在术后 24 ~ 36 小时达到增殖活跃高峰,这些上皮细胞在创面纤维蛋白层上方伸展汇合直至术后 5 ~ 14 天覆盖整个创面,随后上皮开始角化,并于术后 1 个月左右达到上皮完全修复。而上皮下结缔组织的完全愈合需要 7 周左右。在上述组织愈合过程中,龈沟液的量有所增加,在术后 1 周达到最高分泌量,这与此时局部炎症反应最为强烈有关。上述龈切除术后的愈合过程具有普遍性,但也有一定的个体差异。生理性牙龈黑色素沉积较多的个体,龈切除术后新生的牙龈表面黑色素会有所减少。

在对龈切除术术后组织愈合过程形成完整认识的同时,人们还认识到,龈切除术术中进行根面平整时,会发生平均 0.5mm 的结缔组织丧失,最终导致 0.5 ~ 1.5mm 的附着丧失,加之牙周翻瓣术的不断改进,龈切除术的适应证在逐渐缩窄。

与龈切除术密切相关的龈成形术(gingivoplasty)于 1950 年由 Goldman 提出,该手术是基于对牙龈组织外形在菌斑控制,以及菌斑控制在牙周炎治疗中的重要作用的认识基础上提出的,即牙龈和牙周疾病造成牙龈形态不良,影响食物排溢和口腔清洁,导致食物和菌斑堆积,加速和延长疾病的进程。这些不良的牙龈形态包括龈裂、火山口样牙龈外形、坏死性溃疡性龈炎造成的刀削样牙龈外形和牙龈的增生肥大等。因而龈成形术着重修整牙龈形态,建立生理性的牙龈外形,如修薄龈缘和肥厚的附着龈,形成扇贝样龈缘外观和菲薄的游离龈缘,建立牙间垂直向的纵沟和利于食物排溢的锥形牙龈乳头。

1989 年世界临床牙周病学专题讨论会上定义龈切除术为"An excision of the soft tissue wall of the periodontal pocket",而将龈成形术定义为"Periodontal surgery involved reshaping of the gingiva to obtain more physiologic contour;a contour that allows a gradual rise of tissue interproximally and a fall on the labial and lingual surfaces"。事实上,龈切除术和龈成形术常合并实施,只是主要目的有所不同。

(二) 现状

随着牙周翻瓣术的改进和发展,龈切除术的应用范围逐渐缩窄,目前主要用于:①消除纤维性致密的骨上袋;②消除药物性或遗传性牙龈过度生长;③消除牙槽骨上方的牙周脓肿病灶。而禁忌用于:①牙周袋过深,超过膜龈联合;②可能伴有骨下袋需要骨修整;③前牙区唇侧对美观有影响时。考虑到龈切除术会牺牲一定量的角化牙龈上皮,以及引起术后不适,

笔记

一些学者提出,对于小于6个牙位的、较为局限且无牙槽骨形态不良的牙龈过度生长可考虑龈切除术,但需保证局部根方剩余角化的附着龈宽度在3mm以上。

20世纪50年代后,电刀开始广泛地应用于龈切除术,这给手术带来了便利,并可减少术中出血。但人们随后发现与应用传统手术刀相比,在用于牙周袋底接近牙槽骨的牙周袋时,电刀容易造成更多的牙龈退缩,牙槽骨的坏死和分离,根分叉暴露和牙齿松动,以及根面牙骨质的不可逆破坏。目前,龈切除术中可使用针形、球形、杆形、椭圆形或菱形电刀。除用于龈切除术外,电刀还可用于牙周脓肿引流、止血、修整系带等临床操作。但电刀不适用于与牙槽骨有关的牙周手术如翻瓣术,也不适用于膜龈手术。

近年来,激光也逐渐应用于龈切除术中。以CO_2激光(10 600nm)和钇铝石榴石(Nd:YAG,1 064nm)为常用,由于这两种激光均为红外区波长,因而需要与其他波长的激光配合使用。研究表明CO_2激光行龈切除术的组织术后愈合较传统方法慢。在应用激光进行手术时,还需做好术者的防护。

因而,尽管电刀和激光在龈切除术中有所应用,传统的外科手术方法仍然是目前最为提倡的龈切除手术技术。

另一方面,近年来一些术者注意到,舌腭侧的龈切除手术可能会对患者语音带来影响,特别是药物性或遗传性牙龈增生的患者。

(三)龈切除术的临床评价

龈切除术前需要进行完善的牙周基础治疗,尽可能控制牙周炎症,以避免术中出血、术后组织愈合不佳及病情反复。该手术有可能引起牙槽骨暴露,在手术前需要对患者的袋底位置有一个准确的测量,术者要注意探诊的力度,避免探诊过深,同时需要准确把握切口的位置以及斧形刀进入的角度。切龈时避免反复切割损伤组织而使龈缘呈锯齿状,所以术前需要检查器械是否足够尖锐。此外,该手术后因手术创面暴露,可能引起术后出血以及患者的疼痛或不适,因此术中要注意按压止血,同时使用塞治剂保护创面。由于龈切除术还会导致附着龈的丧失,有部分学者提出在进行龈切除术时,要保证术区局部根方剩余的附着龈宽度在3mm以上。

总之,龈切除术是临床应用历史最长的牙周清创手术之一,临床应用该手术时,需考虑到对角化牙龈的破坏性而谨慎选择适用病例,并兼顾美观以及获得理想的组织愈合。

二、牙周翻瓣术

牙周翻瓣术(periodontal flap surgery)是用手术方法切除部分牙周袋及袋内壁,并翻起牙龈的黏骨膜瓣,在直视下刮净龈下牙石和肉芽组织,必要时可修整牙槽骨,然后将牙龈瓣复位缝合,达到消除牙周袋或使牙周袋变浅的目的。

(一)历史回顾

1916年Widman提出牙周翻瓣术,即通过根向内斜切口和垂直切口翻起病变区梯形黏骨膜瓣,暴露下方病变牙槽骨和牙骨质,并去除牙周病损部位的炎症肉芽组织。在该术式中,内斜切口的位置距游离龈缘约1mm,直达牙槽嵴顶,呈扇贝形。1931年,Kirkland描述了一种基于Widman翻瓣术的手术,即以沟内切口由龈缘切至牙周袋底部,延长切口至牙间乳头,清创后将软组织瓣贴回根面并严密缝合。与前者消除牙周袋为目的的手术不同,该手术以牙周再附着为目的,试图通过刮治器械去除袋内壁和袋底的感染组织,并使保留的龈瓣有整齐新鲜的创面,以利于再附着的形成,因而该手术又名开放性内壁刮治术(open subgingival curettage),或称切除性新附着手术(excisional new attachment procedure,ENAP)。

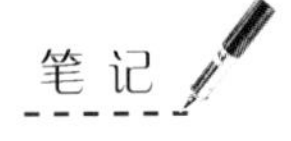

当时认为,牙周病患牙的牙槽嵴顶为坏死骨组织,需要彻底去除。因而与龈切除术相

似，在 Widman 翻瓣术中翻开黏骨膜瓣，直视下刮净龈下牙石和肉芽组织后，需去除坏死及感染的骨组织。直到 1935 年，Kronfeld 通过实验观察，发现牙周袋下方的牙槽嵴顶骨组织并没有发生不可逆性的坏死。此后，牙周翻瓣术逐渐被广泛接受。

1954 年 Nabers 首次报道了利用根向复位的牙周翻瓣术重新获得附着龈的病例，并于 1957 年撰文总结了这一术式。同年 Ariaudo 和 Tyrrell 改进了该术式，强调双侧垂直切口的必要性，并将其命名为"apically reposition flap"，这就是我们今天所使用的根向复位瓣术。

1974 年 Ramfjord 等对始于 1916 年的 Widman 牙周翻瓣术进行了改良，其目的是更好地保护骨组织，并使术后牙龈组织更好地贴合在硬组织上，获得良好的牙龈外形以利于患者的菌斑控制。其方法是内斜切口达牙槽嵴顶处，该切口向根尖方向循牙龈边缘的扇贝状外形行走，然后用骨膜分离器将龈瓣分离至牙槽嵴顶处，做沟内切口和牙间水平切口时，将刀尖伸进牙周袋内直达袋底，使包绕在牙齿周围的上皮圈领松弛随后去除。这一改良使术后不易获得长结合上皮愈合，并使角化牙龈的高度得以保持，也有利于牙周再生材料的植入和术后美观，因而在临床上被广泛应用。目前，改良 Widman 翻瓣术和各种基于该方法的手术技术被广泛地应用在牙周手术中。

作为去除牙周病灶的牙周清创手术，单纯的牙周翻瓣术一般不做骨修整。然而，牙周炎症破坏导致牙槽骨吸收以及部分牙槽骨的代偿性异常增生，常可使牙槽骨失去原有的生理外形，并进一步使牙龈外形改变而不利于菌斑控制。基于上述认识，1955 年以来，Friedman 等提出和发展了骨成形术(osteoplasty)和骨切除术(ostectomy)，即在翻瓣术中同时纠正骨病损和畸形，以获得良好的牙龈外形。1958 年 Goldman 提出了对牙周骨手术具有重要临床治疗指导意义的骨下袋分类。

Ramfjord 于 1979 年将牙周手术按手术目的分类为切除牙周袋的翻瓣术、获得再附着的翻瓣术以及膜龈手术。同年 Carranza 将牙周翻瓣术中龈瓣分类为全厚瓣(full thickness flap)和半厚瓣(partial thickness flap)。1990 年他再一次对龈瓣进行了分类，即根向复位瓣、冠向复位瓣和原位复位瓣。这些分类角度不同，对我们的临床应用均有一定的指导意义。

1985 年 Takei 指出在牙周再生手术中，尽管牙周翻瓣术中进行了严密缝合，术后愈合过程中组织的收缩常导致植入材料部分甚至全部暴露，由此 Takei 等发展了保留龈乳头的牙周翻瓣术。

此外，Robinson 于 1966 年发表论文指出，由于菌斑控制较难进行以及牙周治疗器械难以到达，磨牙远中区一旦形成牙周袋，常难以治疗。在牙周翻瓣术的基础上，他提出了磨牙远中楔形瓣手术(distal wedge procedure)，即在内斜切口基础上，在磨牙远中作楔形切口，翻瓣后去除远中过度增生的牙龈组织，并通过骨修整消除远中骨下袋，修整复位龈瓣后行锚式缝合。

通过对猴进行牙周翻瓣术的术后观察，Caffesse 和 Ramfjord 于 1968 年发表了较为完整的对牙周翻瓣术后组织愈合过程的描述，而另一些动物实验对此结果进行了补充。术后 24 小时以内，龈瓣与牙面及骨面间为血凝块所填塞。血凝块内含有纤维蛋白网、中性粒细胞、红细胞、损伤的细胞碎片，在创面边缘还有毛细血管。组织的损伤同时会带来细菌入侵和组织液的渗出。术后 3 天后，血凝块逐渐变薄，上皮细胞越过龈缘向根方生长，结合上皮开始形成。术后 1 周，结合上皮完全建立，并与牙面间以半桥粒和基板相连。牙龈结缔组织、骨髓以及牙周膜来源的肉芽组织逐渐代替血凝块。术后 2 周术区临床外观已经接近正常，而组织学观察可见牙龈组织中出现平行于牙面的胶原纤维，由于胶原纤维尚未成熟，龈瓣与牙面间的连接尚较薄弱。术后 1 个月，可见牙龈沟内壁由沟内上皮覆盖，下方借结合上皮与牙面相连，上皮下结缔组织内的胶原纤维排列有序，可以行使其功能。对于全厚瓣手术，术后

笔记

1～3 天内,牙槽骨表面可能发生坏死,破骨细胞性骨吸收在 4～6 天最为活跃,这一过程中可能有 1mm 左右骨丧失。如果术中进行骨修整,那么骨结构的改建将在术后 3～4 周最为活跃。

(二) 现状

目前各类翻瓣术的设计原则如下:

根据翻起牙龈瓣后是否暴露牙槽骨,将龈瓣分为全厚瓣和半厚瓣。前者将包括骨膜在内的牙龈结缔组织翻起,一般用于需要进行骨修整的手术,后者则将骨膜保留于牙槽骨表面,用于根向复位增宽附着龈的手术。对于是否需要将骨膜保留在牙槽骨表面目前仍有一些争议,一般认为在术中暴露菲薄的牙槽骨边缘,可能会带来术后牙槽嵴顶的少量吸收。也有术者在牙槽嵴顶处翻全厚瓣,以进行骨修整,而在瓣的根方翻半厚瓣,以保护骨面。

根据术中牙龈瓣复位位置不同,将龈瓣分为原位复位瓣和非原位复位瓣,其中非原位复位瓣包括根向复位瓣、冠向复位瓣和侧向复位瓣。其中根向复位瓣兼具消除牙周袋并增宽附着龈的功能,但在临床操作上较原位复位瓣复杂。然而,1992 年芬兰学者 Ainamo 等发表了长达 18 年的术后观察结果,认为根向复位瓣手术并不能形成长期稳定的膜龈联合向根方移位。在这项研究中,作者对 13 例中度牙周炎患者下颌牙进行了根向复位瓣手术,对照侧实施了龈切除术。随后以膜龈联合至下颌骨的距离为评价指标进行了长期的随访观察,并未发现两组间有统计学意义的显著差别。

在现代牙周再生性手术中,为使植骨材料、牙周引导再生用膜材料,以及其他相关材料在术区获得最大限度的覆盖和保护,学者们发展了保护龈乳头的翻瓣术(papilla preservation flap)和仅行沟内切口的翻瓣术(conventional flap)。

保护龈乳头的牙龈瓣用于龈乳头的近远中径较宽时,可将整个牙龈乳头保持在某一侧的龈瓣上,而不是将龈乳头从颊、舌侧分别切开和翻起,一般将完整保留的牙龈乳头连在唇(颊)侧龈瓣上。而进行沟内切口的翻瓣术用于牙间狭窄,无法行保护龈乳头的翻瓣手术的情况,即在术中行沟内切口,以尽量保留牙龈组织,使移植材料获得保护。

1995 年美国学者 Harrel 和 Rees 发表了牙周微创翻瓣手术(minimally invasive surgery,MIS)的病例报道,近年来他们应用该手术积累了较多病例。该手术是在显微外科及显微牙科的基础上发展而来的。最初通过放大镜获得对手术视野的观察的显微牙科已经发展到使用更为精细的外科显微镜技术。在牙周非手术治疗中,应用显微技术可以获得更完善的根面平整效果。在牙周显微手术中,需使用相应的显微手术刀获得更为整齐的切口,配合使用 6-0 到 9-0 的缝线获得精细的缝合,对于术者而言,术中的位置和视野的移动较传统手术更为困难,因而目前牙周显微手术多用于局部牙位和位点的牙周手术治疗。

意大利学者 Cortellini 于 2001 年将手术显微镜和微创器械,应用于牙周翻瓣加人工材料植入手术中。他们报道使用微创器械,在显微镜下行牙周翻瓣手术,可以使得 92% 以上的手术位点在整个愈合期间保持创口的封闭愈合。显微镜下良好的手术视野和照明,大大提高了术者对器械的控制程度,使得牙周组织瓣的形态更为精确,对组织的损伤更小,进而有利于术后组织瓣的稳定而获得良好的愈合。他们在结合 MIS、简化保护龈乳头的翻瓣术(simplified papilla preservation flap,SPPF)和褥式缝合技术的基础上,总结了牙周微创手术技术(MIS technique,MIST)。该技术主要目的在于:①减小手术创伤;②提高牙龈瓣和创口的术后稳定;③获得稳定的创面封闭;④缩短手术时间;⑤减低患者不适和局部反应,并且特别适用于邻面骨下袋牙周破坏区的牙周组织再生手术。最近,该小组提出了改良牙周微创手术技术(M-MIST),称该手术可以:①减少牙间隙组织创口的损伤;②提高创面的稳定性;③减少复发。

笔记

(三) 翻瓣术的临床评价

在牙周炎的治疗方法中,翻瓣术主要适用于中重度牙周炎的治疗。Hung 等对牙周翻瓣术与龈下刮治、根面平整术相比较,发现翻瓣术可以获得更浅的临床探诊深度,基线时牙周袋越深,术后效果越明显。Lindhe 提出在初诊的探诊深度大于 4. 2mm 时便可实施牙周翻瓣术治疗,且可获得较好的治疗效果。Kaldahl 等研究发现根面平整术在早期阶段可能可以保留组织,但是在远期发生大于 3mm 的附着丧失的概率比翻瓣术后的患者要高,且发生牙周脓肿的概率也比手术患者高,因此在深牙周袋的治疗中采取翻瓣术可能会有更好的效果。Becker 等曾报道对伴有垂直型骨吸收的三壁骨袋进行翻瓣刮治术后缺损部位可获得相当数量的骨再生。因为缺损周围存在有足够的骨壁,参与再生的细胞可能来源于骨缺损周围残留的骨壁和残留的牙周膜。

随着医学的进步,越来越多的技术与翻瓣术结合以治疗牙周炎。有学者将釉基质蛋白衍生物结合翻瓣术治疗牙槽骨缺损的患者,取得了良好的临床效果。Graziani 等对 1 170 个样本进行分析,结果显示在附着丧失、临床探诊深度、牙龈退缩方面,釉基质蛋白衍生物的使用可比单纯的翻瓣术获得更好的牙周再生效果。

值得注意的是,随着牙周组织再生性材料和技术的发展,以往以消除牙周袋为主要目的的牙周翻瓣手术,正逐渐成为牙周组织再生手术的基础技术。

三、根分叉病变手术治疗

1953 年 Glickman 提出的根分叉病变分类方法一直沿用至今,并指导我们的根分叉病变手术治疗(surgical therapy of furcation involvement)。Nabers 探针的发明有助于我们更为精确地探查根分叉病变。

Ⅰ°根分叉病变可以通过洁治和刮治或者牙龈切除术等方法进行治疗。由于根分叉区骨质破坏较少,不需要将治疗器械深入根分叉区进行清创,但如果骨形态不良,可以在基础治疗后行翻瓣术消除牙周袋和修整骨外形。1958 年 Goldman 总结了上述方法治疗双根牙根分叉病变的预后,指出经过这些治疗,可消除牙周袋、获得良好的牙周附着关系以及有利于患者进行菌斑控制的牙周形态。

在牙周植骨术应用以前,Ⅱ°根分叉病变可以在基础治疗后,行牙周翻瓣术,术中进行牙成形术,磨除牙颈部牙冠过突处和釉质突起,或在根柱较短的下颌磨牙根分叉处磨除部分牙体组织,以扩大根分叉开口,但术后易造成牙齿敏感,并增加根面龋的发生危险。20 世纪 80 年代以后,植骨术和引导性组织再生术获得长足发展,应用植骨术和引导组织性再生术,可在Ⅰ°和Ⅱ°根分叉病变区获得一定程度的新附着。

传统的截根术(root resection)、分根术(root bisection)和半牙切除术(hemisection)常用于Ⅲ°和Ⅳ°根分叉病变。这些手术均要求术前进行根管治疗和术后进行冠桥修复。

Morton 在 1947 年首先描述了半牙切除术,他将半牙切除术描述为"Combined surgical and therapeutic procedure performed on multirooted teeth whereby an untreatable root(or roots) is surgically removed and potentially well functioning segment is endodontically treated and restored, preferrably by fixed prosthesis"。随后 Samuel 于 1954 年报道了应用该手术治疗严重根分叉病变,并伴有一根周围牙槽骨的大量吸收,而其余牙根周围牙槽骨吸收较少的病例,与弯根和锥形根相比,长而直的牙根更适合这类手术。最初,学者们主张术前对患牙进行彻底的牙周治疗包括手术治疗,待愈合后进行半牙切除术。然而,Haskell、Harold H 及 Goldman 等人经过为期 1 ~3 年的临床观察,得出结论,在牙周翻瓣手术的同时进行半牙切除术可获得与分别手术相似的效果。

笔 记

与半牙切除术相比，截根术则保留了牙冠，因而术后只需进行冠修复。Langerd 等于1981 年发表了一个有关截根术预后的为期 10 年的临床研究结果。他们认为即使手术无懈可击，术后一定时期内的效果也令人满意，截根术后并不能长期维持疗效。而且，大多数失败病例是由于根管治疗或牙冠修复的问题，而不是牙周问题。这项研究中最常见的失败原因是下颌磨牙根折。他们认为异常的咬合加载到余留牙根上，使得这些牙齿容易发生根折。因而他们建议，截根术患牙的预留牙根需粗壮；孤立的患牙不可用于固定桥的远中桥基牙；孤立或者倾斜的余留牙不应该用于固定桥的固位终端。从牙周角度来说，严重的根分叉区垂直型骨吸收者，在消除牙周袋的过程中，牙周支持组织可能进一步丧失，不利于患牙的长期预后，因而不适于采用截根术。

分根术适用于下颌磨牙根分叉Ⅲ°或Ⅳ°根分叉病变，局部牙周袋不能消除，且患牙两个根周围有充分支持骨，牙齿无明显松动的情况。对患牙行牙周翻瓣术，术中颊舌向截开牙冠，形成两个类似单根牙的牙体，并彻底清除根分叉区深在的病变组织，消除该处牙周袋。术后患牙以两个临时冠修复，近远中牙体间牙间乳头形成后，进行牙冠永久修复。

在牙周病治疗中，根分叉感染的手术治疗方法的选择具有一定的挑战性，要以达到长期稳定的治疗效果。

根分叉病变手术的临床评价：

Ⅰ°根分叉病变伴有深牙周袋或骨形态不良的患牙，可在基础治疗后行翻瓣术及骨成形术，以消除深牙周袋，修整骨外形，获得良好的牙周附着关系并形成利于患者自身菌斑控制的牙周形态。这些手术方法对于治疗Ⅰ°根分叉病变的双根牙，预后较佳。研究认为，对于Ⅰ°、Ⅱ°和Ⅲ°根分叉病变的患牙，在经翻瓣清创术及骨成形术后，患牙的长期保留率约为73.5%～96%；其中，Ⅲ°度根分叉病变的患牙在翻瓣术同期采用根向复位瓣者，患牙长期保留率约为43.1%～56.5%。

采用 GTR 治疗下颌Ⅱ°度根分叉病变具有较好的疗效，其术后患牙长期保留率约为83.3%～100%，其疗效与患牙根分叉病变的程度相关。下颌Ⅱ°度根分叉病变的患牙在GTR 术后普遍可获得一定程度上的骨充填，但上颌Ⅱ°度根分叉病变的患牙则无明显的骨充填现象。Ⅱ°根分叉病变的患牙在 GTR 术后可关闭根分叉，但该现象并未得到广泛的证明。

对于Ⅲ°和Ⅳ°根分叉病变，可在根管治疗后行截根术、分根术或半牙切除术。术后患牙的长期保留率约为57.9%～100%。导致手术失败的主要原因有根折(11.1%～80%)、牙周病变加重(22.2%～26.3%)、根管治疗失败(18.4%～33.3%)、牙周牙髓联合病变(22.2%)以及根面龋(7.9%～25%)，多发生于术后5～10年，尤以术后5～7年高发。下颌磨牙术后导致其拔除的主要原因为根折及牙体来源的并发症，而上颌磨牙术后拔除的原因多为牙周病的进展。此类并发症的发生可能与治疗技术相关，而治疗方案的选择和维护治疗是手术成功的关键。术前行完善的根管治疗以及术后进行适当的冠修复皆是手术成功的关键。此外，吸烟亦是导致治疗失败的重要危险因素。

第二节　牙周再生性手术

牙周再生性手术(periodontal regenerative surgery)可以分为两大类：非骨植入的牙周新附着手术和骨植入的牙周新附着手术，很多手术是将两者结合进行的。从这个意义上来说，以阻断上皮过早长入牙根表面为手段的引导性组织再生术、术中通过根面处理获得新鲜的利于新附着形成的牙根表面的根面处理技术和使用生长因子及釉基质蛋白等诱导和促进牙周组织再生的技术，均可归结为非骨植入的牙周新附着手术。

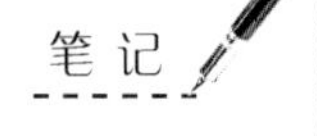

一、植 骨 术

植骨术(bone grafts)是指用骨或骨替代品植入牙周骨缺损部位,通过促进新骨的形成来修复骨缺损,恢复牙槽骨的解剖形态,以达到牙周组织再生及新附着性愈合的手术方法。

(一) 植骨材料

1. 分类 植骨材料可分为骨材料和非骨移植材料。根据来源不同骨材料又分为自体骨、同基因型异体骨(如双胞胎)、同种异体骨和异种骨。

自体骨可取自患者上颌结节、无牙区牙槽嵴、磨牙后区及颏部、髂骨甚至肋骨。同种异体骨有骨髓、冻干骨和脱钙冻干骨等类型。

代表性的异体骨和异种骨包括人来源的冻干骨(freeze dried bone allograft,FDBA)和脱钙冻干骨(decalcified freeze dried bone allograft,DFDBA)以及牛来源的植骨材料。

非骨移植材料即骨替代品,具有骨引导性,即可形成支架以利于邻近组织中的细胞进入以形成新骨,也就是说,骨替代品必须由骨组织包绕才能引导新骨形成,而置于其他组织则无此作用。

从另一个角度分类,植骨材料还可分为可吸收植骨材料和不可吸收植骨材料。可吸收植骨材料最终将由新生的骨组织取代,而不可吸收植骨材料将成为新生骨的基质或者被纤维包绕。

2. 植骨材料的作用原理 植骨材料的作用原理可分为3类:

(1) 骨生成(osteogenesis):指植骨材料中含有的细胞能够形成新骨。骨生成主要发生于自体骨材料植骨,然而组织学观察发现手术1~2周后植入材料减少,甚至吸收。1985年Burwell总结,植骨材料中和植骨材料周围的骨髓细胞的存在,是自体骨材料植骨获得骨生成效果的最重要因素。

(2) 骨诱导(osteoinduction)发生:指植骨材料中含有的分子能使邻近的细胞转化为成骨细胞进入植骨材料而形成新骨。早在1967年,Urist就将骨进行脱钙处理,获得脱钙冻干骨,以暴露骨基质中的基质蛋白获得骨诱导。因而DFDBA逐渐成为目前最为理想的植骨材料之一,具有来源较为广泛、生物相容性好、价格低廉、安全性好等优点。在DFDBA制备过程中,将松质骨进行了处理,因而DFDBA的表面区域,而并非其细胞成分,在骨诱导过程中扮演主要角色。DFDBA的颗粒较小,增加了间质细胞与之接触的表面积,易于吸收和替代,因而具有更好的骨诱导能力。

(3) 骨引导(osteoconduction)作用或称网格作用:由Goldman和Cohen于1979年提出,是一种物理作用,指植骨材料的基质形成支架以利于邻近组织中的血管和细胞进入植骨材料,从而形成新骨。在骨引导过程中,植骨材料提供基质或支架使得毛细血管生长进入植骨区,随后发生死骨或骨基质的吸收以及新骨的沉积。异体骨材料FDBA、异种骨材料和人工合成的非骨移植材料,如羟基磷灰石、生物玻璃、生物玻璃陶瓷、生物活性复合材料、钛材料等均具有骨引导作用。病例对照研究结果表明,植骨区的生物反应可提高植骨术的效果。Goldman和Cohen指出,骨引导作用可以促进骨、牙骨质和新的牙周韧带的生成。Ellegaard指出骨引导材料可以抑制上皮细胞向根方的过度长入,结合使用膜性材料可以在角形骨缺损部位获得新骨的形成,更好地获得牙周新附着。

各种商品化的植骨材料为临床医师提供了丰富的选择。Shallhorn描述了理想的植骨材料的特点:良好的生物相容性、临床可操作性、最小的手术损伤和术后反应、可为患者接受。很难有一种植骨材料达到所有上述要求,临床医师需对每种材料的生物特性和适应证进行认真甄别,结合使用多种植骨材料常常可获得较好的疗效。

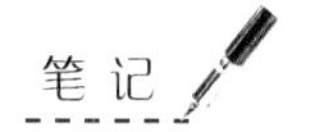

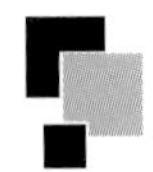

3. 各类植骨材料的历史回顾

（1）自体骨（autogenous bone grafts）：早在1923年Hegedus等就试图将口腔内取材的自体骨移植到牙周骨缺损部位。Nabers和O'Leary等于1965年再次报道了类似的手术，成为现代自体骨植骨术的开端。

Schllhorn等于1967年报道利用髂骨松质骨骨髓作为植骨材料，然而，他们很快观察到术后感染、材料脱落、腐骨形成、愈合不良、牙根吸收和牙周炎症复发等问题。1973年Dragoo等用髂骨来源的植骨材料治疗了4例患者，组织学观察发现了新牙骨质和新附着的形成。术后2个月时，牙周膜纤维排列紊乱，但可以发现新牙骨质的形成。术后8个月发现牙周膜纤维成熟，且获得冠方3.07mm的新附着，包括0.7mm的新生牙槽骨，1.03mm的结缔组织和1.34mm的结合上皮组织。

Nabers对6名自体骨移植的患者进行为期18～24个月的纵向研究，认为良好的菌斑控制是获得新骨形成和使牙周袋变浅的保证。EllegAard和Loe观察了自体骨植入91例患者191例二壁骨袋或三壁骨袋后的预后情况，并于1971年报道了其临床观察结果，认为与刮治术相比，上述自体骨植骨术并未获得更好的预后。Carraro对100例一壁骨袋自体骨植骨术进行了临床观察，其结论与EllegAard和Loe所获结论相似。动物实验也获得了类似的结果。总之，20世纪70年代的大量临床观察和动物实验对自体骨植骨术并未获得一致肯定的结论。1984年Zayner和Yukan报道了自体骨骨颗粒大小与术后组织愈合的实验研究。他们认为，如果颗粒过大，会导致死骨的形成，而颗粒过小，会被迅速吸收。使用骨磨碎技术（bone blend technique）可以获得较小颗粒（210μm×105μm），而人工采集的自体骨的颗粒一般为1 559.6μm×183μm。目前临床上多将自体骨与其他骨材料联合使用。

（2）同种异体骨（allografts）：1970年代Schallhorn和Hiatt对26名患者进行了同种异体骨植骨术，供者和受者HLA配型一致的情况下，可获得3.07mm的牙槽骨新生。Schrad和Tussing对同种异体骨植骨术和开放刮治术进行的比较研究也获得了类似的结果。

1976年起，Melloning的研究小组对异体冻干骨植骨术进行了一系列临床研究，使用异体冻干骨可以在64%骨缺损位点获得50%以上的新生骨。1987年Werbitt报道20例患者异体冻干骨植入垂直型骨缺损的研究结果，成功率达75%～95%。另外，Marbry等于1987年报道四环素与异体冻干骨联合使用可较单独使用异体冻干骨、四环素或单纯刮治术获得更好的疗效。

与异体冻干骨相比，脱钙冻干骨在脱钙处理后暴露了骨基质中的骨形成蛋白（BMPs），因而具有骨诱导作用。1975年Libin等报道使用脱钙冻干骨可以获得4mm的临床新附着。而其他一些研究小组相继报道获得2.3～2.5mm牙槽骨高度的增加。1985年Bowers等还报道，通过冠向复位瓣避免上皮长入术区可以获得更好的植骨效果。

（3）异种骨（xenografts）：早年人们曾用表面活性剂、20%过氧化氢或已二胺提取牛骨成分，经高压或环氧乙烷消毒，丙酮或冷冻干燥后修复牙周骨缺损，这些方法已经被淘汰。目前商品化的典型的异体骨材料是OsteoHealth公司的Bio-Oss无机牛骨材料，该材料是从牛骨中提取的高纯度的骨无机材料，具有多孔结构，通过骨引导作用使新骨向植入部位生长，并在此过程中，在破骨细胞和成骨细胞的作用下，发生结构上一定程度的改变与重塑。此外，该公司还将牛骨无机颗粒与10%猪胶原纤维混合，制成Bio-Oss Collagen，增强了材料与缺损部位的黏附，使之更适于牙周骨缺损的手术治疗。

（4）骨替代材料（nonbone graft materials）：多年来，人们一直在尝试用各种骨替代材料进行牙周植骨手术，以解决天然骨材料的来源问题。这些材料包括巩膜、硬脑膜、软骨、牙骨质、牙本质、石膏粉、塑料材料、磷酸钙材料、生物玻璃、珊瑚来源的材料等。目前认为有临床

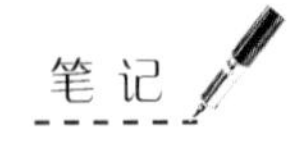

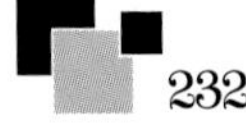

应用前景的材料均属磷酸钙类生物材料。然而,到目前为止,还没有哪一种骨替代材料能够替代天然骨材料的生物作用。

由于巩膜由致密的纤维结缔组织构成,血管和细胞含量极低,在1960—1970年间,有学者试图用巩膜作为骨替代材料进行牙周骨再生手术,然而,由于不能证实成骨及成牙骨质的效果,目前巩膜材料已不再使用。与巩膜类似,硬脑膜、软骨等组织也有被用于牙周骨再生手术的少量报道。

多孔的生物相容的硫酸钙石膏粉在20世纪90年代被报道,用于牙周三壁骨下袋缺损的修复,然而对其是否能真正引导骨再生尚存在争议。与此相似的是由聚甲基丙烯酸甲酯和甲基丙烯酸羟乙酯组成的塑料材料,尽管可获得临床附着水平的增加,组织学观察表明,相应部位仅为结缔组织的生长,而没有新骨的形成。

磷酸钙类生物材料中研究最多的是磷酸三钙和羟基磷灰石。羟基磷灰石(hydroxyapatite,HA)的钙磷比例为1.67,与骨组织的钙磷比相似。HA不可吸收,最初用于无牙颌的牙槽骨,1982年Froum报道HA植入后会被结缔组织包绕,并可能引发局部炎症反应。Ellinger等报道HA植入牙周骨缺损部位与单独的刮治术相比,可获得探诊的改善和骨的新生,术后3个月可有新骨的形成。由于HA为不可吸收性植骨材料,在不使用膜材料的情况下往往获得长结合上皮愈合。另一种磷酸钙生物材料是磷酸三钙,其钙磷比为1.5,动物实验表明磷酸三钙能被部分吸收,Bowers等通过临床实验证实磷酸三钙植入后1年,在植入材料中间及周围均有新骨形成。但另一些实验中没能观察到新骨的形成。然而,尽管磷酸钙材料进行牙周骨再生手术可获得一定程度的临床效果,组织学观察发现这些材料往往被胶原纤维包绕。

生物玻璃的主要成分包括钠盐、钙盐、磷酸盐及二氧化硅等。用于牙周骨手术的生物玻璃材料目前有颗粒直径90～170μm(PerioGlas,Blok Drug,Jersey City,NJ)和300～355μm(BioGran,Ortho Vita,Malvern,Pa)两种。与磷酸钙生物材料的问题相似,生物玻璃材料植入牙周骨缺损部位后,也往往被胶原纤维包绕而限制了骨引导作用。

珊瑚材料有两类,一类是天然珊瑚材料,在植入部位可被缓慢吸收(数月),另一类是由珊瑚材料加工获得的多孔HA,其问题也在于吸收过于缓慢。

(二) 植骨术的手术技术

所有的植骨术在术前均需进行彻底的牙周刮治和根面平整。其目的在于最大限度地消灭或减少术区牙周致病菌,以降低术后感染的风险。术中需翻全厚瓣,以保护牙龈乳头切口最为理想,因为该切口可获得牙间区的完整覆盖。患者应在术后使用抗生素,并防止龈瓣负重和移位。

Robinson于1969年描述利用自体骨粉和血液的混合物进行自体骨移植,并将其命名为骨凝块(osseous coagulum)。手术需在5 000～30 000rpm/min转速下边冷却边取骨,以防止温度过高(保持局部温度47℃以下),将获取的皮质骨粉碎成小颗粒,以增加细胞和血管生长的作用表面积。将骨粉与血液混合,瓣复位缝合。Robinson技术的优点是易于收集骨和放置骨移植材料。而缺点是难以获得用于较大体积骨缺损的自体骨。Bowers等于1972年发表了骨磨碎技术,其要点是在取骨后,将自体骨放在合适的容器里充分地研磨,因而可以获得易于临床操作的骨材料。

随着异体骨材料和骨替代材料的发展,植骨材料的来源更加丰富,手术适应证及方法的选择也有了很多进步。但无论采用何种材料,牙周植骨手术术区的准备包括以下3个方面:①牙根表面必须进行彻底的细心刮治和平整,去除坏死牙骨质、细菌毒素、残留的结合上皮和牙石,即进行骨移植时,牙根表面必须光滑,以利于牙骨质和成纤维细胞的生长;②必须彻底刮除牙周骨缺损部位的炎症肉芽组织和纤维组织,使骨移植材料与骨壁直接接触;③骨移

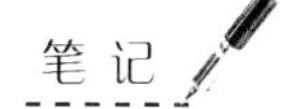

植部位应进行“去皮质”，使用小圆钻或锐器在骨表面造成小洞，以促进植入物与骨的吻合，及局部肉芽组织和未分化间充质细胞的生长。用探针尖端刺激下方牙周膜以增加出血和细胞生长。植骨材料植入时要尽量压实，可以高于骨缘，以补偿愈合中材料的丢失，但是要确保龈瓣100%覆盖。否则应修整龈瓣和骨，使龈瓣完全覆盖植骨材料。术后应予患者口服抗生素，口腔含漱，通常2周拆线。

（三）植骨术后骨再生的观察

1974年Ellegaard等使用8只Rhesus猴，对93个三壁骨下袋的牙周缺损区行自体松质骨、新鲜或冷冻髂骨骨髓移植术。他们发现，新鲜骨髓移植组出现骨粘连和牙根吸收，使用自体冷冻骨及松质骨可以获得牙骨质和牙周膜的再生。该研究还指出，控制感染和上皮的过度生长对提高植骨术的成功率极为重要。1975年Carraro等对55例22～67岁患者的一壁和二壁骨下袋进行了口腔内自体骨移植手术，二壁骨下袋的成功率明显高于一壁，在一壁骨下袋缺损区，几乎未获得牙周新附着。Rolf等于1978年使用6条Beagle犬，人工制造一壁骨下袋并进行植骨术，组织学观察发现，36颗患牙中33颗以长上皮结合的方式愈合，而未获得牙骨质以及牙槽骨的再生。1979年，Altiere对使用异体冻干皮质骨进行骨下袋植骨术进行了临床研究报道，通过放射学观察和术区二次进入观察，认为异体冻干皮质骨骨移植，并不能比单纯翻瓣术带来更多的新附着或再附着。20世纪80年代后，对脱钙冻干骨和骨替代品的临床研究有所增加。Melloning等证实，小颗粒的DFDBA可以增加表面积，暴露和释放更多的水解酶、钙盐和骨形成蛋白，从而获得更多的骨诱导。他们还指出小颗粒FDBA与自体骨髓联合使用效果优于单独使用大颗粒FDBA。在为期6个月的临床观察中，他们对5个一壁骨下袋、14个二壁骨下袋和8个三壁骨下袋缺损区，进行了DFDBA骨移植手术，获得了连同新的牙骨质、骨和牙周韧带在内的新附着的形成。此外，Nagahara、Froum、Ogivile等对HA、TCP等骨替代品植骨术进行了较长期间的临床观察，这些临床实验并未获得长期稳定的牙周组织新附着，因而有学者（Yukina，1984）指出，应用异体或异种植骨材料进行牙周骨移植是目前较为可靠的植骨选择。

植骨术的成功与否取决于骨下袋壁的数量、牙根表面暴露的程度、牙龈瓣的覆盖程度以及局部菌斑和感染的控制程度。三壁骨袋是最理想的植骨术的适应证，植骨材料可获得最好的稳定性和充足的血供支持。然而，临床研究发现，不进行植骨术，仅仅彻底的清创对于三壁骨袋也能达到理想的治疗效果。可见抗感染在植骨材料的稳定和新骨形成中的重要作用。由于只有一侧的血供，一壁骨袋的治疗难度最大，例如Ⅲ度根分叉感染。1992年Melloning总结了植骨术成功与否的关键因素：菌斑控制、全身健康状况、牙根表面的处理、创口的充分封闭、牙周的稳定、术中对牙齿和牙周组织的损伤程度、牙周缺损的形态、植骨材料的类型以及患者的修复能力等。上皮的长入是导致植骨失败的最常见的原因。早在1983年Pritchard就提出，植骨术一定要防止上皮长入术区。牙龈需推向前庭方向，在缺损区边缘复位缝合。Ellegaard和Karring使用游离软组织瓣覆盖植骨表面，阻止上皮长入，获得了理想的骨新生的效果。而后出现的引导性再生膜使此类手术成功率大大提高。

植骨术禁用于传染病及未控制的全身性疾病的患者。由于艾滋病和肝炎病毒可能通过植骨材料传播，一些骨组织收集机构在无菌条件下采集骨组织，检测病毒和细菌，并用高强度的γ射线进行再次的消毒，以杀灭HIV病毒。Schallhorn和Hiatt认为应考虑受者对异体骨的免疫反应。对临床医师来说，选择植骨材料的供应商时，应该重点考虑其供者来源和质量控制情况，而供应商必须获得正式的资质。

近年来，骨移植手术与屏障膜技术相结合，联合使用骨形态发生蛋白、血小板衍生生长因子、胰岛素样生长因子、碱性成纤维细胞生长因子、转化生长因子等方法逐步应用于临床。

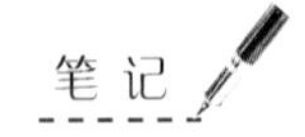

联合应用血小板成分与植骨材料可以获得较好的促进新骨形成、防止感染的作用，而且也有利于移植材料的稳定性。

（四）植骨术的的临床评价

从临床角度看，运用植骨术所达到的缺损充盈可达60%～70%，而单纯牙周翻瓣术所达到的缺损充盈为10%～30%。目前报道的采用骨替代材料后的附着获得和减少的探诊深度均显著多于单纯牙周翻瓣术；而各种骨替代材料所达到的探诊深度的减少、附着获得以及缺损的充填程度是相近的。但植骨术从组织学上说，并未实现真正的新附着，而是形成长结合上皮。植入颗粒包裹在纤维性结缔组织中，可能有部分骨再生，但并无牙骨质形成，因此其术后效果较难预估。

二、引导性组织再生术

引导性组织再生术（guided tissue regeneration，GTR）由瑞典歌德堡大学学者StureNyman等于20世纪80年代初提出。即在牙周手术中利用膜性材料作为屏障，阻挡牙龈上皮在愈合过程中沿根面生长，以及牙龈结缔组织与根面接触，并提供一定的空间，引导具有形成新附着能力的牙周膜细胞优先占领牙根面，从而在原已暴露于牙周袋的根面上形成新的牙骨质，并有牙周膜纤维的埋入，形成牙周组织的再生，即新附着性愈合。

（一）GTR的理论基础和历史回顾

GTR的提出是基于Karring、Melcher等对牙周翻瓣术后组织愈合的观察。他们认为在牙周治疗后的愈合过程中，4种细胞可能长入牙周破坏区，即上皮细胞、牙龈结缔组织细胞、牙槽骨细胞和牙周膜细胞。一般情况下上皮细胞生长最快，很快达到牙面并沿牙根面向根方生长，结果形成长结合上皮愈合。牙龈结缔组织细胞首先接触牙根面时，容易发生牙根吸收。牙槽骨细胞首先接触根面时，则容易发生牙根吸收或骨固连。只有在牙周膜细胞优先长至牙根表面，分化出成牙骨质细胞，在根面沉积新的牙骨质，并形成新的牙周膜纤维埋入其中时，才能获得牙周组织的新附着修复。GTR膜性屏障阻挡牙龈上皮细胞和结缔组织细胞接触根面，而使牙周膜细胞和牙槽骨细胞接触根面。由于牙周膜细胞迁移、分化、生长速度快于牙槽骨细胞，所以最终可由牙周膜细胞优先定植在牙根表面。事实上，此时新附着的获得，并不一定伴有骨的形成。

1982年，Nyman等使用猴牙周病模型进行实验，以微孔滤膜作为膜性屏障材料，术后3个月进行组织学观察，发现了新牙骨质、新骨和新的牙周膜纤维的形成。随后，他们进行了GTR手术临床实验观察，下颌中切牙术后3个月活检，证实了在根面平整冠方5mm区域内，有牙骨质再生和胶原纤维插入新生的牙骨质中。

事实上，早在1904年Younger就报道了利用浸润有赛璐珞的日本纸作为屏障膜，在根表面形成保护腔，使牙周愈合中的肉芽组织得以保护。而Prichard在1957年指出，在牙周骨组织的新生中，牙周膜细胞、牙骨质和牙槽骨应是牙根表面的主要成分。这些报道启发日后Mecher等对牙周组织愈合的系统研究以及GTR技术的诞生。

1986年Gotlow等报道了使用膨体聚四氟乙烯膜（expended polytetrafluoroethylene，e-PTFE，商品名称Gore-tex）进行GTR手术的临床观察结果，10例患者的11个牙位的骨缺损采用了翻瓣术结合GTR膜的方法进行了手术治疗。术后6～8周二次手术证实了临床附着的形成和骨再生，该研究成为较早报道的通过GTR膜作为物理屏障，阻止上皮细胞和牙龈结缔组织细胞长入，使牙周膜细胞优先长入牙根表面获得临床附着的有力证据。

Polson、Garrett、Stoller和Greensteind等于1995年合作完成了一项使用可吸收膜进行Ⅱ°根分叉感染手术治疗的多中心临床试验。术后1年，GTR组牙周袋深度减少，附着水平垂直

笔记

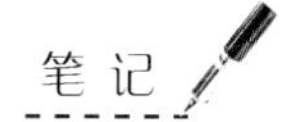

向和水平向的增加都好于对照组，两组的差值分别为2.2mm、1.7mm和2.5mm。Genon等人使用Guidor膜结合冠向复位的翻瓣，对16例牙龈退缩者进行了GTR手术，9名患者获得平均3.7mm的牙龈和3.9mm的临床附着水平。Giampaolo、Carlo、Cortellini等报道了为期4年的临床观察结果，对颊侧牙龈退缩分别进行GTR手术和膜龈手术，两者相比都获得相似的牙龈，但GTR组的牙周探诊深度和附着水平的改善优于膜龈手术组。

（二）GTR的临床应用和手术技术

GTR术临床适用于Ⅱ°根分叉病变、二壁或三壁骨下袋，以及邻面牙间螺旋形骨缺损。Ⅲ°根分叉病变应慎用GTR手术。另一方面GTR手术还可用于植骨术边缘覆盖（又称引导性骨再生术，GBR），移植的骨材料也可成为GTR屏障膜的支撑。术后可能发生牙龈退缩的部位可用不可吸收性膜。

GTR膜下方血凝块的稳定是手术获得成功的主要保证。在Wickejolze的动物实验中，用肝素处理牙根表面溶解血凝块后，术区不能获得牙周组织再生。其他影响GTR手术成功与否的因素包括：口腔卫生水平、术区牙龈瓣的选择、清创情况、术区牙槽骨去皮质刺激情况、屏障膜冠方及根方覆盖牙周缺损区情况，以及缝合龈瓣覆盖屏障膜的情况。GTR术后一般7～10天拆线。如果使用不可吸收的屏障膜，4～8周后可进行二次手术取出屏障膜，一次手术术后30天是形成组织再生的最重要时期。总之，血凝块的形成和稳定、组织再生空间的保持、新血管的形成，防止上皮细胞的长入、以及完整的龈瓣覆盖是确保GTR手术成功的重要因素。

（三）各种GTR屏障膜材料及其临床应用

不可吸收的屏障膜材料有Gore-tex的普通膜和钛强化膜。PTFE单体成分由4个氟原子与碳原子相连构成，碳碳间相连构成聚合体。氟-碳化学键是有机键中结合力最强的化学键。负电荷的氟在碳链上形成了保护鞘，屏蔽化学分子，使碳链处于惰性的多聚体状态，并降低表面能量。由于PTFE分子结构稳定，不引起任何组织反应，是临床应用最早最多的膜材料。膨体聚四氟乙烯（ePTFE）包含固体节点的微结构，这些固体节点由整齐排列的纤维相连，从而形成独特的多孔结构。这一结构可以成为细胞接触和生长的基质。

Gore-tex膜利用ePTFE良好的生物相容性和孔状结构，在其牙龈组织面为开放的微孔，以抑制或减缓上皮在愈合早期向根方的迁移。这一现象称为接触抑制。上皮细胞识别开放的微孔，并认为这是"非己"结构，因而停止迁移。这就防止了在膜表面形成牙周袋而有助于理想的组织愈合。而龈瓣下覆盖的开放的微孔结构可以帮助稳定血凝块。Gore-tex牙周材料（GTPM）包括膜材料和具有同样微孔结构、不可吸收的PTFE缝线。该缝线可以最大限度地减少组织的反应而达到良好的愈合，同时可以防止细菌堆积和菌斑形成。

可吸收性膜在手术愈合过程中可降解而被组织吸收，不需要二次手术取出。这类膜有聚乳酸膜、聚羟基乙酸膜、柠檬酸酯膜、胶原膜以及自体骨膜等。商品化产品有Bio-Gide（OsteoHealty）、BioMend（Calcitech）、OsseoQuest（Gore）、Atrisorb（Block Drug）等。这些可吸收膜还特别适用于牙周美容性手术。

Gotlow等使用可吸收膜，在猴牙周邻面牙龈退缩动物模型上进行了GTR手术，术后愈合良好，未发生局部感染，组织学观察发现新骨、新牙骨质的形成，且有牙周膜纤维穿通于其中。术后6个月，膜可完全吸收。随后，使用可吸收的Guidor膜和不可吸收的Gore-tex牙周材料进行猴动物实验观察。两组的手术位点分别为20和21个，术后两组分别有72%和63%获得了牙骨质和牙周韧带的再生，而骨再生的比例分别为89%和87%。

BioMend是一种胶原膜，由牛跟腱肌腱制成。主要成分是一类胶原，与人大多数结缔组织的胶原成分同类，因而成为与人体成分最为接近的可吸收性GTR屏障膜。BioMend具有

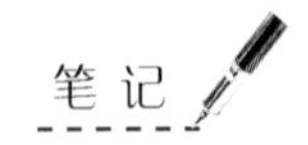
笔记

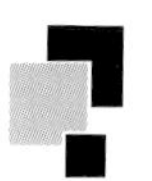

促进血小板聚集、止血的作用，有助于早期愈合的稳定和血凝块的形成和成熟。该材料还可以趋化成纤维细胞，并且为血管内皮细胞和其他血管成分，以及牙周膜的前体细胞的生长提供支架。BioMend 的吸收时间为 6～8 周，它具有较好的机械强度，可透过营养成分但阻挡上皮细胞。BioMend 可用于Ⅱ°根分叉感染、窄的二壁或三壁骨下袋骨缺损，以及螺旋状骨缺损。

Black 等对比了 BioMend 和 GTPM 处理Ⅱ°根分叉感染的临床效果，术后 6 个月，牙周探诊深度分别下降了 1.4mm 和 1.1mm，水平探诊下降了 1.5mm 和 0.8mm。作者认为两者的临床效果一致。

总之，GTR 技术通过使用的屏障膜选择牙根表面的定植细胞。其特点包括血凝块的稳定、位点选择、上皮细胞排除、空间保持、血管新生，以及龈瓣的完全覆盖。而 GTR 与生长因子联合使用以选择性地调控牙周成纤维细胞前体细胞的分化和生长是目前的研究热点和方向。

（四）GTR 的临床评价

GTR 技术自 80 年代诞生以来，已广泛地应用于牙周组织再生手术，在此过程中许多医师发现，许多因素，如适应证选择的差异、膜材料选择的不同、GTR 技术与其他牙周手术的结合使用等均可能会影响其最终疗效。2005 年 Needleman 等筛选了 17 篇 GTR 临床研究文献进行系统回顾，分析结果表明：①牙周翻瓣术结合 GTR 可以获得平均 1.22mm 临床附着的增加，和 1.21mm 探诊深度的减少；②GTR 手术较单纯的牙周翻瓣术术后的牙龈退缩平均减少 0.26mm；③术中是否使用牙龈乳头保护瓣可能会影响手术的效果；④目前的研究报道缺乏对手术失败最终导致拔牙的病例的统计分析。从上述研究的结果看，应用 GTR 可以获得一定程度的牙周组织再生，是否与其他牙周组织再生技术联合应用，应根据局部组织缺损类型综合考虑（见下文）。

三、牙周再生手术中的根面处理以及生长因子的临床应用

（一）根面处理

在牙周再生手术中，根面的生物相容性是实现新附着性愈合的一个重要因素。根面处理（root conditioning）的目的是暴露胶原性的根面牙骨质基质，以利于内源性纤维连接蛋白与根面连接，并促进前体细胞的迁移、生长和成熟，以利于新牙骨质的形成。根面处理可在翻瓣术中应用，也可在植骨术中或与引导组织再生术联合使用。

牙周炎患牙根面通常为过度矿化状态，即钙、镁、磷和氟化物的含量较高，病理性牙骨质表面可呈颗粒状改变，这些颗粒状改变的部位含有胆固醇或类固醇激素，可能是胶原变性或降解的部位。这样的病理性牙根表面影响牙周膜成纤维细胞贴附以及随后的增殖。另外，牙骨质中可渗入有害细菌毒素，对上皮细胞和成纤维细胞的贴附具有阻碍作用。由于上述原因，有必要对牙根表面进行根面处理，提高其生物相容性。

四环素、多西环素等四环素族药物作为根面处理剂，近年来研究较多并在临床上有所应用。该类药物可抑制基质金属蛋白酶（MMPs）的活性，并影响胶原酶的结构，抑制其降解细胞外基质的作用。同时，四环素族药物也具有去除玷污层、降解内毒素、使根面脱矿，以及暴露胶原纤维的作用。

纤维连接蛋白是一种高分子量的糖蛋白，由成纤维细胞、上皮细胞和内皮细胞分泌产生。该分子在伤口愈合中发挥重要作用，与上皮细胞和其他细胞以及细胞外基质的黏附有关。这一步骤也是影响成纤维细胞生长的重要因素。Terranova 等将纤维连接蛋白加入成纤维细胞、上皮细胞和经刮治和枸橼酸脱矿处理后的牙本质切片的共培养体系中，与对

笔记

照组相比，纤维连接蛋白组的牙根周围成纤维细胞的附着和生长增多，而上皮细胞的附着和生长减少。随后他们还报道纤维连接蛋白可以提高牙龈成纤维细胞向未脱矿的牙本质磨片上附着的能力。Caffesse 也利用 Beagle 犬牙周炎动物模型证实，枸橼酸进行牙根表面脱矿与纤维连接蛋白联合处理，较单独脱矿或单独纤维连接蛋白处理，以及单纯行牙周翻瓣术获得更为理想的牙周新附着。随后 Caffesse 等利用放射自显影技术证实，联合处理组在术后 2 周内组织细胞的增殖明显增加。因而纤维连接蛋白亦可作为根面处理剂用于牙周组织再生手术。

另一类用于根面处理的试剂是枸橼酸，它可以去除根面平整时所形成的玷污层（smear layer），降解病变根面的内毒素，使根面轻度脱矿、Sharpey 纤维暴露，以利于内源性的纤维连接蛋白与根面的连接，促进新牙骨质的形成。Register 和 Burdick 报道枸橼酸处理根面 2～3 分钟可获得较为理想的脱矿和促进新附着形成的效果。Polson 和 Proye 认为枸橼酸处理的牙根表面新附着的形成与纤维蛋白与牙根表面早期连接有关。

（二）生长因子

近年来的研究表明，一些生长因子（growth factors）在牙周组织再生中发挥重要作用，可以促进细胞的有丝分裂、迁移和代谢，在牙周翻瓣术、植骨术以及 GTR 手术中联合使用生长因子，可以获得更为可靠的牙周组织再生。牙周组织再生过程中的主要组织变化包括牙根表面暴露，牙周膜细胞迁移、附着，前体细胞增殖成熟，成为具有形成牙骨质、牙周膜、牙槽骨等牙周组织的功能细胞。生长因子是一类多肽分子，在炎症反应部位分泌释放，可以调节上述组织的再生过程。可以认为生长因子是一类不进入血液循环系统，在局部发挥旁分泌调节作用的激素。目前认为下列生长因子在牙周组织再生中发挥调节作用：血小板衍生生长因子（PDGF）、胰岛素样生长因子（IGF）、转化生长因子（TGF）、表皮生长因子（EGF）、碱性成纤维细胞生长因子（bFGF），以及骨形成蛋白（BMP）。此外，一些黏附蛋白如纤维连接蛋白（fibronectin）也在早期成纤维细胞向根面附着的过程中发挥重要作用。

除生长因子外，以釉原蛋白为主要成分的釉基质蛋白（enamel matrix proteins，EMPs）也被证实具有促进牙周组织再生的作用，并被广泛用于牙周组织再生手术中。作为商品制剂的 Emdogain 是由猪牙胚提取的釉基质蛋白与聚丙烯基质组成的胶状混合物，已由美国食品药品监督管理局批准上市。而大量基础研究也证实了釉基质蛋白具有促进成骨细胞黏附、延伸、增殖和分化的作用，组织学研究则表明釉基质蛋白单独或与自体骨植骨材料联合使用于一壁骨下袋缺损，均可获得明显的牙周组织再生。

对应用生长因子和釉基质蛋白进行牙周再生治疗的另一个重要研究方向是寻找合适的载体系统，使生长因子在局部以一定浓度保持一定时间。Mailhot 等报道了多孔 Polyfufone。这是一种新型芳香聚合物，与骨的力学性能相似。体外实验中，在 PDGF-BB 的刺激下，附着于该材料的人牙周膜成纤维细胞显示出更强的增殖能力，而该材料在体内的安全性目前尚未得到证实。Miki 等报道了聚 L 乳酸与牛 BMP 混合使用可加速大鼠颅骨缺损的修复。其他载体系统包括磷酸钙陶瓷、胶原蛋白或不活化的胶原骨基质，以及其他有机材料和无机材料等类型。理想的生长因子载体应具有安全、可降解吸收、操作方便、可在数量和质量上控制生长因子释放的特点。因此，在选择使用生长因子进行牙周再生治疗时，应考虑以下因素：①生长因子种类的选择；②生长因子浓度的选择；③载体的选择；④是否使用 GTR 屏障膜。

临床上，常将各种骨替代材料与牙根表面处理技术、促进牙周再生的牙周引导性组织再生膜等材料联合应用，以获得较为理想的牙周组织再生效果。

从组织工程学的角度来说，借助载体材料，上述信号分子（生长因子及釉基质蛋白）在牙周缺损部位诱导具有分化潜能的细胞，形成新生牙周组织的牙周组织再生技术，是广大基础

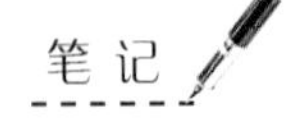
笔记

和临床研究者多年来的努力目标。目前,猪来源的釉基质蛋白、重组表达的 PDGF、重组表达的 FGF-2,已经在临床应用于牙周组织再生。

1996 年瑞典的 Biora 公司提取发育中的猪牙胚中的釉基质蛋白,制成商品化的制剂上市,命名为 Emdogain。2003 年 Straumann 公司收购了 Biora,目前,Emdogain 的商品名为 Straumann® Emdogain 以 30mg/ml 的浓度置于胶状载体中,每包装 0.7ml。借助聚丙烯载体,Straumann® Emdogain 可在术区骨缺损处保持不溶的状态约 2~4 周。在此期间,其釉基质蛋白成分发挥刺激间质细胞分化、促进牙周膜细胞分泌生长因子,以及抑制上皮细胞增殖等作用,最终获得牙周组织再生的效果。自 1997 年 Heijl 等发表首个应用 Emdogain 的临床实验研究报道以来,大量临床研究相继证实了 Emdogain 的安全性和有效性。除单独应用 Emdogain 外,一些学者还将 Emdogain 与 GTR 屏障膜、骨材料联合使用,并进行了临床观察,但并未获得一致的增加再生的效果。此外,Emdogain 不但可应用于骨下袋和根分叉牙周缺损部位,还被用于冠向复位的牙周美容手术,以及种植体植入前引导性骨再生手术中。Emdogain 的缺点在于猪牙胚的釉基质蛋白的混合成分,可能带来潜在的生物学问题;天然蛋白的纯化过程使得各生产批次的商品的成分和疗效可能有差异;成本高,价格昂贵。Melloning 在 1999 年发表了利用釉基质蛋白进行牙周再生手术的步骤,强调彻底清创、止血后,应使用 pH 为 1 的枸橼酸或 24% 的 EDTA 进行根面处理,再次冲洗术区,并将 Emdogain 凝胶注入骨下袋的缺损部位,并注意防止唾液及血液污染,严密缝合创口后可进行牙周塞治以保护创口,并应在术后使用抗生素预防感染。临床研究表明 Emdogain 可在 74% 的垂直型缺损部位获得 3.83mm 的骨再生,4.26mm 的新附着。

Froum 等通过大量的临床实践和文献分析,对影响牙周组织再生手术效果的因素进行了如下分析:①骨缺损的形态与深度:深的骨缺损手术效果好于较浅的骨缺损;②余留骨壁的数目:三壁骨下袋手术效果好于二壁和一壁骨下袋;③牙根表面的暴露程度以及龈瓣是否能严密覆盖手术部位;④缺损与牙长轴形成的角度。据此,他们以应用 Emdogain、骨材料和牙周引导性组织再生膜材料为基础提出了以下原则:①缺损深,且有较好骨壁存在时,单独使用 Emdogain,必要时加冠向复位瓣;②缺损中等或较深、骨壁较少时,使用 Emdogain 加骨植入材料,必要时加冠向复位瓣;③骨上袋缺损及浅的垂直骨缺损,使用 Emdogain 加骨植入材料及膜材料,必要时加冠向复位瓣。尽管 Emdogain 材料尚未在我国上市,但以上原则可在一定程度上指导我们的临床工作。

1989 年 Lynch 等首先报道 PDGF 可在实验动物牙周骨缺损模型中获得牙周组织再生,2003 年重组表达的 PDGF 首次成功应用于修复人Ⅱ°根分叉牙周缺损。商品化的重组人 PDGF 制剂 GEM-21S® 已于 2005 年获得 FDA 批准(美国 Osteohealth 公司),其主要成分为 0.5ml 的 0.3mg/ml 重组人 PDGF 溶液和等体积 beta-磷酸三钙颗粒(0.25~1mm),两者独立包装,用前混合。临床研究表明,单独应用 GEM-21S® 可获得确实的根分叉和骨下袋区牙周骨组织再生。然而,GEM-21S® 与其他牙周组织再生技术联合应用的效果如何,是否可应用于种植体植入前引导骨组织再生手术中,目前尚缺乏临床证据。

1997 年日本大阪大学研究组首先报道了用 FGF-2 修复猴Ⅱ°根分叉牙周骨缺损的实验结果,较单独使用明胶载体,FGF-2 具有浓度依赖的促进牙周组织再生的作用。随后,该实验组证实了 FGF-2 明胶在 beagle 犬Ⅱ°根分叉牙周骨缺损部位的诱导牙周组织再生的作用。利用日本科研制药株式会社提供的大肠杆菌表达的重组人 FGF-2 以及作为载体的羟基丙基纤维素,2008 年由大阪大学、北海道大学、东北大学等 13 所口腔医学院校联合进行了二期临床试验,结果表明,200μl 0.3% FGF-2 可在二壁骨袋或三壁骨袋术区获得明显诱导牙周骨再生的效果。目前,该小组正在进行三期临床试验。

总之,对生长因子及釉基质蛋白促进牙周组织再生作用的研究,处于由实验室研究向临

笔记

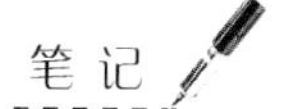

床应用转化的阶段,较早实现商品化的釉基质蛋白制剂 Emdogain 在临床应用中,其有效性得到了证实,也暴露了其缺点,而商品化的 PDGF(GEM-21S®)以及处在临床试验阶段的 FGF-2 制剂需要在更多的临床应用中综合评价和总结。目前,我国尚无类似的研究报道,上述商品化制剂也尚未进入我国。

第三节　牙周美容性手术

过去膜龈手术(mucogingival surgery)的主要目的是获得足够的功能性的角化牙龈,主要应用于以下 5 种情况:前庭沟过浅、牙周袋底超过膜龈联合、附着龈过窄、系带牵拉和局部牙龈退缩。随着牙周手术技术的发展,这类以纠正口腔黏膜与牙龈关系为出发点的手术的适用范围逐渐改变和扩大,1993 年 Miller 提出牙周美容性手术(periodontal plastic surgery)一词,在 1996 年临床世界牙周病学大会上,对这类不是以消除牙周袋为目的的牙周美容性手术的范围进行了讨论和界定。

广义地说,牙周美容性手术包括以下几个方面:

1. 修复前牙周手术(periodontal prosthetic corrections);
2. 牙冠延长术(crown lengthening);
3. 牙槽嵴增高术(ridge augmentation);
4. 美学矫正手术(esthetic surgical corrections);
5. 牙根表面覆盖术(coverage of the denuded root surface);
6. 牙龈乳头重建术(reconstructive of papillae);
7. 种植体周围美学矫正手术(esthetic surgical correction around implants);
8. 正畸治疗需要手术暴露未萌出牙齿(surgical exposure of unerupted teeth for orthodontics)。

(一) 历史回顾

牙龈表面上皮可分口腔龈上皮、沟内上皮和结合上皮 3 个区。口腔龈上皮区是指覆盖于游离龈外表面和附着龈表面的角化龈(keratinized gingiva),其组织结构为角化或不全角化的复层鳞状上皮,角化的上皮结构可以抵抗局部的刺激。1972 年 Lang 对 32 名口腔专业学生进行了 6 周的严格菌斑控制后,观察各牙位龈沟液渗出与角化龈宽度的关系,并发现角化龈宽度在 2mm 以下的部位,龈沟渗出液量多于角化龈宽度大于 2mm 的部位,这一发现引起了人们对角化龈宽度,特别是附着龈宽度的重视。

计算附着龈宽度是用龈缘到膜龈联合的距离减去龈沟或牙周袋的深度所得到的数值。

附着龈与骨面附着牢固、表面角化程度高、对局部刺激有较强的抵抗力。Friedman 在 1962 年指出,角化的附着龈可以抵抗咀嚼、刷牙、异物刺激、龈下牙体预备、感染、系带牵拉等刺激。1979 年 Goldman 和 Cohen 提出"组织防线"的概念,证实角化的附着龈含有大量的胶原纤维性结缔组织,与仅以疏松结缔组织纤维相连的牙槽黏膜相比,可以减缓或抵御感染蔓延。这一观点得到了著名牙周病学家 Lindhe(1973)、Baker(1976)、Rubin(1979)、Nyman(1980)的赞同。怎样的附着龈宽度能足以发挥上述作用呢?1970—1980 年间,学者们进行了大量的临床观察,并未获得一致的结果。没有一个"标准的"附着龈最低限度,一些附着龈很窄的部位,如果维持较好的口腔卫生,也可长期保持健康状态。而如果口腔卫生状态不够理想,增宽附着龈的手术有助于加强口腔卫生,而且在有龈下修复体,作为固定或活动基牙的部位,一定宽度的附着龈有助于局部组织抵抗炎症。Carranza 描述了 3 种造成附着龈宽度不足的原因:①牙周袋底位于膜龈联合的根方或接近膜龈联合;②系带或黏膜牵拉使牙周袋从牙齿表面分离;③牙根表面龈退缩。Lang 和 Loe

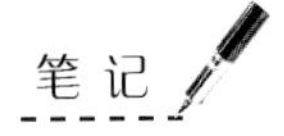

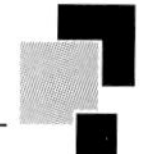

在1972年指出,如果有良好的口腔卫生,1mm甚至1mm以下的角化的牙龈也足以抵抗刺激。而Karring于1975年发现了调控上皮角化的基因,并建立了附着龈增宽手术的理论基础。Karring认为,健康牙龈的上皮角化基因有持续活化的趋势,而局部菌斑的堆积和感染的存在,抑制上述基因的活化。所以,现在学者们主张,如果存在持续的牙龈退缩和感染,有必要进行膜龈手术增加附着龈的宽度。换言之,如果在进行数月的良好的菌斑控制的情况下,牙龈的退缩仍持续存在,应考虑进行龈瓣移植,因为牙龈的退缩会妨碍牙刷正确的角度,进而妨碍菌斑的控制。

附着龈增宽可以带来以下益处:①有助于龈缘附近的菌斑控制;②有助于美观;③减少修复体周围的感染。

早期的附着龈增宽手术被称为骨面裸露手术。Fox描述这种手术为"Push back procedure",即翻起全厚牙龈瓣,并进行根向复位缝合,使冠方牙槽骨暴露,暴露的冠方牙槽骨表面进行牙周塞治,以利于组织的愈合。该手术可在暴露的牙槽骨区表面实现一定程度的角化牙龈的再生。然而,牙槽嵴顶的暴露容易导致边缘骨的丧失,而且组织愈合缓慢,患者疼痛明显。该手术的另一个缺点是只能在前牙区能够进行根向牙龈瓣复位的牙位进行。

Wilderman、Wentz和Orban等人对术后组织进行了观察,认为牙槽骨越薄,术后骨丧失越多。为了减少术后骨丧失,Goldman和Stewart发展了保留骨膜的半厚瓣手术技术,即锐性分离翻起半厚瓣,将骨膜保留在牙槽骨表面以保护骨,覆有骨膜的边缘骨组织在随后的愈合中处于暴露的状态。尽管Staflileno和Orban称该手术预后好于骨面裸露技术,然而,Costich和Ramjford认为该手术与骨面裸露手术相比,仅仅是骨丧失量上的改善,而没有质的区别。如果骨缘较薄,仍易发生边缘骨的坏死。Carranza、Glickman和Donfefdnian指出,在保留骨膜的半厚瓣手术后,尽管膜龈联合向根方移位,但远期有复位回冠方的趋势。而在骨面裸露手术中,大多数根方牙龈组织形成了瘢痕组织,可以保持膜龈联合的水平。所以,全厚瓣裸露骨面技术形成瘢痕组织防止膜龈联合向冠方移动,以及半厚瓣保留骨膜防止牙槽骨丧失都是获得好的疗效的前提。

Robinson将上述两种技术结合起来,提出骨膜开窗术,即锐性分离翻起半厚瓣以保护骨缘,而在"新"膜龈联合处,翻5mm宽的全厚瓣,以在此区域形成一个稳定的膜龈联合。Oschenbein进一步完善和发展了这个全厚瓣与半厚瓣结合的技术。

这些方法在1970—1980年间曾引起临床医师的重视和好评,而90年代的研究认为这些方法都不是获得角化附着龈的可靠方法。

(二)现状

以下介绍目前临床应用的几种牙周美容性手术。

1. 游离龈移植术(free gingival graft)　游离龈移植术由Bjorn于1963年提出,20世纪90年代后逐渐广泛应用,是预后较为可靠的膜龈手术。此术可用于以增宽附着龈,覆盖暴露的牙根表面。其优点是可以灵活地应用于个别牙位或一组牙齿,取瓣成功率较高。而缺点是产生受植区和供瓣区两个创口,以及组织瓣颜色可能不匹配。此外,对其覆盖牙根效果的不确定性以及瓣膜的血供也应有所考虑。

目的为增宽附着龈的游离龈移植术包括以下几个步骤:①消除牙周袋;②受区准备;③供区取游离牙龈组织;④组织瓣的移植与缝合;⑤术区的保护。牙龈成形术消除牙周袋后在受植区沿膜龈联合水平切口,锐性分离切口根方的牙龈,使骨膜和部分结缔组织保留在骨面上,将半厚瓣推向根方,获得宽约6~8mm的受植区(解剖特殊部位如外斜嵴、颧弓等部位除外),该宽度可弥补创面愈合时的收缩,瓣的边缘缝合固定在根方的骨膜上,形成受植区创面。供区选在上腭前皱褶远中的前磨牙至第一磨牙的腭侧角化牙龈,因为该区黏膜下组织

笔记

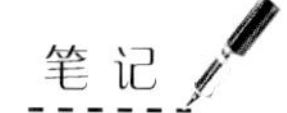

较厚,而牙龈较宽。可用锡箔剪成受植区大小及形状的模板在供区取材,供瓣区切取合适大小牙龈后,近远中锐性剥离 1 ~ 1.5mm 厚的角化上皮和其下方少许结缔组织,取材后将游离牙龈组织置于湿纱布上,清除牙龈组织上的血凝块,修剪腺体和结缔组织。将获得的游离的牙龈组织移植并缝合于受植区,缝合前应清除受植区的血凝块,使移植组织与受区结缔组织紧贴;最后,供瓣区用牙周塞治剂保护。

作为改良,1985 年 Rateitschak 提出 Accordion 技术,而 Han、Carranza 和 Takei 于 1993 年提出 Strip 技术,即仅在供区取 2mm 宽的游离瓣,然后用干燥锡箔覆盖供区并塞治保护。其优点是可获得快速的上皮愈合(10 天左右),减轻了患者的痛苦,然而其缺点是受植区移植瓣容易发生收缩。此外,一些学者还试图使用冻干硬脑膜、巩膜和经放射线消毒的异体角化牙龈进行移植术,这些尝试距离临床应用尚存在一定距离。

游离龈移植术是否成功依赖于结缔组织的存活情况。游离龈与受植区之间在术后 2 天或数天内出现纤维组织,同时,受植面的渗出液、附近的牙龈及牙槽黏膜可为移植牙龈提供营养。在术后第 1 天,结缔组织发生水肿、变性,一些成分发生溶解。术后第 2 ~ 3 天,毛细血管从周围到中央增殖进入移植牙龈组织内。术后 10 天左右,血管系统在移植牙龈内可完全建立。早在 1967 年 Gargiulo 和 Arrocha 就观察了 8 例患者在游离龈移植术后的组织变化,组织的愈合始于术后 48 小时,但尚无血管长入,此时游离龈牙龈组织营养来源是受植区的液体渗出。2 ~ 3 天时,移植牙龈和受植区之间形成纤维蛋白网,4 ~ 7 天后,游离牙龈与受植区的结合变得比较紧密,两者之间组织交织生长,移植牙龈组织也由最初的灰白色变成了粉红色。其表面由水肿、光亮的状态变得灰、薄,上皮细胞逐渐成熟。一般来说较薄的移植牙龈(0.75mm)需 10 ~ 14 天愈合,而较厚的移植牙龈(1.75mm)需要 16 天甚至更长的时间愈合。17 天后游离龈牙龈就可达到功能愈合了,然而几个月以内,游离牙龈的颜色都会与周围组织呈现较大的差别。游离牙龈组织可能呈球形突起的外观而妨碍口腔局部卫生。在这种情况下,可以翻起并削薄牙龈。

1979 年 Caffess 观察了 5 只成年 Rhesus 猴的 40 个游离牙龈从术后 1 小时到 72 天的组织愈合情况。他发现如果牙龈直接覆盖在骨面上,在愈合的开始阶段,组织呈缓慢生长。然而,28 天后组织生长的速度与覆盖在骨膜上的游离牙龈相似。

使用游离龈移植术覆盖牙龈退缩的牙根表面是该手术临床应用的另一方面。1985 年,Miller 将牙龈退缩致牙根暴露的病损分成以下 4 类:Ⅰ类是牙龈退缩未达到膜龈联合,邻面无牙槽骨或软组织的丧失;Ⅱ类是牙龈退缩达到或超过膜龈联合,但邻面无牙槽骨或软组织的丧失;Ⅲ类是龈缘退缩达到或超过膜龈联合,邻面牙槽骨或软组织有丧失,位于釉牙骨质界根方,但仍位于唇侧退缩龈缘的冠方;Ⅳ类是龈缘退缩超过膜龈联合,邻面骨丧失已达到唇侧牙龈退缩水平。游离龈移植术对Ⅰ类和Ⅱ类牙龈退缩可达到理想效果,对Ⅲ类牙龈退缩可能获得部分根面覆盖,而对于Ⅳ类牙龈退缩则不能获得好的预后。

另一个影响根面覆盖是否成功的因素是能否进行彻底的根面平整和完善的根面处理。1980 年代 Miller 和 Holbrook 等人认为在进行受植区预备之前用枸橼酸进行根面处理可防止枸橼酸对移植牙龈血供的干扰。

结缔组织移植术的出现和发展代替了游离龈移植术的某些适应证,然而对于合并系带附丽异常和前庭沟加深的修复前手术,以及用其他方法难以获得理想的附着龈增宽的手术,游离龈移植术仍然是牙周辅助治疗的重要手段之一。但手术的成功与否还取决于适应证的选择以及手术基本原则的遵守。

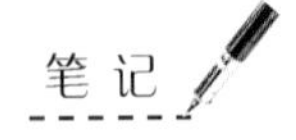
笔记

游离龈移植术的临床评价:随着对组织缝合技术的不断改进,游离龈移植手术的稳定性大幅提高,且本手术操作相对简单,移植组织存活率高,使用较为广泛。文献报道从术后即

刻直到术后1年可能会出现25%～45%的瓣收缩，因此在计算取瓣的大小时应适当增加一些预留量。取下的游离龈组织根据需要适当修整边缘，将脂肪等不需要的组织去除。需要特别注意的是游离龈移植最常见的失败原因是移植组织块固定不严密而导致坏死。术后出血的控制也是成功的关键要素，特别是腭部供区创面，可在手术完成后分别对供区及受区加压3～5分钟，之后采用牙周塞治剂或腭护板等保护创面防止术后出血。

只要适应证选择得当，游离龈移植手术预后一般较好，在口腔卫生控制良好的前提下此手术的长期预后也是非常稳定的。多位学者的研究提示游离龈组织存在"根面爬行"的现象，即在术后的1月至数年间，移植的牙龈组织会逐渐由根面向冠方迁移生长，并可能最终达到完全的根面覆盖。

2. 结缔组织移植术(connective tissue graft)　结缔组织移植术于1974年由Edel首先提出，其理论基础是，上皮下结缔组织是上皮是否角化的调控组织，如果将角化口腔上皮下结缔组织移植到附着龈不足的受植区，就可在其表面获得角化上皮，即增宽的附着龈。其优点在于供区取腭瓣下结缔组织，而不切取上皮组织，因而可将腭瓣原位复位并严密缝合，最终获得供区创面的一期愈合，减轻了患者的术后不适，另一方面由于使用上皮下结缔组织移植，受区最终的牙龈颜色较游离龈移植术更协调。

与游离龈移植术相似，除用于增宽附着龈的手术外，结缔组织移植术还可用于覆盖牙龈退缩的牙根表面，如1985年Langer等描述使用结缔组织进行根面覆盖的上皮下结缔组织移植术(subepithelial connective tissue graft)和1985年Raetzke描述的"Envelope technique"。Langer上皮下结缔组织移植术的要点包括：受区有足够的牙龈厚度和邻牙区附着龈，术中受区行沟内切口和梯形垂直切口，翻起梯形半厚瓣；供区为上腭上皮下结缔组织，取瓣后严密缝合供区；移植结缔组织缝合于受区骨膜，并覆盖暴露的根面；最后由半厚瓣覆盖移植结缔组织表面1/2～2/3，并严密缝合。其成功与否取决于移植结缔组织下方的受植区，结缔组织和移植结缔组织表面的龈瓣是否能为移植结缔组织提供充分的血供，有报道成功的手术可获得2～6mm的根面覆盖。

1999年，Zabalegui等提出"Pouch and tunnel technique"，即用微创的手术器械，在受区牙龈行切口后，在其下方行潜行锐性分离形成隧道(tunnel)，而不进行翻瓣，最后将结缔组织置于tunnel及覆盖牙根表面，并行固定缝合。该手术可使移植结缔组织获得更好的血供和术后愈合，并可增厚受区牙龈厚度。

结缔组织移植术还可以与游离龈移植术结合使用，即在受植区冠方使用含有上皮的牙龈组织，在根方使用结缔组织。

结缔组织移植术的临床评价：采用结缔组织移植技术最有可能达到完全的根面覆盖。特别是对于宽而深或有多颗相邻牙牙龈退缩的病例，相比单纯的带蒂瓣或游离牙龈，使用结缔组织移植通常可获得更多的根面覆盖率及更好的长期稳定性。Chambrone等(2010)的系统评估结果显示，不同手术方式的根面覆盖为35%～97%不等，其中结缔组织移植联合冠向复位术后的根面覆盖率及角化牙龈增量均为最佳，对于MillerⅠ或Ⅱ类龈退缩根面覆盖率平均可达到80%以上。Agudio等进行了27年的长期随访研究提示结缔组织移植后龈缘会持续冠向移动，甚至完全覆盖暴露的根面。因此在大部分情况下，结缔组织移植结合冠向复位的技术至今仍是治疗根面暴露的最佳方法。

3. 侧向转位瓣术(laterally positioned flap)　Grupe和Warren于1956年提出了侧向转位瓣术，用于个别牙唇侧较窄的龈裂或牙龈退缩，而邻牙牙周组织健康、有较宽的附着龈、足够的牙槽骨高度和厚度，且前庭沟深度可行侧向转瓣的情况。该手术利用相邻的健康牙龈形成带蒂的龈黏膜瓣，转向龈裂或牙龈退缩病变区，以覆盖裸露根面。

侧向转位瓣术的手术要点包括，受瓣区牙根表面应行彻底刮治和平整，并行根面处理，

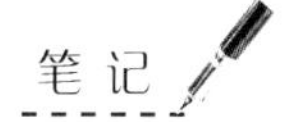

其周围牙龈的上皮应切除并暴露其下方结缔组织；如果供瓣区的牙龈厚度足够，应分离半厚瓣进行转瓣；注意瓣的对位缝合，可用间断缝合将龈瓣与相邻牙龈和牙槽黏膜缝合，用悬吊缝合将瓣固定于牙颈部，防止向根方滑动。

上述侧向转瓣术自提出以来，已在临床上应用50余年，并取得了确实的疗效。根据实际情况，一些学者对其进行了改良。

最常用的改良方法是在受瓣区根方做2mm延长切口，在供瓣区远端内侧骨膜处作斜形切口减张，这些切口可以增加瓣的活动度。另外，当供瓣区的附着龈宽度足够时，可保留供瓣区的龈乳头，在其下方形成切口。

当牙根暴露区的近远中径过宽，单侧瓣不能完全覆盖时，可在其近远中各转一个带蒂乳头瓣，两瓣在受瓣区中线处缝合，此为双乳头转位瓣术（double papilla flap），但由于受瓣区的缝合可能会影响两瓣的血供，其最终效果可能差于侧向转瓣术。

侧向转位瓣术的临床评价：文献报道在制备供区瓣时特别要注意的是，供区瓣的宽度至少是受区1.5倍以上，否则，过窄的瓣极易因血供不足而坏死。完全无张力的复位也是避免手术失败的重要因素，可通过附加位于龈瓣基底部的骨膜松弛切口或减张切口使带蒂瓣无张力地覆盖在裸露的根面上。2001年，Bouchard等的系统综述报道，单纯侧向转位瓣根面覆盖率平均可达到66%。

4. 冠向复位瓣手术（coronally repositioned flap）

（1）冠向复位瓣与游离龈瓣手术结合术：冠向复位瓣手术，需在术区行水平及垂直切口，分离并翻起半厚瓣，根面处理后冠向复位缝合，行牙周塞治，术后可使牙龈退缩，牙根暴露区获得一定程度的牙龈覆盖。单纯的冠向复位瓣手术并不能增加附着龈的宽度。在一些情况下，可在冠向复位瓣手术后约2个月，实施二期游离龈瓣手术，以增加角化牙龈的宽度。该手术在20世纪70年代已有报道，临床研究报道认为该手术可以获得稳定的效果。

冠向复位瓣术的临床评价：冠向复位瓣可用于覆盖单个或多个牙位暴露的根面及骨面，且因不用从邻近组织转瓣，不存在供区牙龈退缩等风险，其手术创伤更小、美学效果更佳。但是，冠向拉伸龈瓣后可能导致前庭沟变浅、附着龈减少，因此对于角化龈过少或过薄的患牙不适宜单纯采用冠向复位瓣技术。建议只有当退缩牙位根方至少存在3mm以上的附着牙龈时才可单独采用冠向复位瓣行根面覆盖。单纯冠向复位瓣行根面覆盖的患者14年随访的研究结果提示，39%的患者在术后1～14年出现持续的龈缘根向移位。因此单纯冠向复位瓣技术的长期疗效较结缔组织瓣结合冠向复位瓣技术欠佳。Tarnow提出的半月瓣是一种改良的冠向复位瓣技术，因手术创伤小、方法简单，适用于一些轻度的牙龈退缩的病例。这一手术要求退缩牙位的根方附着龈有足够的厚度及宽度，手术适应证较窄。

（2）半月瓣手术（Semilunar pedicle flap）：1986年Tarnow报道，在牙龈退缩牙位的根方行与龈缘平行的半月形切口，附着牙龈狭窄时可将切口根方设计在黏膜区，然后沿切口向冠方行半厚瓣锐性分离，使之与沟内切口相连。然后将龈瓣推向冠方，用湿纱布加压数分钟后，暴露创面待其自然愈合，而不进行缝合或牙周塞治。半月瓣手术成功的关键在于龈瓣的血供，因而该方法不适用于下颌牙位。

5. 系带切除术（frenectomy）与系带修整术（frenotomy） 系带是由黏膜折叠形成的包含有肌纤维的结构。系带将唇、颊或舌连接于牙槽黏膜和（或）牙龈及其下方的骨膜。

1964年Corn首先注意并指出系带位置过于靠近龈缘时，可导致唇颊活动时对龈缘的牵拉，使该处易于堆积菌斑等刺激物，较易形成牙周袋而使病变加重。对于牙周病损区，过于粗大或过于靠近龈缘的系带，会妨碍菌斑控制和翻瓣术的愈合。因而提出并发展了系带切

笔记
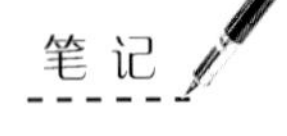

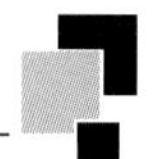

除术(frenectomy)和系带修整术(frenotomy)。

系带切除术是指将系带连同它与骨面的联系一起切除,通常用于由于系带粗大或附丽异常导致上颌中切牙之间出现裂隙者。手术要点为将上唇牵引向上,自上唇内侧开始至牙槽嵴的后方,在系带的两侧作梭形切口,并在唇内侧系带的唇端作横切口,然后切除全部纤维组织,并将附丽于牙槽嵴的系带自骨面剥离。缝合时自上唇黏膜开始,严密缝合,牙槽嵴不能拉拢处,可不作缝合,而在切口覆以碘仿纱条,使其自行愈合。

系带修整术是切开系带,修整其附丽位置,重建系带与龈缘的关系。系带修整术常用于解决与系带相关的牙龈问题,可与翻瓣术或游离龈移植术同时进行。手术要点为提起上唇,用止血钳夹住系带,使钳喙方向直指移行沟,在钳喙上、下侧各作一切口直达移行沟,使两切口间呈 V 形,止血钳所夹部分即被切除。然后钝剥离创口下纤维组织,使系带完全松弛,创口呈菱形,最后沿系带作间断缝合或褥式缝合。另一种系带修整术的手术要点为将上唇向上牵开,使系带呈紧张状态,沿系带正中行纵向切口,再在切口末端两侧各作一横向切口,形成 Z 形,剥离切口内的两个三角形瓣后,上下交换缝合。

系带修整术的临床评价:系带切除术由于是在正中区域未完全关闭创面,导致伤口Ⅱ期愈合,会产生美学问题,造成术区瘢痕。对于高笑线上前牙牙龈暴露的患者,这个问题尤为严重。V-Y 型系带修整技术适用于系带附着位置过低的患者,同样可能会造成手术瘢痕。在临床上我们应该根据患者的年龄、治疗要求以及系带形状和附丽等情况总体考虑,选择合适的治疗方法,在恢复功能的同时,避免美学问题的产生。

6. 牙冠延长术(crown-Lengthening surgery)　牙冠延长术是通过翻瓣术结合骨切除术,降低龈缘和牙槽嵴顶的水平,从而在保持正常生物学宽度的情况下,延长临床牙冠的手术方法。牙冠延长术不但可以改善因前牙牙冠短而“露龈笑”(gummy smile)者的美观,还可以应用于累及龈下的牙体修复前的预备。

正常情况下,生物学宽度保持不变。健康成人龈沟底即结合上皮的冠方位于釉牙骨质界处,因而生理状况下牙槽嵴顶位于釉牙骨质界根方 2mm 处,此时龈缘位于釉牙骨质界冠方 1mm。

前牙“露龈笑”的患者,往往是由于牙齿萌出不足,即牙槽嵴顶与釉牙骨质界的距离不足 2mm,此时,龈沟底位于牙釉质表面,而龈缘与釉牙骨质界的距离超过 1mm,因而出现临床牙冠过短的现象。

进行牙冠延长术与其他牙周美容手术同样,应以完善的菌斑控制为手术前提条件。应在局麻下精确测定釉牙骨质界的位置,并以此为根据,决定术后龈缘即切口的位置,即釉牙骨质界冠方 1mm 处。手术采用根向水平切口(内斜切口或沟内切口),翻全厚瓣,暴露牙槽嵴顶,并通过骨修整使牙槽嵴顶位于釉牙骨质界根方 2mm,并彻底去除牙槽嵴顶冠方牙根表面的残留牙周膜,根面处理后复位缝合。

对于以牙体修复为目的的牙冠延长术,应考虑牙体缺损的位置和修复体边缘设计以决定术后龈缘的位置,而牙槽嵴顶需位于龈缘根方 3mm 处。

此外,种植体周围牙槽嵴顶与冠缘以及龈缘的位置关系,也应遵循生物学宽度的规律,因而术者在种植体和修复体设计时,应参考上述牙冠延长术的基本原则。

牙冠延长术的临床评价:在制订手术治疗计划前,应该对患者面部的对称性和长度、唇的长度和丰满度以及笑线(患者自然微笑,上唇下缘的位置即笑线)的情况有一个准确的评估,任何一个参数出现问题,都会对最终手术结果产生影响。其次针对患者口内情况进行全面检查,观察牙冠外形,测量临床牙冠以及解剖牙冠长度,检查牙龈炎症情况、牙龈厚度、附着龈宽度、探诊深度、临床附着水平,是否存在骨突以及结合 X 线片观察牙体邻面釉牙骨质界与牙槽嵴顶的位置关系,同时还可以在局麻下探诊检查牙体唇舌面釉牙骨质界与牙槽嵴

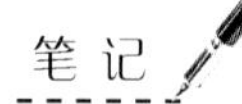

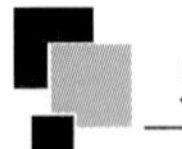

顶的位置关系。对于患者不同的临床情况可以采用不同的治疗方案。

（束蓉　宋忠臣）

参 考 文 献

1. Kao RT, Murakami S, Beirne OR. The use of biologic mediators and tissue engineering in dentistry. Periodontol 2000, 2009, 50: 127-153
2. Agudio G, Nieri M, Rotundo R, et al. Periodontal conditions of sites treated with gingival-augmentation surgery compared to untreated contralateral homologous sites: a 10-to 27-year long-term study. J Periodontol, 2009, 80 (9): 1399-1405
3. Cortellini P, Tonetti MS. Improved wound stability with a modified minimally invasive surgical technique in the regenerative treatment of isolated interdental intrabony defects. J Clin Periodontol, 2009, 36(2): 157-163
4. Kitamura M, Nakashima K, Kowashi Y, et al. Periodontal tissue regeneration using fibroblast growth factor-2: randomized controlled phase II clinical trial. PLoS One, 2008, 3(7): e2611
5. Cortellinil P, Tonetti MS. A minimally invasive surgical technique with an enamel matrix derivative in the regenerative treatment of intra-bony defects: a novel approach to limit morbidity. J Clin Periodontol, 2007, 34 (1): 87-93
6. Amorim JC, de Sousa GR, deBarrosSilveira L, et al. Clinical study of the gingiva healing after gingivectomy and low-level laser therapy. Photomed Laser Surg, 2006, 24(5): 588-594
7. Sculean A, Donos N, Schwarz F, et al. Five-year results following treatment of intrabony defects with enamel matrix proteins and guided tissue regeneration. J Clin Periodontol, 2004, 31(7): 545-549
8. Camargo PM, Melnick PR, Kenney EB. The use of free gingival grafts for aesthetic purposes. Periodontol 2000, 2001, 27: 72-96
9. Häkkinen L, Uitto VJ, Larjava H. Cell biology of gingival wound healing. Periodontol 2000, 2000, 24: 127-152
10. Bratthall G, Söderholm G, Neiderud AM, et al. Guided tissue regeneration in the treatment of human infrabony defects Clinical, radiographical and microbiological results: a pilot study. J Clin Periodontol, 1998, 25 (11 Pt 1): 908-914
11. Polson A, Garrett S, Stoller N, et al. Guided tissue regeneration in human furcation defects after using a biodegradable barrier: a multicenter feasibility study. J Periodontol, 1995, 66(5): 377-385
12. Wang HL, O' Neal R, MacNeil L. Regenerative treatment of periodontal defects utilizing a bioresorbable collagen membrane. Pract Periodontics Aesthet Dent, 1995, 7(5): 59-66
13. Hugoson A, Ravald N, Fornell J, et al. Treatment of class II furcation involvements in humans with bioresorbable and nonresorbable guided tissue regeneration barriers. A randomized multi-center study. J Periodontol, 1995, 66 (7): 624-634
14. Proestakis G, Söderholm G, Bratthall G, et al. Gingivectomy versus flap surgery: the effect of the treatment of infrabony defects. A clinical and radiographic study. J Clin Periodontol, 1992, 19(7): 497-508
15. Stahl SS, Froum S. Histologic healing response in human vertical lesions following the use of osseous allografts and barrier membranes. J Clin Periodontol, 1991, 18(2): 149-152
16. Lynch SE, Williams RC, Polson AM, et al. A combination of platelet derived and insulin like growth factors enhances periodontal regeneration. J Clin Periodontol, 1989, 16(8): 545-548
17. Miller PD Jr. A classification of marginal tissue recession. Int J Periodontics Restorative Dent, 1985, 5(2): 8-13
18. Takei HH, Han TJ, Carranza Jr FA, et al. Flap technique for periodontal bone implants. J Periodontol, 1985, 56 (4): 204-210
19. Lindhe J, Nyman S. Alterations of the position of the marginal soft tissue following the periodontal surgery. J Clin Periodontol, 1980, 7(6): 525-530
20. Wood DL, Hoag PM, Donnenfeld OW, et al. Alveolar crest reduction following full and partial thickness flaps. J Periodontol, 1972, 43(3): 141-144
21. Wilderman MN, Pennel BM, King K, et al. Histogenesis of repair following osseous surgery. J Periodontol, 1970,

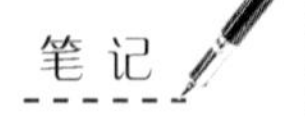

41(10):551-565

22. Graziani F,Gennai S,Cei S,et al. Does enamel matrix derivative application provide additional clinical benefits in residual periodontal pockets associated with suprabony defects? A systematic review and meta-analysis of randomized clinical trials. J Clin Periodontol,2014,41(4):377-386
23. Shanelec DA,Tibbetts LS. A perspective on the future of periodontal microsurgery. Periodontol 2000,1996,11:58-64
24. Lindhe J,Socransky SS,Nyman S,et al. "Critical probing depths" in periodontal therapy. J Clin Periodontol, 1982,9(4):323-336
25. Kaldahl WB,Kalkwarf KL,Patil KD,et al. Long-term evaluation of periodontal therapy:I. Response to 4 therapeutic modalities. J Periodontol,1996,67(2):93-102
26. Hung H-C,Douglass CW. Meta-analysis of the effect of scaling and root planing,surgical treatment and antibiotic therapies on periodontal probing depth and attachment loss. J Clin Periodontol 2002,29(11):975-986
27. DeSanctis M,Murphy KG. The role of resective periodontal surgery in the treatment of furcation defects. Periodontol 2000,2000,22:154-168
28. Hellden LB, Elliot A, Steffensen B, et al. The prognosis of tunnel preparations in treatment of class IIIfurcations. J Periodontol,1989,60(4):182-187
29. Huynh-Ba G,Kuonen P,Hofer D,et al. The effect of periodontal therapy on the survival rate and incidence of complications of multirooted teeth with furcation involvement after an observation period of at least 5 years:a systematic review. J Clin Periodontol,2009,36(2):164-176
30. Caffesse RG,Smith BA,Duff B,et al. Class IIfurcations treated by guided tissue regeneration in humans:case reports. J Periodontol,1990,61(8):510-514
31. Metzler DG,Seamons BC,Mellonig JT,et al. Clinical evaluation of guided tissue regeneration in the treatment of maxillary class II molar furcation invasions. J Periodontol,1991,62(6):353-360
32. Kinaia BM,Steiger J,Neely AL,et al. Treatment of Class II Molar Furcation Involvement:Meta-Analyses of Reentry Results. J Periodontol,2011,82(3):413-428
33. Novaes AB,Palioto DB,Freitas de Andrade P. Regeneration of Class II Furcation Defects:Determinants of Increased Success. Braz Dent J,2005,16(2):87-97
34. Nowzari H, MacDonald ES, Flynn J, et al. The dynamics of microbial colonization of barriermembranes for guided tissue regeneration. J Periodontol,1996,67:694-702
35. Agudio G,Nieri M,Rotundo R,et al. Periodontal conditions of sites treated with gingival-augmentation surgery compared to untreated contralateral homologous sits:a 10-to 27-year long-term study. J Periodontol,2009,80(9):1399-1405
36. Bouchard P, Malet J, Borghetti A. Decision-making in aesthetics: root coverage revisited. Periodontol 2000, 2001,27:97-120
37. Cortellini P,Pini-Prato GP. Coronally advanced flap and combination therapy for root coverage. Clinical strategies based on scientific evidence and clinical experience. Periodontol 2000,2012,59(1):158-84
38. PiniPrato G,Rotundo R,Franceschi D,et al. Fourteen-year outcomes of coronally advanced flap for root coverage:follow up from a randomized trial. J Clin Periodontol,2011,38(8):715-720
39. Chambrone L,Sukekava F,Araujo MG,et al. Root-coverage procedures for the treatment of localized recession-type defects:a Cochrane systematic review. J Periodontol,2010,81(4):452-478
40. Vignoletti F,Nunez J,Sanz M. Soft tissue wound healing at teeth,dental implants and the edentulous ridge when using barrier membrances, growth and differentiation factors and soft tissue substitutes. J Clin Periodontol, 2014,41(Suppl 15):S23-35
41. Edward S. Cohen. ATLAS of cosmetic and reconstructive periodontal surgery. 3rd ed. Pmph usa,2006
42. Coslet JG,Vanarsdall R,Weisgold A. Diagnosis and classification of delayed passive eruption of the dentogingival junction in the adult. Alpha Omegan,1977,70(3):24-28
43. Camargo PM,Melnick PR,Camargo LM. Clinical crown lengthening in the esthetic zone. J Calif Dent Assoc, 2007,35(7):487-498

笔记
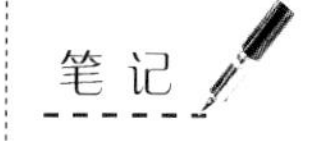

44. Bensimon GC. Surgical crown -lengthening procedure to enhance esthetics. Int J Periodontics Restorative Dent, 1999,19(4):332-341
45. Mattos CM,Santana RB. A quantitative evaluation of the spatial displacement of the gingival zenith in the maxillary anterior dentition. J Periodontol,2008,79(10):1880-1885
46. Chu SJ,Tan JH,Stappert CF,et al. Gingival zenith positions and levels of the maxillary anterior dentition. J EsthetRestor Dent,2009,21(2):113-120
47. Jorgensen MG,Nowzari H. Aesthetic crown lengthening. Periodontol 2000,2001,27:45-58
48. Devishree1,Gujjari SK,Shubhashini PV. Frenectomy:a review with the reports of surgical techniques. J Clin Diagn Res,2012,6(9):1587-1592

笔记

第十章　牙周炎患者的综合治疗

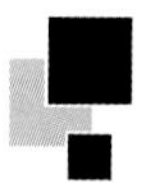

第一节　牙周炎患牙的牙髓治疗

牙周组织和牙髓组织在组织发生学方面均来源于中胚叶或外胚叶，在解剖学方面是互相沟通的。牙周组织和牙髓组织之间存在着以下的交通途径：根尖孔、根管侧支和牙本质小管。此外，一些解剖异常也可能成为两者之间的交通途径，如上颌前牙的腭面畸形沟、牙骨质发育不良、牙根外吸收、根折等。牙周炎和牙髓根尖周病的发病因素和病理过程虽不完全相同，但牙周袋内和感染的牙髓内都存在以厌氧菌为主的混合感染，它们所引起的炎症和免疫反应有相似之处。因此，这些交通途径的存在使两者的感染和病变互相影响和扩散成为可能。

1964 年 Simring 和 Goldberg 第一次阐述了牙周病和牙髓病的相互关系。自此，牙周牙髓病（endodontic-periodontal lesion）成为牙科词汇表中不可或缺的一部分。它可分为：牙髓根尖周病引起牙周病变、牙周病引起牙髓病变、牙周病变与牙髓病变并存。本节重点讨论牙周炎对患牙牙髓的影响及牙周炎患牙的牙髓治疗。

一、牙周炎患牙牙髓的病理改变

大量的研究认为，感染的牙髓组织以及其中细菌产生的有害物质可通过根尖孔、根管侧支和牙本质小管等交通途径影响患牙的牙周组织，导致牙周组织的急性和（或）慢性炎症病变。然而，存在于牙周袋中的有害物质是否通过相同的途径以相反的方向影响患牙的牙髓组织，从而导致牙髓组织的炎症病变，这个观点一直存在争议。有观点认为，牙周袋内的炎症与患牙的牙髓组织的炎症反应及退行性变有密切的相关性。但很多临床研究没有发现牙周病与患牙牙髓组织改变直接相关的证据。

Langeland（1974）等通过一个设计严谨的针对 60 颗无龋牙的组织学研究发现仅仅当牙周病变侵犯到患牙根尖时牙髓才会坏死，否则牙髓仅有轻微的组织学改变。Bergenholtz 和 Lindhe（1978）在一个以猴子为实验对象的研究中，通过实验方法诱导牙周附着的破坏，以观察患牙牙髓组织的变化。他们发现尽管实验患牙的牙周附着破坏达 30% ~40%（相当于临床上的重度牙周炎），但大多数（70%）牙根标本没有表现出牙髓组织的病理改变，其他 30% 的标本仅在毗邻牙根暴露的区域有少量的炎性细胞渗出和（或）修复性牙本质的形成，而且，这些组织改变和牙根的外表面吸收密切相关，这表明在来自牙周的刺激传递到牙髓之前牙本质小管的开放是必需的。这项研究进一步肯定了完整的牙骨质层对牙髓抵抗菌斑微生物产生的有害物质的重要性。因此，我们在临床上观察到牙周病和患牙的牙髓组织病理改变并无相关性，这一现象可以简单地解释为很多牙周病的患牙，因牙骨质层的保护使得牙髓免受其害。况且，即使牙髓牙本质复合体暴露，其修复机制将会启动，使得大多数牙髓组织免

笔记

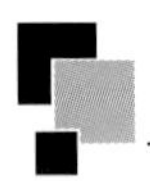

受影响。

当然，Bergenholtz 和 Lindhe（1978）观察到的牙周病患牙的牙髓改变与人体内的情况还是不同。在这个研究中，牙周组织的破坏是在较短的时间内通过实验方法产生的（5～7 个月），而在人体内同样程度的破坏通常需数年的时间才能形成。有研究报道称，长期患有牙周病的牙齿的牙髓存在各种形式的纤维化和矿化，牙髓组织的血管和神经纤维的数量也相应减少。这种性质的改变可以解释为相对较弱、但又持续的有害刺激通过暴露的牙本质小管和根管侧支作用于牙髓组织产生了反应。

牙根的洁刮治是牙周病治疗中不可缺少的治疗措施。然而，当细菌沉积物从牙根表面被清除时，牙根的表层牙骨质和（或）牙本质也被清除。因此，洁刮治术后患牙的牙本质小管有可能暴露在口腔环境中，接下来微生物在暴露的牙本质上定植可能导致细菌对牙本质小管的侵入。所以说，患牙的牙髓出现炎症病变也是可能的。然而，大多数洁刮治术后患牙的牙髓活力并无大碍，即使术后牙本质敏感频繁发生。

在牙周治疗的维护阶段，牙根的洁刮治仍然是患牙经常要接受的治疗措施。每一次治疗后，根面清理干净了，一些牙本质也被清除了。治疗不仅削弱牙齿本身的结构，而且导致修复性牙本质的持续形成。这种修复过程长期来看是否破坏牙髓的功能，目前还没有很好地进行研究。一份有关坚持牙周维护治疗的患者的资料，记录了 417 颗没有任何修复治疗的活髓牙对牙周治疗的反应，追踪了 4～13 年后，资料显示牙髓坏死者仅占 3%，而且这 3% 有些是因为龋病和牙周病侵犯到根尖所致，并非牙周治疗本身。所以说，牙周深刮治有可能暴露根管侧支从而诱发严重的牙髓炎症状，但机会极少。

总之，牙周病很少损害牙髓组织的活力，除非牙周病破坏到牙齿的根尖孔。这和我们在临床上观察到很多牙周炎患牙的牙髓，仍保持活髓这一现象是一致的。显然，只要来自根尖孔的血供保持完好，牙髓是能够抵抗来自牙周袋的有害物质的。临床观察与动物实验都支持，正常的洁刮治术不会危及牙髓的活力。

二、牙周炎患牙牙髓治疗的适应证

一般情况牙髓坏死（pulp necrosis）和急、慢性根尖周炎（acute/chronic apical periodontitis）是牙周炎患者行牙髓治疗的绝对适应证。临床主要依据之一是牙髓活力测验（pulp vitality test），若牙髓活力正常，只需做牙周治疗，包括翻瓣手术，而不需做牙髓治疗。此外，有些情况虽非牙髓治疗的绝对适应证，但临床医师可根据患者的具体情况和意愿作为选择性适应证，包括：①牙周炎患者的综合治疗计划中，修复治疗占有重要的位置。有研究报道经长期的维护治疗后，全冠修复的活髓牙的牙髓坏死率远大于没做全冠的活髓牙。因此对即将全冠修复的牙周炎患牙，可预防性做牙髓治疗；②有报道临床上表现为牙髓活力迟钝的牙周炎患牙，80% 已有牙髓的炎症或坏死。所以这类患牙不宜过分保守治疗，在充分牙髓活力检测下，可做牙髓治疗，尤其是对一些无法按时就诊的患者。

三、牙周炎患牙牙髓治疗应注意的问题

牙周炎患牙的牙髓治疗与其他患牙的牙髓治疗本身并无明显区别，但作为牙周炎综合治疗的一部分，仍有一些需要临床医师注意的问题。

1. 牙髓活力测试　由于牙髓活力是牙髓治疗的重要依据，而牙周炎患牙的牙髓活力表现又是复杂多变的，尤其是多根牙，常是一个牙根是死髓，而其他的根仍有活力，因此临床上需要结合多种检测方法，才能明确患牙的牙髓活力。常用的活力测试方法有温度测验、电测

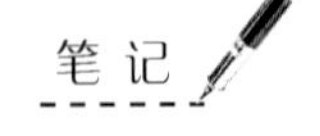

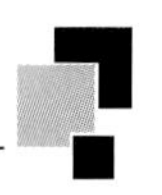

验、实验性备洞和血流测验。温度测验和电测验是临床上使用最多的检测手段，但操作者需详细向患者说明测验产生的反应，并正确操作以避免假阳性和假阴性结果。实验性备洞是目前最可靠的检测方法，但由于会造成完好牙体组织或修复体的破坏，该方法只有在其他方法不能判断牙髓活力或不能实施时才考虑使用。血流测验是通过检测牙髓组织的血流来确定牙髓的活力，而不是像其他方法检测牙髓感觉神经纤维的反应。现在已知的方法有：双波长分光光度测定法和激光多普勒法。检测时将传感器置于牙冠表面，牙髓的血流情况被记录，通过与对照牙的比较，来判断牙髓的活力。这种检测方法无痛、无破坏，患者容易接受。但此方法较新，并没有广泛使用，其应用前景尚需严格的临床对照研究和大范围的临床使用才能确定。

2. 鉴别诊断　当临床医师面对一颗既有牙周病变又有牙髓病变的患牙时，他也许可以笼统地诊断为牙周牙髓联合病变，而不管它的真正来源是什么(牙周源性、牙髓源性、或真正的联合病变)。多数学者认为，针对不同的来源诊断，应有不同的治疗策略。原发性牙髓病伴继发性牙周病首先应考虑牙髓治疗，2～3 个月后充分评估牙髓治疗结果，再考虑牙周治疗；而原发性牙周病伴继发性牙髓病和真正的牙周牙髓联合病变则牙周、牙髓可以同时治疗。一个进展期的根尖周病伴有继发性的深牙周袋和一个慢性牙周炎侵犯到根尖的临床症状及 X 线表现都非常相似，鉴别诊断主要依靠病史以及之前的 X 线片。然而，病史和之前的 X 线片往往无法得到，这使得鉴别诊断有时非常困难。Zehnder 利用棋盘式 DNA-DNA 杂交法来检测牙周袋和根管中的菌属，借此帮助鉴别诊断牙周牙髓联合病变的来源。他检测 1 例牙周牙髓联合病变(患牙无龋)的结果发现，牙周袋的菌属比根管里的多，而且根管里检出的菌属在牙周袋里同样存在。由此，他认为这例牙周牙髓联合病变是牙周源性的。Zehnder 的这一病例分析给了我们很好的启示。这个方法能否广泛用于临床上牙周牙髓联合病变的鉴别诊断以达到用于临床的目的，至少有两点事先必须明确：①一种快速高效，能在椅旁完成的病原微生物检测方法；②一种或几种牙周源性和(或)牙髓源性的特异性致病微生物。随着技术的发展，满足第一个要求还是有可能，如基因芯片。要完成第二个要求则非易事，目前缺乏充分的研究。

3. 无法鉴别诊断时的治疗策略　面对一颗既有牙周病变又有牙髓病变的患牙，当临床医师无法明确诊断时，先做牙髓治疗以期待牙周组织的修复，也许是明智之举。根管预备好后，先不做永久充填，而使用氢氧化钙作为根管内封药。氢氧化钙是一种良好的根管用药，它具有杀菌、抗炎及蛋白水解的功能，它能阻止根管内吸收，支持根周组织修复。另外，氢氧化钙能暂时充填根管，以阻断牙周有害物质对预备好的根管的再次污染，所以特别适合牙周牙髓联合病变的治疗。如果病变是牙髓源性的，借用氢氧化钙的作用几个星期后假性牙周袋就能修复。

4. 截根术(amputation)后的牙髓治疗　如果患有牙周炎的多根牙仅 1 个根或 2 个根病变较重，其余牙根的病变较轻，且患牙松动不明显，则可将严重的患根截除，余留的牙冠和牙根得以继续行使功能。一般来说，余留牙根不论是活髓还是死髓都应做牙髓治疗，而且应该在手术之前完成。然而，有两个问题需要注意：①磨牙的牙根通常是很难预备的，特别是长期暴露在牙周病灶中的牙根，根管钙化几乎无法避免，这使得这类牙的牙髓治疗更加困难。②患有牙周炎的多根牙在截根术前有时很难判断哪个根可留。如果一个医师和患者付出了很多才完成根管充填的牙根最终在手术时被截除，是医师和患者都不愿看到的。而如果把牙髓治疗移到手术后做，根管里的细菌对术区的污染又不可避免。有学者给出了两全的答案。如果临床医师在术前对哪个根可留没十分把握的话，可先不做永久的根管充填，代之以牙髓摘除术和氢氧化钙的根管暂时充填，每个根管口暂封以阻止细菌。这样，余留根的永久根充就可移到手术后进行。

笔 记

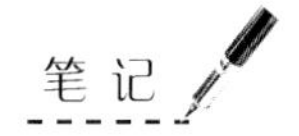

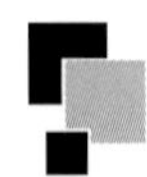

第二节　牙周炎患者的修复治疗

牙周治疗的最终目的是恢复咬合功能、维护口腔健康。当牙周病变已影响到咬合功能、造成牙列缺损时,通过修复重建咬合功能就成了牙周治疗不可缺少的重要环节。重度牙周炎患者往往有牙列缺损,对这类患者的治疗一定要把牙列缺损的修复作为重点。

一、牙周炎患者修复治疗的时机

牙周炎发展到晚期时,常造成病理性牙移位、牙松动或牙缺失,以致影响咀嚼功能、语言功能和美观。牙周炎患者经过成功的牙周基础治疗和(或)手术治疗后,炎症得到控制,牙周袋变浅,但仍然存在下列遗留问题:如牙列缺损、牙周支持组织减少、咬合无力、牙齿移位、扭转或伸长、根分叉暴露等,造成菌斑易于滞留的不利形态。因此,牙周炎患者的成功治疗有赖于一套完善的多学科配合的系统性治疗计划并有序地进行。在修复治疗之前,应已完成完善的牙周基础治疗,牙周炎症得到控制,牙周支持组织的破坏停止,经复查确认牙周病情已经稳定。一般情况下修复治疗在基础治疗结束后6~8周开始,牙周手术后观察时间应更长。这是因为:①牙齿的松动和疼痛会影响义齿的咀嚼效率和功能;②基牙牙周组织的炎症会降低它的承受能力,义齿施加于基牙上的力量加速了基牙牙周组织的破坏,从而加重了基牙的炎症,义齿的寿命也随之下降;③牙周炎治疗过程中牙齿的位置有所改变,此时制作的义齿会对牙周组织产生压力和伤害,所以应该等到牙周基础治疗完成后,牙齿重新回到原来的位置才可以进行取模修复;④牙周治疗完善后,牙龈的炎症会消退,固定义齿的桥体和活动义齿的承力区将会与消退的牙龈间出现间隙,导致牙菌斑的堆积,加剧牙周炎症;⑤修复前必须确定龈沟健康稳定的位置,否则炎症消退后固定义齿的边缘暴露而出现不密合,导致菌斑的堆积。

另外必须明确,修复前的牙周治疗不仅在于获得变浅的牙周袋以及健康的牙龈,还需要创造出一个良好的膜龈环境(gingivomucosal environment)和牙槽骨形态,这样才有利于义齿的就位和更好地发挥其功能。

修复计划的制定不仅取决于牙周基础治疗的效果,还取决于对患者的综合评估,包括患者控制菌斑的自觉性和能力,对义齿功能和美观的要求。在治疗早期即牙周基础治疗过程中,基牙的选择、某些牙的去留等就应予以考虑,并在后续的治疗中调整修复治疗计划,这样修复治疗与牙周治疗紧密结合,才能获得理想的牙周基础治疗和修复治疗的效果。

二、牙周炎患者修复治疗应注意的问题

牙周炎患者的成功治疗有赖于一套完善的、多学科配合的系统性治疗计划并有序地进行,其中,修复治疗占有极其重要的位置。针对牙周炎疾病的特点,其修复治疗应始终遵循控制菌斑、保护牙周组织健康、防止牙周病情加重或复发的原则。牙周组织和义齿有着密切的关系:义齿边缘的密合性、义齿的外形、邻间隙的相互关系以及义齿的表面光洁程度都影响着牙周组织的健康;而牙周组织的健康也有利于义齿功能的发挥,义齿不仅恢复了美观和语言的问题,更重要的是提高了患者的咀嚼功能,减少了食物嵌塞,避免了牙齿的倾斜和伸长而减少了𬌗干扰,有利于牙周组织的健康。而牙周炎患者修复时容易忽视的问题常有𬌗创伤问题、侵犯生物学宽度、边缘存在悬突或不密合、邻接点差、牙体外形差不利于食物排溢和牙龈保健,滥用联冠和牙周夹板等。下面对这些问题详细论述。

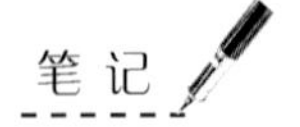
笔记

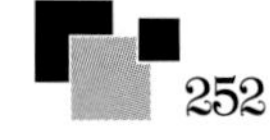

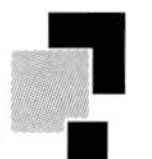

1. 修复前的调𬌗处理(occlusion adjustment)　不恰当的𬌗关系会损伤到基牙以及对𬌗牙。而修复后的调𬌗处理通常引起不充分或是过度的调磨。当义齿戴入后,应该定期检查调𬌗,因为随着义齿的磨耗或者活动义齿的游离端的下沉,𬌗关系又会有所改变。对于有偏侧咀嚼习惯的患者,还应该给他们戴咬合垫,以避免对牙体组织的过度磨耗和对牙周组织的损伤。取模时应在中性𬌗位置,并且这种中性关系应在颌架上精确地调试,要限制过度的侧向咬合,虽然这种干预并不能完全避免𬌗创伤,但是相当有益的。

2. 牙体预备时需要考虑龈缘的位置　首先修复体所在的基牙应该有一个良好的龈沟环境,牙周袋不能因为所谓的"保护暴露的根面"或"掩盖修复体的边缘"等原因而存在。理想情况下修复前牙周袋的深度应小于3mm,没有明显的出血。牙体预备和取模最好不是一次就诊时就完成,因为备牙时对牙龈造成了损伤,应该给牙龈充分愈合的时间。其次,修复体的边缘不应该放在牙龈下,这样将不利于患者清除菌斑。而有些情况下不得不考虑龈下边缘:原修复体的边缘就在牙龈下,根面有龋坏者,冠边缘向根方延伸可获得更好的固位力,唇侧边缘或是前牙因美观需要龈下边缘。一般认为,龈下冠边缘应该在游离龈边缘和龈沟底之间,而现在更偏向于如果龈下边缘不可避免,则冠边缘应尽量放在龈沟内偏冠方的位置,且必须与牙面高度密合。如果冠边缘侵犯了"生物学宽度"(biological width,BW),会引起牙槽骨的吸收,牙周袋的形成,必要时需要行冠延长术。现在也有学者提出,"生物学宽度"是针对健康牙周状态的一种说法,而对牙周炎炎症消退的状态下,不侵犯"长结合上皮"(long junctional epithelium)更为恰当,因为此时牙槽嵴顶的吸收并没有完全恢复,变浅的牙周袋是因为袋底的长结合上皮的附着,当然这种说法还没有得到广泛的认可。另外,修复体种类也影响着其边缘与牙龈的健康关系。全冠是非常好的一种修复形式,但是,即使是再密合的全冠修复体,都会因为存在极细的粘接线而引起菌斑黏附。所以,如果患者不存在龋病的高风险,嵌体、3/4冠等修复形式都值得推荐,这些修复体边缘远离牙龈将有利于牙龈的健康。最后,医师们必须意识到修复体制作时所获得的牙龈-修复体的位置关系并不是一成不变的,对于长期的相对关系的预测尚很困难。对于没有偏侧咀嚼习惯、有足够的附着龈、有较好的口腔卫生习惯,并没有因不良刷牙习惯而产生的对牙体组织损伤的患者,修复体的龈边缘的位置将会更加稳定。

3. 取模时对牙龈的考虑　采用橡胶类材料取模时,通常需要收缩牙龈以暴露修复体的预备边缘。前提是此时牙龈应该是一个健康稳定的状态,而不能是肿胀、移位或退缩下的状态。

4. 临时修复体(temporary denture)　临时修复体也必须仔细制作,包括它的边缘、形态、光洁度。临时修复体在口内可以戴数月,它们可以保证冠的长度,有利于减少牙槽骨的吸收,还能对软组织有效的塑形。

5. 邻间隙(embrasure)　在4个邻间隙中与牙周健康最为密切的是龈间隙。牙周病对牙周组织造成损伤,造成了龈间隙的扩大,使得牙齿之间的缝隙打开。修复体应该保留牙冠和牙根的形态,保留这些敞开的间隙。如果对美观的要求比较高,可以考虑通过修复体改变牙齿的外形,使得龈间隙能靠近已经退缩的牙龈。在这种情况下,接触点的区域会扩大,位置也会更靠近根方。当然这种调整需要慎重,太宽大的接触区以及臃肿的修复体外形会压迫龈乳头,并增加清洁的难度,导致牙龈的进一步退缩和牙槽骨的吸收。通常修复体都会占用一些本该属于牙龈乳头的空间,因为牙体预备常不够,技工在修代型的时候也会削去模型上的牙龈部分以获得冠边缘清晰的位置,所以推荐灌制两个模型给技工参考。对于多个单位的修复体,邻接区的大小应该由牙医决定,而技工只是决定在何处焊接,这两者难以得到统一,所以往往会侵犯很丰满的牙龈乳头。

6. 修复体的外形　最常见的问题是唇面和舌面外形的过度修复。据统计80%的全冠

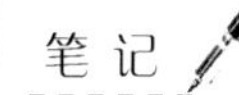

修复体都比原来的牙齿要宽大。这些突出的外形导致牙菌斑堆积、牙龈炎症的发生。而外形的修复不足,虽然不会造成和外形修复过度那样大的伤害,但也是不推荐的。所以在预备牙体时一定要充分,至少达到1.5mm的厚度。对于牙龈退缩的患者,外形的重要性就更显著。正常状态下牙冠的外形高点位于龈缘的略冠方,牙龈退缩后牙冠的高点就明显位于牙龈之上了,它们之间暴露的根面将难以清洁;所以牙冠的外形突点不可过高,以突出0.5mm为宜。对于磨牙的根分叉处的情况就更糟糕。推荐在修复体表面制作一条"唇面中线",以符合根分叉的外形,利于菌斑的控制。

7. 咬合面的考虑　咬合面的设计需要使咀嚼力沿牙长轴传递,牙尖的高度和嵴的形态都必须与邻牙达到和谐,设计合理的食物排溢道,避免食物嵌塞。

8. 修复体表面光洁度　虽然牙菌斑对各种修复材料的黏附性能不同,但是修复体表面的光洁程度是决定菌斑量的最重要的因素。未经仔细抛光的树脂表面呈多孔性,极易堆积菌斑。

9. 桥体的设计　桥体必须满足以下要求:𬌗面的形态必须与剩余的牙列相适应,恢复缺失牙的咬合功能,符合美学要求,并且符合减少牙菌斑堆积的设计,提供食物的溢出道,方便患者的清洁。牙菌斑常堆积在桥体的龈方,围绕在基牙周围,引起牙周的不适。固定修复体的牙周健康完全取决于患者的口腔卫生状况,而与修复体的材料相关甚微。桥体的外形设计要求与全冠类似,区别在于其组织面。总体而言,组织面应该尽量突起,避免一切可能的凹陷。

10. 粘接　首先要求修复体与牙齿的密合。清除多余的粘接剂是十分重要的,因为粘接剂的表面粗糙,易附着菌斑。日久后有些粘接剂溶解,会形成牙冠与牙面之间的缝隙。有报道冠缘不密合超过0.2mm者,均会发生牙槽骨吸收。

三、牙周炎患者修复治疗应采取的措施

牙周炎患者的修复治疗,除了一般的修复原则以外,其治疗应始终遵循保护牙周组织健康,防止牙周病情加重或复发的原则,在修复时应注意从咬合关系的调整,修复体的边缘位置以及外形的设计等方面来保护牙周组织。牙周疾病修复治疗的方法有调𬌗、牙周夹板、活动义齿、固定义齿、活动-固定混合义齿、覆盖义齿、套筒冠义齿、种植义齿等多种方式。其目的是:①调整咬合,消除因咬合引起的牙周组织损伤,减轻牙周支持组织的负担;②固定因牙周炎引起的松动牙,将𬌗力重新分配,控制病理性松动和移位,使牙周组织获得生理性休息,为牙周组织愈合创造条件;③提高咀嚼效能,以利于食物的消化和吸收,从而改善全身健康状况。

1. 咬合调整　咬合调整是通过调磨引起牙周组织创伤的患牙牙尖高度或边缘嵴,改善牙体外形,从而减轻个别牙或少数牙的过重负担,消除创伤性𬌗,使𬌗力均衡分布,𬌗关系协调,恢复对牙周组织的生理性刺激,以维持牙周组织的健康。在调𬌗之前,应先控制牙周炎症,在正中𬌗位先进行,然后在前伸𬌗及侧向𬌗进行调整,应注意保持正中𬌗的咬合支持点,防止破坏咬合的稳定性和降低𬌗高度。

2. 牙周夹板(periodontal splint)　夹板固定的基本原理是将多个单根或多根的患牙和健康牙,通过夹板连接成一个"多根巨牙",组成一个新的咀嚼单位。当受到外力作用时,将力分散到更多的牙上,共同分担此外力,从而减轻个别牙的负荷。在应用牙周夹板前,医师首先应该对牙齿松动或移动的原因进行判断。只有所有的炎症都控制后才能进行牙周夹板的治疗,有时炎症控制后牙齿的松动得到明显改善则不需要牙周夹板。牙齿的松动也有可能是因为侧向的咬合力或过度的咬合力而造成的,所以咬合调整应该先于牙周夹板的治疗。

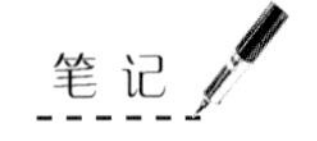
笔记

牙周夹板虽然有分散殆力的作用，需要强调的是，牙周夹板仍有杠杆的力量，所以位于牙周夹板之内的牙周病患牙仍然不能完全免除殆力的伤害。如果牙周夹板内的牙齿存在咬合创伤没有经过咬合调整，这种伤害还会影响到夹板内其余的牙齿。所以在牙周夹板前的咬合评估是非常重要的。对于牙周夹板的作用一直存在争议，牙周夹板是否能通过减少牙齿的松动提高牙周病患者的预后是难以预测的，但多数牙周临床医师相信：治疗中、重度牙周病患牙，不松动的患牙比松动的患牙预后好。通过牙周夹板将松牙固定，能提高患者的舒适度和患牙的功能，还可方便治疗。通常在两种情况下应考虑牙周夹板治疗：固定松动的牙齿以方便患者的咀嚼以及固定松动度持续增加的牙齿。另外，牙周夹板的使用明显增加了患者口腔清洁的难度，对牙周的维护是一个极大的挑战，必须对这些患者进行特殊的指导，如建议他们使用邻间刷。使用牙周夹板后应定期复查，了解患者的适应和使用状况、牙齿松动度的改善情况、牙列是否清洁等，发现问题应及时处理。

3. 固定义齿（fixed denture）　固定义齿相对于活动义齿更利于患者控制菌斑，应尽可能地推荐给牙周炎患者。前提是牙周疾病经过基础治疗或手术治疗后，牙周症状得到控制。多单位的固定义齿除了修复缺失牙，修复牙体缺损，恢复牙列美观，还能作为恒久的牙周夹板固定松动牙，增加患者的咀嚼功能。

单颗牙的固定义齿修复一般是修复牙体缺损，应注意义齿的咬合调整以防对牙齿的牙周损伤增加牙槽骨的吸收。对于存在根分叉病变的牙周炎患牙，可在完善牙髓治疗后行分根术（hemisection），保留分开后的两个部分分别进行牙冠修复，注意暴露根分叉以控制病变。如果拔除了牙槽骨吸收严重的一个部分，剩下的一部分也可作为基牙参与固定的义齿修复，但要注意这一部分必须具有良好的牙冠外形。多单位的固定义齿的基牙选择应是牙周健康或较健康的牙齿，义齿范围内可包含经牙周基础治疗后、炎症得到控制的个别松动牙或一组松动牙、行半牙切术、牙根分开术治疗后的根分叉病变的牙。在治疗前除了控制牙周炎症外，还应配合牙髓治疗，防止可能的牙周-牙髓联合病变，以及对伸长牙齿的冠根比例调整或对扭转牙的外形改变。

牙周炎患者的固定义齿的固位体除了常规的修复要求以外，应特别注意固位体与牙面的贴合、与邻牙形态的协调、高度抛光、冠的龈边缘通常放在牙龈之上、冠的外形不能过于突出、加大外展隙增加溢出沟等。桥体的组织面尽量做小，避免凹陷，采用卫生桥体以方便患者的清洁。

4. 局部可摘义齿（removal partial denture）　局部可摘义齿较难维护口腔卫生，所以一般不推荐给口腔卫生条件控制能力差的患者。但是活动义齿对牙体的切削量少，价格相对便宜，也是一部分患者的选择。其制作与常规的活动义齿类似，针对牙周炎患者的松动牙以及利于控制菌斑的要求，还可设计相应的卡环，如间隙钩、唇弓、长臂卡环、连续卡环等，增加基托面积以减少基牙的负荷等。

对于需要局部可摘义齿修复的牙周患者，应该尽量保留他们的后牙以获得远中足够的支持，以防止义齿的下沉和对牙周组织的进一步损伤。随着种植义齿的发展，因远中端缺乏基牙而必须采取活动义齿修复的患者，现在也可以选择种植义齿支持的固定修复或活动修复形式。卡环应放在牙列中牙周健康或相对健康的牙齿上，且必须对基牙无压力。牙周支持力较弱的基牙需要与牙周较好的基牙连接在一起。对于牙周组织破坏，但炎症已经得到控制的牙齿，牙龈往往退缩，牙冠的倒凹区和暴露的根面面积变大，不利菌斑控制，此类牙齿上也可安放间隙钩、切端钩等固位体，以不进入倒凹区为宜，间隙钩、切端钩等的设计还可以有效地分散殆力、防止食物嵌塞等。卡环的应力中断式设计可以避免对基牙有过多的压力。基托除了面积适当增加外，其与牙齿接触区应位于牙的外形高点线之上并与牙体密切接触，应注意牙龈乳头处的基托组织面要有足够的缓冲。一般情况下都应该设计殆支托，否则会

笔记

给牙周组织带来较大的压力。殆支托的面积应该越过前磨牙的中线或相当于磨牙一个牙根的距离，类似汤匙形状，最低处指向牙齿中轴处，这样才能将殆力沿牙长轴传播。局部可摘义齿的支架和连接体都应该高度抛光，佩戴后应嘱咐患者每天餐后进行仔细清洗，并定期复查进行咬合调整和使用情况的评估。

圆锥套筒冠义齿(telescope denture)可作为一种特殊形式的活动义齿或牙周夹板。它将牙弓上连续的、分散的、孤立的牙周病患牙与健康牙连接在一起，分散了殆力，固定了松动牙，恢复了牙列的完整。圆锥套筒冠内冠表面高度抛光，相邻的内冠之间有较大的间隙，方便患者的清洁。内冠的预备也有效地改变了患牙的冠根比例和不利于修复的牙体形态，利于基牙的牙周健康。内冠与外冠的缓冲设计也有利于牙周组织的恢复。

5. 混合型义齿　孤立的、特别是牙周支持力量已经减弱的牙齿，如果作为活动义齿的基牙，特别容易受到创伤而加速松动。这种情况下应可采取活动-固定义齿的混合设计。这颗牙应该与最近的邻牙形成固定义齿，然后整体作为活动义齿的基牙。

6. 覆盖义齿(covering denture)　覆盖义齿有以下优点：可以保证义齿基底部的稳定，减少牙槽骨的吸收，特别对于全口义齿将极大地增加义齿的固位力和稳定性。作为覆盖义齿的基牙可以有效地改善冠根比例，减小对牙根的压力。对截面的处理可以采用银汞合金充填、桩核帽或者采用附着体形式和连接杆的形式，但是银汞合金充填是最值得推荐的，虽然它最大的缺点是不如后面几种方式能对义齿提供更多的固位力。如果义齿的固位力不好，还是推荐后面几种方式，这种情况下口腔卫生更应该加强。

7. 种植修复(implant denture)　牙周炎患者如采用种植修复，要彻底地评价其软硬组织。应有足够宽度和深度的牙槽骨来容纳种植体。在缺失牙的部位要有足够的附着龈，这样可以有效地抵御种植体周围炎。牙周炎患者的种植修复将在第四节中叙述。

四、义齿修复前的牙周问题

牙周治疗的目的不仅是消除炎症，还要努力制造一个有利于牙周健康的局部形态，同时要考虑患者的美观要求。义齿修复前的牙周手术治疗能有效改变因炎症、创伤、失牙等因素造成的局部形态异常，有利于牙周的健康，并能改善患者的美观。

1. 生物学宽度　正常情况下，牙槽嵴顶与龈沟底之间的距离是稳定不变的，它包括结合上皮(约0.97mm)和牙槽嵴顶以上的牙龈结缔组织(约1.07mm)，共约2mm，称为生物学宽度。如果冠边缘位于牙龈缘下过多，组织会因避让冠边缘的刺激而发生牙龈肿胀(龈沟底下降)和牙槽嵴顶吸收，形成牙周炎症，所以维持生物学宽度对牙周健康十分必要。牙周炎患者修复前已经进行了有效的牙周治疗，此时牙龈肿胀消退，牙周袋变浅，但并不是牙槽嵴顶恢复和结合上皮的重新附着，而是一种“长结合上皮”方式，不同于健康人的生物学宽度。对于牙周炎患者的修复，以不宜侵犯“长结合上皮”为原则，所以一般推荐龈上边缘。

2. 附着龈　附着龈表面为角化上皮，一般认为附着龈可防止牙龈退缩，并有利于口腔卫生的控制。附着龈过窄时易受附近牙槽黏膜及肌肉的牵拉而使龈缘与牙面分离，导致菌斑的堆积。附着龈过窄还常伴有前庭沟过浅、有碍口腔卫生的保持和义齿佩戴。一般认为附着龈的宽度不应小于1mm。如果牙龈退缩在美观上引起了困扰，或者存在进行性牙龈退缩则应考虑通过手术增宽附着龈。在修复体要涉及龈边缘时，如采用了全冠、I杆、RPI设计或是活动义齿，都要谨慎考虑附着龈的宽度，这对于维护牙周健康非常重要。

3. 牙齿的松动　在牙周基础治疗就应考虑后续的修复治疗计划，拔除不能保留的极度松动牙，尽量保留可能的基牙，并通过调殆或夹板固定使其稳固。

笔记
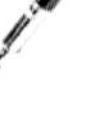

4. 牙齿位置的改变　牙周炎过程中某些牙的位置偏移，或伸长或旋转，造成𬌗关系紊乱，牙齿形态不良，某些区域倒凹过大，虽然经过牙周治疗后牙齿松动度改善，仍然给修复带来不便。此时可以经过牙髓治疗后修整牙冠形态，这样不仅改善了冠根比例，保护了牙周健康，也利于形成更加稳定的𬌗关系。

5. 牙周袋　牙周袋是反映牙周状况的重要指标。在修复前应将牙周袋减小到3mm以内，牙周袋探诊应无明显出血，这样的状况提示牙周炎已处于稳定期，才能进行后期的修复治疗。

6. 牙龈的退缩或肿胀　牙龈的退缩与肿胀将会影响修复体边缘的位置以及美观问题。在进行修复前牙龈的炎症应已得到控制，牙龈的边缘变得相对稳定，有利于决定修复体的龈边缘位置。

7. 不良的𬌗关系　不良的𬌗关系加剧了牙周炎的发展，牙周炎导致的牙齿松动、移位和扭转也会形成更加恶化的𬌗关系。在修复治疗前应当调整咬合，避免咬合创伤，利用修复体改善患牙的冠根比例，形成恰当的横𬌗曲线及纵𬌗曲线。

8. 不良的咀嚼习惯　偏侧咀嚼往往导致废用侧牙石堆积，牙周状况恶化，或者咀嚼侧牙齿的过度磨耗，牙齿负担过重，天长日久将发展为不良的𬌗关系。

9. 不良的口腔卫生习惯　刷牙方式不正确或滥用牙签导致牙龈退缩、食物嵌塞，不利于菌斑的控制。在修复前后都应给予正确的口腔卫生指导，特别是对活动义齿修复者，要定期复查其口腔卫生的维护状况。

10. 患者的要求　牙周炎患者对修复治疗的期望值也应综合评价。患者多因牙齿松动影响咀嚼为主诉就诊，在利于控制菌斑以维护牙周健康的前提下，设计合理的修复形式来恢复患者的咀嚼是基本要求，并且有利于患者控制菌斑，在此基础上，应尽可能考虑美观问题。

第三节　牙周炎患者的正畸治疗

对牙周炎的治疗，需要制定一套完善、有序、多学科的系统性治疗计划，其中，正畸治疗也占据着重要地位。很多牙周炎患者存在牙齿拥挤错位、前牙病理性扇形移位并出现间隙、前牙深覆𬌗、后牙近中倾斜形成深骨下袋等问题，影响美观和功能。正确的正畸治疗可改善病情、促进牙周组织的修复、利于恢复美观和功能。此外，随着正畸技术的发展和普及，成人错𬌗患者接受正畸治疗的比例逐渐增加，但牙周病在成人中发病率较高，很多患者存在不同程度的牙龈炎和牙周炎（牙槽骨吸收、牙齿松动与牙齿移位），因此，众多成人正畸患者不可避免地面临牙周问题。要保证正畸治疗取得良好疗效，成功的牙周治疗和良好的牙周支持治疗必不可少。

一、牙周炎患者正畸治疗的适应证

（一）牙周炎正畸患者口内情况特点

牙周炎正畸患者的口腔主要特征是存在不同程度的牙周病变，同时伴有不同类型的错𬌗畸形，其特点如下。

1. 牙周组织改建能力降低　由于牙周炎患者牙周组织存在不同程度的损害，牙周支持组织细胞活性降低，对矫治力的反应减慢，受力后有可能加快牙齿松动和牙槽骨吸收，为正畸治疗增加风险。

2. 冠根比例失调　牙槽骨吸收和牙龈萎缩导致牙根暴露，冠根比例增大，临床牙冠部分比例相对增加，牙槽骨内牙根部分比例相对减小，使牙齿的抗力中心位置向根尖方向移

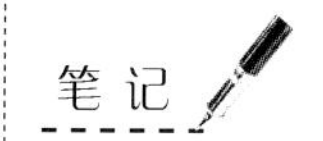

动,导致牙齿对矫治力的承受能力降低。

3. 𬌗干扰或𬌗创伤　牙周炎患者牙齿移位,破坏了正常的咬合关系,容易形成𬌗干扰或𬌗创伤,而𬌗创伤作为牙周炎的促进因素又可加重牙周袋和牙槽骨吸收,造成恶性循环。

4. 伴发全身系统性疾病　很多牙周炎患者还同时患有糖尿病、心血管病和骨质疏松等系统性疾病,这些疾病均可影响正畸中的牙齿移动,需引起注意。

(二)牙周炎患者正畸治疗的适应证

1. 牙列拥挤(crowding of dental arch)　牙列拥挤不齐不利于口腔清洁和菌斑控制,容易引起牙龈炎症和增生或牙龈退缩。

2. 前牙病理性扇形移位(scalloped migration)　上下前牙牙周支持组织减少,在唇向咬合力和失衡的唇舌肌作用下向唇向散开,影响美观并造成𬌗创伤,加重牙周组织损伤。

3. 牙列间隙(diastema formation)　牙齿松动、移位,常造成牙列间隙,多见于前牙区,直接影响美观和咬合功能。

4. 深覆𬌗(deep overbite)　深覆𬌗患者咬合时下颌切牙可能咬及上颌切牙腭侧牙龈,而内倾型深覆𬌗患者则可能为上颌切牙咬及下颌切牙唇侧牙龈,造成牙龈红肿、牙龈萎缩、牙齿异常磨耗、牙槽骨吸收等病理改变。

5. 反𬌗(cross-bite)　前牙或后牙反𬌗均可造成咬合创伤和𬌗干扰,引起牙槽骨吸收。

6. 锁𬌗(locked occlusion)　形成锁𬌗的牙齿在咬合时受到横向的创伤力,导致牙槽骨吸收和牙齿松动。此外,锁𬌗使下颌运动受限制,可能会引发颞下颌关节病变。

7. 牙齿近中倾斜(mesially tipping)　后牙缺失后未及时修复,远中邻牙向缺隙处倾斜,在近中形成深的骨下袋,且咬合力发生改变,可能加重倾斜牙齿的牙槽骨吸收,影响修复。

8. 牙齿伸长(tooth protrusion)　牙齿缺失后未及时修复,对𬌗牙会伸长,形成咬合干扰,可导致颞下颌关节功能紊乱,若牙齿伸长较多,缺牙区龈距过低,会影响缺失牙齿的修复,需要进行压低移动。患有牙周病的牙齿压低应慎重,否则容易加重牙槽骨吸收。

二、正畸治疗的时机

对于牙周病患者的正畸治疗应选择合适的时机,在正畸治疗前对牙周炎患者的病情进行全面检查和评估十分关键,包括错𬌗畸形检查、咬合检查、牙周检查、X线检查等。对于患有与牙周炎密切相关的全身疾病的患者,还需进行针对性的相关检查,如糖尿病患者的血糖检查、骨质疏松患者的骨密度和骨转换率检查、全身免疫低下患者的机体免疫状况检查等。

选择合适时机进行正畸治疗可减少或预防牙周问题,阻止原有牙周病情进一步发展。原则上应早期发现早期治疗,但必须在牙周炎处于静止期、炎症已经控制、致病因素已消除、患者已掌握菌斑控制方法,并愿意在正畸治疗期间认真执行之时。对中、重度牙周炎患者一般应观察至牙周治疗4~6个月后再酌情进行治疗。临床上表现为牙龈炎症完全消退、牙龈边缘清晰、无牙周袋溢脓、无瘘管、牙齿松动度明显降低。X线片显示骨吸收呈静止状态、牙周膜间隙清晰、根尖周组织正常。盲目地在错误的时机进行正畸治疗不但不能有效纠正错𬌗畸形,反而会加速牙槽骨的吸收,加重牙周病情。

以下情况属于禁忌证:未经治疗的牙周炎或虽经治疗但炎症仍存在、病损尚未得到控制、病情仍处于活动阶段者;Ⅲ度松动牙;牙槽骨吸收超过根长1/2或根分叉暴露的患牙;牙槽骨壁薄,牙根(唇或舌面)形态明显可视并可用手触及的患牙;患者患有其他进行性疾病未能控制者。

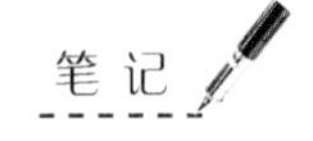

三、正畸治疗的方法

牙周炎患者在采取正畸治疗前,应制定一个全面的治疗计划,特别应包括贯穿于整个正畸治疗过程中的牙周维持治疗。治疗前应常规进行牙周治疗,包括龈上洁治、龈下刮治、根面平整、牙槽植骨、牙龈移植等,有效控制牙周炎症,待炎症彻底控制后方可开始正畸治疗。每次复诊时应注意检查牙周状况,严格坚持控制牙周炎症,否则不可避免地会在牙周炎易感患者中引起不可逆的骨丧失。牙周治疗成功的关键在于对易感区域的识别、炎症损害的控制。所有患者都可能有不同程度的炎症,重要的是保证在整个正畸治疗的过程中,牙周炎处于稳定或静止状态。矫治过程中的用药也具有重要作用。对于重度牙周炎或矫治过程中牙龈出血、牙齿松动增加、牙槽骨进一步吸收者,除了定期洁治外,还需同时辅助用口服或局部应用抗菌药物以控制牙周组织的炎症。只有牙周炎症得到控制才能有效提高矫治结果的稳定。

由于牙周炎患者的特殊性,正畸治疗不需要也很难达到理想𬌗这一目标,而应根据患者的实际情况设定相应的矫治目标。首先,维持咬合平衡,消除继发性𬌗创伤。继发性𬌗创伤是牙周炎后期的并发症之一,也是牙周病恶化的主要原因之一。因此,维持咬合平衡、消除继发性𬌗创伤是牙周炎患者正畸治疗的最重要目的。其次,改善美观和功能。牙周炎患者多因美观因素求诊,故取得满意的牙齿排列,特别是前牙区的排列十分重要。此外,通过关闭牙列间隙,竖直倾斜后牙,恢复面下垂直高度,利于增进牙周健康,维护颞下颌关节功能,促进牙列的稳定性。

(一)矫治原则

在设计矫治计划时,应以生理𬌗、功能𬌗为目标,遵循以下原则。

1. 微小牙齿移动　牙周炎患者的牙周支持组织受到损害,表现出牙周袋、牙槽骨吸收、牙齿松动等症状,若牙齿移动距离过大,会进一步损伤牙周组织,使松动度增加。应充分考虑牙周组织的特殊性,尽量采用非拔牙矫治,减少牙齿移动距离。研究显示整体移动涉及全部牙周膜,牙槽骨吸收程度对应力的影响较小,故对牙槽骨吸收的牙齿采用整体移动的方式较好。对于处于生理性状态的支抗段牙齿,托槽的位置应使弓丝对牙齿不施加作用力,维持其现有位置。

2. 使用细丝轻力　牙槽骨吸收、冠根比加大,使牙齿的阻力中心位置向根尖方向移动,牙齿对外力的反应度增加。此外,牙周炎患者多为成人,生长发育已完成,牙周组织对外力的耐受性降低,反应迟钝,故宜选用细丝,矫治力应轻微。弓丝的选择与应用非常重要,可以选择节段弓丝、细丝、多曲弓丝,还可以在部分牙齿暂时不粘接托槽,以延长弓丝的相对长度,减轻牙齿受力。矫治力的施加与控制的关键是使用稳定的轻力和进行间歇加力。在初始阶段,使用20～30g的力,激活牙周组织的细胞活性,然后根据牙槽骨吸收程度灵活调整,逐渐增加力值,获得个体最适宜的力值,但不宜超过100g,每3～4周加力一次。加力时应采用间断力,避免使用持续力,从而为受力牙齿的牙周组织提供充足的细胞反应和组织改建时间。切忌力值过大过频造成医源性创伤,导致牙根吸收、附着龈丧失、牙槽裂和穿孔等不良后果。

3. 利于口腔清洁　维持口腔卫生,控制菌斑对于牙周炎患者十分重要,然而矫治器在不同程度上影响口腔卫生的维护,故矫治器应尽可能简单,减小对口腔卫生的影响。有研究对带环和颊面管对支抗牙卫生状况的影响进行比较,结果显示使用带环和颊面管均可导致支抗牙菌斑附着增加,暂时或永久地影响支抗牙的牙周组织健康,但颊面管的影响要小得多,应尽可能在固定正畸中使用颊面管。此外,在粘接托槽时,应避免托槽位置过于靠近龈

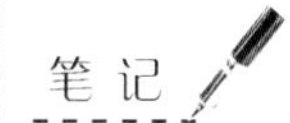

缘,并清除牙面多余粘接剂,以免影响局部清洁,造成菌斑堆积,诱发牙龈炎症。结扎采用金属结扎丝,少用橡胶圈;牵引时少用弹性橡皮链等容易吸附菌斑的材料。

4. 建立咬合平衡　咬合因素参与牙周炎的形成与发展,对于有明显牙槽骨吸收和牙齿松动的患者,咬合创伤将进一步加重牙周组织损伤,加速牙槽骨吸收、牙齿松动,甚至导致牙齿脱落,危害极大。所以咬合控制应贯穿于牙周炎患者正畸治疗的全过程,及时去除咬合干扰与𬌗创伤。矫治中常使用𬌗板,使上、下牙齿脱离咬合,利于去除咬合创伤,并可根据矫治中牙齿移动情况及时调整𬌗板。但成人由于多年的适应性代偿,多已建立代偿性咬合平衡,𬌗趋于稳定和协调,牙位、肌力的调整也控制在较好的生理范围内。对于成人𬌗,特别是经过长期代偿和磨耗达到稳定的后牙段,应根据个体实际情况进行小范围牙齿移动,避免较大范围的改动和重建。

常用矫治方法包括活动矫治器和固定矫治器。活动矫治器的最大优点是有利于口腔清洁,适用于简单错𬌗不需要牙齿大范围移动和复杂控制的病例,例如前牙反𬌗、单纯上前牙唇移出现前牙间隙、个别牙扭转、错位等。但由于其移动牙齿的方式主要为倾斜移动,故不适用于牙位和牙轴的精细调整。

常用活动矫治器包括唇弓、平面导板、斜面导板等。唇弓可用于关闭前牙间隙。平面导板可用于下切牙过高、下后牙过低的深覆𬌗的矫治,可压低并抑制下前牙生长,同时伸长后牙。斜面导板常用下颌联冠斜面导板,可用于个别前牙反𬌗、反覆盖小、反覆𬌗较深者。固定矫治器能较好地控制牙齿的位置,防止支抗牙倾斜,体积小、舒适、复诊间隔长,可用于复杂错𬌗畸形的矫治,是大多数牙周炎患者正畸治疗的首选方法。可采用方丝弓、直丝弓和细丝弓技术,对牙齿在三维方向上的位置进行精细调整,适用于基牙竖直、打开咬合、关闭间隙等。片段弓矫治器也是固定矫治器的一种,在牙周炎患者的正畸治疗中应用广泛。该矫治器将牙弓分为3段,将牙齿分段排齐,牙齿加力容易控制,利于保护支抗牙,避免牙齿受力过大。可单独使用前牙段或后牙段的片段弓,也可将两者联合使用。适用于牙列拥挤、扭转、错位牙的纠正、深覆𬌗、局部间隙的关闭等。

(二) 矫治方法

对于牙周炎患者的错𬌗畸形可综合灵活运用各种矫治技术,具体如下。

1. 关闭前牙间隙　上前牙向唇向呈扇形散开并出现间隙在牙周炎患者中较为常见,前牙表现为深覆𬌗和深覆盖。前牙牙周支持组织破坏,不足以平衡患牙所受的唇向咬合力,使牙齿向前散开,而唇向移位的前牙又加重了𬌗创伤,作为协同因素加重了牙周支持组织的破坏,形成恶性循环,造成病损进一步加重。关闭间隙前应首先纠正前牙深覆𬌗,去除𬌗创伤,保证矫治后前后牙咬合平衡。可通过整平牙弓、压低前牙、下前牙调𬌗或截冠解除深覆𬌗,然后内收上前牙关闭间隙。若单纯使用活动矫治器的唇弓内收上前牙,常加深覆𬌗,不利于下颌的前伸运动,引发颞下颌关节的损伤,也不利于患牙的长期稳定。矫治后建议使用舌侧固定保持器进行永久保持。

正畸治疗可改善前牙的排列和咬合,但不能使牙槽骨高度增加或形态恢复。矫治后牙周支持组织保持病变吸收后的状态,内收的前牙在不平衡的唇舌肌力作用下易复发。有学者在正畸压入伸长的患牙前,先进行牙龈环切离断牙槽顶纤维,去除其对牙槽嵴顶的牵制作用,虽然牙齿向根方压入,但牙槽嵴顶可不随之吸收而保持原有高度,使牙槽嵴顶高度相对增加,改善牙周支持组织条件,增加了正畸后的稳定性。

2. 解除拥挤　牙列拥挤不仅影响美观,而且由于难以清洁,易堆积菌斑,常导致牙龈炎症或牙龈退缩。为解除牙列拥挤、排齐牙列,多使用固定矫治器。轻度拥挤者可扩大牙弓,拥挤度较大者需拔牙矫治。牙周炎患者的拔牙原则不同于普通正畸患者,应尽量少拔牙,不强调对称拔牙,首先考虑拔除牙周或牙体病损严重的患牙。

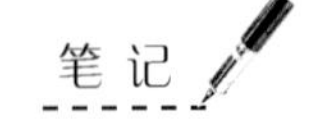
笔记

3. 矫治深覆𬌗　前牙深覆𬌗由前牙过长或后牙过低导致。应根据其形成机制选择压低前牙或升高后牙。可采用平面导板、摇椅弓、多用途弓、压低辅弓、J钩等整平牙列，打开咬合。对于上前牙内倾的深覆𬌗患者，应先纠正上前牙的唇倾度再矫治深覆𬌗。此外，还可采用前牙截冠降低高度，后牙修复性咬合重建增加高度的方法纠正深覆𬌗。

4. 竖直倾斜牙齿　第一磨牙缺失后第二磨牙近中倾斜的情况比较常见，影响义齿修复，造成义齿就位困难、修复后咬合力分配不均，故应在修复前尽早竖直患牙。常使用片段弓加竖直弹簧，也可采用T形曲或水平曲将倾斜的第二磨牙向远中扶正。在矫治过程中应注意使用压低远中的转矩力和控制近中升高的力，防止牙齿伸长。

由于第二磨牙近中常形成深的骨下袋，而牙周附着丧失的牙齿移动后不能获得再附着增加，故有学者建议在开始正畸治疗将第二磨牙向骨下袋侧移动之前，先进行引导性组织再生术，在骨下袋放置生物膜或釉基质蛋白，诱导近中牙根表面形成新的再生组织，具有形成新生结缔组织附着并在正畸后诱导骨修复的潜力。

5. 压低伸长牙齿　后牙缺失后，对𬌗牙易伸长，不仅造成咬合创伤，还直接影响了义齿的修复，多见对𬌗牙早失后第一磨牙伸长。可使用水平曲配合前牙区垂直牵引压低牙齿，注意在矫治中使用轻力。随着种植技术的发展，也可在局部牙槽骨植入微小种植体，利用种植体支抗压低伸长的磨牙，既可避免邻牙受反作用力伸长，又利于维护牙周组织健康。

6. 矫治锁𬌗　锁𬌗不仅降低咀嚼功能，还容易形成咬合创伤，诱发颞下颌关节紊乱病，应尽早矫治。矫治时应使用平面导板打开咬合，使锁𬌗牙脱离牙尖锁结后再利用牵引钩或扩弓簧向颊侧或腭侧移动牙齿，解除锁𬌗关系。应尽可能避免使用颌间交互牵引，防止牙齿受垂直向分力伸长，增加矫治难度。

7. 纠正反𬌗　反𬌗可造成颌骨和颅骨发育异常，咀嚼效能低下，并可引起颞下颌关节功能紊乱。简单的牙性反𬌗可采用𬌗垫矫治器脱离前牙的反𬌗锁结关系，唇倾上前牙纠正反𬌗。大多数病例需使用固定矫治器，常需减数拔牙，通过牙齿位置的改变建立适当的覆𬌗覆盖关系。

8. 控制咬合　牙周炎患者常存在咬合干扰和𬌗创伤，在矫治过程中应及时发现并去除咬合创伤。常使用𬌗板使上、下颌牙齿脱离咬合，利于牙齿在不受力的情况下解除创伤，并在一定的垂直高度重新建立咬合平衡。可根据矫治中牙齿的移动情况不断调磨𬌗板。对于个别牙的轻微咬合干扰也可采用选择性调𬌗法，但必须仔细检查形成咬合干扰的牙齿的具体部位，避免造成釉质的误损。此外调𬌗需少量、分次进行，最好在矫治结束后的保持阶段进行，防止过早调𬌗影响矫治的稳定性。至于牙齿错位，咬合关系异常引起的𬌗创伤，则不应该调𬌗，而是应该通过正畸治疗将牙齿移动到正确的位置，重新建立咬合平衡。在正畸治疗中，有时牙齿移动造成暂时性的咬合干扰，应在每次复诊时仔细检查，早期发现、早期处理。

正畸治疗可以恢复牙周炎患者牙齿的正常排列并建立良好的咬合关系，促进牙周组织修复，防止牙周组织进一步损伤，但其本身不能治疗牙周炎，矫治结束后牙齿仍然松动，较牙周健康者更易出现复发，所以在正畸治疗结束后进行牙齿固定和保持至关重要。牙周炎患者牙周组织的特殊性，决定了其固定和保持治疗不同于其他正畸患者。其一，牙周炎患者的保持治疗和松动牙的固定密切相关，只有对松动牙齿进行可靠的固定后才能保持良好疗效，而良好的保持可均衡咬合力，使固定效果更加稳定。其二，牙周炎患者特别是成年患者牙周组织修复所需的时间更长，矫治后最好终生保持，以免复发。其三，提倡采用固定保持，可获得比活动保持器更为有效的固定和保持效果。

常用的固定保持装置包括牙周固定夹板、固定义齿夹板、钢丝固定保持器等。牙周固定夹板使用较为广泛，其制作技术简便，效果明显。既保证了正畸矫治效果，又可使松动牙齿

笔记

得到固定，避免其再移位，使咬合力分散到多个牙，充分调动牙周组织的代偿功能，减轻患牙的牙周负担，促进牙周组织的愈合和修复。研究表明，牙周固定夹板不仅可延长松动牙齿的寿命，还能最终巩固正畸的治疗效果。在使用牙周固定夹板之前，应先对牙周炎做基础治疗，包括洁治、刮治和药物治疗等，以控制感染，消除局部刺激因素。近年来，随着口腔材料学的发展，高强度纤维树脂夹板开始应用于临床并取得良好效果，可有效保持正畸治疗效果，稳定松动牙齿。该种夹板与树脂形成牢固的化学结合，具有较高的抗挠曲强度，可很好地分布和传导应力，并产生应力中断效应，利于牙周组织的修复和再生。同时，由于该夹板位于牙齿舌侧，克服了传统的结扎丝加复合树脂牙周夹板外形过突、影响美观、菌斑易附着、不易清洁等一系列问题，易为患者接受。

四、正畸治疗的利弊

正畸治疗对牙周炎患者病程的影响具有正面和反面两方面的作用。在治疗时应充分发挥其积极作用，尽量避免或减小其副作用。

（一）正畸治疗的有利作用

1. 改善美观　大部分患者最为关注的是美观问题，特别是前牙区的美观。正畸治疗可排齐拥挤错位的牙齿、矫正扇形移位的前牙、关闭间隙等，可改善美观，利于提高自信心和外表吸引力。

2. 利于菌斑控制，改善牙龈健康　正畸治疗将拥挤错位的牙齿排列整齐，利于生理自洁和菌斑控制，且增强食物对牙龈的按摩作用，恢复正常的咀嚼功能刺激，可有效改善牙龈健康。此外，牙齿排齐后，对患者有一个积极的心理作用，从而促进口腔卫生的保持。

3. 去除𬌗创伤，恢复正常咬合关系　正常的咬合关系对牙周组织具有功能性生理刺激作用，正畸治疗可去除𬌗创伤，恢复正常咬合关系，使牙齿的受力正常传递至牙周，避免力分布不均衡，促进牙周组织恢复健康。有研究发现，牙周炎患者的前牙平均牙槽骨高度在正畸治疗前后无显著性差异，认为正畸治疗能消除创伤𬌗因素，减少牙槽骨高度的丧失，并使有垂直骨吸收的牙槽骨高度有所恢复。

4. 消除深袋　通过正畸治疗竖直近中倾斜的后牙，可消除其近中深的骨下袋。有学者观察直立磨牙时牙周组织的反应，发现直立磨牙的牙周袋比对照牙的牙周袋深减少，并且该牙牙龈的健康状况有显著改善，菌斑堆积显著减少。

5. 提高咀嚼功能　除了改善容貌美观，恢复正常咀嚼功能也是正畸治疗的重要目标之一，而最能直接反映咀嚼功能的则是咀嚼效率，咀嚼效率的高低可直接代表咀嚼能力的大小。咀嚼效率受多种因素影响，最主要的因素是𬌗接触面积，𬌗接触面积越大，𬌗力越大，咀嚼效率越高。有研究证实牙周炎患者在矫治前的咀嚼效率偏低，与天然牙列比较有极显著性差异；而正畸治疗后建立良好的尖窝锁结关系，增大咀嚼接触面积，咀嚼效率明显提高，与天然牙列相比无明显差异。

6. 缓解颞下颌关节紊乱病的症状　𬌗因素是颞下颌关节紊乱病的主要致病因素，深覆𬌗、反𬌗、𬌗干扰均可导致颞下颌关节紊乱，正畸治疗可消除𬌗的异常，从而缓解、改善和消除颞下颌关节紊乱病的症状。

（二）正畸治疗的副作用

正畸治疗也有副作用，治疗时机、治疗方法不当的正畸治疗更可加重牙周组织损害。其不良影响如下：

1. 牙龈炎症　矫治器特别是托槽、带环、弓丝、链圈等装置不利于口腔的清洁和菌斑的清除，还可改变牙周生态环境，若患者对口腔卫生重视不足，常导致程度不等的牙龈炎症，表

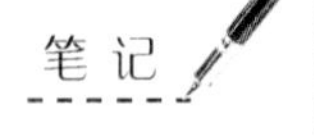
笔记

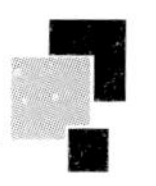

现为牙龈红肿、易出血、牙龈增生，以牙乳头区为重。而第一磨牙则为正畸过程中最易发生牙龈炎症的牙位。

2. 牙根吸收　正畸加力过大或过快时，可引起牙根吸收，主要发生在上下颌切牙。Trossello 等对 30 位成年女性进行多带环正畸治疗 2 年后的情况进行研究，发现牙根吸收的发生率比较高，最常发生在上颌切牙，其次是下颌切牙。

3. 牙槽骨吸收和附着丧失　正畸力本身对牙周健康的患者并不导致牙槽骨吸收和附着丧失，但对进行性牙周炎患者则会加剧牙周破坏。Thilander 通过动物和临床实验发现，当使牙齿倾斜移动和压入移动时，会将龈上菌斑移至龈下，使结合上皮转化为牙周袋上皮，导致附着丧失，而整体移动时龈上菌斑的存在并不加重牙龈的感染过程，但如果清除了龈下菌斑则不会发生额外的附着丧失。

虽然国内、外研究正畸治疗对牙周健康的影响的文献众多，但诸多学者对于正畸治疗可促进牙周健康还是加重牙周损害尚存在争议。1999 年，Norman 等对牙周学和正畸学领域的相关循证医学文献进行回顾，发现口腔卫生良好、无严重牙周疾病的患者进行正确的正畸治疗不会带来显著牙周风险。然而对于口腔卫生不良并患有牙周疾病者，固定矫治器和牙齿移动可导致明显的牙周危害。有学者对于正畸治疗对牙周健康的影响的相关文献做系统性回顾，发现现有数据缺乏可靠证据证明正畸治疗对牙周健康有促进作用，相反，现有证据虽质量较低，缺乏说服力，但仍显示正畸治疗可导致轻微的牙周状况恶化，如牙龈退缩、牙槽骨丧失、牙周袋深增加等。

以目前所能获得的资料信息，尚缺乏可靠证据支持为预防牙周疾病而采取正畸治疗。然而，这一信息基于对常见错𬌗畸形采取的正畸治疗的研究，并没有提供对一些罕见情况如前牙反𬌗或深覆𬌗引起的相对牙齿的移动的信息。在这些极端情况下，需要在采取正畸治疗前进行临床评估。对于大多数患者来说，为预防牙周问题而采取正畸治疗的合理性尚缺乏证据。因此，要判断正畸治疗对牙周健康的确切作用，需要进一步深入、高质量的研究。

第四节　牙周炎患者的种植治疗

牙齿的丢失会损害人体健康，破坏咀嚼、言语等功能，影响美观甚至导致心理疾病。对牙周病缺失牙的修复治疗已成为牙周病系统治疗的重要组成部分。传统的修复方法主要是可摘局部义齿和固定桥修复。可摘局部义齿虽然使用范围比较广，但它不利于患者的剩余天然牙的健康。可摘局部义齿卡环会造成基牙磨损，导致磨损处有较高的龋病和牙周损伤发生率。在多数牙缺失的情况下，虽然佩戴可摘局部义齿可以恢复患者的咀嚼效能，但是这种恢复毕竟是有限的，它无法达到天然牙原有的咀嚼效能。相比较可摘义齿，固定义齿体积比较小，可以较好地恢复缺失牙的解剖外形，更好地恢复咀嚼效能，然而有证据证明制备后的基牙经常会发生牙髓坏死。

1965 年，Brånemark 教授首次在患者的牙槽骨内植入种植体，开启了种植修复的新纪元。经过几十年的发展，种植体已有了长足的进步。目前种植修复已广泛应用于临床中。相对于传统的义齿，种植义齿具有以下优点：①牙种植体经手术植入缺牙区内与周围骨组织发生整合。功能载荷直接传递到颌骨内部，从而使颌骨始终处于应力激励之中，避免了废用性吸收；②不需要对邻牙进行切割，保护了邻牙；③基本完全恢复咀嚼功能。1989 年美国牙周病学会的调查显示有 41% 的牙周科医师，给缺失牙患者植入了种植体，而到了 1995 年，从事种植治疗的牙周科医师的比例翻了一番。虽然种植体作为一种新型修复手段治疗牙周病缺失牙，已经得到广泛的应用和认可，但这种修复方式还是存在着一些问题。牙周炎会对牙周组织造成不可逆的进行性破坏，那么患者在行种植义齿修复后是否还会重现这种破坏呢？

笔记

鉴于此,牙周炎的患者是否适合种植治疗,怎样开展才能提高种植牙成功率已成为许多学者关注的热点。

一、种植体周围组织学特点

(一) 种植体周围组织的生物学特点

1. 上皮组织　天然牙颈部存在着结合上皮,它通过半桥粒和基底板紧密附着于牙骨质或釉质表面,在口腔环境与牙支持骨组织直接形成防御屏障,可在一定程度上阻止细菌等的侵入。而种植体周围上皮的半桥粒附着薄弱甚至缺如,屏障作用较差,更易于发生感染。

2. 结缔组织　天然牙龈内有放射状排列的致密纤维组织,有丰富的血供,细菌侵入时会产生较强的炎症防御反应;同时纤维和血管的再生力也保持了组织的防御能力。而种植体周围的胶原纤维平行排列于种植体颈部,附着疏松,基本无血供,致使其更易发生感染。

3. 牙周膜　天然牙根表面附有牙周膜,具有支持、悬吊、缓冲作用,其内的本体感受器可以反馈性调节𬌗力大小。而种植体与周围骨组织直接形成骨性结合。这种直接的骨性结合对应力的缓冲作用差,据统计,种植体支持的修复体每年发生瓷折裂的比率是1.84%,而天然牙支持的修复体只有0.59%。

(二) 生物学宽度

在天然牙中,生物学宽度的建立形成了生物学屏障,阻止外界对牙周软组织、骨组织的刺激。当受到修复体龈下边缘、牙石、菌斑等因素使得生物学宽度受到侵犯,一方面可导致周围软组织的炎症,另一方面由于生物学宽度的重新建立导致牙颈部牙槽骨的吸收。临床发现将天然牙周围软组织削薄后牙槽骨高度会降低,这也说明牙槽骨重建过程是一种生物性反应,为牙槽嵴纤维形成新附着到牙齿上创造了空间。生物学宽度的侵犯会导致牙周组织代偿性改建。

与天然牙类似,种植体龈沟底与牙槽嵴之间也保持特定的距离,平均约3~4mm,包括结合上皮或称为屏障上皮(约2mm)和结缔组织区(约1~1.5mm)。同样,在种植体中生物学宽度的建立也是为了形成一种生物学封闭,保护骨结合免受菌斑及其他刺激因素的损害作用。许多研究指出,细菌定植在种植体-基桩微间隙可能是刺激生物学宽度的主要原因,这种慢性刺激引起了种植体生物学宽度,以颈部牙槽骨吸收为代价向种植体根方移动。Berglundh等认为,种植体周围黏膜最小需要大约3mm的宽度,以保证形成的结合上皮和牙龈结缔组织达到最理想的种植体周围封闭。同时也提示当软组织高度不足时,牙槽骨可能通过改建吸收来获取空间,达到建立生物学封闭的目的。当故意将种植体周围软组织变薄时,可以观察到更多牙槽骨丧失,颈部骨组织吸收后,该部位种植体表面与软组织结合。

(三) 骨整合

20世纪60年代初瑞典哥德堡大学Brånemark教授提出的骨整合(osseointegration)理论已经成为现代口腔种植学的理论基础。对骨整合的定义,多年来一直有些调整与变化及不同的论述角度,其主旨可归纳为:①骨整合是骨和承受功能负荷的种植体表面的直接接触;②骨整合界面上的骨组织与种植体表面间没有纤维结缔组织;③在种植体长期功能负重过程中,与之接触的骨组织保持正常生理活动而没有排斥现象和临床症状。

骨整合过程可分为4个阶段,第1阶段:适应层形成,纤维蛋白、糖蛋白、细胞因子、脂质等吸附;第2阶段:创伤修复期,坏死组织吸收,新生骨生成(术后第7天成骨细胞开始增殖成骨);第3阶段:术后3个月,编织骨形成;第4阶段:术后3~6个月,遵循Wolff定律进行骨重建。

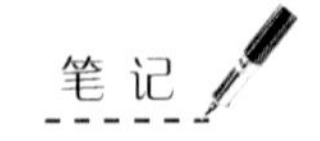
笔记

1998年Misch等人对5个临床种植研究中心患者的346颗种植体进行临床研究,发现

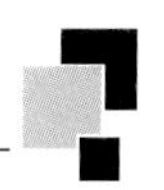

植入种植体后的第 1 年其周围骨质持续形成和改建，种植体周围坏死骨质被编织骨代替，数月后板层骨代替编织骨，骨强度增加。种植体承重的初始阶段，咬合力可能引起其周围骨质的轻微损伤，虽然同样大的力在今后的骨修复及改建过程中，尚不足以造成种植失败，但为了避免在骨改建期种植体周围施加过大的应力，提倡对其递增负荷。牙周病缺失牙部位的牙槽骨再生速度和形式是否有不同，还有待进一步的研究。有学者对拔牙后病变牙槽窝和健康牙槽窝的骨形成进行了研究，分别对上皮层、结缔组织层和新生骨组织区进行了组织学检查。在病变组，拔牙后 4 周结缔组织占据大部分拔牙窝，4 周后新生骨逐渐取代结缔组织，14 周后新生骨区域大于结缔组织区，20 周后大部分的拔牙窝才被新生骨占据。而健康组在 10 周就能痊愈，20 周前已完成全部新骨形成。说明病变牙槽窝的骨再生比健康组慢。

在骨整合过程中，种植体与其周围骨组织间的界面，在种植体的长期成功方面的重要性越来越得到人们的认可。从光学显微镜的层次观察，骨整合界面的形态应该是骨组织与植入体的直接接触，没有任何软组织侵入其间。联合切片发明以后，发现骨整合界面并非在种植体与骨组织之间 100% 存在。即使是一个成功的种植体，与其周围的骨组织的接触面积也只有 30% ~80%。骨接触率（ratio of bone contact）通常被用来描述骨整合的程度，骨接触率=与骨小梁发生接触的种植体面积/种植体可以利用的表面积×100%。利用各种方法取得的骨接触率值在 30% ~80% 之间，平均约 50%。在密质骨中，骨接触率明显高于松质骨。

影响骨接触率的一个重要因素是牙种植体的表面特性。种植体的表面特性可影响种植体植入后的生物学反应，决定组织细胞在其表面的黏附、增殖、分化及矿化，影响蛋白质的吸收，直接影响界面的骨愈合速度、骨结合率、骨结合强度，对种植体功能的正常行使十分重要。自 20 世纪以来人们虽然对种植体表面形态的看法不同，但也有一致观点，即粗糙的种植体表面更利于新骨生长，形成更广泛骨-种植体结合区。目前国际上所应用的种植体粗化技术主要有以下几种：钛浆喷涂（titanium plasma spray，TPS）、喷砂（sand blasting）和酸蚀（etching）。目前应用于临床的口腔种植体粗化表面的微观形态、颗粒大小和密度存在着差异，因此如何标准化这些指标是今后该项研究的发展方向。

二、种植体周围生物力学特点

天然牙存在牙周膜，其通过三叉神经传递触、压力和痛觉，可以感受和判断加于牙体的压力大小、位置和方向。种植体周围无牙周膜，缺乏本体感受器，故对受力和位移的感觉比较迟钝，不能对过度的和方向不适当的受力通过反射弧途径有效地自身保护，更增加了受创伤的机会。体外分析骨内种植体分别对应于天然牙和种植牙时的应变力发现，在静态轴向和动态侧向载荷下，天然牙所承受的应力明显小于种植体。

骨对负重的适应：机械力使骨拉伸变形，间接反映在骨长度的变化，可用微应变表示，1 000 代表 0.1% 变形。拉伸变形的总量与加在骨上的应力相对应，例如种植体周围骨的负重。但这种应力同样依赖于骨所受的机械力性质，这意味着一个外力对不同的骨及骨组织有不同的影响，同样的力在不同的骨上会导致不同的拉伸效应。Frost 等已经指出，骨细胞会对机械应力导致的骨微变形产生适应，在一稳定时期内，对于轻微增大的应力，骨会发生增殖反应，如果应力超过骨的承受能力，骨就会发生断裂。通常骨行使功能需在大约 50 ~1 500 微应变范围内，如果力的峰值超过 1 500 ~3 000 微应变时，骨的轻微超载将会发生，当应力造成的变形达到 25 000 微应变时，骨断裂就会突然发生。相反，如果骨的功能负重未超过50 ~100 微应变，就会发生骨废用，导致废用性骨吸收。所以，增加适当的功能性应力会诱导骨量增加。种植体周围骨中并列骨板的出现就是其对一定范围内机械应力的生物反应。研究表明，骨细胞会感应应力，破骨细胞溶解钙化的细胞基质，成骨细胞合成新的骨基质，从

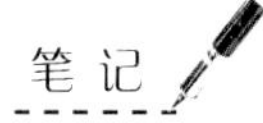

而达到骨的改建平衡。但目前还不清楚其中的具体机制。从种植体植入后至第 2 年间，其周围骨的强度增大，骨基质增多。骨改建作为承受机械负重的结果主要靠不同的骨细胞和前成骨细胞的增殖分化来达到。

种植体长度和直径与种植体周围骨面应力反应的关系：目前报道的观点不一致。Mailath 等对不同直径的种植体进行生物力学研究，结果发现大直径种植体产生有利的应力分布效果。Lum 发现骨界面应力主要集中于种植体颈部的牙槽嵴顶而非整个种植体周围，并据此推论使用短种植体可能对骨界面应力集中值影响不大。Lum 分析了轴向力和水平力作用下种植体力的传导时发现：在轴向力作用下，长度为 10mm，直径为 4mm 的种植体，能传导平均最大咬合力，支持骨受到张力在正常生理限度内。在水平力作用下，长度大于 12mm 时，再增加长度对力的传导无显著差异。

种植体材料与周围骨应力的关系：1997 年 Meijer 等对种植体材料对应力分布的影响进行了分析，其中动物实验表明柔韧种植体更有利于应力向周围骨组织传导。临床方面发现聚丁烯对二苯酸盐（酯）聚合物是一种柔韧材料，能降低穿龈种植体颈部应力峰值，致密型柔韧高分子生物材料功能合适，运动性能与天然牙相近似，表现出良好的临床功能，也能减少种植体周围应力峰值。从组织学观察得出结论：柔韧的骨结合种植体更能较好地把应力传导到周围骨组织，它可能是硬性种植体有前途的替代物。

三、牙周炎患者种植治疗的方案选择

（一）种植前准备

1. 牙周基础治疗　有研究表明，在牙周炎患者口腔中，牙周致病菌可以从天然牙转移至种植体周围。牙周袋内的牙周致病菌如牙龈卟啉单胞菌（*Porphyromonas gingivalisporphyromonas gingivalis*，*Pg*）、中间普氏菌（*Prevotella intermediaprevotella intermedia*，*Pi*）等可迁移至种植体周围引起种植体周围炎。De Boever AL 等报道 22 个侵袭性牙周炎患者部分缺失牙非埋伏式种植义齿修复后 6 个月，种植体周围伴放线聚集杆菌（*aggregatibacter actinomycetemcomitans*，*Aa*）、牙龈卟啉单胞菌（*Pg*）、中间普氏菌（*Pi*）、福赛坦菌（*tannerella forsythensis*，*Tf*）、齿垢密螺旋体（*Td*）的检出率与余留牙牙周袋内检出率相同。因此，牙周炎部分牙列缺失患者种植治疗前应该先做牙周治疗，保持剩余牙的牙周健康。

2. 口内余留牙评估　牙周炎患者在行种植修复之前必须对口内余留牙进行充分的评估，拔除无保留价值的患牙，对口内咬合的情况进行综合评估，以利于修复方案的制定。余留牙的评估主要包括五个部分：初步评估、牙周疾病的严重程度、根分叉病变、病因学和治疗因素、修复因素和其他因素。

（1）初步评估

1）患者意愿：患者要求保留还是强烈要求拔除。

2）治疗期望：考虑治疗的长期效果，如果 1 颗牙齿有进行性的牙周吸收，保存维护很难，那可以看看拔除修复后维护会不会更容易。1 颗患牙如果只考虑短期的治疗期望值，那么可以保留，如果考虑长期治疗效果，则可以拔除后修复更合理。

3）美观：牙龈、牙齿的光泽、形态，附着龈和牙槽骨缺损，为治疗带来难题。如果患牙的保存不涉及美观问题，则可以考虑保留；但如果涉及美观问题，如保留会导致变长，变色等美观问题，或者会影响到将来的修复效果，则其保留要慎重考虑。在这种情况下，患牙可能需要漂白和做一些软组织移植术来提高美学的满意度。

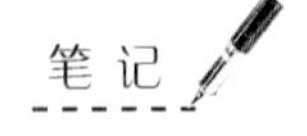
笔记

4）经济：很多人在拔牙之前没有意识到拔牙后种植修复的昂贵。如果患者无法承受修复患牙的费用则可以保留，但要维护。对那些有指征拔除的牙在没有经济因素影响的情况

下是该拔的。

5）患者依从性：如果一个人虽然是牙周易感性患者，但是口腔卫生维护的很好，则患牙可以保留。如果一个人是牙周病易感的患者，而且依从性很差，则保留的牙长期效果不好，然而这种患者种植体周围炎的患病率也很高。对于这类患者，拔牙、种植都不一定是最好的方案，而且还要考虑其他危险因素（吸烟、糖尿病）的存在，最终再慎重考虑。

（2）牙周疾病的严重程度

1）牙周探诊：深牙周袋探诊出血是牙周病变活动的提示，也是附着丧失的前兆，但是探诊深度对于牙周炎的诊断不是一个很可靠的指标。反复复发的深牙周袋预示着预后不佳，因此，对于病变严重、不易治疗的位点，如 PD 大于 7～8mm，可以考虑拔牙。

2）牙齿松动度：牙周附着丧失导致的Ⅲ度松动的患牙符合拔牙的指征，因为这些牙的预后差，而且很有可能会导致患者不舒服。对于Ⅱ度松动的患牙，应该结合其他因素综合考虑。

3）反复的牙周脓肿：它是最常见的牙周急症，显示附着丧失，活动性骨破坏。反复的牙周脓肿显示预后很差，有研究显示在维持阶段出现牙周脓肿是拔牙的一个重要临床指征。

4）骨吸收：<1/3 的骨缺损可以治疗和维持，>2/3 的骨缺损则长期疗效不佳。

5）骨缺损的形态：垂直性骨吸收是行再生手术的有利条件，水平吸收的患牙其引导性组织再生术的效果是不肯定的。水平吸收会涉及一系列后果，如美观、牙齿敏感、维护的困难等。

（3）根分叉病变

1）根分叉破坏：一旦牙周疾病累及根分叉会给治疗带来一定的难度。Ⅰ度根分叉病变的牙只要通过适当的维护，治疗风险是很低的。Ⅱ度根分叉病变的治疗效果不肯定，这种缺损的牙周再生治疗和长期维护的效果可以很好，因此，要慎重考虑。Ⅲ度根分叉病变的预后差，Ⅲ度根分叉病变的再生手术在很多临床实际情况中，其效果是难以预测的。隧道治疗的方法对患牙的长期存留率是不肯定的，会有相应的并发症，如根面龋，会影响预后，因此，Ⅲ度根分叉病变预后不乐观。

2）邻面骨间隔与根分叉水平的距离：邻面骨的水平与根分叉缺损骨质的再生手术的预后有很密切的关系。使用再生手术使现有的牙槽骨长到最高高度以上是不可能的，如果剩余的牙槽骨高度在根分叉以下，那么牙槽骨几乎是不可能恢复到原来健康的水平的。

3）行截根术的磨牙：对截根术和拔牙后种植的保存时间的比较研究显示，分别大于 15 年和大于 13 年。累积成功率，磨牙截根术是 96.8%，磨牙种植是 97.0%。如果涉及经济因素，患牙可以考虑保留行根分叉手术。如果经济许可，可以考虑拔牙后种植。

（4）病因学和治疗的因素

1）牙石：在没有其他因素存在的条件下，完全去除牙石可以达到很好的牙周治疗效果。牙石是最常见的病因，要知道如果一个症状无法明确病因，那么它的治疗效果是很难保证的。

2）外科手术改变骨的形态：小于 4mm 的骨缺损适合做骨切除术，可以使牙周袋变浅，维持在稳定水平，但这样会导致牙龈退缩，患者会不满牙齿变长和牙齿敏感。最好的治疗方法是可以保持牙龈的形态和保存骨的厚度，如果在手术消除牙周袋的同时不会造成美观方面的影响，也没有必要额外牺牲一部分的骨，那么可以予以保留牙龈外形和骨高度。

3）牙周治疗：如果患牙在经过系统治疗进入维持治疗，患牙稳定无复发，则考虑保留。如果患牙在经过牙周治疗维持期复发，经过治疗后转为稳定，则该患牙若再进入维持期则要考虑是否保留。如果患牙在牙周系统治疗后情况一直没有好转，则可考虑拔除。

4）牙根邻面：后牙如果牙根相邻距离少于 0.5mm，则它们之间没有松质骨，只有硬骨

笔记

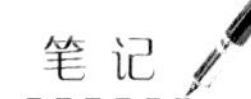

板。小于 0.3mm 则没有牙槽骨。最近的研究显示牙根之间的距离小于 0.8mm 则是牙槽骨吸收的危险因素。牙根间隔距离是影响附着丧失的重要因素,但是要改变它只可以通过正畸的手段。对于距离小于 0.8mm,但是可以达到很好治疗预后的患牙,则可以保留,如果产生明显的附着丧失则建议拔除。

5）根管治疗:根管治疗牙齿的长期保存率是很高的。根管再治疗的患者存留率明显下降。如果患牙不需要且没有经过根管治疗或者根管治疗很成功,那么患牙的预后好,可以考虑保留,然而,如果根管治疗失败,则患牙长期存留率低,可以考虑拔除。

（5）修复因素和其他因素

1）修复体折裂和不良修复体:牙周炎越严重,受修复体悬突的影响越大。如果患牙可以行修复治疗,治疗预后良好,则可以保留;如果患牙修复治疗预后不佳,或者不可行修复治疗,则要拔除。

2）大面积龋坏:修复后没有龋坏的患牙可以予以保留,修复后出现继发大面积龋坏的患牙考虑拔除。

3）冠根比例:冠根比例失调容易继发𬌗创伤。冠根比例失调的牙齿预后不佳,而且不可作为基牙。冠根比 1∶1是维持牙周健康和𬌗力平衡的最大值。冠根比例小于 1∶1的牙可以保留,等于的可以慎重的考虑保留,大于的考虑拔除。

4）桩冠、桩核冠修复:不需桩冠修复的患牙可以予以保留,需要桩冠修复的患牙要慎重考虑去留。

5）吸烟:非吸烟者如果患牙预后好,可以予以保留。吸烟者,患者口腔健康长期维护很受影响的可以建议拔除。

6）系统性疾病:如糖尿病、免疫缺陷、血液病、遗传病(如中性粒细胞减少症)、性激素紊乱、压力、血细胞增多症等都会导致严重的牙周炎。其他的问题如高血压、关节置换、放化疗、凝血功能异常等都会影响外科计划的制定,在众多因素中,糖尿病、高血压和骨质疏松症是和牙周种植治疗有很大关系的。如果以上全身因素可以控制的可以考虑拔牙种植,但是要慎重。如果全身因素没有得到控制,则考虑保存患牙。

7）临床医师操作技能:熟练的临床医师可以考虑保存患牙,以行修复,如果临床医师经验较缺乏要慎重考虑保留。

3. 综合考虑决定患牙去留　总的来说,哪种判别方法都不能单独决定患牙的去留,我们要通过多种因素来综合考虑。从以上我们可以总结如下。

（1）有以下危险因素时建议考虑拔牙

1）患者强烈要求拔除患牙。

2）患牙治疗远期效果不佳,拔除后修复远期效果更好者。

3）附着丧失>7mm,而且长期治疗后牙周袋未见明显改善者。

4）Ⅲ度松动的患牙。

5）骨吸收大于根长 2/3。

6）反复发作的牙周脓肿,尤其是在维护期,预示患牙预后不佳。

7）Ⅲ度根分叉病变的患牙。

8）牙槽间隔吸收的水平低于根分叉平面。

9）X 线片显示与邻牙牙根距离小于 0.8mm,产生明显骨吸收的患牙。

10）根管治疗失败,则患牙长期存留率低。

11）牙周系统治疗后情况一直没有好转的患牙。

12）患牙牙体缺失太大或者基础条件不佳,日后不可行修复治疗的。

13）吸烟,口腔卫生维护不佳。

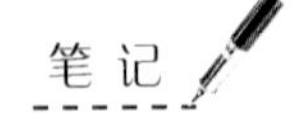
笔 记

14）如果存在两个或以上的危险因素的患牙可以考虑拔除。

（2）有以下因素可以考虑拔除患牙，若要保留患牙则需要慎重考虑。

1）涉及美观问题，如保留会导致变长、变色等美观问题，或者会影响到将来的修复效果，则其保留要慎重考虑。

2）患者在一定程度上可以承受修复的费用。

3）附着丧失5～7mm。

4）Ⅱ度松动的患牙。

5）骨吸收占根长1/3～2/3。

6）患牙牙槽骨水平吸收，形成骨上袋，宽而大的牙周袋。

7）Ⅱ度根分叉病变的患牙。

8）牙槽间隔的骨缺损达根分叉水平的患牙。

9）存在一个或多个根面畸形的结构（如颈部釉质突出、釉珠、根面沟等）。

10）经济许可的条件下，可以考虑拔牙后种植。

11）患牙出现牙周炎的症状但是局部牙石不多，找不到相关病因。

12）如果患牙的保留会出现美观方面的问题，而且会影响种植体日后的植入的效果，那么考虑拔除患牙。

13）患牙在经过牙周治疗维持期后出现两次或两次以上复发史。

14）修复后出现继发大面积龋坏的患牙。

15）冠根比例等于1∶1。

16）需要桩冠修复的患牙。

17）吸烟者，患者口腔健康长期维护很受影响的患牙可以考虑拔除。

18）带有糖尿病、血液病等全身因素的患者，如果全身因素可以控制的可以考虑拔牙后种植。

19）临床医师经验较缺乏，保留患牙需要做的处理很多。

（3）有以下条件的患牙建议保留

1）患者强烈要求保留。

2）患牙只涉及短期的治疗期望值，那么可以保留。

3）患牙保存不涉及美观问题。

4）患者无法承受修复治疗的费用。

5）患者虽然是牙周易感性患者，但依从性好，口腔卫生维护好。

6）附着丧失P<5mm。

7）松动度为0～1度。

8）治疗进入维护期，无牙周脓肿的病史。

9）骨丧失率小于根长30%。

10）牙周袋为骨下袋，深而窄的牙周袋。

11）Ⅰ度根分叉病变的患牙。

12）邻面骨间隔在根分叉水平之上。

13）根面不存在根面畸形。

14）患牙出现牙周炎症状的局部因素突出，主要为牙石堆积引起的，病因明确。

15）患牙保留需行牙周外科手术，在消除牙周袋的同时没有造成美观方面的影响，也不用额外去除一部分的牙槽骨。

16）患牙经过牙周系统治疗后进入维持期，患牙稳定无复发。

17）患牙经过完善的根管治疗或牙髓状况良好。

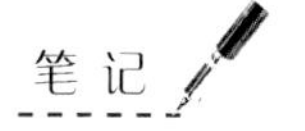

笔记

18）患牙可行冠修复治疗，而且预后良好。

19）患牙行修复治疗后无继发龋。

20）患牙牙体完整，保留不需行桩冠修复。

21）冠根比例小于1:1。

22）非吸烟者如果患牙预后好，可以予以保留。

23）全身因素没有得到控制，则考虑保存患牙，姑息治疗。

24）熟练的临床医师可以考虑保存患牙，以行修复。

4. 术前抗生素的使用　Esposito 等人运用 meta 分析对两组随机双盲对照实验进行分析，一组包括 316 例患者，术前使用 2g 阿莫西林，对照组使用安慰剂，种植体植入 1 周前对所有患者进行口腔卫生指导和必要时行专业护理。所有患者术前 1 分钟用氯己定含漱液漱口，并在术后每天进行 2 次，至少维持 1 周。依照计划进行种植体上部修复。在术后 1～2 周对术后并发症进行评估，术后 4 个月进行种植体成功率的评估。另外一组包括 80 个患者，实验组除术前使用 2g 阿莫西林外，术前 2 天每天使用 4 次每次 500mg 阿莫西林，对照组不使用抗生素。所有患者均在术前 1 分钟使用氯己定含漱液漱口，并在术后每天 2 次，至少维持 7～10 天。统计结果显示术前未使用抗生素表现出较高的种植体失败率，并具有统计学意义（RR=0.22，95% CI=0.66～0.86）。由此作者得出术前 1 小时口服 2g 阿莫西林，对降低种植体的失败率有显著影响。但是对术后使用抗生素是否有益，以及使用何种抗生素还没有定论。另外，对于骨增量手术的患者，如果不用抗生素会大大增加术后感染的并发症。

（二）种植设计

1. 患者的全身和局部风险因素　对于多数的全身因素，大部分并没有严格的对照研究证明是否会对种植的成功率造成影响，仅仅局限于一些病例报道。

局部风险因素包括：

（1）有限的数据显示，当种植体植入位置在邻牙距离 3mm 位置以下时，邻间骨组织存在一定风险。种植体与天然牙水平间距小于 3mm 时，骨丧失明显，距离越小，骨丧失越重，特别是上颌侧切牙。

（2）在感染区植入种植体是否存在风险目前无充分证据，但研究显示存在风险可能性。

（3）植入区软组织厚度未证实为危险因素。

（4）无充分证据支持角化龈宽度和种植体生存率之间存在一定关系。有研究表明，角化龈宽度大于 2mm 组，对于骨水平无显著影响；小于 2mm 组，探诊出血明显高于大于 2mm 组，且角化龈的量与黏膜炎及骨水平丧失显著相关。

（5）无研究证实骨密度与种植体生存率有直接关系。

（6）因目前对人体植入种植体的初期稳定性的测量方法尚不完善，还没有充分证据证实初期稳定性对种植成功率的影响。

上述的结果多来自多因素资料分析，将多个危险因素分开较难，因此结论的可靠性有限。

2. 种植系统的选择

（1）种植体的长度：短种植体的应用可以减少骨增量手术的程序，减少创伤，增加患者的可接受程度，减少上颌窦提升术、下颌神经移位术等风险手术的应用。但同时也增加了某些风险因素，主要体现在种植体的固位上，它增加了殆创伤的风险。最近的研究显示短种植体与长种植体的存留率水平一样。这提示我们只要通过周全的临床设计，短种植体的应用是安全保险的。在后牙区的应用，在种植体的存留率上和长种植体没有明显的差别。

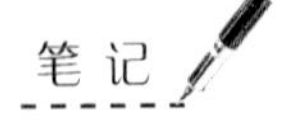
笔记

（2）种植体的表面处理方式：影响种植体骨整合的关键因素是种植体的表面微貌和局

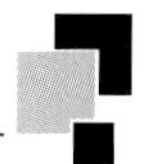

部的机械环境。Vandamme 等人通过研究证实种植体表面微貌与骨反应之间的相关性与种植体负载和不负载有关。在不负载的情况下，骨整合在粗糙表面发生率似乎较高；在负载情况下，负载相关的骨反应推翻了界面骨整合与种植体表面微貌的相关性，即在粗糙表面和光滑表面并无明显差别。

Gotfredsen 和 Karlsson 通过对斯堪的纳维亚半岛国家 5 个不同中心的 50 例患者的 133 个种植体（48 个上颌，85 个下颌），进行了随机分层，每一个局部固定修复体都至少含一个机械处理和一个钛涂层种植体，种植体支持的局部固定义齿在术后 2 个月完成好，总共有 52 个（17 个上颌，35 个下颌），对患者进行了每年一次共 5 年的临床检查。每一年的随访中，生物和机械的并发症都被记录下来。在 133 个种植体中，3 个在 5 年随访后失败，累计存留率为 97.6%。钛涂层种植体累计存留率为 100%，机械处理的为 95.1%，没有明显的统计学意义。平均边缘性骨吸收在上颌对于机械处理的为 0.21mm ±0.83mm，对于钛涂层的为 0.51mm ±1.11mm；在下颌对于机械处理的为 0.22mm ±1.13mm，钛涂层的为 0.52mm ±1.07mm，没有明显的统计学差异。

3. 手术方案的制定

（1）即刻种植与延期种植：即刻种植（immediate implants），指拔牙后即刻种植。即刻延期种植（immediate-delayed implants），指拔牙后 2 周到 2 个月，待软组织愈合后种植。延期种植（delayed implants），指拔牙后骨部分或者完全愈合（3 个月）后种植。

即刻种植的优点：骨高度维持，美观效果好，缩短治疗时间；减少牙齿过早拔除导致的软组织高度降低，减少软组织手术和骨增量手术。缺点：增加感染和导致失败的几率；种植体表面和拔牙窝不相匹配，因为天然牙没有一个规律的直径和形状，拔牙窝的一些壁由于疾病或者是拔牙时的创伤会产生部分吸收；有时需要提升瓣来覆盖种植体。有学者认为应该等 2～3 周待软组织愈合，行即刻延期种植以减少感染几率。还有学者使用骨增量技术：自体骨移植、骨代用品、引导骨再生术、骨生长促进分子如釉原蛋白等，但是现在仍然没有证据证明骨增量技术对即刻种植有没有促进作用。

目前的研究显示，即刻种植和延期种植在种植体的丢失率上没有统计学差异；即刻延期种植和即刻种植的短期比较研究显示，修复和种植体失败率、并发症、患者美学评估和医师对龈乳头高度上评估，无统计学差异。因此只要严格地把握适应证，即刻种植的种植体存留率和延期种植是没有明显的统计学差异的，而且即刻种植在患者的满意度的评分上比延期种植要高。Novaes 等（2003）进行犬的动物实验表明，对术前术后适当护理的牙周炎部位进行即刻种植可以获得组织学上良好的骨结合，牙周炎患者不是即刻种植治疗的禁忌证。

（2）埋入式种植（submerge implant）与非埋入式种植（non-submerge implant）：种植体有两种植入方式——非埋入式和埋入式。非埋入式指种植体穿透口腔黏膜全层，而埋入式指种植体完全埋入黏膜下完成骨整合过程。埋入式可以避免早期负重的风险，但是需要进行二次手术以暴露种植体，连接愈合基台，而二次手术的愈合时间会推迟修复的时间。非埋入式更适合于部分牙缺失的患者，因为它避免了二次手术。但对于以下情况，如种植体不能获得最佳的初期稳定性、需要引导性组织再生或临时性可摘局部义齿传导过大的咬合力，埋入式是更佳的选择。由于相关研究的样本都较小，目前对两种植入方式尚不足以得出一个最终结论，需要更多的大样本量的随机对照试验来证实这些初步的结果。Baelum 等对 1988 年 6 月至 2002 年 6 月间 258 个传统种植体，包括植入 32 例患者的 57 个两段式和植入 108 例患者 201 个一段式，进行了分析比较，所有的患者均是牙周炎患者，经历过牙周手术，并要求保持高水平的口腔卫生。结果显示：两段式和一段式的 5 年存留率分别是 97% 和 94%；两段式的 10 年存留率高达 97%，而一段式的却降至 78%，吸烟、短种植体与失败率的增加有关。

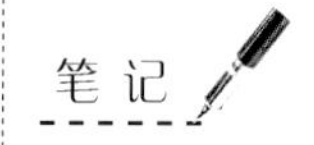

(3) 骨增量手术:对于骨高度不足的患者,是使用短种植体还是行骨增量手术后植入长种植体,一直是现在临床实践中讨论的热点。骨增量手术按其不同的性质可以分为很多种类,大体包括:自体骨移植、异体骨移植、异种骨移植、使用引导骨再生膜、使用生长因子、onlay 植骨、inlay 植骨、骨劈开、分散性骨诱导等。但是哪种才是最有效的方法现在说法不一,多种材料联合应用可以提高种植的成功率。

在临床实际应用中,还应考虑其他方法,如采用短种植体或者小直径种植体,对于上颌牙槽骨萎缩的患者还可使用颧弓种植体。是有必要行垂直型植骨还是使用短种植体,在我们手术方案选择时是不容忽视的。有学者认为在下颌萎缩的牙槽嵴使用短种植体比垂直型植骨造成的术后并发症更少,种植体的存留率更高。针对这方面的研究尚缺乏长期的随机临床试验,因此在选择手术方式时应该尤其谨慎。现有的研究提示,如果完善术前准备,经过严格的适应证、禁忌证选择,去除炎症因素,通过术中规范的操作,无论是行骨增量手术后植入种植体还是使用短种植体,种植体的存留率都很高,但是垂直型植骨并发症的发生很常见,对于可利用的骨高度达到 6 ~ 8mm 的患者,可以考虑使用短种植体而不用进行骨增量手术,减少术后并发症。

(4) 翻瓣与微创:现有的研究显示微创手术种植体植入后具有较高的种植体存留率和较少的术中并发症,微创手术是临床种植体植入稳定的手术方法。然而,这些数据都是从一些较短时期(平均 19 个月)的研究中得出的,对该项技术的更加成熟的结论有待于更进一步的研究。

(5) 角化龈增宽术:没有研究显示附着龈宽度和种植体存留率直接相关,但较多的研究显示附着龈宽度与种植体周围黏膜炎、探诊出血、种植体周围边缘骨吸收存在相关性。

4. 修复方案制定

(1) 覆盖义齿:不同的固位方式,如球帽附着体、杆卡附着体,产生的并发症没有明显的统计学差异,但是并发症的特点有所不同。患者满意度调查显示,患者使用杆卡式附着体的满意度最高,接着是球帽附着体,满意度最低的是磁性附着体。按修复体的稳定性和清洁舒适程度,评级从"差(1)"到"很好(9)",磁性附着体比球帽、杆卡的分级都低,而且具有统计学意义。患者对咀嚼舒适度和发音的满意度无明显的差别。对球帽附着体、2 颗种植体支持的杆卡和 4 颗种植体支持的杆卡等 3 种修复设计进行比较,发现患者对球帽附着体的固位和稳定性的满意度最低。

金属支架的使用可以防止覆盖义齿的折断。Bergendal 和 Engquist 等对 49 例患者的覆盖义齿进行了 12 ~ 106 个月的随访,显示使用球帽附着体的患者如果不使用金属支架,义齿的折断风险很高,球帽附着体组 83.3% 行义齿修理。对于覆盖义齿的术后维护,杆卡固位要比球帽固位所花的精力要少。

(2) 种植体支持式固定义齿:早期认为缺失牙修复区使用的种植体数目应尽量多。1995 年 Brånemark 对不同数目的种植体修复全口无牙颌,进行了使用 10 年后的观察研究。14 例患者在上颌植入 4 颗种植体,70 例患者植入 6 颗;13 例下颌植入 4 颗,59 例下颌植入 6 颗,均行固定义齿修复。在 10 年的随访研究中发现,各组的修复体和种植体的存留率很相近。对于游离端缺失的种植体固定修复,建议使用 3 个种植体,而且种植体不呈线性排列以获得平衡,种植体负荷分散以防止种植体失败和螺丝松动等并发症的发生。

悬臂梁的延伸被视为机械或技术并发症的危险因素。对于跨度小(short-span)的种植固定修复,使用悬臂并不是促进机械技术并发症发生的危险因素。使用 Meta 分析显示种植体的 5 年存活率和 10 年存活率分别是 94.4% 和 89.1%。只要悬臂的长度控制在一定的范围内,其使用不会明显地增加机械并发症的发生,也不会对种植体周围条件造成明显的影响。

笔记

种植体支持式固定义齿中种植体的冠根比和种植体的丧失率和边缘性骨吸收无明显相关。Tawil 等人在 2006 年报道，对 109 例患者的 262 颗 Nobel Biocare 系统的种植体进行了平均 53 个月的随访，发现种植修复体的冠根比和种植体的丢失及边缘性骨吸收没有明显的相关性，这与 2005 年 Rokni 等报道的 4 年随访和 2007 年 Blanes 等学者报道的 5 年随访的研究结果相似。

比起单冠和双冠联冠修复，3～4 单位的种植体更容易发生机械技术方面的并发症。De Boever 等在 2006 年对 105 例患者 283 颗种植体进行 5 年的随访研究，发现 25% 单冠、35% 双冠联冠、44% 3～4 单位桥会发生机械技术的并发症，36% 行重新粘接，30% 螺丝重新拧紧，随着时间的延长，机械并发症发生几率趋于上升。

（3）天然牙和种植体混合支持式固定义齿：将天然牙和种植体混合支持式固定义齿与种植体支持式固定义齿比较，实验组 123 名患者，为天然牙和种植体混合支持式固定义齿，随访 1.5～15 年（平均 6.5 年），对照组 123 例患者，为种植体支持式固定义齿，随访 1.3～14.5 年（平均 6.2 年）。实验组种植体存留率为 95%，对照组为 98.5%。实验组有 10 颗种植体失败，对照组只有 1 颗。实验组出现根尖周病变（3.5%），牙折（0.6%），由于龋和牙周炎拔牙（1%），冠粘接失败（8%）。对照组仅有两个基台螺丝松动。实验组的边缘性骨吸收也明显大于对照组。由于天然牙和种植体混合支持式的固定义齿存在较高的生物和机械并发症，因此对于部分缺失牙患者，首选种植体支持式固定义齿。

（4）种植体单冠修复：Kennedy 第三类缺失、两端有基牙的牙列缺损，修复方式可有：牙支持式固定桥、种植体支持式固定桥、种植体单冠，其中种植体单冠是治疗的首选。种植体支持式的桥是指由于经济、患者的喜好或者是解剖结构的原因，退一步选择的。

（5）粘接固位与螺丝固位：对于种植体支持式的固定修复，螺丝固位和粘接固位的机械技术并发症发生率并没有明显差异。

（三）种植后维护

种植体的牙周维护必须做到 3 点：①了解种植牙与天然牙的差异；②早期诊断种植体周围疾病；③病因预防。

1. 种植后复诊的口腔检查　对于种植体周围炎目前尚没有有效的治疗手段，因此早期诊断、早期治疗种植体周软组织病显得尤为重要。

检查指标有：

（1）菌斑指数。

（2）黏膜情况：探诊出血（BOP）、牙龈指数（GI）。

（3）种植体周探诊深度（PD）：探诊力度是 0.2～0.25N，正常范围是 2～4mm，对于前牙为了达到美学效果，其龈袋较深，探诊深度也较大，探诊深度比原来增加的情况下才可视为病变。

（4）角化龈的宽度：没有确切值及定论，但保存角化龈很重要。

（5）脓性分泌物：它与种植体周围炎有关。

（6）影像学检查。

（7）种植体松动度：不是一个敏感指标。

（8）咬合因素：水平侧向力和早接触。

（9）修复体的密合度：螺丝和粘接材料。

2. 种植体维护的方法　对种植体周软组织的维护主要分为两个部分：患者自我维护和专科医师维护。由于缺乏长期的随访研究，且多种维护方法都可以使软组织的状态维持在一个比较稳定的水平，作用效果相近，因此没有办法比较各种维护方法，选出最有效的维护方法。但是这并不代表这些方法无效，也不代表这些方法不可用。以下列举一系列的维护

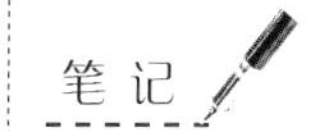

方法及证据：

(1) 患者自我维护：建议使用软毛牙刷刷牙，使用氯已定含漱液、李斯德林漱口水等含漱，可以作为患者常规刷牙后的辅助手段。

(2) 专科医师维护：去除菌斑和牙石。具体与天然牙不同，如抛光使用塑料的抛光杯和细颗粒的抛光膏，塑料或碳纤维刮治器的使用可以减少对种植体金属表面的损伤和玷污。

四、种植体周围炎

种植体失败可以分为两类：早期失败和晚期失败。早期失败可能是由于不能建立紧密的种植体-骨界面，一般发生在种植体负重之前或刚刚开始负重时。许多因素和种植体早期失败有关，包括过早负重、生物适应性差、手术创伤、感染或宿主愈合反应受损。晚期失败与骨与种植体之间已经形成的骨整合受到破坏有关。相关因素包括过度负荷和慢性细菌感染（种植体周围炎）。种植体周围炎（peri-implantitis）是种植体失败的一个重要的危险因素。种植体周的炎症不仅可以影响其功能和存留率，也可能对患者的全身健康产生影响。

（一）种植体周围炎的定义和诊断

种植体周围病被用来描述宿主组织的一种非特异性炎症反应，主要包括种植体周围炎和种植体周围黏膜炎。种植体周围炎要和种植体周围黏膜炎（peri-mucositis）区别开。种植体周围炎定义为在行使功能的种植体周围发生的伴有周围支持骨吸收的一种炎症反应。而种植体周围黏膜炎是局限在周围软组织的可逆的炎症。大约80%的种植牙患者（50%的位点）会发生种植体周黏膜炎，28%～56%的种植牙患者（12%～40%的位点）有种植体周围炎。

种植体周围炎的典型症状和体征包括：

(1) 牙槽嵴的垂直吸收，通常是浅碟型。

(2) 种植体周袋的形成（袋深>4mm）。

(3) 轻微探诊后出血或流脓。

(4) 周围组织红肿。

(5) 动度（对早期种植体失败的敏感度高）。

种植体周围炎要通过放射线显示的骨吸收、种植体周袋以及临床炎症指征来明确识别。早期的炎症识别对临床医师是一个很大的挑战，但是这对于避免进一步的骨吸收以及随之而来的种植体的丢失有重要的价值。

（二）种植体周围炎的危险因素

目前认为种植体周围炎可能的危险因素包括：牙周炎、吸烟、糖尿病、口腔卫生不良、IL-1基因多态性、角化龈宽度、𬌗力和种植部位等。

1. 牙周炎　到底牙周炎病史对种植体周组织有无影响一直是被关注的热点。2009年Safii运用meta分析研究了牙周炎病史对种植体周边缘性骨吸收和种植体失败率的影响。在MEDLINE、EMBASE和PubMed数据库中查找截至2008年7月1日的英文文献，选择至少有3年追踪评估的临床文章共5篇。比较牙周炎缺失牙组和非牙周炎缺失牙组的种植体存留率、种植体周指标、影像学边缘骨水平、探诊深度和牙龈指数。在有限的文献中，中等程度的证据表明牙周炎组相比非牙周炎组，有着更高的种植体失败和边缘性骨吸收的风险。但需要更多的严格控制的前瞻性研究来得到更可靠的证据。2009年Renvert在截止到2008年1月有关牙周炎病史与种植体周围炎相关性的文献中选出3篇，但由于实验设计的影响因素设计不一致，牙周炎定义不同，吸烟等因素未控制，未能进行meta分析，但有限的证据

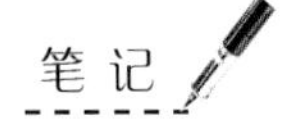

提示牙周炎患者可能有着更高的种植体周围感染的风险。2008 年 Ong 系统性综述了牙周炎的局部缺失牙患者和非牙周炎组缺失牙患者种植体预后的差别,在截止到 2006 年 3 月的至少负载 6 个月的文献中选中 9 篇。总的来说,非牙周炎患者预后较好,但是证据的力度存在中等或较高的偏倚风险,因为许多研究中吸烟等因素未控制。另外,对牙周炎治疗后和非牙周炎的定义不一致,预后标准和牙周支持治疗水平描述不清,所以无法做 meta 分析。但有限的证据表明牙周炎病史患者可能有着更高的种植体周围感染和种植体丢失的风险。2008 年 Schou 对牙周炎缺失患牙进行种植治疗的效果进行研究。纳入标准为 1980 到 2006 年的英文文献,包括前瞻性和回顾性研究,局部或全口缺失牙,随访至少 1 年,至少有 5 例病例,均为钛种植体。选中 23 篇文献,统计结果显示牙周炎组的上部结构和种植体的存留率都很高。所以,只要严格控制感染和定期维护治疗的牙周炎缺牙患者,种植治疗并不是禁忌证。但是较高的种植体周围炎的发生率也威胁着种植治疗的长期疗效。2007 年 Klokkevold 在 MEDLINE、Cochrane 中心和 EMBASE 数据库中,查找了 13 篇有关牙周炎和种植治疗的文章进行 meta 分析,结果显示牙周炎组和非牙周炎组的种植体存留率没有差别。2007 年 Karoussis 等对局部缺失牙牙周炎患者种植后短期(<5 年)和长期(≥5 年)的预后进行了研究,选中 15 篇前瞻性研究,包括 7 篇短期和 8 篇长期研究,但由于研究差异,无法做 meta 分析。在慢性牙周炎和牙周健康组,种植体的短期和长期存留率没有统计学差异,有慢性牙周炎病史的患者可能有更明显的长期牙周袋、边缘性骨吸收和种植体周围炎的发生率。2006 年 Schou 选择 2 篇文献,共 33 例牙周炎缺失牙患者,70 例为非牙周炎患者,结果显示上部结构的 5 年存留率没有差异,种植体的 5 年和 10 年存留率也没有差异,10 年后牙周炎缺失牙组显示明显更多的种植体周围炎,5 年后牙周炎缺失牙组显示更多的边缘性骨吸收,平均 0.5mm。

侵袭性牙周炎是牙周炎的一个重要类型,它对种植体周围组织的影响是否和慢性牙周炎不同呢? 2008 年 Al-Zahrani 收集了有关侵袭性牙周炎和种植治疗的文献共 9 篇,4 篇为病例报道,虽然论据的程度弱,但提示在得到控制的侵袭性牙周炎患者,种植体的短期存留率是很高的。但相比慢性牙周炎和牙周健康的患者,种植体周的骨丧失会更明显。2007 年 Mengel 报道通过对 5 例广泛侵袭性牙周炎患者及其健康牙周对照组,种植术后长达 10 年的追踪研究,发现种植体周围牙龈指数比牙周健康患者高,但是菌斑指数在两组患者的天然牙和种植牙之间无明显差异。侵袭性牙周炎患者可以获得良好的骨整合,然而附着丧失却高于牙周健康组。2006 年 De Boever AL 报道 22 例广泛侵袭性牙周炎患者,68 颗非埋伏式种植体,研究发现种植修复后 6 个月,种植体周围菌群与牙周健康患者之间无明显差异,在影像学检查中可以观察到良好的骨结合。

综上所述,对于得到控制的牙周炎患者,种植体可以获得良好的骨整合,牙周炎并不是种植治疗的禁忌证。但是较高的种植体周围炎的发生率也威胁着种植治疗的长期疗效,所以对于牙周炎患者,要严格设计种植治疗的方案,严密监测种植体周和牙周组织的健康状况,同时,保持良好的口腔卫生至关重要。

2. 吸烟　吸烟对种植体失败率的影响很早就开始被关注。1996 年,HAas 对吸烟和种植体周围炎进行了回顾性研究,吸烟组有 107 例患者 366 颗种植体,非吸烟组有 314 例患者 1 000 颗种植体。两组的平均随访时间、平均年龄、种植体位置、固定义齿和覆盖义齿的比例、口腔卫生状况是基本一致的。吸烟组显示有较高的出血指数、种植体周袋深度、种植体周黏膜炎和骨吸收。吸烟组上颌的这些指标显著高于吸烟组下颌和非吸烟组上颌。非吸烟组下颌和吸烟组下颌的这些指标没有观察到差别。这些结果表明吸烟患者可能有较高的种植体周围炎风险。1997 年 Lindquist 研究了 45 例缺牙患者,其中 21 个例吸烟、24 例不吸烟,对下颌种植体支持式固定义齿随访 10 年,记录种植体周围骨水平、吸烟习惯、口腔卫生情况

笔记

等指标。运用 logistic 回归分析各影响因素之间的关系，发现只有 1% 的种植体丢失率，边缘性骨吸收很小，10 年大约有 1mm，但吸烟患者的骨吸收大于非吸烟患者，而且和吸烟的量成正比。吸烟伴口腔卫生不良患者较口腔卫生良好患者显示有较高的边缘性骨吸收。多因素分析显示吸烟是种植体周围骨吸收重要的危险因素。2006 年 Hinode 运用 meta 分析研究吸烟对种植体骨整合失败的影响，对 175 篇英文和日文的文献进行详细论证，选择 19 篇进行分析，发现吸烟者相对非吸烟患者，种植体失败率显著提高，尤其对于上颌骨，吸烟与种植体失败率高度相关，但在下颌骨，没有发现明显的相关性。2007 年 Klokkevold 运用 meta 分析，对 9 篇有关吸烟和种植体周围炎关系的文献进行研究，发现非吸烟人群的种植体存留率显著高于吸烟人群，特别是对松质骨，吸烟有着很大的负面影响。目前的研究对吸烟与种植体周围炎的关系是比较肯定的，可以认为吸烟患者有较高的种植体周围炎发生风险，尤其是在松质骨和上颌骨区域。

3. 糖尿病　糖尿病引起的并发症之一是牙周炎，因此糖尿病也被认为与种植治疗的禁忌证有关，因为种植体周围炎的发生率和骨整合可能会受到影响。2007 年 Klokkevold 运用 meta 分析研究糖尿病和种植体存留率的相关性，发现糖尿病和非糖尿病组的种植体存留率并没有差别。2008 年 Salvi 收集有关糖尿病和牙周病及种植的所有层次的英文临床文献，发现可控制的糖尿病并不表现出牙周炎范围和程度的增加；牙周炎和较差的血糖控制及糖尿病并发症相关；牙周治疗是否会促进血糖和系统炎性指标的控制仍然存在争议；糖尿病组相比非糖尿病组，种植治疗是否存在差异，仍然缺乏足够的证据。

4. 口腔卫生　Serino 等的研究表明，大部分被诊断为种植体周围炎的患者与未控制好口腔卫生有关，相反，良好地控制口腔卫生的患者就很少发生种植体周围炎。口腔医师应该对需要做种植的患者强调维护口腔卫生的重要性。虽然现代牙周和种植治疗的效果都是非常可靠的，但如果缺乏定期的临床评估、菌斑控制、口腔卫生指导，复发的牙周炎和种植体周围炎会使原有的治疗成果丧失殆尽。

5. IL-1 基因多态性　种植体的 10 年成功率非常高，仍然不可避免地发生种植体的失败。虽然特定的细菌、菌斑和环境因素都可能和种植体周围炎相关，但至今仍然没有可靠的办法预测种植体周围炎的发生和严重程度。有学者认为细胞因子的基因多态性，可能调节宿主对细菌的反应，影响种植体周围炎的易感性，可以作为早期诊断和风险预测的工具。在此类研究中，白细胞介素 1（interleukin-1，IL-1）基因型和种植体周围炎关系的研究相对较多。2008 年 Huynh-Ba 系统性综述了 44 篇有关 IL-1 基因型和种植体周围炎的研究，但统计结果表明至今仍然没有足够的证据支持或反对 IL-1 基因型在种植体周围炎中的作用。暂时不推荐基因诊断作为种植体周围炎风险预测的指标。

6. 角化龈宽度　种植体周围是否需要角化龈及角化龈的最小宽度是存在争议的。这些关于角化龈的争议有两层内容，首先，种植体颈部缺乏角化龈是否会增加种植体周围炎的发病率是不确定的；其次，当种植体周围炎发生时，它发生的几率和角化龈的数量是否相关是不清楚的。一个关于 Nobel Biocare 种植体的 15 年的追踪研究，显示种植体周围黏膜缺乏角化龈时，临床表现健康而且种植失败率并没有显著增高。Schou 也认为如果口腔卫生措施足够，角化龈对于维持种植体周围组织健康并不是必须的，但通常推荐有角化龈的存在。Warrer 将 30 颗种植体植入 5 只猴子体内，根据有无角化龈分为两组，经过 3 个月的愈合期后，放置棉线在种植体周，且不控制菌斑，9 个月后测量临床附着丧失情况和组织退缩情况，并行组织学检查，发现无角化龈组显示更多的附着丧失和组织退缩。依据这一现象，可以得到这样的结论：周围缺乏角化龈的种植体对菌斑引起的种植体周围炎易感性增加，但还缺乏长期的临床实验来证实这些发现。

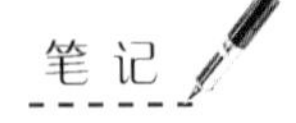

7. 种植部位　Fransson 等的研究显示，40% 的受试者有因种植体周围炎引起的骨吸

收，不同颌骨位置的发生率在30% ~52%之间，而最常发生的位置在下颌前牙区。在一个10年的关于种植体支持式固定义齿修复的随访研究中，13例受试者显示上颌骨和下颌骨的平均骨丧失是相似的，下颌前部的骨丧失比后部的多，上颌骨没有类似的差别。但一个关于65例受试者339颗种植体的回顾性研究显示了不同的结果，X线显示骨吸收主要发生在种植体在行使功能的第1年，以后的3~24年间骨吸收与种植体在颌骨中的位置没有相关性。

8. 𬌗力　Isidor(2006)认为𬌗力可能影响种植体及其周围骨，根据骨生理学的理论，骨可能因适应加载的力而产生改建。低于阈值的力量可能通过增加骨密度和骨沉积增强骨质，但超过阈值的机械力量可能因为疲劳产生的微创导致骨吸收。但目前有关力与种植体的研究中，缺乏前瞻性临床对照研究，因此对𬌗力是否会引起种植体周围的骨吸收仍然存在争议。但在动物实验中发现𬌗力会导致种植体周围的骨丧失甚至种植失败。Quirynen(2002)则认为𬌗力过大理论上讲加剧了种植体的超负荷及炎症反应，推测当骨吸收已经在种植体边缘进行时，𬌗力过大可增加骨吸收；再者，过大的𬌗力造成骨缺损区，骨整合欠佳时，上皮易向下生长，时间稍长容易感染牙周致病菌，从而加速骨吸收。但很难估计骨缺损是单纯的𬌗力过大造成的，还是𬌗力和炎症共同导致的。有趣的是，2009年Salvia对种植治疗中的机械和技术风险进行研究，从3568篇文献中选出111篇进行全文分析，选择33篇进行系统性综述。非常惊讶地发现所有这些发生了机械并发症的文献中，都没有观察到种植体周围骨水平有改变。而一直以来，大家都认为过度负荷、非轴向力和生物力学应力可能导致种植体周围的骨吸收。综上所述，就当前掌握的临床研究资料来讲，很少有作者报道种植失败与𬌗力因素相关，同时临床难以评估自然𬌗力的大小和方向，这就使得𬌗力过大与种植失败的相互关系难以定论，而基于少量的动物实验研究得出的结果很难形成结论。

（三）种植体周围炎的治疗

种植体周围炎的治疗措施大概有以下几种：

1. 非手术治疗　包括机械清除菌斑、激光治疗以及联合使用抗菌药物等。

（1）机械清除菌斑：除了患者菌斑控制外，最常用的就是手工刮治和超声波洁治。2005年Karring选取11例患者进行仅6个月的探索性研究，入选标准是种植体周袋大于5mm且暴露种植体螺纹，证明了单纯使用碳纤维刮治器刮治或超声波龈下洁治对种植体周围的清洁是远远不够的。但我们仍需更大样本及更长观察期的研究来为此提供依据。

（2）激光治疗：激光可以作为清洁种植体表面的工具。2005年Schwarz观察激光治疗组和机械清除菌斑加氯己定组对种植体周围炎的治疗效果，6个月后，发现两组的治疗都对探诊深度和附着水平有显著的改善，但激光治疗组的探诊出血有更明显的好转。但6个月的观察期太短，尤其是对严重的种植体周围炎患者。治疗种植体周围炎时，是单独应用激光治疗，还是需要辅助骨再生技术，仍需进一步的探讨。

（3）机械清除菌斑结合药物治疗：种植体周围炎中的微生物主要是厌氧菌，可以使用抗厌氧菌特效药物，或在微生物培养和药敏试验指导下选择药物。2006年，Renvert等对机械清除菌斑加米诺环素组和机械清除菌斑加氯己定组的治疗效果进行观察，发现使用米诺环素组的疗效更好，治疗后种植体周围组织的探诊深度能维持稳定12个月。然而，药物治疗是否只有短暂的疗效，我们还需要进一步探讨。

2. 手术治疗　目前，在使用翻瓣术（直视下进行刮治术）进行种植体周围炎治疗方面，还没有随机临床对照的试验。

2006年Schwarz等的研究证明，种植体周围炎患者进行引导性骨组织再生术的同时应用纳米羟磷灰石晶体，术后6个月愈合期的各项临床指标都有显著的提高。2008年Schwarz

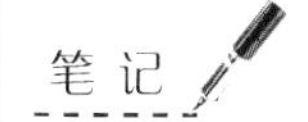

等随后的研究也再次证实了这一点。而自体骨的移植及胶原膜的应用，无疑能使各项临床指标有更明显的好转，使愈合更好。但遗憾的是，这个研究只有22例患者，样本量太小。2007年Roos-Jansa等通过对37例患者进行前瞻性队列研究，入选标准为至少有一个骨结合种植体，1年后骨丧失大于1.8mm。将患者分为两组，手术去除种植体周围感染组织后用3%过氧化氢溶液（双氧水）冲洗，骨缺损用替代骨移植，17例患者（1组）在缝合伤口前使用胶原膜覆盖，19例（2组）患者则没有用胶原膜覆盖。1年后，1组的种植体周探诊深度减少了2.9mm，2组的减少了3.4mm，两组没有统计学差异。因此，目前仍无法对骨移植后是否使用胶原膜给予肯定的答案。

到底哪一种治疗方法最有效，许多学者展开了这方面的研究。2009年，Renvert研究了种植体周围炎治疗后骨再生的情况，收集了2008年12月以前的文献，其中有25篇动物实验。开放式的清创术可以导致骨再生，而且这种效果在粗糙种植体表面比光滑种植体表面更显著，但骨再生的程度不稳定，也不易预测。这说明在实验性种植体周围炎，可以通过手术治疗获得骨再生，但效果是不易预测的，单纯的表面去污染很难获得可靠的骨再生。2008年，Claffey研究了有关种植体周围炎手术治疗的文献，共收集了43篇研究，其中只有13篇是有关人体的研究。动物实验表明，在已经污染的种植体表面，骨的重新整合是可能实现的，而种植体的表面特征起着决定性因素，没有哪一种单独的表面去污染方法是最好的。临床研究发现手术治疗可能对58%的病例起作用，不管是化学药物还是激光去污，效果都区别不大，使用骨移植技术可以获得不同程度的成功，但值得强调的是这种技术更多的仅是填满骨缺损。2008年，Renvert研究了非手术治疗对种植体周围黏膜炎和种植体周围炎的作用效果，24篇文献入选，发现非手术治疗对于种植体周围黏膜炎是有效的，如果联合运用抗菌的漱口液可以增强机械治疗的效果。但对于种植体周围炎，非手术治疗的作用是不明显的，辅助运用氯己定也仅仅只能控制临床和微生物的指标，不过，联合局部或全身运用抗生素可以减少探诊出血和探诊深度。激光治疗种植体周围炎可能有一定的效果，但这种方法还有待进一步的观察。总的来说，还需要开展随机对照实验来评估非手术治疗的效果。从有限的研究中，可以看到机械清洁、抗生素的治疗、激光、骨再生手术都可以用来治疗种植体周围炎，但每种技术的适应证和效果是不确定的。

2008年，Esposito认为目前不确定哪种方法治疗种植体周围炎是最有效的。为了找到最有效的方法，他写信给Cochrane中心、MEDLINE和EMBASE数据库中所有临床实验的作者，调查了55位种植体制造商，所有文献不限语言，截至2008年1月9日，最后有7篇文献入选，分别与：①对比局部用抗生素和超声洁刮治；②洁刮治辅助在局部使用抗生素的效果；③不同龈下洁刮治技术的比较；④对比激光治疗和手工刮治联合氯己定冲洗；⑤种植体表面抛光加系统及局部抗生素加手术的效果；⑥对比纳米羟基磷灰石和Bio-Oss及可吸收膜有关。目前还没有明确的证据指出哪种治疗种植体周围炎的方法最有效，但这并不意味着目前使用的干预措施没有作用。严重的种植体周围炎患者经过4个月的局部抗生素治疗加龈下刮治后，附着水平可恢复0.6mm；当使用Bio-Oss和可吸收膜，并加强治疗后，附着水平可恢复0.5mm。4个实验显示，简单的龈下刮治的疗效与相对较复杂和昂贵的治疗效果是相似的。目前相关实验的主要问题是样本量太小，且追踪时间太短，因此这些结论要慎重考虑。

3. 渐进式干预支持疗法　根据临床和X线片诊断，一种称为渐进式干预支持疗法（cumulative interceptive supportive therapy，CIST）的治疗手段被设计来阻止种植体周围病损的进展。这个治疗程序本质上是渐进性的，包括四个步骤，不是单独一个疗程，而是一个根据病损的严重性和范围而逐渐增加抗菌潜力的有序治疗过程。因此诊断是这个治疗程序的关键点。主要包括以下的评估：有无牙菌斑、有无轻力探诊出血（BOP）、有无溢脓、种植体周围探

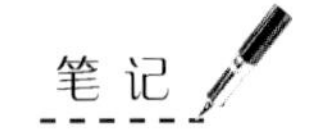
笔记

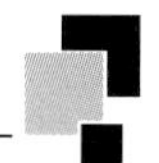

诊深度、骨丧失的影像学证据。口腔种植体没有明显的菌斑或结石，周围组织健康——没有探诊出血、没有溢脓和探诊深度不超过3～4mm，临床上可以认为种植体稳定，目前没有发生种植体周围疾病的风险。这些种植体至少应该每年再评估一次。支持治疗复诊的间隔时间和频率应该由患者口腔健康状况来决定。

（1）机械清创（支持治疗方案A）：轻微炎症种植体的周围组织邻近具有明显的菌斑或结石沉积（BOP阳性），但是没有溢脓和探诊深度不超过3～4mm的种植体，进行机械清创即可。结石可以用碳纤维刮匙刮除，而菌斑可以通过橡胶杯和抛光膏抛光去除。碳纤维刮匙不会割裂种植体表面，但是它足够尖锐和坚硬可以轻轻地去除种植体上的结石沉积。传统的钢刮匙或具有金属尖端的超声器械都会在种植体表面留下明显的损伤，从而加剧未来菌斑积累，应该避免它们的使用。然而，如果需去除大量结石而不会接触种植体表面，它们也是可以接受的。

（2）抗菌治疗（支持治疗方案B）：当存在菌斑和探诊出血，探诊深度增加到4～6mm时，无论有无溢脓，除了使用支持治疗方案A（例如机械清创）以外，还应使用抗菌治疗。抗菌治疗（方案B）可与机械治疗（方案A）联合使用。抗菌治疗包括使用最有效的抗菌药，如葡萄糖氯己定。每日用0.1%、0.12%或0.2%葡萄糖氯己定冲洗，或在需要的位点局部应用氯己定凝胶。总之，一般需要3～4周的抗菌治疗，可获得好的治疗效果。在预防措施中推荐使用含氯己定的抗菌水冲洗或氯己定凝胶等化学药物控制菌斑。这个方案在动物实验和人体试验中通过临床和组织学验证有效。

（3）抗生素治疗（支持治疗方案C）：当种植体周围牙龈沟或袋的探诊深度值增加到6mm以上，通常存在菌斑沉积和探诊出血。溢脓可能有或没有。种植体周围病损有明显的放射影像学改变。增加的种植体周袋深度是一个生态龛，有利于革兰阴性厌氧菌和牙周致病微生物的定植。抗菌治疗方法必须包括抗生素以消除或至少明显减少黏膜下生态环境中的致病菌。接下来，软组织将会被治愈。在使用抗生素之前，机械清创（A）和抗菌治疗（B）方案要先使用。在持续10天的抗菌治疗期间，联合应用专门用于消灭革兰阴性厌氧菌的药物，如甲硝唑或奥硝唑。这些治疗步骤已经在临床研究中被证实有效，种植体周围感染被成功治愈并且保持1年的稳定。接下来，预防性程序将开始预防种植体周围再感染。

全身使用抗生素的另一种替代方式，就是通过控释系统局部使用抗生素，这已经作为一个合适的治疗观念出现了。然而，仅有那些具有足够的释放动力学的释放设备才能使用以确保成功的临床效果。抗生素必须在作用位点以一个较高的浓度维持至少7～10天才能渗透入黏膜下生物膜。至今，只有有限的产品被证实具有这些合适的特点。

（4）再生治疗或切除性手术（支持治疗方案D）：只有当感染被成功控制，有证据显示无溢脓和肿胀减轻时，有些病例才可以讨论通过再生性技术来恢复种植体的骨支持，或通过切除性外科技术对种植体周围软组织和（或）骨结构进行再塑形。根据病损的大小、形态特征和美观要求，来设计再生性治疗或切除性手术。到目前为止，单独病例展示和动物实验研究已经提供了证据，证实由于先前种植体周围炎造成的种植体周围骨缺损在抗感染治疗和使用引导组织再生的生物原则后获得成功骨充填。然而，已污染的种植体表面再次与再生骨形成骨结合只在喷砂酸蚀（SLA）种植体表面有组织学的证明。尽管如此，通过放射骨密度增加来证实，新骨充填骨缺损，显示出一个骨愈合的过程，随着时间的流逝，最后可形成更好的种植体的稳定。

关于试图在手术暴露时局部去除种植体表面的污染，目前还没有一个结论性的证据确认哪种特别的方法最有效。因此，在翻瓣手术的情况下，通过先无菌盐水冲洗，后葡萄糖氯己定冲洗病损部，这种稀释微生物的方案是最简单和最有效的去除种植体表面污染的方法。

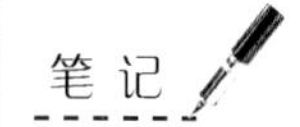

笔记

偶尔,临床医师会对种植体牙槽嵴上部分进行抛光打磨,尽管尚没有文献证实这样做的好处。

(5) 种植体拔除:如果已经骨结合的牙种植体临床上出现松动,那就必须拔除。种植体周围病损包括种植体整个长度和周长。在X线片上,可以看到围绕整个轮廓的射线透射影。如果种植体感染已经加重到不能被以上推荐的治疗方案控制时,种植体拔除可能是不可避免的。这种情况临床上具有如下特征:溢脓、明显的探诊出血、严重的种植体周围探诊深度(通常≥8mm),最终到达中空种植体的齿孔或排空(气)阀,并伴有疼痛。影像学上表现种植体周围射线透射影已经扩展到离种植体轮廓较远处。

(章锦才)

参考文献

1. Adriaens PA, De Boever JA, Loesche WJ. Bacterial invasion in root cementum and radicular dentin of periodontally diseased teeth in humans. J Periodontol, 1988, 59(4):222-230
2. Arun T, Sayinsu K, Nalbantgil D. Orthodontic approach for patient with severe periodontal disease. World J Orthod, 2005, 6(3):275-280
3. Bergenholtz G, Nyman S. Endodontic complications following periodontal and prosthetic treatment of patients with advanced periodontal disease. J Periodontol, 1984, 55(2):63-68
4. Bollen AM, Cunha-Cruz J, Bakko DW, et al. The effects of orthodontic therapy on periodontal health: a systematic review of controlled evidence. J Am Dent Assoc, 2008, 139(4):413-422
5. Broadbent JM, Williams KB, Thomson WM. Dental restorations: a risk factor for periodontal attachment loss? J Clin Periodontol, 2006, 33(11):803-810
6. Chester S, Handelman DMD. Orthodontic care of the periodontally compromised patient followed long-term: part I. Maximizing favorable outcomes. World J Orthod, 2001, 2:127-141
7. Chung, DM, Oh TJ, Shotwell JL, et al. Significance of keratinized mucosa in maintenance of dental implants with different surfaces. J Periodontol, 2006, 77(8):1410-1420
8. Glans R, Larsson E, ØgAard B. Longitudinal changes in gingival condition in crowded and noncrowded dentitions subjected to fixed orthodontic treatment. Am J Orthod Dentofacial Orthop, 2003, 124(6):679-682
9. Goldberg PV, Higginbottom FL, Wilson TG. Periodontal considerations in restorative and implant therapy. Periodontol 2000, 2001, 25:100-109
10. Karoussis IK, Salvi GE, Heitz-Mayfield LJ, et al., Long-term implant prognosis in patients with and without a history of chronic periodontitis: a 10-year prospective cohort study of the ITI Dental Implant System. Clin Oral Implants Res, 2003, 14(3):329-339
11. Lang NP, Wilson TG, Corbet EF. Biological complications with dental implants: their prevention, diagnosis and treatment. Clin Oral Implants Res, 2000, 11(Suppl 1):146-155
12. Mengel R, Flores-de-Jacoby L. Implants in patients treated for generalized aggressive and chronic periodontitis: a 3-year prospective longitudinal study. J Periodontol, 2005, 76(4):534-543
13. Sanders NL. Evidence-based care in orthodontics and periodontics: a review of the literature. J Am Dent Assoc, 1999, 130(4):521-527
14. Ong CT, Ivanovski S, Needleman IG, et al. Systematic review of implant outcomes in treated periodontitis subjects. J Clin Periodontol, 2008, 35(5):438-462
15. Padbury A Jr, Eber R, Wang HL. Interactions between the gingiva and the margin of restorations. J Clin Periodontol, 2003, 30(5):379-385
16. Quirynen M, De Soete M, van Steenberghe D. Infectious risks for oral implants: a review of the literature. Clin Oral Implants Res, 2002, 13(1):1-19
17. Renvert S, Persson GR. Periodontitis as a potential risk factor for peri-implantitis. J Clin Periodontol, 2009, 36(Suppl 10):9-14
18. Roos-Jansaker AM, Lindahl C, Renvert H, et al. Nine-to fourteen-year follow-up of implant treatment. Part II:

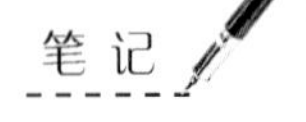
笔记

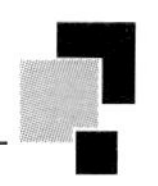

presence of peri-implant lesions. J Clin Periodontol,2006,33(4):290-295

19. Rotstein I,Simon JH. Diagnosis prognosis and decision-making in the treatment of combined periodontal-endodontic lesions. Periodontol 2000,2004,34:165-203
20. Schou S. Implant treatment in periodontitis-susceptible patients:a systematic review. J Oral Rehabil,2008,35(Suppl 1):9-22

笔 记

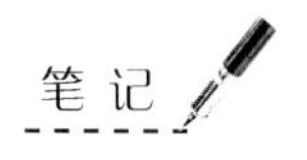

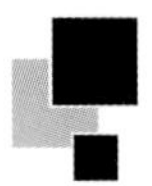

第十一章　牙周病与创伤性咬合

牙周病主要是由细菌引起的牙周组织炎症性疾病，发生发展受很多因素的影响，创伤性咬合就是其中一个重要的因素。牙周组织与咬合功能关系非常密切，上下牙齿在咀嚼或吞咽时产生咬合接触，牙周组织健康时咬合接触使牙齿发挥重要的功能。咬合接触的咬合力可以影响牙周膜纤维和牙龈纤维的发育，牙槽骨的形成和矿化。例如牙齿缺失，对颌牙齿丧失了咬合功能，牙周膜纤维减少、功能性形态丧失、牙周膜变薄，牙槽骨的硬骨板消失、骨小梁变细小，临床上可发生牙齿伸长（上颌磨牙区明显），咀嚼食物时牙齿的自洁功能降低，容易产生龋病和牙周病。

早接触和磨牙症等可以引起牙周组织的咬合性创伤。咬合性创伤是指创伤性咬合所造成的结果，比如：磨牙症是咀嚼肌群异常紧张时，下颌发生的非功能性运动，其结果是上、下牙齿反复接触摩擦，严重时可以造成口颌系统特别是颞下颌关节的损伤。目前对牙周病学的研究还是以炎症性破坏为主流，对磨牙症等创伤性咬合的研究还很少。咬合性创伤可直接影响牙周炎的转归，因此在牙周炎治疗时对创伤性咬合的检查、诊断、治疗是非常必要的。

第一节　概　　念

一、创伤性咬合

创伤性咬合（traumatic occlusion）和咬合性创伤（occlusal trauma）词语相近容易混淆，创伤性咬合和咬合性创伤是咬合力引起牙周组织创伤性变化的因果关系，对其内容的理解和区别是非常必要的。狭义的创伤性咬合指引起牙周组织创伤性损害的咬合，广义的创伤性咬合指引起咀嚼系统（牙周组织、咀嚼肌、颞下颌关节、牙体牙髓组织等）损伤的咬合。创伤性咬合是创伤性损伤的原因，其结果引起咬合性创伤。创伤性咬合的原因有早接触、磨牙症、侧方力、不正当的正畸力、舌和口唇等不良习惯以及食物嵌塞等。这些可能引起牙周组织以及咀嚼系统损伤的咬合被称为创伤性咬合。有时这些原因虽然存在，却没有引起创伤性损害，因此不一定都确定为创伤性咬合。例如，咀嚼系统十分健康，磨牙症和侧方力等不能引起咀嚼系统的创伤性损伤，这时磨牙症和侧方力等就不能称为创伤性咬合。另一方面，因牙周炎等原因引起牙周组织的支持力降低（牙周支持组织减少），磨牙症和侧方力等咬合异常，甚至正常咬合力也可以引起牙周组织创伤性损伤，此时可以确定为创伤性咬合。

二、咬合性创伤

咬合性创伤是指咀嚼肌产生过度的力引起牙周组织适应性变化或病理性变化。咬合性创伤狭义指由咬合力引起牙周组织的创伤性损害，广义指由外力引起咀嚼系统的损伤。咬

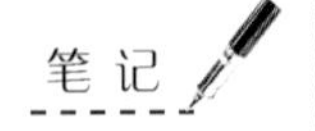

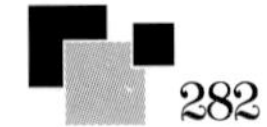

合力除引起牙周组织的损伤之外，还可引起颞下颌关节紊乱病（咀嚼肌群紊乱和颞下颌关节等的损伤）和牙齿的磨耗。Stillman（1917）称之为"因闭口引起牙齿支持组织损伤"。WHO（1978）将咬合性创伤定义为"对颌牙齿直接或间接过度作用引起牙周组织的损伤"。牙周病学专用词语集（美国牙周病学会编，1986）中咬合性创伤为过度的咬合力引起咀嚼系统各器官的损伤。在牙周病学中通常是指发生在牙周组织上的创伤性病变。

咬合性创伤可分为一次性（原发性）咬合性创伤和二次性（继发性）咬合性创伤。一次性咬合性创伤是指正常牙周组织在异常咬合力作用下产生的组织损伤。二次性咬合性创伤是指牙周病等原因引起牙周组织支持能力降低，这些组织在咬合力和唇、舌肌力等作用下产生的损伤。咬合使牙齿受力，当牙齿不松动或没有移位时，为了抵抗、分散或适应咬合力牙周组织可以产生一系列特征性的变化。理解牙周组织状态和咬合力的关系非常重要，因为当牙周组织支持力量不足时，即使很小的咬合力也可以引起牙周组织创伤性病变或适应性改变。

第二节　创伤性咬合对牙周组织的影响

一、正常牙周组织与创伤性咬合

牙齿受到咬合力作用时首先是牙周膜发生变化，然后是牙槽骨和牙骨质等的变化。牙齿受到异常咬合力作用时，如果牙周组织可以承受异常咬合力，牙周组织发生适应性改变（牙周纤维增粗、牙槽骨增生等）；如果牙周组织不能承受异常咬合力则可以引起牙周膜、牙槽骨和牙骨质等组织的损害，产生牙周组织的咬合性创伤。牙龈组织与牙周膜不同，不是夹在牙根和牙槽骨两个硬组织之间，因此牙龈组织很少受到外力的影响。牙龈组织血液供应来源于牙槽骨、牙周膜和牙槽骨黏膜三个方面，即使牙周膜受到压迫血液供应停止，也不容易引起牙龈组织的变性坏死。

（一）牙周膜

牙周膜位于牙根和牙槽骨两硬组织之间，受咬合力影响最大。过度的咬合力反复地牵引和压迫牙周组织，引起牙周膜的物理损伤和循环障碍，即牙周膜的血管破裂出血或形成血栓，牙周膜纤维出现变性、坏死等（图 11-2-1）。受咬合性创伤的组织在破坏性病变发生的同时也有组织的修复。咬合性创伤引起的病变在无细菌感染的情况下可以自愈。

1. 牵引侧　牙周膜主纤维受牵引伸长（呈直线形），牙周膜间隙扩大，存在于纤维间的血管受到压迫，引起血液循环障碍（出血或血栓形成）及纤维变性等。过大的牵引力，可以直接使牙周膜纤维伸长断裂。

2. 压迫侧　牙周膜主纤维受压迫变短（呈曲线形），牙周膜间隙狭窄，血液循环障碍，轻度时可以产生破骨（破牙骨质）细胞，重度时则可以引起牙周膜纤维的坏死。

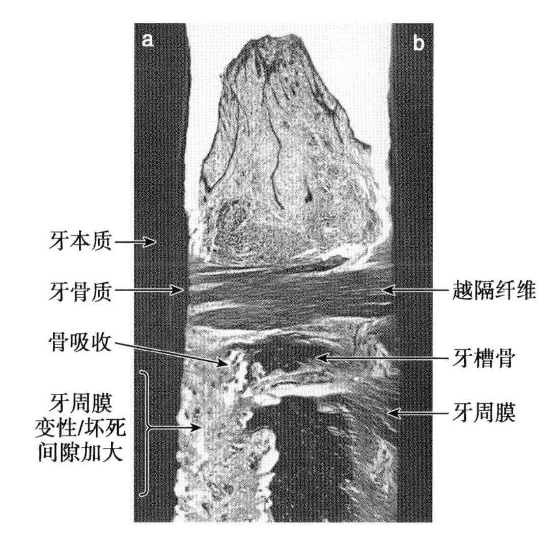

图 11-2-1　动物实验中咬合性创伤的组织病理变化

（二）牙槽骨

1. 牵引侧　咬合力略强于牙周组织的适应力时，牙槽骨表面成骨细胞活跃，牙

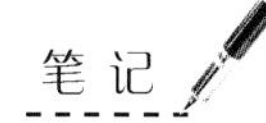
笔记

槽骨表面产生新生骨。过大咬合力作用于牙周组织时，牙槽骨表面破骨细胞活跃，引起牙槽骨吸收。

2. 压迫侧　咬合力略超于牙周组织的适应力时，牙槽骨表面成骨细胞的活性受到抑制，破骨细胞的活性增强，引起压迫侧牙槽骨的吸收，牙周膜间隙扩大，产生垂直性骨吸收。

超强的咬合力，可以使牙根和牙槽骨直接接触，牙周膜和压迫侧的牙槽骨血液供给停止，产生组织坏死。这时坏死区域的组织细胞活化反应低下，不产生破骨细胞，由于压力的传导引起坏死部相邻的牙周膜和牙槽骨的骨髓腔侧（松质骨）组织活化产生破骨细胞，引起骨吸收。这种骨吸收现象称为潜掘性骨吸收（undermining resorption）。

（三）牙骨质

1. 牵引侧　强的力量会引起纤维断裂以及牙骨质的剥离。

2. 压迫侧　强的力量可以产生破骨（破牙）细胞，引起牙骨质和牙本质的吸收。

（四）摇晃力引起的咬合性创伤

摇晃力（jiggling force）是指在实际生活中牙齿不只受到一个方向的力，同时受两个或多个不同方向力的作用。牙根周围组织同一部位可以受到压迫和牵引等不同方向力的作用，引起牙周支持组织（牙周膜、牙槽骨、牙骨质）的破坏，表现为牙周膜间隙扩大，牙槽骨吸收。

二、牙周病与创伤性咬合

（一）实验动物和临床研究

很早以前（1901），人们发现修复体的基牙等很容易产生重度牙周炎，所以认为创伤性咬合（或咬合性创伤）是引起牙周病的重要因素。20 世纪 50 年代，以 Orban（1955）和 Glickman（1955）为代表的研究者，进行了动物实验，认为创伤性咬合不引起牙龈炎，也不会不产生牙周袋。Glickman 等（1962、1963）发表了牙周组织的激惹层（即在牙龈边缘部菌斑和牙石引起的炎症部分）和共同破坏层（即在牙槽骨和牙周膜部由炎症和咬合性创伤共同作用引起组织的破坏部分）的学说，提出牙龈组织炎症沿着牙槽骨嵴部向深部发展，但是受到过大咬合力作用时牙龈纤维的排列发生变化，炎症可直接侵入牙周膜引起垂直性骨吸收产生骨下袋的假说（图 11-2-2、图 11-2-3）。

自此之后，人们进行了大量实验，通过动物实验认为牙周组织炎症和咬合性创伤合并

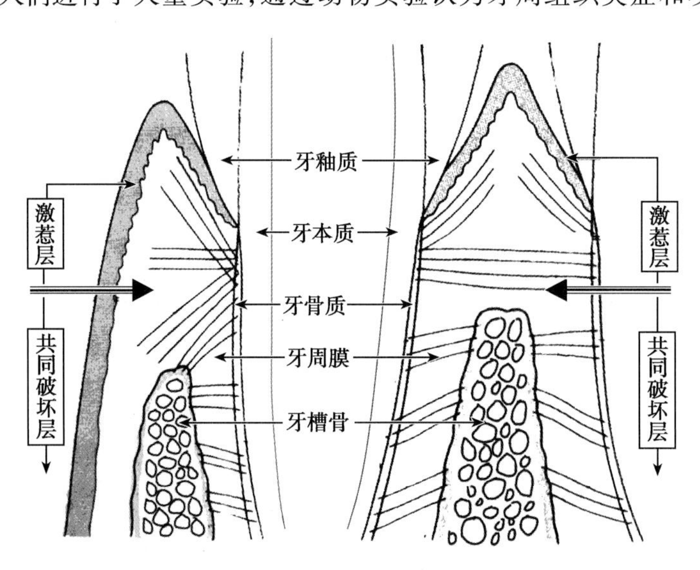

图 11-2-2　Glickman 牙周组织破坏学说（颊舌侧和邻接面，1963）

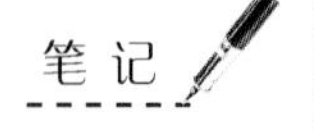
笔记

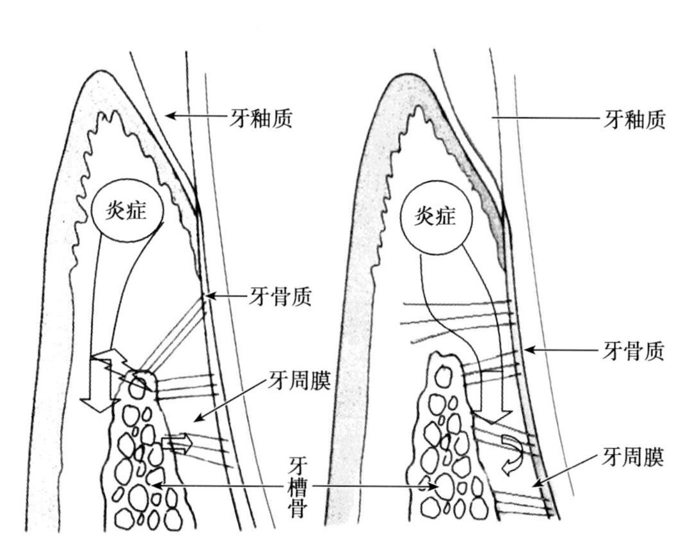

图 11-2-3　Glickman 炎症和创伤合并时炎症通路的假说(颊舌侧,1962)

时,不一定产生骨下袋。20 世纪 70 年代,对牙周组织炎症合并咬合性创伤时牙周组织变化的研究进入了更新的阶段。Homa(1977)用猴子做实验动物,用软性食物引发牙周组织炎症和用高冠制作咬合性创伤。Lindeh(1982)用牧羊犬做实验动物,使用特殊的装置使牙齿承受摇晃力,制作了牙周组织炎症合并咬合性创伤的模型。实验结果是单纯的咬合性创伤不引起牙周组织结合上皮的丧失,牙周组织炎症合并咬合性创伤时引起结合上皮的丧失,产生垂直性骨吸收和骨下袋。另一方面,Polso(1983)用猴子做实验动物,在牙齿的近远中交替插入橡皮圈对牙齿施加创伤力,制作了与 Lindeh 相似的牙周组织炎症合并咬合性创伤的实验模型,其结果引起了显著的牙槽骨吸收,但是没有观察到结合上皮的丧失(没有形成骨下袋)。

Kato 的研究组结合 Homa 的研究成果,对猴子引发比较强的牙周组织炎症和咬合性创伤,观察牙周组织的变化。牙周组织炎症引发的方法是利用棉线结扎牙颈部和供给软食物,咬合性创伤引发的方法是利用矫正用橡皮圈(氨基甲酸乙酯制),隔周在近远中邻接面处交替插入,以及同时附加高冠的方法。结果是单纯棉线结扎的牙齿只产生轻度的牙周炎,合并咬合性创伤的牙齿形成重度的牙周炎(重度的骨吸收和结合上皮的丧失),只有一部分形成了骨下袋,这个现象可能是骨吸收的速度快于牙周袋形成的速度的结果。

作者也参加了 kato 研究组的研究,当不同程度的牙周组织炎症与不同程度咬合性创伤合并时,对牙周组织的变化进行了研究。我们将猴子的磨牙分为两组,一组通过对实验动物牙齿颈部棉线结扎 10 周制作轻度炎症,另一组对实验动物牙齿颈部棉线结扎 20 周制作重度炎症。在炎症形成后去除结扎棉线,对实验牙齿通过矫治用橡皮圈交替(隔周)施加一个方向的力,形成轻度咬合性创伤,牙齿近远中交替(近中 1 周,远中 1 周)施加两个方向的力,形成重度咬合性创伤。不同组合形成 6 组,AC 组是轻度炎症(轻度炎症对照组),AⅠ组轻度炎症合并轻度咬合性创伤,AⅡ组轻度炎症合并重度咬合性创伤,BC 组是重度炎症(重度炎症对照组),BⅠ组为重度炎症合并轻度咬合性创伤,BⅡ组为重度炎症合并重度咬合性创伤。

临床上观察到牙菌斑附着量(菌斑指数,PLI)和牙龈组织炎症(牙龈指数,GI)随着炎症诱发时间的增加而增加,合并咬合性创伤时没有增加。牙周袋深度(PD)和结合上皮丧失(CAL)在炎症诱发期间随时间的增加而增加,合并咬合性创伤及轻度炎症时无明显变化,重度炎症时有明显增加的趋势。标准 X 线片测量结果显示,炎症诱发期间各组牙槽嵴顶的吸收无明显差别,合并咬合性创伤时有所增加,而且重度炎症组增加更为明显。

笔记

病理组织学结果显示，炎症合并咬合性创伤时引起牙周膜破坏、牙槽骨和牙骨质吸收、结合上皮丧失，以及牙间越隔纤维减少。相同炎症合并重度咬合性创伤时牙周组织破坏明显，重度炎症合并重度咬合性创伤时破坏更明显。特别是牙槽嵴顶上方的越隔纤维，在相同炎症条件下合并咬合性创伤时明显减少，重度炎症合并重度咬合性创伤时牙间越隔纤维减少更加明显，而且走行紊乱，炎症细胞达到牙周膜附近。

我们认为牙间越隔纤维(transseptal fiber)一般可以防止结合上皮向根尖方向移动，当越隔纤维受炎症细胞作用破坏后，可以引起结合上皮向根尖方向移动。相反，牙间越隔纤维发达健壮时，即使牙龈边缘部存在有重度炎症时，也不会引起结合上皮向根尖方向移动，不会发生结合上皮丧失。只要牙龈组织的炎症部位和牙周膜间存在有健康的牙龈组织纤维，磨牙症等引起牙周膜的咬合性创伤就不会与牙龈组织的炎症相连。另一方面，当牙间越隔纤维破坏并减少时，炎症细胞很容易接近达到牙周膜，牙龈组织的炎症和咬合性创伤合并加重牙周组织的破坏，引起牙周炎症急速发展。

但是，单纯的动物实验并不能完全反映咬合性创伤，在人类牙周病发展中的作用。不同的实验动物(犬和不同品种的猴子)实验结果不同，动物和人的咬合形式，牙周组织的抵抗力和反应能力，炎症和创伤性因子作用的时间，感染细菌等的不同，也影响着实验结果。

垂直性骨吸收与咬合性创伤的关系，Glickman 和 Waerhaug 通过尸检得出不同的结论。Glickman 对 2 具尸体进行了研究，认为垂直性骨吸收是牙周组织炎症合并咬合性创伤的结果。而 Waerhaug 对 48 具尸体进行了研究，认为垂直性骨吸收不受咬合性创伤的影响，是牙周组织炎症作用的结果。

在临床中，多数重度牙周炎的牙齿，都存在有早接触和侧方力等引起的一次性咬合性创伤或因牙周组织支持力降低引起的二次性咬合性创伤。在实际牙周病治疗工作中对咬合性创伤与牙周病的关系，不只要从引起咬合性创伤原因侧(异常咬合、磨牙症等)去考虑，而且要从接受咬合性创伤组织的健康状态来考虑。

我国学者金力坚和曹采芳(1992 年)提出了功能性牙齿动度加牙周膜间隙宽度为牙周咬合性创伤指数(trauma from occlusion index，TOI)，牙齿磨耗程度加牙槽骨硬板厚度为牙周适应指数(adaptability index，AI)的观点。认为牙周咬合性创伤指数与牙周破坏程度成正相关，牙周适应指数与牙周破坏程度成负相关。这两项指数对于临床评估牙周组织咬合性创伤，以及牙周组织对咬合力的反应能力，具有一定的参考意义。

(二) 牙周病与创伤性咬合的总结

到现在为止的动物实验和临床观察的结果，整理如下(图 11-2-4)：

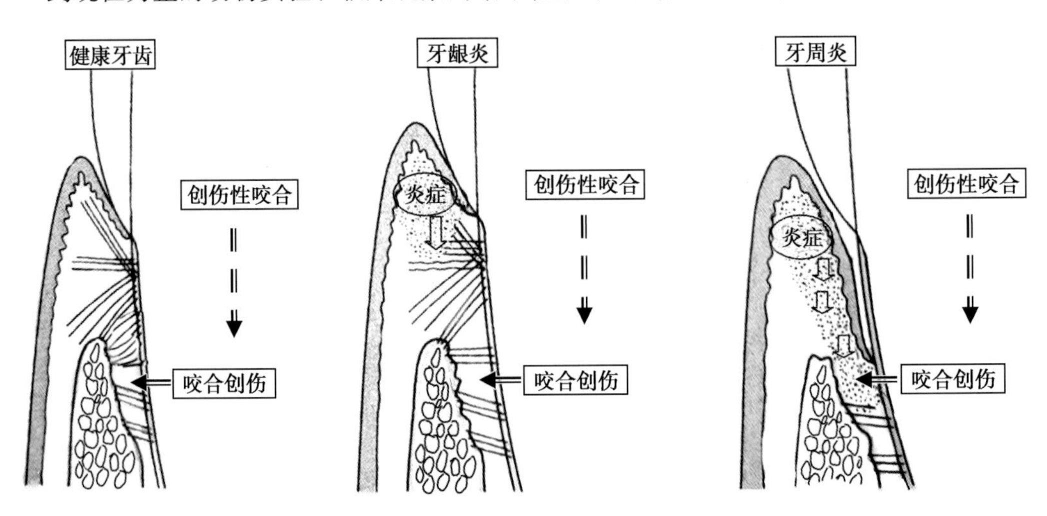

图 11-2-4 牙周组织炎症和咬合性创伤的关系

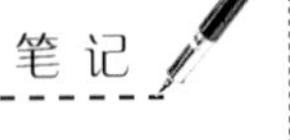
笔记

1. 没有炎症的健康牙齿合并创伤性咬合时　不引起牙龈组织的炎症，可引起牙周膜和牙槽骨的咬合性创伤，产生牙周膜间隙扩大和牙槽骨的吸收，临床上可出现牙齿松动度增大。

2. 牙龈炎合并创伤性咬合时　如果局限在牙龈的炎症组织与牙周膜、牙槽骨的创伤组织之间存在有发达、健康的纤维组织，就不能形成炎症性破坏和创伤性破坏的协同作用。健康的纤维组织可以防止结合上皮向根尖方向移动，以及炎症细胞向存在咬合性创伤的牙周膜侵入，因此不能产生结合上皮丧失和骨下袋（牙齿的松动度增加）。

3. 牙周炎合并创伤性咬合时　牙龈组织的炎症已波及牙槽骨、牙周膜，由于牙龈组织纤维的消失以及由创伤性咬合引起组织的变性、坏死，牙周组织的抵抗力降低，炎症可以急速地向牙周膜内扩散，即炎症性病变和创伤性病变同时发生在牙周膜和牙槽骨等组织上，使牙周组织炎症急速发展。牙槽骨具有一定厚度时，可以形成垂直性骨吸收和骨下袋。如果牙槽骨薄时，可以形成水平性骨吸收和骨上袋。

第三节　创伤性咬合的检查

一、咬合的基本检查

（一）咬合形态的检查

利用口腔内视诊和牙齿模型以及X线照片，对牙齿咬合面形态，牙体长轴和牙根长度进行检查。

1. 错𬌗畸形和缺失牙齿的检查

（1）牙齿咬合关系的检查：进行牙齿的咬合位（正中𬌗位）的检查，即上颌第一磨牙与下颌第一磨牙关系（两者前、后关系）的检查。

（2）缺失牙齿的检查：对颌牙齿伸长以及缺失牙齿邻牙倾斜的检查，特别应对缺失牙区牙槽骨进行检查。

2. 咬合曲线的检查

（1）咬合曲线（occlusal curve）：磨牙的牙尖与前牙的切缘的连线。可以有多种形态（标准型、急弯型、平坦型、反弯型、2段型）。上、下𬌗曲线最后磨牙到第一前磨牙是一样的，前牙部由于覆盖程度不同而不同。

（2）纵𬌗曲线：磨牙与前磨牙的颊尖连接形成的曲线。下颌的又称为Spee曲线，上颌的又称为补偿曲线。

（3）Wilson（横𬌗）曲线：左、右同名磨牙的牙尖连接形成的曲线。

3. 咬合状态的检查

（1）前牙：检查牙齿对刃𬌗、反𬌗、开𬌗以及覆𬌗和覆盖关系。同时要检查正中线的位置、牙间隙、牙体倾斜等。

（2）磨牙：检查颊舌侧位置和垂直位置关系，检查与对颌牙齿的咬合关系以及牙间隙、轴面突度、接触点等。

（二）咬合功能的检查

进行自然的下颌运动，观察牙齿的接触状态和下颌舌、唇的运动状态。

咬合功能检查中早接触的检查是非常重要的，可结合手指的咬合触诊法、咬合纸、咬合记录器等方法进行检查。检查顺序是正中𬌗位、侧向运动、前伸运动。如果有磨牙症、颞下颌关节紊乱病等也要进行后退接触位的检查。参考牙齿咬合模型检查的结果进行口腔内下颌运动实际的检查，要反复进行2～3次。

1. 咬合位稳定性的检查　用口镜或手指把口唇轻轻打开，达到可直接看到前牙的程

笔记

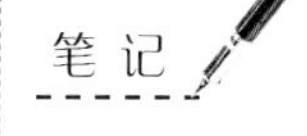

度,行轻度开闭口(2cm以内)运动。观察上下牙齿接触前后的状态,有无前伸或侧方偏移、牙齿接触后有无滑动、咬合接触位置是否稳定。检查牙齿咬合模型上的最大咬合状态和口腔内的咬合接触状态是否一致。

2. 咬合运动位的检查　以视诊和触诊为主,观察侧向位、前伸位以及后退接触位牙齿(牙尖)运动的轨迹。不同的运动位可用不同颜色的咬合纸(红色、蓝色)分别进行检查记录。

二、创伤性咬合的检查

(一) 早接触(premature contact)的检查

1. 视诊　进行开闭口运动,观察上下牙齿接触时牙齿的松动度。严重的早接触可使牙齿向牙槽窝内压入,或产生颊、舌以及近远中方向移动。

2. 触诊　示指放在上颌牙齿的唇(颊)侧,进行咬合运动,检查牙齿的松动度。早接触的牙齿在咬合时松动度比正常牙齿大。在触诊时,必须采取2个牙齿对比检查的方法。下颌牙齿松动度大的时候,咬合时下颌牙齿受咬合力的作用产生移动,上颌牙齿不产生震动,这时用手指轻轻翻开口唇可以在直视下进行咬合,观察下颌早接触牙齿的移动。另外可以用手指放在下颌牙齿颈部,检查牙齿松动的状态来确定牙齿早接触的部位。

3. 咬合纸的检查　咬合纸放在牙齿的咬合面上,进行咬合运动,使牙齿早接触的部位着色,确定(印记)早接触点。松动不明显牙齿(健康牙齿、固定的牙齿),早接触部位可成点状着色或环状着色。牙周病等松动度大的牙齿,咬合纸检查时早接触部位不着色,而邻近健康牙齿着色。因此,对松动度大的牙齿早接触的检查要以视诊和咬合触诊为主。但是,触诊法不能明确判定早接触的部位,也可用手指在颊侧固定牙齿进行咬合运动,用咬合纸或咬合蜡确定早接触的部位。

4. 咬合蜡片的检查　咬合蜡片放在检查牙齿的咬合面,进行咬合运动,检查蜡片的穿孔点为牙齿早接触的部位。咬合蜡片的检查也和咬合纸一样受牙齿松动度的影响,有时需要固定牙齿,并结合触诊法等方法进行检查。

(二) 侧方力的检查

检查牙体长轴和对颌牙齿咬合力的方向,观察是否存在强的侧方咬合力。通常咬合力是向近中方向传导的,近中倾斜的牙齿更容易受到近中方向的侧方力。

(三) 舌和口唇的不良习惯的检查

不良舌习惯一般是指做吞咽运动时,舌前部对前牙从舌侧产生的压迫现象,也称为吐舌习惯(tongue thrusting habit)。舌不良习惯引起牙齿从舌侧向唇侧产生侧方力,前牙的支持力降低时牙齿向唇侧移动,引起牙间隙扩大,前突移位。吞咽运动时为了关闭前牙存在的牙间隙、牙齿前突移位引起的口唇关闭困难等,舌体进一步前伸压迫前牙,产生更严重的不良舌习惯,导致牙齿、口唇以及颌骨等组织和器官间的恶性循环。

不良口唇习惯多指下唇夹在上、下前牙之间的不良习惯,这时可使上颌前牙唇侧移位。

1. 不良习惯症状的检查　前牙唇侧倾斜、唇侧移位、牙间隙扩大、开𬌗等。不良修复体及牙冠的尖锐部也可引起不良舌习惯。

2. 不良习惯的动态观察　与患者进行对话,注意患者的舌体运动和口唇运动形式(舌体是否经常前伸压迫前牙、发音情况等)。对吞咽唾液时舌体运动情况进行问诊调查。让患者注意吞咽运动时舌前部的位置,经过2~3次吞咽运动,患者自己会明确吞咽时舌体前部的位置。这时患者会明确前牙是否受压迫,上颌腭部(牙龈)是否受压迫,有时可用手指指出受压的部位。让患者在吞咽运动结束之前,停止舌体运动,轻轻掀开口唇,可以直接观察到舌体压迫的部位,必须2~3次反复地进行观察。

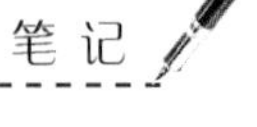
笔记

三、磨 牙 症

（一）磨牙症的概念

磨牙症(bruxism)为咀嚼肌无原因的异常紧张,引起咀嚼、吞咽等非功能性的运动,表现为非功能的上下牙齿无意识的摩擦、紧密接触、瞬间接触等不良习惯。这种不良习惯多发生在夜间,故称为夜磨牙,也可以发生在白天。

磨牙症时上、下牙齿间没有食物,是在无意识下发生的,可以产生很强的咬合力,引起咀嚼系统(牙体、牙周组织、咀嚼肌、下颌关节)的损伤,是临床上最常见的咬合性创伤因素。牙周组织炎症合并磨牙症引起的咬合性创伤,可以加速牙周组织的破坏,容易形成重度牙周炎。

（二）磨牙症的原因

磨牙症发生的原因还不十分清楚,目前认为有局部因素和全身因素。局部因素有早接触等咬合异常,全身因素有精神紧张、神经敏感等精神、神经因素。

局部因素是指牙齿发生早接触时,牙周膜中神经感受器接受到异常的刺激,上传到中枢神经,中枢神经支配咀嚼肌使其异常紧张运动,无意识的状态时下颌不自主的运动,产生磨牙症。

精神因素是指在日常生活工作中发生的情绪紧张、精神刺激以及精神压力等保留在记忆中,在无意识时引起神经兴奋、咀嚼肌紧张,导致下颌运动,多见于夜间。特别是异常咬合和精神紧张同时存在时,容易发生重度磨牙症,不仅引起咀嚼肌疼痛,还可以引起颜面、头、颈和肩部等肌肉群的紧张,产生各部位肌肉疲劳性疼痛。

（三）磨牙症的分类

磨牙症根据发生的形式一般分为滑走型(grinding,狭义的磨牙症)、紧咬合型(clenching,牙齿紧闭)、踏步型(tapping,牙齿瞬间接触)。

1. 滑走型 上、下牙齿间没有食物的状态时,下颌无意识运动(向前方、后方、侧方等),使上下牙齿紧密接触滑行运动,产生“咯吱咯吱”的摩擦声响,多数发生在睡眠时也称为夜磨牙。

2. 紧咬合型 上、下牙齿间没有食物的状态时,牙齿的紧密接触。在日常健康人中也经常见到,如要拿起重物时人体全身肌肉紧张(咀嚼肌也随着紧张),牙齿紧咬。也有由于情绪原因引起肌肉紧张牙齿紧咬等一过性、短时间牙齿紧密接触的现象。

3. 踏步型 上、下牙齿间没有食物的状态时,连续快速的下颌开闭运动,产生牙齿瞬间接触,像踏步一样。在磨牙症中发生频率很低,咬合力瞬间发生对牙周组织危害性较小。健康人在受到寒冷刺激时可以发生踏步型生理性磨牙现象。

（四）磨牙症的检查与诊断

磨牙症多发生在无意识的状态下,例如在睡眠时,而且有不同的表现形式(滑走型、紧咬合型、踏步型),对其科学的评估首先要对其有正确的记录和客观的诊断。

磨牙症的病因还未完全明确,也没有形成确切的诊断方法。一般是结合临床症状和引起磨牙症的因素进行检查,然后进行诊断。

很多疾病可以引起与磨牙症相同的症状,检查时要十分注意鉴别诊断。例如肩背痛、偏头痛是鼻疾病等其他疾病也能引起的症状。还有修复体的磨耗以及新旧修复体的差别,都可引起与磨牙症相同的症状。总之,重复出现的症状要十分注意,要结合磨牙症的原因综合进行诊断。

另外,磨牙症特别是没有滑走运动的磨牙症,自觉症状非常少,问诊时容易否定磨牙症,这时要十分注意。

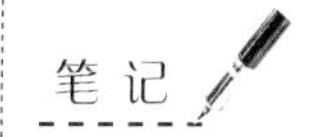

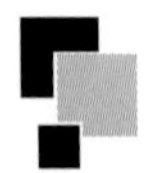

1. 一般的检查与诊断方法(图 11-3-1)

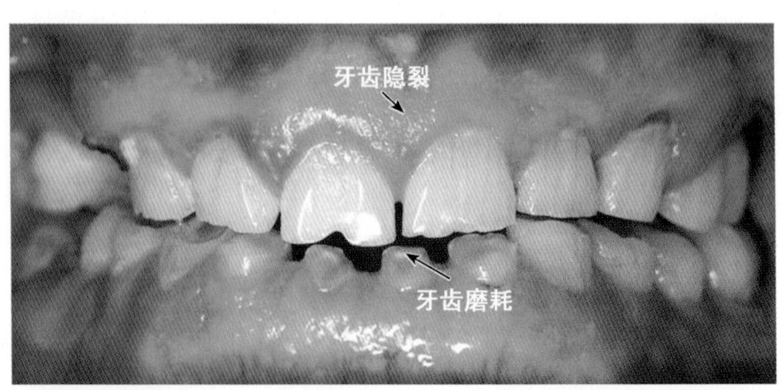

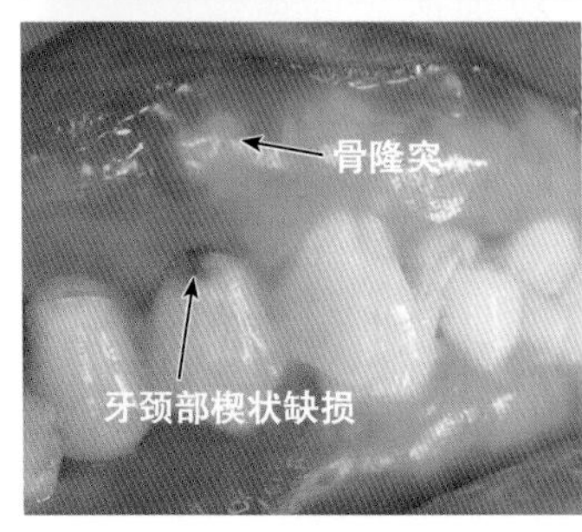

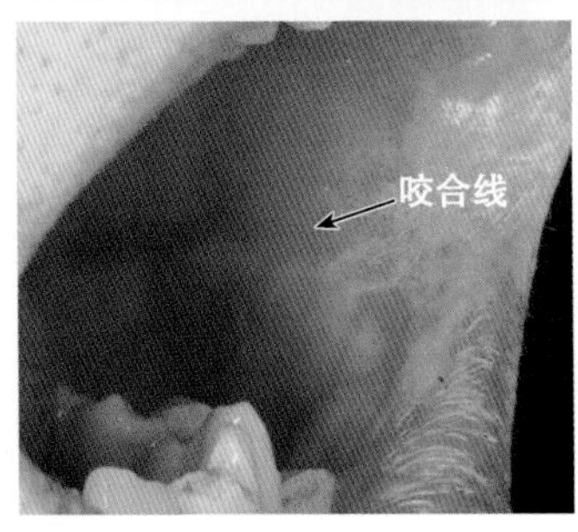

图 11-3-1　磨牙症的牙齿和牙槽骨以及口腔黏膜的表现

(1) 问诊:患者的工作程度和环境、身心健康状态。是否有睡眠时磨牙声响,早起时是否有咀嚼肌疲劳感或疼痛,是否有颞下颌关节痛、偏头痛、肩胛痛等。

(2) 视诊:观察不同咬合位的牙齿接触关系(早接触)和牙齿磨耗程度,特别注意磨耗程度与年龄及功能部位的关系。观察牙体隐裂、颈部楔状缺损和牙槽突,观察口腔黏膜咬合线和舌体齿痕等。

(3) 触诊:检查正中𬌗、侧方和前伸𬌗的早接触部位,牙齿的松动度,咀嚼肌群是否肥大,有否压痛,颞下颌关节区的压痛。

(4) 其他:牙槽骨吸收程度,下颌运动界限。

2. 特殊检查与诊断　磨牙症的诊断方法一般是通过问卷和临床症状。但是主观性很强,缺乏客观性。目前比较有代表性的方法有磨牙症声音记录法、肌电图记录法、上下牙齿接触记录法、下颌运动记录法、咬合垫记录法等。

(1) 磨牙症声音记录法:用一个小型特制录音机,在患者睡眠中录制磨牙的声音、频率和时间。有人用这个方法报道了磨牙症患者磨牙频率为每晚 10 次,声音平均为 1 分 40 秒。但是这个方法只能记录磨牙的声音,不能记录没有声音的磨牙症,这样对判定磨牙症很局限。

ER-11-3-1
磨牙的声音

(2) 肌电图(electromyography,EMG)记录法:是一种记录咀嚼肌活动的方法。一般使用的仪器比较大,需要在实验室完成。这样需要患者留住在实验室,从而改变了患者的日常生活习惯,影响了患者磨牙症的日常诊断。

(3) 上下牙齿接触的记录法:这个方法是在上颌或下颌可摘义齿部中埋入小型电感装置,咬合接触时记录电信号,并加以分析。这个方法只适用于可摘义齿的患者,而且装置制作难度大,不便于广泛地应用。

(4) 睡眠时下颌运动的记录法:用摄像机等录制下颌运动的影像,但是缺乏准确性。有人使用咬合器等下颌运动记录装置,但是由于装置的构造特点,患者不能接近睡眠时(水平位)的状态,只能头直立坐位进行检测,不能反映睡眠时磨牙症。还有人利用发光装置和光电效应记录下颌运动,并结合肌电图和咬合接触记录装置,分析睡眠中的磨牙症。这个方法

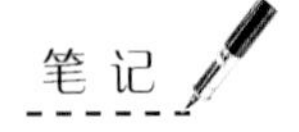
笔 记

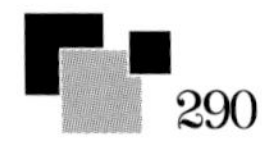

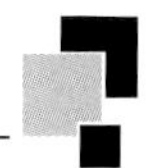

确实有效，但是装置的制作和使用复杂，不能广泛地应用。

（5）咬合垫（occlusal pad）的诊断法：睡眠时使用覆盖在牙齿咬合面上的装置（全牙列𬌗垫、咬合导板）对其磨耗程度和状态进行判定。

Ikeda 的研究组经长期在临床上的摸索研究，利用全上颌咬合垫表面涂布黑色油漆的方法，对磨牙症的程度以及性状进行判定。临床应用简单方便，结果可靠。

1）制作方法：用齿科咬合诊断用材料（树脂）在全上颌牙齿模型上制作非解剖式咬合垫，口腔内精密调试，达到患者最舒适的状态，尽量使全部牙齿咬合均匀接触（图 11-3-2）。要求全上颌咬合垫的磨牙部尽量薄（约 1mm 左右），患者仰卧下颌安静位时与对颌牙齿均匀接触，前方运动时后牙离开、侧方运动时平衡侧离开，保留全上颌非解剖式咬合垫咬合面的坡度。

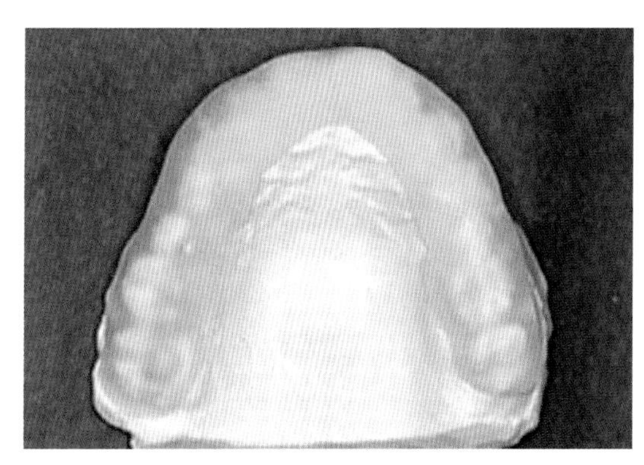

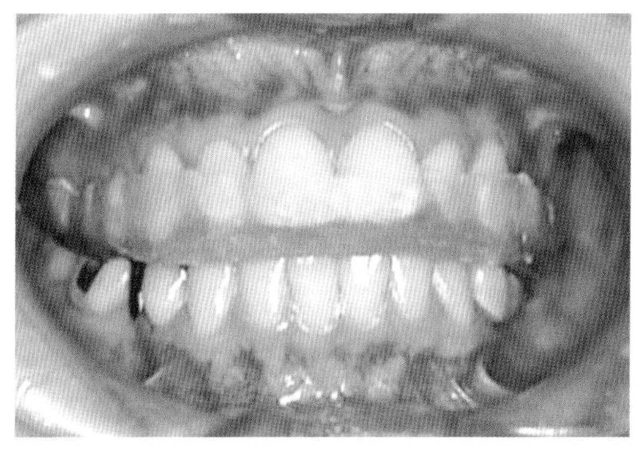

图 11-3-2　全上颌咬合垫的制作

2）诊断方法：在第 1 周内，患者晚上戴全上颌咬合垫入睡，早上起床时摘下，每天使用，如有不适及时调磨直至无异物感。然后连续使用 2 周进行一次诊断，连续 3 次以上诊断确定患者的磨牙症程度（图 11-3-3）。

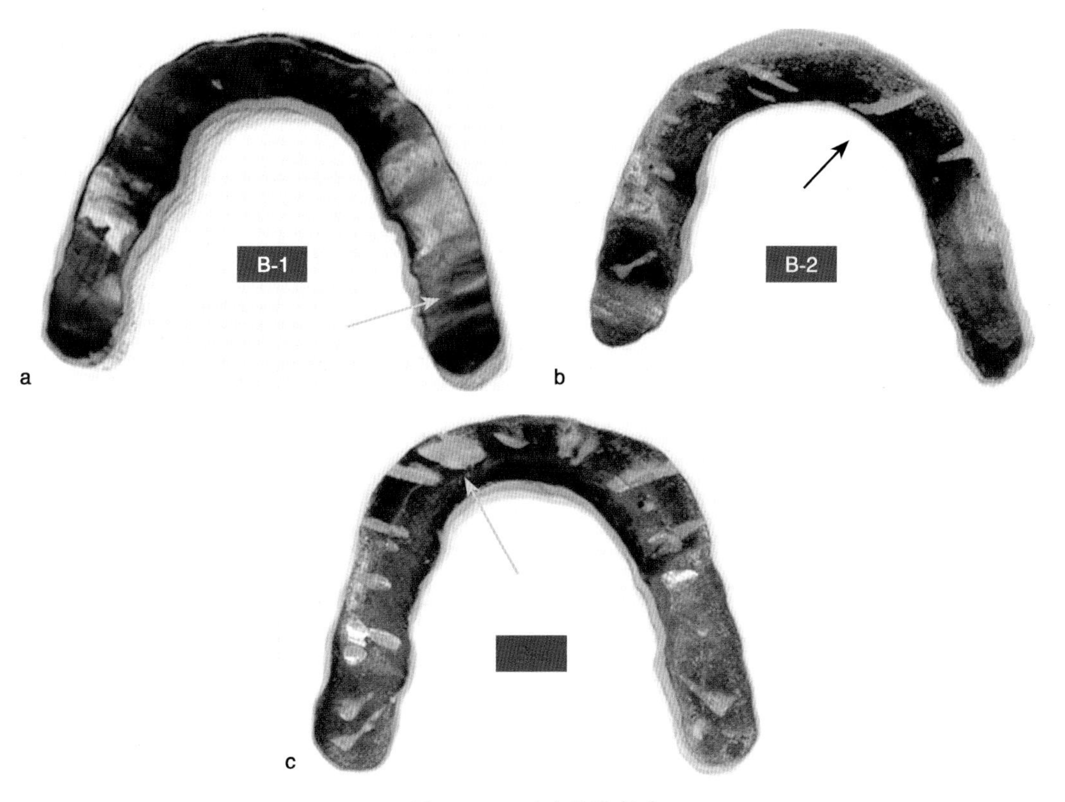

图 11-3-3　咬合垫诊断法

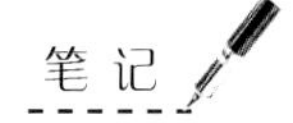

3）诊断标准：根据咬合垫表面磨耗的状态，通过肉眼观察分为无磨牙症（B-0）、轻度磨牙症（B-1）、中度磨牙症（B-2）、重度磨牙症（B-3）。

B-0：咬合垫表面油漆无脱落或略有磨痕；

B-1：咬合垫表面油漆有脱落，表面光亮或轻微磨痕；

B-2：咬合垫表面油漆有脱落，有明显磨痕；

B-3：咬合垫表面油漆有脱落，有严重磨痕。

第四节　创伤性咬合的治疗

牙周病患者实际上很多病例不只是单纯由菌斑细菌附着引起牙周组织的破坏，而且存在有异常咬合力，牙齿排列异常，牙齿缺失等引起的咬合性创伤，使牙周组织破坏加速、降低了咬合功能。很多重度牙周病患者都合并有咬合性创伤，对于这样的患者在去除炎症性因素的同时，必须去除引起咬合性创伤的创伤性因素（创伤性咬合），恢复咬合功能。

创伤性咬合是牙周炎重要的促进因素，在牙周治疗时，要用咬合的基础知识对创伤性咬合进行检查，进行咬合治疗。在牙周炎发展过程中，一般都是炎症与咬合性创伤并存的状态，所以咬合治疗在牙周病治疗时具有非常重要的意义。

咬合性创伤和创伤性咬合的关系在前面已经讲述，进行咬合治疗要明确两者的关系。创伤性咬合是引起牙周组织创伤的原因，有早接触、磨牙症、侧方力、不正确的矫治力、舌和口唇的不良习惯、食物嵌塞等。咬合性创伤是由于创伤性咬合引起牙周组织创伤性病变。

牙周病的咬合治疗是去除牙周炎的促进因素创伤性咬合，这对牙周组织病变的恢复改善是非常重要的。咬合治疗必须结合牙周组织炎症的治疗来进行，有咬合调整、牙冠形态修整、正畸治疗（小范围牙移动，minor tooth movement，MTM）、舌等不良习惯的治疗、松动牙固定、牙冠修复、牙列修复等，

一、牙周治疗不同阶段的咬合治疗

（一）初诊时的检查

检查咬合性创伤临床症状和引起这些症状的创伤性咬合（异常咬合），结合治疗计划制定治疗对策。

（二）基础治疗期的咬合治疗

1. 预备咬合调整和牙冠形态修整　牙齿产生明显的咬合性创伤（牙齿动度增加等），这个牙齿可能有严重的早接触或强的侧方力，要进行预备性咬合调整和牙冠形态修整。

2. 暂时固定　牙周组织支持力显著降低，有明显的二次性咬合性创伤，要进行牙齿固定。

3. 临时修复体　有牙齿缺失等，为了恢复咬合功能，减轻残存牙齿的负担，维持审美性，制作临时修复体。

4. 再评估　基础治疗结束后，再次检查咬合性创伤的症状。没有得到完全改善的部位要修改治疗计划进一步进行咬合治疗。

（三）修复治疗期的咬合治疗

1. 咬合调整　基础治疗结束大部分炎症消退后，进行精密咬合调整，达到咬合稳定。牙周手术可以引起牙齿松动移位，手术后进行检查必要时进行咬合调整。

2. 小范围正畸治疗（MTM）　尽量在被移动牙齿和支抗牙齿没有炎症和牙周袋时进行正畸治疗。

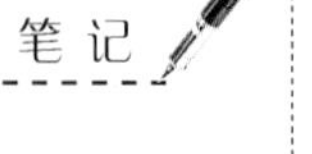
笔记

3. 舌不良习惯的治疗　舌不良习惯多引起前牙的间隙和前突，不良习惯明显时在基础治疗时就应当开始治疗。

4. 牙冠形态修整　二次性咬合性创伤时多需要进行牙冠形态修整。牙冠形态调整还可以改善根分歧病变。

5. 永久固定和牙周修复　严重的二次性咬合性创伤的牙齿，在炎症性病变改善后需要进行永久性固定。但是，决定保留的牙齿应先进行固定除去咬合性创伤，然后进行牙周外科等牙周治疗。多数牙齿经过修复治疗可以使咬合状态稳定，达到永久固定。

（四）牙周支持治疗（牙周维护治疗）期的咬合治疗

检查是否需要进行咬合治疗，有创伤症状时再次进行咬合治疗。

二、咬合调整和牙冠形态修整

咬合调整（occlusal adjustment），通过牙齿调磨解除创伤性咬合特别是早接触，是治疗咬合性创伤临床上常用的方法。目的是改善牙周组织的咬合性创伤，也可以改善颞下颌关节紊乱病和磨牙症，减轻食物嵌塞，解除正畸治疗时的早接触，使牙冠修复或正畸治疗后的咬合关系稳定。

牙冠形态修整，牙周组织支持力低下，生理性咬合力也可以引起咬合性创伤（二次性咬合性创伤），调磨牙冠减轻咬合力产生的负担，避免产生二次性咬合性创伤。牙冠调磨时必须保存牙齿间的颌位接触，调磨受侧方力的部位和面状接触的部位，减轻咬合力的作用。

（一）不同时期的咬合调整

1. 基础治疗期　以牙尖间颌位为中心，除去明显的早接触（预备咬合调整）。牙周治疗的早期牙周组织炎症使牙齿产生移动，引起早接触。这时只能进行简单的咬合调整，待炎症消退后再进行精密咬合调整。

2. 修复治疗期　可以进行精密的咬合调整。牙周外科和正畸治疗时产生早接触，必须进行咬合检查，进行咬合调整。

3. 支持治疗期　由于口腔牙齿动度不同、牙冠修复物硬度的差异、磨牙症强度等的影响引起牙齿不同程度的磨耗，炎症再发生牙齿伸长移动，产生新的早接触，及时进行咬合调整避免引起重度的咬合性创伤。

（二）咬合调整的基本顺序

1. 调整牙尖交错位的早接触和咬合力方向。

2. 调整侧向和前伸运动时的早接触。

3. 调整后退接触位（颞下颌关节紊乱病和磨牙症的患者）的早接触。

（三）咬合调整的基本原则

1. 除去早接触，确定稳定的牙尖交错位。不要降低咬合高度（维持咬合高度作为原则，不调磨咬合接触部位）。

2. 尽量减少侧方力，使咬合力沿牙体长轴方向分布。

3. 避免调磨引发咬合功能面过大，尽量使其变小。

4. 牙体硬组织不能再生，不要过度调磨，避免一次大量调磨，少量多次。过度调磨使接触部消失诱发牙齿伸长或倾斜，可产生新的早接触。

三、牙齿固定

固定是指受损伤的部分保持在一定的位置和状态使其不能运动，对其进行保护。牙周

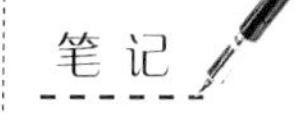

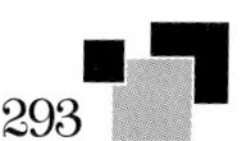

治疗时牙周组织破坏产生二次性咬合性创伤的牙齿，与周围的牙齿进行连接，连接的牙齿分散减轻咬合力，使牙周组织稳定，减轻二次性咬合性创伤，这个治疗方法称为牙齿固定（teeth ligation）。

固定根据使用的目的分为暂时固定和永久固定，暂时固定还包括诊断性固定。诊断性固定是为永久固定作准备的固定。另一方面根据形式分为固定式和活动式，以及覆盖在牙冠表面的外固定和在牙体内形成窝洞埋入固定的内固定。各固定方法均具有其特点，在理解的基础上避免其缺点，不正确的固定可以引起医源性的问题。

（一）暂时固定（诊断性固定）

1. 目的　在一定期间内使用，固定结束后除去固定装置称为暂时固定。目的是在一定的时间内使咬合性创伤等引起松动的牙齿稳固，治愈咬合性创伤，提高基础治疗或牙周外科治疗的效果，使牙周组织恢复健康。

诊断性固定是对于诊断比较难的病例，利用暂时固定判定牙齿的保留或拔除以及永久固定的必要性和固定范围等。

2. 适应证　一般应用于基础治疗，也可以应用在牙周外科、MTM 治疗后和修复治疗初期。

（1）应急处理：偶发事故（外伤和颞下颌关节脱位等）或急性炎症引起牙齿明显松动。

（2）防止炎症合并二次性咬合性创伤：牙周组织进行性破坏（牙齿动度 2 ~3 度），牙周组织炎症合并二次性咬合性创伤时，调整咬合的同时进行暂时固定，减轻二次性咬合性创伤，防止炎症加重。有时以口腔清洁指导为中心对于炎症进行基础治疗，改善炎症状态，调整咬合等治疗效果明显时，也可以不进行固定。

（3）暂时咬合调整恢复咬合功能及美观：有牙齿缺失，而且残存牙齿松动、咬合功能低下、审美性不良时，可以通过修复体（固定桥等）进行暂时固定。这个修复体也可用于诊断用暂时固定，也可以用于在一定的时期内，使预定拔除的牙齿参加咬合功能。

（4）确保牙周外科治疗后牙齿的稳定：手术时牙龈纤维和牙周膜纤维被切断，一部分牙根被拔除等引起牙齿动度增加。手术后进行暂时固定可以使牙齿稳定，促进牙龈纤维和牙周膜纤维的再生和再附着。

（5）前期永久固定：什么时候进行永久固定，哪些牙齿为一组进行固定，特别是不清楚选择哪种修复设计时，首先要进行暂时固定观察其经过做出诊断（诊断性暂时固定）。

（6）修复治疗的辅助：为了防止基牙预备后牙齿移位和确保暂时的咬合关系，防止二次性咬合性创伤。

（7）正畸治疗支抗辅助和治疗后的保持固定：确保支抗对于正畸治疗是非常重要的，要考虑矫正后的修复处置来决定固定方法。

3. 暂时固定的种类

（1）不磨除牙体组织的固定方法

1）结扎丝结扎塑胶固定法：用结扎丝结扎牙齿，然后用塑胶粘接的固定。最近由于粘接性塑胶固定的出现，此法已经很少使用了。适用于前牙，后牙结扎难度大不适用。

①优点：操作简单，不破坏牙体可以保持牙体原有状态。经济负担少。

②缺点：局部清洁性能低下（特别是牙间隙部）。长期使用可产生结扎丝下的牙体脱钙（与牙体粘接脱落，细菌侵入牙面与结扎丝之间，使牙体脱钙）。一般要在 3 个月左右检查一次，不适宜长期使用。磨牙区结扎困难，结扎丝有时断裂。

结扎时应尽量离开牙龈缘结扎在牙齿的冠方，以使牙龈缘和牙间隙容易清洁。

2）粘接性塑胶固定法：用粘接性塑胶连接到邻接牙齿上的方法，最近因表面处理材料的发展而被广泛应用，特别是下颌前牙可以长期使用，磨牙区也可以使用（图 11-4-1、图 11-4-2）。但是，咬合力强时容易破损，定期的复查是必要的。

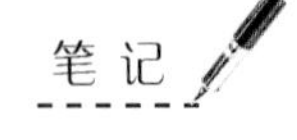

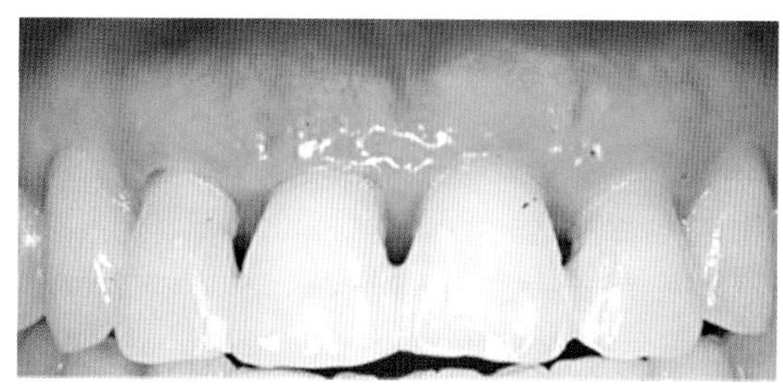

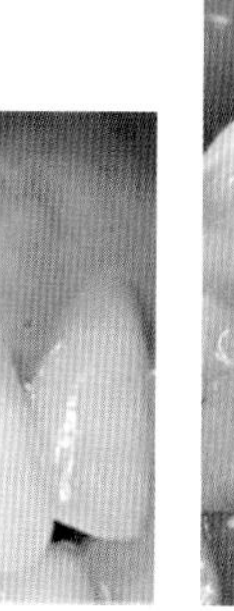

图 11-4-1　牙周固定(超强树脂纤维固定方法)

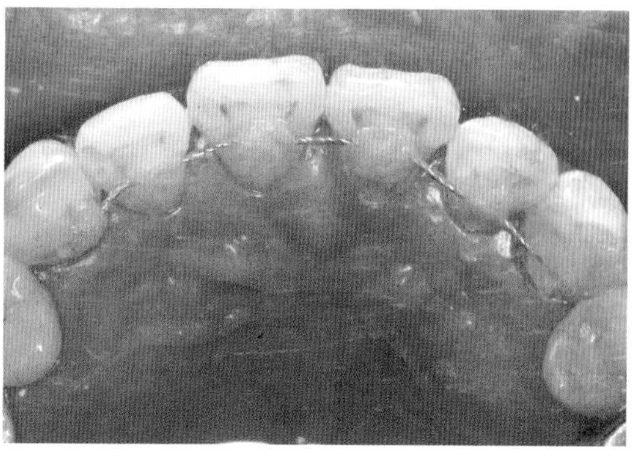

图 11-4-2　牙周固定

①优点:操作简单、美观性好。由于黏着力强可以长期使用,破损的部位修理简单,可以大面积的固定。可同结扎丝并用,磨牙区也可以使用。

②缺点:粘接面需要酸蚀,有发生龋坏的危险。长期使用容易产生变色,美观性降低。咬合力强时塑胶容易破折或与牙面分离。

(2) 磨除牙体组织的固定方法:适用于永久性固定或牙冠修复的牙齿。患者不愿进行永久性固定或不能明确判断可以进行永久性固定时,不采用这样的固定方法。

1) 埋入钢丝塑胶固定法:在牙齿表面形成洞形,放入钢丝填入塑胶连接固定的方法。用普通塑胶固定,塑胶与牙齿表面有间隙容易产生龋坏,现在开发出牙本质粘接材料,弥补了普通塑胶易龋坏的不足。但是,强咬合力时容易引起塑胶的破折或与牙齿分离,因此应定期检查,不主张长期使用。多用于磨牙区,前牙区的舌侧形成洞型也可以应用。

2) 塑胶冠和高嵌体的固定:作为永久性固定的前期,预备牙体形成基牙,制作塑胶冠或高嵌体连接固定的方法。在永久性固定期间,防止牙齿移动和维持咬合功能。塑胶冠的适应性比金属冠差,因此非常重要的是不要使边缘进入龈下和邻间隙要便于邻接面清洁。建立咬合关系时咬合面要有足够的塑胶,进行调磨等也可以作为诊断性处置。

但是,长时间使用时可能产生下面的情况,必须注意并采取对策:①咬合面的磨耗,产生咬合降低或牙齿伸长;②粘接剂在咬合力的作用下破坏,被唾液溶解容易引起龋坏;③咬合力强的容易产生破损。

(3) 活动性固定装置:活动性固定装置比固定性装置的固位力弱,但自己可以简单地进行清洁。缺点是需要取印模,在模型上制作需要时间。现在使用的有基托式(Hawley)固定装置和殆垫式固定装置。

1) 基托式固定装置:与正畸治疗时活动矫治器的样式相同,除了对前牙部的固定之外,还可以作为矫正装置。

2) 殆垫式固定装置:用塑胶覆盖在牙齿殆面上,防止磨牙症的发生或分散特定牙齿的咬合力。制作方法与殆导板基本相同,多在夜间睡眠时使用。

(二) 永久固定

长期(终生)进行固定称为永久性固定。永久性固定不是指永久性使用,当发生继发龋、固定装置破损、牙周病加重时多数需要及时拆除。制作需要很高的知识和技术,要认真进行维护。

永久固定需要切削牙体组织、制作时间长、费用多,术者和患者负担大。基础治疗、牙周外科及 MTM 等结束后,牙周组织炎症和牙周袋深度得到明显改善,进行永久性固定。

1. 永久固定的目的和适应证

(1) 除去二次性咬合性创伤,防止牙齿的松动:牙周支持组织明显减少时,通过改善炎

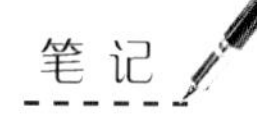

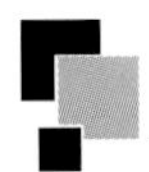

症和调整咬合，不能达到改善二次性咬合性创伤目的，不能减轻咬合性创伤引起牙齿动度和增宽的牙周膜间隙等，以长期防止二次性咬合性创伤为目的进行永久固定。

（2）恢复咬合功能和稳定，恢复审美性：牙齿动度大，咀嚼功能明显降低，为恢复咬合（咀嚼）功能使咬合长期稳定进行永久固定。牙齿缺失，兼顾修复缺失牙齿的永久固定称为牙周修复，前牙多兼顾恢复审美性。

（3）防止牙齿病理性移动：支持力高度降低时，咬合力和舌、唇力的不协调可以使牙齿移动，为了防止牙齿的移动进行永久固定，也可用于正畸治疗后的固定。

2. 永久固定的种类

（1）固定式永久固定：多用联冠（3/4 冠、硬质塑胶冠、烤瓷冠等），作为固位体，连接嵌体（MOD 嵌体、固位桩嵌体等），粘接性树脂和超强粘接纤维等。

（2）活动式永久固定：牙齿缺失较多，用活动义齿修复缺失牙齿的同时对牙齿进行固定。牙齿没有缺失时，也可用活动保持器或咬合垫（一般夜间用）对松动牙齿进行固定。

3. 永久固定的注意事项

（1）确切适应证的选择：永久性固定，多数需要进行牙体的修改，导致牙体的破坏，适应证选择不当就会造成无法挽回的后果。另外固定装置可以造成菌斑控制管理的困难。

（2）确切设计和材料的选择：要充分考虑固定的范围、方法、使用的材料、固定的强度等，不要形成整体的动度、固位体的脱落、破折等。

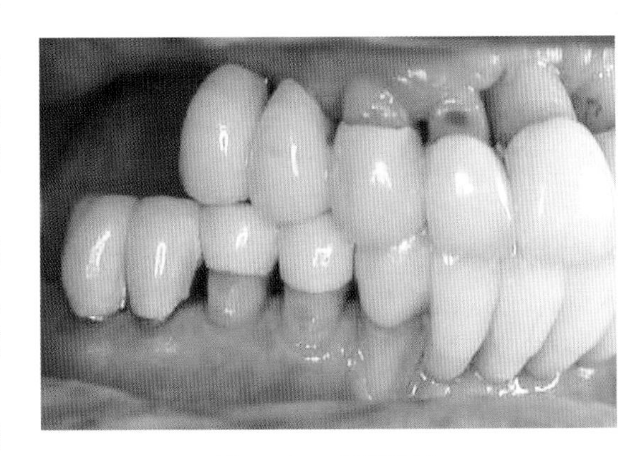
图 11-4-3 牙周固定

（3）制作固位力强、适应性好的装置：支抗牙齿的维持力和固位体适应性是非常重要的。松动的牙齿维持力较弱，而且容易引起固位体脱落（图 11-4-3）。不良固位体可以引起牙龈组织炎症和支抗牙齿继发龋等。

（4）患者容易清洁的形态：尽量减少固位体牙冠的突度，加大龈外展间隙。

（5）处置后加强支持（保健）治疗：清洁不良会引起牙龈组织炎症，牙周炎再发。要定期复诊，检查，再评估，再指导，再治疗。另外，固位体的磨耗和其他牙齿磨耗程度不同，应进行咬合接触的检查。

四、磨牙症的治疗

磨牙症治疗的基本原则和其他疾病一样“除去病因”。磨牙症的病因有局部因素（早接触等咬合异常）和全身因素（神经精神因素等），去除这些因素是磨牙症治疗的基本原则。但是，磨牙症发生发展的机制至今仍未明确，个体差异很大，具体的治疗还很困难。多采取小范围调磨早接触点和使用咬合垫（咬合导板）等保守的治疗方法，观察变化过程。

1. 全身因素（精神因素）的治疗　除去全身性的神经精神因素是非常困难的，首先向患者说明精神紧张和磨牙症的关系，尽量改善增加精神紧张的生活环境。帮助患者寻找精神紧张的原因，为患者减轻精神紧张提出适当的建议。

（1）自我暗示疗法：在磨牙症患者入睡前，利用大脑潜在的意识，大声反复重复“闭上嘴，不咬牙”，使其牢固保留在大脑的潜在意识中，当患者入睡时这种潜意识控制大脑神经兴奋的传出，抑制磨牙症的发生。

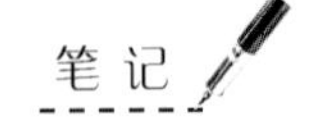
笔记

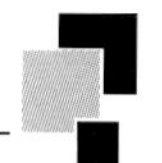

（2）药物疗法:可以减轻患者一时性精神紧张和缓解症状,不能达到永久性治疗的目的。

2. 局部因素的治疗

（1）咬合调整:早接触是磨牙症重要的局部因素,早接触的咬合调整参考咬合治疗的相应内容。但是,磨牙症患者牙齿磨耗较重多存在有牙齿敏感症,而且微细的咬合不平衡都可以引起明显的反应,因此对于咬合调整要慎重。

（2）咬合垫疗法:在全牙列咬合面上覆盖一层塑胶制作全上颌咬合垫,可以检查磨牙症的发生性状(强度、性质等)。早接触点不明确时,调整咬合垫咬合面使牙齿均匀接触,消除早接触点,减少磨牙症的发生。咬合垫可以分散咬合力减轻牙周组织的咬合性创伤、固定松动牙齿、防止牙齿的磨耗。

（3）咬合导板:可分为前牙型、全牙列型和特殊型,一般多合并颞下颌关节症状时使用。

五、创伤性咬合的正畸治疗

（一）正畸治疗的意义

牙齿倾斜移位、扭转等牙齿错𬌗畸形是牙周病重要的修饰因素。牙齿错𬌗畸形使牙齿的自洁能力降低,牙周炎始动因素牙菌斑附着增加,而且刷牙等口腔清洁不良使牙菌斑增加,加重牙周组织的炎症。另外牙齿错𬌗畸形也可以引起牙周组织的咬合性创伤,增加牙周组织的破坏。

牙周病的牙周组织破坏,使牙周支持组织减少、支持能力降低,造成牙周组织咬合性创伤(二次性咬合性创伤),引起牙齿移位、牙间隙加大,加速牙周组织的破坏。通过正畸治疗改善牙齿的咬合关系(解除创伤性咬合),有助于提高牙周病的治疗效果,恢复牙周组织的健康,改善口腔牙齿的功能和审美性。

（二）正畸治疗的目的

1. 改善口腔清洁性、去除炎症因子

（1）牙齿排列不齐使牙齿邻接面、牙齿颈部清洁困难:通过正畸治疗改善牙齿排列状态,增强口腔清洁性、消除牙周组织的炎症。

（2）牙齿前突、口唇关闭困难:通过正畸治疗改善口呼吸,降低牙菌斑的附着,消除炎症性因素。

2. 除去创伤性咬合

（1）正常的咬合力对倾斜的牙齿也可以产生侧向力的作用,引起牙齿进一步倾斜,造成咬合性创伤。改善牙齿倾斜程度减少侧向力,避免咬合性创伤。

（2）通过正畸治疗关闭前牙间隙、改善舌、口唇不良习惯,避免咬合性创伤。

（3）改善早接触关系。

（4）发挥稳固牙齿的功能。

（5）防止食物嵌塞,恢复接触点。

（6）容易得到永久性固定。

3. 增强口腔牙齿的审美性

（1）改善前牙间隙、牙齿前突。

（2）改善前牙拥挤、牙齿倾斜。

（3）改善前牙的反𬌗、锁𬌗。

（4）移动基牙改善修复体的清洁性。

4. 促进牙周组织的再生　适当的矫正力可以活化牙周组织细胞,特别是对牙周膜细胞

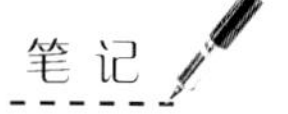

牙槽骨细胞有特殊的活化作用，结合牙周外科等可以促进牙周组织的再生。

(1) 垂直性骨吸收和骨下牙周袋：牙列不齐，特别是牙齿倾斜产生的骨下牙周袋和牙槽骨吸收，可以通过移动牙齿消除牙周袋促进牙槽骨再生。

(2) 牙齿压低：压低因牙槽骨吸收而伸长的牙齿，增加牙槽骨的高度。但是由于结合上皮随着牙根的压下而向根方移动，产生牙周袋，有时需要进行牙周手术，消除牙周袋。

(3) 牙齿伸长：牙根有足够长度而且牙根周围有角形骨吸收时，通过正畸治疗，使附着在牙根的牙龈组织、牙周膜和牙槽骨和牙根一起向冠方增生移动(伸长)。

(三) 正畸治疗的注意事项

1. 患者教育　正畸治疗必须取得患者的协助。患者必须充分了解咬合性创伤的危害和治疗的目的，特别是充分理解口腔清洁的重要性。向患者说明正畸治疗的必要性和治疗方法，使患者理解治疗所需要的时间、费用和治疗的效果。

2. 牙周组织炎症的改善　正畸力是一种持续的创伤性外力(压力和侧方力)，当牙周组织存在有炎症，特别是有较深牙周袋，牙龈组织纤维和牙周膜纤维破坏严重时，正畸力可以加重牙周组织炎症。因此，正畸治疗前要充分进行基础治疗，尽量减轻牙周组织炎症和改善牙周袋深度。要充分进行口腔卫生指导、洁治刮治和必要的牙周手术治疗。移动牙齿出现松动度加大、疼痛明显时应减轻正畸力，甚至可以不加力暂时休息，待症状好转后再继续治疗。如果牙周组织炎症加重、牙周袋加深时，一定要检查引起的原因并加以治疗。牙齿移动过程中出现新的早接触，一定要考虑到牙齿移动结束后咬合状态进行调磨，尽量避免产生咬合性创伤。在正畸治疗时对引起牙齿移位的舌、口唇等不良习惯也要同时治疗。

3. 正畸装置的选择　尽量减少对患者日常生活工作的影响，并能发挥最大的治疗效果。正畸装置的选择要注意正畸治疗牙齿移动的形式(牙整体移动、倾斜移动等)，了解被移动牙齿和作为支抗牙齿的牙周组织状态，特别是承受咬合力牙齿的牙周组织状态。正畸装置要容易清洁、使用方便，尽可能制作简单、美观。

4. 复诊时间　牙周病患者的牙齿都有不同程度的牙周组织的破坏，正畸治疗复诊的时间要尽量短，最初1周复诊，然后2～3周一次，治疗过程中牙周组织状态良好时，可以1个月一次。应注意牙齿移动的状态、牙周组织的变化(牙龈组织的炎症，牙周袋深度)，检查口腔清洁状态、牙齿移动后有无早接触、松动度的变化以及疼痛程度，注意正畸力的大小。

(四) 正畸治疗的病例

病例1

56岁女性患者，因牙齿松动要求治疗，诊断为慢性牙周炎(合并咬合性创伤)。2年前患者自觉牙龈出血，牙齿出现间隙，并逐渐加重。检查上、下颌切牙间有散在的间隙，11远中唇侧扭转，31右侧倾斜且扭转，31与11和21有早接触。15～17和35～37为固定修复体(图11-4-4)。牙周基础治疗后采用方丝弓矫治器正畸治疗排齐牙齿并关闭间隙，调整咬合关系，解除咬合性创伤(图11-4-5)。

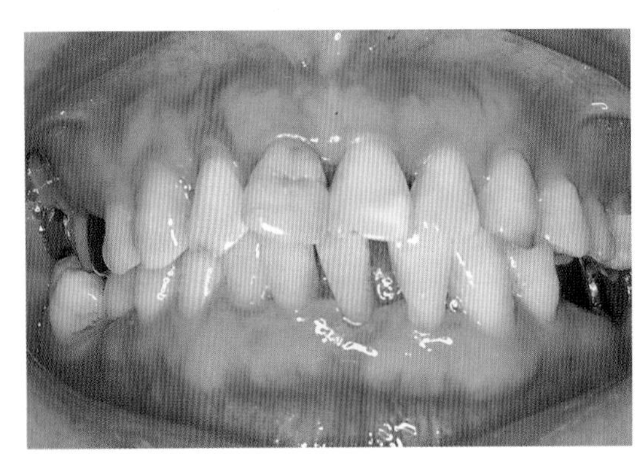
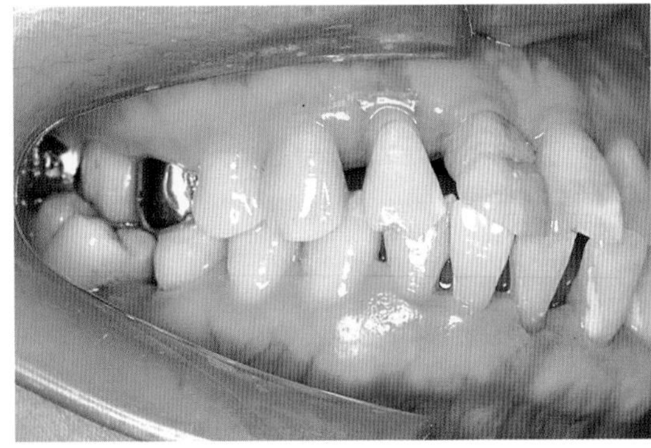

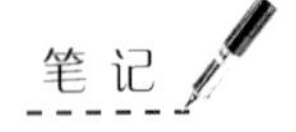
笔记

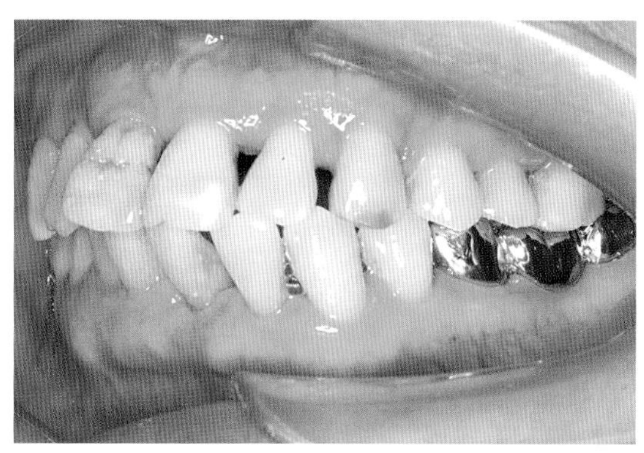

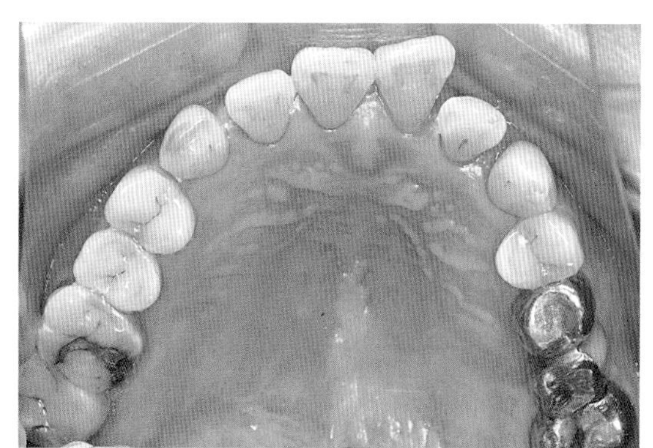

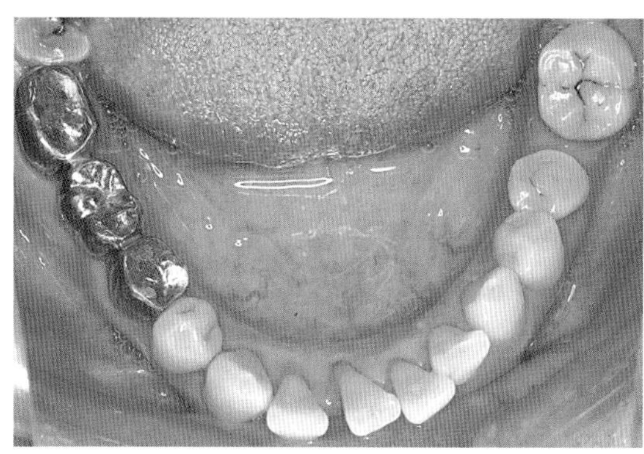

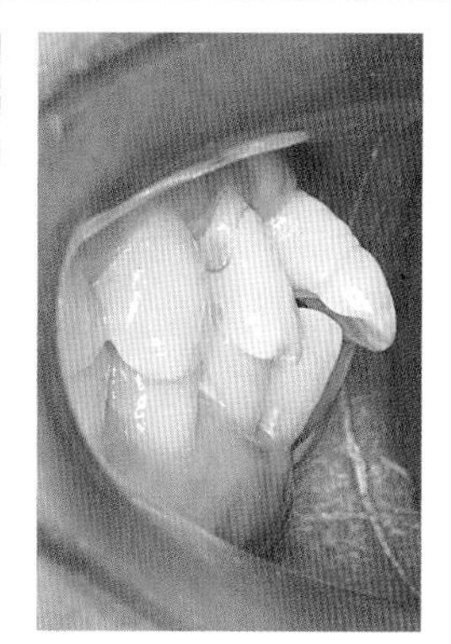

图 **11-4-4**　创伤性咬合正畸治疗病例术前

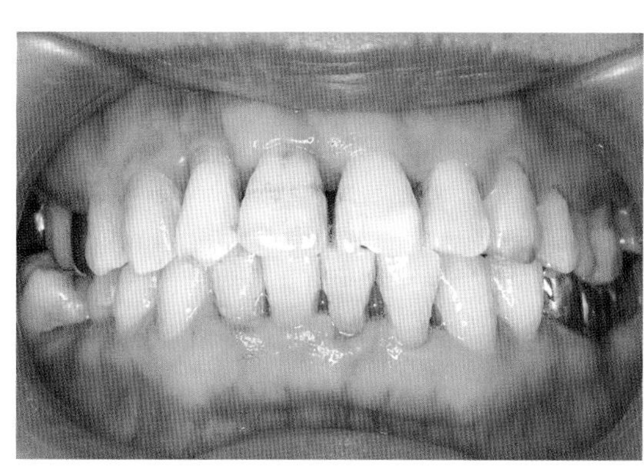

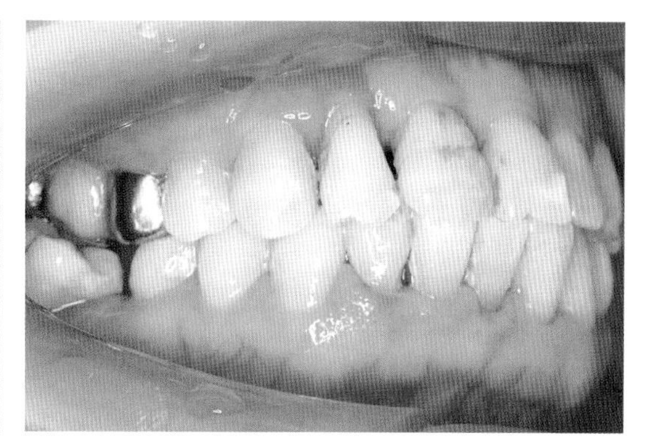

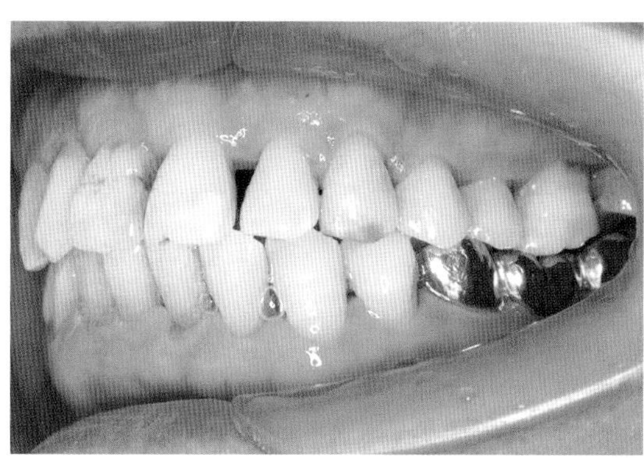

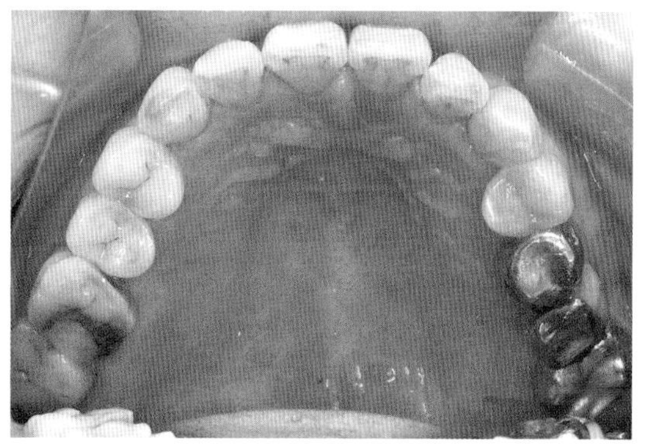

笔记

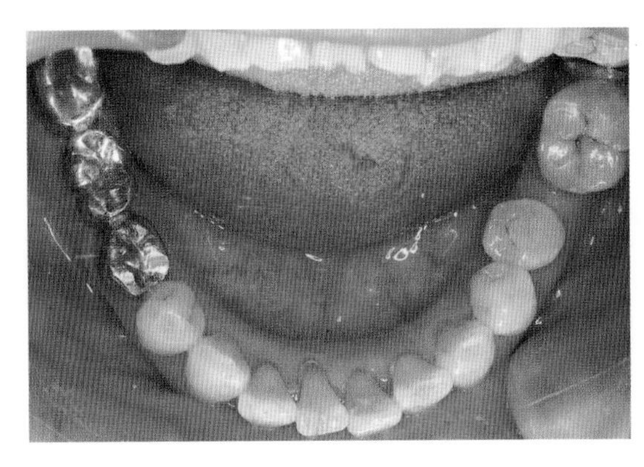

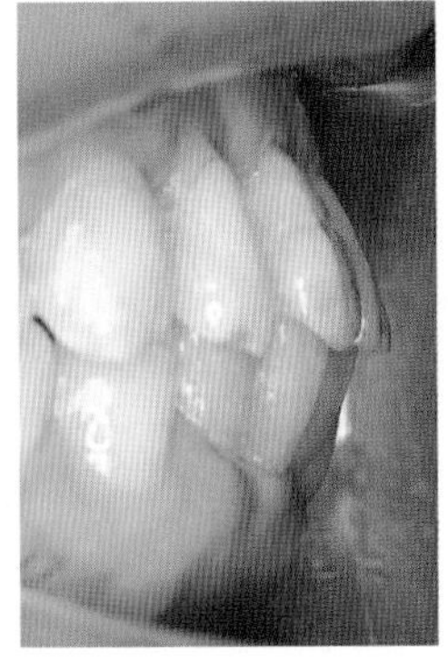

图 11-4-5　创伤性咬合正畸治疗病例术后

病例 2

60 岁男性患者杨某,下前牙松动要求治疗,诊断为慢性牙周炎(合并咬合性创伤)。1 年前自觉下前牙松动,近日加重。12、11 与 42 对刃咬合,22 反咬合。全口卫生状况差,龈缘处可见大量牙石、菌斑及软垢。牙周基础治疗,局部正畸治疗(42—32)(图 11-4-6)。

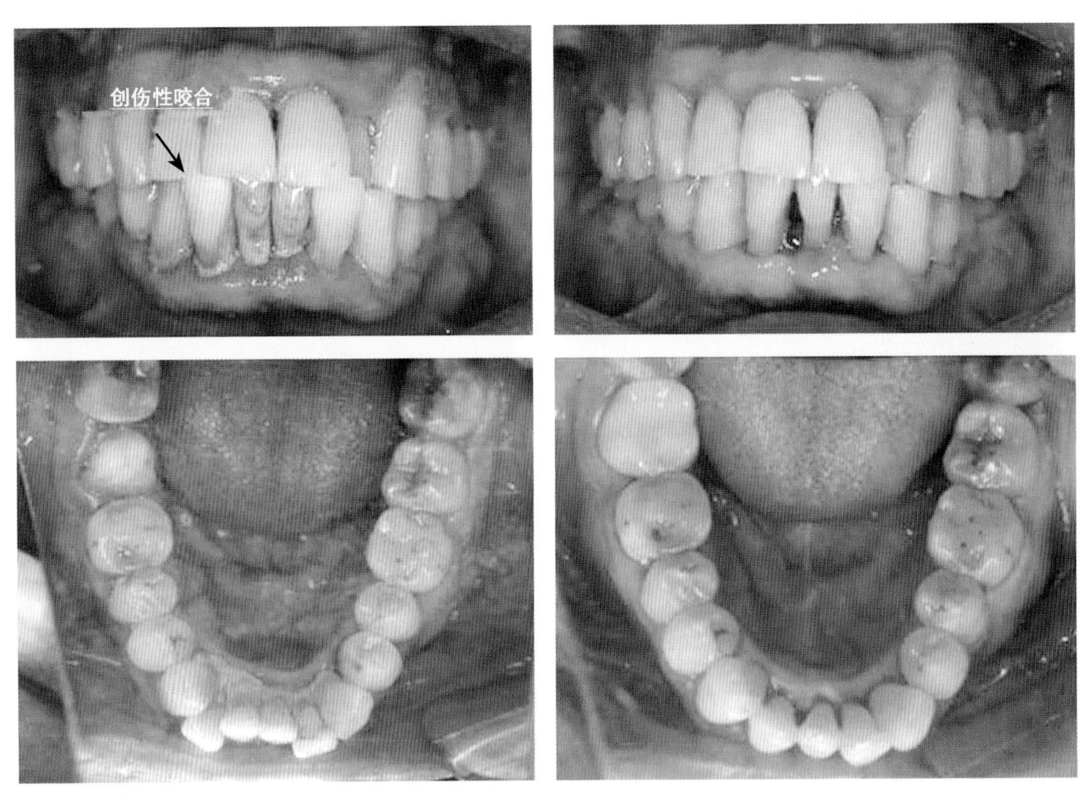

图 11-4-6　创伤性咬合正畸治疗病例术前和术后

病例 3

65 岁女性患者,要求拔牙,诊断为重度慢性牙周炎(咬合性创伤)。数年前牙齿松动、脱落,上前牙出现间隙,且松动度和牙间隙日益加重,两年前牙齿不能咀嚼,且由于口腔内缺牙数量较大,影响进食。口腔卫生状况较差,牙齿松动 1~3 度。牙周基础治疗,调整咬合,局部正畸治疗(13—23),36—46 连冠修复固定,上颌磨牙区可摘义齿修复(图 11-4-7)。

笔记

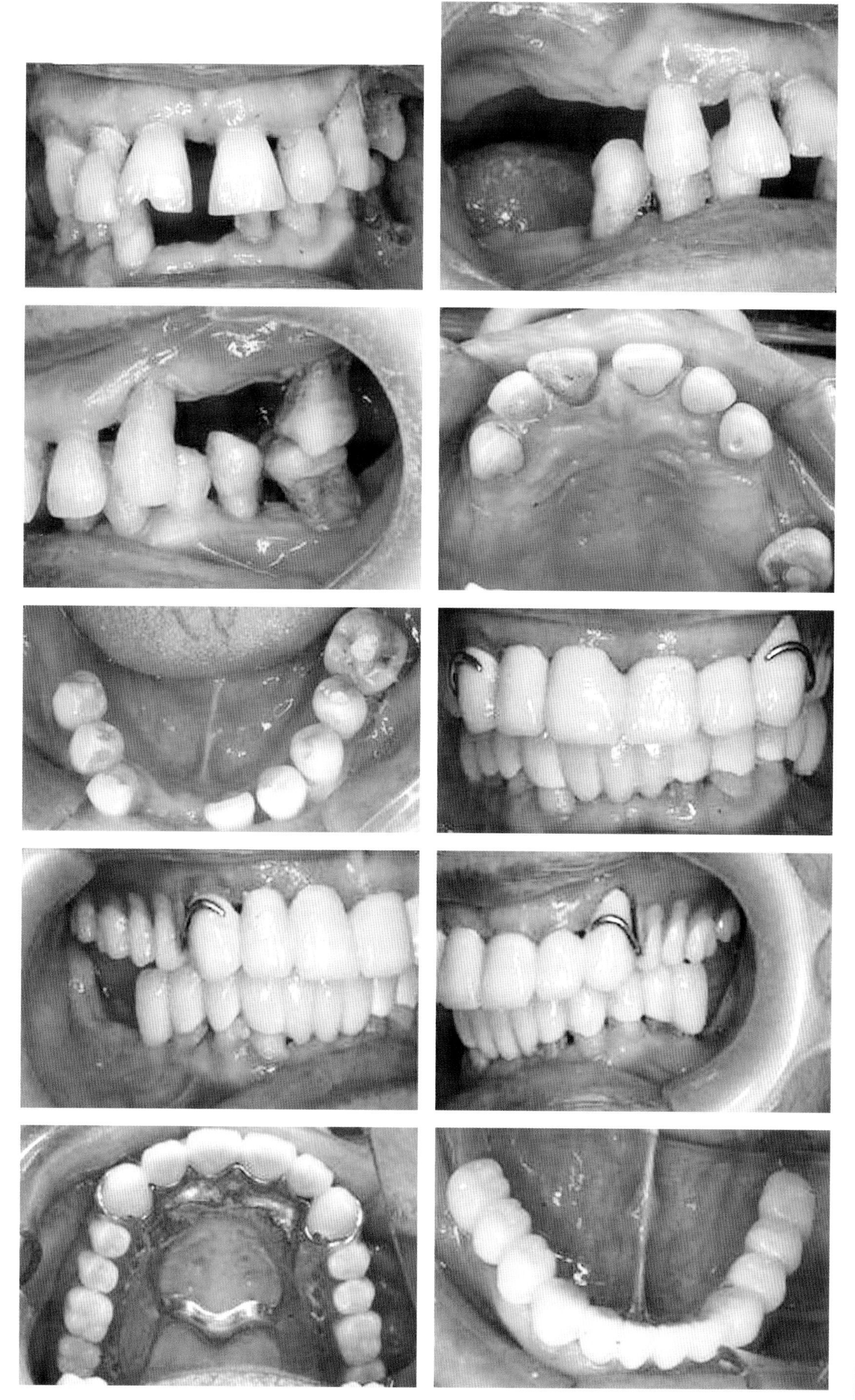

笔记

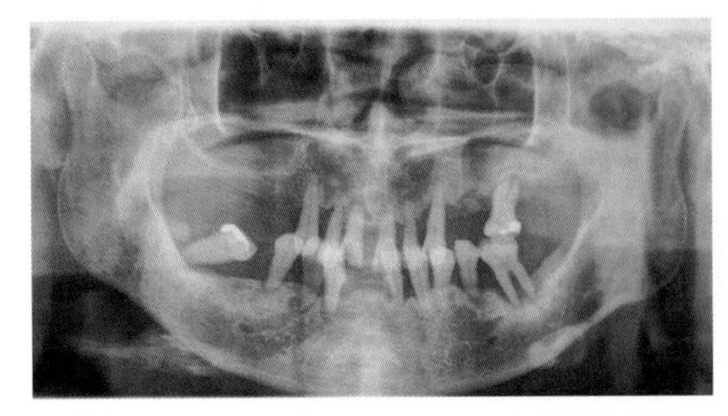
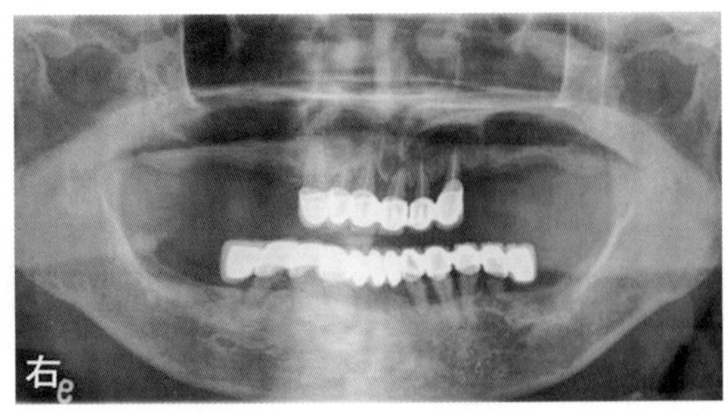

图 11-4-7　创伤性咬合修复治疗病例术前、术后和治疗前后曲面体层片对比

六、创伤性咬合的修复治疗

修复治疗的目的是通过修复体解除牙齿的咬合性创伤，恢复牙周组织的健康和牙齿咀嚼、发音和吞咽等口腔功能。牙冠修复和牙列修复是创伤性咬合治疗的重要方法，因此牙周修复治疗在牙周治疗中极为重要。尤其是重度牙周炎和牙列严重缺损的病例，牙冠修复和牙列修复对牙周整体治疗的预后起着极为重要的作用，将其称之为牙周修复。

牙周治疗中进行牙冠修复和牙列修复，使牙齿缺损和缺失不再引起牙周组织的咬合性创伤，并恢复口腔功能和美观。

修复治疗的基本思路和注意事项：

1. 修复体便于牙周组织的自洁和有利于牙周组织的清洁，减少牙菌斑附着，避免牙周组织炎症的发生。

2. 根据余留牙齿牙周支持力的程度调整牙齿咬合关系，尽量避免产生侧方力。可以采用联结固定增强牙周支持力，利用黏膜分散咬合力等方法不要使个别牙齿负担过重。

3. 牙周病导致牙周支持力下降，多数牙齿缺失时增加了余留牙齿的咬合负担，使牙周组织处于易产生二次性咬合性创伤的状态，要避免牙周组织炎症合并咬合性创伤。因此，一定要确切地控制管理牙菌斑，保持牙周无炎症状态，解除早接触和磨牙症等咬合性创伤因素。

（毕良佳　李新　代佳音）

参 考 文 献

1. 曹采芳. 临床牙周病学. 北京：北京大学医学出版社，2006
2. 加藤熙. 最新歯周病学. 日本：医歯薬出版株式会社，1994
3. 加藤熙，押見一，池田雅彦. ブラキシズムの基礎と臨床. 日本：日本歯科評社，1997
4. 畢良佳，加藤熙. 歯周組織の炎症と咬合性外傷が合併した時のサル歯周組織の変化. 日本歯周病学会会誌，1996，38：385-399
5. 畢良佳，李虹，坂上竜資. 炎症と咬合性外傷が合併した時の根分岐部歯周組織の変化. 日本歯科保存学雑誌，1999，42：507-519
6. LindheJ. Textbook of Clinical Periodontology. 2nd ed. Copenhagen：Munksgaard，1989
7. Glickman I. Clinical Periodontology. 4th ed. Philadelphia：WB Saunders Co，1983
8. Ramfjord SP，Ash MM. Occlusion. 3rd ed. Philadelphia：WB Saunders Co，1972
9. Bi LJ，Kato H. Periodontal Destruction with Experimental Periodontitis and Traumatic Occluson in Monkeys. J Periodontol，1997，68：4 397
10. Glickman I. Occlusion and periodontium. J Dent Res，1967，46(1)：53-59
11. Waerhaug J. The infrabony pocket and its relationship to trauma from occlusion and subgingival plaque. J Peri-

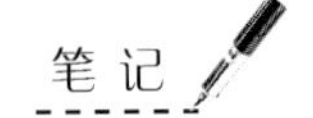
笔记

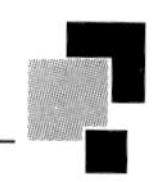

odontol,1979,50(7):355-365

12. Polson AM,Meitner SW,Zander HA. Trauma and progression of marginal periodontitis in squirrel monkeys. Ⅳ Reversibility of bone loss due to trauma alone and trauma superimposed upon periodontitis. J Periodontal Res, 1976,11(5):290-298
13. Polson AM,Zander HA. Effect of periodontal trauma upon infrabony pockets. J Periodontol, 1983,54(10): 586-591
14. Pameiger HN,Glickman I,Roeber FW. Intraoral occlusion telemetry. 3. Tooth contacts in chewing,swallowing and bruxism. J Periodont,1969,40(5):253-258
15. Sakagami R,Kato H. The relation between the severity of periodontitis and occlusal condityons monitored by the K6 Diagnostic System. J Oral Rehabil,1996,23(9):615-621
16. Ikeda M. The relationship between the degree of bruxism and the progression of periodontal disease. J Periodontol,1997,68:4405

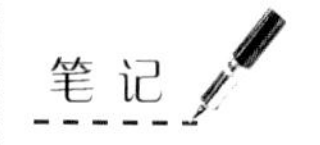

第十二章　牙周病的临床科研

研究生教育不同于本科生教育。本科生教育给学生的是经典的东西或者是结论性的知识，而研究生教育则是开放的。在一些未知的领域，对于同一个问题，在初始阶段一定存在着不同的认识，有不同的流派，甚至相反的结论，这是一个正常而又合理的现象。随着研究的深入和认识的深化，将会趋同于一个共识或主流的认识。因此，研究生教育应重点培养学生获得知识的能力、思辨的能力和探索的精神。

临床型研究生对如何选择课题、如何开展临床科研常不得要领，起初会感到无从下手。本章节通过对临床科研一些共性问题的梳理，希望能帮助大家整理出一些如何开展临床科研的思路和技巧。

临床科研(clinical research)是为回答和解决与临床有关的问题而产生的。其研究对象包括：病因、疾病的诊断、临床疗效、临床决策分析等。单纯用药是否可以治疗牙周疾病？对于药物性牙龈增生不停药单凭牙周基础治疗是否有效？截根术的长期效果如何？牙周维护治疗是否必要？诸如此类的问题都需要通过系统的临床研究来回答。随着时代的进步，一些新的治疗手段不断涌现，其治疗效果如何，如激光治疗是否有效，也需要临床研究来验证。同时，医疗常规和治疗程序的确立，其背后往往有临床科研的依据和支撑。超声洁治后，空气中的悬浮细菌数增多，增加了交叉感染的可能性。研究表明超声洁治前用3%的过氧化氢溶液含漱1分钟可大大降低这种影响。于是含漱3%的过氧化氢溶液成为超声洁治前一个不可缺少的步骤。临床医学起初多凭借专家们的经验，这些经验是否合理、是否科学也需要临床研究来验证，有些习以为常的东西看似合理，有时是经不起推敲的。氯己定是一种公认的抗菌斑制剂，其含漱液在口腔临床中广为应用，然而每天含漱几次比较合理？含漱次数多抑菌效果可能好，但色素沉积等副作用也同时增加了，有研究表明每天含漱2次就可达到比较好的抑菌效果，而不是习惯上认为的每天要含漱3次。临床科研的目的是提高诊断水平和治疗效果，改善预后及通过疾病病因学研究，提出疾病的预防措施和新的治疗方案。从临床科研的目的上看，临床科研应包括诊断方法的建立与评价、治疗效果的评估、新的预防和治疗方法的探索。

牙周疾病是一个古老而又年轻的疾病，说它古老是因为在古人类的头颅骨上即可看到牙槽骨有不同程度的破坏。说它年轻是因为牙周疾病还有许多问题需要回答。从病因、发病机制，到诊断、治疗和预后，有许多问题都值得探讨。无论是临床研究还是基础研究，在牙周病学领域都十分活跃，这为研究生提供了广阔的空间和平台。

第一节　临床科研的形式与难点

一、临床科研的形式

笔记

临床科研经历了由简单到复杂、由描述性研究到荟萃分析(meta analysis)的发展历程。

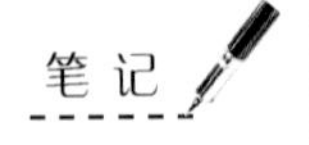

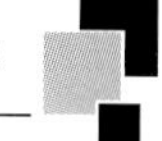

其规模也从独家研究发展到多中心的研究。

（一）病例报告

病例报告（case report）是有关单个病例或者10例以下病例的详尽临床描述，尤其适用于少见病、罕见病。在当今的许多医学期刊杂志上，仍可见到病例报告的发表。许多疾病的首次认识都是通过病例报告的形式，例如2003年的非典型肺炎的病例报告。病例报告在研究中的意义是为进一步临床研究提供线索，而不能用于论证科研假设和获得一个明确的结论。对于临床中出现的少见、罕见病例，只要资料收集的齐全，也可以写出有一定学术价值的文章。

由于病例报告样本数量有限，因此对病例报告的结论要有正确的认识和估价，尤其是关于治疗成功的个案报道。在学术会议上，报告者经常会展示自己成功的病例。在惊叹的同时，也一定要有清醒的认识。当病例达到一定数量时，才能有代表性，也才能够说明一定的问题。

（二）病例分析

病例分析（case analysis）的病例数至少在10例以上，可以分组比较，进行统计学分析，是总结临床经验的重要研究方法，尤其是几百例或上千例的大宗病例分析，有重要的临床意义，对临床医师诊断和治疗决策有重要参考价值。病例分析要有严格的诊断标准，这样才能保证病例的同质性。病例分析没有合适的对照，且为回顾性研究，因此在下结论和推论时也应持慎重态度。

（三）随机对照试验

随机对照试验（randomized controlled trials，RCT）是按照正规的随机化方法将研究同质的对象分为试验组和对照组。试验组施加干预措施，对照组不施加任何干预措施（或只给安慰剂），在控制条件下随访观察一定时间，比较试验组和对照组的结局，判定效果。优点：①可以防止选择性偏倚；②可能影响结果的因素在两组间分布均衡、可比；③很多统计学检验假设是以随机抽样为基础的，不需要复杂的方法加以矫正。缺点：①存在伦理学上的问题，一半的研究对象可能没有给予治疗或有效的治疗；②样本量大，耗费人力、物力；③研究对象经过纳入标准、排除标准的筛选，代表性差。

（四）病例对照研究

病例对照研究（case-control study）是一种分析某种因素和疾病之间关系的分析性研究设计方案，所调查的研究因素包括危险因素、预后因素及诊治措施等。病例对照研究是选择具有某种疾病的一组患者作为病例组和一组无该病的人作为对照组，比较两组某种因素的暴露率或暴露水平，如果两组间有统计学差异，则认为该暴露因素与疾病或事件有联系。许多牙周疾病与全身疾病关系的研究都采用该设计方案，一些研究以全身疾病作为分组标准，比较有无该全身疾病患者的牙周状况。另一些研究以牙周疾病作为分组标准，比较有无牙周疾病者或不同程度牙周疾病者间的全身疾病状况，从而发现两者间可能的关系。需要明确的是单凭此项研究还不足以说明两者间一定存在因果关系。病例对照研究属回顾性研究，选择合理对照十分困难，对照组由研究者自行选择，同时由于对既往史回忆的广度和深度不同，其可靠性往往受影响，难免产生偏倚。事先未能估计到对结果有影响的未知因素，因而未能对之进行调查，以至不能得出因果关联的结论。该方法难以做到盲法。只能计算比值比（OR值），不能计算相对危险性（RR值），因而难以确定因果关系。

（五）横断面研究（cross-sectional study）

在特定的时间同时调查某个集体的全体人员或具有代表性的一些人是否患病和具有某些因素或特征的情况。由于是在一特定时间进行的调查，故称为横断面研究。患病和有关信息被同时获得，一般不能进行因果联系的分析。

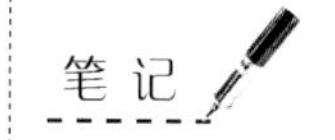

（六）队列研究

队列研究(cohort study)属于观察性研究。队列研究是随访一组暴露于某个因素下的个体,最终确定疾病的发展和结果。它又分为前瞻性研究和回顾性研究。由于原因先于结果,前瞻性队列研究选择性偏倚小。通过配比法可均衡暴露组和非暴露组对结果有明显影响的因素。队列研究特别适合探索暴露因素与多个结果的关系。队列研究耗时、花费大、对患者的依从性要求高,不能在"盲"的状态下进行。

（七）荟萃分析

荟萃分析又称 meta 分析。

1. 概念　meta 分析是指用统计学方法,对收集的多个研究资料进行分析和概括,以提供量化的平均效果来回答研究的问题。其优点是通过增大样本含量来增加结论的可信度,解决研究结果的不一致性。meta 分析是对同一课题的多项独立研究的结果进行系统的、定量的综合性分析。它是文献的量化综述,是以同一课题的多项独立研究的结果为研究对象,在严格设计的基础上,运用适当的统计学方法对多个研究结果进行系统、客观、定量的综合分析。它不但包括数据结合,而且包括结果的流行病学探索和评价,并以原始研究的发现取代个体作为分析实体。荟萃分析产生的主要理由是:对于多个单独进行的研究而言,许多观察组样本过小,难以产生任何明确意见。在世界范围内,针对同一个问题可能有许多类似的研究。通过分析这些研究得出的结论是比较可信的。

2. meta 分析的基本步骤

（1）明确简洁地提出需要解决的问题。

（2）制定检索策略,全面广泛地收集随机对照试验。

（3）确定纳入和排除标准,剔除不符合要求的文献。

（4）资料选择和提取。

（5）各试验的质量评估和特征描述。

（6）统计学处理。

（7）结果解释、得出结论及评价。

（8）维护和更新资料。

该方法与传统的文献综述有明显的不同,传统的文献综述只是归纳以往研究的动态、方法和观点,以定性描述为主,罗列以往的研究结果,带有主观意识,不考虑研究结果的影响因素,没有对以往的文献做进一步的分析处理。

3. meta 分析的局限性

（1）没有纳入全部的相关研究。

（2）不能提取全部相关数据。

（3）发表偏倚(publication bias):偏倚是临床医学文献一个广为人知的现象,即阳性的研究结果发表的机会更多,发表的速度更快,所发表刊物的影响因子更高。纳入 Meta 分析的正是这些已发表的、有阳性结果的文献。因此,其结论也受发表偏倚的影响。

（八）多中心临床研究

临床医学发展,先后经历了经验医学期和临床试验循证医学期。经验医学模式下的临床研究多为分散、个别的观察性研究和临床经验总结,其结论常有一定的片面性,为临床实践提供参考时有很大局限性。从 20 世纪 80 年代开始,随机对照试验(RCT)以其方法的科学性、结论的可靠性得到临床医师的认可。大样本、多中心 RCT 难以由单一机构独立完成,需开展全国多中心协作。与传统的医学模式相比,多中心临床协作有许多优点,有利于开展大规模的回顾性或前瞻性研究,能较快地积累病例,缩短研究周期,获取有统计学意义的大样本人群资料;提高研究水平,其研究成果往往能填补国内空白或参与国际竞争。

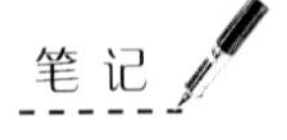

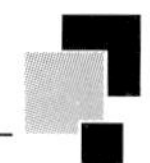

多中心临床研究(multicentre clinical study)是指有多名研究者在不同的研究机构内参加并按同一试验方案要求、用相同的方法,同步进行的临床研究。多中心研究的关键是统一标准,多位检查者间要校准。同时,不同的研究机构间又是相对独立的。多中心研究得出的结论可信度和代表性更高。

二、临床科研的难点

临床研究的对象是人,因此不同于动物实验,有许多难点应该做到心中有数。在开展临床研究时,对患者的依从性(compliance)一定要有足够的重视,尤其是需要纵向观察的研究。当今社会人员的流动性越来越大,这也增加了研究对象稳定性的难度。

当评价一种药物性牙膏的效果时,每天受试者是否能坚持使用被检测的牙膏,用量如何都会对研究的结论产生影响,监督每位受试者牙膏的使用情况是很不现实的,此时应采取加强受试者依从性的措施。对于纵向研究应加大基线时的样本量,防止因部分受试者的丢失而导致最终有效样本量的不足。

临床研究还经常受到伦理的限制。评价牙周组织再生的金标准是牙周组织学检查,临床研究无法获得牙体和牙周组织的样本,目前只能用 X 线片检查和 CT 检查替代,因此,引导性组织再生术和引导性骨再生术后出现骨量或骨高度的增加,只能得出骨充盈(bone fill)的结论,尚不足以说明一定出现了真正意义上的牙周组织再生。临床研究过程中,任何可能对实验对象带来危害或潜在危害的做法,都不能被伦理学(ethics)所接受。临床研究必须在给患者以优良的诊断和治疗的基础上进行,不能以损害患者的健康或增加患者的痛苦为代价,实验研究的许多方法不能用于临床科研。对拒绝参加研究的患者不能歧视,应确保其得到应有的治疗。对于研究对象的隐私和相关资料也要严格保密。

人是很复杂的,不但有生物性还有社会性。在临床研究中社会心理学因素经常会被忽视,患者的年龄、性别、种族、经济状况、教育程度、应激状态、营养、易感性等与牙周疾病的严重程度均密切相关。这些因素增加了对照组和实验组匹配的难度,也增加了科学研究的难度。如果忽视了这些因素,就会掩盖或夸大研究因素与疾病之间的关系,从而使两者间的真正联系被错误地估计。为了在研究中消除或控制这些因素,可考虑建立较严格的纳入标准,或通过匹配使上述因素在对照组和实验组间达到均衡,第三可考虑用多因素分析的方法来排除非试验因素的影响。总之,一定要清晰地认识到牙周疾病是多因素疾病,开展临床研究时,要通盘考虑,全面把握。

牙周疾病的诊断和分型缺乏比较客观的标准,尤其是目前的诊断是基于先前的牙周破坏,还无法反映牙周疾病是处于静止期还是活动期。对于牙槽骨,目前临床手段能检查的只是其形态,缺乏反映牙槽骨状态的指标。当一颗牙齿既有破坏位点,又有未破坏位点,该如何诊断?当全口牙齿中某些牙齿有牙周组织的破坏,某些牙齿没有牙周组织的破坏,又该如何确定研究个体的诊断?上述的不确定性也可能成为临床科研的软肋。

第二节　临床科研的原则

临床科研同其他科研一样必须坚持对照、均衡、随机、盲法、重复等原则。

一、对 照 原 则

设立对照(control)是临床研究的一个重要的原则。经过治疗,牙周疾病没有出现进一

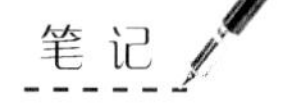

步破坏不一定表明这种治疗有效,因为即使不接受任何治疗,牙周疾病有时也不会进展。所以,只有建立对照才会排除这种可能性。对于多因素疾病,只有通过设立对照才能控制各种非试验因素(如年龄、性别、病症、病情等)对试验结果的影响,使结论更加合理和可信。

临床研究经常选用的对照如下:

1. 空白对照(blank control) 指不给对照组任何处理或干预措施。临床上采用时要考虑如下两个因素:一是是否符合伦理学要求,必须时刻牢记对于临床患者不给予任何治疗,仅单纯观察是行不通的。二是避免空白对照对研究对象心理的作用。两组试验对象,一组有干预,另一组没有干预,受试者很清楚自己的分组,由此产生的心理和行为的改变可能会影响到研究的结果。

2. 安慰剂对照(placebo control) 一种没有任何作用的处理都可能有治疗效果,这就是所谓的安慰剂效应。为了消除这种影响,设立安慰剂对照是必要的。

3. 自身对照(self control) 对照与试验在同一受试对象进行,为自身前后对照,如比较牙周治疗前、后血糖、血脂的变化。由于口腔内有多颗牙齿,以牙齿为单位的研究还可以选用分口设计(split mouth)即采用自身左右对照。如评价一种局部用药的作用,可一侧用药,一侧不用药,比较两侧牙周各项指数的差异。

4. 相互对照(mutual control) 不专门设立对照组,而是几种处理(水平)组互为对照,要求各组/试验同期平行进行。

二、可比性原则

为了说明某种牙周治疗的效果,有人比较了治疗前后 X 线片上牙槽骨高度的改变,我们应该知道 X 线片上牙槽骨高度与投照角度的关系十分密切,如果治疗前后的 X 线片没有可比性,即投照角度不相同,得出的结论很难有说服力。研究对象只有在同质的条件下比较才有意义,才能说明问题。牙周疾病与年龄、性别、吸烟与否、全身疾病状况等密切相关,试验组和对照组上述因素的构成如果不均衡,分析研究结果时无法具体判断两组间差异的原因,其结论也是不可信的。没有可比性就失去了比较的基础,正如用海拔高度来比较山峰的高度,其可比的基础是海平面。

三、随 机 原 则

随机就是使每一个受试对象有同等的机会被抽出并分配到个试验组中去,随机不是随便或随意。具体方法包括:①抽签法;②随机数表法;③随机排列表法等。随机化分组的目的是保证除对比因素外,对比组之间所有特征都相同,即所谓均衡性。但在观察性研究中,由于对比因素没有被干预,或者没有研究总体的抽样框架,随机化分组或随机抽样后,也很难达到对比组之间的均衡,使对比研究结果不可避免地会存在偏倚(bias)。研究者应尽可能提高对比组的均衡性,使偏倚程度达到最小。观察性研究设计常见的问题是轻率使用"随机选择对照"等用语、对比组间的均衡性不做比较、没有讨论可能存在的偏倚、计算统计指标没有分层、下结论时将"关联"解释为"因果"。许多探讨牙周疾病与全身疾病关系的研究,就忽视了均衡性原则,如一些研究探讨慢性牙周炎与糖尿病之间的关系,但受检者的吸烟状况、肥胖等其他全身疾病状况却不得而知,而这些因素又恰恰与慢性牙周炎密切相关,在此基础上得出的结论是令人质疑的。观察性研究选择对照组,是在主要的影响因素均衡可比的前提下用非随机的方法选择对照。如个体配对或团体配对,但配对条件越多,选择对照越困难。

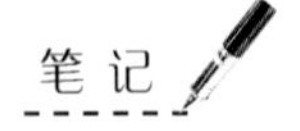
笔 记

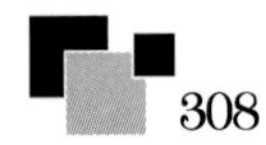

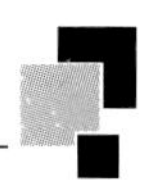

四、盲 法 原 则

盲法原则(blinding principle)指受试者和(或)研究者均不知晓受试者接受处理的情况。盲法原则是避免因知晓试验处理的不同,而对受试者和研究者的心理和行为产生影响,从而引起试验结果的偏差。盲法包括:单盲法(single blinding)、双盲法(double blinding)和三盲法(triple blinding)。单盲试验是受试者不知道自己用的是试验药物还是对照品,但研究者清楚。而双盲则是受试者和研究者均不清楚。有时,为了进一步改善双盲的效果,也会用到三盲试验。在该种试验中,不仅对受试者和研究者设盲,而且参与试验的其他有关人员,包括临床试验的监察员、研究助理及统计人员也不清楚治疗组的分配情况。相比较而言,单盲比开放试验要好,但最严格的试验还是应当采用双盲进行。单盲虽简便易行,但显然存在很大的缺陷,只是为了便于研究者的观测,却很难弥补在试验的严格性方面带来的损失。应当说明的是,尽管从理论上讲双盲法是可靠的,但是,在实际应用过程中有时也存在一些困难,不能确保“真正”的双盲。例如,有些药物可能会存在一些特殊的气味,患者服用后可能会和安慰剂区别开来,尽管两者的剂型、颜色、外观做得完全一致。再如,有时物理检查结果(如血液的检测测量)或化验结果(血糖测定)、甚至某些药品的代谢产物在尿液中的颜色可能会给研究人员以提示,从而破坏了双盲法的严密性。可见,如何在临床试验中确保双盲的严格性是非常重要的,应在研究计划中预先规定。尽管开放试验不够严格,但在医学道德不允许设盲的情况下仍需采用该方法。

五、重 复 原 则

除用随机抽样方法缩小误差外,重复实验是保证实验结果可靠的另一个基本方法。实验要求一定的重复,其目的是确保均数更加真实并稳定标准差。只有这样来自样本的统计量才能代表总体的参数,统计推断才具有可靠的前提。所谓的“重复试验”是应用同一种方法、同一种试剂,对同一个样本或个体进行多次的评价,然后取平均结果。许多研究者往往忽视重复的原则。如仅一次的血糖结果不能真实地反映个体的实际情况。

第三节　临床科研的设计

临床科研分专业设计和统计设计两部分。专业设计主要是选题,建立假说(hypothesis),确定研究对象、观测指标和技术方法等。统计设计则是围绕专业设计,确定统计设计类型、样本大小、分组方法、统计分析指标及统计分析方法等。

一、如何确定研究课题

研究生选择专业后,其研究方向也就大致确定了。具体的研究课题应该与研究方向相一致。在确定研究课题前,有两点十分重要:一是征询导师的意见,二是阅读相关的文献,尤其要阅读与导师以往临床研究相关的文献。临床研究生在导师的指导下,能够自己选题是最好的,因为这是一个很好的学习过程。首先要能在临床中发现问题,还要通过查阅文献了解这个问题是否被关注、被解决,解决到什么程度,是否存在需要进一步探讨的方向。还要考虑立题的意义如何、可行性怎样、是否符合伦理学要求、选择什么样的观察对象、采用什么样的观察指标和如何控制非实验因素对研究的影响,如何分析资料等。一名好的导师要给

笔记

研究生开个好头，引导研究生自己去闯，而不是事事都要过问、做主。当遇到困难的时候，一起讨论、寻求解决方法并予以鼓励。当研究顺利的时候，要提醒未来可能遇到的问题，提早准备。作为一名优秀的研究生不是一味地服从，要有自己的观点、自己的思考。对课题的深入也要有自己的见解，提出合理的建议。能解决研究过程中出现的实际问题，并不断将研究推向深入，提出未来进一步研究的方向。

二、选题时要特别注意的问题

1. 注重创新性　创新是科研的灵魂。科研要有梦想，如果没有梦想的羽翼，就不会飞得高、飞得远。一名真正的科研工作者，要会讲自己的故事，要有自己的思考。没有探索性、缺乏创新性、只是重复别人做过的工作，不能算作真正的科学研究。但创新并不意味着一定要高、精、尖。只要是别人不曾有的想法、方法和手段都应该属于创新的范畴。

2. 结合临床实际　临床实践是临床科研选题的丰富源泉，在临床实践中，随时面临着诊断、治疗和预后评估等问题，这些问题中不少是具有研究价值的课题。随着循证医学在临床中的普及，不少诊断方法和治疗措施更有待于科学的评价。临床科研最重要的是要结合临床实际和自己的实际，发挥自己的优势。比如综合医院口腔科研究牙周疾病与全身系统疾病的关系，就比口腔专科医院有优势。

3. 在创新性和可行性间寻找一个最佳点　对于课题选择，一个最低的要求是能保证研究生能顺利地毕业，由于研究生时间有限，一味地追求创新也是不现实的。既要心存高远，又要脚踏实地。

4. 重视在学科交叉领域选题　随着科学的发展各学科间日益融合和渗透，比如牙周与牙体牙髓、修复、正畸、种植等学科都有关系。在各学科交叉的领域研究往往是薄弱的，也是容易出成果的领域。牙冠延长术是为配合修复残根、残冠而兴起的一种牙周手术，其适应证如何选择，手术后的修复时机如何都是值得探讨的。

三、提出合理的假说

在以往研究的基础上，提出自己新的见解和认识，这一过程是提出假说(hypothesis)的过程。提出假说前首先要充分地了解和消化以往的研究，继承合理的部分，发现有待于完善的部分，为新假说的提出提供线索。通常新假说的提出是无法找到直接依据的，但有时可以找到间接的依据，需要经过逻辑思维和推理而得到。牛顿看到苹果从树上掉落到地上，从这个司空见惯的现象中，他抓住了事物的本质，提出了万有引力的假说。假说有空想的成分，但空想不是漫无边际的瞎想，它是有基础的。药物性牙龈增生以往的研究，多侧重于药物对细胞增殖的影响，几乎没有研究关注药物对细胞凋亡的影响。人体组织形态的稳定是细胞生与死达到平衡的结果，当细胞增殖被促进和(或)细胞死亡被抑制时都可能产生组织增殖的结果。有了这样一个基本的认识，结合检索文献可以发现钙拮抗剂与皮肤成纤维细胞的凋亡有关，由此可以提出这样的假说：细胞凋亡可能参与了药物性牙龈增生的发病机制。

四、确定研究对象

临床研究的对象是人。具体到牙周疾病，根据疾病诊断的不同，研究对象可分为健康者、牙龈炎患者、慢性牙周炎患者、侵袭性牙周炎患者等；根据统计分析单位的不同，研究对象可分为个体、牙齿、位点等；根据检测物的不同，研究对象还可分为血液、唾液、龈沟液、菌

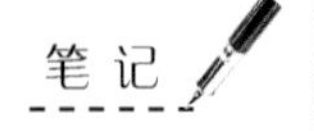
笔记

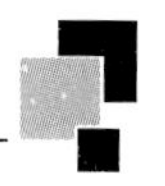

斑、牙龈组织、牙槽骨等。

牙周疾病具有个体特异性、牙位特异性和位点特异性。用全口牙齿的情况代表个体的情况当然是最理想的，但这样一来工作量很大，依据实际情况可简化为用半口牙代表一个个体的情况，具体的选择是左上四分之一区段加右下四分之一区段，或者为右上四分之一区段加左下四分之一区段。有的时候甚至可选用 Ramf jord 牙（16、21、24、36、41、44）代表一个个体的情况。

当研究牙周炎与全身疾病关系时，要以个体作为统计分析的对象。当评价植骨或引导性组织再生手术效果时，可以用牙齿作为统计分析的对象。当进行活动位点相关研究时，应以牙位点为统计分析对象。血液、唾液可以反映全身系统的状况只能与个体相对应，龈沟液、菌斑反映局部的状况可以与个体相对应，也可与牙位和位点相对应。

筛选受试对象一定要有明确的诊断标准、纳入标准和排除标准。慢性牙周炎等疾病通常是一个很广泛的概念，单纯叙述研究对象为慢性牙周炎患者实际上是很模糊的。要在具体研究中，详细描述慢性牙周炎的具体定义。纳入标准是将研究对象更加具体化，而排除标准是排除可能带有对研究产生影响因素的个体。临床研究药物性牙龈增生，要交代判定牙龈增生的定义，因为牙龈炎症也可表现为牙龈的肿胀。临床上如何区分增生和炎症的改变；有多种药物可导致增生，被关注的是哪一种药物引起的增生，还是两种药物引起的增生；如何排除其他牙龈肥大的影响；用什么样的指标来反映牙龈增生的程度等都是需要注意的问题。

五、检测指标和方法

（一）选择检测指标的要求

1. 关联性　关联性是指检测指标与研究目的有本质的联系，并能确切地反映出研究因素的效应。确定关联性不是一件容易的事，可通过阅读文献、分析推理获得。最可靠的方法是通过预实验或用标准阳性对照来验证指标的关联性。

2. 客观性　主观指标是靠研究对象回答或研究人员自行判断而不能客观地记录的指标，这些指标易受主观因素的影响。有些指标看似是客观指标，判读上却受主观因素的影响，如血压的测量。主观指标易受研究对象及研究人员心理状态、启发暗示和感官差异的影响，应尽量少用。如果一项科研工作采用的都是主观指标，同时又未采取措施减少或消除主观因素的影响，应对其研究结论持慎重态度。

3. 准确性、精确性和精确度　准确性是指研究结果与测定对象真实情况符合或接近的程度，又称真实性。精确性是指反复测量所获得结果彼此接近或符合的程度。精确度代表研究工作的质量，又称可靠性、重复性。

4. 灵敏性　这是增强科研效应的一个重要方面。采用灵敏性高的指标可以检测微量效应的变化。如采用灵敏度高的数字减影技术可监测到传统 X 线片无法显示的骨量变化。提高灵敏性主要靠改进检测方法和仪器。

5. 特异性　特异性高的指标易于揭示研究问题的本质，同时又不易为其他因素干扰。

（二）检测指标

选择检测指标对临床研究十分必要。一个适宜的指标首先应该是正确的，如用探诊深度来反映牙周组织的破坏程度是很不客观的，因为探诊深度不是与牙周组织的破坏永远一致的。治疗后探诊深度变浅，可能有多种原因：牙龈退缩、炎症减轻和少量的新附着，认为牙周袋变浅就意味着一定存在组织修复是片面的，也是不可靠的。其次要考虑其灵敏度，如果灵敏度不高，可能监测不到一些细小的变化。在评价牙龈炎症时，选用出血指数（5 个等级）

笔记

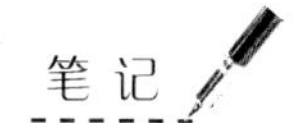

比探诊出血(有或无)更容易捕捉到炎症的变化。观测指标的特异性也很重要,特异性不高结果就会有很大的不确定性,可信度会大打折扣。在选用临床指标时,还要了解其优点和局限性,一定要清楚它是计数资料还是计量资料。所以临床评价指标是与研究结果有关的因素之一,应在此前提下分析研究结果,有时并不是没有差异,只是这种差异并没有被监测到罢了。

反映口腔卫生状况的常用指标有菌斑指数(plaque index,PI)和牙石指数(calculus index,CI)。反映牙龈炎症的常用指标有牙龈指数(gingival index,GI)、出血指数(bleeding index,BI)、龈沟液量和龈下温度(subgingival temperature)。反映牙周组织破坏的常用指标有附着丧失(attachment loss,AL)和骨丧失(Bone loss)。目前尚无法判定牙周组织正在发生的活动性破坏。可采用前后两次附着丧失的差值超过一定阈值(Threshold)的方法,确定以往牙周组织活动性破坏的程度。

(三)临床检测方法

1. 临床评价菌斑的方法　指数法和图像分析法。

(1)指数法:为等级资料,主观性较强,但比较方便,是当前临床评价菌斑的常用方法。评价菌斑的指数如下:

1)双变量(有或无)的指数(O'Leary 1967)。

2)厚度的指数(Löe 和 Silness 1964)。

3)覆盖率指数(Turesky 1970)。

4)重量指数(Loesche 和 Green 1972)。

双变量(有或无)的指数:在菌斑染色后用探针检查染成红色的颈部牙面上有无菌斑,0=无,1=有。所有的牙面检查完后,指数为1的牙面数之和/所有检查的牙面,即代表患者的菌斑水平。这类方法跟其他指数比较起来,简单、快捷,而且为后期的统计分析提供了很方便的变量(0、1)。但是在流行病研究或者评价口腔保健产品的作用时,该指数就太简单了,区分效能低。

厚度指数和覆盖率指数是目前临床上应用最广的两个指数。Löe 和 Silness 的指数需要用探针在牙面上检查,这样会破坏菌斑,在纵向的研究中受到了限制。Turesky 指数在应用时会有一些困难和不明确之处。例如,在近中或远中接近咬合面的邻面存在着独立的菌斑,不同的检查者会给出不同的指数。有的检查者会认为菌斑没有在颈部边缘而忽略,定为0;有的会定为1,因为只是独立的斑纹样菌斑;而有的会定为4,因为它接近冠的2/3。如果在近远中和牙颈部存在一圈1mm的菌斑,一些检查者会定为2,其他的则会定为5。指数在检查者间的变异较大,说明此指数比较含糊。厚度指数和覆盖率指数都有如下的缺陷:①得出的指数都是分级变量,在统计分析时以个体为单位,计算出平均值,这样的做法已经受到了广泛的批评。平均值是纯数学的概念,而PI描述的是轻重程度,0和1的差别绝对不等于1和2的差别,同样,1.56并不代表比1高出0.56个单位,或者比2低0.44个单位;②两类指数都是检查者直接评价,带有很强的主观性,可能会引起不同检查者间的变异。

重量指数是把染色的菌斑刮下来称重,此方法兼顾了厚度和面积,具有三维性,区分效能高、客观性强,能提供连续的结果变量,但费时费力,需要多个人的配合,后期处理比较繁琐。

(2)图像分析法(image analysis):图像分析法是20世纪80年代发展起来的,比较客观,属于计量资料,可采用盲法分析,快捷、区分效能高、可节省现场的时间、可提供连续的结果变量、能永久储存。但菌斑实际的情况是三维的,而图像是二维的,在分析邻面的菌斑时也会遇到困难。菌斑的量用菌斑的面积/牙齿的面积的百分率表示。研究表明图像分析法与传统指数法有较高的一致性。图像分析法需要图像采集系统(数码相机)、图像采集定位

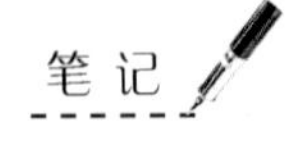

系统和图像分析软件。

2. 临床评价牙龈炎症的方法

（1）指数法：包括牙龈指数和出血指数。

1）牙龈指数：通过观察牙龈的色、形、质及探诊出血情况来综合判断牙龈的炎症程度。其评价方法是吹干或擦干，观察牙龈的色、形、质的改变，并用钝头的牙周探针轻探龈缘后观察有无出血。

2）出血指数（bleeding index，BI）：Mazza1981 年提出，用来判断牙龈及牙周袋内壁的炎症。方法是用牙周探针探入龈沟或牙周袋内，取出探针 10～30 秒后，观察出血情况。它反映的牙龈炎症程度比 GI 更为细致，更能捕捉到牙龈炎症的细小变化。

3）龈沟出血指数（sulcus bleeding index，SBI）：它与 BI 都是分为 5 级，但 SBI 对出血的量没有详细分级，而对可视炎症程度进行了分级。

4）探诊出血的检测方法：①探袋底出血法：用牙周探针从龈缘平行于根面探至袋底，探诊后 10 秒到 30 秒记录出血情况；②探龈缘出血法：用牙周探针探入龈缘下 1～2mm，沿龈缘划动，探诊后 30 秒记录出血情况。研究结果表明间隔 5、15 分钟进行第 2 次检查出血指数明显升高，间隔 100 分钟进行第 2 次探诊出血检查没有发现差异。因此，需要重复检查的实验间隔时间定为 2 小时为宜。无论是采用何种工具、采用何种方法检查探诊出血，检查者自身和检查者之间的重复性均不是太理想。

（2）评价龈沟液量：龈沟液量也是反映牙龈炎症的一项指标，评价龈沟液量常用的方法有：用专用的滤纸条取样；用龈沟液测量仪检测龈沟液量，使用该方法前一定要校准龈沟液测量仪，绘制标准曲线；用自制的滤纸条或商品化的纸捻来取样；用称重法来测量龈沟液量。

（3）评价炎症的症状：红、肿、热、痛是炎症的 4 大症状，牙龈炎症表现出的热可用高灵敏的温度测量仪检测到。该仪器可分辨出 0.1℃的温度变化。研究表明炎症处的龈沟温度要高于健康处。

3. 临床评价附着丧失的方法　用普通牙周探针检查，注意选择标准牙周探针，如 Williams 探针要与有经验的牙周检查者校准。有条件者可选择压力敏感探针，由于压力可控，如 15g 标准化的探诊力量，其准确性更高。测量探诊深度可以精确到 0.2mm，消除了视觉误差的影响。

4. 临床评价骨丧失的方法

（1）X 线片法：可观察牙槽骨高度和牙槽骨高度的变化。分析 X 线片时一定要考虑投照角度的影响。标准投照的 X 线片，即前后投照角度相同的 X 线片才具有可比性。对于非标准投照的 X 线片，治疗前后的两张 X 线片是没有可比性的，如何解决这个问题，可用比较牙槽骨高度占牙根长度的比例来替代比较纯牙槽骨高度，以尽可能消除拍摄条件不同的影响，增加其可比性。

（2）数字减影技术（digital substraction）法：可观察牙槽骨密度的变化。数字减影技术必须要有前、后 2 张标准投照的 X 线片，这样才能通过软件将 2 张完全可以重合的 X 线片的相同部分减掉，留下变化的部分。数字减影技术能监测到细小的骨量变化，因为只有当骨密度下降 30% 时，骨高度才会出现相应的变化。

（3）牙科计算机体层扫描（computed tomography，CT）法：根尖片只能在二维平面上显示三维结构，CT 能够在很大程度上弥补根尖片的不足，既可观察牙槽骨高度又可掌握整体的三维结构。牙科 CT（CBCT）于 1997 年诞生，其放射剂量仅仅是普通 CT 的 1/200。CBCT 可以清晰地观察到牙齿根管、牙周膜和骨小梁等结构，还可三维重建牙齿和其周围的结构。它能够反映牙槽骨的水平吸收、垂直吸收、骨开裂、根分叉病变的情况，对于牙周硬组织的检查具有良好的准确性。

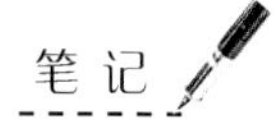

5. 评价牙周组织活动性破坏的方法　基线时检查附着水平，相隔一定间隔期后再次检查，为确保前、后两次检查在同一位点，严格说应该有牙周探诊的定位装置。当两次附着水平之差超过阈值时，确定为静止位点、活动位点或者为修复位点。

阈值的确定：选用某种牙周探针对同一位点反复多次测量探诊深度，可获得一个测量的标准差，2 倍或 3 倍的标准差可作为活动性破坏的阈值。阈值越大，大于该阈值的位点为活动性位点的可能性越大，但一定要明白小于该阈值的位点也可能为活动性位点。对于普通的牙周探针，活动性位点的阈值通常为 2mm 或 3mm。对于压力敏感探针，其活动性位点的阈值还可以为 1mm，甚至为 0. 5mm。

6. 临床评价根分叉病变(furcation involvement，FI)的方法　临床评价根分叉病变的方法有：临床探针检查、传统 X 线片检查、CT 检查和术中检查，其中术中检查的结果为金标准。

(1) 根分叉病变的牙周探诊：根分叉病变的一个重要特点是在根分叉区发生牙周破坏时，除了向根尖方向形成牙周袋，还可以出现向根分叉区方向的侧向延伸，形成水平附着丧失(horizontal attachment level，CAL-H)，而通常我们通过测量探诊深度(probing depth，PD)反映出的附着丧失在根分叉病变中称为垂直附着丧失(vertical attachment loss，CAL-V)。

Renvert(1981)等人提出了骨探诊(bone sounding)概念：即在局麻下通过牙龈探诊检查牙槽嵴的情况。无论是水平或垂直探诊的测量，借助骨探诊可以提高根分叉区域探诊检查的准确性。影响根分叉探诊结果的因素主要包括：受检组织的炎症状况、探诊的力量、探针的形状和检查者的熟练程度。

(2) 影像学检查：X 线片检查是牙周病诊断的重要辅助检查手段。根分叉病变常用根尖片和咬合翼片进行辅助诊断。由于根分叉区解剖结构的复杂性以及 X 线片所反映的是二维图像，所以普通 X 线片检查根分叉病变的准确性是有限的，特别是对于早期的根分叉病变往往无法显示。很多学者通过对投照角度、投照剂量和冲洗条件的标准化来提高 X 线片检查的灵敏度以及可比性。例如平行投照定位根尖片的大量采用、对 X 线片使用计算机图像分析系统或使用数字减影技术及计算机辅助密度分析系统进行处理，均大大降低了根分叉区 X 线片诊断的检测误差。

近年来 CT 开始在口腔内科应用以提高诊断水平。多项研究显示 CT 应用于根分叉病变的检查有助于准确地判断水平及垂直骨丧失情况。

(3) 牙周手术术中检查：在牙周翻瓣手术时，全厚瓣翻开并彻底去除根面病原刺激物以及肉芽组织后，牙周组织的实际破坏程度也就完全可以直视了。无论是根分叉区域的解剖结构特点、牙槽骨骨质破坏程度，我们都可以通过各种测量手段获取最准确的数据资料。

7. 血液检测的内容　血液可反映全身的系统状态，血液中的生化指标，如血糖、血脂通常被用来诊断全身系统疾病。血液还可以反映体液和细胞免疫状态，表现为抗体、酶、细胞因子和补体的改变。从血液白细胞中还可以提取 DNA，用于基因分析。血液是目前最常用的检测介质。

8. 唾液检测的内容　唾液(saliva)相对于血液检测有如下优势：唾液来源丰富，每天分泌 0. 5 ~ 1. 5L；唾液采样方便快速、无创、价格便宜、风险低、可重复取样；唾液成分与血清成分有良好的相关性，通过唾液可以监测全身健康状况、早期诊断疾病、监测药物；唾液研究可以明确疾病的分子机制，为患者提供更加积极有效的个性化治疗模式，其作为诊断介质的应用愈来愈受到关注。但是唾液检测也存在着问题：唾液中的成分浓度较低，唾液收集后成分的稳定性较差。

唾液包含了宿主来源和细菌来源的成分，可在唾液中检测到的酶包括：氨肽酶、二肽基肽酶、组织蛋白酶、弹力蛋白酶、髓过氧化物酶、溶菌酶、葡萄糖醛酸酶、乳铁蛋白、金属蛋白酶、精氨酸酶、甲壳质酶等。其他与牙周炎有关的成分还包括：血小板激活因子、血管内皮生

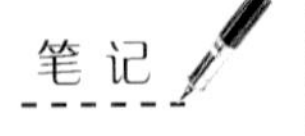

长因子、表皮生长因子、IL-6、肝细胞生长因子、新蝶呤（neopterin）、纤维连接蛋白（fibronectin）、胱蛋白酶抑制剂（cystatin）、尿酸盐（urate）、C-反应蛋白、IgG、IgA、IgM等。

9. 龈沟液检测的内容　龈沟液（gingival crevicular fluid）通常反映局部的炎症和免疫状态，与骨代谢有关的酶、细菌的代谢产物、药物等也可在龈沟液内检测到。由宿主细胞产生并参与组织破坏的介质有蛋白酶、细胞因子和前列腺素等。牙周微生物产生的胶原酶、弹力蛋白酶、类胰蛋白酶、氨肽酶、二肽基肽酶也参与牙周组织的破坏。细菌内毒素可刺激多形核白细胞等细胞产生IL-1、TNF-a、PGE2（图12-3-1）。

菌斑
•菌斑指数法
•菌斑图像分析法
牙龈炎症
•指数法(牙龈指数和出血指数)
•龈沟液量
•炎症的症状:红、肿、热、痛
临床附着丧失
•普通探针检查
•压力敏感探针
临床骨丧失
•X线评价
•数字剪影技术
•牙科计算机断层摄影
牙周组织活动性破坏
•确定基线
•确定测量标准差阈值
临床根分叉病变评价
•探诊检查
•影像学检查
•牙周手术术中检查
血液检测
•生化指标
•免疫指标
•血液提取DNA
唾液检测
•宿主来源
•细菌来源
龈沟液检测
•代谢相关介质
•细菌代谢产物
•药物

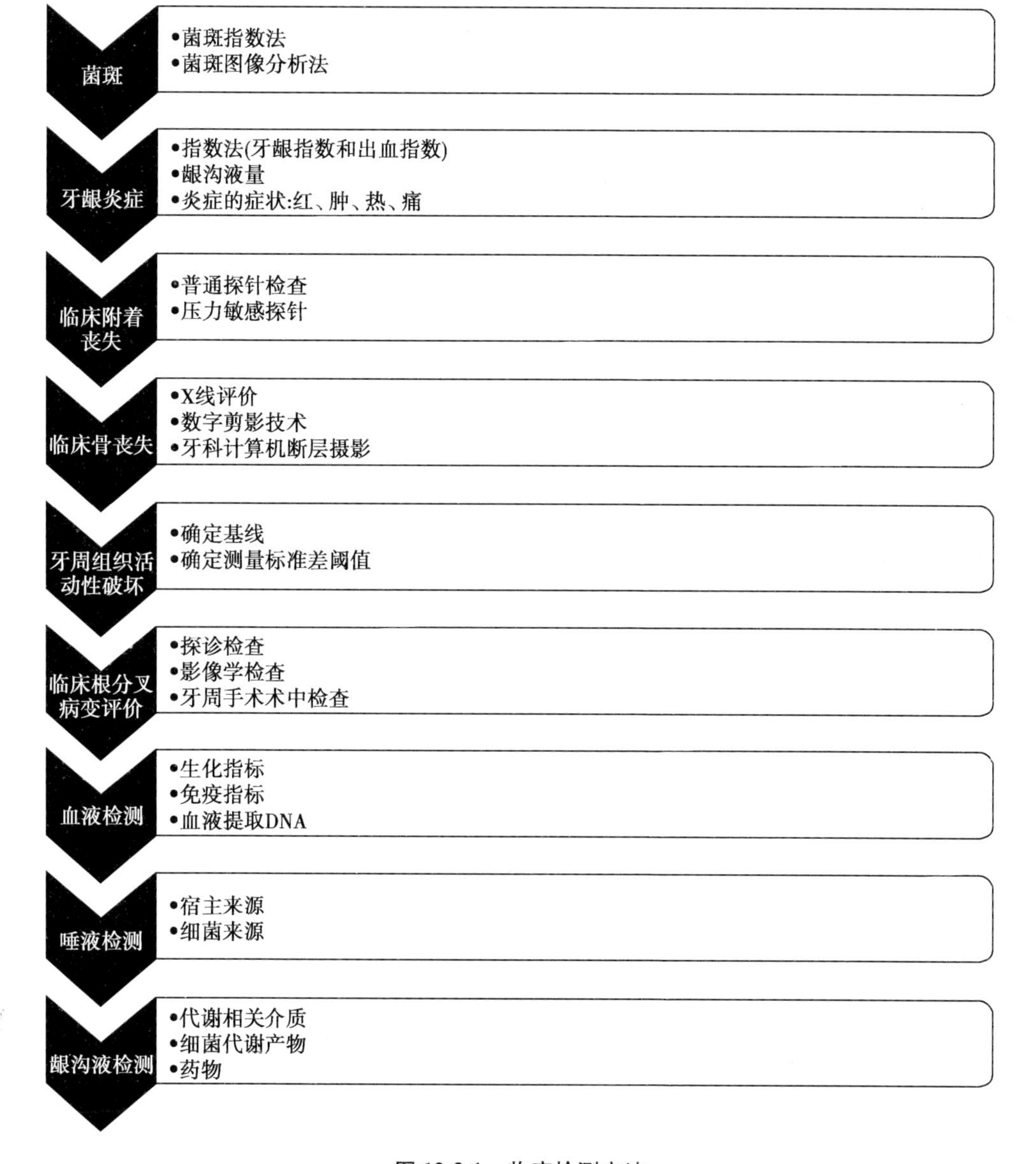

图12-3-1　临床检测方法

六、统计设计

临床科研设计离不开统计设计，理想的做法是临床研究实施前咨询统计专业人员，与他们进行讨论，尽量避免获得实验数据后才想起统计，如果那样的话，一旦出现问题很难补救，有时甚至前功尽弃。统计设计应考虑样本的大小、分组的方法、统计分析指标及统计分析方法。

笔记

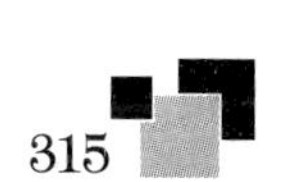

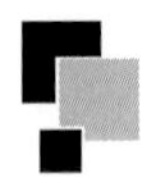

确定样本量时，不要片面追求大样本，因无必要又造成人力、物力和时间的浪费。但样本过小则往往造成研究结果的假阴性。

估计样本量时，要考虑下述几方面：

1. 研究因素有效率的高低，有效率高，观察人数就可少些。

2. 科研设计要求的精确度，精确度高，观察人数就要多些。

3. 第一类（α）错误出现的概率（出现假阳性错误的概率），即将无效的研究因素错误地判为有效的危险率。由作者自行确定 α 水平，当 α 取 0.01 时，所需的观察人数比取 0.05 时为多，即要求的显著性水平高，观察人数就越多。

4. 第二类（β）错误出现的概率（出现假阴性错误的概率），即错误地将有效的研究因素判断为无效的危险因素。1-β 称为把握度，把握度越高，观察人数就应该越多。

七、牙周临床研究中应考虑的问题

1. 病因学检测　①如何获取龈下菌斑；②如何避免取样时的污染；③获取龈下菌斑是在系统牙周探诊检查后，还是检查前；④如何观察细菌的形态；⑤如何计数；⑥如果细菌培养没有获得阳性结果，能否得出龈下菌斑中没有该细菌的结论；⑦采用分子生物学技术检查细菌如何定量；⑧如何确保龈下菌斑样本的代表性。

2. 活动位点的监测　①探讨牙周疾病活动性破坏的意义；②与牙周活动性破坏可能相关的临床因素、龈下牙周致病菌、龈沟液内的酶有哪些？③为什么要关注这些因素，其临床意义如何？④如何确定判断活动的阈值？⑤如何确定牙齿和个体的活动性？

3. 诊断技术的建立与评估　菌斑的评价：临床上常用菌斑指数来评价菌斑的量，其关注点在于菌斑覆盖牙面的范围和厚度（体积）。需要考虑的问题是：①这种方法有何优点和缺点？②当今图像分析法是比较先进的菌斑评价方法。菌斑的图像分析法在应用前应考虑该方法的可行性和先进性。③如果研究发现图像分析法与传统指数法有较高的一致性，说明了什么？④怎样才能说明图像法较传统指数法更先进？评价一种方法是否科学和先进，通常就要用它与金标准相比较，如果没有金标准，就与常用的方法比较。

4. 治疗技术的评估　①超声洁治是否会损伤牙面，如何通过研究来回答这个问题？②研究对象应选择在体牙还是离体牙？③如何观察牙齿表面的改变？④如果观察洁治后的划痕是否可以修复，应观察在体牙还是离体牙？

5. 治疗方法和效果的评估

（1）单纯牙周基础治疗对药物性牙龈增生的效果：曾有单纯牙周基础治疗可降低牙龈增生程度的病例报道，但也有相反的结论。①如果要回答这个问题，你如何设计临床研究？②在选择研究对象时，应考虑哪些因素？③如何判定牙龈增生？④纵向观察多长时间？

（2）牙周植骨手术（bone graft）效果的评价：植骨的过程是在牙周手术的基础上，在牙周骨缺损处放置骨性材料，评价植骨的效果就应该排除牙周手术的作用，因为单纯的牙周手术或多或少也可以出现新骨的形成。需要考虑：①如何进行实验设计？②如何选择和设置对照组？③如果采用 X 线片法作为评价骨量变化的方法，应采用什么样的投照方式？③观察的时间点应如何确定，为什么？④术后牙周探诊的时机是什么？

（3）牙周维护治疗的意义：牙周治疗的目的是获得牙周组织的长期稳定。在临床研究中需要注意：①如何定义牙周的维护治疗？②为了说明牙周维护治疗的作用，应该设立维护治疗组和非维护治疗组，如何保持两组间的同质性，即可比性？③采用何种指标来反映牙周状态，观察的时限是多长？④如何排除全身健康状态变化的影响？

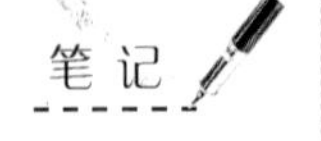

6. 临床流行病学研究　了解疾病的患病情况对于临床医师来说非常重要。需要考虑

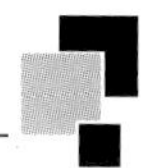

的问题有：①从医院就诊患者中调查某种疾病的患病情况，是否能真实地反映疾病的实际患病情况？②如何确保流行病学调查对象的代表性，仅调查一个社区的人群能否就说明一个城市或全国的情况？③流行病学检查指标的选择如何把握敏感性和可操作性的平衡（图12-3-2）？

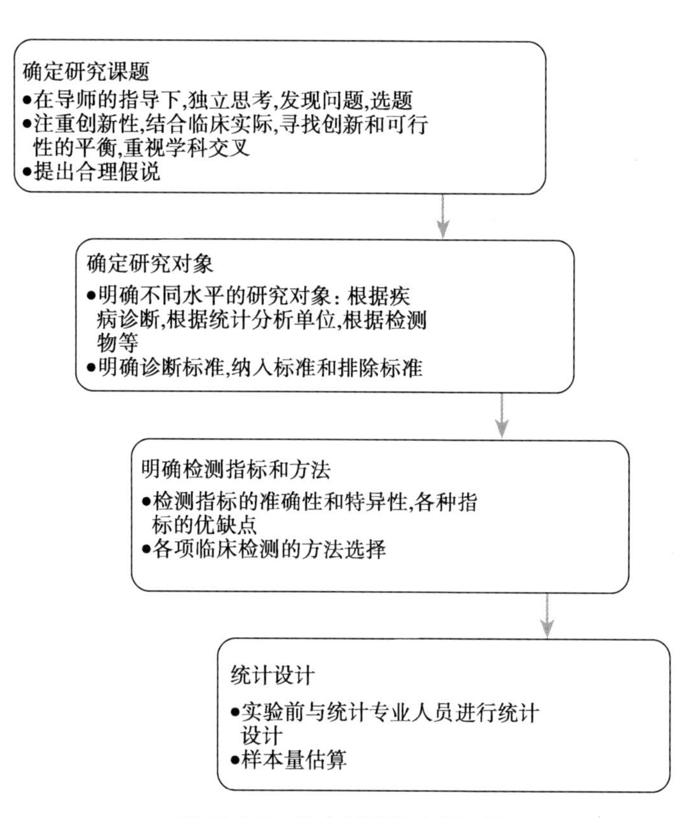

图12-3-2　临床科研设计的流程

第四节　临床研究的实施

一、获得伦理学批准

任何的临床研究都要通过伦理学的审查。即便是临床研究对患者没有任何的损害。在申报伦理学申请时，要求提交研究方案。2000年世界卫生组织制定的《评审生物医学研究的伦理委员会工作指南》中建议研究方案中应包括以下内容。

1. 研究的科学设计和实施　研究设计的合理性、统计方法（包括样本量计算）和用最少的受试者人数获得可靠结论的可能性；权衡受试者和相关群体的预期利益与预计的危险；设立对照组的理由；受试者提前退出的标准；暂停或终止整个研究的标准；对研究实施过程的监测和审查的适当的规定；合适的场地，包括辅助人员、可用的设施和应急措施；报道和出版研究结果的方式。

2. 受试者情况　受试者的人群特征（包括性别、年龄、文化程度、文化背景、经济状况和种族）；初次接触和招募受试者准备采取的方式；把所有信息传达给受试者的方式；受试者的纳入标准；受试者的排除标准。

3. 受试者的医疗和保护　研究人员资格和经验的适宜性；因研究目的而撤销或不给予标准治疗的设计，和采用此类设计的理由；在研究过程中和研究后，为受试者提供的医疗保健；对受试者提供的医疗监督和心理-社会支持是否完备；如果研究过程中受试者自愿退出

笔记

时将采取的措施；延长使用、紧急使用和（或）出于同情而使用研究产品的标准；研究结束后，受试者可获得研究产品的计划的说明；对受试者的任何费用支出的说明；对受试者的奖励与补偿（包括金钱、服务、礼物）；由于参与研究造成受试者的损伤、残疾、死亡的补偿或治疗的规定；保险和损害赔偿的安排。

4. 受试者隐私的保护　对于可以接触受试者个人资料（包括医疗记录、生物学标本）人员的规定；保证有关受试者个人信息的保密和安全的措施。

5. 知情同意的过程　获得知情同意过程的详细描述，包括取得知情同意的责任人；给受试者或其法定代理人的书面和口头信息的充分性、完整性和可理解性；试图将不能表达知情同意者纳入试验的充分理由，以及为这些人参加试验而取得同意或授权的详细说明；保证受试者在研究过程中可得到的与其参加试验相关的、有用的信息（包括他们的权利、安全和福利）；在研究过程中听取并答复受试者或其代表的疑问和意见的规定。

6. 社区的考虑　从当地社区和有关社区中抽取受试者，对研究的影响和关联；研究设计阶段所采取的有关社区咨询的步骤；社区对个人同意的影响；研究过程所提议的社区咨询；研究对增强当地能力的贡献程度，例如增强当地医疗保健、研究以及对公共卫生需求的应对能力；研究结束后，成功的研究产品在有关社区的可获得性和可负担性；受试者和有关社区获得研究结果的方式。

二、知情同意书的签署

知情同意书（informed consent form，ICF）分成两部分，一部分是知情部分，一部分是同意签字部分。

1. 知情同意书的内容

（1）所有的人都是被邀请参加研究的，为何考虑其适于参加本研究，说明参加是自愿的；

（2）所有的人均可自由地拒绝参加，也可随时撤出研究，而不会受到处罚，也不会失去本应授予的利益；

（3）说明研究目的，由研究者和受试者实施的程序，解释研究和常规医疗有何不同；

（4）关于对照试验，解释研究设计的特点（如随机双盲对照），以及受试者将不被告知所制定的治疗，直至研究结束和解盲；

（5）参与研究的预定期限（包括到研究中心来的次数），是否要以货币或其他物品作为参与研究的回报，如果有说明种类和数量；

（6）在研究结束后，受试者将被告知总的研究发现，以及和个人特殊健康有关的发现；受试者有权要求获得其数据，即使这些数据还没有直接应用价值；

（7）参与研究对受试者（或其他人）有何可预见的风险、健康或福利的影响；

（8）参与研究对受试者是否有直接的预期利益；

（9）本研究对受试者对社区或全社会的预期利益，以及对科学知识的贡献；

（10）当研究结束且研究产品或干预措施已证明安全有效时，他们是否会提供给受试者，何时、如何提供，以及是否要付钱；

（11）是否有现在可得到的其他干预措施或治疗方法；

（12）关于确保尊重受试者隐私和能识别受试者身份的纪录的保密规定；

（13）说明研究者保守秘密的能力会受到法律或其他方面的限制，以及违反保密的可能后果；

（14）说明使用遗传检验结果和家庭遗传信息的有关政策，对未经受试者同意而泄露其

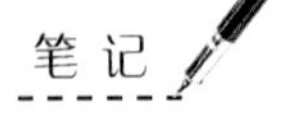

遗传检验结果（如向保险公司或雇主泄露）是否已有预防措施；

（15）说明研究资助者，研究者隶属单位，研究基金的性质和来源；

（16）说明有可能为研究目的而使用（直接使用或二次使用）医疗过程中取得的受试者的病历或生物标本；

（17）说明是否有计划在研究结束时将研究中收集的生物标本销毁，如果无此计划，说明有关标本保存的细节（何处保存、如何保存、保存多久及最后处置）和将来可能的使用，以及受试者有权对将来的使用作决定，有权拒绝保存或要求把材料销毁；

（18）说明是否有可能从生物标本中研发出商业产品，受试者是否将从这些产品的开发中获得货币和其他利益；

（19）说明研究者是否仅作为研究者，还是既作为研究者又作为受试者的医师；

（20）说明研究者向受试者提供医疗服务的责任范围；

（21）说明对与研究有关的某些特殊类型伤害或并发症将提供免费治疗，治疗的性质和期限，医疗机构名称或个体医师姓名，以及该治疗的资金有无问题；

（22）说明一旦这类伤害造成丧失能力或死亡，受试者或受试者的家庭、被抚养者将以什么方式、由什么机构得到赔偿（抑或并无提供此类赔偿的计划）；

（23）说明在未来受试者被邀请参与研究的国度里，赔偿权是否有法律保证；说明本研究方案已获伦理审查委员会批准或准许。

2. 我国伦理学专家在上述原则基础上，归纳出知情同意必须说明的内容有八条，简称八要素。

（1）说明研究的目的、多长时间和程序；

（2）介绍受试者可能存在的风险和不适；

（3）介绍研究对受试者或其他人可能带来的好处；

（4）介绍有没有对受试者有利的其他程序或疗法；

（5）说明有标识受试者身份的记录的保密范围；

（6）说明如发生超过最低限度风险以上损伤的补偿和医疗；

（7）有疑问或问题与谁联系；

（8）说明参加和退出都是自愿的，不会因此而受到惩罚或其他不平等待遇。

三、检查者的校准

一种临床检查由不同检查者共同完成时，各个检查者间要进行诊断的一致性检验。具体做法是对检查者进行培训，统一标准。不同检查者分别完成对同一患者的检查，计算*Kappa*值（Kappa value）。诊断的一致性检验经常用在下列两种情况中：一种是评价待评价的诊断实验方法与金标准的一致性；另一种是评价两种实验方法对同一个样本的检测结果的一致性，两个检查者对同一组患者的诊断结论的一致性，同一检查者对同一组患者前、后进行两次观察作出的诊断的一致性等。*Kappa*值即内部一致性系数，是作为评价判断的一致性程度的重要指标。取值在0～1之间。$Kappa \geq 0.75$表明两者一致性较好；$0.75 > Kappa \geq 0.4$表明两者一致性一般；$Kappa < 0.4$则表明两者一致性较差。如果不符合要求，则培训后再次检验。经过训练的检查者用普通探针对同一位点多次探查的标准误差为1mm，因此，当检查者与有经验者探诊深度在1mm之内时，可以认为两者探诊深度一致。

四、设计检查结果的记录表格

根据检查的内容来设计，不要有漏项。所有符号的含义及约定都应该用文字注明并明

笔记
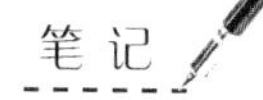

确。表格对检查者有提示作用,可避免应采集信息的遗漏。

五、预　实　验

预实验(preliminary experiment)的目的是检验研究设计是否合理,研究流程是否可行,临床检查项目间是否相互影响,如牙石的存在会影响到牙周探诊的准确性,牙周探诊前去掉牙石又会影响到牙石指数的确定,先记录牙石指数,再检查探诊深度就可解决这个矛盾。当然如果是纵向研究,去除大块牙石的做法会对后续的结果会产生一定的影响,有时需要斟酌。预实验中如果出现事先没有想到的问题,应及时做出相应的调整和补救。

六、资料的分析与整理

经过研究获得大量的数据,如何整理资料,并从中获得一些有益的信息,也是有学问的。首先要对数据进行一个初步的评价,数据是否可信、有无缺失值以及定量数据的分布情况等。不能主观取舍或人为地“创造”数据。但可以从不同的角度来分析数据。如对临床获得的探诊深度,可以从均值或不同等级探诊深度(PD≥5mm 或 PD≥7mm)的比例来分析。大量的数据录入一定要有审核,防止录入过程中出现错误。

统计分析中应该注意到的问题:

1. 平均值反映的是一个指标的平均水平,但有时很难反映疾病的本质。例如:附着丧失为0mm 和8mm 的两个点,附着丧失为3mm、5mm 的两个点,两者的均值相同均为4mm,但两者的疾病状态显然不同。

2. 菌斑、牙龈出血等分级指数　用均值来进行统计分析是不恰当的,但现在许多文章仍在使用。另有学者指出,位点为非独立单位,以位点作为统计分析单元也是不恰当的。

3. 统计分析有意义并不意味着有临床实际意义。如治疗前后附着水平只增加了 1mm 左右。尽管可能有统计学的差异,但临床实际意义并不大。

七、结果的展示

临床研究最终要以文章或申请专利的形式来展示成果,如何写好文章(见十二章)。有一点需要强调的是在临床研究设计时,就应该提前想到如何展示的问题,做好资料的收集工作。当写文章时,发现资料不完整再补救将非常困难。

第五节　临床科研的展望

一、一些牙周问题的思考

(一) 什么是炎症(inflammation)?

临床上炎症表现为红、肿、热、痛。组织学上炎症表现为炎症细胞的浸润、血管扩张和组织水肿。在分子水平上,炎症又表现为炎症介质的变化和炎症信号的改变。什么是炎症?在什么层次上定义炎症?这是值得深思的一个命题。

通常所说的炎症细胞指的是血液中的细胞。随着研究的深入,一些宿主细胞,如上皮细胞、内皮细胞、成纤维细胞也被发现可以分泌炎症介质,也参与了炎症的过程,甚至被认为没有什么作用的脂肪细胞,也可以分泌大量的炎症介质,从这个意义上说,它们都属于炎症细

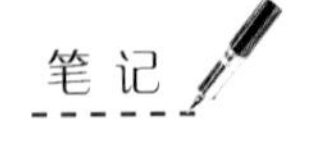
笔记

胞。当牙龈出现炎症时，牙龈组织内有多形核白细胞的浸润和宿主细胞的改变，如何整体地把握和评价？

（二）在牙周疾病的发展过程中细菌和宿主反应（host response）的作用孰重孰轻？

牙周炎是由牙龈炎发展而来，但并不是所有的牙龈炎都会发展成牙周炎。什么情况下炎症仅局限于牙龈，什么情况下炎症被放大到了牙周组织。从牙龈炎到牙周炎的转变是细菌毒力的增强，还是宿主的反应过激。以往认为牙周组织的破坏是细菌单向作用的结果，现代理论认为宿主反应参与了牙周组织的破坏，即宿主在抗击细菌的同时，也造成了自身的破坏。为什么有些破坏被限制在一定的范围内，而有些破坏却一泻千里。通过皮试，可以筛选出药物过敏者，通过何种方式可以筛选出牙周炎的易感者？如果说牙周炎的个体特异性可能归因于遗传因素，那么牙周炎的牙位特异性和位点特异性又该如何解释呢？牙龈炎不一定就发展成牙周炎，也提示炎症和活动性破坏不一定存在着必然的联系。换句话说炎症并不一定意味着破坏，那么是什么扣动了破坏的“扳机”？

（三）牙周炎分类（classification of periodontitis）的意义

少数个体存在牙周组织的快速破坏是客观存在的，但目前尚缺乏客观的诊断指标。有学者认为诊断侵袭性牙周炎应排除错𬌗、正畸治疗等因素，有的学者认为错𬌗与侵袭性牙周炎没有必然的联系，并不是所有错𬌗者都存在重度的牙周组织破坏。还有学者认为诊断侵袭性牙周炎，年龄也不必拘泥于35岁以下，因为患者就诊比较晚，其破坏早就发生了。牙周炎的分类对牙周治疗的指导意义并不大，其意义更多地在于临床研究。在临床研究中应该纳入诊断比较明确的病例，尽量减少有争议的因素。

（四）保留牙齿重要还是保留牙槽骨重要？

对于预后不明确的牙齿是留还是拔，存在着不同的理念，其中一种观念认为还是自己的真牙好，应尽最大努力保留患牙，确实也有很多成功的病例。在种植治疗如火如荼开展的今天，另一种观念也悄然兴起，该观念认为对预后不明确的患牙应尽早拔除，以防止牙槽骨的进一步丧失，影响以后种植修复的效果。这种理念的产生当然也有经济因素和风险因素的考虑，因为有时保留真牙难度大，风险更大。保留牙槽骨是保留牙齿的前提，如果两者都能保留当然是最理想的，如果不具备牙周系统治疗的条件，当然也只能保留牙槽骨了。有两点需要强调的是对于牙周炎患者种植前的牙周治疗是必需的，种植体周围炎同样可以引起牙槽骨的吸收。

（五）对于深牙周袋患牙是否进行根管治疗的问题

对于伴有深牙周袋又无牙髓症状的患牙是否进行根管治疗，也有不同的观点：有人认为随着牙周袋的加深牙髓受影响的机会大大地增加，其结果导致牙髓的变性、钙化，尽管电活力测试牙髓活力可能存在，也要积极地进行根管治疗。相反的观点认为，患牙没有牙髓症状，电活力测试牙髓活力存在，就没有根管治疗的指征，不必要进行根管治疗。孰是孰非，需要今后严格的临床证据，在实际的临床工作中要具体问题具体分析。

（六）牙周手术与正畸治疗的前后顺序

牙齿周围存在垂直性骨吸收者，牙周基础治疗后，如果需要正畸治疗和牙周手术，何者为先目前也尚无定论。有学者认为正畸治疗过程中牙槽骨形态还会改变，牙周手术应在正畸治疗后。还有学者认为，牙根周围有垂直骨缺损，植骨后再进行正畸治疗效果好。

二、牙周临床研究的方向

（一）多中心的临床研究

与西方发达国家相比，我们的优势在于具有丰富的患者资源。由于口腔卫生保健工作

笔记

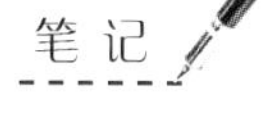

开展得比较晚，牙周疾病在我国的患病情况比较严重，据第三次全国口腔健康流行病学调查显示：35～44岁年龄组牙周健康率仅为14.5%。牙龈出血、牙周袋的检出率、附着丧失>4mm的检出率分别为77.3%、40.9%和38.9%。65～74岁年龄组牙周健康率仅为14.1%。牙龈出血、牙周袋的检出率、附着丧失>4mm的检出率分别为68.0%、52.2%和71.3%。我们国内诊断为轻度牙周炎的，在西方发达国家可能就被诊断为中度牙周炎；诊断为中度牙周炎的，可能就被诊断为重度牙周炎；而诊断为重度牙周炎的，西方国家可能很少看到。对于这种现状，作为牙周专业人员要有清醒的认识。西方发达国家通过临床研究得出的结论不一定适合我国的实际情况，因为人种不同、口腔卫生状况不同、生活环境也不同。因此，发挥优势，大力开展临床研究既有现实意义，又丰富了人类对牙周疾病诊疗的认识。以往各大医学院校在相同的研究领域开展了许多近似的临床研究，但由于标准不统一，很难整合在一起。如果能针对某个临床问题协作开展多中心的临床研究，可产生国际水平的科研成果，更重要的是我们有了自己的临床资料，并为制定适用于我国的医疗战略提供了理论依据。

（二）干预性研究

牙周疾病与全身疾病关系的研究是当今牙周领域的研究热点。牙周疾病与全身疾病有关是否是牙科医师的一厢情愿是许多人的疑问。目前研究该问题多从两个方面入手：以全身系统病患者作为研究对象，比较有无全身系统疾病者或不同程度全身系统病者间的牙周疾病严重程度；以牙周疾病患者作为研究对象，比较不同程度牙周炎患者间全身系统疾病的患病情况。无论是采用上述何种方法，只能得出牙周疾病与全身疾病有关的结论，但这种关系可能就是一种伴随的关系。为了说明两者间的因果关系，干预性研究（intervention study）是必要的。干预性研究难度在于要有干预措施，要纵向观察，样本量要大。

（三）交叉学科的研究

随着科学的发展，出现了许多学科交融的领域——交叉学科的研究（interdisciplinary research）。作为一名牙周科的研究生目光不能只专注于牙周袋，作为一名牙体牙髓科的研究生眼睛也不能只盯着根管，有许多领域有待于去开垦，如航天对牙周疾病的影响、激光与牙周治疗、放疗对牙周的影响等。学科交融意味着合作，合作是一个比较好的科研方式，取长补短，共利共赢。比如一个医疗机构正在对一种全身疾病进行队列研究，如果能增加牙周检查的内容，必将增加双方的资料，产出也大大增加。

（四）新技术新疗法的研究

长期以来，我们的治疗手段多数是舶来品。为了满足实际的需求，解决临床工作中的实际问题，需要不断地拓展高端的医疗技术。新的医疗技术在安全和人道的前提下是允许尝试的，每个新技术都有从不成熟走向成熟的过程。奇思妙想，脚踏实地，才能走出自己的一片天地。如牙龈乳头“黑三角”问题如何解决，成人正畸矫正如何通过牙周手术使牙齿快速移动，缩短治疗周期的问题。如何获得真正意义的骨再生，用化学方法清除牙石是否能变为现实等。

（五）循证医学研究

1. 概述　在20世纪80年代以前，医学基本上是以经验医学为主的，也可以这样说，传统医学在检查、诊断、治疗以及预防疾病上通常以个人经验为主，医师根据自己的实践经验、高年资医师的指导、教科书和医学期刊上零散的研究报道、甚至以药品推销员的推荐为依据来处理患者。这种实践的结果是一些真正有效的疗法因为不为公众所了解，而长期没有被临床采用；一些实际无效甚至有害的疗法，因从理论上推断可能有效而长期、广泛地使用。经验医学阶段当然也有研究，但许多研究缺乏科学性的设计，临床观察病例数少，许多研究不进行严格的随机分组。经验医学模式的临床研究因没有严谨的科研方法来保证，所以结论常有一定的偏倚，有的时候甚至出现来源于专家、文献、个人经验、讲座的意见不一致或出

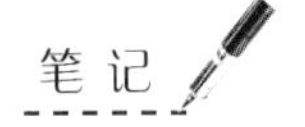

现严重的分歧，医师可能会轻信某位权威专家的意见，而做出错误的临床决策。同时，大量的新技术、新疗法不断涌现，如何选择与评价也是临床医学所要面对的问题。有鉴于此，一门新医学称为循证医学（evidence based medicine，EBM）就随之而出现。

循证医学又称有据医学、求证医学或实证医学。著名的循证医学的推动者 David Sackett 教授为循证医学下的定义为"谨慎地、明确地、明智地应用当代最佳证据（资料），对个体患者医疗作出决策"。其核心思想是任何医疗决策的确定，都应基于客观的临床科学研究依据；任何临床的诊治决策，必须建立在当前最好的研究证据与临床专业知识和患者的价值相结合的基础上。

循证医学提倡的随机对照试验及系统评价等，对临床医疗产生了划时代的影响。20 世纪 80 年代以来，众多的临床试验报道逐一评价和再评价了治疗急性心肌梗死、心力衰竭等重要心血管疾病的系列药物。利多卡因是一种具有抗室性心律失常作用的药物。从急性心肌梗死的病理生理机制推测，心肌梗死患者发生室性心律失常，是导致猝死的重要危险因素，故以前认为对急性心肌梗死者，需要使用利多卡因抗心律失常。因此，利多卡因曾是治疗该病的常规用药。然而经临床随机对照试验，证明该药虽能抑制急性心肌梗死后，心脏传导系统异常诱发的室性心律失常，却增加了患者的死亡率。换言之，使用利多卡因对急性心肌梗死患者是有害无益的。循证医学的实践颠覆了许多诸如此类的医学界以往认为正确的治疗方法，开启了人类审视自身医疗活动的新视角。

要证明哪种治疗是有效的，就要进行临床试验。在临床试验中只有运用随机化分组，才能避免分组时产生的选择性偏差（selection bias），才能使对照组与试验组之间的背景因素保持平衡，最后才能进行正确的比较，得出确切的评价。随机不等于随便，随机化是一种数学的概念与方法。如为了区分治疗组与对照组，可用抛硬币以硬币落下来的两个面决定分组，这是一种最简单的随机化方法。当然，还可选用其他方法，如查询随机数表等。

EBM 并非要取代临床技能、临床经验、临床资料和医学专业知识，它只是强调任何医疗决策，都应建立在最佳科学研究证据基础上。EBM 提倡将临床医师个人的临床实践和经验，与客观的科学研究证据结合起来，将最正确的诊断、最安全有效的治疗和最精确的预后评估，奉献给患者。

循证医学两大核心是"证据要分级，推荐有级别"；循证医学的证据要不断地"与时俱进"。临床研究证据分级别是循证医学所提出的要求，按质量和可靠程度可分为五级（可靠性依次降低）：即大样本多中心 RCT 或者收集这些 RCT 所作的系统评价和（或）荟萃分析；单个的大样本 RCT；设有对照组的临床试验；无对照组的系列研究；专家意见、描述性研究和病案报道。

循证医学研究不需要自己开展实际的研究，而只需要对某个专题所有资料进行筛选，系统分析，最后得出结论。一些学者开展了对下面一些专题的系统评价：

（1）使用牙签有何作用？

（2）口腔冲洗作为刷牙的辅助手段对牙龈健康是否有益？

（3）普通牙周探针与压力敏感探针是否有相似的可信度？

（4）Vector 洁牙机与超声洁牙机孰优孰劣？

（5）全口一次性龈下刮治与分区龈下刮治哪个更有效？

（6）药物辅助龈下刮治和根面平整的效果。

（7）2% 米诺环素软膏治疗慢性牙周炎的疗效。

（8）引导性骨再生联合骨性材料治疗牙周骨内缺损的效果。

（9）吸烟与牙周炎的关系。

（10）基因多态性与慢性牙周炎的关系。

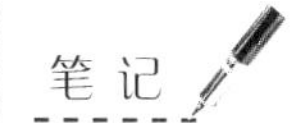

（11）牙周炎与全身系统病的关系。

2. 通过实例介绍系统综述（系统评价）的思路与过程　如牙间隙刷对菌斑清除和牙周炎症指数的效果。

（1）提出问题：定期的去除牙菌斑是预防牙周疾病的有效手段，刷牙是日常控制牙菌斑最常用的方法。然而，牙刷不能达到牙齿的邻面，牙齿邻面的菌斑控制成为日常口腔保健的难点和死角。牙线、牙签、牙间隙刷和单束牙刷等工具被用来清洁牙齿邻面。比较牙间隙刷结合牙刷的应用与单纯使用牙刷，或其他牙齿邻面保健工具对菌斑和牙周炎症指数的影响如何，是该系统综述所要关注的问题。

（2）资料检索：该文在 MEDLINE-PubMed（The National Library of Medicine，Washington DC，USA，网址是 http://www. ncbi. nlm. nih. gov/pubmed/）和 CEN-TRAL（the Cochrane Central register of controlled trials，网址是 http://www. mrw. interscience. wiley. com/cochrane/cochrane_clcentral_articles_fs. html）上，检索并纳入从 1965 年至 2007 年 11 月所有评价牙间隙刷结合刷牙效果的文章。

文章符合要求的标准是随机对照临床研究（randomized controlled clinical trials，RCTs）和临床对照研究（controlled clinical trials，CCTs）。对象是人的研究：全身健康，18 岁以上，没有正畸装置。干预方式：使用牙间隙刷，患者有足够的间隙使用牙间隙刷。评价指标：菌斑、出血、牙龈炎、探诊深度。只有符合上述条件的英文文章才被接受，病例报道、信件、叙述性综述没有列入查找之列。所有的文章由两名综述者独立评价，当两名综述者意见不一致时，通过讨论解决。阅读文章全文，纳入符合上述条件的文章。对所有纳入文章的参考文献进行仔细地分析，以发现额外符合要求的文章。

（3）资料检索的结果和评价：在 MEDLINE-PubMed 上检索到 222 篇文献，在 CEN-TRAL 上检索到 122 篇文献，去除重复的，最终获得 234 篇文献（题目和摘要）。通过对题目和摘要的审核 18 篇全文文章符合初步的要求。5 篇不符合纳入的要求，5 篇临床结果表达不充分共 10 篇文献被排除。在 8 篇所纳入文章的参考文献中额外发现有一篇文献也符合要求。最后仅有 9 篇文章完全符合要求，纳入系统综述。

从研究的设计和评价周期，研究对象的数量、年龄和范围，研究对象全身和牙周状况、性别、在研究开始前的洁治、牙间隙刷的类型、吸烟和企业资助等方面评价文章的异质性。

9 篇文章中，2 篇属交叉设计，3 篇属分口设计，4 篇属平行设计。多数研究的评价周期是 4 周或 6 周，仅有两项研究持续了 12 周。绝大多数研究在实验开始前进行了洁治。除一项研究单纯使用牙间隙刷外，其余研究均是在刷牙基础上使用牙间隙刷。具有不同直径和长度的不同品牌的牙间隙刷被使用，牙间隙刷的形态分别是圆锥形或圆柱形。6 项研究被提供产品的企业资助，其余 3 项研究没有表述有关的信息。6 项研究以全身健康作为纳入标准。3 项研究对象是牙周维护期患者，2 项研究的对象为未经治疗的牙周炎患者，1 项研究为牙龈炎或中度牙周炎患者，3 项研究没有报道患者的牙周状况。2 项研究提供了吸烟的信息，2 项研究将吸烟作为排除标准，5 项研究没有提及吸烟。

从随机的方法、检查者的盲法、随访丢失个体的数量、菌斑指数和牙周疾病指标等方面对文章质量进行评估。

9 项研究均描述为随机分配研究对象，但随机的方法不清楚，仅有 1 项研究使用了区段随机。7 篇研究采用了单盲（检查者），其余 2 篇盲法不详。3 篇文献报道没有患者随访丢失，3 篇文献报道了随访丢失。所有研究均未提及副作用。在 9 项研究中用于评价菌斑的指数有 Silness and Loe 指数、Turesky 改良的 Quigley-Hein 指数、Benson 和 Volpe 改良的 Quigley-Hein 指数和 Wolffe 指数。评价出血指数的方法有 Eastman 牙间隙出血指数、龈缘探诊出血指数，探诊 10 秒钟后记录有无出血。

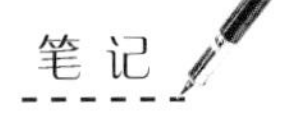

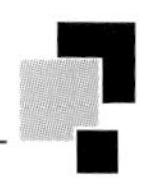

（4）资料分析结果：比较组内基线和研究终点的结果表明，除一项研究外使用牙间隙刷前后菌斑指数、出血指数均有明显改善。以 Silness and Loe 牙龈指数作为评价牙龈炎症标准的 3 篇文章中有 2 篇显著降低，1 篇无变化。

组间比较：三篇文章比较了单独刷牙与刷牙结合使用牙间隙刷，对控制菌斑的效果，结果表明有显著差异。多数文章研究显示与牙线比较牙间隙刷，更能降低菌斑指数，但牙龈指数和出血指数无显著差异。3 项研究中的 2 项研究表明与牙线比较牙间隙刷能显著降低探诊深度。

（5）meta 分析：从获得的资料上看，meta 分析只能用于比较牙间隙刷和牙线。因使用了不同的指数，基线时使用了统一的总体均数，缺乏基线资料，或缺乏基线和终点资料的标准差，4 篇文章的结果没有纳入 meta 分析。meta 分析表明：基线资料间均无显著性差异。仅有采用 Silness and Loe 菌斑指数记录菌斑时，牙间隙刷组较牙线组显著降低了菌斑。

（6）结论：刷牙后辅助使用牙间隙刷较单独使用牙刷能去除更多的菌斑，牙间隙刷比牙线和牙签更能有效地去除菌斑，对于牙龈炎症的效果，牙间隙刷和牙线并无显著差别。

3. 世界考科蓝协作（World Cochrane. Collaboration）　1992 年英国流行病学家 Iain Chalmers 爵士在英国牛津大学创立世界第 1 个考科蓝中心。1993 年以已故英国流行病学家 Archie Cochrane 名字命名的世界考科蓝协作成立，创始人为英国流行病学家 Iain Chlamers 爵士，目前共有国家级考科蓝中心 15 个。世界考科蓝协作是一个收集、总结和传播医学证据的国际合作组织，它的标志性成果是各种医学干预临床试验的系统综述或 meta-分析，并通过考科蓝图书馆向全世界传播。

世界考科蓝协作被称为医学实践中的人类基因组计划，考科蓝协作的主题工程——考科蓝图书馆为实践循证医学提供了最权威的证据库。

中国循证医学中心（中国 Cochrane 中心），自 1996 年 7 月正式在原华西医科大学附属第一医院开始筹建，1997 年 7 月获卫生部认可，1999 年 3 月 31 日，经世界考科蓝协作指导委员会正式批准、注册成为世界考科蓝协作的第 14 个中心。

（六）转化医学

转化医学（translational medicine）是把生物基础研究的最新成果快速、有效地转化为临床医学技术的过程，即从实验室到病床（bench to bedside）再从病床到实验室的连续过程，简称为“B-to-B”。其主要目的是为了打破基础研究与临床医学之间的屏障，在中间架起桥梁，努力缩短从基础研究到临床应用的时间，把基础研究获得的科研成果快速、有效地转化为临床治疗新技术。转化性研究可填补基础研发与临床应用之间的鸿沟，使科研与临床不再分家，加速了医学与理工技术紧密结合和知识产权的商业化。

转化性医学研究具有广阔的发展前景。若把前瞻性研究的目标锁定在患者身上，强调疾病的早期检查和早期评估，并据此进行科研选题和研究，在获得成果的同时开展转化研究，使成果迅速用于临床，再根据临床效果发展深一层次的研究。一旦这条双向通道打开，将促进基础研究成果快速为临床医学服务，为疾病防治和完善政府公共卫生政策服务。

临床是科研选题取之不尽的宝库。但在现实中，临床医师常苦于找不到有价值的科研选题，大量的基础研究课题仅限于细胞系或动物实验。究其原因，一方面可能是限于既往的培养模式，临床医师对于“深奥”的基础科学难以理解，亦无法将临床有价值的发现提供给基础研究者。另一方面，基础研究者对于人体疾病的复杂性、多样性也知之甚少。这导致了临床工作与基础研究在实际意义上的脱节。

在强调增强以应用为导向的基础科学发展的今天，转化医学是一个非常值得重视的发展方向，它所带来的新的创新理念和实践，将有助于实现基础科学研究成果的最优化应用。基础与临床密切结合将是未来疾病研究的主要模式，未来医学科研中自主创新的主要方向，

笔记

应转向临床与实验室的密切结合，基础研究必须回答或解决临床问题。

在牙周病学领域可能具有转化意义的研究方向是牙周炎易感者的早期筛查、牙周组织工程学、传统中药对牙周疾病的治疗、牙周疾病的疫苗等。

（栾庆先）

参考文献

1. 曹采方. 浅谈用转化医学的理念指导牙周病的防与治. 中华口腔医学杂志，2009，44：321-323
2. 栾庆先，李晓，康家银，等. 采用细胞神经网络图像分割技术定量分析牙菌斑. 中华口腔医学杂志，2007，42（12）：720-722
3. 栾庆先，曹采方. 牙周基础治疗对药物性牙龈增生疗效的纵向观察. 现代口腔医学杂志，2005，19（3）：239-241
4. Hartung DM，Touchette D. Overview of clinical research design. Am J Health Syst Pharm，2009，66（4）：398-408
5. Merchant AT，Pitiphat W. Researching periodontitis：challenges and opportunities. J Clin Periodontol，2007，34（12）：1007-1015
6. Avila G，Galindo-Moreno P，Soehren S，et al. A novel decision-making process for tooth retention or extraction. J Periodontol，2009，80（3）：476-491
7. Slot DE，Dörfer CE，Van der Weijden GA. The efficacy of interdental brushes on plaque and parameters of periodontal inflammation：a systematic review. Int J Dent Hyg，2008，6（4）：253-264
8. Gerhard T. Bias：considerations for research practice. Am J Health Syst Pharm，2008，65（22）：2159-2168
9. Kaufman E，Lamster IB. Analysis of saliva for periodontal diagnosis--a review. J Clin Periodontol，2000，27（7）：453-465
10. Smith RN，Rawlinson A，Lath DL，et al. A digital SLR or intra-oral camera：preference for acquisition within an image analysis system for measurement of disclosed dental plaque area within clinical trials. J Periodontal Res，2006，41（1）：55-61
11. McCracken GI，Preshaw PM，Steen IN，et al. Measuring plaque in clinical trials：index or weight? J Clin Periodontol，2006，33（3）：172-176
12. Evidence-Based Medicine Working Group（EBMWG）. Evidence-based medicine：a new approach to teaching the practice of medicine. JAMA，1992，268（17）：2420-2425
13. Rosenberg W，Donald A. Evidence-based medicine：an approach to clinical problem solving. BMJ，1995，310（6987）：1122-1126
14. Chalmers I，Haynes B. Reporting，updating，and correcting systematic reviews of the effects of health care. BMJ，1994，309（6958）：862-865
15. Eickholz P，Hausmann E. Evidence for healing of class Ⅱ and Ⅲ furcations after therapy：digital subtraction and clinical measurements. J Periodontol，1997，68（7）：636-644
16. Kim TS，Knittel M，Stachle HJ，et al. Reproducibility and validity of furcation measurement using a pressure-calibrated probe. J Clin Periodontol，1996，23（9）：826-831
17. Armitage GC. Periodontal disease：diagnosis. Ann Periodontol，1996，1（1）：37-215

笔记

第十三章　医学科研论文的写作与投稿

科研论文(research paper)是集假说、数据和结论为一体的、对实验全过程的概括性描述,是研究工作的中心部分,因此,论文写作(包括对资料的收集、总结和分析)是研究生必须掌握的一项基本技能。科研结果并不是我们研究的最终目的,因为研究成果必须通过发表并接受广泛的检验后才能推广应用,从而逐渐转化为为人类健康服务的财富。因此研究没有写成论文就等同于没有做研究,研究结果没有发表就等同于不存在。一定要意识到研究的目的不是为了做实验,也不是简单地收集数据,而是为了形成并证实假说,从一些测试中得出结论,并把结论“传授”给别人,对后来的研究和(或)应用起到借鉴、指导或帮助,科研论文正是这种“传授”的最为主要的方式与途径。科研论文的发表,可以成为科研工作者互相学习的工具,成为彼此沟通、交流的桥梁,达到成果共享、疑难共析的目的,其重要性可想而知。本章将对医学科研论文的基本格式和写作要求进行归纳总结,对牙周病学研究领域的相关主要国际杂志进行介绍,着重指出国际期刊投稿中容易出现的问题和注意事项,供口腔医学研究生参考。

第一节　医学科研论文的写作格式

医学科学思维(假设)通过科学实践所获得的医学科研成果,进行总结归纳后,按论点和论据所写成的论证性文章,就是医学科研论文。在另一种情况下,作者通过对某一个医学相关研究领域内自己和别人所做的工作总和,进行系统回顾、归纳、总结和分析,提出独到的见解或结论,撰写成的医学研究综述,也是医学科研论文的一种重要类型。医学科研论文是传播医学科研成果、促进资源共享、推进医学科学发展的主要载体;是对医学科研和临床工作的书面总结报道,其质量高低可以反映科研单位医学科学水平。无论以何语种发表,一篇好的医学科研论文,都必须具备两个方面的基本要素:①论文内容的科学性、先进性和实用性;②写作技巧的可读性、简洁性和逻辑性。由此可见,科研论文写作是科研工作者必须具备的素质和技能。

国际医学刊物中报道的论文,包括以下几种主要类型:专家述评(expert opinion)、文献综述(review)、研究论著(original article/research report)、病例报告(case report)、研究通讯(research communication)等;有些杂志也酌情刊登一些展望(perspective)、假想(hypotheses)、短评(comment)、交流(letter/communication)等。在所有文体中,综述和论著是医学科研论文中的主体,也是衡量个人和机构研究能力和水平的主要指标。国际期刊中,研究综述是分量最重的文种,一般由在某研究领域具有丰富经验的专家(自愿或特邀)完成,是最具有权威性和指导性的知识“宝库”。它不仅要对某一研究背景进行系统介绍、对研究现状进行详细分析、对现有的成果进行客观评价和对未来研究策略进行合理展望,还应包含有作者在该领域内所做的独到贡献和成果。这些成果一般可以反映作者在该研究焦点上的地位和影响,

笔记

可以成为某些特定领域的权威文献参考，具有极高的阅读、参考价值。牙周病学研究领域的*Periodontology 2000*就是一本极具影响的综述期刊，在国外很多院校已经用来作为牙周专业研究生教材使用。国内杂志中，也有很大比重的综述论文，提供的信息量和权威性与国际期刊有一定的差距，但大量阅读这方面的文章，也可以帮助我们尽快熟悉我们自己的研究领域，对低年级研究生尤为重要。研究论著是作者报道自己研究结果的最常用的文体，也是研究生将来发表自己研究成果的一种主要手段，一般应包含以下一些基本内容：文题（title）；作者与单位（authors and affiliations）；论文摘要（abstract）；关键词（key words）；引言（introduction）；材料与方法（materials and methods）；结果和讨论（results and discussions）；致谢（acknowledgments）；参考文献（references）。为了使论文的书写更加规范化和格式化，使研究生同学能够尽快对医学科研论文写作（research paper writing）要点有一初步认识和基本了解，现对这些内容写作的要求和需注意的事项进行简要分述。

一、文　　题

文题是文章最重要和读者最先看到的部分，应具有很强的吸引力，并能给读者以最简明的提示。论文的题目必须切合文章的主体内容，能够明确表达论文的性质、目的与可能存在的价值。文题一般都采用主要由名词组成的词组来表达，且尽量精练，如“牙周膜干细胞的体外分离、培养与鉴定”；“Regeneration of periodontal tissues by guided tissue regeneration combined with autologous bone grafts”等。有些杂志对文体的字数（英文杂志有时还包括字符数）有明确的限制，投稿前要仔细阅读杂志的相关要求并严格遵守。一般来说，文题应尽量注意以下几个方面。

1. 吸引眼球　要求简明扼要并紧扣文章的主题，突出论文中特别有独创性、有特色的内容，使之起到画龙点睛、启迪读者兴趣的作用，如文题“Bioengineered dental tissues grown in the rat jaw”就充分体现了文章的主要内容（组织工程化牙体组织）、新颖性（在体内实现牙体组织再生）和独创性（牙体组织在体内特别是颌骨内形成与再生目前还处于探索阶段）。

2. 言简意赅　字数不应太多，要字斟句酌，反复推敲并根据不同杂志的要求严格控制字（字符）数，如文题“Regeneration of periodontal tissue：bone replacement grafts”字数不多，但立意明确，读者对本文需要探讨的问题一目了然，即对“利用骨移植物实现牙周组织再生”的研究所进行的综述。

3. 应尽量避免的内容　化学结构式、数学公式、不太为同行所熟悉的符号、简称、缩写以及商品名称等，标点符号也应不用或少用（在特殊情况下，为突出重点，强调等目的，也可以用，如上例，就是为了突出重点“bone replacement grafts”，如文题改为“The use of bone replacement grafts for regeneration of periodontal tissues”，意义不变，但相对平淡些）。能避免的情况下，尽量不用副标题，必要时也可用副标题来做补充说明。

4. 中英对照　为了便于对外交流和文献检索，中文文题（特别是研究原著和专家述评等重要文体）一般应附有英文对照的文题，尤其是被国际一些主要检索机构收录的杂志更应有英文文题、作者信息和相关摘要内容。

二、作　　者

署名是论文的必要组成部分，要客观、真实、严谨、公平。作者的排序应该在投稿以前通过课题组协商确定。一旦论文投出，一般不能或不要更改、添加或者删除。特殊情况下，在论文修改过程中加入或去除某位（些）作者，必须有充足的理由并且在和编辑部充分沟通后

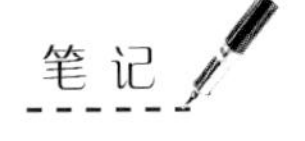

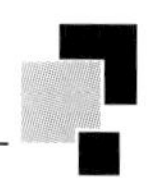

得到编辑部认可的情况下,方可对作者的排列顺序或列注人数进行更改。由于文章署名涉及对作者劳动的尊重、对科学研究的忠诚和实事求是的科学态度,因此,随意更改、添加或删除作者是极不严肃的行为,只有在一些极罕见的情形下才会发生。作者在享受论文发表带来的荣誉的同时,对文章的原创性、真实性、科学性以及伦理道德都应承担一定的责任。

注意事项:

1. 作者应是实验方案的确立者、指导者;论文数据的获得者;论文的撰写者等。所有作者必须直接参与全部或部分主要工作,对该项研究做出了实质性贡献,并能对论文的内容和学术问题负责。每一位作者都必须通读全文,并在论文投寄前签字。

2. 研究工作主要由个别人设计完成的,署以个别人的姓名;合写论文的署名应按论文工作贡献的多少顺序排列;研究生的毕业论文应注明或体现指导老师的贡献,多数情况下导师应是通讯(责任)作者(corresponding author)。作者的姓名应给出全名,注意英文文章投寄时应按照 first name(名字)、middle name(中间名)、last name(姓氏)的顺序。

3. 作者的下一行要写明每一位作者所在单位(应写全称)的详细信息,但应注意完成论文的单位与作者实际单位的差别。论文标注的单位是指该研究设计完成的机构(一个或多个),不随作者单位的变更而更改。必要时可以用附注的形式对作者变更后的单位进行补充,便于读者、作者的永久沟通。

4. 为了便于了解与交流,论文的最后应附有作者(特别是通讯作者)的详细通讯地址、电话、传真以及电子信箱地址。通讯作者是文章的主要负责人,必须对文章的真实性、伦理、道德等方面的问题负责。在文章发表后,通讯作者有责任和义务回答来自任何读者的实名交流、探讨、咨询,甚至质疑,同时必须承担可能引起矛盾和纠纷的一切责任。特别是在国际著名杂志上发表的论文,作者和读者之间的"对话"有时是要通过不同载体的方式发表的(从 Comments on…到 Author's reply),这种情况下,回答读者的质疑特别要虚心、客观、真实和科学,每一位作者都应对这种科学"对话"负责。

三、摘　要

摘要是科研论文主要内容的简短、扼要而连贯的重述,必须将论文本身新颖的、最具特色的内容表达出来(重点是结果和主要的结论)。即全文运用什么方法、得到什么结果、资料数据以及有意义的结论(包括阳性及阴性)。有些杂志要求具体按 4 要素来书写中、英文摘要:目的(objectives)、方法(methods)、结果(results)、结论(conclusions),双语对照时中英文内容要求基本一致。摘要是多种数据库收录的基本内容,是读者了解论文内容的基本工具,因此在论文传播、引用和推广过程中起着十分重要的作用。

"结构式摘要"和"非结构式摘要"两种形式的摘要核心内容是一致的,只不过前者一般分成目的(研究背景)、方法、结果和结论 4 个栏目;后者不分栏目(英文多数杂志对此不作具体要求),写作相对自由些,但仍要求体现以上 4 个栏目的基本要素。结果一般要求列出主要数据及统计学显著性,给出主要结论;一般多以第三人称的语气表述;语言尽量简洁,严格按照杂志的字数要求控制,高度精练,宁少勿多。

四、关 键 词

关键词也叫索引词,主要为了图书情报工作者编写索引,也为了读者通过关键词查阅需要的论文,应准确、规范、全面。关键词是从论文中选出来用以表示全文主题内容的单词或术语,中文论文要求尽量使用《医学主题词表》(MeSH)中所列的规范性词(称叙词或主题

笔记

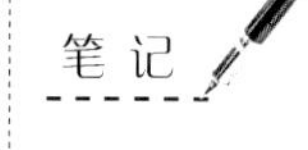

词)，一般选取 3 ~ 8 个词，并标注与中文一一相对应的英文关键词。为了充分利用好有限的关键词(很多杂志规定不超过 5 个)，增加文章的被检索率，在文题中出现的词汇可不重复列举在关键词中。例如文题"The use of periodontal ligament stem cells for periodontal tissue engineering"，已经出现的"periodontal ligament stem cells"和"periodontal tissue engineering"就可以不再列为关键词(因为在检索中，文题中出现的重要关键词可以自然进入检索系统)，而选用"periodontal regeneration"、"stem cell-based therapy"、"periodontal diseases"、"biological therapy"、"periodontium"等作为关键词，就可以大大增加该文的检索范围，使更多的读者能够有机会检索到该文，这一点对一些对关键词限制严格的杂志非常重要。关键词通常位于摘要之后，引言之前。

五、引　　言

引言(导言、序言)作为论文的开端，起到全文纲领的作用，主要回答"为什么研究"、"该研究有什么意义"这两个问题。首先介绍主要的研究背景，过去研究的情况、方法、目的和所获得的主要成果或特点，得出自己的假设并指出本文用来验证自己假设将用到的主要方法和手段。引言的内容主要介绍论文的研究背景、目的、范围，简要说明研究课题的意义以及前人的主张和学术观点，已经取得的成果以及作者的意图与分析依据，包括论文拟解决的问题、研究范围和技术方案等。引言应言简意赅，不要等同于文摘或成为文摘的注释。如果在正文中采用比较专业化的术语或缩写词时，最好先在引言中定义说明。文字不宜太多，根据不同杂志和文种的要求和习惯，一般在 300 ~ 700 字(词)以内。外文期刊引言要求更高，将在本章第三节加以详细介绍。

六、正　　文

正文是科研论文的主体，包括材料、方法、结果和讨论 4 部分主要内容，其中某些部分(特别是方法和结果)还需列出小标题，以使层次更加清晰。这是执行科研的关键部分，对于已经进行的研究工作，必须按照实际情况，进行客观、真实和详尽的描述和总结。选择好合适的即合乎一定条件的、一定数量的研究对象。采用一定的实验、诊断或治疗方法(包括实验步骤、方法、器材试剂、药品)。经过一定时期的观察，相同条件下的对照组，与他人结果比较并综合分析。这部分内容里，方法要求详细准确、材料完整(读者可以根据描述重复所介绍的实验)，最后把全部原始资料集中起来，进行统计学分析。在处理原始资料时，应是随机、客观地加以分析，不得有意无意地加以挑选。对于一些阴性结果，有时不必一一列出，但可以在讨论时加以说明。

(一) 研究对象和材料

研究对象和材料是科学研究的物质基础，所有用到的材料、仪器、设备、药品等都需要有逐一详细的介绍和说明。

1. 研究对象

(1) 动物实验研究：材料中需说明实验动物的名称、种类、品系、分级、数量、性别、年(月、周)龄、体重、健康状态、所采取的随机分组和标准化的方法、每组的例数、饲养条件、观察时间(点)等。

(2) 用药的临床观察：材料中应说明观察对象(人)的例数、性别、年龄、职业、病例种类、症状体征、诊断标准、分组方法、治疗措施、临床观察指标及疗效判定标准(如痊愈、显效、好转、无效的标准)等。

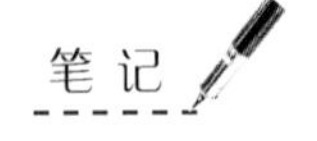

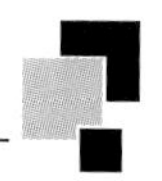

2. 材料、仪器与设备

（1）药品：标明名称、来源（公司、城市、国家）、批号、配制方法等。中药还应注明学名、来源，粗提物应标明有效部位或成分的含量和初步的质量标准，若是作者本实验室自行提取的应简述提取过程（或引用已经发表的原始参考文献）。

（2）试剂：标明名称（尽量用国际通用的化学名，同时可注明商品名）、来源（公司、城市、国家）、成分、批号、纯度、用量、生产单位、出厂日期及配制方法等。

（3）设备：标明主要仪器设备的生产单位（公司、城市、国家）、名称、型号、主要参数与精密度等；如自行研制的设备应详细介绍结构和主要功能，并附有示意图或实物照片（或引用已经发表的原始参考文献）。

（二）实验（研究）方法

1. 采用已有报道的方法只要注明文献的出处即可，不必详述其过程（一般情况下，都会在原有实验方法上有修改和补充）；若为有创意的方法，要详细介绍创新之处，便于读者依此重复验证；若是在文献报道的方法上进行改良的，应具体描述改进部分及改进的理由，同时必须注明原方法的文献出处（有时还要简要说明改良的理由与依据）。

2. 对于实验条件可变因素的控制方法，如临床实验的变量控制，病例选择的条件控制，实验条件如温度、湿度控制，放射免疫法的质量控制等，要加以详细说明，以显示本文结果的可靠性和准确性。

3. 临床群体研究通常需要设计对照组。没有对照组的临床群体研究通常被认为研究设计有缺陷，研究结果的可比性差、科学性差。实验研究论文一般要设立阴性对照组和阳性药物对照组，前者一般采用溶剂作为对照，后者选用被公认的、确有疗效的药物，以验证实验方法的可靠性。

4. 在进行药效学和毒理学研究时，剂量设计是关键。剂量设计科学、合理、准确，是实验成功的前提。通常要设高、中、低3个剂量组，以体现出药物的量效关系。化学药的药物剂量一般以重量/体重（mg/kg，g/kg）来表示，近年来用重量或活力/体表面积表示越来越多。中药目前也多采用的是重量/体重的表示方法，但由于中药有不同类别，实验用受试物来源有所不同，故常见多种不同的表示方法。

5. 实验设计时应考虑到每组有足够的样本数以满足统计学处理的需要。一般来说，小动物（如大、小鼠）每组至少8～10只，大动物（如犬）每组至少4～6只。同时应说明数据处理的统计学方法，统计学处理结果一般用$P>0.05$、$P<0.05$、$P<0.01$，3档表示。动物实验研究一定要遵循相关的伦理学规定。1959年，英国动物学家Russell和微生物学家Burch在他们的《人道试验技术的原则》一书中提出3R原则：减少（reduction）实验动物使用数量；文明（refinement）地对待实验动物；尽可能用先进技术替代（replacement）实验动物。尽管有科学家对此有不同看法，也有些国家或一些学者有所补充，3R原则已经成为在生物医学研究中科学家使用实验动物的职业道德标准。

（三）结果

实验结果是论文的核心部分。这一部分要求将研究中所得到的各种数据，根据原始实验资料进行收集、分析、归纳和总结（原始实验记录需永久保存），并将经统计学处理后的结果，用文字或图表的形式予以表达。图表尽量少用，能用文字解释清楚的内容避免用图表，但如果图表可以更为清晰、直观地表达结果，则要优先采用。结果处理时要尊重事实，要求结果中的数据精确完整、可靠无误，同时要注意不应忽视偶然发生的现象和数据。药物的临床疗效研究结果，要注意交代与药物有关的全部信息，如疗效、毒副作用及注意事项等。

1. 表格（table）（图13-1-1，图13-1-2）

（1）表格设计要清晰、简练、规范：每个表格除有栏头、表身外，还要有表序（如表1，表

笔记

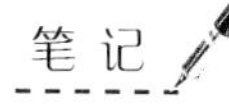

Table 1. The primer sequences for quantitative real-time PCR.

Gene	GenBanknumber	Primer sequence	Productsize(bp)
OPG	NM-012870	Forward5-ACAATGAACAAGTGGCTGTGCTG-3′	109
		Reverse 5-CGGTTTCTGGGTCATAATGCAAG-3′	
RANKL	NM-057149	Forward 5-GCAGCATCGCTCTGTTCCTGTA-3′	164
		Reverse5-GCATGAGTCAGGTAGTGCTTCTGTG-3′	

图 13-1-1

Table 2 Geometric properties of the male and female femoral diaphyses of biglycan-deficient vs. wild type mice

Group	Length (mm)	AP diameter (mm)	ML diameter (mm)
Female femora	13.67 ± 0.36[b]	1.23 ± 0.02	1.63 ± 0.04
Male femora	13.94 ± 0.82	1.16 ± 0.02	1.78 ± 0.12

Data are presented as mean ± SEM. [b] Indicates 0.05 <P< 0.10 vs. wild type for the same gender. Marginal differences are bolded for ease of interpretation.

图 13-1-2

2，表 3……）和表题，同时在正文中要明确标明表格的位置。表格一般采用三线表。

（2）表题应有自明性：若表中数据均用“均数±标准差”表示，则在表题的后面注上（M±S）；若表中各组的例数相等，则在表题后面统一注上（n＝X），若例数不等应另加一列，分别注上各组的例数；表中计量单位若一致，可写在表题的后面；若不一致应分别写在每个栏头之下，不加括号。

（3）表内阿拉伯数字上下各行的个位数对齐，未发现的数据用“–”表示；未测或无此项用空白表示，实测结果为零用“0”表示。

（4）其他需要说明的因素（统计学信息、缩写词解释等）可置于表格下方（表注）加以介绍。

2. 插图（figure）（图 13-1-3 ~ 图 13-1-6）

（1）图：包括示意图（schematic illustrations）、曲线图（graph/curve/graphical chart）、化学结构图（chemical constitution）、照片图（image）等。

（2）示意图、曲线图：要求大小比例适中、粗细均匀、数字清晰、设计美观、简洁明快；黑白照片要求对比分明，彩色照片多用 CMYK 颜色模式（RGB 模式应尽量少用）；组织病理学照片中要有必要的标注。图应具有一定的分辨率（不同杂志、不同出版社具有不同的要求）、尺寸大小和格式（常用的有 TIFF、JPG、PDF 等），从而满足印刷需要（国际期刊中 TIFF 为首

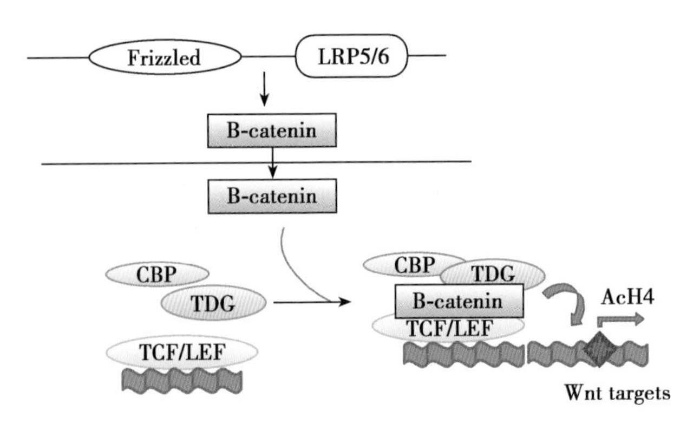

图 13-1-3 模式图

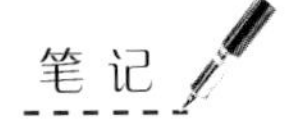
笔 记

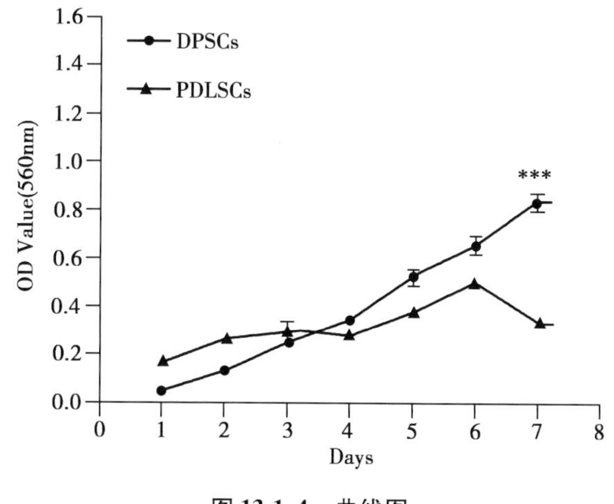

图 13-1-4　曲线图

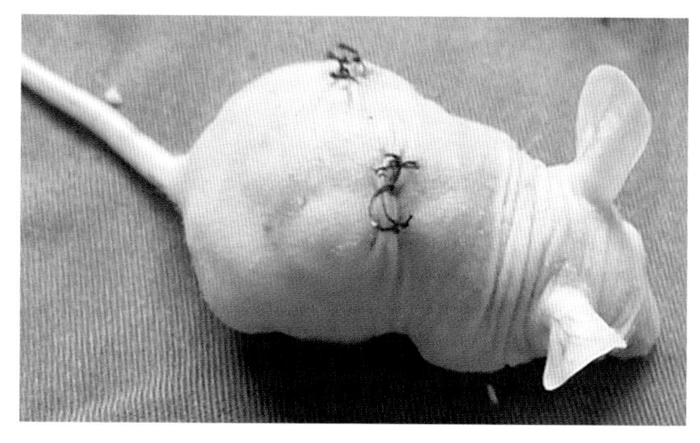

图 13-1-5　照片图

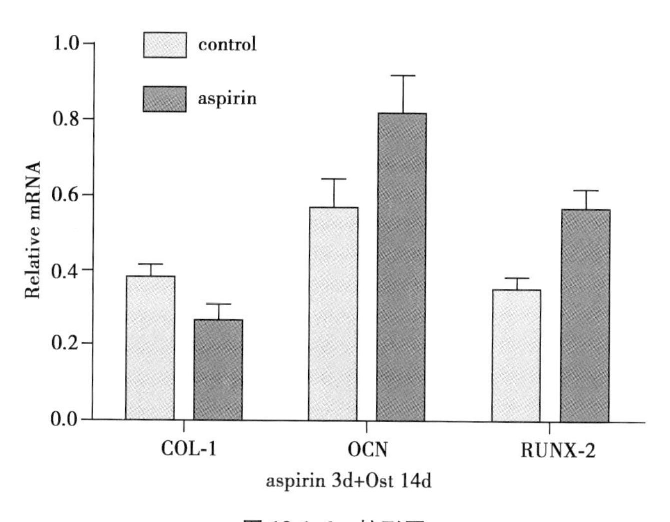

图 13-1-6　柱形图

选格式)。与表一样,图也要标明其位置。

(3) 每幅图都要有图序、图题和图的说明(caption/legend):通常写在图的下方。图题要有自明性,图的说明应简洁、准确,重点介绍本研究有代表性的发现(对图中的标注需要有相应的说明)。

(四) 讨论

讨论是结果的逻辑延伸,是对全文综合的判断、推理、分析和总结,并得出相应的结论;

笔记

是从感性认识提升到理性认识的过程,也是作者充分运用自己对该领域所掌握的知识,联系本课题的实践,通过合理的推理、论证得出新见解、阐明新观点的部分。讨论是论文中极其重要的部分,其主要任务是探讨“结果”的意义。讨论的主要内容包括:主要的原理和概念;实验条件的优缺点;本人结果与他人结果的异同,突出新发现、新发明;解释因果关系,说明偶然性与必然性;尚未定论之处,相反的理论;急需研究的方向和存在的主要问题。“讨论”的内容也以精简为原则,要能讲清楚主要的论点,已经谈过的不在这一节里予以重复。在结论的问题中避免以假设来“证明”假设,以未知来说明未知,并依次循环推论。在讨论撰写过程中应注意以下几个方面的问题。

1. 讨论应从结果出发,紧扣题目,不宜离题发挥。具体地说应对本实验所观察到的结果,分析其理论和实践意义,能否证实有关假说的正确性,找出结果中的内在规律,与自己过去的或其他作者的结果及其理论解释进行比较、分析异同及其可能原因,根据自己的或参考别人的材料提出新见解。在运用到别人报道的结果和结论来协同证实自己的观点时,可以对相关文献进行大致介绍,同时要标注参考文献的出处。

2. 讨论中应该运用一分为二的观点。正确地分析和评价自己工作中可能存在的不足之处和教训,例如本研究所用方法是否有局限性等;提出今后研究方向及本结果可能的推广应用的设想,这往往对读者的思路有所启发。

3. 篇幅较长的讨论应分项目编写。每个项目应集中论述一个中心内容,有时可冠以序码。讨论的中心内容应与正文各部分,特别是结果部分相呼应。讨论中不应过细重复以上各部分的基本数据。有些杂志可以将结果与讨论放在一起,可以避免不必要的重复,更能体现针对结果的讨论,避免过分展开。为体现讨论的客观性,写作时一般采用第三人称语气。

4. 讨论切忌写成文献综述,更不应简单地重复实验结果。讨论应从理论上有选择地对研究结果进行分析、比较、解释、推理,对主要问题,特别是本研究创新、独到之处加以充分发挥,提出新的假说,揭示有待进一步研究的问题及今后的研究方向。

5. 多数情况下,在讨论的最后应该有一个针对全文的总结(有时可独立)。总结主要是对本文的工作进行小结和展望,一般可以在100字(词)左右。

七、致　谢

凡不具备前述作者资格,但对本研究作过指导、帮助的人或机构,均应在致谢部分加以感谢,但必须得到被致谢人的同意后才能署其姓名。国外专家作为被致谢的对象,必须要有其书面同意并保留原始资料(签名、信函等)。有些情况下,基金来源、课题背景申明等也可以放在此部分介绍。英文文章语言修改等帮助也可列于致谢对象。

八、参考文献

参考文献是科研论文的重要组成部分,要求引用作者亲自阅读过的、最主要的文献,包括公开发表的出版物、专利及其他有关档案资料,内部讲义及未发表的著作不宜作为参考文献著录。列出参考文献的目的,在于引证资料(包括观点、方法等)的来源,不可从别人的论文中转抄过来。内部资料、非经正式发表者一般不作文献引用,为此一般要求引用文献者必须用阅读过的重要的、近年的文献为准。不同杂志、不同文体对参考文献的引用有严格的要求和限制,包括著录格式、数目、范围等,一般在“作者须知”里都可以找到,这里不再赘述。

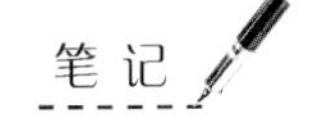

第二节　国际牙周病学研究领域相关杂志介绍

牙周病相关研究在国际牙科研究领域占有相当大的比重和地位,日益成为口腔医学研究的核心。所有与牙科研究有关的国际杂志中,如 *Journal of Dental Research*, *European Journal of Oral Science*, *Oral Disease* 等都有很多牙周研究的报道。在牙周专业杂志中,主要有 *Periodontology 2000*、*Journal of Clinical Periodontology*、*Journal of Periodontology*、*Journal of Periodontal Research* 4 本,目前拥有广泛的读者群,是牙周专业研究生必备的资料库。本节综述上述 4 本杂志的基本情况、阅读指南和投稿注意事项,同时也对目前国际牙科研究杂志中,影响广泛的 *Journal of Dental Research* 作一介绍。值得一提的是,牙周病学研究成果的报道,也广泛出现在医学、材料学、组织工程学等学科领域。在国际顶尖杂志 *Lancet*、*Science*、*Nature*、*Cell* 上,也经常可以见到牙周研究相关的报道。近年来,利用组织工程的原理、技术和方法促进牙周组织再生的研究也取得了突破性进展,相关的很多研究除了发表在与牙周相关的杂志上,在 *Tissue Engineering*、*Biomaterials*、*Journal of Tissue Engineering and Regenerative Medicine* 等杂志上也有很多报道。因此,研究生在文献检索时应引起足够的注意和重视。

一、*Periodontology 2000*

（一）杂志简介

PERIODONTOLOGY 2000,简称 *Periodontol 2000*,中文译名《牙周病学 2000》。期刊网址:http://onlinelibrary.wiley.com/journal/10.1111/(ISSN)1600-0757,ISSN:0906-6713,全年 3 期,一般为 3 个主题专论。出版国:美国。语言:英语。出版者:Wiley-Blackwell。学科范围涵盖所有牙周病学及其相关领域(DENTISTRY, IMPLANTOLOGY, ORAL SURGERY & MEDICINE)。根据 2014 年最新发布的期刊分区表,该杂志属于综合分区 2 区。刊载牙周病相关的基础与临床研究最新进展和研究前沿的专论文章,可以作为研究生教材、科研工作者的参考书使用。主编 Jørgen Slots(Los Angeles, CA, USA),三个编辑部编辑分别为 P. Mark Bartold, Adelaide, Australia; Iain L. C. Chapple, Birmingham, UK; YuichiIzumi, Tokyo, Japan。

（二）阅读指南

Periodontology 2000 在口腔医学特别是牙周病学研究领域享有极高的声誉。由于该杂志一般每期围绕一个主题专论进行讨论,比如牙周组织工程专辑(Vol. 19)、牙周医学专辑(Vol. 23)、病因学专辑(Vol. 43)、种植专辑(Vol. 47)等等,都集中了各自研究领域的所有热点和最新研究成果,是牙周病专业研究生难能可贵的知识宝库。每期围绕主题专论,特邀编辑都会提供一个对该主题的集中论述(第一篇文章),并对该期所有文章进行系统介绍,因此可以作为该专辑的阅读指南。通过专辑所有文章的阅读,能尽快全面把握某个特定研究方向上的基本研究信息,对于科研选题、热点追踪都可以达到事半功倍的效果。因此该杂志是牙周专业研究生必备的参考书和资料。杂志上发表的所有文章,都全面广泛地引用了来自不同资源的参考文献,可以指引读者进行文献追踪。每一篇文章均出自名家或著名研究机构,具有较高的可信度与权威性。

（三）投稿注意事项

该杂志目前仅接受特邀综述,自由投稿必须得到特邀编辑的许可。我国大陆迄今为止,仅北京大学口腔医学院孟焕新教授等在该杂志上刊登过几篇论文。作者在投稿前,可以与相关编辑取得联系,达成初步共识后再投寄稿件。该杂志目前尚未开通网上投稿系统,所有

笔记

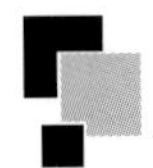

稿件都必须寄送给相应的编辑，责任编辑信息可以通过主编和三位常务编辑获得。

二、*Journal of Clinical Periodontology*

（一）杂志简介

JOURNAL OF CLINICAL PERIODONTOLOGY，简称 *J Clin Periodontol*，中文译名《临床牙周病杂志》。期刊网址：http://onlinelibrary.wiley.com/journal/10.1111/(ISSN)1600-051X。ISSN：0303-6979，全年12期。出版国：丹麦。语言：英语。出版者：Wiley-Blackwell。出版者地址：35 NORRE SOGADE，PO BOX 2148，DK-1016 COPENHAGEN，DENMARK。学科范围：DENTISTRY，ORAL SURGERY & MEDI-CINE。刊载与临床密切相关的牙周基础研究，牙周病的诊断、预防和治疗等方面的临床研究论文、病例报道和有关技术与仪器进展的介绍。主编 Maurizio Tonetti（Oxford，UK），有8位编辑，分别为 T. Berglundh（Göteborg，Sweden），I. Chapple（Birmingham，UK），S. Jepsen（Bonn，Germany），P. Papapanou（New York，NY，USA），M. Quirynen（Leuven，Belgium），M. Sanz（Madrid，Spain），F. Schwarz（Düsseldorf，Germany），P. Sharpe（London，UK）。该杂志2016年最新发布的影响因子为3.915，属于综合分区1区。*J Clin Periodontol* 影响因子的迅速提升，在一定程度上反应了目前与牙周病相关的临床研究，已经引起了日益广泛的重视和关注。设计合理、针对性强、样本量大、资料收集全面的临床研究，对于提升牙周病防治水平有极其重要的作用，应引起牙周专业研究生足够重视。

（二）阅读指南

该杂志一般刊登牙周病临床相关的研究原著或临床前期研究成果，文后附有简短的临床意义小结，有助于读者更好地把握相关研究成果的临床相关性。阅读时应尽量注意课题计划和资料统计的手段和方法，对于研究生临床课题设计有很大帮助。值得注意的是，杂志的重点并不是临床技术的革新、病例讨论等内容。

（三）投稿注意事项

仅接受网上投稿。一定是与临床密切相关的研究成果、或临床前期研究（如大动物实验等）方可投寄本刊。具有明显临床前景的基础研究也可以考虑，但必须在文后的临床意义小结指明其切实的临床相关性。该杂志对临床课题设计和资料统计要求非常严格，设置了一位专门负责统计学审查的编辑，统计资料不完善、统计方法有缺陷的论文不能发表，因此应该特别注意统计资料的完整性和精确性。临床研究论文投寄前尽可能找流行病学专家、统计学专家进行审查，从而提高研究资料的可信度。该杂志一般不刊登病例报道。

三、*Journal of Periodontology*

（一）杂志简介

JOURNAL OF PERIODONTOLOGY，简称 *J Periodontol*。中文译名《牙周病学杂志》。期刊网址：http://www.perio.org/journal/journal.html。ISSN：0022-3492，全年12期。出版国：美国。语言：英语。出版者：AMER ACAD PERIODONTOLOGY。出版者地址：737 NORTH MICHIGAN AVENUE，SUITE 800，CHICAGO，IL 60611-2690。学科范围：DENTISTRY，ORAL SURGERY & MEDICINE。根据2016年最新发布的期刊分区表，该杂志属于综合分区1区。刊载几乎所有与牙周病学有关和相关学科的研究论文和病例报道，也偶登极少数特邀专论。主编 Kenneth S. Kornman 和其他5位编辑均来自美国。

（二）阅读指南

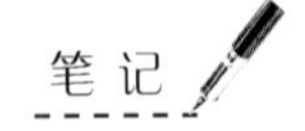

该杂志基础与临床兼顾，并有典型病例报道的文章，阅读时可以根据需要取舍。论文作

者很大一部分来自美国相关牙周研究中心，是美国牙周病学会的会刊。一些与牙周治疗相关的新技术、新业务文章，多出现在本刊。

（三）投稿注意事项

仅接受网上投稿。投稿该杂志时应注意该杂志的基本格式要求，很多地方与一般杂志有很大差别。例如试剂、仪器的标识，作者标注等都很特别（需要用特殊的标记列于该出版页的下方，作为脚注）。作者须知可以在下面的网址找到：http://www.joponline.org/userimages/ContentEditor/1124388816475/Instructions_to_Authors.pdf。

四、*Journal of Periodontal Research*

（一）杂志简介

JOURNAL OF PERIODONTAL RESEARCH，简称：*J Periodontal Res*，中文译名《牙周病研究杂志》。期刊网址：http://onlinelibrary.wiley.com/journal/10.1111/(ISSN)1600-0765。ISSN：0022-3484，全年 6 期。出版国：美国、日本。语言：英语。出版者：Wiley-Blackwell。学科范围：DENTISTRY，ORAL SURGERY & MEDICINE。根据 2016 年最新发布的期刊分区表，该杂志属于综合分区 2 区。发表牙周病及相关科学方面的论文、综述和研究简讯。主编 Shinya Murakami（Osaka，Japan），三位编辑部编辑分别为 Mark Bartold，SA，Australia，Mark Ryder，CA，USA 和 Wim Teughels，Belgium，统计学编辑 Philippe Hujoel，Seattle，USA。

（二）阅读指南

该杂志主要刊登与牙周研究相关的基础和临床方面的研究文章和少量特邀综述，日本和美国来源的研究占有很大的比重。相比较而言，该杂志更偏重于基础研究有关的文章，这里有很多发表的文章来源于世界各国的研究生的学位论文。

（三）投稿注意事项

仅接受网上投稿。与牙周病病因、诊断和治疗相关的基础研究都可以投寄本刊，但临床研究论文和动物实验结果也偶尔可以接受发表。论文应注意实用性、可读性，尽量简洁，临床治疗和病例报道等方面的文章一般不能接受发表。Mini Review 仅接受少量特邀稿件，投稿前建议与编辑沟通。

五、*Journal of Dental Research*

（一）杂志简介

JOURNAL OF DENTAL RESEARCH，简称：*J Dent Res*，中文译名：《牙科研究杂志》。期刊网址：http://jdr.iadrjournals.org/。ISSN：0022-0345，全年 12 期。出版国：美国。语言：英语。出版者：INT AMER ASSOC DENTAL RESEAR-CHI ADR/AADR，出版者地址：1619 DUKE ST，ALEXANDRIA，VA 22314-3406。学科范围：DENTISTRY，ORAL SURGERY & MEDICINE。根据 2016 年最新发布的期刊分区表，该杂志属于综合分区 1 区。刊载牙科临床和口腔保健方面的研究论文，每期兼登 1～2 篇研究综述（Oral Biology & Medicine）。现任主编为 William Giannobile 教授（University of Michigan，USA）。

（二）阅读指南

牙周研究是牙科研究的重要组成部分，因此该杂志中也包含有很多牙周研究信息。所有 IADR 会员都可以免费阅读全文，阅读网址：http://jdr.sagepub.com/current.dtl，用个人的 IADR 用户名与密码登录后就能免费阅读、下载所有发表的论文。该杂志发表的论文，来自牙科研究的各个领域，很多都是非常基础的研究。论文的信息量不大，单篇论著一般不超过

笔记

6个印刷页，综述来自牙科研究领域的权威专家，参考价值很高。近年来国内学者在该杂志发表的论文明显增多，研究生们可以关注这些反映国内牙科研究领域热点问题的研究。

（三）投稿注意事项

仅接受网上投稿。该杂志对来稿有严格的字数、图表数、参考文献数限制，因此稿件应尽量简洁、高度概括。由于审稿专家为固定的专家库，因此审稿速度比较慢（3～5个月），经返修到发表，一般周期约为1年左右。综述方面的文章多为约稿，自由投稿应得到主编的认可方可考虑。研究报道稿件划分为3个范畴，Biological，Clinical 和 Biomaterials & Bioengineering，投寄稿件时必须标注清楚。

第三节　科研论文的撰写、编辑与投寄

医学科研论文（medical research paper）的产生过程，是论文作者从临床实践、阅读文献中提出问题，通过实验设计和实施分析问题，最后得出结论、解决问题的过程。是科研思维从假设到假设得到验证，再到形成新的假设的一个循环。在这个过程中，作者对科学问题的认识逐步深入，并不断走向最终的根本解决问题。这是一个漫长的过程，有时一些阶段性结论会产生多篇科研论文。阶段性结果的及时发表，可以吸引更多的力量和资源参与该科学问题的探索，加速研究进程，因此，适时发表阶段结果有时也是非常必要的。科研论文的写作过程同时也是作者自己对所做工作的一个自我总结、评价、分析和升华的过程。在这个过程中，作者自我总结、归纳、分析和解决问题的能力得到最好的锻炼和提高。这个过程也有助于形成进一步研究工作的框架、明确进一步研究的目标，并将为以后的科研工作积累丰富的经验。研究生同学还应意识到，科研论文是自己科研工作的积累，是自己所做工作被别人接受、承认乃至应用的基本途径，是将来科研基金申请的研究基础，是科技报奖的重要依据；通过科研论文的写作与发表，可以让更多的人认识我们、了解我们，也是向更多同行专家、学者展示我们的实验水平、展示我们临床成果的渠道，因此研究生同学一定要使自己的研究结果得到尽快的、最好的发表！

一、怎样撰写科研论文

从什么地方着手撰写科研论文，不同的研究生同学可能有不同的习惯。从“结果与讨论”开始写，并且把这部分的写作融入实验过程中应该是一种比较好的方法。不要等到所有结果都得出来以后再去总结，每得出一项结果，都及时地把它总结、分析出来，可以帮助我们调整下一步的研究计划、进一步明确下一步的研究目标；也可以使将来的写作任务得到分散，在最熟悉的阶段完成对结果的分析与讨论，引导自己自觉或不自觉地追踪最新研究成果，把及时得出来的结果跟最新发表出来的文章进行对比分析。同时，在实验过程中把相应的英文名词、设备、试剂、药品的出处记录清楚详细（包括批号），也可以养成英文记录的习惯，为将来英文文章撰写积累资料、提供方便。

对结果评价、分析的过程就是一篇科研论文的“讨论”，是文章最精彩、最精华的部分。“讨论”的作用是要把实验结果的信息传递给读者，让别人明白你工作的价值和意义，从而信服、理解和接受我们的结果。在讨论过程中，一定要把结果的精华挖掘出来，阐述清楚并以强有力的证据让读者认同我们的结果。能否把结果“卖”给读者主要是通过“讨论”来实现的，文献量大小决定“讨论”的写作质量，对研究领域没有全面准确地把握，“讨论”就无从下手，这也进一步体现了文献综述在论文写作中起到的作用。

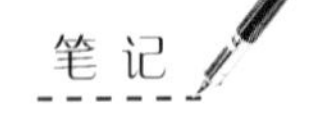

把“结果和讨论”写好了，文章的核心写作就基本完成。“材料和方法”的写作比较简

单,衡量其写作是否成功的唯一标准是别人能否通过作者的描述来重复我们的实验,因此要尽量详细、准确、精确。所有涉及的设备、试剂、药品都应该详细交代出处,包括公司、公司所在的城市和国家,同时避免"室温"、"常温"、"适量"等模糊的概念。切记的是如果我们采用的方法是别人建立的方法,就一定要引用别人的文献,既避免了简单无谓的重复描述(但要注明作者在别人方法上所做的修改或补充),也是对别人工作和劳动的尊重。

中英文杂志对"引言"部分的要求有一定的差别,国外杂志要求的"引言"要相对详细些。引言也非常重要,它的作用是要把读者"引入"到我们的文章当中。可想而知,不能把审稿专家、审稿编辑的兴趣、目光引入我们的工作,我们的文章就肯定得不到好的评价,也就很难以接受和发表。"引言"部分的写作要领是从研究领域切入,在研究方向上展开,围绕本研究需要解决的问题进行归纳分析,提出自己的"假设",并最后指出自己的假设如果得到解决,具有什么样的意义。首先应对研究领域进行简单的回顾与分析,阐明研究背景;然后指出已经解决、正在解决、期待解决的问题,在此基础上提出自己的"假设"。由此可见"引言"实际上是解释我们为什么要做这个研究,做这个研究的目的和意义。

等文章的主体写作完成后,就可以给文章拟定一个合适的"文题"和给出一个恰当的"摘要"了。"文题"和"摘要"要简洁、明了,要忠实、充分反映文章的内容。在这两部分作者要言简意赅,字斟句酌,同时要避免出现一些不应该出现的错误如单词拼写错误、语法、句法错误等,同时要注意很多杂志对这两部分的字数是有严格的要求的。不同的杂志的"参考文献"的著录格式不尽相同,文章投寄以前一定要反复核查,确保内容、形式完全符合杂志的规定。这部分内容也是很多专家、编辑评价作者的科研态度的砝码,因为这方面的错误只要作者态度严肃认真,是可以完全避免的。例如文献引用张冠李戴就会让人怀疑作者是否真正阅读过这些引用的文献;投寄一个杂志的文献著录格式是另外一个杂志的要求,就有一稿两投或多投的嫌疑。这样的"不应该的"错误必然降低文章的身份和地位。

一篇科研论文的写作过程,就是作者对自己所有工作进行归纳总结,并通过语言、图表的形式表现出来以飨读者的过程。在这个过程中,作者所从事的工作就像是一位厨艺大师,在烹调一道营养丰富、脍炙人口的美味佳肴。从对菜谱的原材料的认识、了解和处理(对实验结果、数据的分析和整理),针对自己有限的原材料对菜品进行设计与构思(根据自己的所得实验结果,确定论文表达手法和写作思路),根据设计的菜品对原材料进行选配、精雕细琢(选择支持同一论点的结果进行编排、组合),到烹制、煎炒(论文写作),菜品制作、材料介绍(引言、材料和方法),菜品营养结构、特点和特色分析(讨论),总结和命名(结论和文题),整个过程无不凝聚着这位大师(作者)的知识、见解和聪明才智。无论是厨师还是作者,只有通过无数次的尝试、品评、推敲、修改和锤炼,才能得出好的作品来。

二、外刊论文撰写特点与基本要求

国际SCI论文撰写有5个基本要求,即"5C"要求,包括正确(correctness)、清楚(clarity)、简洁(concision)、完整(completion)和一致性(consistency)。其实一篇好的中文文章,也集中体现了这5个方面的特征,只不过有些作者的写作能力与技巧稍有欠缺而已。

(一) Introduction

Introduction是外刊文章最难写的部分之一(另外就是Discussion)。中文文章的缺陷就在于Introduction没有内涵,过于简单,没有真正体现论文的研究起初和创新要素。外刊论文对于Introduction的要求是非常高的,一个好的Introduction相当于文章成功了一半。所以大家应该在Introduction的撰写上下工夫。

要写好Introduction,最重要的是要保持鲜明的层次感和极强的逻辑性,这两点是紧密结

笔记

合的,即在符合逻辑性的基础上建立层层递进的关系。

1. 阐述自己研究领域的基本内容要尽量简洁明了,不啰嗦。看文章者都是该领域的专家,所以一些显而易见的知识要用概括性的、而不是叙述性的语言来描述。

2. 文献总结回顾是 Introduction 的重头戏之一,要特别着重笔墨来描写。一方面要把该领域内过去和现在的状况全面概括总结出来,不能有丝毫的遗漏,特别是最新的进展和过去经典文献的引用(这是两个最容易出问题的地方,要极力避免。一旦审稿人指出这两个毛病,很可能意味着表明你做的不够深入或全面,负面作用非常明显),另一方面,文献引用和数据提供一定要准确,切记避免片面摘录部分结果而不反映文献的总体结果。引用的数据也要正确,特别是间接引用的数据(即不是从原文献中查到,而是从别人文献中发现的另一篇文献的数据)。数据出错会导致文章给别人留下特别差的印象!

此外,引用文献时注意防止造成抄袭的印象,即不要原文抄录,要用自己的话进行总结描述。如果审稿人正好是文献的引用者的话,原文照抄的结果一定会很糟糕。

3. 分析过去研究的局限性并阐明自己研究的创新点。这是整个 Introduction 的高潮,因而要慎之又慎。

阐述局限性时,需要客观公正评价别人的工作,不要把抬高自己研究的价值建立在贬低别人的工作之上(这是中文文章易犯的毛病),外刊论文写作万万不可如此,一定要遵循实事求是的原则来分析。

在阐述自己的创新点时,要紧紧围绕过去研究的缺陷性来描述,完整而清晰地描述自己的解决思路。需要注意文章的摊子不要铺的太大,要抓住一点进行深入的阐述。只要能够很好的解决一个问题,就是篇好文章。创新性描述的越多越大,越容易被审稿人抓住把柄。

中文文章的特点是创新性要多要大,而英文文章的特点恰恰相反,深入系统地解决 1 到 2 个问题就算相当不错。

4. 总结性描述论文的研究内容可以分为一二三四等几个方面来描述,为 Introduction 做最后的收尾工作。

至此,Introduction 的写作算是大功告成。但是写完之后,还是要慎之又慎地仔细修改,琢磨每一个句子是否表达得恰当准确,这对 Introduction 的修改完善至关重要。

(二) Methods

Methods 部分描述论文实验过程,这一过程的写作相对较为简单,但是需注意的问题不少,重要的在于完整和科学。

完整就是实验当中的每一个环节都要注意到,不要顾此失彼,遗漏一些重要内容。Methods 部分可按实验对象、实验设备、实验材料、实验记录、实验分析方法等来组织行文。

只要能在以下 4 个方面做到完整和科学的描述,相信写好 Methods 不是主要问题。

1. 实验对象　一般是人、动物或一些组织等,它们的基本信息要描述明确;此外,要注意国外刊物大多对牵扯到人或动物的实验都有一些特定要求,有些是不允许在人或动物身上进行的实验操作,这需要认真阅读投稿刊物中关于实验的详细规定,如果违反这一规定,可能会不接受评审或发表。

2. 实验设备　要对仪器型号、生产厂家、实验过程中的用途等作详细说明。实验设备之间的连接要科学正确,不要给人混乱或操作错误的感觉。设备使用时一些必要的步骤不可或缺,尤其是可能对实验结果造成特定影响的操作更要详细说明。

这样做的好处是为了在 Discussion 中能够进行对应地分析。比如,一些设备在使用前要校正(calibration),有的要求每阶段实验之后都要重新校正,以保证结果的正确性;一定要详细说明你的操作步骤或校正过程,便于评审人分析你的结果。

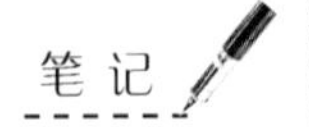
笔记

3. 实验材料　不同学科有不同要求。总体上来说要注意说明材料选择的必要性,也就

是对为什么要选择这种材料，最好有一定的说明。如果这点描述不清，可能会导致整个实验过程不成立。

4. 实验过程　就是清楚描述实验的整个操作流程，一般要附以实验流程图进行说明。

流程图的画法很多，有文字式的、有文字和示意图结合的、不同实验有不同做法。一般来说，可能后者多一些（实验性学科尤其如此），因为这样能使评审人对实验过程一目了然。如果示意图画得漂亮，还可以增加一些印象分。

描述时要有鲜明的层次感，对每个步骤之间的顺序和关联要描述清楚，不要造成实验过程混乱不堪的印象，因为评审人最终判断你的实验是否合理，是从这个过程描述得来的。

（三）Results

有人把 Results 和 Discussion 放在一起写，但是大多数论文都是分开的。

这两种做法取决于文章的类型。如果你的结果在分析的同时进行讨论更加合适，并不适合单独拿出来分析（或者是那样做很困难，导致 Discussion 成为鸡肋时），合在一起是合适的，反之就应该分开写。

1. Results 的要求是翔实准确。准确是结果必须是真实的，不能伪造和篡改。翔实是提供最全面的分析结果，把一切从实验中得到的结果都提供给读者，不要故意隐瞒或遗漏某些重要结果。

从某种意义上来说，结果不够翔实并不导致论文直接被拒，但结果的真实性被怀疑文章就肯定被拒。

2. 结果提供一般是表和图。不同杂志对图表要求不完全一致，应根据杂志要求分别对待。

表格能清晰展示论文获得的第一手结果，便于后人在研究时进行引用和对比。图示能将数据的变化趋势灵活地表现出来，更直接和富于感染力。图表结合，能取长补短，使结果展现更丰富。

目前，大家越来越喜欢提供各种各样的图，但杂志却要尽量限制图的个数；因为会增加排版的困难，版面费和出版社的支出也就会增加。因此，建议大家在提供图时，尽量用最少的图提供最多的信息，最多不超过 8 个。图片太多显得啰嗦和累赘，主编不会欣赏。必要时可用表格替代一些图。图片格式要求每个杂志不同，用 tiff 格式较多，不推荐用 bmp（jpg 更不能用）。有人说用矢量图清楚些，其实和 tiff 没什么区别，只要足够清晰就行。黑白图片可免费，彩色图片绝对要收费，而且价格不菲。

3. Results 和 Discussion 分开写时 Results 部分尽量不要涉及对结果的评论，最多是总结陈述结果就可以了。否则造成这两部分的内容重叠，显得累赘，从而对 Discussion 不利。

结果的描述也要注意层次安排，要按照条理性要求分别描述，显得逻辑性较强。不要乱七八糟，降低论文的可读性。

4. Results 中大多要提供统计结果。方差分析的结果形式要根据刊物的格式给出，有的要求对分析值、自由度和概率都要详细地给出，有的只要分析值和概率就可以了。概率可以用 $P=0.02$ 或者 $P<0.05$ 等形式给出，自由度的表达也有特殊要求。

这些细节问题虽然关系不大，但是注意格式统一，不要乱七八糟各自为战。统计分析结果过多时，可用表格给出，具体可参照 SPSS 软件分析之后的结果。如果论文结果部分通篇都是统计分析的数据，会显得凌乱不堪，表格可以避免这种情况。

（四）Discussion

Introduction 和 Discussion 是最难写的两部分。Discussion 之所以难写，是因为这里面最能够显示一个作者研究问题的深度和广度。深度就是论文对于提出问题的研究到了一个什么样的程度，广度指是否能够从多个角度来分析解释实验结果。要写好 Discussion，大概可

笔记

以分为下面两个步骤。

1. 选择要深入讨论的问题。Results 中有的结果是重要的，有的则可一笔带过。选择合适的结果在 Discussion 部分进行深入讨论，是写好该部分首先要面临的问题。一般来说，可根据如下原则来判断：如果你的结果体现了实验的独特性，是其他研究中没有得到的，那这个结果就是要重点讨论的问题。有些结果和前人的研究一致，并没有显著性差异，就应该一笔带过而无需深入讨论。Discussion 的一个重要作用就是要突出自己研究的创新性，并体现出显著区别于他人的特点，区别大和小是另外一个问题，重要的是要有区别，区别就是创新。

2. 选中的问题　对于选中的问题，按一定层次从多个角度进行讨论，说理要有根据、问题要讲清楚、讲透彻，选择的问题有时不只 1 个（多数情况是 2 个以上），因此要按一定层次描述清楚。一般来说，把最重要的放在中间，次之的放开头和末尾。放在中间能将评审人的情绪带至高潮，前面是铺垫，后面是总结。这样的顺序似乎更合适。

问题无论大小，是否重要，都要从多个角度展开深入讨论：①首先要有类似结果的对比，说明自己结论的独特性；②其次要系统阐述为什么会有这样的结果，方法有多种（从实验设计角度、理论原理角度、分析方法角度、或借鉴别人分析方法等等）。重要的是将这个问题深入阐述清楚，不能让人有意犹未尽之感（要做到这点的确很困难，因为评审人总会提出新的问题，我们只可能尽量做到这一点罢了）。

3. Discussion 部分还要注意保持和 Results 的一致性，就是结果和讨论要一一对应。千万不要出现按照讨论的内容，可以推出与实验相反的结论这种情形，那证明你的讨论思路是彻底的失败或你的实验压根儿就是失败的。所以 Discussion 的文字描述和语言表达的精确性尤为重要。由于中英文表达的不同，在投稿之前要尽量避免出现表达上的误解，如果论文因此被拒是很冤枉的。

（五）Acknowledge & References

1. Acknowledge 主要分为两个：第一是表明研究的基金来源，中国一般都是 Nature Science Foundation of China（NSFC，国家自然科学基金），美国大多是 National Institute of Health（NIH，美国国家卫生研究院）。写基金时一般要标注清楚基金号码（grant number），只有这样才算是该项基金的研究成果，也可以算做实验室的研究成果。须知没有任何一项研究成果是在没有资金资助的情况下完成的，所以这一点非常必要。

第二是对参与人员（没有列在作者中的研究人员）和单位表示感谢，如果通过一审和最终接受发表，还要添上对 editor 和 anonymous reviewers 的感谢，这是基本礼貌。

2. References 重要在于格式。不同杂志对参考文献格式要求不一样，具体下来有所区别的可以分为作者的写法，有的是简写在前，有的简写在后，有的简写有点，有的简写没有点。文章的名字，有的要加上引号，有的没有引号。期刊的写法，有的要简写，有的要全称，有的要斜体，有的则不需要。年和期卷号的顺序，有的是年在前，有的是年在后。

期刊论文、书、学位论文、会议论文 4 种引用的格式各不相同。文献的排列顺序，有的是按照字母的顺序，有的则是按照在论文中出现的顺序用阿拉伯数字排序。

基本上就是这些问题，看来很是琐碎，但是如果你的参考文献排列的乱七八糟，那就会使得评审人对你论文的印象很差，认为你没有认真组织和撰写论文，造成一定的负面影响。所以，事情虽小，影响却大，还是要认真组织为好。

此外，论文在撰写时要自始至终都应用英语，千万不要先写中文再译成英文。这样写出来的文章肯定是中不中，英不英，而且极大浪费精力。宁可一开始写得语法差一些，慢慢修改都比这种写法好。如果有同专业英语比较好的人帮助的话，这样写还会更省事。

写作时行文时态要注意，中文没有时态问题，英文有，而且要求还相当严格。一般来说，大多数情况下是过去时态，在 Introduction 文献回顾，Methods 整个部分，Results 结果总结，

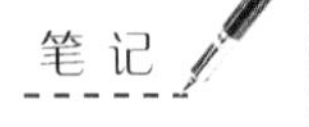

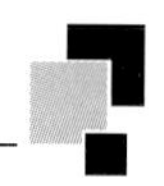

Discussion 中的大部分，都用过去时态陈述。其他情况下可以用一般时态来描述。时态之间的界限是比较严格的，最好是仔细地通读国外的论文，好好分析一下，或者让有经验的人帮你把把关，这样比较好一些。

三、杂志的选择

在什么样的杂志上发表自己的研究结果，是作者对自己工作进行自我评估后决定的，它反应了作者对自己实验、劳动的定位、认识和期望。其原则既要尽一切可能使自己的实验能够在高级别的杂志上发表，同时也要实事求是，量体裁衣，研究生们在不同的时期应该有不同的目标，但无论如何也不能以容易发表作为选择杂志的标准，每一位作者都应该尽一切可能，使自己的工作发表在高级别的学术期刊上。在高级别杂志上发表研究论文，一方面可以使自己的工作拥有最广泛的同行读者，另一方面也容易使自己的结果在某一医学领域产生共鸣。当然，我们可以根据自己的实验和结果做出相应的调整和选择，重要的是我们应该注重所选择的杂志在某个特定领域的影响力、威信和地位。不断在高级别杂志上发表的实验结果，自己的劳动才会引起同行专家、学者的广泛关注与重视，也只有往这样一些杂志上投寄、发表科研论文，作者自己的科研分析、总结、概括能力才有全面、综合的锻炼和提高。

在高级别杂志上发表实验结果，对于刚接触、从事科学研究的低年级研究生来说，也需要做很多尝试，这是一种荣誉，也是一种挑战，有时并不一定能够很顺利地获得成功。但只要我们有这样的目标，不断完善我们的工作，我们的目标就肯定能够实现。只有不在高级别杂志严格的稿件要求、审稿制度面前望而却步，才有可能实现自己各个时期不同要求的突破。总体来说，杂志的级别越高，稿件的要求越严格，发表越困难，但同时这些杂志又是拥有最广泛读者的媒体，在这些杂志上发表文章的经历对作者的经验、教训的积累也越深刻。无论往任何杂志投寄论文以及将来的论文修改和发表，作者都要有一个严肃认真和精益求精的态度，尽量使我们的结果以一种最完美的形式展现在将来读者的面前。如果站得高远一些，论文发表也许并不是作者的最终目标，作者的工作和劳动的真正价值体现在发表后的实验结果、临床成果能否引起最为广泛的读者的认同和共鸣。

口腔医学研究生则更多的时候要把自己的眼光放在口腔医学领域内的国际知名期刊上，因为在这些杂志上不断出现我们国家、单位和个人的名字，会不断提升我们在国际口腔医学大家庭中的地位和身份，会让我们的工作引起国际专家学者的注意。统计最近 2 年国内在这些杂志上发表的论文，虽较前几年有很大增幅，但仍然是一个很少的群体，在读研究生作为第一作者的论文仍然不多。这里面除了语言、实验水平等方面的原因以外，更多的时候是因为研究生缺乏在这些杂志上发表论文的勇气、体会和经验。如果有更多的研究生能够经常阅读这些杂志上的文章，更多的人把实验结果往这些杂志上试一试，结果肯定会不一样。《中华口腔医学杂志》是国内稿件质量、编辑水平和学术影响最高的口腔专科杂志，应该作为研究生学位论文发表的理想园地。*Periodontology 2000*（下称 *Perio. 2000*）、*Journal of Dental Research*（下称 *JDR*）是国际口腔医学界级别很高的杂志，能够在这样的杂志上发表论文是每一个口腔医学领域科研、医务工作者的荣誉，一个国家在 *Perio. 2000*、*JDR* 等高级别杂志上发表的文章数在某种程度上，基本反应了该国家口腔医学的真实研究水平。在这些高级别杂志上展示我们的研究结果，是我们个人和单位的荣誉，也是我们每一位口腔医学科研、医务工作者、研究生的责任，应该引起足够的重视。能否在这些杂志上发表研究论文，不仅要靠研究生阶段积累丰富的研究和写作经验，更要有为自己的实验结果发表付出艰辛努力的勇气和决心。每一篇科研论文的写作与发表，是作者的汗水与心血的高度凝聚，是研究集体劳动与智慧的结晶。在越高级别的杂志上发表我们的研究结果，我们就越能够体会到

笔记

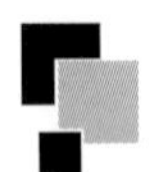

成功后的喜悦,也越能够使自己的结果得到别人的承认与肯定,使之对科学的发展、进步产生更为广泛的积极影响。

四、如何能够在高级别杂志上发表科研论文

广泛阅读某一领域内的文献,不仅是科研选题、实验设计的关键,对于论文的写作与发表也非常重要。只有通过大量的阅读,才能全面、准确地把握我们自己的工作所处的地位与水平,正确评价与分析我们实验结果的价值和意义。对任何一件事物发表自己的观点,没有了解就没有发言权。论文的写作亦是如此:研究领域了解不透彻,就找不到自己努力的方向;研究方向把握不准确,就找不到自己工作的重点;对别人的工作不熟悉,就不能有的放矢地开展一些创造性的工作,也不知道怎样去总结、分析和评价自己的实验资料与结果。我们很多研究生同学投寄出去的文章,没有章法、没有层次、缺乏条理,让人看不出做这项研究的目的,这样的文章是不可能在高级别杂志上得到发表的。

阅读文献要尽量选择国际本领域高一些级别的杂志,因为这些杂志上的发表的文章基本反映了该研究领域的最高水平,对我们的研究有直接的指导意义,同时也是本研究领域的研究热点、研究趋势的标志和象征。阅读的时候要"泛读"与"精读"相结合。对某些与自己工作相近的文章,不仅仅要看人家的实验结果,还要学习别人分析结果、阐述观点的手段与方法,要用自己的知识对人家的文章做出评判,这就是所谓的"鉴赏"。如果一位作者脑海里能够有20篇以上的同领域的权威文章,真正领悟了这些文章作者的研究思路、表现手段和他们结果的意义和缺陷,我们就可以从别人结果的对比、分析过程中,得出我们自己的看法和见解,这时我们的科研选题就会初见雏形,实验过程中就会少走很多弯路,在实验结果得出来以后论文写作也就会得心应手一些。

每一篇发表的文章,肯定有她潜在的价值和意义,同时肯定也有不完善的地方。文献综述是作者把自己看到的所有文献进行归纳总结的方法,同时融入自己的见解;是把别人研究结果变成我们的知识,把别人的漏洞和缺陷变成我们研究目标的过程。在文献综述的过程中,可以集别人的精华形成自己的"idea",因此文献综述的撰写是提高我们科研论文写作水平的一种最为直接、有效的方法。通过综述的写作与发表,可以促使我们自己不断及时追踪最新发表的相关文献,学会对科研论文进行"鉴赏"阅读。有些院校的导师在研究生文献综述与发表方面有明确的规定,而且收到了很好的效果,在《中华口腔医学杂志》和国外杂志上发表的论文数明显增多,这充分证实了文献综述在开题、实验和论文写作与发表的全过程中都有不可替代的地位和作用。

五、科研论文的投寄与发表

文章投寄以前,首先要尽可能深入地了解所要投寄的杂志,要从杂志对稿件的要求、接受稿件的范围和形式以及该杂志发表的文章的水平、质量等各个方面进行全面、综合的评估,也是一个"双向选择"的考验。对所选择的杂志了解越透彻,稿件投寄就会越"有的放矢",文章接受发表的可能性就越大。

国际SCI杂志大多有自己的网站,它是沟通作者、读者和杂志的纽带与桥梁,为这三者的沟通与了解提供了一个很好的平台。在这里作者所关心的问题都有详尽的说明,有的甚至可以查阅部分文章的全文资料。学习一本杂志的网站可能会花我们一定的时间,但"磨刀不误砍柴功",将自己的文章尽可能地按照该杂志的要求和习惯进行修改与提炼,就能够达到"知己知彼,百战不殆"。现在很多杂志都采用网上投稿系统对稿件进行全程处理,这就对

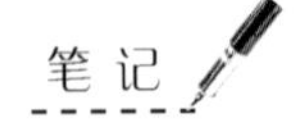

稿件的编排与处理提出了更高的要求，特别是图表的设计与处理，都有严格的规定，作者论文投寄以前一定要把要求吃透、吃准。网上投稿的步骤与方法在网页中有比较详细的解释，这里不再赘述。

几乎所有英文文章投寄的同时都需要作者提供一封投稿信（cover letter），是用简明的语言向编辑或主编介绍自己论文的主要结果、创新和意义，要让他们通过对投稿信的阅读，能够对全文有一个大致的了解，能够给出初步的评价。由于他们每天要收到大量的稿件，他们就不可能有时间对所有文章进行详细的阅读，因此投稿信成了他们了解作者论文的最初文件，其重要性不言而喻。投稿信写作虽然没有严格的要求，但一定要把该文的主要结果、创新、价值和意义阐述清楚，要把该文的"闪光点"指出来，同时也要对涉及论文的原创性、伦理和有无相关已经和（或）即将发表的工作进行简要交代。

文章提交以前一定要做最后的、全面的检查，要确保一篇完整的、在我们能力范围内最完美的论文出现在编辑、审稿人面前。这个时候我们可以转换一下角色，把自己当作是一个编辑、一个审稿专家，用"挑剔"而不是"姑息"的眼光审视自己的作品，任何一点不足、失误、过错都不能放过。这样投寄出去的就不是一篇错误百出的"初稿"，而是一篇经过作者精雕细琢的"publication"，这样作者就可以使自己的稿件退回的可能性降到最低点。

科学论文的科学性是这篇论文赖以存在的基础，科学道德是科研工作者必须要遵循的基本行为准则，任何剽窃他人成果、编造实验数据都是绝对禁止的。我们在这些原则性的问题上一定不能有丝毫的侥幸心理，研究生更要认识到，一旦在这些方面出了差错，那将给个人、导师，甚至导师所领导的团队带来极其恶劣的影响，造成永远也不可挽回的损失，后果极其严重。一稿两投或多投、一稿两用是极其低级的错误，这也是所有杂志非常忌讳的事情，因为这样不仅违反了科学研究的权威性、独创性，也极大损害了编辑部、杂志和出版公司的利益和声誉，造成资源浪费，也应该坚决杜绝。

如果一篇论文得到修改的机会，就表明文章被接受的可能性达到80%以上，因此我们一定要倍加珍惜。既要充分考虑到审稿专家和审稿编辑的意见，又不能人云亦云，没有自己的原则和立场。对修改意见要认真学习，反复推敲，如果不能接受或无法修改的意见，也要详细阐明自己的依据和理由。文章修改完以后，要有一封详细的"对修改意见的点对点回复"，要简明、详尽、不卑不亢、实事求是，这一点非常重要，有时在修改稿能否接受中起到关键作用。文章的修改过程有可能是作者最后一次可以大修自己作品的机会，同时也要避免修改后文章面目全非，看不出原稿的踪影（这样会让审稿专家认为作者科研态度不严肃，造成很不好的影响）。作者，尤其是第一作者、通讯作者的署名和排序在文章投寄后是不能有任何变动的，这是一个非常严肃的问题，要引起研究生们的足够重视。文章投寄前要在导师的指导下，将所有对该文有直接贡献（包括为实验提供研究经费者）的列为作者，并确定顺序。将有帮助的放入文后的致谢中，以表达对别人劳动的尊重。

总之，科研论文的写作与发表是科研工作者和研究生科研工作一个非常重要的方面，这里面有很多技巧与方法，多看、多想、多写是提高科研论文写作水平的阶梯。一篇高水平的研究论文，是作者经验与教训的积累、智慧与知识的凝聚。发表高级别论文不可能是触手可及的事情，但也决非高不可攀。只要作者树立一个较高的目标，并为之坚持不懈地努力，我们的研究成果就一定能够发表在高水平的国际杂志上。

（作者按：本章内容为作者个人的理解和认识，难免有片面、遗漏和不妥的地方，仅供研究生们参考）

（陈发明）

参 考 文 献

1. 陈发明. 口腔医学研究生科研论文的写作和发表. 牙体牙髓牙周病学杂志，2007，11(2)：117-120

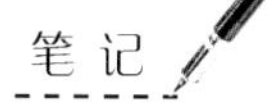

2. 丁香园. 论文写作和投稿交流天地. http://www.dxy.cn/bbs/post/page? bid=45&sty=1&age=0
3. Haubek D, Ennibi OK, Poulsen K, et al. Risk of aggressive periodontitis in adolescent carriers of the JP2 clone of Aggregatibacter (Actinobacillus) actinomycetemcomitans in Morocco: a prospective longitudinal cohort study. Lancet, 2008, 371(9608): 237-242
4. Pihlstrom BL, Michalowicz BS, Johnson NW. Periodontal diseases. Lancet, 2005, 366(9499): 1809-1820

笔记

第十四章　牙周诊断及治疗进展

随着科学的进步，已有的牙周诊疗技术得到了进一步的发展与提高，越来越多的牙周诊疗设备得到了改进，同时广泛应用于其他医学领域的技术手段也逐渐应用于牙周病学的临床诊疗工作中。与传统牙周诊疗技术相比较，新的技术方法能为患者提供更灵敏、准确和全面的检查，有利于疾病的早期诊断，并且可提供患者更为有效、舒适的治疗手段。同时，这些新方法的应用还为牙周病学的临床研究提供了良好的技术支持。

第一节　牙周探诊技术的发展

牙周探诊（periodontal probing）是牙周病诊断中最重要的检查方法。通过牙周探诊了解牙周支持组织的丧失状况，探测所有牙齿的每个面有无牙周袋的形成及牙周袋的深度，以及探查根分叉病变及探诊后牙龈出血情况，并以数值记录来反映。

最初的牙周探针由牙周医师 Charles H. M. Williams 于 1936 年发明，这是所有第一代牙周探针的原型，随后出现的有 CPITN 及 UNC-15 等，这一代牙周探针尖端为钝头并带毫米刻度，临床使用最广泛，探诊时检查者触觉较敏锐，但无法保证恒定探诊压力，且人工记录数据易造成误差。常用于检查根分叉病变程度的 Naber's 探针也属于第一代探针。第二代牙周探针是以 TPS 为代表的压力敏感探针，可提供恒定探诊压力，患者感觉更为舒适，但仍需人工记录数据。第三代是与计算机相连的压力敏感电子牙周探针，除了提供恒定压力外，检查数据可通过计算机输出，减少人为误差，探测结果重复性好；缺点是检查者的触觉灵敏性有所降低。这一代探针包括 InterProbe，Florida Probe 及 Toronto Automated 等。第四代牙周探针为 3D 探针，其原理是连续记录探针的位置，以形成牙周袋的立体图像，但这类探针临床上目前尚未应用。在“无创”诊治目标的驱动下，第五代牙周探针应运而生，以 UtraSonographic 探针为代表。它由美国宇航局兰利研究中心（LaRC）研发，通过超声波探测、绘制牙周袋底的位置及随时间的变化情况。但这类探针较昂贵，且对检查者的技术要求很高。

临床上常用普通牙周探针或电子探针探测牙周袋。健康牙龈在一定探诊压力下，探针尖端越过龈沟底而终止于结合上皮内；而在有炎症的牙龈，探针可穿透结合上皮进入炎症结缔组织内，因此，临床记录为“探诊深度（probing depth，PD）”。探诊压力是影响探诊深度测量值的重要因素之一，同一位点的探诊深度可随着探诊压力的增加而加大。牙龈出血是早期牙龈炎的一项敏感临床指标，但有研究表明探诊压力>25g 时，可引起完整健康位点的牙龈出血。因此，一般探诊压力掌握在 15～25g 最为合适。然而，临床检查时，不同检查者之间探诊力量不同，同一检查者探诊不同位点时探诊力量也不同，可从 5g 到 135g。因此探诊力量的标准化显得尤为重要。为了克服传统牙周探诊技术的这一不足，美国国立牙科研究院（National Institute for Dental Research）在 1977 年召开了题目为“牙周病定量评价的物理技术”的研讨会，提出 PD 测量技术改进的新设想，这个系统要求牙周探诊装置有固定的探诊

笔记

压力,有效测量范围达10mm,测量精确度达到0.1mm,且有数据输出系统等。

压力敏感电子牙周探针由探针、脚闸、数据转换器和计算机存储系统组成,探诊压力由探针手柄中的弹簧控制,探诊时压力恒定为15g,压强为159N/cm²,其测量结果精度为0.2mm。探针周围有一套筒,使用时,将探针头紧贴牙面并平行于牙长轴插入牙周袋口,此时探诊压力为零,手柄头端上下臂闭合(图14-1-1A);向袋内施压,探针尖端逐渐深入袋底,当探诊压力达到15g时手柄头端上下臂分离(图14-1-1B),此时探针不能继续深入,踩下脚闸,电脑自动记录袋底与龈缘的位置,二者之间的距离即为牙周探诊深度"Depth";套筒下部移动至釉牙骨质界平面,此时测量出袋底与釉牙骨质界之间的距离并自动减去"Depth"数值,得到表中所示牙龈退缩值"Recession"(图14-1-2),如"-2"代表牙龈增生,"2"代表牙龈退缩。所得值均以"mm"为单位。表中以不同颜色柱状图表示"Depth"和"Recession"的不同范围值。同时,通过计算牙周袋底到釉牙骨质界的距离,可了解患牙临床附着丧失情况。需要注意的是,测量时套筒不应高于牙龈边缘。

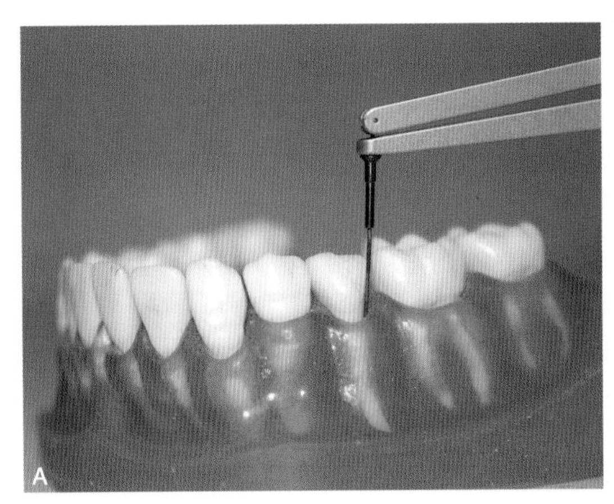

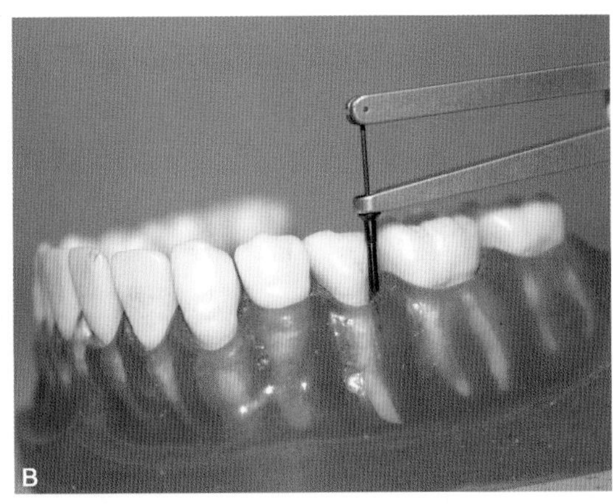

图14-1-1 压力敏感电子牙周探针使用方法

A. 探头伸入牙周袋口,手柄头端上下臂闭合,探针压力为0 B. 探头到达袋底,手柄头端上下臂分离,探针压力为15g

这类探针可对探诊深度、探诊出血、牙龈退缩、牙周袋溢脓等指标进行检测,同时记录根分叉病变、牙松动,并且可以对上述临床指标进行对比评估。图14-1-2为计算机记录的电子检查表。检查包括患者口内所有牙齿,每颗牙检查6个位点(颊侧及舌侧的近中、中央、远中)。检查顺序为:牙齿18颊侧到28颊侧,28腭侧到18腭侧,再从牙齿48颊侧到38颊侧,38舌侧到48舌侧。此外,该表还可记录其他检查结果,如龋坏、牙列缺损、阻生齿、修复体或种植体。通过此检查表,医师对口腔内的整体情况及每颗患牙的牙周状况一目了然。

检查完成后,系统自动分析数据,得到统计图(图14-1-3),能反映牙周探诊深度(depth)、探诊出血(bleeding)、根分叉病变(furcation)、菌斑(plaque)及牙松动度(mobility)等不同指标的严重程度的比例,从而整体掌握患者全口牙周情况。以牙周袋深度为例,图示Depth<3.4mm的位点占总检查位点数的55%,Depth≥5.4mm的位点占12%。完成病情分析后,医师可将此图与患者之前检查所保留的信息作对比,进而评估病情的变化情况,便于临床诊断及制订治疗计划。

压力敏感牙周探针保证了每次探诊时均使用恒定的压力,减少人为误差,探测结果重复性好,患者容易接受,误差小于1mm,准确率可达99%。1988年Gibbs首次用佛罗里达探针测量探诊深度,发现其平均标准差为0.58mm,小于普通探针标准差0.82mm。Osborn在1990年和1992年的两次实验中发现,检查者多次测量的探诊深度误差均小于1mm,而不同检查者测量值的偏离程度高于同一检查者,Reddy等的实验也可得出相同结论。Preshaw等

笔记

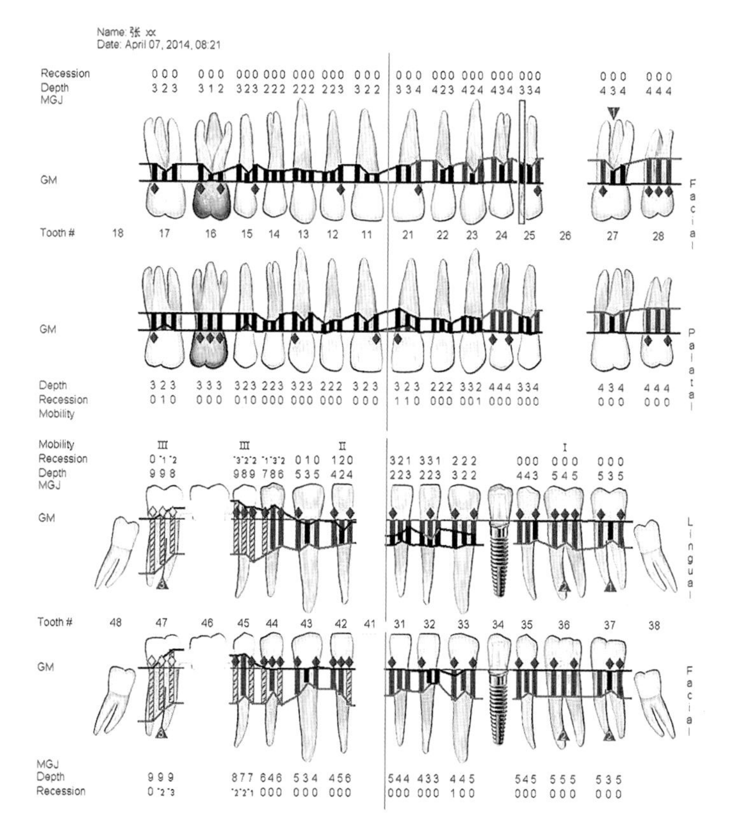

图 14-1-2　计算机记录的检查表

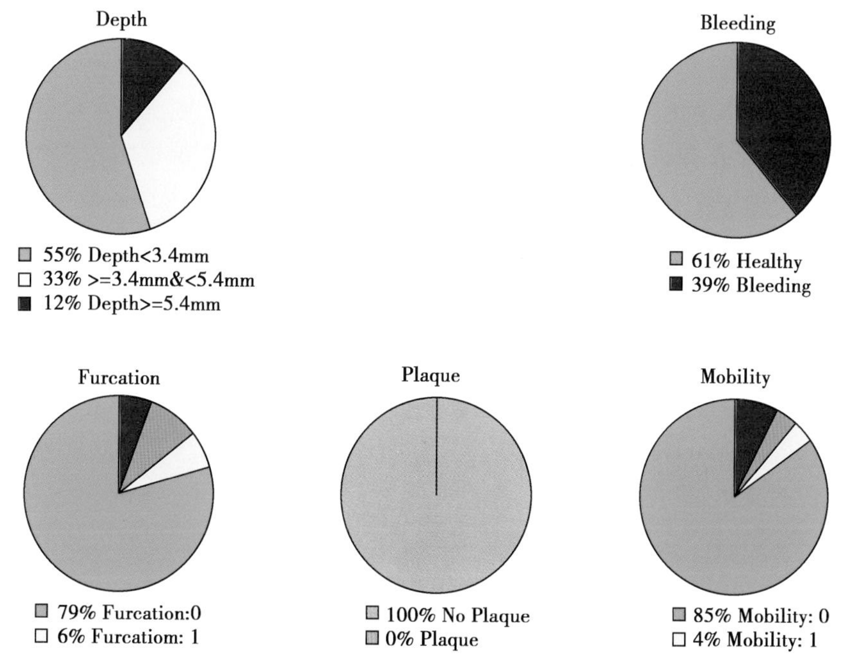

图 14-1-3　检查结果统计图

选择 2 名检查者重复两次测量牙周维护期患者的临床附着水平(CAL),比较检查者各自的测量值,相关系数分别为 0.79 和 0.85;两名检查者测量值相比较,相关系数为 0.83,重复性均较好。此结果与 Magnusson 等早期的一项实验所得结论相符。然而 Samuel 等发现,检查者对压力敏感电子牙周探针的操作不熟练,可导致不同检查者间测量值可重复性较低。因此,操作者的操作统一规范化是降低不同检查者间误差的重要措施。

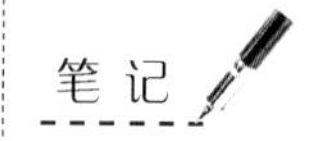

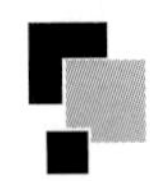

目前,对于压力敏感电子牙周探针的测量可重复性是否优于普通探针仍有争议。曹采方等人发现,由同一名检查者探诊牙周袋深度,对于治疗前患者,普通探针与电子探针的重复性相近,而对于治疗后患者,电子探针的重复性优于普通牙周探针,这可能是因为牙周治疗后,消除了袋内结石对探诊的干扰。但也有部分学者发现电子探针探测结果的可重复性低于普通探针,造成这种差距的因素可能有以下两方面:①探诊压力小,不易进入窄而深的牙周袋袋口;②探针手柄前端体积较普通探针大,难以充分伸入口腔内,尤其是后牙远舌部位。此外,检查者对探针操作系统不熟练也是造成这一结果的因素。

研究表明,检查者视觉误差及记录数据时的口误、笔误等也是造成探诊结果误差的重要原因,电子探针的探诊结果直接输入和储存在计算机内,消除了因检查者的视觉误差以及检查者与记录者之间传送数据时造成的误差对探诊影响。同时计算机可对各项指标进行分析、对比和总结,并有图像显示,从而直观地将数据展现给患者和同行,并与之前的检查结果对比,了解患者的病情发展状况;同时可行危险因素评估;可减少医务人员劳动强度,提高检查效率。

压力敏感电子牙周探针与普通牙周探针相比有明确的优点,但也存在缺点。使用电子探针进行牙周探诊时,检查者的触觉灵敏性有所降低,有时会误将龈下牙石当作牙周袋底,而有经验的检查者使用普通牙周探针往往可将探针尖绕过龈下牙石探到袋底。因此,电子探针适于对牙周基础治疗后的维护期患者进行纵向监测。同时,对电子探针使用者的培训和校准也是非常重要的。

此外,还有一种形似牙周探针的温度测量仪 Periotemp,尖端有一灵敏的热偶温度计,可用于测量龈下温度,测量值精确至 0.1℃,通常用舌下(核心)与龈下的温差来分析结果,以消除体温个体差异的影响。也可作为评估牙周炎症程度的一个指标。炎症发生时,局部血管扩张,代谢增强,且随着各种炎性介质的释放进一步促进血管扩张和通透性增高,产热增多,导致局部温度的升高,因此局部组织温度升高是炎症反应的显著特点之一。学者们发现龈下温度在正常龈沟中比舌下温度低 2℃,而炎症位点的龈下温度则比正常位点的龈下温度高,并与炎症程度呈正相关。Holthuis 等发现牙周炎人群平均龈下温度约为 35.5℃,高出健康对照人群龈下温度近 1℃。有学者还发现,龈下温度与牙周炎临床指标密切相关,如附着丧失、出血指数等,还与龈下菌斑相关。然而,由于牙周袋深度对龈下温度的影响尚不清楚,这类装置的探测准确性有待探究。

第二节　龈沟液的临床检测

龈沟液(gingival crevicular fluid,GCF)是指通过龈沟内上皮和结合上皮从牙龈结缔组织渗入到龈沟内的液体,龈沟液质和量的变化可以作为评估牙周组织局部临床状况的依据,与牙周的生理、病理有着密切的关系,是反映牙周组织状况的窗口。龈沟液检测作为一种无创性的检测手段被广泛应用于临床研究。

一、龈沟液的来源及检测意义

(一) 龈沟液主要来源于血清渗出液

人们对龈沟液的了解已经有 100 多年历史,对于龈沟液的来源一直存在争议。早期的研究认为龈沟液是沟内上皮和结合上皮下血管的炎性渗出物,后来有学者提出龈沟液的产生是由于炎症所形成的渗透梯度导致的。而在健康的牙龈中,可能存在少量龈下菌斑,其产物聚集于基底膜处而产生渗透梯度,形成龈沟液流。1976 年,Pasley 提出无论炎症状态或是

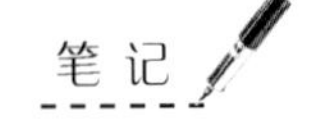
笔记

正常状态下,由于各种因素引起渗透压的改变都可导致龈沟液的产生。

目前认为,龈沟液是体液渗出至龈沟的液体:微血管系统内的液体,经过内皮细胞间隙渗入到细胞间形成细胞间液,最后经过淋巴管回流吸收,当渗出大于回流时,液体就会经结合上皮细胞间隙外渗到龈沟内形成龈沟液。

龈沟液的成分主要来源于血清,包括渗出的液体、蛋白、电解质等。当然,龈沟液还含有来源于牙周组织和口腔内的细菌,特别是菌斑。

(二) 龈沟液作为局部和全身状况的检测样本

临床上,龈沟液对于沟内细菌和异物具有两方面的作用。一方面,龈沟液具有抗菌防御功能。它可通过缓冲作用将细菌及其代谢产物带出龈沟,并且通过龈沟液中含有的白细胞和对抗细菌的抗体和溶菌酶等吞噬、抑制或杀灭细菌,同时通过龈沟液中的抗体来调理、趋化吞噬细胞,以及激活补体系统来发挥抗菌作用。另一方面,龈沟液的成分与血清相似,含有丰富的营养物质,是沟内细菌的优良培养基。同时,龈沟和牙周袋的解剖形态使沟内细菌不容易受到唾液的冲洗、食物摩擦及日常刷牙及漱口的影响,也成为细菌生长的良好条件。对于非附着性龈下菌斑,特别是革兰阴性厌氧菌、活动菌及螺旋体而言,因沟内氧化还原电势低而更适宜生长,使之成为牙周病发病的重要因素。

研究表明,健康牙龈的龈沟内存在极少量的龈沟液,牙龈炎时,龈沟液量较健康时增多,同时,细胞及免疫成分也明显增多。因此,龈沟液质与量的改变可以作为牙周病变的评判指标。

最新研究还表明,通过龈沟液的检测能够辅助诊断一些全身性疾病,如白三烯含量增高与心脑血管疾病(动脉粥样硬化)的严重程度成正相关;PGE2、IL-1β、IL-6 水平可反映糖尿病病情;HIV 相关牙周炎患者的 GCF 中 IL-1β、IL-6、TNF-α 水平较未感染 HIV 牙周炎患者高;妊娠女性 GCF 中炎症因子过高可能为不良妊娠的前兆等。

(三) 龈沟液的检测指标及生物标记物

1. 龈沟液量　健康的牙龈组织里的龈沟液量是极少的,牙龈初期发生炎症时,龈沟液量逐渐增多。Challacombe 等学者用 1.5mm 滤纸深入 BI≤1 的牙龈龈沟下 1mm,3 分钟后收集约 0.43～1.56μl 的龈沟液。而 M. Ban-Agholme 等学者用 1.0mm 滤纸深入龈沟下 1mm,15 秒后检测龈沟液量,发现无炎症位点的龈沟液量为 0.11～0.17μl,而炎症位点的龈沟液量为 0.24～0.36μl。龈沟液量发生改变一般早于炎症的临床表征,因此龈沟液量的变化是牙龈炎症最早可被检测的客观指标。研究显示龈沟液量的增多与牙龈炎症程度呈正相关,即炎症越严重,龈沟液量增加越多。因此龈沟液的量可作为牙周疾病的客观诊断标准之一。

2. 龈沟液的成分及生物学标记物　牙龈有炎症时不仅龈沟液量增多,而且其成分也发生变化,因此对龈沟液成分的分析研究,有利于人们对牙周疾病的发病机制、初期表现及疾病进展有更深层次的了解,也对牙周炎诊断、预后判断有重要意义,可作为牙周炎诊治的辅助手段。

目前,研究认为有超过 60 种龈沟液成分是有潜力作为牙周病诊断相关的标记物,这些成分主要分为五类:①宿主来源的酶及其抑制剂(host-derived enzymes and their inhibitors);②细菌来源相关产物(bacterial-derived products);③组织降解产物(tissue breakdown products);④结缔组织和骨组织相关蛋白(connective tissue and Bone proteins);⑤炎性介质及产物和宿主调节因子(inflammatory mediators and host-response modifiers)。详见第五章第三节龈沟液成分及生物标记物分析。

二、龈沟液的临床采集和检测方法

(一) 龈沟液的临床采集方法

龈沟液采集的目的是用于观察龈沟液量的变化及研究龈沟液内炎症因子、各类宿主和

笔记

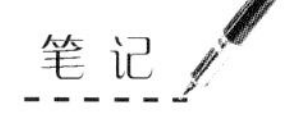

细菌的酶活性及各种细胞成分，以反映被采集者的牙周组织状况，是检测患者牙周病易感程度的首选样本。目前，采集的方法可分为龈沟灌洗法、微管取样法、滤纸条吸着法、吸潮纸尖吸着法等。

1. 龈沟灌洗法　龈沟灌洗法适用于进行细胞种类的鉴定和数量的分析，主要用于研究龈沟内白细胞数目及功能，短时间内限定位点的龈沟彻底冲洗，可获得代表性龈沟液样本。操作方法为：棉卷隔湿、吹干取样牙位，探针去除龈上菌斑，气枪轻轻吹干，用带有弯针头的25μl 微量进样器吸取 10μl 生理盐水，将针头置于龈沟或牙周袋口，缓慢推出生理盐水，以不溢出龈沟为准。再慢慢回吸至 10μl，将回吸的龈沟液移至标记好的 EP 管中，并即刻密封，-70℃贮存，待测。若灌洗液中有血液，则弃去该样本。

2. 微管取样法　微管取样法适用于对大量龈沟液进行分析，易对牙周袋壁组织产生较大的刺激，引起毛细血管通透性增加，导致血清漏出到龈沟中，从而使龈沟液被稀释和“污染”。具体方法为：棉卷隔湿、吹干取样牙位，探针去除龈上菌斑，气枪轻轻吹干后，静置 30 秒，将微管置于取样牙的近颊位点处龈沟内，轻轻吸出龈沟液，将收集的龈沟液移至标记好的 EP 管中，并即刻密封，-70℃贮存，待测。若微管取液混有血液，则弃去该样本。

3. 滤纸条吸着法　滤纸条吸着法是目前常用的龈沟液采集方法，按照采集部位可分为沟外法及沟内法。沟外法在牙面、龈缘和附着龈上收集龈沟液，适用于较浅的牙周袋，避免了对龈沟内壁的物理刺激，但可能导致龈沟液被唾液污染，收集到龈沟液的量也较少。故一般采用沟内法，采集部位深入龈沟，更能反映龈沟液实际情况，操作时应注意避免龈沟内壁擦伤、出血，使龈沟液与血液混合，造成“污染”。

ER-14-2-1
龈沟液的采集

具体操作方法为：操作前预先制作“龈沟液重量—体积关系曲线”，用于龈沟液重量换算。术前称量滤纸条及 EP 管重量，取样牙位棉卷隔湿，探针去除牙面菌斑，气枪沿牙面向冠方轻轻吹干，取出已知重量的滤纸条，沿牙面轻轻插入牙周袋内遇阻力停滞 30 秒，然后取出放入标记好的 EP 管内，再次称重，-70℃保存，待测。计算采集龈沟液重量，并换算为体积。

滤纸条的类型主要有手工裁剪滤纸条和商品滤纸条两种。手工裁剪滤纸条多用 whatman 3 号滤纸，裁剪成 10mm×2mm 滤纸条，价格便宜，但存在以下缺点：规格、尺寸不统一；剪裁后长方形的滤纸条两个直角过于尖利，插入牙周袋时很容易将牙周袋内壁刺破，使采集的样本受血液污染等。商品滤纸条规格统一，同时配套有后续对龈沟液样本进行定性、定量分析仪器，但价格昂贵。

4. 吸潮纸尖吸着法　吸潮纸尖吸着法与滤纸条吸着法相似，但吸潮纸尖外形是具有一定锥度的圆柱体，没有两个直角尖，插入牙周袋时顺畅，不易划破袋内壁组织，可视为手工裁剪滤纸条法的一种改良收集龈沟液的方法。操作时使用 30 号吸潮纸尖，使用前在无菌条件下剪去尖端侧 5mm，称量重量。龈沟液收集方法同滤纸条吸着法。

龈沟液收集方法的选择取决于研究的目的、内容。

（二）龈沟液的定量检测方法

用于龈沟液定量检测的方法包括有前述的称重法、微管取样法，以及下述茚三酮染色法和龈沟液定量仪 periotron 检测法。茚三酮染色法是将吸有龈沟液的滤纸取出后，用 0.2% 茚三酮酒精溶液使浸湿部位染色，并在显微镜下采用目镜测微尺或游标卡尺测量染色的面积。由于龈沟液中含有氨基酸、氨、肽、蛋白质、胺类、氨基酸糖等能与茚三酮起反应的物质，因此当龈沟液与茚三酮接触时会产生显色反应。茚三酮染色面积与血清的量呈线性相关，而龈沟液成分与血清成分相似，可以用染色面积间接反映龈沟液量的多少，研究表明 1μl 血清对应茚三酮显色面积为 10.52mm^2。

龈沟液定量仪可精确测量吸附于试纸上的龈沟液量，操作方便，结果准确，重复性好，使用专门的试纸夹进行操作能有效减少操作过程中对试纸的影响。首先用空白的 periopaper

笔记

试纸将仪器读数调零，然后将已知体积(0.5μl、1μl、1.5μl、2μl、2.5μl 及 3μl)的双蒸水分别滴加至新的试纸上，依次读数并绘制体积-读数标准曲线。测量时只需要将吸附有龈沟液的试纸放于两电极中央，记录读数并根据标准曲线换算出龈沟液的体积。

(三) 龈沟液成分检测

检测前先将保存的龈沟液提取，方法为：解冻保存有龈沟液试纸的 EP 管，于管内加入一定量的洗提液，使之成为 1∶100 的定比稀释液，室温下(20℃)摇床中混匀，离心，取上清液用于检测。

龈沟液内成分的检测可分为细菌、蛋白和细菌基因组 DNA 的检测。所提取的龈沟液可通过培养技术或涂片染色检测龈沟液中细菌的组成。蛋白的检测一般采用酶联免疫吸附实验(enzyme-linked immunosorbent assay，ELISA)，参照检测特定蛋白所用的试剂盒上提供的步骤进行，此外，具有酶活性的蛋白可以通过降解底物检测其活性。而小量细菌基因组 DNA 的检测则需要进行预先操作，具体为：将滤纸条沉淀物用 200μl TE 缓冲液(10mmol/L tris-HCL，pH 7.6，1mmol/L EDTA)充分荡洗后，离心留取沉淀，再采用 DNA 探针(DNA probe)或聚合酶链反应(polymerase chain reaction，PCR)检测 DNA。

第三节　牙周病的放射影像学评估

在牙周炎的诊疗过程及临床研究中，X 线检查是一项常用有效的辅助检查手段，它能够以图像的方式直观地反映牙槽骨的高度和密度、牙槽嵴顶及根分叉区的骨情况、骨小梁的排列、牙周膜的连续性和宽度等，是对临床检查的重要补充，对判断牙周组织破坏的程度和范围及疗效的评价有重要意义。

传统的 X 线检查技术主要有口内 X 线片和全口曲面体层片。口内 X 线片包括根尖片、咬翼片和咬合片。根尖片可以展示牙齿的完整形态和周围牙槽骨的情况；咬翼片可以显示牙冠和邻近牙槽嵴顶形态；咬合片可以将根尖片上牙齿和牙槽骨的局部放大，更有利于观察。全口曲面体层片可以在一张 X 线片上显示上下颌牙弓和周围支持组织的结构形态。

在纵向观察牙槽骨变化的过程中，传统的根尖片的可靠性受到多种因素影响，如投照角度不同，牙齿形状和牙周组织结构也不完全相同；一些解剖结构与牙齿重叠使牙槽骨结构不清；胶片曝光时间、冲洗条件不同，使不同时间拍摄的同一位置显示的牙周组织结构也不同。由于不同时间对同一部位拍摄的根尖片无法达到完全统一的条件，不同的评估者和同一位评估者在不同时间对图像的评判存在差异，因此传统的 X 线摄影技术无法精确、客观地反映牙周病变过程和治疗前后的牙周组织的结构改变。

数字减影 X 线片技术(digital subtraction radiography，DSR)通过抵消复杂的解剖结构而增强变化结构的显著性，弥补了传统的 X 线摄影技术的缺陷，自 20 世纪 80 年代被引进到牙医学领域以来，该技术已广泛应用于比较牙槽骨的动态变化。

DSR 的基本原理是在不同时间对同一部位拍摄一系列 X 线片，借助计算机对这一系列 X 线片进行处理，将有意义的图像从不相关的影像(如正常无变化的组织影像)中分离出来，减去中性灰色的无变化结构，将变化的结构以深灰色或浅灰色显示出来。

传统的 X 线摄影技术可以检测出超过 30% ~50% 的骨密度的改变，并且矿化程度较低的松质骨检测受到更大限制。DSR 比传统 X 线摄影技术敏感，可以检测出每单位体积 5% 骨密度的改变和 0.78mm 的牙槽嵴高度改变，以及检测出 0.2mm 皮质骨厚度和 0.5mm 松质骨厚度的改变，而传统的 X 线技术只能检测到 0.6mm 皮质骨厚度和 2.85mm 松质骨厚度的改变，因而 DSR 比传统 X 线摄影技术能更灵敏地反映牙槽骨的变化。传统的 X 线技术通常反映的是 6 ~8 个月牙槽骨的变化，而 DSR 可以检测出 3 个月内牙槽骨的微小变化，与临床

笔记

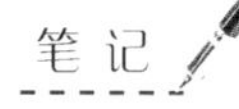

变化一致。

伪影是指原本被扫描物体并不存在而在图像上却出现的各种形态的影像，影响医师对正常结构的判断和对微小结构变化的观察。伪影的产生可能与患者和机器有关。传统的X线摄影技术有时会产生伪影，可表现为高密度或低密度，前者是由于局部银离子还原不足而产生，后者则是由于局部银离子曝光显影导致。DSR可以抵消复杂的解剖结构的背景，显示出结构的微小变化，减少伪影，将结构的异常凸显出来。

DSR具有定位精确、重复性好的特点。传统X线技术只能将三维的结构形成二维的图像，颊舌侧的牙槽骨与牙齿本身重叠而显示不清，而且由于投照角度不恒定，曝光和冲洗条件难以保证一致，使片子的重复性减低。DSR采用定位投照，即X线球管、被照牙和X线胶片相对位置恒定，通过计算机辅助的图像处理和自动减影，精确地显示某处结构的细微变化。为了满足可重复定位的需求，许多的学者提出了不同的方法，其中具有代表性的是个体化咬合支架和头颅固定器。

个体化咬合支架有一根不锈钢的定位杆，两末端分别连接一个圆圈和咬合定位装置。X线球管通过圆圈中央的孔与支架连接。咬合定位装置包括胶片夹、与定位杆连接的金属板和位于板两侧的支持着上下颌印模的塑料咬合板，印模由冷却凝固的丙烯酸或者是聚乙烯硅氧烷做成(图14-3-1A)。当患者戴上印模，胶片夹与被照牙的长轴形成的分角线与X线垂直，这样就使X线球管、被照牙和胶片的位置相对固定(图14-3-1B)。骨高度的测量方法是以釉牙骨质界为标志，测量釉牙骨质界至牙槽嵴顶的冠方的距离。由于牙齿的位置可能随时间而变动，导致支架不稳定，故采用这种方法跟踪定位的时间一般不超过2年。此外，个体化咬合支架的缺点还包括：无牙颌患者不能使用，同时保存受污染的支架困难，而且支架制作成本高并费时，目前应用较少。

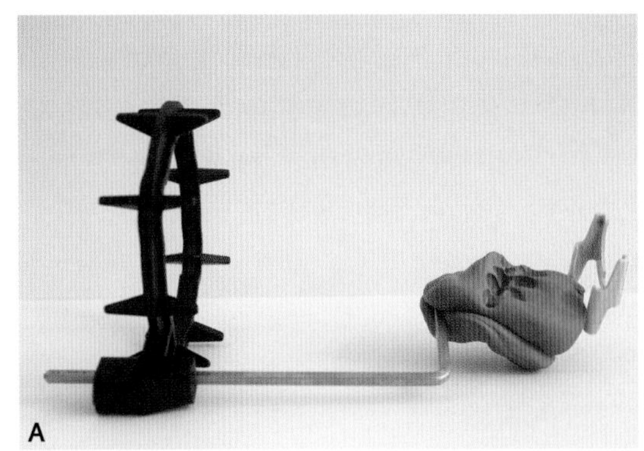

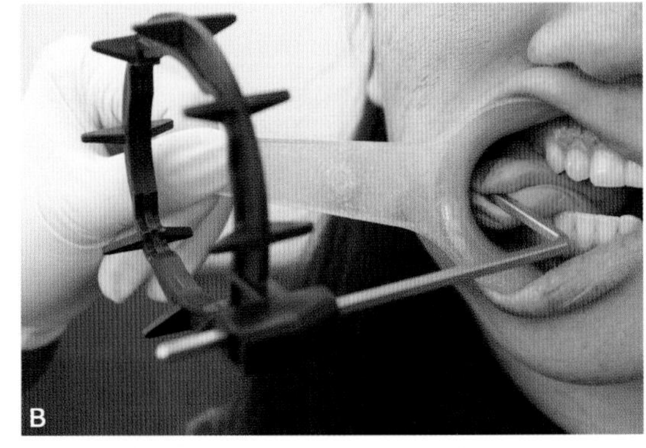

图14-3-1　个体化咬合支架

A. 个体化咬合支架口外照　B. 个体化咬合支架口内照

头颅固定器(图14-3-2)是由Jeffcoat等于1987年首先提出的。采用头颅固定器保持患者的头部位置不动，X线球管和被照牙之间具有大于50英寸(约1.27米)的距离。头颅固定器使患者的头部定位具有高度重复性(偏差小于0.33°)，长距离保证了X线的平行投照，X线穿过患牙在口内的胶片上形成图像。然而，头颅固定器价格昂贵，摄影室也要求有足够大的空间，这种方法较难普遍推广。

DSR技术可用于牙周病的诊断，特别是疾病的早期诊断。利用DSR可以检测出牙槽骨的三维结构的细微变化(包括骨密度、骨高度和骨厚度的变化)，发现一些用传统X线片检查容易忽略的骨缺损，辅助医师尽早地对疾病做出诊断，有利于患者及时接受治疗，防止病变进一步发展。其次，DSR技术可以用于牙周病的疗效评估。牙周炎经过积极的治疗以后，应用DSR可以定位和定量地检查牙槽骨修复与再生的情况，便于医师制订下一步的治疗计

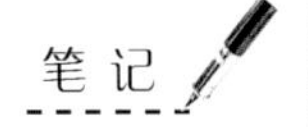
笔记

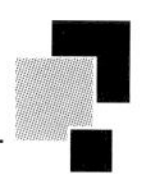

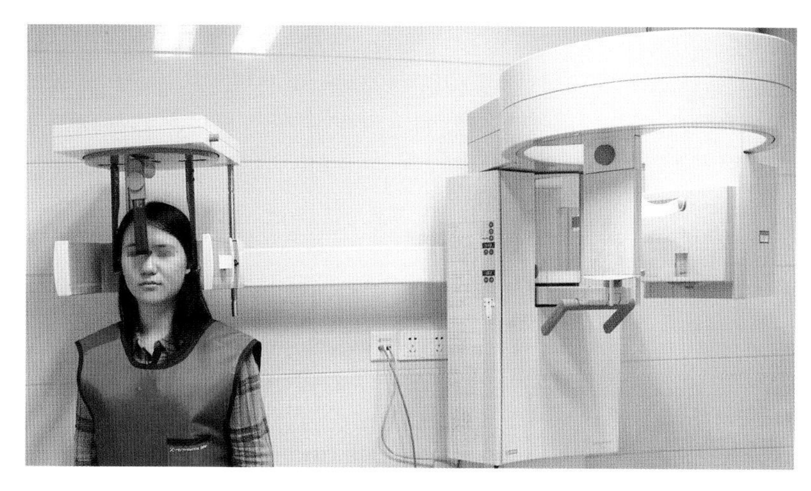

图 14-3-2　头颅固定器

划；同时，将图像直观地展示给医师和患者，便于医患之间的沟通，增强患者康复的信心。另外，它也可以用于评估种植治疗不同阶段的骨量，辅助医师保存骨量。此外，DSR 技术还可用于牙周病的监控。利用 DSR 的高重复性和精确性，可以客观地纵向观察牙槽骨的变化，及时监测牙槽骨改变，有利于医师调整治疗计划，从维护期转向积极治疗。

随着科技不断进步，新的 X 线数字减影设备出现日新月异的发展。近年来，一种包含有瞄准装置和高分辨率的 X 线片扫描机已被引进到牙科，应用此设备，其投照角度的偏差将不超过 10°；同时，该设备还带有长 40cm 的圆锥筒，取代了旧式的光源与物体保持长距离的模式。除此之外，电脑软件的更新换代使图像的分析更加方便，更加准确。然而，目前仍然没有完全精确而简便的方法来控制投照几何，头颅固定器的高昂费用也限制了 DSR 在临床上普遍应用，现阶段该技术主要应用于医学研究。学者们还将继续研发定位更加准确、装置更加简便、成本更加低廉的 X 线数字减影设备，让这门技术在牙科领域应用更广泛。

第四节　牙周内镜技术的应用

牙周炎是由牙菌斑微生物所引起的牙周支持组织的慢性炎症性疾病，导致牙周支持组织的破坏。通过刮治及根面平整去除牙根表面的菌斑及牙石是最常用的牙周基础治疗方法，然而传统的龈下刮治不能在直视下操作，无法准确判断牙根面的牙石及菌斑是否已经完全清除干净，因此治疗效果受操作者的经验、熟练度等因素的影响。内镜技术的发展使得在直视下进行龈下刮治成为可能。在牙周内镜的辅助下，操作者能在非手术条件下准确地判断根面牙石和菌斑部位和是否已被清除，还能清晰观察根面形态，因此比传统盲法龈下刮治具有一定的优势。虽然在牙周翻瓣术中也能在直视下进行刮治及根面平整，然而牙周内镜辅助治疗并不需局麻或切开牙龈，能减少创伤和感染的风险、减轻患者的痛苦。

牙周内镜主要由主机、手柄及脚控装置构成。其中主机部分包括有主控面板、摇臂、电路及水路线圈、滑轮及安全锁等结构。手柄则包括牙周治疗所需要的手工刮治器、牙周探针、超声刮治器以及冷光源镜头和光导纤维。牙周内镜工作时，冷光源镜头能为龈下环境提供光源，光信号经光导纤维传至主机中的成像处理系统，经处理后的图像在显示屏上实时显示。特殊的设计使这些器械能与牙周内镜相匹配，能在内镜的引导下完成龈下刮治及根面平整。脚控装置方便医师在接诊患者过程中快速方便地调节水量及照明系统。

牙周内镜辅助治疗与传统治疗方法有所不同，牙周内镜配合相应的专门器械进行治疗时，左手持口镜，右手持内镜进行操作。牙周内镜的放大倍数约为 15X 至 46X，主要由内镜

笔记

的尖端至物体表面的距离决定。在水浸泡的情况下,其焦距范围约为 2.4mm 至 6.6mm,理想的焦距为 4.5mm,因此,刮治器尖端与内镜镜头之间的距离设定为 4.5mm,在此距离下能最清晰地观察刮治器尖端的工作情况。同时,由于刮治器是固定在内镜上的,因此器械移动的时候视野会相应移动,从术者的角度观察似乎是牙齿在移动而不是器械在移动。必须经过一定的训练习惯这种相对移动,才能更好地运用牙周内镜,一般来说医师需经过 8 小时的训练才能正确区分内镜所观察到的结构,而熟练掌握内镜及龈下刮治技术则至少需要 3 到 4 周的训练时间。

此外,还可以采用双手操作的方式进行内镜辅助治疗。术者左手持牙周内镜,负责推开牙龈组织并观察龈下区域,而右手则手持超声或手工刮治器,进行龈下刮治及根面平整。该操作方式由于左手控制术区视野,在进行治疗时视野不会移动,较容易让操作者熟悉和接受,但由于同时需要将两个牙周器械放进牙周袋,在一些牙周袋口狭窄的位点较难应用。

另外,还需注意在使用牙周内镜时,由于牙周袋内的内容物及根面结构被放大,某些结构看起来与医师所想象的不完全一样,应加以区分。例如黑色的牙石经牙周内镜放大后呈现为白色晶体状结构;牙根面的凹陷和着色容易被误以为是根面龋坏或牙石等。在经过 SRP 的牙面上会经常发现扁平而光亮的牙石或钙化物,而使用传统的牙周探针或刮治器进行探诊时往往无法发现这些牙石残留。

牙周内镜的适应证较为广泛,主要包括以下几点。第一,对于初次接受牙周治疗的患者,在牙周内镜协助下能更好地向患者解释治疗的必要性,有利于医患沟通。第二,对牙周基础治疗反应差的位点,如牙周基础治疗后仍存在深牙周袋或反复探诊出血的位点,利用牙周内镜能更灵敏地发现根面的残留牙石或袋内的肉芽组织。第三,牙周手术治疗后仍存在的深牙周袋,或存在手术禁忌证的患者。对于全身情况不适合进行传统牙周手术的患者(如糖尿病等),在牙周内镜协助下比传统闭合刮治能更有效去除龈下牙石,或进行微创牙周手术,能减少术中创伤出血。第四,怀疑存在龈下病因的情况,如根面龋坏、牙根折裂、根管侧穿或牙根吸收等,在牙周内镜下能直接观察到以上病变,避免了手术探查带来的额外损伤。第五,法律需要而记录牙齿龈下状况者。

然而由于牙周内镜的体积及器械的角度限制,某些情况下牙周内镜的使用较为困难,主要有以下几种情况。第一,牙周袋较浅的位点,水不能完全充满牙根与内镜镜头之间的区域,造成对焦困难。此时可以使内镜镜头更为平行于牙面,靠近牙根表面。第二,炎症较重或流脓的牙周袋,视野不清晰导致影响操作,此时需要彻底的冲洗去除血液及脓液。第三,上颌磨牙的远中根分叉病变,因器械角度问题,常常难以观察到病变的存在。第四,狭窄的Ⅲ°根分叉病变。第五,牙根凹陷或存在突度过大的修复体时,牙周内镜难以进入。

研究表明,对于单根牙的深牙周袋(PD≥6mm)及多根牙邻面的浅牙周袋(PD<6mm)位点,牙周内镜辅助进行 SRP 比单纯 SRP 能更彻底地去除龈下牙石,但对于多根牙根分叉区及深牙周袋区域,则两种方法去除牙石的程度无统计学差异。临床治疗效果方面,Blue 等使用半口设计方法(split mouth design)对 26 例中度慢性牙周炎患者进行牙周内镜辅助下 SRP 及单纯 SRP 治疗,并于治疗后 8 周及 3 个月进行复查。结果发现牙周内镜辅助 SRP 组在探诊出血(BOP)及牙龈指数(GI)改善方面优于单纯 SRP 治疗组,但在探诊深度(PD)及临床附着丧失(CAL)改善方面则与单纯 SRP 组无差异。Wilson 等发现当使用牙周内镜进行检查时,残留的龈下牙石及覆盖于其表面的牙菌斑是造成龈下牙周组织炎症的主要原因,相较于传统的反映牙周组织的炎症程度的临床指标如探诊出血(BOP)及牙龈指数(GI),使用牙周内镜能更敏感地发现局部的残存炎症病灶。此外,Poppe 等比较了使用牙周探针与牙周内镜检查残留牙石所带来的疼痛感,结果发现使用牙周内镜检测残留牙石的疼痛感要低于使用牙周探针,且不会加重患者的紧张感,说明牙周内镜并未造成患者情绪紧张或引起不必要的疼痛。

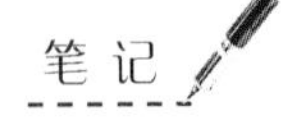

与传统龈下刮治及根面平整相比，应用牙周内镜进行SRP在一定程度上能更彻底去除龈下牙石及减少牙周治疗的创伤，但由于其使用需要熟练的技巧，且耗费时间较传统SRP长（内镜下进行SRP每牙至少需要10至20分钟，而传统手工配合超声器械进行SRP则约需要5分钟），因此并不提倡常规应用牙周内镜进行全口SRP。对于常规SRP治疗后仍有深牙周袋及探诊出血的患牙可以采用牙周内镜进行进一步治疗。此外，对于患有系统性疾病，如糖尿病及高血压患者，不适宜进行局麻下牙周手术的，可以采用牙周内镜辅助的SRP进行更为彻底和微创的牙周治疗以减轻损伤和局麻风险。

第五节　龈下治疗技术的发展

牙周炎是菌斑微生物与宿主免疫反应相互作用所致牙齿支持组织破坏的炎症性疾病。用机械方法清除局部刺激因素，如菌斑、牙石，是控制炎症、治疗牙周炎的有效方法。在古文明时代，我们的祖先已具有清除菌斑牙石治疗牙周炎的意识，到了18世纪，法国牙医Pierre Fauchard在他的著作“外科牙医学”中详细描述了用各种器械清除牙石的步骤。随后在20世纪初出现了真正意义上的龈下刮治器，这种刮治器两侧的切刃平行而直，都是工作缘，虽有前后牙之分，但适用于牙齿的各个面，被称为通用性刮治器。随之还衍生出COLUMBIA通用性刮治器、YOUNGER-GOOD通用性刮治器及BARNHART通用性刮治器等。通用性刮治器的问世大大提高了龈下刮治的效率，至今仍在使用。

在1945年，Grace医师第一次把Grace牙周刮治器介绍给牙科界，这种被后世称为Gracey刮治器的牙科器械强调区域特异性，每支都有特殊形态设计，适用于不同牙的不同牙面。与通用性刮治器不同的是，Gracey刮治器仅应用单侧切刃，特异性高，因此对牙石的清除更加有效、方便，成为目前国际上普遍使用的龈下刮治器。近年来Gracey刮治器出现了新的改进型，如适用于深牙周袋的After Five型和Mini Five型，适用于多牙石的Rigid型。

采用手工器械进行龈下刮治根面平整是治疗牙周炎的传统方法，大量的临床试验和观察是以手工器械治疗为基础，因此手工器械龈下刮治根面平整被作为临床疗效评估的金标准。然而，手工器械治疗存在着缺陷，如不能有效处理根分叉病变，且耗时费力，并对术者手指的触感以及经验要求较高。随着电气化的发展，超声波治疗系统应运而生，并被广泛地应用于临床治疗。

超声波治疗系统清除牙石的工作原理主要是工作尖的机械清除作用，以及由冷却水形成的气穴现象所产生的高能量冲击波的流体动力学作用和在工作尖附近所形成的微液流作用。超声波治疗系统由于换能器的不同分为磁伸缩式及压电陶瓷式，前者的工作尖做旋转式的振动，而后者的工作尖做水平向线性运动。近年来出现的新型的压电式超声治疗系统，其特点是手机前部超声动力驱动的环状谐振器产生一种被动的上下移动，工作尖所做的运动是与牙齿长轴平行的线性运动，通过减小振动，可以减轻疼痛、防止削割根面、降低高频噪音。其次，该系统配有羟磷灰石和水所形成的悬浮液，把能量从工作尖传递到牙根表面和牙周组织，并通过空穴效应，去除龈下菌斑及牙石，并起到冷却作用及防止气雾的形成，减少诊室环境的污染。

研究表明，无论是传统超声治疗仪、新型超声治疗仪或手工器械治疗均能明显降低牙周袋中细菌的数量和成分，有效地控制牙周炎的各项临床指标包括探诊出血（BOP）、探诊深度（PD）、临床附着丧失（CAL）以及牙龈指数（GI）和菌斑指数（PLI），获得良好的牙周愈合，但Christgau发现手工器械治疗对深牙周袋（PD≥7mm）的探诊出血（BOP）的疗效要明显优于新型超声治疗仪。新型超声治疗仪去除的牙骨质比传统超声治疗仪和手工器械治疗少，仅在牙根面形成浅痕，而传统超声治疗仪和手工器械治疗则形成中等凹槽，可见新型超声治疗仪对牙根面牙齿硬组织的损伤比传统超声治疗仪和手工器械治疗小，可应用于牙周预防性

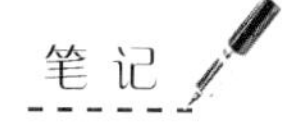

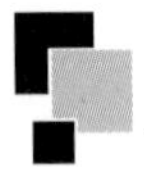

治疗、轻中度牙周炎的基础治疗、牙周维护治疗以及种植体周围炎的治疗。

随着种植技术的广泛开展应用，种植体的维护及种植体周围组织炎症的治疗日益受到重视。研究显示，菌斑聚集是导致种植体周围病变的始动因素，基于这一观点，治疗种植体周围病变的首要任务和基本原则就是彻底去除菌斑，控制感染，包括非手术及手术治疗。在非手术治疗方法中，手动塑料洁治器对钛种植体表面无损伤，但效率较低；用于天然牙的金属洁牙工作尖对钛种植体表面会造成划痕，增加菌斑牙石积存速度；现在多使用碳纤维洁牙工作尖做超声洁治，并用橡皮杯抛光。但临床对照研究显示非手术治疗种植体周围炎预后不明确，同时疗效不持久，究其原因可能与这些治疗方法未能有效地彻底清除种植体粗糙表面的菌斑微生物有关。有学者提出甘氨酸粉龈下喷砂技术能更有效地去除种植体表面的菌斑生物膜，而对种植体表面不造成明显损伤，且治疗速度比传统手用器械快3～4倍，患者的不适感轻，易于接受。但龈下喷砂技术仅能有效清除菌斑而不能清除牙石，故可用于种植体周围炎及牙周炎的维护期治疗。

Schwarz等通过不同的研究发现，龈下喷砂清除种植体表面菌斑的有效率与激光的清除率相似，达百分之九十以上，高于超声的清除率72%，也有研究显示，龈下喷砂与手工刮治器均能减轻牙周探诊出血，但对于牙周致病菌的清除，则手工刮治器的效果更好。德国学者Sahm等报道，龈下喷砂或采用碳纤维刮治器合并局部0.1%葡萄糖酸氯己定治疗轻中度种植体周围炎，探诊深度PD降低及临床附着CAL获得两者无明显差别，3个月及6个月探诊出血BOP的改善在龈下喷砂治疗组更为明显。Renvert等报告，对于治疗种植体周围炎，甘氨酸粉龈下喷砂技术与激光治疗具有相似的疗效，在减少探诊出血方面比传统手工器械更有效。然而，对于深袋而言，无论是激光治疗还是龈下喷砂技术都难以控制探诊出血及种植体周围炎症，重度种植体周围炎超出了喷砂和激光治疗的适应证。

第六节　激光治疗在牙周治疗中的应用

近年来随着激光仪器的发展和改良，激光照射技术已用于治疗牙周及种植体周围病变及牙周手术治疗当中，并取得了一定的成效。根据发射波长不同，临床用于牙周治疗的激光可分为二极管激光（810nm、980nm）、Nd：YAG激光（1 064nm）、Er：YAG激光（2 940nm）及CO_2激光（10 600nm）等。不同物质对各种波长的激光具有不同的吸收率（图14-6-1），也决

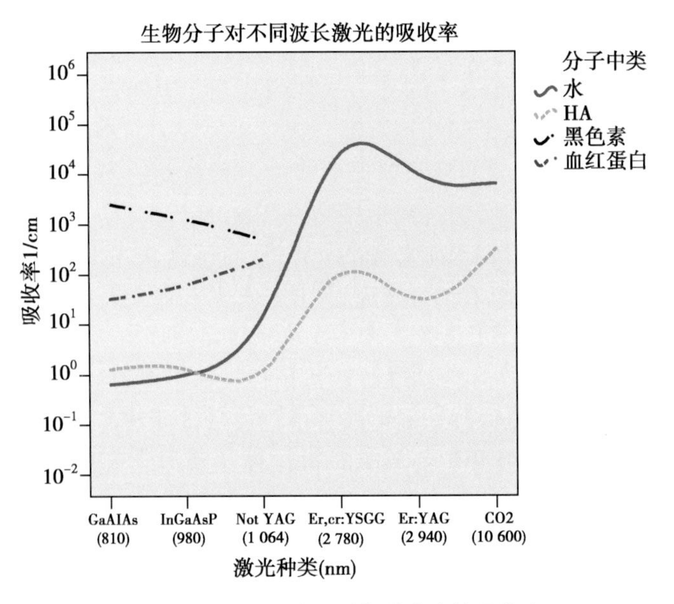

图14-6-1　不同分子对各种激光的吸收率

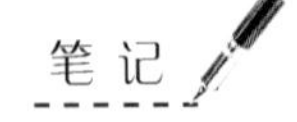
笔记

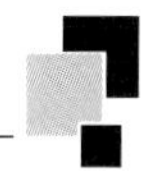

定了各种激光具有各自的特点。以下将分别叙述各种激光的特点及其临床使用方法和注意事项。

一、Er:YAG 激光治疗

掺铒钇铝石榴石激光(Er:YAG 激光)与 CO_2激光及 Nd:YAG 激光相比在牙周治疗中具有明显的优点,在去除牙石的同时不会对附近的组织产生热副作用,能有效杀死牙周致病菌且不会导致牙根面的熔融和碳化改变,并且有利于牙周细胞再附着。因此,有学者认为 Er:YAG 激光较其他种类的激光更适合用于牙周治疗。Er:YAG 发出的激光是波长为 2 940nm 的红外线,与水分子的最大吸收波长相符。Er:YAG 激光的工作原理主要依赖于热机械效应,在极短时间内激光的能量迅速被水分子吸收,水分子气化膨胀,产生微爆炸效应,从而去除邻近的牙石、细菌等。因此,局部的含水量直接影响 Er:YAG 激光对牙石、细菌的去除效率。使用激光时配合水雾冷却,既能保护邻近组织,也能增加激光去除牙石的效率。研究表明 Er:YAG 激光在水中的穿透深度大约为 1μm,而激光在身体组织中的穿透深度大约在 1μm 到 10μm 之间,激光的绝大部分能量被水分子吸收,从而不会对深层和邻近的组织造成明显的热损伤效应。配合水雾冷却时 Er:YAG 激光产热与使用高速涡轮机时相近,并不会对牙髓造成充血或炎症等影响。此外,DNA 分子的吸收峰在紫外波段,Er:YAG 激光不会对 DNA 造成损伤。

使用 Er:YAG 激光去除龈下牙石前应常规进行龈上洁治,并教会患者掌握正确的菌斑控制方法。激光治疗一般不会产生不适感,因此不需要进行局部麻醉。使用时首先正确安装激光专用手机及用于牙周治疗的激光棱镜,激光脉冲能量设置在 70～120mJ,脉冲频率 6～15HZ。由于 Er:YAG 激光属于 4 级高能量激光,且激光传播距离远,因此无论是医师、护士还是接受治疗的患者均要佩戴相配套的激光护目镜,防止由于激光反射而造成视网膜的永久性损害。操作要点:①激光棱镜与牙面呈 10°至 20°,从龈缘伸至袋底,棱镜不能倾斜,不能施加压力以免棱镜破碎;②按照棱镜的宽度,从牙周袋口到袋底描绘稍重叠的平行路径,以扫描感染区域;③遇到大块牙石时不得停留在牙根表面,应该利用多次过刀的方法去除牙石,移动速度不得低于 0.5mm/s,否则容易造成热损伤;④需持续使用水雾冲洗牙周袋,避免表面坏死。

根据 Sgolastra 等的 meta 分析结果,使用 Er:YAG 激光进行牙周基础治疗与传统 SRP 治疗均能较好地去除龈下牙石,其治疗效果如探诊深度减少及临床附着获得无明显差异。对于种植体周围炎的治疗,使用 Er:YAG 照射(100mg/脉冲,10Hz)能显著改善种植体的周围组织的探诊深度及出血指数,其治疗效果与龈下喷砂相同,且优于一般的龈下手工刮治辅以氯己定冲洗。

二、CO_2激光治疗

CO_2激光的波长为 10 600nm,水分子对该激光的吸收率很高,因此它能高效切割软组织,如进行牙龈瘤切除及唇系带修整等。Gama 等在局麻下采用 CO_2激光(平均功率 5W)切除正畸治疗过程中出现的下前牙增生牙龈,治疗过程中出血少、不需要缝合,治疗后 2 个月并未发生牙龈增生复发。使用 CO_2激光进行唇系带切除(功率 5W),术后疼痛轻,无明显肿胀。此外,Pope 等研究表明 CO_2激光可以高效而精确地去除沟内上皮及牙龈上皮,CO_2激光联合 SRP 能使慢性牙周炎患者的牙周探诊深度及临床附着水平得到改善。

然而,羟基磷灰石对 CO_2激光的吸收率也很高,当激光照射于骨组织或牙骨质等硬组织

笔记

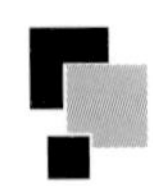

时，会造成硬组织的熔融、碎裂或碳化，因此 CO_2 激光并不适合用于硬组织的去除。Barone 等学者发现 CO_2 激光采用脉冲工作模式和散焦工作头可以减少对硬组织造成的热损伤。由于 CO_2 激光会导致根面损伤，因此它不适合用于去除牙石和根面清创。此外，目前没有柔软的光导纤维能传导 CO_2 激光，当进行较为复杂或口腔深部的操作时，CO_2 激光将很难到达这些部位。

据 Romanos 等报道，CO_2 激光不会改变种植体表面结构，并且能有效杀灭种植体表面的细菌。使用平均功率 2W 至 4W，连续照射模式对种植体表面进行照射并同期进行 GBR 手术，能促进骨整合及新骨形成，术后 3 年种植体周围牙槽骨无进一步吸收。

三、Nd:YAG 激光治疗

掺钕钇铝石榴石（Nd:YAG）激光具有良好的软组织切割能力，常用于牙周软组织手术治疗。当切除较薄组织时（如唇系带切除），使用功率 2W 至 3W，频率 20Hz 进行切除；当切除较厚组织时（如牙龈瘤切除），功率增大至 3～6W，频率 20～30Hz 扫描式切除。其优点主要有：术区出血少，视野清晰，操作时间短，无需缝合和拆线等。

和半导体二极管激光类似，Nd:YAG 激光也不能有效地去除牙石，因而只能作为 SRP 的辅助治疗方法。使用平均功率 1.8W、60Hz 频率对牙周袋进行照射杀灭袋内细菌，之后采用平均功率 2W、20Hz 频率进行止血。Sgolastra 等的 meta 分析表明，SRP+Nd:YAG 治疗比单纯 SRP 治疗组在探诊深度减少及龈沟液量减少方面更显著，但在临床附着获得或菌斑指数方面则无明显差异。

据 Romanos 等研究表明，对于喷砂、钛浆喷涂及羟基磷灰石涂层的种植体表面，使用 Nd:YAG 激光脉冲照射（功率 2.0W、4.0W 及 6.0W）均会导致种植体表面结构改变，造成多孔性结构丧失、涂层结构破坏及粗糙度下降等损害，且其表面损伤程度与激光的强度成正比。而 Daroogar 及 Rostami 则分别发现 Nd:YAG 激光照射（功率 0.8W、2.0W 及 3.0W）会造成 TiUnite 种植体及 Osseotite 种植体表面损伤，包括表面碳化、粗糙度下降甚至造成熔化及表面涂层丧失等严重损害。因此目前认为接触式的 Nd:YAG 激光不适宜用于种植体周围炎的治疗。

四、半导体二极管激光治疗及光动力疗法

牙周治疗常用的半导体二极管激光包括镓铝砷激光（GaAlAs）和铟镓砷磷激光（InGaAsP），其波长分别为 810nm 和 980nm。半导体二极管激光能有效地对软组织进行切割、杀灭产黑色素细菌及凝固止血，但因为水及羟基磷灰石对半导体二极管激光的吸收率较低，所以半导体二极管激光不能有效去除牙石。

对于半导体二极管激光用于牙周非手术治疗时的功率及工作模式的设置，目前并没有统一的标准。据 Slot 等的系统性回顾分析，GaAlAs 激光的功率采用 0.8W 至 1.5W，工作模式为连续模式，而 InGaAsP 激光多采用功率为 1.5W 至 2.5W 的脉冲工作模式进行治疗。光导纤维伸至距离袋底 1mm 处，缓慢向冠方移动，作扫描式运动照射根面，照射时间约为 20 秒每位点。由于黑色素及血红蛋白对此波长的吸收率较高，当根面存在血液时，810nm（功率 1.0W 至 1.8W）的激光照射能造成根面的热损伤，使用生理盐水湿润根面后，则不易导致根面热损伤。因此临床上使用半导体二极管激光前应对牙周袋进行彻底的冲洗以去除残留的血液，或在完成 SRP 治疗后 2 天才开始进行二极管激光治疗。

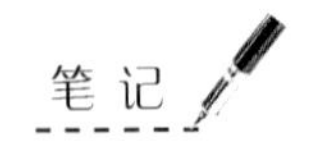
笔记

目前尚未有足够的证据表明半导体二极管激光配合 SRP 能改善慢性牙周炎患牙的预后

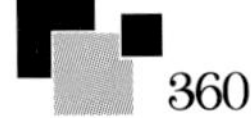

(PD 及 CAL),仅有少量文献报道半导体二极管激光能改善患者牙龈出血指数。这可能与研究者采用的功率、照射时间及照射方式不一致有关。此外,半导体二极管激光还能用于对龋齿及龈下牙石的探测。细菌分解蛋白质能产生卟啉分子,卟啉在 655nm 波长的激发下能发射出 720nm 波长的荧光,利用这一原理能探测治疗部位是否存在卟啉,从而指导牙石及菌斑的去除。

Roncati 等报道了一例 810nm 二极管激光治疗种植体周围炎的病例。左下颌第一磨牙种植体周围黏膜充血水肿,探诊深度 7mm 伴探诊出血;采用钛合金刮治器及超声(塑料工作尖)进行龈下清创,并配合二极管激光(功率 0.5W 连续照射模式,每位点 30 秒)对根面进行照射。术后 5 年随访可见种植体周围黏膜粉红无探诊出血,探诊深度 3mm,X 线检查发现种植体周围骨高度及骨密度增加。

此外,660nm 波长的半导体二极管激光能激发亚甲蓝及甲苯胺蓝等光敏剂,使其产生活性氧簇,从而对邻近的病原微生物产生杀伤作用,此种治疗方法称为光动力疗法(Photodynamic therapy,PDT)。由于光动力疗法的杀伤机制依赖于活性氧,因而不易导致细菌耐药性的产生。研究表明,以生物膜形式存在的牙菌斑比悬浮状态的细菌更能抵抗光动力疗法的杀伤作用,提示在进行光动力疗法前应首先进行 SRP 治疗以扰乱龈下菌斑的结构,增强光动力疗法的疗效。

光动力疗法配合 SRP 能有效杀灭龈下细菌(杀灭率达 95% 以上),与单纯 SRP 相比,患者在探诊出血的改善上有统计学差异,但在探诊深度及临床附着丧失等指标上无明显差异,目前尚无证据表明光动力疗法配合 SRP 比单纯 SRP 能更有效地治疗慢性牙周炎。但光动力疗法的主要优点在于治疗时能明显减少菌血症的发生,Mohammad 等对 22 例牙周炎患者分象限分别行单纯行超声龈下刮治(US)或光动力疗法加超声龈下刮治(PDT+US),治疗后从肘前静脉抽取 10ml 静脉血行细菌培养。结果发现 US 组中 68% 的患者出现菌血症,而(PDT+US)组只有 36% 的患者表现出菌血症($p<0.05$)。因此,对于同时患有糖尿病、冠状动脉粥样硬化或心瓣膜病的牙周炎患者,光动力疗法有其一定的优越性。

(梁　敏)

参考文献

1. 孟焕新. 牙周病学. 第 4 版. 北京:人民卫生出版社,2012
2. Barendregt DS, Van der Velden U, Timmerman MF, et al. Comparison of two automated periodontal probes and two probes with a conventional readout in periodontal maintenance patients. J Clin Periodontol, 2006, 33(4): 276-282
3. Gupta G. Gingival crevicular fluid as a periodontal diagnostic indicator-I: Host derived enzymes and tissue breakdown products. J Med Life, 2012, 5(4): 390-397
4. Lamster IB, Ahlo JK. Analysis of gingival crevicular fluid as applied to the diagnosis of oral and systemic diseases. Ann N Y Acad Sci, 2007, 1098: 216-229
5. Armitage GC. Analysis of gingival crevice fluid and risk of progression of periodontitis. Periodontology 2000, 2004, 34(1): 109-119
6. Fitzpatrick RE, Wijeyewickrema LC, Pike RN. The gingipains: scissors and glue of the periodontal pathogen, Porphyromonas gingivalis. Future Microbiol, 2009, 4(4): 471-487
7. Hekmatian E, Sharif S, Khodaian N. Literature review digital subtraction radiography in dentistry. Dent Res J, 2008, 2(2)
8. White S C, Pharoah M J. Oral radiology: principles and interpretation. Elsevier Health Sciences, 2013
9. Kamath DG, Umesh Nayak S. Detection, removal and prevention of calculus: Literature Review. Saudi Dent J, 2014, 26(1): 7-13
10. Blue C M, Lenton P, Lunos S, et al. A pilot study comparing the outcome of scaling/root planing with and with-

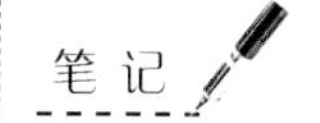

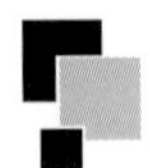

out Perioscope technology. J Dent Hyg,2013,87(3):152-157

11. Poppe K,Blue C. Subjective pain perception during calculus detection with use of a periodontal endoscope. J Dent Hyg,2014,88(2):114-123
12. Harrel SK,Wilson TG Jr,Rivera-Hidalgo F. A videoscope for use in minimally invasive periodontal surgery. J Clin Periodontol,2013,40(9):868-874
13. Andrian E,Grenier D,Rouabhia M. Porphyromonas gingivalis-epithelial cell interactions in periodontitis. J Dent Res,2006,85(5):392-403
14. Guentsch A,Preshaw PM. The use of a linear oscillating device in periodontal treatment:a review. J Clin Periodontol,2008,35(6):514-524
15. Slot D E,Koster T,Paraskevas S,et al. The effect of the Vector® scaler system on human teeth:a systematic review. Int J Dent Hyg,2008,6(3):154-165
16. Braun A,Krause F,Hartschen V,et al. Efficiency of the Vector -system compared with conventional subgingival debridement in vitro and in vivo. J Clin Periodontol,2006,33(8):568-574
17. Ward M D. The Effects of Neodymium:Yttrium-Aluminum-Garnet Laser On the TiUnite Surface at Set Distance and Energy Levels:An in vitro Scanning Electron Microscopic Evaluation. 2013
18. Rostami A M. The effects of Neodymium:Yttrium-Aluminum-Garnet laser on the Osseotite surface:An in vitro scanning electron microscope evaluation. 2013
19. Slot D E,Jorritsma K H,Cobb C M,et al. The effect of the thermal diode laser(wavelength 808-980 nm)in non-surgical periodontal therapy:a systematic review and meta-analysis. J Clin Periodontol,2014,41(7):681-692
20. Roncati M,Lucchese A,Carinci F. Non-surgical treatment of peri-implantitis with the adjunctive use of an 810-nm diode laser. Journal of Indian Society of Periodontology,2013,17(6):812

笔记

第十五章　牙周病研究常用的微生物学与分子生物学技术

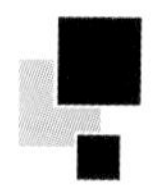

牙周病是致病微生物引起的一组慢性感染性疾病。对包括细菌、螺旋体在内的牙周致病微生物的检测和毒力因子、毒性代谢产物的研究是牙周病病因学研究的重要内容。以微生物的分离、培养、鉴定、保存，以及微生物与牙周组织细胞的功能基因研究为主的微生物学和分子生物学技术已成为当前牙周病病因机制研究的常用技术手段。

第一节　牙周致病微生物的分离、培养和鉴定

获得纯培养的牙周致病微生物是传统牙周病病因学研究的第一步。牙周致病微生物主要为革兰阴性的专性厌氧菌和兼性厌氧菌。1893 年，法国微生物学家 Veillon 首次分离出专性厌氧菌的纯培养后，随着厌氧培养技术的发展和厌氧袋、厌氧罐、厌氧培养箱/厌氧工作站等厌氧培养系统的改进，常见牙周致病微生物的培养成为可能，越来越多的标准菌株和临床菌株得到分离、培养、纯化和保藏，这为深入研究致病菌的毒力因子和毒性代谢产物奠定了基础。

一、临床菌斑的采集

以龈缘为界，菌斑分为龈上菌斑和龈下菌斑。龈上菌斑主要与龋病和龈上牙石有关。龈下菌斑又可分为附着菌斑和非附着菌斑，前者主要为革兰阳性球菌、杆菌和丝状菌，也可见革兰阴性短杆菌和螺旋体，与龈下牙石、根面龋和牙周炎发生发展有关；后者主要为革兰阴性厌氧菌、能动菌和螺旋体，与牙周炎的进展关系密切。因此，与牙周病相关的临床菌斑主要是龈下菌斑，尤其是非附着性龈下菌斑。

（一）非附着性龈下菌斑的采集

常用无菌纸尖采集法。采集前，刮除龈上菌斑和大块龈上牙石，漱口，棉卷隔湿，用无菌镊夹持灭菌纸尖，直接插入龈沟或牙周袋内，数秒钟后取出，放入装有预还原培养基的 EP 管或带盖小瓶中，可加盖灭菌液体石蜡，尽快送检。此法操作简便，但纸尖易被唾液污染。

为了达到定量采集的目的，也有学者采用恒定大小的滤纸条代替纸尖，但滤纸条的操作难度略高于纸尖，且更容易被唾液污染。

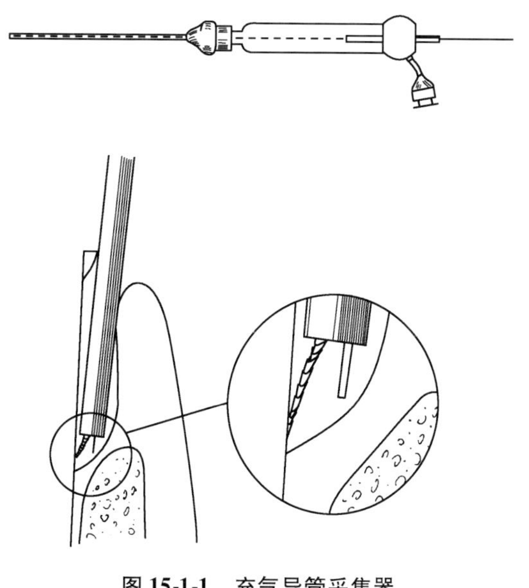

图 15-1-1　充气导管采集器

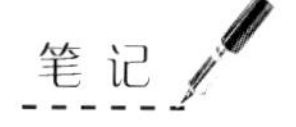
笔记

充气导管采集器采集法(图 15-1-1):该器械利用倒刺针采集菌斑,针端覆盖藻酸钙以扩散菌斑,倒刺针外套有一金属导管,可持续注入无氧气体,防止标本与空气接触,导管还能避免龈沟液或唾液的污染。但该器械的倒刺针和导管均由不锈钢制成,不锈钢含有的铬元素会促进标本氧化,藻酸钙对厌氧菌也有抑制作用,导管直径较大,容易引起牙龈出血。

(二) 附着性龈下菌斑的采集

常用刮匙法。与无菌纸尖采集法类似,采集前,也需刮除龈上菌斑和大块牙石,漱口,棉卷隔湿,用无菌 Gracey 刮治器或通用型刮治器刮除根面、根分叉、根面凹等部位的菌斑,在装有预还原培养基的 EP 管或带盖小瓶中涤荡刮治器,收集菌斑,送检。此法操作简单,可同时获得部分非附着菌斑,所获得的菌斑量大,但容易引起出血。

可卸式取菌器采集法:该器械末端是可以拆卸伸缩的活动端,前端为镀镍的刮匙。工作时,将末端置入龈沟或牙周袋内,推出活动端采集标本。采集后 5 秒内,用无菌镊子取下刮匙尖端,放入装有预还原培养基的 EP 管或带盖小瓶中,送检。该器械使用镀镍刮匙,可以避免标本氧化,器械光滑不易引起牙龈出血,采样时受污染的几率小。

龈下菌斑各种采集方法的比较见表 15-1-1。

表 15-1-1 龈下菌斑采集方法的比较

菌斑类型	方法	优点	缺点
非附着性龈下菌斑	纸尖法	操作简便	易被唾污染
	滤纸条法	定量采集	操作难度略高于纸尖,更易被唾液污染
	充气导管采集器	可避免龈沟液或唾液污染	容易引起牙龈出血,器材对厌氧菌有抑制作用
附着性龈下菌斑	刮匙法	操作简单	容易引起牙龈出血
	可卸式取菌器	可避免标本氧化,不易引起牙龈出血	需要特殊工具

二、牙周致病微生物标本的传送

牙周致病微生物多为厌氧菌或兼性厌氧菌,临床标本采集后需迅速用厌氧保存方式运送到实验室。在预还原培养基上加盖 0.5ml 液体石蜡,可有效减少厌氧菌在运送过程中的死亡,并延长采样标本后续处理间隔时间(可长达 1 ~2 小时,甚至更长)。

常用的预还原培养基包括改良 Cary-Blair 培养基(表 15-1-2)和瑞格氏液(表 15-1-3)。

表 15-1-2 改良 Cary-Blair 培养基成分及配置

成分	各组分含量	配 置 方 法
硫乙醇酸钠	0.15g	加热溶解,调节 pH 值至 8.0 左右,然后加入 0.05% 盐酸半胱氨酸溶液 1ml,0.1% 刃天青溶液 0.25ml,灭菌备用。
1% $CaCl_2$溶液	0.9ml	
NaH_2PO_4	0.01g	
NaCl	0.5g	
$NaHSO_3$	0.01g	
琼脂	0.5g	
蒸馏水	100ml	

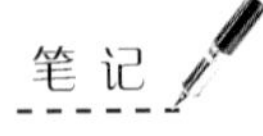
笔记

表 15-1-3　瑞格氏液成分及配置

成分	各组分含量	成分	各组分含量
NaCl	0.9g	L-盐酸半胱氨酸	0.01g
$CaCl_2 \cdot 2H_2O$	0.025g	蒸馏水	100ml
KCl	0.04g		

前者最为常用，主要成分是硫乙醇酸盐，该培养基能够在有效时间内维持较低的氧化还原电势和稳定的 pH 值，还可同时作为标本稀释液；后者是一种包含 NaCl、$CaCl_2$ 和 KCl 的盐溶液。

三、牙周致病微生物标本的分散与稀释

为了获得纯培养的单个菌落，需要对送达实验室的临床菌斑标本进行分散处理，使其中的菌斑团块均匀分散，并稀释至恰当的浓度，以便接种。

（一）标本的分散

振荡法是最常用的方法，将标本采集管置于漩涡振荡器上，震荡 1～2 分钟，还可以在标本采集管中预先放入 5～6 粒直径 110～150μm、重量约 0.05g 的小玻璃珠，以增强分散效果。

超声粉碎法对菌斑的分散更为均匀。该法利用超声粉碎仪进行，常采用 3/8 钛探头，分散 10～15 秒；也可将临床超声洁治仪的探头置于样本采集管中，振荡 10 秒。但这种方法对包括拟杆菌、螺旋体在内的大多数革兰阴性菌的胞体破坏较大，可能导致其检出率下降。

（二）标本的稀释

牙周感染为混合菌感染，细菌种类和数量较多，临床菌斑标本分散后常需要进一步稀释。改良 Cary-Blair 培养基、胰蛋白胨大豆肉汤培养基（trypticase soy broth，TSB）、磷酸盐缓冲液等均可用于标本的稀释。

标本的稀释采用 10 倍连续稀释法。取 0.1ml 经过分散的标本原液，加入第一管 0.9ml 稀释液中，充分混匀后，再取 0.1ml 混合液，加入第二管稀释液中，按照上述方法连续稀释，每管的稀释度分别为 10^1，10^2，10^3……。稀释过程要求严格无菌操作，在超净工作台内进行。根据临床标本的总菌量和预期培养的特定微生物种类，挑选适合稀释度的标本进行接种，一般不超过 10^4。菌落密集，将增加纯化的难度；菌落稀疏，又容易导致某些菌种的遗漏。

四、牙周致病微生物标本的接种与培养

标本稀释后应当立即接种，根据培养目的和计划培养的微生物种类选择适合的培养基和培养条件。

（一）培养基的选择

牙周致病微生物的培养一般选用固体培养基或液体培养基。琼脂培养基是最常用的固体培养基，多用于细菌的分离、培养和纯化。用时最好新鲜配制，未用完的培养基可放入塑料口袋中，放置于 4℃ 冰箱内，可保存一周。液体培养基容易发生污染，污染后不易识别，应当按需要少量配制，一般仅用作增菌。

根据微生物的特殊营养要求或其对化学、物理因素的抗性，培养基又分为非选择性培养基和选择性培养基。用于牙周致病微生物培养的常用非选择性基础培养基（图 15-1-2）是牛

笔记

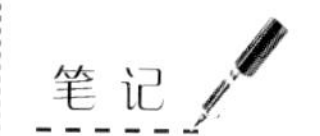

心脑浸液培养基(brain heart infusion broth,BHI),对于一些营养要求较高的专性厌氧菌,还可以加入5% ~10%脱纤维蛋白血,氯化血红素和维生素 K_1。选择性培养基(图15-1-3)能使混合菌样本中的劣势菌变成优势菌,从而提高该菌的筛选成功率。牙周病学研究常用的培养基见表15-1-4。

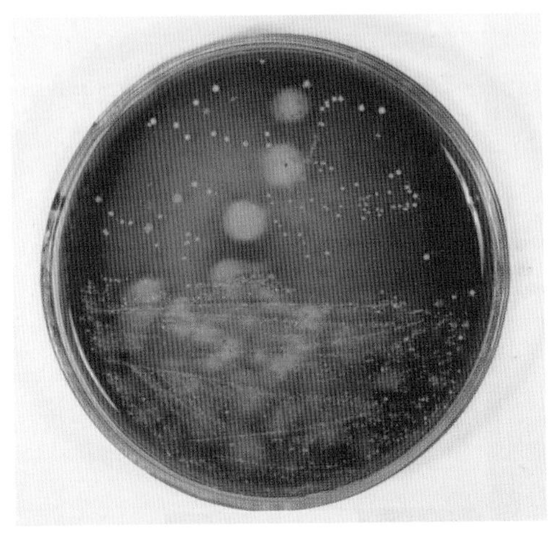

图15-1-2　采用非选择性培养基培养的临床标本

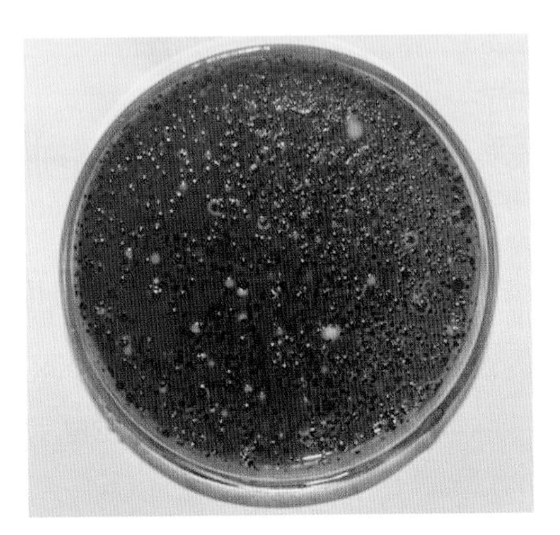

图15-1-3　采用拟杆菌选择性培养基培养的临床标本

表15-1-4　牙周病学研究常用的培养基

	名称	缩写	选择剂	用途
选择性培养基	拟杆菌选择琼脂	KVB	万古霉素,卡那霉素	拟杆菌属
	梭杆菌选择琼脂	FSA	万古霉素,新霉素	梭杆菌属
	杆菌肽万古霉素琼脂	BVA	万古霉素,杆菌肽	伴放线聚集杆菌
	硫酸镉选择琼脂	CSA	硫酸镉等	放线菌属
	螺旋体选择琼脂	SSA	利福平	密螺旋体
非选择性培养基	牛心脑浸液血琼脂	BHIBA		厌氧菌的分离纯化
	牛心脑浸液	BHI		厌氧菌的扩增
	CDC厌氧菌血琼脂			厌氧菌的分离纯化

(二)培养条件

不同微生物对氧气的敏感程度不同,培养条件也有所不同。绝大多数牙周致病微生物为专性厌氧菌或兼性厌氧菌,应当在厌氧环境($N_2$80%,$H_2$10%,$CO_2$10%)或微需氧环境($N_2$95%和$CO_2$5%)中孵育,最适温度35~37℃。比较特殊的是,伴放线聚集杆菌(*Aggregatibacter actinomycetemcomitans*,*A. actinomycetemcomitans*)为微需氧菌,但在无氧或5% ~10% CO_2环境中都可生长。不同微生物达到对数生长期的孵育时间也不完全相同,一般微需氧菌和兼性厌氧菌1~2天,专性厌氧菌3~5天。

获得厌氧培养环境的方法主要包括:

1. 简易厌氧袋　由气体发生器、冷触酶钯、美兰指示剂和一个塑料袋组成。根据"氢燃烧除氧"原理,采用化学方法在密闭的塑料袋内获得厌氧环境,CO_2可由柠檬酸与$NaHCO_3$的反应获得,美兰可用于指示袋中的氧气状态。厌氧袋操作简便、携带方便,适合椅旁接种以及标本转送。

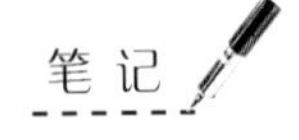
笔记

2. 厌氧罐　原理与简易厌氧袋类似，有2.5L、3.5L等不同规格，需配合同规格的厌氧产气袋使用。使用时，将已接种的培养皿和厌氧指示剂放入罐中，迅速放入厌氧产气袋，并立即封闭厌氧罐，此操作需在1分钟内完成。指示剂变色后，即可将厌氧罐放入37℃培养箱中孵育。厌氧罐的容量更大，密闭性能优于简易厌氧袋，更适合厌氧微生物的长期培养。其缺点是观察不便，罐体一旦打开，需放入新的产气袋。

3. 厌氧培养箱或厌氧工作站　目前最先进的厌氧培养设备，集细菌分离纯化、恒温培养和观察功能为一体。采用外源供气（无氧混合气与氮气双瓶供气），并配有催化剂系统和恒湿系统，厌氧环境更为严格和稳定，容量也更大，可同时容纳数百个90mm培养皿，并配有快速转移闸装置，能在1秒钟内迅速转移90mm培养皿。缺点是价格昂贵。

（三）标本的接种

根据培养目的的不同，可选择玻棒涂布、表面划线等不同接种方法。

玻棒涂布接种（图15-1-4）可获得比较均匀的菌落分布，适用于从稀释的临床菌斑样本中挑选单克隆或进行菌落形成单位（colony forming unite，CFU）计数，常用三角形推棒或L形玻棒。菌液接种量依平板大小而异，90mm培养皿可接种100μl，60mm培养皿可接种50μl。为了防止接种后的菌落融合成片，可在接种前将平板置于37℃培养箱中1小时，使其表面干燥。

表面划线接种（图15-1-5）有利于细菌分散生长，从混合细菌中挑取单克隆，进一步纯化培养。划线时，接种环与培养板的夹角要小，动作应轻柔，所划线条密集平行。

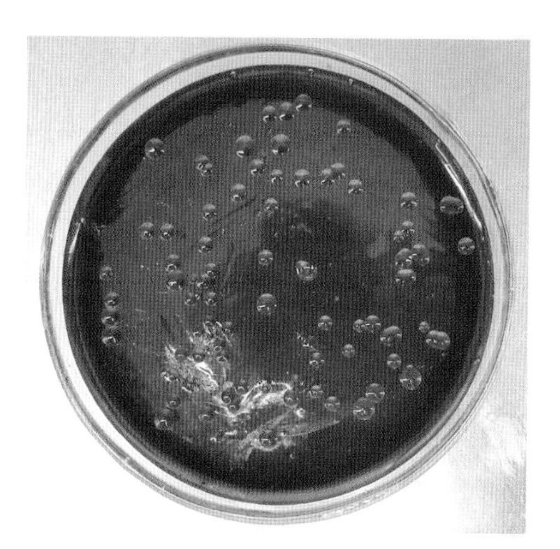

图15-1-4　玻棒涂布接种

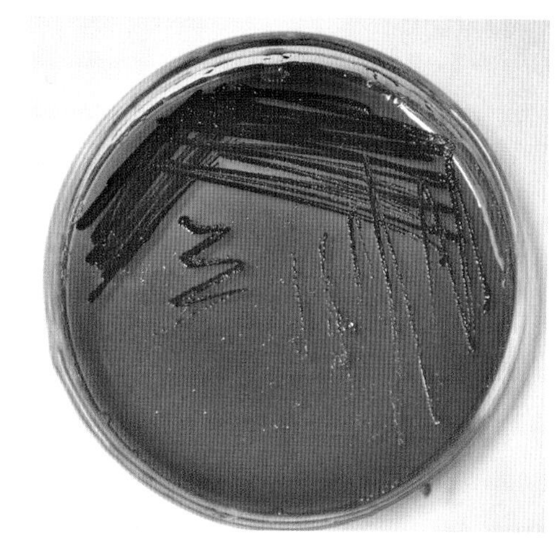

图15-1-5　表面划线接种

五、牙周致病菌的鉴定

微生物鉴定的基本原则是尽量缩短未知菌的鉴定时间，减少工作量，降低成本，并保证鉴定的可靠性。牙周致病菌的常规鉴定程序依次为：菌落形态观察、革兰氏染色、生化特性检验、PCR反应与测序、代谢产物与毒力因子结构分析。以上五步由简到繁，费用逐步增加，准确性和可靠性也逐步增高。

（一）菌落形态观察

细菌培养2～5天后，可肉眼或在放大镜下观察固体培养基上菌落的形态和颜色。菌落形态可呈扁平状或圆凸状；表面光滑、粗糙或呈黏液样；边缘可呈圆形、波纹状、分叶状、锯齿状等；颜色可为白色、灰白色或黑色；透明度可呈透明、半透明或浑浊。

笔记

牙龈卟啉单胞菌(*Porphyromonas gingivalis*,*P. gingivalis*),中间普氏菌(*Prevotella intermedia*,*P. intermedia*)和变黑普氏菌(*Prevotella nigrescens*,*P. nigrescens*)在血平板上呈特征性的黑色菌落;伴放线聚集杆菌 *A. actinomycetemcomitans* 可形成星状或交叉的雪茄状菌落;具核梭杆菌(*Fusobacterium nucleatum*, *F. nucleatum*)呈面包屑样、表面颗粒状凸起的菌落,并有恶臭(图 15-1-6)。

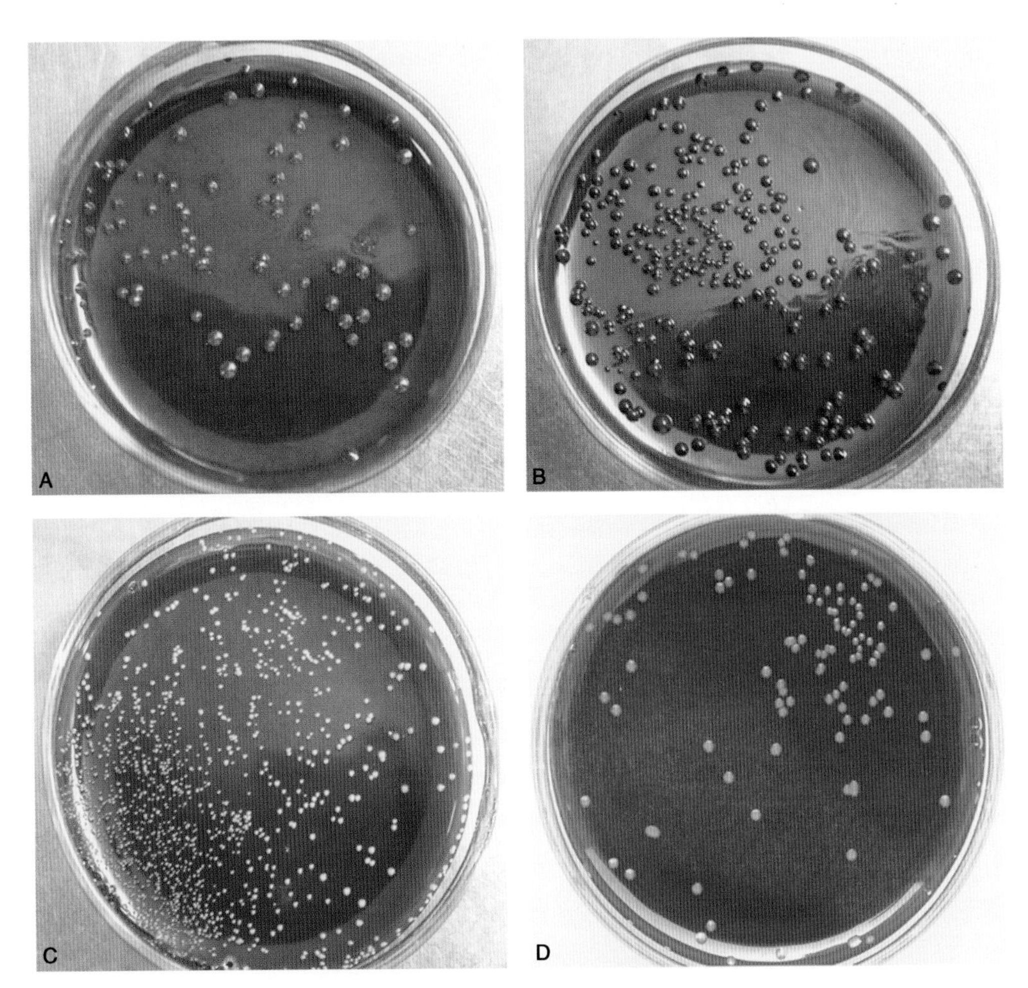

图 15-1-6　部分牙周致病菌菌落形态

A. 牙龈卟啉单胞菌;B. 中间普氏菌;C. 伴放线聚集杆菌;D. 具核梭杆菌

(二) 革兰氏染色

细菌胞体微小,且为无色半透明样,在显微镜下不易被识别,经革兰氏染色后,可在油镜下观察其形态和结构。牙周致病菌大多为革兰阴性菌,镜下可见杆菌、短杆菌,呈棒状、纺锤状、纤维分叉状等多种形态(图 15-1-7)。革兰氏染色可辅助细菌种属的鉴别,也可用于检查纯培养物是否被其他种属细菌污染。

(三) 生化特性检验

微量快速生化反应(图 15-1-8)是一种适合中小型实验室开展的简便、快速、低成本的细菌生化鉴定方法。其原理是在 37℃培养箱中,利用细菌产生的预成酶与生化试剂产生特异性的酶反应,4～12 小时后,利用各种指示剂或显色产物观察结果。

许多因素可能影响生化反应结果:

(1) 培养时间,细菌的酶活性随培养时间延长而降低,一般以 24～48 小时的培养物为宜,培养时间过长可能导致假阴性。

(2) 反应时间,因不同菌种而异,一般不超过 24 小时,否则易出现假阳性。

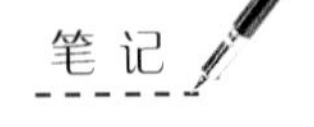

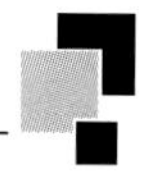

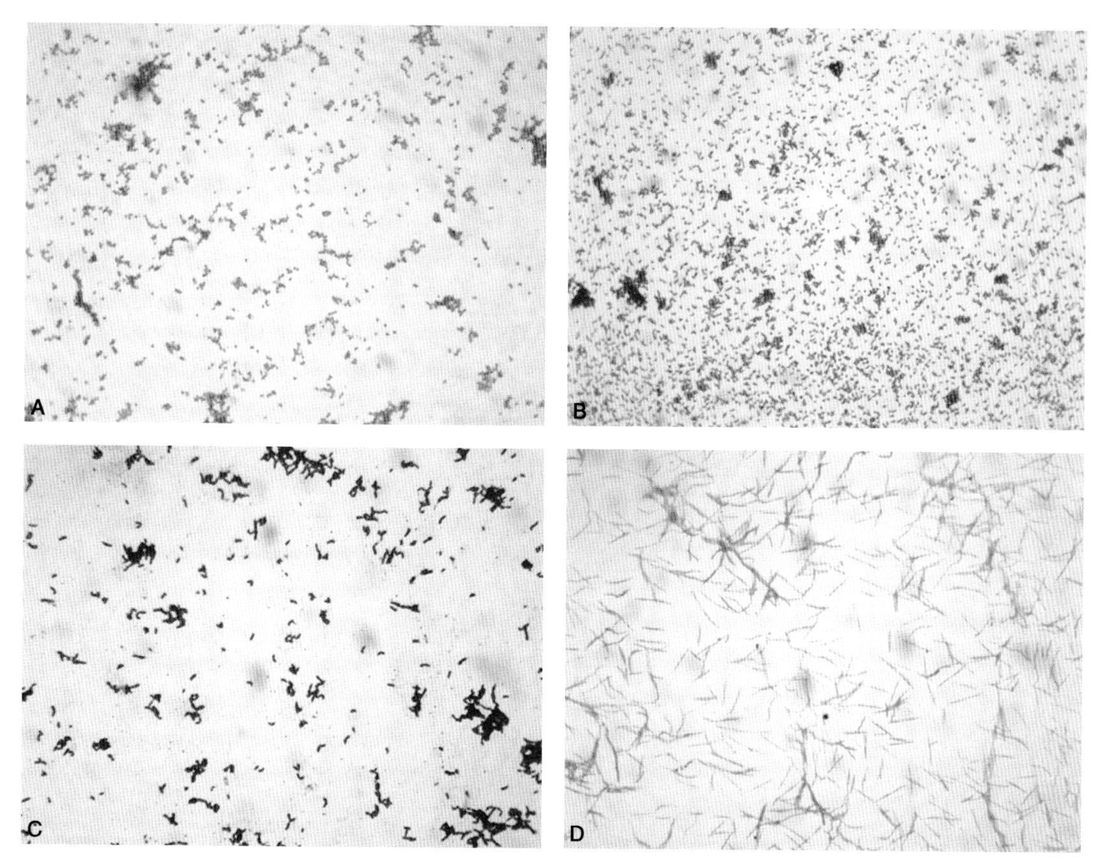

图 15-1-7　部分牙周致病菌的革兰氏染色

A. 牙龈卟啉单胞菌;B. 中间普氏菌;C. 伴放线聚集杆菌;D. 具核梭杆菌

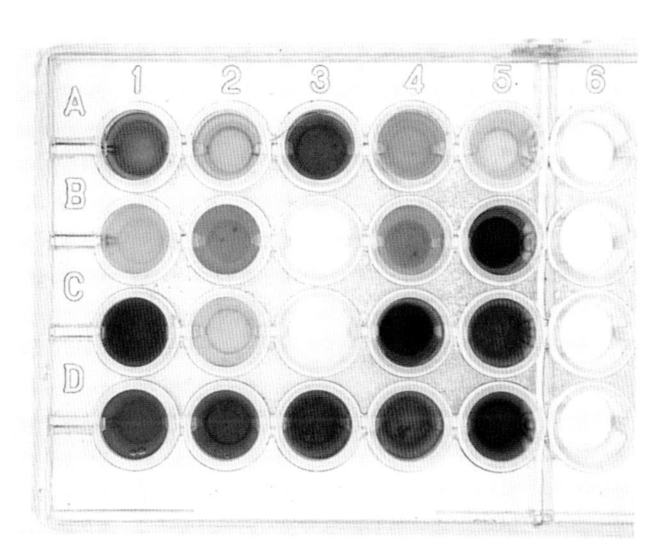

图 15-1-8　细菌微量板快速生化反应

(3) 细菌浓度,最佳菌液浓度为$(2\sim3)\times10^{9}$CFU/ml。

(4) 培养基的选择,选择性培养基的培养物常因产酸过多而导致碳水化合物发酵试验假阳性,因此宜选择非选择性培养基。为了保证结果的可靠性,可选用标准菌株作为阳性对照,磷酸盐缓冲液(phosphate buffered saline,PBS)作为阴性对照。

根据《伯杰氏系统细菌学手册》,常见牙周致病菌的生化特性如表 15-1-5:

笔 记

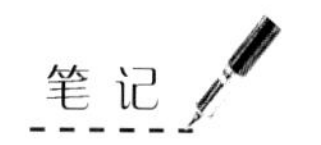

表 15-1-5　常见牙周致病菌的生化特性

	吲哚	水解七叶苷	葡萄糖	乳糖	蔗糖
P. gingivalis	+	—	—	—	—
A. actinomycetemcomitans	—		+	—	—
P. intermedia	+	—	+	—	+
F. nucleatum	+	—	—	—	
黏性放线菌(*Actinomyces viscosus*, *A. viscosus*)	—	(d)	+	+	+

d:部分菌株为阳性

(四) 聚合酶链式反应(polymerase chain reaction,PCR)

在细菌的各种鉴定方法中,PCR 技术以其敏感、特异、简便和快速的优点得到了越来越广泛的应用。该法不依赖于培养技术,也可用于未获培养或难获培养细菌的鉴定。经过纯化的细菌 DNA、菌液、甚至菌斑稀释液均适用该技术。利用细菌特异性的引物,PCR 反应不仅可在“种”的水平上鉴定多种牙周致病菌,还可以在“亚型”或“株”的水平上对 *P. gingivalis*, *A. actinomycetemcomitans* 等已开展深入研究的致病菌进行鉴定。

用于细菌鉴定的 PCR 方法包括:

1. 逆转录 PCR(reverse transcription PCR)(图 15-1-9)　根据特异性产物的片段大小可初步定性,电泳结果经图像分析软件处理后,也可进行半定量分析。准确定性需要收集 PCR 产物进行测序,并登录美国国立医学图书馆网站(www. ncbi. nlm. nih. gov)进行 Blast 验证,即将产物的基因序列与数据库中的记录进行比对,以明确其种属。

2. 实时定量 PCR(quantitative real-time PCR)是一种利用荧光信号的变化,实时检测每个循环扩增产物量的变化的技术,利用 Ct 值和标准曲线对起始模板进行定量分析,准确性和敏感性远远高于逆转录 PCR,但无法收集产物进行测序。

3. 多重 PCR　在一次 PCR 反应体系中同时加入多对引物,对同一份 DNA 样品中不同的序列同时扩增。由于每对引物所扩增的产物片段长短不同,通过电泳予以区分,可用于同时检测多个牙周致病菌,大大提高了样本的检测效率。但是,同时检测三种以上细菌时,协调反应条件极为困难。可设计上游为种特异性引物,下游为致病菌共有序列的引物,以减少系统中引物的总数。

PCR 检测的敏感度一般在 100 个菌以内。菌斑中存在与被检细菌无关的杂质时,可能造成电泳背景不清晰而影响检测敏感性,对标本的短暂离心可以消除这种影响。临床标本中也可能存在对 PCR 产生抑制的物质。有文献报道,Chelex 100 预处理可以消除这种影响。

(五) 牙周致病菌代谢产物与毒力因子分析

牙周致病菌生长过程中的代谢产物,包括挥发性脂肪酸(volatile fatty acid,VFA)、不挥发性脂肪酸(non-volatile fatty acid,NVFA)、胺类、醇类和一些挥发性气体(如 H_2、CO_2)等,均具有特征性。如 *P. gingivalis* 能产生丁酸和异戊酸,但不产生醋酸和琥珀酸;*F. nucleatum* 以产生丁酸为主;*P. intermedia* 能产生琥珀酸和醋酸。VFA 和 NVFA 分析可用于某些细菌的种属鉴定,并已逐渐成为牙周致病菌鉴定的重要手段之一。

气相色谱法(gas chromatography,GC)和裂解气相色谱法(pyrolysis gas chromatography,PGC)是细菌代谢产物分析的常用方法。

1. 气相色谱法　是利用气体作为移动相的色谱分析方法。载气不能与被测物质发生反应,一般为惰性气体,如 H_2、N_2 等。载气承载欲分离的试样通过色谱柱中的固定相,使试样中的各组分被分离,然后分别被检测。根据色谱峰的位置和宽度,可以对待测物质进行定性和定量分析,检测灵敏度高达 $10^{-11} \sim 10^{-13}$ g。原则上,沸点低于 500℃,热稳定性好,分子

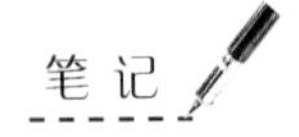
笔记

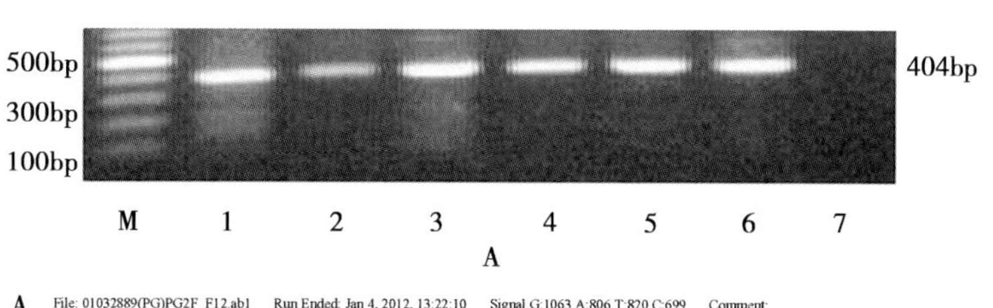

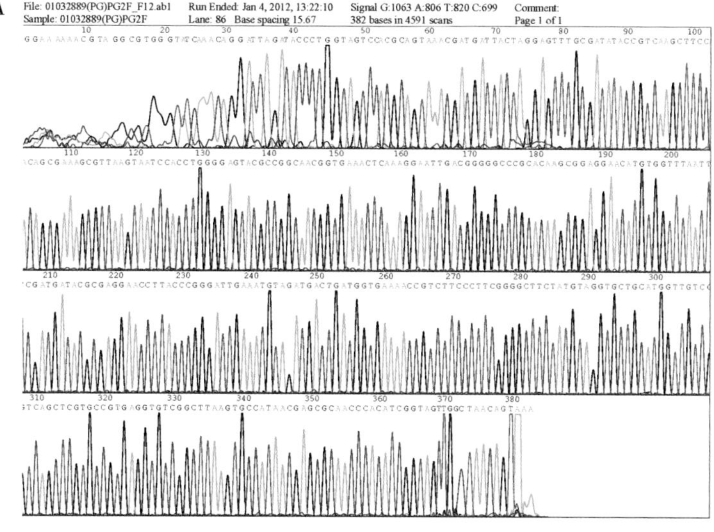

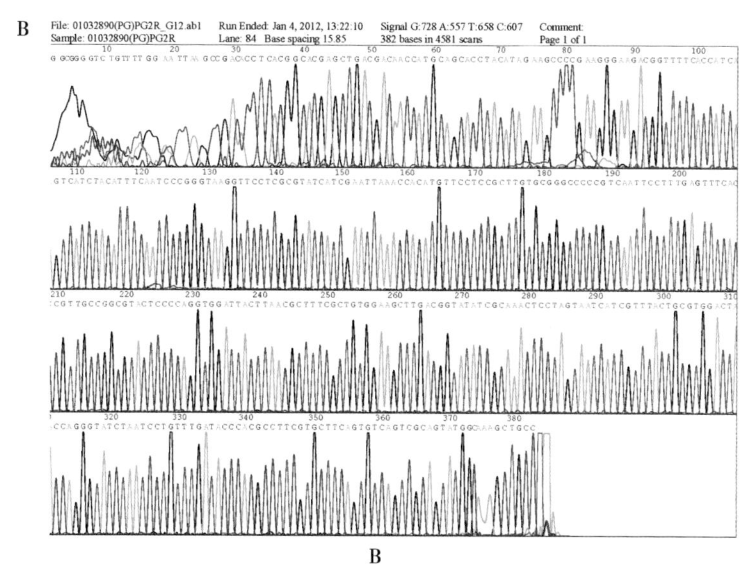

图 15-1-9　牙龈卟啉单胞菌的逆转录 PCR 反应与测序

A. 逆转录 PCR 反应；B. 测序结果示例

量在 400 以下的物质都可以进行气相色谱分析。

2. 裂解气相色谱法　多用于分子量大的难挥发物质。大分子物质在高温下遵循一定的规律，裂解成可挥发的小分子物质，进入色谱柱和检测器进行分离、检测。每种物质的裂解色谱图都有各自的特征性，其组成和相对含量与被测物质的结构有一定的对应关系，可以作为定性和定量的依据。运用裂解气相色谱法，可以将细菌鉴定至属、种、甚至株的水平。

3. 质谱分析　基质辅助激光解析电离飞行时间质谱（matrix-assisted laser desorption/ionization time of flight mass spectrometry，MALDI-TOF-MS）是一种新兴的软电离生物质谱，引入基质分子后，待测分子不产生碎片，解决了非挥发性和热不稳定性大分子解吸离子化的难题。该技术通过测定细菌自身独特的蛋白质组成，将测得的蛋白质和多肽按分子量大小排

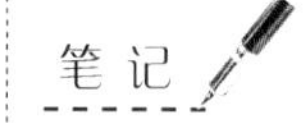

列,形成独特的蛋白质指纹图谱,通过特征性的模式峰进行菌株鉴定。MALDI-TOF-MS 不依赖于纯培养技术,而是以细菌表面蛋白为检测对象,后者取决于细菌自身的遗传因素,受培养基、培养时间等外部因素影响较小,具有很好的稳定性和可重复性。但其对未知菌种的鉴定,取决于已经建立的含有足够已知菌株的数据库,我国在这方面的研究尚处于起步阶段。

六、细菌计数

细菌数量用 CFU 表示,常用计数方法包括:

1. 稀释涂板法(图 15-1-10)　将菌液稀释成 10^1、10^2、10^3、10^4……等不同浓度后,涂布于固体培养基,进行培养。选择稀释度合适的平板,计数单克隆数。此法直接计数 CFU,最为准确,但培养与计数耗时,工作量较大。

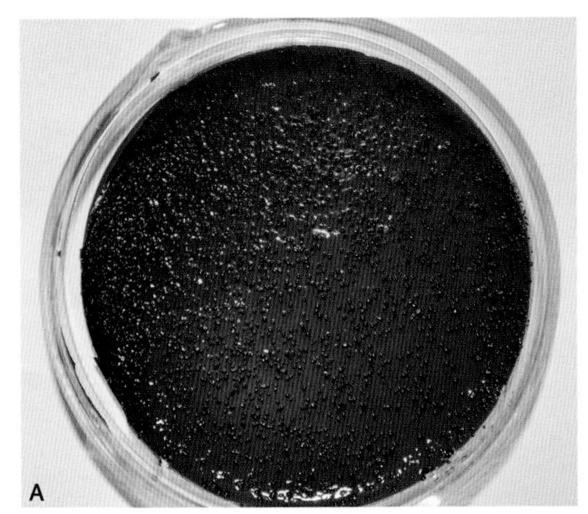

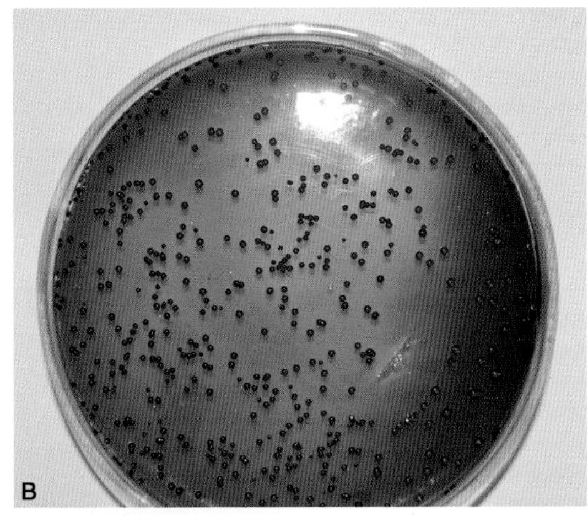

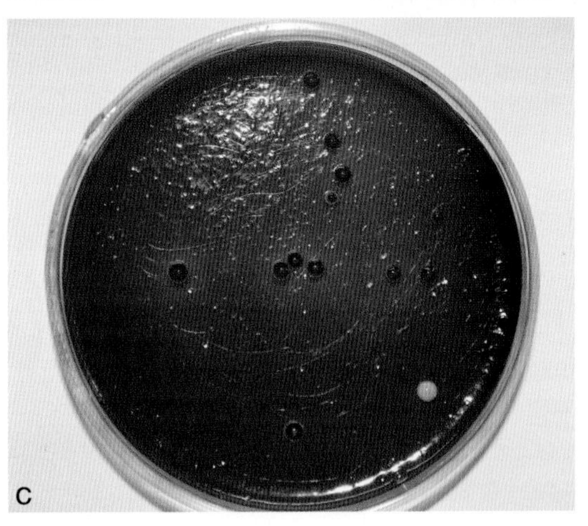

图 15-1-10　牙龈卟啉单胞菌菌液系列稀释与涂板计数

A. 稀释 100 000 倍;B. 稀释 1 000 000 倍;C. 稀释 10 000 000 倍

2. 比浊法　麦氏比浊法是一种简便快速的计数菌液大致浓度的方法,但不能用于精确定量。比浊管共 6 只,浓度从 1.5×10^8 ~ 1.5×10^9CFU/ml。以标准比浊管为参照的细菌浊度仪通过测量菌液中不溶性颗粒物质产生的光的散射或衰减程度,定量细菌颗粒物质含量,精确性高于比浊管。

3. 分光光度法　该法可与稀释涂板法结合使用,具有准确简便的优点。测定 690nm 波长下,不同稀释度菌液的 OD 值,同时将菌液涂板,计数 CFU,建立不同浓度菌液对应 OD 值的标准曲线,用于后续检测。需要注意的是,不同种属细菌的颗粒大小不同,因此不同细菌

笔记

的OD值曲线不具有相互参照性。

4. 菌落计数仪　是一种数字显示的自动菌落检测仪器，分半自动和全自动两种。其中，全自动菌落计数仪采集清晰有效的菌落图像后，通过软件对菌落进行识别计数，具有分析结果可核对、样品信息可留存的优点。但是，平板上的气泡、杂质等影像可能对菌落的准确识别存在干扰，尤其当平板上存在多种形态的菌落时，可能存在一定比例的误判。

七、菌种的保存

保存活的、不变异的细菌对于分离培养后的后续研究是非常重要的。菌种保存应遵循一定的原则：

1. 保存的菌种必须是纯培养物；
2. 应选择幼龄或生长状态良好的细菌进行保存，切忌反复传代，以免菌种的遗传性状发生改变；
3. 菌种保存时应选用高浓度菌液，接种时也应大量接种，以保证细菌的存活数；
4. 根据菌种的特性、营养要求和保存时间，选择合适的保存方法；
5. 对菌种的名称和保存时间应做好登记。保存时间过长将降低复苏时细菌的存活率。

牙周致病菌的常见保存方法包括：

1. 冷冻干燥法　是长期保存菌种的经典方法，适用于绝大多数牙周致病菌。其原理是将细菌在冷冻状态下，采用真空干燥的方法去除大部分水分，使其生理活动停止，但仍保持活菌状态，从而达到长期保存的目的。该法的应用需要冷冻干燥机或真空冷冻干燥装置。

2. 冷冻保存法　是最常用的菌种保存方法，简便易行，适用于所用的菌种，既可短期保存，也可长期保存。收集生长良好的菌落，混悬于保护剂中(脱脂牛奶、脱纤维蛋白羊血或兔血、甘油等)，立即置于-20～-80℃冰箱中保存。多数牙周致病菌在-20℃可保存数周至数月，-80℃可保存5年。有条件的实验室也可保存于液氮罐中。

八、螺旋体的分离培养

螺旋体是重要的牙周致病微生物之一，长期以来，其检测主要依赖于暗视野显微镜直接镜检和刚果红负性染色涂片，主要观察其数量和大小，缺乏操作简便、稳定可靠的分离、培养和鉴定方法，严重限制了其致病机制的深入研究。

(一) 样本的传送与分散

螺旋体缺乏抗氧化酶，取样后的厌氧传送非常重要。BHI液、平衡盐溶液等均可用作转送液，二硫苏糖醇可用于维持转送液的低氧化还原电势。

螺旋体胞体比较脆弱，样本的分散需要比培养其他牙周致病菌时更加轻柔。有学者认为，不宜采用超声振荡分散螺旋体样本。也有文献推荐采用Tekmar匀浆器分散样本，或采用传统涡旋器振荡20秒。

(二) 培养基的选择

螺旋体培养的营养要求较高，基础培养基可以选用PPLO培养基、TYGVS培养基等。根据添加营养的需求，螺旋体可以分为两大类：一类需要在培养基中添加10%胎牛血清或灭活的兔血清，另一类需要添加瘤胃液或脂肪酸混合物。

(三) 培养方法

从龈下菌斑样本中分离螺旋体的常见方法有两种：

1. 选择性培养基法　在基础培养基中加入利福平、多黏菌素B或萘啶酸。

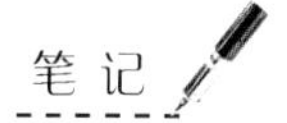

2. 过滤法　利用螺旋体的可动性，利用过滤膜将螺旋体从菌斑样本中分离，过滤膜孔径一般为0.2～0.3μm。

也可将上述两种方法结合使用，以提高分离纯度。

在37℃厌氧环境中培养1～2周后，可以观察到螺旋体菌落，为白色、棉花糖样、雾状菌落。螺旋体的培养时间较长，配制固体培养基时，平板应较细菌培养基厚。初代培养物可转移至NOS肉汤或半固体培养基中，次代培养1～3周，以获得扩增产物。

（四）螺旋体的鉴定

传代后的培养物可采用暗视野显微镜、刚果红染色或电镜观察、鉴定。在缺氧环境中，螺旋体代谢生成的短链脂肪酸、有机酸和醇类可以用液相色谱法检测。传统的生化试验也被用作螺旋体的鉴别，如水解纤维素、七叶苷、糖原、淀粉试验等。曾有学者采用API ZYM酶活性快速检测试剂盒检测胰蛋白酶、氨基葡糖苷酶等酶活性以鉴别螺旋体的亚类。采用单克隆抗体的ELISA、间接免疫荧光法、免疫印迹法也被用于螺旋体的鉴定，但受抗体种类的限制，仅被用作以密螺旋体为代表的部分种属的鉴定。

（五）螺旋体的保存

多数学者推荐使用深低温长期保存法，如-70℃或液氮环境。DMSO，聚乙烯吡咯烷或甘油肉汤常被用作保存螺旋体的防冻剂。尽管美国模式培养物集存库（American type culture collection，ATCC）采用冷冻干燥法保存螺旋体菌种，但该法长期保存的可靠性尚存在争议。

第二节　牙周致病微生物的药物敏感实验

药物敏感实验常被用于测定临床分离菌株或标准菌株对抗生素或药物的敏感性或耐受性，以筛选敏感药物，指导临床用药或用于新药试验。常用的药物敏感实验方法包括纸片扩散法、液体稀释法和琼脂稀释法三种。

一、纸片扩散法

抗生素纸片是临床筛选敏感药物最常采用的方法。将含有一定浓度抗生素或其他药物的纸片置于已接种细菌的固体培养基上，药物在培养基中扩散，以抑制细菌生长，根据抑菌环的直径大小，判断药物对细菌的抑制能力，也可用于最小抑菌浓度（minimal inhibitory concentration，MIC）的检测。

抗生素纸片多采用商品化产品，也可用滤纸自制。自制纸片需要用标准菌株做质控检查。将10^8CFU/ml的菌液均匀涂布于BHI血琼脂培养基，以细菌不完全融合生长为宜。将抗生素纸片等距离放于涂有菌液的平皿上，每皿6～7张，孵育24～48小时后，测量抑菌环大小。检测临床菌株的药物敏感度时，需用标准菌株作为阳性对照。

二、液体稀释法

液体稀释法可在试管中进行，也可在48孔板或96孔板中进行。该法简便易行，重复性好。按照2倍递减的系列浓度，采用液体培养基将待测药物稀释，并与10^5～10^6CFU/ml菌液混合，并孵育。可用于测定MIC和最低杀菌浓度（minimal bactericidal concentration，MBC），也需设立阳性对照和阴性对照。

测定MIC时，菌液与药液的混合比例为1∶1，混匀后培养24～48小时，肉眼观察液体清亮、无浑浊、无细菌生长的药物浓度即为MIC。测定MBC时，将MIC测定时肉眼观察无细菌

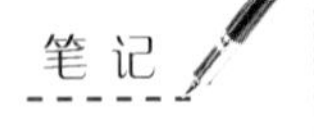

生长的培养物涂布于 BHI 血琼脂平板上，孵育 48 小时后，无细菌生长的最低药物浓度即为 MBC。

三、琼脂稀释法

该法采用含有一定浓度药物的琼脂培养基，常用二倍稀释法，可同时测定几种细菌的 MIC 或 MBC。将 10^5CFU/ml 菌液接种在系列稀释的琼脂培养基上，孵育 48 小时后，肉眼观察无细菌生长的最低药物浓度即为 MBC（MIC）。该法也需采用标准菌株作为质控菌株，并采用不加药物的琼脂培养基作为阳性对照。

配制含有药物的培养基时，温度对药物活性存在一定影响。温度过高，药物可能失活；温度过低，药物在琼脂中难以扩散，一般以 45～50℃ 为宜。倾倒培养基时，需用旋转方式混匀药液与琼脂培养基，以保证二者的均一性。含有药物的琼脂平皿应当新鲜配制，在冰箱中的贮存时间一般不超过 15 天。

第三节　未获培养微生物的研究技术

环境微生物学家估计，受传统培养技术的限制，超过 99% 的环境微生物无法依靠传统方法获得培养。群落中的优势种群也可能抑制小种群的生长繁衍。难以用常规方法培养获得的微生物被称为未获培养/难获培养微生物。

口腔中的微生物超过 600 余种，但在龈下菌斑中，仍有约 50% 的微生物无法通过传统培养方法获得肉眼可见的菌落，严重限制了人们对菌斑微生物的全面认识。未知的牙周致病微生物可能涵盖未获培养的细菌、古细菌、病毒等几大类，其研究有助于更加全面地揭示牙周疾病的病因机制。

一、传 统 方 法

传统的未获培养/难获培养微生物的检测主要依靠染色镜检，灵敏度和准确性相对较低，主要包括以下几种：

（一）吖啶橙染色直接计数（acridine orange direct counts，AODC）

吖啶橙是一种荧光染料，与细菌接触后，可与其核酸物质特异性结合，在激发光的激发下产生绿色或红色荧光，从而实现对细菌的快速、直接镜检计数。细菌产生的荧光因生理状态不同而改变，处于静止期或不活动状态时，核酸为双螺旋 DNA，产生绿色荧光；死菌中的 DNA 被破坏成单螺旋，与吖啶橙反应呈现红色荧光。大多数自然界中的活菌生长缓慢，呈绿色荧光。需要注意的是，培养过程中，如高速生长的细菌 RNA 占优势，也能形成红色荧光。

AODC 的准确性受到很多因素干扰，如非细菌荧光颗粒、细菌在滤膜表面的分散情况、染色步骤以及样品过滤体积的差异等。

（二）活菌直接计数法（direct viable count，DVC）

DVC 将荧光显微技术与培养法相结合，可以在显微镜下直接计数活菌。萘啶酮酸是一种特殊的 DNA 合成抑制剂，可以阻碍革兰阴性菌的细胞分裂，而不干扰其他合成代谢途径，因而能够导致大型丝状细胞的形成，使镜下计数变得简单。在样品中加入微量酵母膏及萘啶酮酸后，进行一段时间预培养，再用吖啶橙染色，在落射荧光显微镜下观察计数。伸长、变粗、发橙红色荧光的菌体被认为是具有代谢活性的活菌。

与 AODC 相比，DVC 受染料的干扰较小，背景更清晰，特异性更强，但此法不适用于对萘

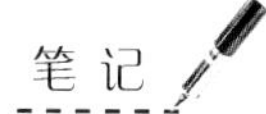
笔记

啶酮酸具有较强抵抗能力的革兰阳性菌。

(三) 荧光染料染色直接检测法

选择合适的荧光染料对细菌染色时,活菌和死菌不同的细胞结构将影响染料渗入,具有DNA非特异性结合能力的染料在激发光源作用下释放出荧光。常用荧光染料包括菲啶类染料和花菁类染料,前者包括碘化丙锭(PI)、溴化乙锭(EB)、4,62二氨基222苯基吲哚(DAPI)等,后者包括TO-PRO系列,TOTO系列、SYTOX系列等。

LIVE/DEAD BacLight bacterial Viability Kit是一种被广泛应用于细菌活性状态检测的试剂盒,由绿色荧光染料SYIO-9和红色染料PI组成,前者为能渗入具有完整细胞膜结构的菌体内的小分子,后者为能渗入细胞膜破损的菌体内的大分子,并且与SYIO-9竞争核酸着染位点。经此试剂染色后,活细胞呈现绿色荧光,死细胞呈现红色荧光,再配合平板计数法可确定活菌总数。

二、基于16S rRNA的分子生物学检测技术

16S rRNA的核苷酸序列具有高度保守性,不同科、属、种细菌16S rRNA的基因同源性高达97%以上,但这种保守性又是相对的,保守区之间存在9~10个变异区,其序列变化与进化距离相适应,序列分析的重现性很高。因此,研究者普遍采用16S rRNA作为序列分析的对象,并通过其基因序列的差异计算物种间的进化距离,绘制生物进化树。同时,也可将16S rRNA片段扩增,利用其可变区序列的差异对不同种属细菌进行分类鉴定。

传统的牙周微生物学研究一直围绕如何分离、培养和鉴定致病微生物进行。但是,包括牙周致病菌在内的许多未知微生物无法用传统纯培养方法获得,导致我们对复杂多变的牙周微生物群落缺乏全面认识。随着分子生物学技术的发展,基于16S rRNA的各种分子生物学检测手段逐步涌现,提供了一系列不依赖于纯培养技术,能够快速准确描绘微生物群落成分和构成模式的方法,如克隆测序、荧光原位杂交(fluorescence in situ hybridization,FISH)、变性梯度凝胶电泳(DGGE)等。

(一) PCR技术

PCR检测灵敏度高,能从微量DNA样品中检测到目的序列,不依赖于纯培养微生物的获得,而是依赖于是否知晓微生物的基因序列。

(二) 荧光原位杂交技术

FISH的基本原理是基于碱基互补原则,用标记荧光素的已知外源性DNA作探针,与同源互补的靶DNA原位杂交,经过变性、退火、复性等步骤后,形成靶DNA与核酸探针特异性结合的杂交体,通过检测杂交位点的荧光来显示特定核苷酸序列的存在、数目,并定位。可将荧光分子直接标记到探针的核苷酸上,得到直接标记探针;也可在探针的核苷酸上标记中间分子,如生物素或地高辛等,利用中间分子与荧光素标记的亲和素之间的反应,检测目的DNA,即间接标记探针。最后经检测系统在荧光显微镜下进行定性、定量或相对定位分析。

采用不依赖于传统纯培养的FISH检测发现,在坏死性溃疡性牙龈炎病损中,绝大部分密螺旋体不能被培养,梭形细菌可被归入一个更宽的种类(包括二氧化碳嗜纤维菌属、坦氏菌和梭菌属),也可检测出其他不能被培养的微生物,如脱铁杆菌门。

三、宏基因组学

1985年,Pace提出利用核酸测序法研究微生物的进化问题,使微生物的多样性研究进入了一个崭新的时代。1998年,Handelsman在前人研究的基础上,提出了宏基因组(met-

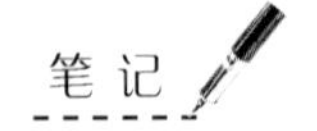

agenone)的概念。宏基因组即环境中全部微小生物遗传物质的总和。通过提取环境中所有微生物的基因组 DNA,并将其克隆到合适的载体上,建立起庞大的、含有多种微生物基因片段的基因组文库,可以从库中筛选所需要的功能基因,而不再依赖于传统培养技术。宏基因组文库同时包含了可培养微生物和未获培养微生物的基因信息,是一种以微生物多样性种群结构、进化关系、功能活性、相互协作关系以及与环境间的关系为研究目的的新型微生物学研究方法,有助于深入研究龈下菌斑的整体群落成分和构成模式。

15-3-1

ER-15-3-1 Handelsman 的研究

(一）宏基因组学的历史

宏基因组学技术的发展经历了三个标志性的时代;

1. 第一代 DNA 测序技术　1977 年,Maxam 和 Gilbert 报道了通过化学降解测定 DNA 序列的方法。同年,Sanger 发明了双脱氧链终止法。20 世纪 90 年代初出现的荧光自动测序技术将 DNA 测序带入自动化时代。这些技术统称为第一代 DNA 测序技术。目前,荧光自动测序仪仍然被广泛使用。

2. 第二代 DNA 测序技术　传统测序方法不能满足深度测序、重复测序等大规模基因组测序的需求。第二代测序技术能一次对几十万到几百万条 DNA 分子进行测序,使得对某一物种基因组的深度测序成为可能。其核心思想是边合成边测序。即在生成新 DNA 互补链的同时,加入的 dNTP 通过酶促级联反应催化底物激发出荧光,或直接加入荧光标记的 dNTP,通过捕获光信号并转化为一个测序峰值,获得互补链的序列信息。

3. 第三代 DNA 测序技术　以单分子测序为特点,测序速度更快。采用高度灵敏的荧光探测仪,可直接对单链 DNA 模板进行合成法测序,其最大的特点是无需对测序模板进行扩增。测序仪首先将基因组 DNA 切割成随机的小片段 DNA 分子,并且在每个片段末端加上 poly-A 尾,然后通过 poly-A 尾和固定在芯片上的 poly-T 杂交,将待测模板固定到芯片上,制成测序芯片,最后借助聚合酶,将荧光标记的单核苷酸掺入到引物上,采集荧光信号,随后切除荧光标记基团,进行下一轮测序反应,如此反复,最终获得完整的序列信息。

DNA 测序技术已经历 30 多年的发展,第一代测序技术虽然成本高、速度慢,但对于少量序列的测定仍然是最好的选择;第二代测序技术刚刚商业化,正逐渐走向成熟;第三代测序技术则问世不久,其使用还有待进一步深入。未来几年内,将会出现三代测序技术共存的局面。

(二）宏基因组学技术的优势

宏基因组学技术可一次读取大量数据,获得史无前例的巨大取样深度。不仅能够检测微生物群落里的主要菌群,也能检测低丰度菌种,即稀有微生物,并获知不同种类微生物的相对丰度(均匀度)。该技术将有助于从整体微生物群落水平来研究牙周微生物,为更深入地探索牙周微生物的代谢活动提供实验数据。用这种技术检测到的口腔微生物菌群的多样性已被证明比传统技术得出的结果高 1～2 个数量级,并且可从中筛选获得新的功能基因及产物。

(三）研究现状

高通量测序技术的应用拓展了人们对牙周微生物的认识。有学者采用第二代测序平台检测了健康成年人唾液和菌斑标本的微生物组成,结果发现,唾液中含有 5600 种微生物,菌斑的微生物组成则多达 10 000 种。这一数据远远大于传统培养法或 16S rRNA 基因克隆/双脱氧测序方法鉴定获知的种属数量。

目前,人类口腔微生物数据库(human oral microbiome database,HOMD)完整描述了包括古细菌、放线菌、拟杆菌、绿弯菌、厚壁菌、梭杆菌、变形链球菌、螺旋菌、互养菌、无壁菌和未命名的 *TM7*、*SR11* 在内的多个牙周微生物种群。在重度牙周炎患者的口腔中,包括微小消化链球菌、纤细弯曲菌、缠结优杆菌、新月形单胞菌等细菌在内的已知牙周致病菌种类明显

笔记

增多，某些新的细菌种属，如 *TM7*、*OT346/356*、*OT72/274* 的分布也异常增多。

（四）宏基因组学的局限性

宏基因组学技术避开了传统微生物分离培养途径，使直接研究微生物的多样性、生理生化特性、代谢途径及致病作用成为可能，尤其对较复杂的微生物群落的结构及功能研究、提出新的致病假说具有重要价值。然而，宏基因组学研究以微生物群落的全部基因总和为研究对象，其研究对象的复杂性给研究工作带来了一定困难。

目前，宏基因组学研究主要受以下因素限制：

1. 高纯度的，包括全部微生物基因信息的，可满足高质量文库构建的大片段基因组总DNA 的制备；
2. 高效的文库筛选技术；
3. 大片段基因簇的异源表达系统还不太成熟；
4. 高通量测序技术的成本仍然较高；
5. 宏基因组学数据库还不够完善，未知序列的功能预测仍然比较困难；
6. 牙周微生物种类繁多，相互关系异常复杂，如何对测序得到的海量数据进行分析依然是研究者需要面对的一个非常具有挑战性的难题。

随着宏基因组学研究的逐步开展，上述问题的最终解决必将能够推动这一技术在牙周病学研究中的广泛应用。

第四节　牙周致病微生物与牙周组织细胞的功能基因研究

牙周致病微生物与牙周组织细胞的功能基因研究，有助于深入了解二者在牙周病发生发展过程中发挥的作用，进一步揭示牙周病的发病机制。近年来，基因组技术在生物医学领域的不断应用，使基因功能研究逐步深入，越来越多的基因功能获得破解。

对牙周致病微生物与牙周组织细胞的基因功能的合理预测需要通过一系列的实验进行验证。常用的基因功能研究技术包括：基因敲入（gene knock in）、基因敲除（gene knock out）、RNA 干扰（RNA interference，RNAi）等。常规研究策略是将某种基因导入细胞，并在胞内获得稳定表达，或使细胞/个体的某种基因功能部分或全部失活，通过观察细胞生物学行为或个体表型、遗传性状的变化，正向/反向验证基因功能。

一、基因敲入

基因敲入是一种基因打靶技术（gene targeting），它指通过同源重组，向细胞染色体定向移入特定基因的过程。

ER-15-4-1
接合的定义

（一）基本步骤

1. 目的基因的获取　获取目的基因的常见方法包括：直接从染色体 DNA 中分离；人工合成；PCR 扩增特定基因片段；以及从基因文库中分离。

ER-15-4-2
转化的定义

2. 基因表达载体的构建　表达载体的构建是基因工程的核心。牙周致病微生物基因敲入常用的表达载体是大肠杆菌（*Escherichia coli*，*E. coli*）质粒，牙周组织细胞基因敲入常用的载体是质粒载体或病毒载体，后者又包括腺病毒、腺相关病毒、单纯疱疹病毒、逆转录病毒、慢病毒等。

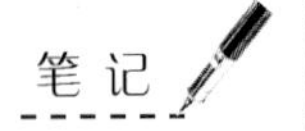

3. 将目的基因导入受体细胞　外源性基因进入原核生物细胞的方式主要包括：接合（conjugation）、转化（transformation）、转导（transduction）和细胞融合（cell fusion）。转化、转导与转染则经常发生在真核生物细胞间。进入受体细胞的外源性基因通常有 4 种结果：降解、

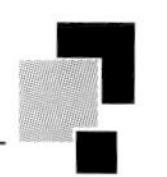

暂时保留、与内源性基因置换或整合。

4. 目的基因的检测与鉴定　通过上述方法获得的DNA中既包括所需要的目的片段，也可能包括不需要的片段，甚至载体分子聚合体，可通过2种方法筛选获得所需目的基因：

(1) 针对遗传表型改变的初筛法：包括抗生素平板筛选法、插入表达筛选法、β-半乳糖苷酶系统筛选法、菌落杂交筛选法等。

(2) 重组基因的酶切分析与鉴定：宿主细胞获得载体携带的基因后，可表达该基因所编码的蛋白质，通过单酶切分析、双酶切分析、Southern印迹杂交、PCR等方法对重组基因进行分析和鉴定。

ER-15-4-3
转导的定义

ER-15-4-4
细胞融合的定义

ER-15-4-5
显微注射法

(二) 牙周组织细胞的基因敲入

外源性基因导入包括牙周组织细胞在内的哺乳动物细胞的常用方法包括生化方法转染、物理方法转染和病毒介导的转化三大类。其中，生化方法转染包括磷酸钙共沉淀法、二乙氨乙基-葡聚糖(DEAE-葡聚糖)/聚阳离子法和脂质体法。物理方法转染包括显微注射法和电穿孔法。

上述方法中，磷酸钙共沉淀法成本较低，操作方便，但效率较低；脂质转染法和电穿孔法效率较高，比较常用，但前者试剂昂贵，后者需要特殊的仪器；显微注射法命中率虽高，但技术难度较大；病毒介导的转化效率高，靶向性强，但其包装能力小，易引起免疫反应。

(三) 牙周致病菌的基因敲入

牙周致病菌是原核细胞，与牙周组织细胞为代表的真核细胞在细胞结构，尤其是基因结构和基因表达方式等方面存在一定差别：

(1) 与真核细胞不同，牙周致病菌有较薄的细胞壁和外膜，后者由脂质双层，脂蛋白和脂多糖三部分构成。

(2) 牙周致病菌没有成形的细胞核，亦无核仁和核膜。

(3) 牙周致病菌基因组分子量较真核细胞小，通常仅由一条环形或线形的双链DNA组成，并且只有一个复制起始点。

牙周致病菌的特殊结构使其基因敲入的方法与真核细胞存在一定区别。目前，氯化钙法被广泛用于细菌基因敲入。将牙周致病菌置于0℃、氯化钙低渗溶液后，菌体将膨胀成球形，转化混合液中的DNA，形成羟基-钙磷酸盐复合物，黏附于细胞表面，经过42℃短时热处理，细胞膜通透性增大，促进细胞吸收外源性DNA复合物，在非选择性培养基上生长数小时后，球状细胞复原并分裂增殖。可加入多种金属离子、还原剂或二甲基亚砜处理细菌胞膜，以提高转化率。

此外，电穿孔法也能使外源性基因高效导入胞内。但哺乳动物细胞所需电压仅数百伏，而细菌则需高达数千伏。早期的电穿孔仪主要用于转化动植物细胞，现在已有专门用于细菌、真菌等微生物的电穿孔仪。

(四) 基因强化组织工程(gene-enhanced tissue engineering)

该技术将编码特定功能因子的基因转入种子细胞或生物活性基质材料，其表达产物能够在体内促进种子细胞的增殖、分化及发挥正常生理功能，最终促进牙周组织再生。这种将外源性基因的转移技术引入组织工程研究的方法，既能发挥基因治疗的优势，又克服了原有组织工程技术中细胞信号因子的适时、适量表达效率较低的弊端，很有可能成为一种新型的临床治疗手段。

二、基 因 敲 除

基因敲除，又称基因剔除，也是基因打靶技术的一种。通过设计并合成一个打靶载体，

笔记

将目的基因重组到载体上，引入靶细胞，通过外源性DNA与靶位点上相同/相似的核苷酸序列间的同源重组，使其定点整合到受体细胞基因组中，替代靶基因片段（基因打靶），从而实现外源性基因的定点整合和修饰，改造受体细胞或生物体的遗传信息。

（一）基因敲除的主要步骤

与基因敲入类似，基因敲除的基本步骤包括：打靶载体的构建、载体的导入与同源重组、重组后的筛选及打靶后生物学效应的观察。

ER-15-4-6
正负筛选

1. 打靶载体的构建　打靶载体包括骨架、染色体靶位点的同源序列、突变序列以及选择性标记基因等成分。根据同源重组时载体插入基因组的方式，打靶载体可分为基因置换型载体和基因插入型载体。前者断裂位点位于同源序列的两侧或外侧，目的基因位于同源目的序列内部，载体目的序列与染色体靶位点发生二次同源交换；后者断裂位点位于同源序列内，标记基因可在载体任何位置，载体目的序列与染色体靶位点仅发生一次同源交换。

2. 载体的导入和同源重组　外源性DNA的导入方式与基因敲入类似。其中，电穿孔法和显微注射法较常用。

ER-15-4-7
启动子缺失筛选

3. 重组筛选　载体进入受体细胞后，可能以两种形式整合到目的染色体上，即同源重组和随机整合。通常，同源重组概率极低，随机整合概率较高。但只有发生同源重组的载体才能实现基因敲除的目的。

常用的重组筛选策略包括正负筛选、PCR筛选、启动子缺失筛选和Poly-A缺失筛选。

4. 生物学效应的观察　基因敲除的鉴定包括DNA、蛋白质和遗传表型等几个层次的检测。Southern印迹法、PCR等方法可在DNA水平对基因敲除的细胞进行鉴定。此外，还可以通过检测目的蛋白，观察基因敲除细胞的生物学行为，从不同层面对基因敲除的效果进行验证。

ER-15-4-8
Poly-A缺失筛选

（二）完全性基因敲除与条件性基因敲除

基因敲除可分为完全性基因敲除和条件性基因敲除。前者指通过同源重组，完全消除细胞或者动物个体中的靶基因活性；后者指通过定位重组系统，实现特定时间和空间的基因敲除。完全性基因敲除时，导入的外源性基因片段可能对基因组造成不可恢复的干扰，从而影响基因组DNA的功能，甚至导致胚胎早期死亡。条件基因敲除则可避免重要基因剔除而导致的胚胎早期死亡，其定位重组系统包括以噬菌体为载体的Cre/Loxp系统和以酿酒质粒为载体的FLP/FRT系统。

（三）牙周致病菌的基因敲除

同基因敲入类似，细菌基因敲除时，感受态细胞的制备及转化也可采用氯化钙法和电击法。但是，噬菌体载体的重组DNA转入细菌时，由于噬菌体具有自动入侵的功能，细菌不需要预先处理，这一过程又被称为转染。

三、RNA干扰

RNAi是正常生物体内抑制特定基因表达的一种现象，它是指细胞中导入双链RNA（double stranded RNA，dsRNA）后，引起胞内与其同源的mRNA降解，进而导致基因表达沉默的一种现象。这种现象发生在转录后水平，又被称为转录后基因沉默，是生物界古老的高度保守的现象之一，具有特异性和高效性。

（一）RNAi的原理

通过RNA病毒入侵、人工导入、转座子等方式导入的dsRNA分子在细胞内能被RNaseⅢ核酸内切酶Dicer切割为小分子干扰RNA（small interfering RNA，siRNA）。siRNA双链与特异性的核酸外切酶、核酸内切酶、解旋酶等成分结合，形成无活性的沉默复合物（RNA-induced silencing complex，RISC）。在解旋酶的作用下，双链siRNA解链，正义链脱落，激活RISC，反义链

笔记

与同源的 mRNA 结合并将其降解，反义链随后脱落，重新形成 siRNA 双链，再降解其他同源 mRNA，进而在转录后水平阻断某种基因的表达，引起该基因的沉默。

（二）RNAi 的基本步骤

1. siRNA 序列的选取　从靶 mRNA 起始密码子开始，寻找 siRNA 的靶点。将选择的 siRNA 序列在基因组数据库中进行 Blast 分析（www.ncbi.nlm.nih.gov/BLAST/），以确保其特异性。

2. siRNA 的制备　包括化学合成、体外转录、RNA 酶消化法、siRNA 表达载体和 siRNA 表达框架等方法。

ER-15-4-9 siRNA 表达载体

3. 载体的选择　常见载体包括质粒、腺病毒和慢病毒。病毒载体具有高感染率和高表达率的特点，质粒转染效率相对较低。转染效率低于 70% 时，应采用腺病毒或慢病毒载体。

4. siRNA 转染　将制备好的 siRNA、siRNA 表达载体或表达框架转入细胞内的方法包括：①阳离子脂质体，最常见；②磷酸钙共沉淀法；③其他转染方法，包括电穿孔、显微注射、基因枪等机械方法。应根据 siRNA 的制备方法及转染细胞类型，选择合适的转染试剂，并优化转染条件，避免 RNA 酶污染。

ER-15-4-10 siRNA 表达框架

5. 转染效率和效果的检测　荧光标记常被用于分析 siRNA 的稳定性和转染效率，还可用作胞内定位及双标记实验（需配合标记抗体），以追踪导入 siRNA 的细胞。

检测转染效果的方法包括：

（1）mRNA 水平检测，如荧光定量 PCR；

（2）蛋白水平检测，如免疫组化、Western blot、ELISA；

（3）细胞表型水平检测，如目的基因功能评价。

（三）RNAi 的特点及优越性

RNAi 具有以下特点：①仅发生于真核生物细胞内；②高度特异性，只降解与其序列相应的单个内源性基因的 mRNA；③高效性，少量 dsRNA 就能以催化放大方式完全抑制相应基因表达；④ATP 依赖性，Dicer 和 RISC 的酶切反应可能需要 ATP 提供能量。

传统基因敲除、转基因或基因突变技术存在周期长、不能大规模同步进行的缺点；RNAi 可以在较短时间内确定特定基因功能，并能更准确地获得表型，尤其是那些具有多种功能，或在发育早期表现出作用的基因。此外，传统基因功能分析技术需要准备繁琐的材料，并进行方法筛选、制备图谱、PCR 及测序比对，RNAi 则更为简便，不失为一种经济有效的基因功能分析方法。

第五节　其他相关技术

一、激光共聚焦扫描显微镜

激光共聚焦扫描显微镜（confocal laser scanning microscopy，CLSM）是 20 世纪 80 年代发展起来的一项新技术，它在荧光显微成像技术基础上，增加了激光扫描装置，集共聚焦成像和计算机图像处理技术于一身，在形态学、生物学和材料学领域均有着极为广泛的应用。

（一）CLSM 的组成及基本原理

CLSM 主要包括显微镜光学系统、激光光源、扫描器和计算机系统四部分。

激光聚焦于样品焦平面，样品经紫外光或可见光激发而发射的荧光会聚在聚焦透镜的焦点处，经探测针孔，由光电倍增管接收，转变成电信号，进而被计算机接收，显示彩色图像。只有焦平面上的光才能穿过探测针孔，而来自非焦平面的散射光、反射光和荧光不能进入探测器，降低了非焦平面光线对图像的干扰。扫描系统在样品焦平面的扫描具有深度辨别能力，能使物镜聚焦于样品不同层面，从而获得连续横断面图像，即光学切片，被誉为“显微

笔记

CT”。计算机利用图像处理及三维重建软件能够得到观察标本的立体图像,并对目标荧光进行定位、定性和定量分析,还可将重建的图像进行旋转,从而进行全方位观察和分析。

(二) 主要应用领域

CLSM 的应用已逐步涉及生物医学领域的多个方面,可用于免疫荧光标记的定位、定量和三维重建;细胞荧光定位、计数及形态观察;活细胞内 DNA、RNA、氢离子、钙离子的测定;自由基检测;膜电位测定;组织内游离钙离子浓度测定;特定蛋白或酶的动态变化监测和定位;荧光漂白恢复的测量;微生物的形态结构研究等。该技术可在同一样品上进行多重标记,实现多个检测指标的同时观察。

继 Netuschil 首次将 CLSM 应用于菌斑生物膜研究以来,越来越多的研究者将其应用于口腔微生物学领域,如菌斑结构观察、菌斑形成过程中细菌间的相互关系研究等。在牙周病学研究方面,CLSM 也可用于观察致病菌形态及活性,进行细菌定量分析及牙周组织细胞的形态学观察。

(三) 在牙周病学研究中的优势

在牙周病学研究中,分辨率高、直观、清晰、准确等特点使 CLSM 拥有许多传统显微镜无法替代的优势:

1. 与传统荧光显微镜相比,CLSM 轴向分辨率更高,可获得牙周致病菌和组织细胞的清晰图像及连续光学切片,观察胞体内各结构的毗邻关系,并呈现其三维结构。

2. 具有荧光信号定位能力　利用分子自身荧光或特异性荧光探针,CLSM 能够标记出细菌内的核酸、多肽、酶、细胞膜、多糖、钙离子等结构和组分,实现目标荧光位点的定位,并可同时检测同一标本上标记的多重荧光,还可对多种细菌同时观察;荧光染色标记后,可进行死/活菌观察和定位,弥补常规培养法只能检测活菌的不足。

3. 可同时进行定性和定量检测　CLSM 可以对样品中荧光信号的分布、强度、空间距离、动态变化等进行全方位分析,对微生物群和牙周组织细胞进行定性定量分析,使观察结果量化。

4. 标本预备简单　预备传统光学显微镜和电子显微镜的标本比较繁琐,易引起细菌和杂质微粒污染,增加假阳性率。CLSM 是一种敏感特异的细菌检测方法,可对标本进行无损伤光学切片,染色简便,甚至可在活细胞上无损伤的进行,实现牙周组织细胞、口腔生物膜和致病菌的直接观察。

二、iTRAQ 技术

相对和绝对定量同位素标记技术(isobaric tags for relative and absolute quantitation,iTRAQ)是2004 年新开发的一种蛋白质组学定量研究技术。该技术以其高通量、重复性好、能够同时对不同样本进行定性、定量分析的优点,在生命科学各领域迅速得到了日益广泛的应用。

(一) 蛋白质组学技术的发展历史

1994 年,Wilkins 和 Williams 首次提出“蛋白质组”(proteome)概念。人们不再满足于对某个细胞、组织或个体内单个或少量蛋白质进行定性研究,而是将目光集中到多个,乃至全体蛋白质的定量研究。蛋白组学要求平行比较多个样品中成千上万个蛋白质的丰度,在蛋白质水平,对细胞模式、功能联系、疾病机制等问题进行深入探索。

目前,比较成熟的蛋白质组学研究方法有两种:一种是传统的双向凝胶电泳及染色,另一种则通过标记不同样品的蛋白质后,采用质谱技术进行含量比较。

(二) iTRAQ 的基本原理

iTRAQ 是一种同位素标记试剂,包括带电荷的报告基团、肽段反应基团和平衡基团(图 15-5-1)。最初的 iTRAQ 技术采用四种同位素同时标记 4 种不同蛋白质样品。报告基团有 4

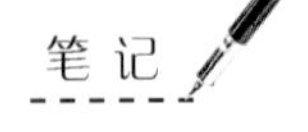

种相对分子量，平衡基团也有 4 种相对分子量，每种 iTRAQ 试剂的总相对分子量相同，肽反应基团则几乎可以标记样品的所有肽段。质谱检测时，不同样本中的同一种蛋白质在一级质谱图上表现为同一质荷比；而在二级串联质谱中，同种元素标记肽段自平衡基团的连接部裂解，平衡基团丢失，报告基团产生 4 个不同的报告离子，同种蛋白质的信号离子表现为不同质荷比的峰。根据波峰高度及面积，得到不同样品中同一种蛋白质的定量信息，同时根据肽段的串联质谱结果，结合数据库检索，鉴定出相应的蛋白种类。目前，最新的 iTRAQ 技术已能使用 8 种试剂同时检测 8 种不同的样本。

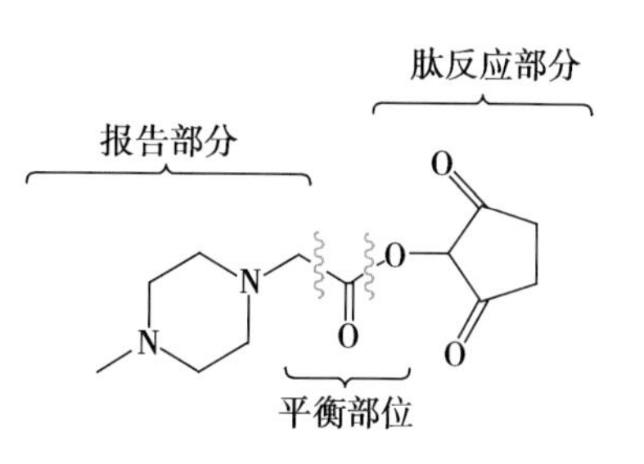

图 15-5-1　iTRAQ 试剂标记原理

iTRAQ 技术的检测流程(图 15-5-2)包括：蛋白质样品的提取与定量；使用胰蛋白酶将其裂解成多肽段，并烷基化；用 iTRAQ 试剂对肽段进行差异标记，并等量混合；最后用液相串联质谱进行分析鉴定。

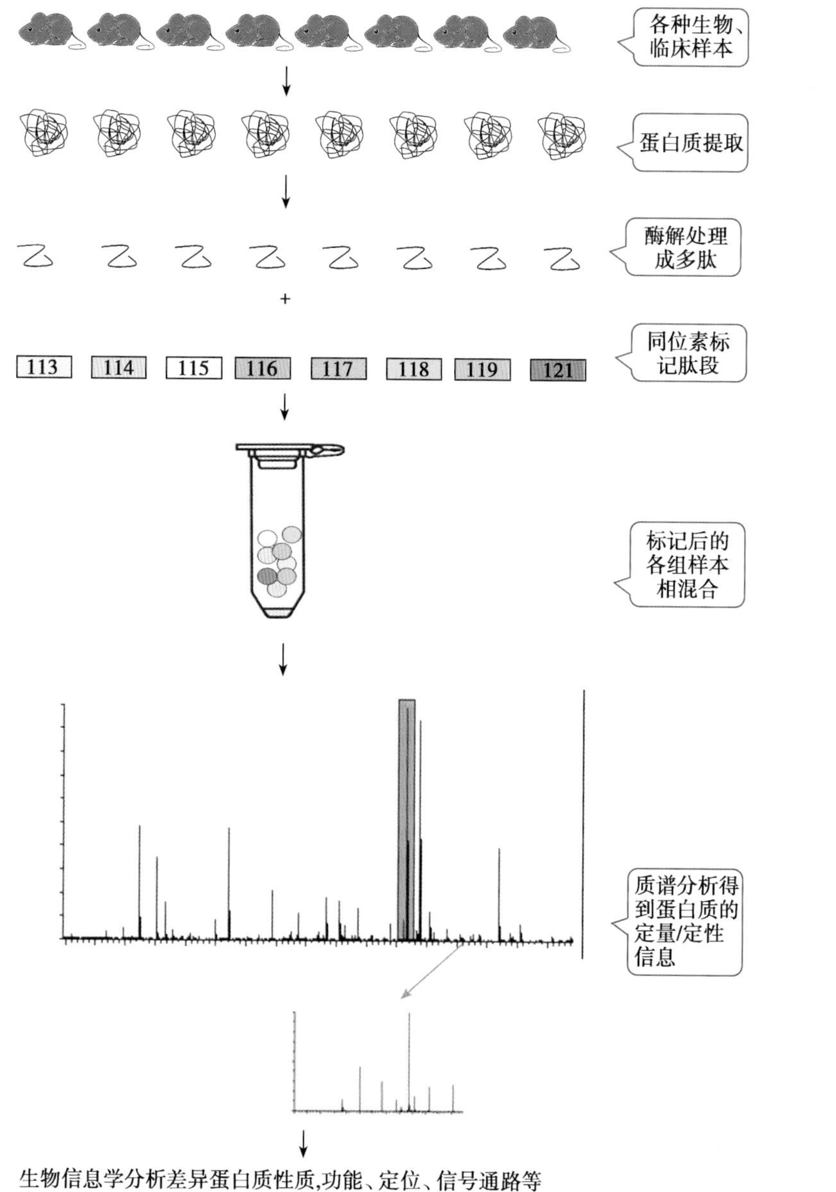

图 15-5-2　iTRAQ 技术检测流程图

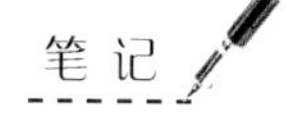

（三）结果分析

需利用生物信息学软件对质谱检测结果进行统计分析（图 15-5-3），包括初级的蛋白质匹配检索，确定不同质谱峰值所对应的蛋白质种类。Mascot 软件是一种鉴定样本中蛋白质组成及翻译后修饰的经典软件，其在线检索是免费的。其他软件还包括：SEQUEST、X！Tandem、Profound、PepSea、Pro Quant、Protein Pilot 等。

蛋白质功能检索分析师可将检索到的蛋白质 GenBank 序列号（GenBank Identifier，GI）进一步 map 成 uniprot 数据库（www. uniprot. org）里相应的登录号（uniprot KB AC），然后检索蛋白质的相关信息，并通过 GO（Gene ontology）、KEGG pathway、表达模式聚类、蛋白质相互作用分析等方法将差异蛋白进行分子功能、细胞内定位、生物功能和信号通路等方面的分类与联系。

（四）iTRAQ 的优势与局限性

与传统蛋白质组学技术相比，iTRAQ 技术有着绝对的优势：

1. 体外标记　适用于包括细胞、组织和血液在内的所有样本检测，还可同时对 8 个不同样本进行蛋白质定量分析，从而对正常与患病、疾病发展过程、治疗前后、细胞不同培养状态或不同时间点等多个样本中蛋白质表达的变化进行研究。

2. 可对样本中几乎所有蛋白质进行标记　不仅能检测胞浆蛋白，还可以检测线粒体蛋白、膜蛋白和核蛋白，包括低丰度蛋白、强碱性蛋白、小于 10kD 或大于 200kD 的蛋白等，可以对蛋白质的翻译后修饰（如磷酸化、糖基化）进行定性和定量。

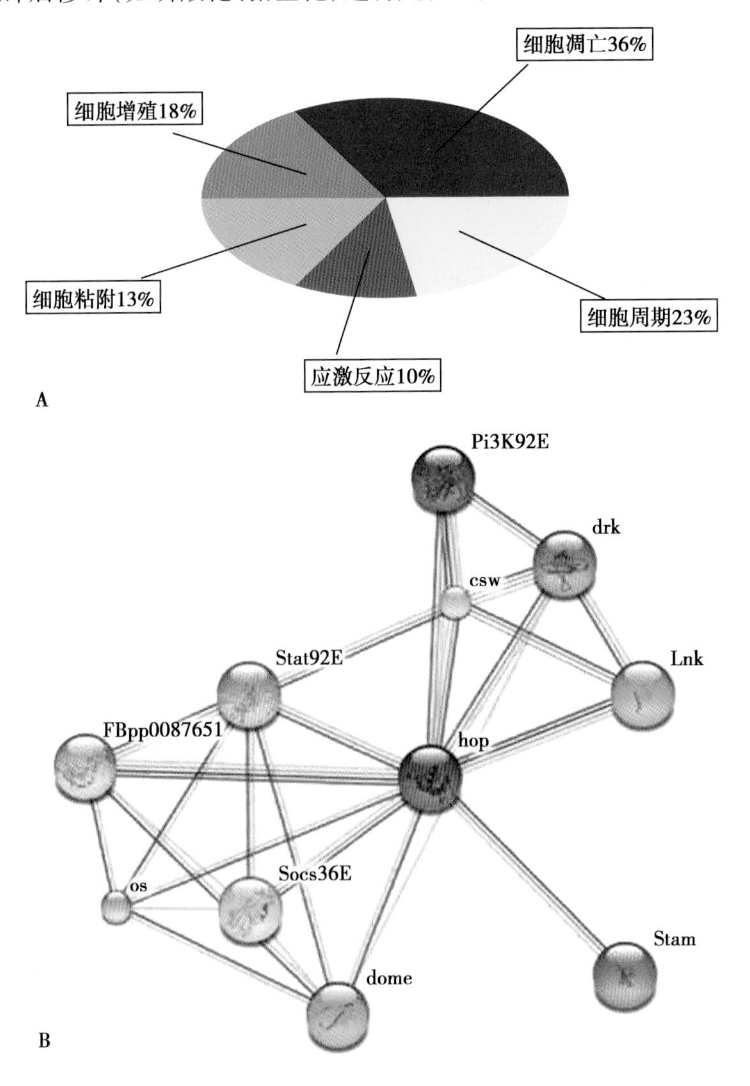

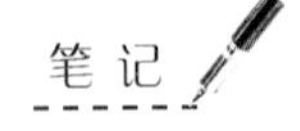
笔记

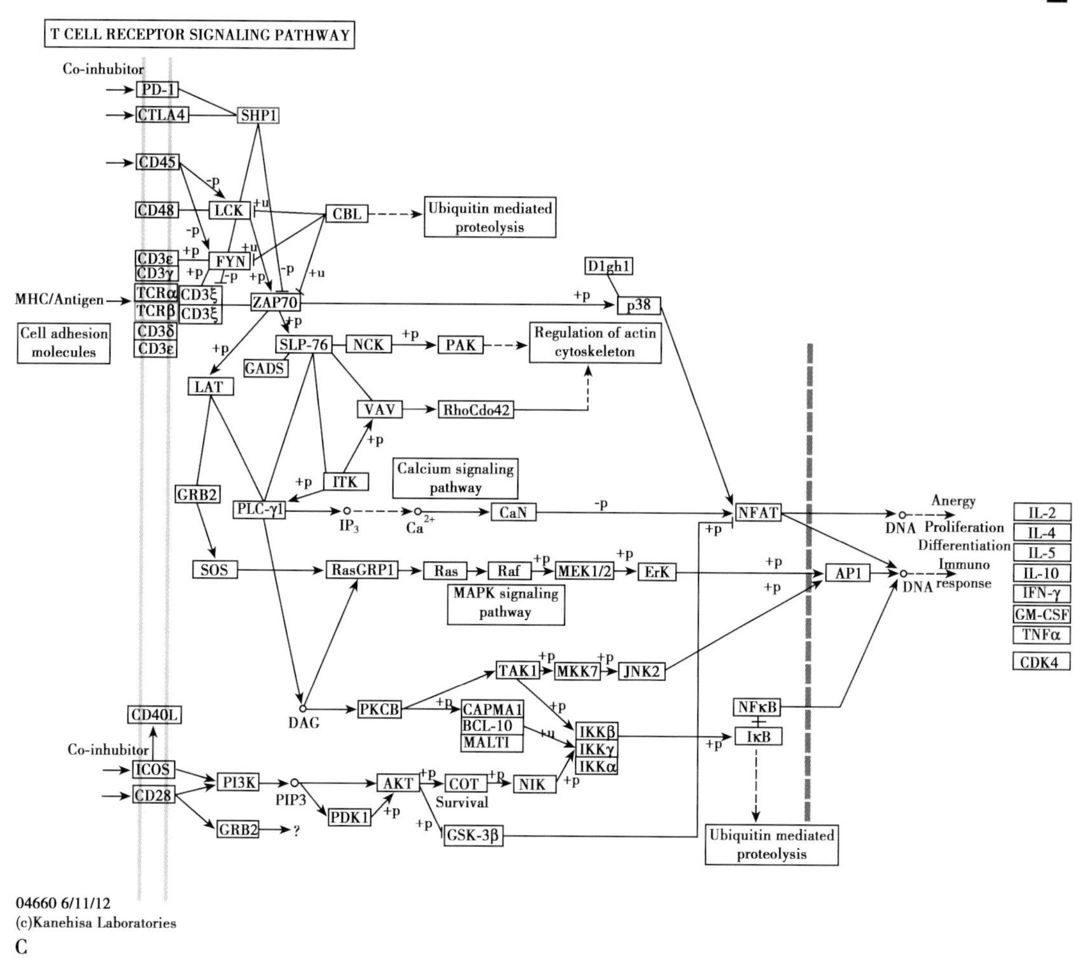

C

图 15-5-3　iTRAQ 结果示例

A. GO 分类饼状图　B. 蛋白质相互作用　C. KEGG pathway 分析

3. 高敏感度和高精确性的串联质谱方法　能检测变化在 1.3 ~ 1.6 倍及以上的蛋白质变化,自动化程度高,分析速度快。

iTRAQ 技术也存在一定局限性,其试剂昂贵,并且几乎可与样本中的所有蛋白质结合,使样本容易受到杂质蛋白及样本处理过程中缓冲液的污染。

(五) 研究前景

iTRAQ 技术为解析病原微生物的致病机制,探讨病原微生物与宿主的相互作用,并从中寻找新的、潜在的药物靶点、疫苗靶分子、疾病诊断标志物作出了积极贡献。但是,它在口腔医学,尤其是牙周病学研究中的应用尚处于起步阶段,相关研究报道还比较少。随着该技术的不断更新和完善,极有可能在深入探索牙周疾病发生发展的机制,寻找新的诊断、治疗及预后判断的生物学标记物的研究中发挥越来越重要的作用。

(孙　颖)

参 考 文 献

1. 刘正. 口腔生物学. 第 3 版. 北京:人民卫生出版社,2003
2. 肖晓蓉. 口腔微生物学及实用技术. 北京:北京医科大学/中国协和医科大学联合出版社,1993
3. 肖丽英,肖晓蓉. 实用口腔微生物学图谱. 北京:人民卫生出版社,2009
4. 温进坤,韩梅. 医学分子生物学理论和研究技术. 北京:科学出版社,2002
5. Bergey DH,Krieg NR,Holt JG eds. Bergey's manual of systematic bacteriology. 9th ed. Baltimore:Williams & Wilkins,1994

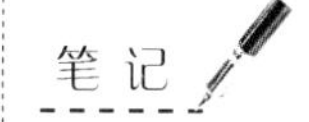

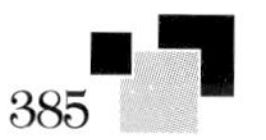

6. Wardle HM. The challenge of growing oral spirochaetes. J Med Microbiol,1997;46(2):104-116
7. Kurniyati K,Zhang W,Zhang K,et al. A surface-exposed neuraminidase affects complement resistance and virulence of the oral spirochaete *Treponema denticola*. Mol Microbiol,2013,89(5):842-856
8. Wade WG. The oral microbiome in health and disease. Pharmacol Res,2013,69(1):137-143
9. Liu B,Faller LL,Klitgord N,et al. Deep sequencing of the oral microbiome reveals signatures of periodontal disease. PLoS One,2012,7(6):e37919
10. Li CL,Liu DL,Jiang YT,et al. Prevalence and molecular diversity of Archaea in subgingival pockets of periodontitis patients. Oral Microbiol Immunol,2009,24(4):343-346
11. Handelsman J1,Rondon MR,Brady SF,et al. Molecular biological access to the chemistry of unknown soil microbes:a new frontier for natural products. Chem Biol,1998,5(10):R245-249
12. Shendure J,Ji H. Next-generation DNA sequencing. Nat Biotechnol,2008,26(10):1135-1145
13. Topaloglu O,Hurley PJ,Yildirim O,et al. Improved methods for the generation of human gene knockout and knockin cell lines. Nucleic Acids Res,2005,33(18):e158
14. Choi CH,DeGuzman JV,Lamont RJ,et al. Genetic transformation of an obligate anaerobe,*P. gingivalis* for FMN-green fluorescent protein expression in studying host-microbe interaction. PLoS One,2011,6(4):e18499
15. Gottumukkala SN,Dwarakanath CD,Sudarsan S. Ribonucleic acid interference induced gene knockdown. J Indian Soc Periodontol,2013,17(4):417-422
16. Halbhuber KJ,König K. Modern laser scanning microscopy in biology,biotechnology and medicine. Ann Anat,2003,185(1):1-20
17. Wilkins MR,Pasquali C,Appel RD,et al. From proteins to proteomes:large scale protein identification by two-dimensional electrophoresis and amino acid analysis. Biotechnology(N Y),1996,14(1):61-65
18. Ye H,Sun L,Huang X,et al. A proteomic approach for plasma biomarker discovery with 8-plexiTRAQ labeling and SCX-LC-MS/MS. Mol Cell Biochem,2010,343(1-2):91-99
19. Megger DA,Bracht T,Meyer HE,et al. Label-free quantification in clinical proteomics. Biochim Biophys Acta,2013,1834(8):1581-1590
20. Tsuchida S,Satoh M,Kawashima Y,et al. Application of quantitative proteomic analysis using tandem mass tags for discovery and identification of novel biomarkers in periodontal disease. Proteomics,2013,13(15):2339-2350

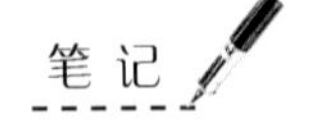

笔记

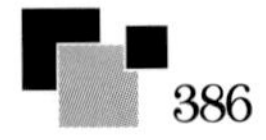

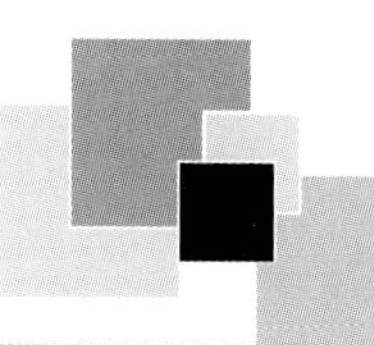

第十六章　牙周组织工程实验常用技术

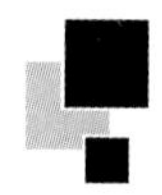

第一节　间充质干细胞的分离培养

间充质干细胞（mesenchymal stem cells，MSCs）多是指来源于中胚层的多能干细胞。与其他干细胞相似，MSCs也具有自我更新和多向分化的能力，并可在特定条件下转变成一种或多种构成人体组织或器官的细胞。

MSCs取材方便，在体外容易进行扩增培养，并具有低免疫原性，因此MSCs被作为种子细胞大量应用于组织再生的研究中。MSCs最早分离自骨髓，而非骨髓来源的组织如牙齿和颌面部软、硬组织中也有MSCs存在，口腔内的MSCs可经由口腔颌面部手术、脱落乳牙、拔除的正畸牙或阻生牙等途径获得，MSCs越来越多地应用于牙周组织再生研究中，因此，MSCs的提取与培养，是牙周组织工程技术的基础。与骨髓来源MSCs一样，口腔MSCs具有强大的增殖能力和多向分化潜能，在适宜的体内或体外环境下具有分化为肌细胞、肝细胞、成骨细胞、脂肪细胞、软骨细胞、基质细胞等多种细胞的能力。

ER-16-1-1
口腔间充质干细胞提取命名年表

一、牙周组织工程实验中相关干细胞的介绍

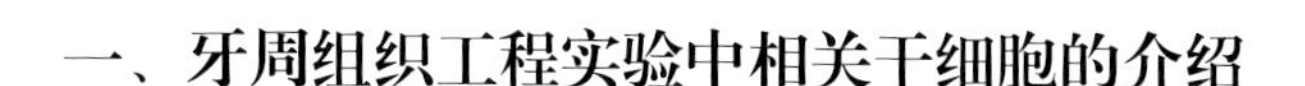

（一）骨髓间充质干细胞（bone marrow mesenchymal stem cell，BMMSC）

1. 获取途径　在发育过程中，长骨和髂嵴来源的骨髓间充质干细胞源自中胚层，而颌骨来源的骨髓间充质干细胞源自外胚层。人骨髓间充质干细胞通常经由长骨骨髓或髂嵴穿刺获取骨髓间充质干细胞；在口腔内除颌面部其他手术中获得的骨松质外，亦可经由上颌结节、颏部、下颌升支等处直接手术截取骨松质培养获取。与其他部位的骨髓间充质干细胞比较，颌骨骨髓间充质干细胞具有更强的增殖能力，且更适用于同样来源于外胚层的牙周组织再生。

ER-16-1-2
颌面部间充质细胞来源

2. 分化　骨髓间充质干细胞在体外具有多项分化潜能，在体内可分化形成包括牙周膜和牙骨质在内的多种牙周组织。

尽管有大量骨髓间充质干细胞被报道应用于牙周组织再生的研究，但在临床实际操作中由于需要在其他学科医师（如骨外科、整形外科等）协助下通过附加的创伤性手术获取细胞来源，越来越多的口腔领域研究者倾向于选用口腔来源的间充质干细胞。

（二）牙周膜干细胞（periodontal ligament stem cell，PDLSC）

1. 获取途径　生理状态下，牙周膜两端分别插入牙骨质和牙槽骨，是牙周组织的重要组成部分。牙周膜干细胞通常从外科拔除的健康正畸牙和第三磨牙的牙周膜组织中获得。为避免来自牙龈和根尖周的细胞干扰，常规刮取牙根中段的牙周膜组织进行间充质干细胞分离培养。

ER-16-1-3
牙周膜干细胞

2. 分化　牙周膜干细胞在体外可成骨、成脂分化，也有向成牙骨质细胞分化的能力。

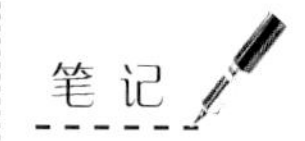

在体内实验中，牙周膜干细胞可再生牙槽骨，并可形成牙周膜-牙骨质样复合组织（含Sharpey纤维）。牙周膜干细胞是理想的牙周组织工程种子细胞，但与牙髓干细胞相比，其单次获取量较少，培养成功率也相对较低。

ER-16-1-4
牙髓干细胞

（三）牙髓干细胞（dental pulp stem cell，DPSC）

1. 获取途径　牙髓中存在成纤维细胞、成牙本质细胞、神经细胞、未分化的间充质细胞等多种细胞成分，在牙体创伤后具备一定修复再生能力。与骨髓间充质干细胞相比，牙髓干细胞具有更强的增殖和克隆形成能力。可经由拔除的健康正畸牙或第三磨牙常规获取牙髓干细胞。

2. 分化　牙髓干细胞在体外体内均具有多向分化潜能，在体内可成骨、成牙本质、形成牙髓样组织、牙周膜样组织。可以单独或联合应用作为牙周组织工程的种子细胞。

（四）乳牙干细胞（stem cells from human exfoliated deciduous teeth，SHED）

ER-16-1-5
乳牙干细胞

1. 获取途径　直接由脱落乳牙或由拔除的滞留乳牙残余牙髓腔内获得。乳牙干细胞增殖能力强于其他来源的间充质干细胞，利于大量扩增。鉴于这一特点，乳牙干细胞冻存后可作为干细胞库储备。

2. 分化　乳牙干细胞在体外具有多向分化潜能。小型猪牙周炎模型显示，乳牙干细胞在体内可重建牙周骨组织，提示乳牙干细胞可以作为牙周再生的选择之一。

（五）根尖牙乳头干细胞（stem cell from apical papilla，SCAP）

1. 获取途径　牙齿萌出前，未发育完全的牙根尖部位间充质组织形成牙乳头。人根尖牙乳头干细胞通常在手术取出颌骨内未萌的第三磨牙时获得。

2. 分化　根尖牙乳头干细胞在体外可向脂肪细胞、神经细胞、成牙本质细胞样细胞分化。学者将其与牙周膜干细胞共同植入小型猪体内后可形成牙周膜样组织，提示其可用于牙周组织工程和生物牙根研究。

（六）牙囊干细胞（dental follicle stem cell，DFSC）

ER-16-1-6
牙囊干细胞

1. 获取途径　牙齿萌出前，成釉器外周和牙乳头底部的外胚层间充质组织呈环状排列构成牙囊。大多数学者认为牙囊中含有成牙骨质细胞前体、牙周膜成纤维细胞和成骨细胞。人牙囊干细胞通常在手术取出颌骨内未萌的第三磨牙时经由其牙囊培养获得。

2. 分化　牙囊干细胞在体外除具有普通多潜能干细胞分化能力外，亦有向成牙骨质细胞分化的能力。体内实验显示，牙囊干细胞可向成牙本质细胞和牙周膜成纤维细胞分化，并分别产生牙本质和牙周膜纤维；当与支架材料复合植入裸鼠体内时，有研究表明牙囊干细胞可在支架材料表面形成牙骨质样基质。

二、间充质干细胞应用的待解决问题

（一）单纯干细胞进行组织再生的应用局限性

1. 干细胞植入体内后脱离了特殊的培养环境，只能通过微循环渗透方式摄取营养，而营养所及范围仅在100～200μm，细胞团块堆积造成局部营养缺失，使细胞成活率降低。

2. 相邻组织结构的塌缩不能为干细胞提供再生新组织的理想空间和形态。

3. 干细胞可能趋化或迁移至其他相邻部位，再造成局部异常矿化。

因此在实际研究中，常将干细胞与支架材料复合应用，为干细胞生长提供支架和空间，并将植入的干细胞固定于组织缺损局部。

（二）干细胞应用于临床牙周再生的挑战

1. 在体外实验和实验动物体内实验中，应用间充质干细胞可以达到有效的牙周组织再生效果。尽管国内已有医学院校开展自体干细胞移植治疗牙周病，但由于缺乏大样本研究，

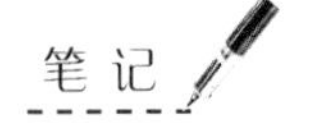
笔记

目前尚不清楚临床应用干细胞后是否可控制其分化以得到理想的牙周组织再生效果。

2. 干细胞的更新、分化与其所处的微环境密切相关。所谓微环境，简单地讲就是由细胞、生长因子与细胞外基质(extracellular matrix，ECM)所构成的细胞在体内赖以生存的动态环境。组织工程研究中主要是借助于生长因子和支架材料来模拟细胞在体内生长所需的微环境。与人体内的其他组织相比，牙周微环境较为特殊。牙周组织的构成既有特性相近而又彼此相邻的矿化硬组织——牙槽骨、牙骨质，又有贯穿其间的非矿化纤维组织——牙周韧带。由于单纯施用干细胞难以直接构成类似牙周微环境的细胞外基质，运用干细胞构建组织工程化牙周组织本身具有很大的局限性。

3. 在植入牙周缺损后，未分化的干细胞需要筛选并剔除，以防止其局部异常增殖。

4. 牙源性间充质细胞库的建立将有助于干细胞促进牙周再生的实验研究和下一步临床应用。

三、间充质干细胞的体外分离培养技术

细胞体外分离培养是研究复杂生物系统的重要手段，将细胞从复杂的体内环境转移到较为简单的体外环境，可对细胞学研究中的变量进行分离和控制。细胞体外扩增和保存也可以持续满足组织工程技术对种子细胞数量的需要。以下举例说明几种主要间充质干细胞体外分离培养步骤：

（一）骨髓间充质细胞的培养

1. 取材　无菌状态下在实验对象髂骨的髂前上棘处抽取骨髓，或骨科、整形手术中吸取骨髓及部分骨松质。

2. 将骨髓加入到含有骨髓稀释液的50ml无菌离心管中，震荡混匀。用无菌注射器吸取淋巴细胞分离液，将其铺设于待分离的骨髓液下方。

3. 250g，4℃条件下离心30分钟，用无菌注射器吸取分离液与骨髓液之间的淡黄色液层，将收集到的淡黄色液层按1∶1比例与骨髓稀释液混合，250g，4℃条件下离心15分钟，弃上清后用5ml骨髓稀释液重新悬浮，并用台酚蓝染色后计数(活细胞数)。

4. 按每个$10cm^2$培养皿5×10^6密度接种细胞，补加细胞培养液至每皿10ml，放入CO_2培养箱中于37℃，5% CO_2条件下培养24小时后，吸弃培养液，用磷酸缓冲盐溶液(phosphate buffer saline，PBS)轻轻荡洗2次以去除未贴壁细胞，吸弃PBS并补加培养液后继续培养。以后每2～3天换液一次，同时在倒置显微镜下观察细胞生长状况直至细胞密度达到80%。用0.25%胰蛋白酶按1∶2消化传代。原代细胞可采用20%胎牛血清培养液。

（二）口腔来源间充质细胞的培养

1. 取材　无菌状态下手术获取实验对象口腔组织：如拔除第三磨牙或前磨牙，刮取牙囊与根尖牙乳头。牙周膜需于牙根中1/3处刮取，牙髓或乳牙髓腔内残余组织则可全部保留备用。

2. 组织块法培养　将所选组织块剪成0.5mm×0.5mm×0.5mm左右的小块，用培养液润湿后将刮取的组织块均匀地接种在培养瓶的瓶底，翻转培养瓶，置于二氧化碳培养箱(5% CO_2、100%湿度、37℃恒温)孵育2小时，使组织块贴壁，再翻转培养瓶，缓慢加入正常体积培养液培养。每2～3天换液1次，同时在倒置显微镜下观察细胞生长状况。当细胞生长至80%丰度时，用0.25%胰蛋白酶按1∶2消化传代。原代细胞可采用20%胎牛血清培养液。

3. 酶消化法培养　将所选组织块用PBS反复清洗，剪碎成约0.5mm×0.5mm×0.5mm左右的小块，置于含Ⅰ型胶原酶(3g/L)和Dispase(4g/L)的消化液，37℃下消化1小时，过70μm细胞筛收集细胞，250*g*离心10分钟，用培养液重新悬浮成单细胞悬液。将细胞接种

笔记

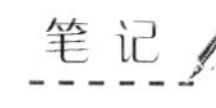

于细胞培养容器中，培养基中37℃、5% CO_2培养，每2～3天换液1次，同时在倒置显微镜下观察细胞生长状况。当细胞生长至密度达80%时，用0.25%胰蛋白酶按1∶2消化传代。原代细胞可采用20%胎牛血清培养液。

（三）细胞冻存和复苏

1. 冻存　选择对数生长期的干细胞，在冻存前一天换一次培养基。配好冻存培养液（含90%胎牛血清和10% DMSO）放置于4℃冰箱备用。用0.25%胰蛋白酶消化贴壁细胞，放于离心管中，250*g*离心10分钟。去除上清，加入配制好的冻存培养液，使冻存液中细胞的最终浓度为5.0×10^6/mL。用吸管轻轻吹打使细胞混匀，然后分装于无菌冻存管中。将细胞按照以下顺序冻存：4℃保存1小时，-20℃保存1小时，-80℃过夜，然后冻存于液氮中。

2. 复苏　细胞在液氮中冻存复苏时，取出并立即投入37℃水浴中，并轻轻摇动使其内容尽快融化。从37℃水浴中取出冻存管，75%酒精消毒后开启，将细胞悬液吸至离心管中，加入10倍以上的培养基，250*g*离心10分钟。弃上清，重复用培养基洗一次。用培养基适当稀释后，接种于培养容器，在37℃、5% CO_2条件下培养。

四、间充质干细胞的鉴定技术

（一）干细胞表面标志物的检测

16-1-7
ER-16-1-7
流式细胞术

以人间充质干细胞为例，通过流式细胞术检测STRO-1、CD146、CD90、CD105、CD73、CD45、HLA-DR等间充质干细胞标志物的表达情况。步骤简介如下：

1. 培养获取的干细胞用4%多聚甲醛室温固定20分钟。

2. 用PBS洗一次，再用PBS混悬细胞，调整细胞浓度为10^5个细胞/200μl。

3. 取200μl细胞混悬液，分别加入抗人STRO-1抗体（1∶100）、CD146抗体（1∶100）、CD90抗体（1∶200），室温下反应1小时。

4. 1000转/分钟离心5分钟，用PBS洗一次。

5. 弃上清，加入100μl PBS混悬细胞，再加入FITC标记的抗小鼠IgG抗体（1∶200），室温避光30分钟。

6. 流式细胞仪上样，检测相关分子的表达情况（图16-1-1）。

（二）干细胞的成骨诱导分化能力测试

配制成骨诱导培养液：10mM β-甘油磷酸钠，10nM地塞米松，50mg/L维生素C。

第3～4代细胞以2×10^3/cm^2的浓度接种于6孔板中，等细胞生长至80%融合后，更换为成骨诱导培养液，每2天换液1次，光镜下观察钙结节形成情况。分别于诱导1、2、3周后，进行碱性磷酸酶染色、茜素红染色和碱性磷酸酶活性实验，或用Trizol裂解细胞提取总RNA进行real-time PCR实验。

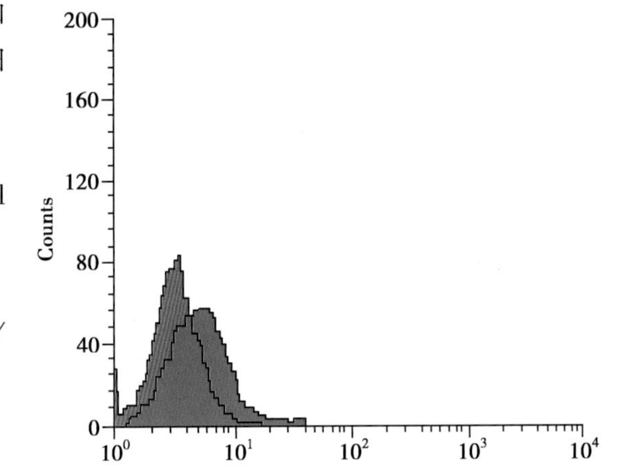

图16-1-1　流式细胞结果图

1. 碱性磷酸酶染色

（1）配制固定液：130ml丙酮，50ml柠檬酸盐，16ml甲醛，4℃保存；

（2）ALP染色液

1）溶液A 1ml硝酸钠，1ml FRV/FBB，振荡混匀，静置2分钟；

2）离心管中加入45ml纯水；

3）把溶液A加入2）中；

4）把1ml Napthol As-BI ALK加入

笔记

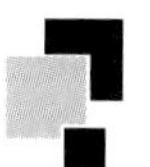

3)中,振荡混匀。

以上试剂现用现配,根据实验需要配制相应体积

(3) 染色步骤

1) 室温预热固定液;

2) 成骨分化细胞去培养基,PBS 洗 2 次;

3) 加入 2ml 固定液,30 秒;

4) 弃固定液,纯水洗 2 次;

5) 加入 2ml ALP 染色液,常温染色 15 分钟,避光;

6) 纯水洗 2 次,复染(必要时)。

2. 碱性磷酸酶活性测定

(1) 配制缓冲液

裂解液

终浓度	储存浓度	体积
1mM $MgCl_2$	1M	1μl
0.2% NP40	10%	20μl
纯水		1ml

Stock substrate Sol. (Cat# 104-100)1 胶囊 5ml 纯水(4℃储存)

(2) 操作步骤

1) 用标准品制作标准曲线;

2) 弃培养基,PBS 洗 2 次;

3) 加 300μl 裂解液,37℃摇床,15 分钟;

4) 细胞刮刀轻轻刮下细胞,移至 1.5ml EP 管,4℃离心 5 分钟;

5) 取上清,移至另一 EP 管;

6) 取胶囊,加 5ml 纯水溶解(Stock substrate Sol.);

7) 取 50μl ALP 缓冲液加入 50μl Stock substrate Sol.,充分混匀;

8) 于 96 孔板中,加入 100μl 7)液,10μl 上清液,37℃孵育 15 分钟;

9) 加入 110μl 0.5 N NaOH 以终止反应;

10) 酶标仪上读取 405nm 波长吸光度值(OD 值);

11) 本实验所用标准曲线换算公式:Y = 18.904X-0.2817(X:OD 值;Y:Sigma Unit)。

3. 茜素红染色(图 16-1-2)

1) 去培养基,PBS 洗 2 次;

2) 70% 乙醇固定,4 ℃,1 小时;

3) 双蒸水洗 2 次;

4) 40mM 茜素红溶液(pH4.2)室温染色 1 ~ 10 分钟,肉眼观察着色情况;

5) 双蒸水洗 5 次,轻轻吹打;

6) 扫描仪透摄模式采集图像。

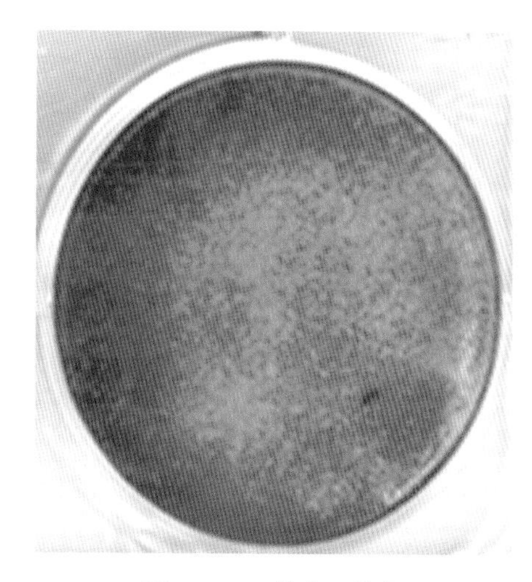

图 16-1-2　茜素红染色

4. Ca^{2+}浓度检测

1) 茜素红染色后,加入 10% w/v 邻甲酚酞络合剂(cresolphthalein complexone,CPC),室温 30 分钟(AR-S 被溶解至 CPC 中);

2) 以 1∶10 稀释溶液,在酶标仪中以 562nm 波长测定吸光度值(OD);

笔 记

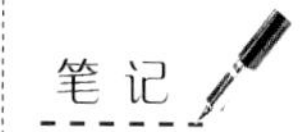

3）以 AR-S 标准曲线计算 Ca^{2+} 相对浓度。

本实验 Ca^{2+} 相对浓度计算公式：$y=0.685x+0.0503$（y 为 Ca^{2+} 相对浓度，x 为 OD 值）。

（三）干细胞的成脂诱导分化能力测试

脂肪向诱导分化培养基：除常规细胞培养的基础培养基外，加 0.5mmol/L 异丁基-甲基黄嘌呤、60μmol/L 消炎痛、0.5μmol/L 氢化可的松和 10μg/L 胰岛素。细胞在此种培养基诱导 4 周后检测。

脂肪细胞油红染色方法：

1）油红 O 储存液：将 150mg 油红 O 溶于 50ml 异丙醇中，37℃，30 分钟；

2）油红 O 工作液：用双蒸水稀释储存液，比例为水∶储存液=4∶6，过滤使溶液呈清澈橘红色方可使用；

3）甲醛钙固定液：40% 甲醛 10ml，$CaCl_2$ 2.0g，三蒸水 90ml；

4）细胞诱导后，去培养基，用 PBS 洗 2 次；

5）甲醛-钙室温固定 15 分钟；

6）PBS 洗 2 次；

7）60% 异丙醇媒染 1 分钟；

8）去异丙醇，油红 O 工作液室温染色 30 分钟；

9）60% 异丙醇浸洗一次；

10）PBS 洗 2 次；

11）镜下观察，甘油三酯脂滴染成红色（图 16-1-3）；

12）随机取 5 个视野，计数阳性细胞数占总细胞数比例，取平均值。

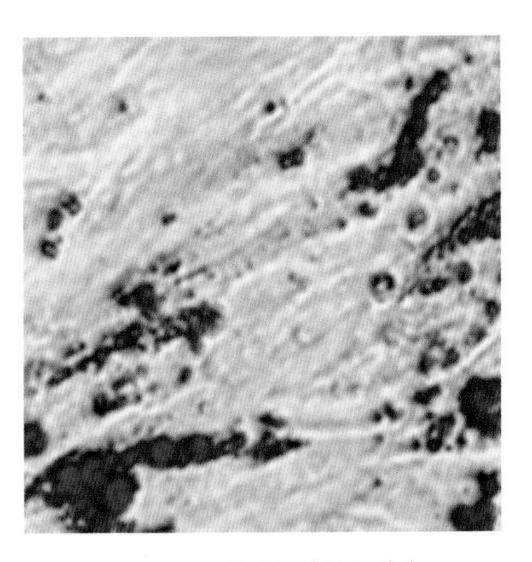

图 16-1-3　脂肪细胞油红染色

第二节　牙周再生研究中支架材料的选择

理想的支架材料应具有以下特点：①有一定机械强度以支撑周围组织，保证支架材料和干细胞植入体内后，仍保持形状和维持空间；②有一定生物活性可诱导细胞生长、分化，同时具有合理的半衰期，在组织再生过程中逐渐被降解吸收；③良好的组织相容性：支架材料应对干细胞和邻近组织无免疫原性；④可称为细胞因子的载体或具有缓释能力；⑤良好的三维可塑性，便于适应不同缺损的形态。

正常牙周组织中，牙周膜两端分别插入牙槽骨和牙骨质中，构成支持牙齿的复合体。牙周病会造成牙周附着丧失，此时硬组织如牙骨质、牙槽骨缺损，牙周膜附丽降低。在牙周病治疗后的愈合过程中，生长最快的牙龈上皮往往向根方长入牙周硬组织缺损中形成长上皮愈合，使普通治疗方法难以得到理想的牙周再生方式。临床上需采用植入支架材料、屏障膜等手段阻挡上皮生长，并为再生相对缓慢的牙周膜、牙槽骨、牙骨质提供生长空间，以达到完全牙周再生的目的。目前已经有多种天然材料或无机聚合物已被加工成多孔支架、纳米纤维、微粒、凝胶等形式，单独或者复合干细胞、细胞因子等应用于牙周组织工程研究。

笔记

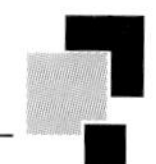

一、常用支架材料介绍

（一）人工合成材料

1. 磷酸钙类（calcium phosphate，CAP）　CAP 具有优异的性能：与骨矿物质成分类似，具有生物活性，并且是干细胞的有效载体。此外，其三维结构可以富集并结合内源性骨形态发生蛋白，可能具有骨诱导（成骨）能力。因此，CAP 常用于牙周组织工程中的硬组织再生。

（1）羟基磷灰石（hydroxyapatite，HA）：HA 是临床和研究领域应用最广泛的 CAP 类支架之一，其具有与天然骨近似的矿物成分和三维结构，植入体内后随着骨基质长入材料，可与周围自然骨发生化学性结合。目前 HA 已有多种处理模式，如通过纳米微粒或涂层方式应用于牙周缺损或种植体表面，后续可观测到骨基质和牙周膜纤维的插入。

（2）磷酸三钙（tricalcium phosphate，TCP）：作为一种可吸收的支架材料，TCP 尤其是 β-TCP 越来越多地替代天然骨应用于临床牙周再生手术和组织工程研究。应用 TCP 后，牙周缺损患牙的探诊深度和临床附着丧失水平得到显著改善，但是没有证据表明单独应用 TCP 可以有效地获得牙周膜及牙骨质的再生。

2. 聚乳酸（polylactic acid，PLA）、聚乙酸（polyglycolic acid，PGA）　这一类合成的聚合物以及它们的共聚物，聚乳酸-羟基乙酸共聚物（poly lactic-co-glycolic acid，PLGA）等可提供优异的化学性能和机械性能，并可通过改变物理/化学特性，如分子量、聚合物链结构，加入官能团等进一步改善性能。植入体内后，70% 的 PGA 在 8 周内降解，而其与 PLA 的共聚物 PLGA 和其他衍生物则可在体内保持 8 周以上甚至高达 2 年。目前第二代引导组织再生性手术屏障膜多选用此类材料以达到多孔和可吸收的效果，避免术后膜暴露和二次手术。在实际应用中可根据需要选择相应的支架材料。

3. 不可降解支架材料（non-biodegradable scaffold materials）　聚甲基丙烯酸甲酯（polymethyl methacrylate，PMMA）具有较好的生物相容性，除了可作为药物载体外，已有研究发现其具有较好的骨整合能力，可用于骨和软骨的再生。聚四氟乙烯（polytetrafluoroethylene，PTFE），即特氟隆。聚四氟乙烯是在组织工程中大量使用，如应用于人工血管。牙周组织再生中可将聚四氟乙烯作为细胞支架材料或阻挡上皮的屏障膜使用，如第一代 GTR 屏障膜。

（二）天然支架材料（naturally derived materials）

包括胶原、弹性蛋白、纤维蛋白、藻酸盐、丝绸、黏多糖（透明质酸）和脱乙酰壳聚糖等。这类支架材料可提供具有一定强度和高度的支架结构，有一定的生物相容性，在体内能够自然降解。

其中壳聚糖（chitosan）在医药和食品领域有重要的地位。它是由葡糖胺和 N-乙酰葡萄糖胺组建的共聚物的多糖。其具有良好的生物相容性、适当的降解速率和止血活性，多孔并有良好的可塑性，具有良好的抑菌性能。壳聚糖支架可以有效促进牙槽骨和牙骨质的再生，并能抑制上皮细胞的生长。此外壳聚糖可作为某些 DNA 分子如 DNA68 等的载体。以上特点使壳聚糖有望成为牙周组织工程中有效的支架材料促进牙周组织再生。

二、牙周再生研究对未来支架材料的要求

（一）当前支架材料的不足

1. 本文概述的无机合成类支架材料，包括其他材料如生物玻璃（bioactive glass，BG）、硫酸钙（calcium sulfate，CS）等，募集干细胞和促进牙周硬组织再生的能力主要源自其自身矿物

笔记

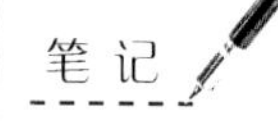

成分和孔隙结构的骨引导作用,极少数支架材料单独应用可发挥骨诱导(成骨)作用。因此单纯应用支架材料时,牙周硬组织再生能力有限。

2. 临床病例和动物体内研究表明,绝大多数支架材料单独或者联合应用后,牙周缺损处患牙临床指标(探诊深度、临床附着丧失)都能获得改善。但另一方面,支架材料对促进牙周组织再生,尤其是牙周膜、牙骨质复合体的再生能力一直有待考察。功能性牙周膜的建立和相应的牙骨质再生,是目前牙周组织再生的难点。

3. 尽管诸多报道说明天然支架材料可以单独应用或与细胞结合后,较好地促进牙周再生,但研究方法的异质性导致至今无法得到一个统一的结论。此外,天然材料仍需解决其免疫原性和易携带病原体的问题。解决上述问题有待天然支架材料在牙周再生领域的深入研究。

(二)新型支架材料设计趋势

1. 降低免疫原性,提高支架材料的生物学功能。通过改善支架材料与牙周局部微环境的相互整合能力,提高支架材料对局部细胞和组织基质的引导能力,并有效保持到理想时间点。

2. 建立可以输送干细胞、蛋白或基因的支架载体系统。将支架材料和缓释载体相结合,为牙周缺损局部提供干细胞、生长因子,对牙周组织再生进行调控。

第三节　细胞因子与干细胞、支架材料的联合应用

细胞因子例如生长因子等也在组织工程化的牙周组织再生过程中发挥着重要的作用。除了直接以蛋白形式在牙周缺损局部施用外,细胞因子还可以通过质粒、病毒载体等表达其编码基因,转导入干细胞,从而与干细胞复合应用。另一个有效的应用细胞因子的方式是将其与支架材料复合。支架材料的选择非常重要,以往较常应用缓释载体,近年来,微环境敏感的高分子合成生物材料常用于细胞因子的复合。生长因子复合到干细胞/支架材料内,可以改变细胞的增殖或分化等生物学特性;此外,这些生长因子可作为信号分子对组织的形成进行精细调节。

目前研究牙周组织再生相关的单一生长因子主要有:碱性成纤维细胞生长因子(basic fibroblastic growth factor,bFGF)、转化生长因子-β(transforming growth factor-β,TGF-β)、釉基质蛋白衍生物(enamel matrix derivatives,EMD)、富血小板血浆(platelet-rich plasma,PRP)富血小板纤维蛋白(platelet-rich fibrin,PRF)等。

bFGF 是一种肝素联合多肽类生长因子,有促进血管生成、创伤愈合、骨骼修复、胚胎的发育与分化有着重要的生物学作用。bFGF 能促进细胞在生物材料和细胞外基质的黏附,提高牙周膜成纤维细胞活力,从而有效修复牙周组织缺损。另外有研究表明,bFGF 能够促进人牙周膜细胞增殖,刺激牙周膜细胞形成矿化结节,并能通过促进牙周膜血管生成,为新生牙周组织创造良好条件。

TGF-β 是一类多肽生长因子。以往研究表明,TGF 在牙齿早期发育及牙周软硬组织再生有着重要的调节作用。TGF-β 对细胞增殖活性的影响依赖于细胞的类型、组织的来源及与其他生长因子的互相影响。也有研究表明,TGF-β 的作用有双向性:低剂量刺激成骨细胞增殖,高剂量抑制骨组织形成。

尽管采用单一生长因子的组织工程方法进行牙周组织再生取得一些成果,但在多年的不断探索中,科研人员发现在功能、结构上还是难以实现完善的牙周组织再生,主要原因是牙周组织局部环境中缺乏足量的、相互协调的细胞因子。因此有学者提出使用复合生长因

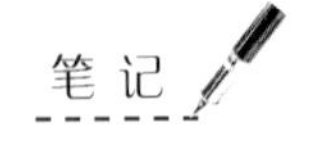

子，如 EMD、PRP、PRF 等。

釉基质蛋白（enamel matrix protein，EMP）及其衍生物（EMD）是釉质发育过程中未矿化釉质中含有的蛋白成分，可刺激牙囊细胞向成牙骨质细胞分化。1997 年，Gestrelius 等经免疫检测证实 EMD 中不含粒-巨噬细胞集落刺激因子（granulocyte-macrophage colony-stimulating factor，GM-CSF）、bFGF、胰岛素样生长因子-1，2（insulin-like growth factor-1，2，IGF-1，2）、神经生长因子（nerve growth factor，NGF）、血小板衍生生长因子（platelet-derived growth factor，PDGF）、肿瘤坏死因子（tumor necrosis factor，TNF）、TGF-β、白细胞介素-1β，2，3，6（interleukin-1β，2，3，6，IL-1β，2，3，6）、纤维结合蛋白（fibronectin）等生长因子。EMD 体外促增殖作用可能主要是作为基质，提供细胞与生长因子相互作用的独特的三维微环境，并可吸附、聚集一些来自细胞生长环境或细胞自分泌的生长因子，使其持续发挥作用。研究发现 EMD 能刺激根面牙周组织再生，促进无细胞牙骨质及新牙槽骨形成。同时还发现 EMD 有可能作为关键的上游细胞因子启动牙周组织细胞分泌各种下游因子，从而调控牙周组织再生，按胚胎发育的进程推进。因此认为利用 EMD 进行牙周组织的再生重建，将完全重复牙齿发育的每个阶段，可在牙根表面形成基质以促进牙骨质、牙周膜及牙槽骨的生长，是最接近牙周组织生物学发育过程的一种修复再生方式。

PRP 或 PRF 中的血小板可释放丰富的生长因子，可能会对牙周组织再生有重要的作用。以往研究表明牙周外科手术后，首先是血凝块充满伤口区，并启动各种软、硬组织的修复和再生。正常的血凝块有大约 5% 的血小板，正是这些少量的血小板通过血凝块的回缩、生长因子的释放，在伤口愈合中起主要作用。同时国内学者研究报道，在体外 PRP 可成剂量依赖性刺激牙周成纤维细胞、牙周膜细胞的细胞增殖。目前已经有学者将 PRP 应用于牙周骨缺损修复的治疗，发现将羟基磷灰石与 PRP 混合回植到牙周骨缺损部位，并使用患者自身骨膜细胞膜片覆盖混合体，通过临床及影像学检查，可看到骨缺损部位有良好的骨组织再生。另外 PRF 还可作为内源性材料，构成有利于牙周骨组织修复再生的微环境。

（刘　怡）

参 考 文 献

1. 马志伟，吴织芬，万玲. 釉基质蛋白对人牙周膜细胞内源性 TGF1 分泌的影响. 牙体牙髓牙周病学杂志，2002，12（5）：238-240
2. Bartold PM，McCulloch CA，Narayanan AS，et al. Tissue engineering：a new paradigm for periodontal regeneration based on molecular and cell biology. Periodontol 2000，2000，24：253-269
3. Liu Y，Wang S，Shi S. The role of recipient T cells in mesenchymal stem cell-based tissue regeneration. Int J Biochem Cell Biol，2012，44（11）：2044-2050
4. Egusa H，Sonoyama W，Nishimura M，et al. Stem cells in dentistry--part Ⅰ：stem cell sources. J Prosthodont Res，2012，56（3）：151-165
5. Derubeis AR，Cancedda R. Bone marrow stromal cells（BMSCs）in bone engineering：limitations and recent advances. Ann Biomed Eng，2004，32（1）：160-165
6. Akintoye SO，Lam T，Shi S，et al. Skeletal site-specific characterization of orofacial and iliac crest human bone marrow stromal cells in same individuals. Bone，2006，38（6）：758-768
7. Seo BM，Miura M，Gronthos S，et al. Investigation of multipotent postnatal stem cells from human periodontal ligament. Lancet，2004，364（9429）：149-155
8. Seo BM，Miura M，Sonoyama W，et al. Recovery of stem cells from cryopreserved periodontal ligament. J Dent Res，2005，84（10）：907-912
9. Liu Y，Zheng Y，Ding G，et al. Periodontal Ligament Stem Cell-Mediated Treatment for Periodontitis in Miniature

笔记

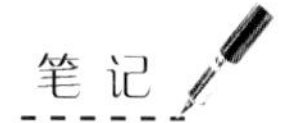

Swine. Stem Cells,2008,26(4):1065-1073

10. Gronthos S, Mankani M, Brahim J, et al. Postnatal human dental pulp stem cells(DPSCs) in vitro and in vivo. Proc Natl Acad Sci U S A,2000,97(25):13625-13630
11. Gronthos S, Brahim J, Li W, et al. Stem cell properties of human dental pulp stem cells. J Dent Res,2002,81(8):531-535
12. Zhang W, Walboomers XF, Van Kuppevelt TH, et al. In vivo evaluation of human dental pulp stem cells differentiated towards multiple lineages. J Tissue Eng Regen Med,2008,2(2-3):117-125
13. Cordeiro MM, Dong Z, Kaneko T, et al. Dental pulp tissue engineering with stem cells from exfoliated deciduous teeth. J Endod,2008,34(8):962-969
14. Miura M, Gronthos S, Zhao M, et al. SHED: Stem cells from human exfoliated deciduous teeth. Proc Natl Acad Sci U S A,2003,100(10):5807-5012
15. Zheng Y, Liu Y, Zhang CM, et al. Stem cells from deciduous tooth repair mandibular defect in swine. J Dent Res,2009,88(3):249-254
16. Huang GT, Sonoyama W, Liu Y, et al. The hidden treasure in apical papilla: the potential role in pulp/dentin regeneration and bioroot engineering. J Endod,2008,34(6):645-651
17. Sonoyama W, Liu Y, Fang D, et al. Mesenchymal stem cell-mediated functional tooth regeneration in swine. PLoS One,2006,1:e79
18. Morsczeck C, Gotz W, Schierholz J, et al. Isolation of precursor cells(PCs) from human dental follicle of wisdom teeth. Matrix Biol,2005,24(2):155-165
19. Yokoi T, Saito M, Kiyono T, et al. Establishment of immortalized dental follicle cells for generating periodontal ligament in vivo. Cell Tissue Res,2007,327(2):301-311
20. Laino G, Graziano A, d' Aquino R, et al. An approachable human adult stem cell source for hard-tissue engineering. J Cell Physiol,2006,206(3):693-701
21. Galler KM, D' Souza RN. Tissue engineering approaches for regenerative dentistry. Regen Med,2011,6(1):111-124
22. Davies JE, Matta R, Mendes VC, et al. Development, characterization and clinical use of a biodegradable composite scaffold for bone engineering in oro-maxillo-facial surgery. Organogenesis,2010,6(3):161-166
23. McMahon RE, Wang L, Skoracki R, et al. Development of nanomaterials for bone repair and regeneration. J Biomed Mater Res B Appl Biomater,2013,101(2):387-397
24. Ding G, Liu Y, Wang W, et al. Allogeneic periodontal ligament stem cell therapy for periodontitis in swine. Stem Cells,2010,28(10):1829-1838
25. Fong EL, Watson BM, Kasper FK et al. Building bridges: leveraging interdisciplinary collaborations in the development of biomaterials to meet clinical needs. Adv Mater,2012,24(36):4995-5013
26. Simaioforidis V, de Jonge P, Sloff M, et al. Ureteral tissue engineering: where are we and how to proceed? Tissue Eng Part B Rev,2013,19(5):413-419
27. Drewnowska O, Turek B, Carstanjen B, et al. Chitosan--a promising biomaterial in veterinary medicine. Pol J Vet Sci,2013,16(4):843-848
28. Howe TH, Martuscelli G, Oringer J. Polypeptide growth factors for periodontal regeneration. Curt Opin Periodontol,1996,3:149-156
29. Oi Y, Ota M, Yamamoto S, et al. Beta—tricalcium phosphate and basic fibroblast growth factor combination enhances periodontal regeneration in intrabony defects in dogs. Dent Mater J,2009,28(2):162-169
30. Fujii S, Maeda H, Tomokiyo A, et al. Effects of TGF-131 on the proliferation and differentiation of human periodontal ligament cells and a human periodontal ligament stem/progenitor cell line. Cell Tissue Res,2010,342(2):233-242
31. Esposito M, Grusovin MG, Papanikolaou N, et al. Enamel matrix derivative(Emdogain) for periodontal tissue regeneration in intrabony defects. A Cochrane systematic review. Eur J Oral Implantol,2009,2(4):47-66

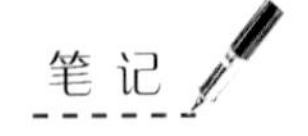

32. Gestrelius S, Andersson C, Lidström D, et al. In vitro studies on periodontal ligament cells and enamel matrix derivative. J Clin Periodontol, 1997, 24(9 Pt 2):685-692

33. Carlson NE, Roach RB Jr. Platelet-rich plasma: clinical applications in dentistry. J Am Dent Assoc, 2002, 133(10):1383-1386

34. Andia I, Abate M. Platelet-rich plasma: underlying biology and clinical correlates. Regen Med, 2013, 8(5):645-658

笔记

第十七章　牙周病学研究常用动物模型

动物模型(animal models)在牙周病学的研究中占有重要的地位。尽管细胞培养常常被用于牙周炎病理机制的研究,但是,体外研究不能复制复杂的宿主反应,常常需要通过动物模型在体内进一步验证。牙周炎的易感动物种属较多,包括大鼠、金黄地鼠、田鼠、豚鼠、羊、小型猪、狗及非人灵长类动物。其中,鼠、兔、猪、狗和非人灵长类(如猴等)已被用于建立牙周炎动物模型。牙周炎模型常常通过在不同动物的磨牙周围龈沟内置入结扎丝,或接种人口腔细菌(例如牙龈卟啉单胞菌等),造成牙槽骨丧失。虽然动物模型为我们提供了大量的重要信息,但是,有时候很难判断,哪些研究结果对于人类牙周炎具有参考和实用价值。而且,个体中宿主对细菌感染的反应是多样的。因此,尚需探寻一个既实用、重复性又高,且能真实模仿人类牙周疾病的模型。

第一节　实验动物的选择

在一些动物中牙周病可能自然发生,也可通过实验方法诱导产生。许多物种都曾被应用于牙周炎病理学研究及治疗学研究。选择动物是牙周炎实验研究和临床研究的基础,所选用的实验性牙周病动物不仅要求形体适中便于实验,而且,由此得出的实验结果要能够较好地反映或模拟人类牙周病的变化过程。理论上,动物越高等,其与人类牙周组织结构、病理改变越相似,动物模型的研究价值就越高。

一、非人灵长类动物(nonhuman primates)

非人灵长类动物具有与人类一样的乳牙列和恒牙列、相似的口腔和牙齿结构、牙龈和牙周结缔组织结构。临床上健康猴的牙龈在组织学上与人类难以区分并且可以天然生成牙菌斑、牙石,具有牙龈卟啉单胞菌(*Porphyromonas gingivalis*,*P. gingivalis*)等口腔致病菌,可自然发生牙龈炎,但是较少形成牙周袋、发生牙周炎。非灵长类动物种类繁多,每一种动物与人类有不同的相同之处和差异。猕猴(rhesus monkeys,*Macaca mulatta*)、食蟹猴(cynomolgus monkeys,*Macaca fascicularis*)和狒狒(baboons,*Papioanubis*)对牙周病天然易感。组织学上,食蟹猴的牙周炎症浸润与人类相似。松鼠猴(squirrel monkeys,*Saimirisciureus*)和狨猴(marmosets)组织中淋巴细胞和浆细胞少,不适合作为研究牙周炎病理机制的模型。为了加速牙周炎的发生,可采用使菌斑堆积的装置,例如将正畸用弹性结扎丝或缝线置于动物磨牙邻面的牙颈部根方,1~2周更换一次结扎丝或缝线,直到探诊确定牙周袋形成。成年猕猴和恒河猴(rhesus,*MacacaMulatta*)(图17-1-1)是很好的结扎丝诱导牙周炎的模型。一些研究也加入了人类牙周致病菌以诱导非人灵长类动物发生牙周炎。例如在食蟹猴中未检测到人*P. gingivalis*,加入人*P. gingivalis*后约5个月,发现食蟹猴口内有*P. gingivalis*感染、菌斑形

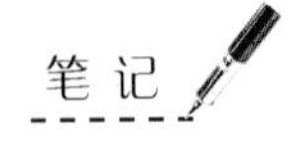
笔记

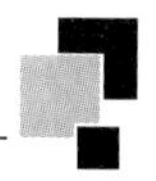

成，并导致牙槽骨吸收。虽然灵长类的牙周炎与人类牙周炎最类似，但是，高额的费用和特殊的饲养要求限制了这类动物在牙周病学研究中的应用。而且，这类动物易患其他感染性疾病，例如结核病等，这也使它们不利于用作牙周病的动物模型。

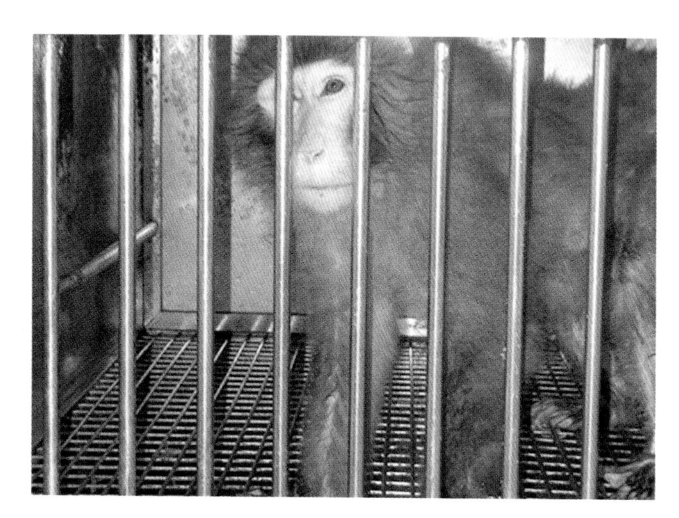

图 17-1-1　恒河猴（四川大学华西口腔医学院，黄萍、姜慧等提供）

二、小型猪（miniature pigs）

小型猪具有与人类相似的口腔和颌面部解剖、生理结构，以及相似的疾病发展进程。消化系统、骨骼结构、牙齿发育和牙周组织等都与人类有相似之处，也有乳牙和恒牙两副牙列，牙的大小与人类的近似，实验难度不大，可以作为牙周炎的研究对象。明尼苏达小型猪（minipig）是60年前培育出来的，被广泛用于生物医学研究。小型猪六月龄后常常自然发生牙龈炎，表现为菌斑牙石堆积、牙龈组织红肿、探诊出血。到16月龄时，牙龈组织中炎症细胞浸润导致与人类组织病理表现一样的严重的牙周组织炎症。在小型猪中，采用丝线结扎并接种 *P. gingivalis* 和伴放线聚集杆菌（*Actinobacillus actinomycetemcomitans*，*A. Actinomycetemcomitans*）等细菌，在大约4～8周可促成牙周炎形成。小型猪适合作为牙周和颌面部研究的模型，但是小型猪较贵，饲养要求高，很少采用小型猪进行牙周病研究。

三、狗

狗适合作为研究自然发生的牙龈炎和牙周炎的实验动物模型，特别是比格犬（Beagle）用于牙周病的研究曾被国外学者广泛接受（图 17-1-2、17-1-3）。狗有乳牙和恒牙两副牙列，尖牙和前磨牙的牙间隙宽。狗的龈下菌斑中有大量的革兰阳性厌氧球菌和杆菌，*P. gingivalis* 和具核梭杆菌（*Fusobacterius nucleatum*，*F. nucleatum*）与人类细菌相似。牙周疾病的严重程度随着年龄而增加，常常导致牙齿的脱落。不同品种的狗对牙周病的易感性和抵抗力取决于遗传多样性，而不取决于饮食。狗还被用于外科手术研究，包括伤口的愈合和牙周的再生等。

动物天然发生牙周病也有其用于动物模型的局限性，例如，狗与狗之间的牙周病损的程度和部位不是总是相同的。而且，狗的牙周炎症往往都累及整个游离龈，而不是只累及龈袋壁旁的组织。此外，狗需要每天有人陪伴、锻炼、较大的生活空间等，因此目前越来越少用狗作牙周研究。

笔记

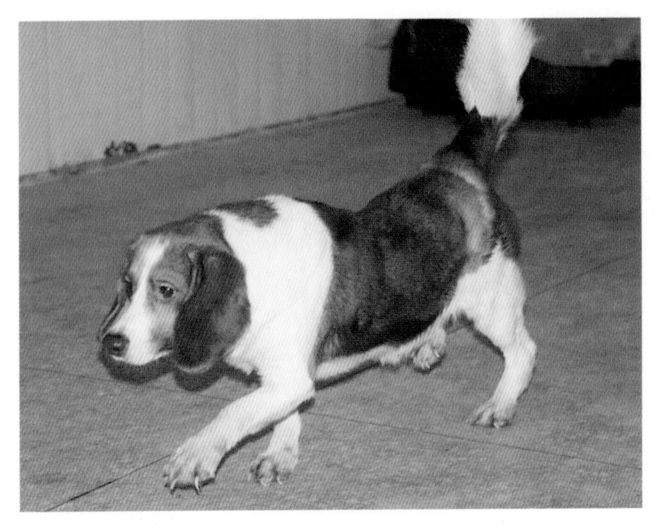

图 17-1-2 比格犬(四川大学华西口腔医学院,包崇云、张弛等提供)

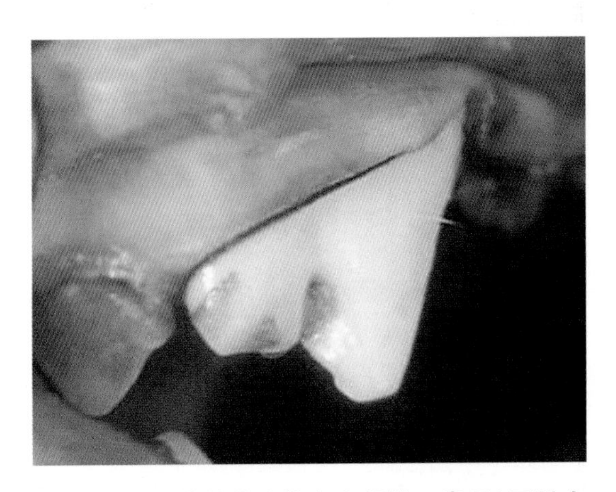

图 17-1-3 丝线结扎比格犬上颌第一磨牙(四川大学华西口腔医学院,包崇云、刘寅东等提供)

四、啮齿动物(rodent models)

在评估微生物作用和宿主反应时,啮齿动物可以完成采用灵长类或通过人临床牙周研究不能完成的实验研究。啮齿动物的每象限只有一个切牙和三个磨牙。在磨牙龈沟周围放置结扎丝造成菌斑堆积增多,或者破坏牙龈上皮促进破骨细胞形成和骨吸收均可引起牙周病。还可通过使动物口腔感染人的致病菌,来研究这些菌种在啮齿动物中的毒力,以及采用人工培养的菌株研究细菌成分的宿主反应和在疾病过程中的作用。近年来,一些研究者还将牙龈组织与一些化合物、微生物或微生物产物共同孵育,用于引发啮齿动物的牙周病。

1. 大鼠(*rats*) 大鼠是最常用的牙周炎动物实验模型。除了它的切牙终生不断生长,无法用于研究外,大鼠的磨牙区与人磨牙区具有相似的牙周组织解剖结构。大鼠的主要优点是价格便宜、易于饲养、成活率较高,并可获得不同基因组大鼠和不同微生物状态的大鼠。因此,在牙周病的研究中,大鼠一直是被最广泛使用的啮齿动物。文献报道,有明显证据显示,大鼠感染 *A. actinomycetemcomitans* 或 *P. gingivalis* 可造成水平性牙槽骨吸收。在大鼠磨牙的龈沟里放置带细菌的丝线或棉线、或注射 *P. gingivalis* 均可导致实验性牙周炎,造成牙

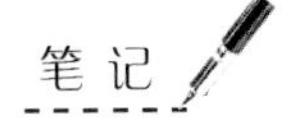

槽骨丧失。

沼泽稻鼠(swamp rice rat)或稻大鼠(rice rat, *Oryzomys Palustris*)是美国南方广泛存在的物种，这类大鼠对牙周病高度易感，最早可在2周龄大即发生牙周病；大约3个月龄即表现为菌斑堆积、牙龈组织水肿、牙周袋形成和溃疡形成，牙槽骨吸收造成牙齿移位甚至最后脱落；下颌比上颌堆积的菌斑多；年龄较大的大鼠还常常有牙石和根面龋发生。饲养的饮食因素决定了大鼠牙周病的发生率，含有高碳水化合物的饮食可以导致年轻大鼠的牙周病，高脂肪或高蛋白的饮食可降低牙周炎的严重程度。早期牙周病理改变包括结合上皮和沟内上皮下多形核白细胞浸润等急性炎症反应，接着“被激活”的巨噬细胞浸润入牙龈上皮、结缔组织破坏、上皮附着向根方移位，牙周袋加深；进一步的牙周病损表现为牙槽骨吸收、牙龈结缔组织纤维化等。从5~9周龄的大鼠口腔中可分离出血链球菌(*Streptococcus sanguis*, *S. sanguis*)、放线菌(*Actinomyces*)和乳酸杆菌(*Lactobacilli*)等革兰阳性菌。不像人慢性牙周炎的进程需要许多年，稻大鼠只要几周时间就可发生慢性的牙周软硬组织破坏。

2. 小鼠(*Mice*)　小鼠每象限仅有3个磨牙和一个没有牙根的切牙，而且牙龈组织很少，因此在牙周研究中每组需要相对较大数量的动物(图17-1-4)。

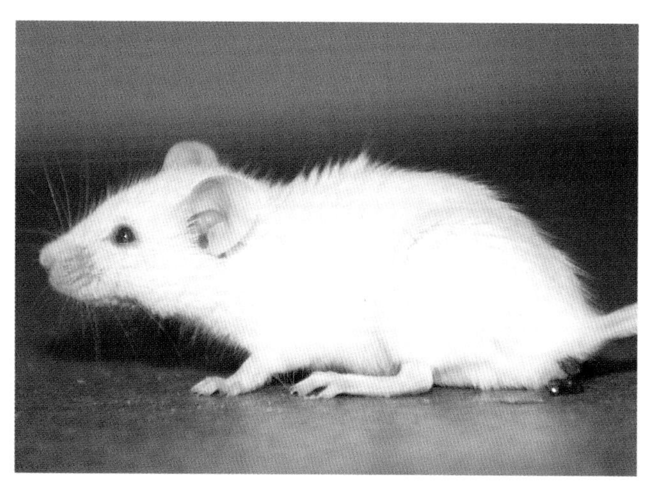

图17-1-4　小鼠(图片由四川大学华西口腔医学院，吴亚菲、连俊翔、杜玮等提供)

(1) 贝克小鼠模型(Baker mouse model)：贝克小鼠牙周炎模型被用于检测口腔细菌接种后牙槽骨的吸收量。例如，为了评估牙周致病菌的毒力，用 *A. actinomycetemcomitans* 和(或) *P. gingivalis* 菌株口内接种无特定病原体(specific pathogen-free, SPF)的雌性BALB/c小鼠(10周龄)。接种之前，先将抗生素磺胺甲恶唑(sulfamethoxazole)和甲氧苄氨嘧啶(trimethoprim)加入水中，喂养10天，从而抑制和减少正常口腔菌群。然后，将单种细菌或几种细菌混合物重悬于羧甲基纤维素中，每两天填喂5次，以造成小鼠口腔细菌感染。10周后检查到牙槽骨吸收。因此，推测 *P. gingivalis* 通过改变小鼠内源性龈下菌斑生物膜，引起实验性牙周炎。小鼠在9月龄时自然发生牙周炎，并随年龄的增加而加重。

这种小鼠动物模型不能复制人类牙周炎发生和进展的所有方面；一次接种的细菌只能是牙菌斑生物膜中几百种微生物中的一或两种。尽管如此，我们还是可以利用小鼠来了解宿主和微生物之间的相互作用。

(2) 鼠切牙牙龈脓肿模型(murine incisor abscess model)：啮齿动物的切牙没有牙根，可以不断萌出。将非小鼠天然菌群的 *F. nucleatum* 注射到远系繁殖的ICR小鼠(3~6周龄大)的下颌切牙的牙龈中，连续三天。注射区局部肿胀，显示 *F. nucleatum* 感染，组织学检查HE

笔记

染色显示发炎牙龈中肉芽组织形成。这种模型需要重复注射细菌,可用于研究牙龈脓肿和模拟细菌感染造成的慢性口臭。

(3) 鼠背部脓肿模型(murine back abscess model):利用该脓肿模型,采用单菌种感染或混合细菌感染造成软组织破坏的方法,研究各种口腔致病菌,例如 *P. gingivalis*、齿垢密螺旋体(*Treponema denticola*,*T. denticola* 等)与宿主之间的相互作用。混合感染(*P. gingivalis* 和 *F. nucleatum*;*P. gingivalis* 和 *A. actinomycetemcomitans*)比单菌种感染造成更大的脓肿。而且,鼠皮下脓肿模型还被用于研究宿主细菌之间的相互作用,以及不同 *P. gingivalis* 菌株的不同毒力。尽管该脓肿病损不在口腔内,但是该模型具有研究单菌种细菌感染、混合感染造成软组织破坏的价值。

五、其他动物

1. 兔(*rabbits*) 兔的口腔中病原微生物也很丰富,可检出具核梭杆菌(*F. nucleatum*)、解肝素普氏菌(*Prevotellaheparinolytica*,*P. heparinolytica*)、普雷沃菌属(*Prevotella spp.*)、微小消化链球菌(*Peptostreptococcus micros*,*P. micros*)、米氏链球菌群(*Streptococcus milleri* group,*S. milleri* group)、衣氏放线菌(*Actinomyces israelii*,*A. israelii*)等,其菌群与人牙周病的菌群有相似之处。兔还被用于外科手术制造牙周缺损,研究牙周牙槽骨再生,但是兔不适合用于研究牙周膜的再生。

2. 仓鼠(*hamsters*) 仓鼠的牙列结构跟大鼠相似,可采用磨牙颈部丝线结扎的方法建立实验性牙周炎模型。疾病的进程与大鼠相似。

总之,每种牙周病动物模型都具有各自的优缺点。不同的动物模型显示出的牙周病与人的相似性不同。非人灵长类与人的条件最相似,但是,它们价格昂贵、饲养要求高,使其不能广泛用于基础研究和治疗研究。啮齿动物没有那么昂贵,而且较易饲养,大鼠和小鼠动物模型的应用可以帮助我们了解宿主与微生物的相互关系和治疗效果等,但是,它们不能复制人类牙周炎进程的所有方面。例如,常需要采用结扎丝或接种外源性(人)致病菌诱导产生牙周炎,而且,啮齿动物有它们独特的牙齿解剖。

实验动物的选择取决于研究的目的和实验室的条件。采用猴和狗等大型动物用于人临床前实验有时会存在一定的伦理和社会问题。多数情况下,小型动物如大鼠、仓鼠更适合用于评估细菌、饮食或其他因素在牙周炎症中的作用,并提供充足的临床前期数据。表 17-1-1 中比较了不同动物模型用于不同目的的牙周病学研究的针对性差异以供参考决策。

表 17-1-1 选择不同实验动物在牙周病学研究中的针对性比较

动物模型的针对性	牙周病发病机理的研究		牙周治疗方法的研究 生物材料研究
	病因研究	免疫和微生物研究	
非灵长类	++++	++++	++++
狗	+++	+++	++++
小型猪	+	+	+++
兔	+	+	++
大鼠	++	+++	++
仓鼠	+	+++	+

注:++++针对性很好;+++针对性好;++针对性一般;+针对性差

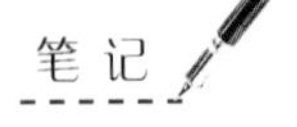
笔记

第二节　各类牙周病研究的动物模型的建立方法

一、慢性牙周炎动物模型

（一）局部结扎丝模型(ligature model)

从大鼠到非人灵长类等不同动物,采用结扎丝置于牙齿周围诱导产生牙周炎的方法应用广泛。其原理是在实验动物的磨牙周围放置结扎丝,促进龈沟上皮周围菌斑堆积和微小溃疡形成,有利于牙周致病菌侵入到其下的结缔组织,造成炎症细胞浸润和牙槽骨吸收。常用的结扎丝有丝线(缝线)、尼龙线、棉线、正畸用钢丝及正畸用弹性橡皮圈等。其方法是:动物麻醉后,在其磨牙颈部结扎丝线、打结并固定,确保丝线位于龈下。

近年来最常见的是大鼠结扎丝模型(rat ligature model)。大鼠牙周附着丧失和牙槽骨吸收一般发生在结扎丝放置 7 天后,也有些研究报道需要更长的时间。用丝线结扎法在比格犬(Beagle)上也能成功地建立牙周炎模型:首先麻醉比格犬,然后用低速钻针在比格犬的下颌第一磨牙或第一前磨牙的牙颈部近远中各作一浅的切迹,以固定结扎丝,也可将结扎丝缝合至牙龈上固定。每日观察结扎线情况,若结扎丝脱落需立即再放置。一般 8 周后放射线检查有明显的牙槽骨丧失。有学者使用正畸用橡皮圈结扎于猴上颌第一前磨牙、第一磨牙、下颌侧切牙颈部,每隔 2 周更换橡皮圈 1 次,2 至 3 个月后发现实验牙牙周组织破坏,建立猴的牙周炎模型。

与人类牙周炎一样,细菌进入宿主组织中是引起牙槽骨吸收的重要因素。单纯结扎丝不会引起无菌大鼠(gnotobiotic rats)明显的牙龈炎症和骨吸收。细菌引起大鼠结扎丝模型牙周破坏的证据是,局部使用抗菌剂可减少牙槽骨吸收,全身使用抗生素可降低附着丧失和骨吸收。采用革兰阴性菌可促进破骨细胞形成和牙槽骨吸收,这进一步证实了细菌在该模型中的作用。

丝线结扎法造成大鼠牙周炎是目前公认的牙周炎动物模型之一。此法操作简单,而且能在短期内造成牙周炎。推荐该种模型作为短期实验观察的动物模型。

（二）口腔细菌接种模型(oral bacterial inoculated model)

牙周炎的一个重要因素是细菌的定植和入侵。通过口腔喂食的办法,在实验动物的口腔及牙颈部龈缘部位接种细菌,从而引入人类牙周炎可疑致病菌株,是建立牙周炎动物模型的另一常见方法。研究者常常选择人类口腔中与牙周炎相关的细菌,如 *A. actinomycetemcomitans*、*P. gingivalis*、*F. nucleatum* 等,最常采用的动物是啮齿动物。除了接种单种细菌,还可接种几种细菌的混合菌。

在接种致病菌前,为了提高建模的重复性和预测性,常常需要给实验动物服用抗生素,以抑制实验动物口腔中内源性口腔菌群,利于外源菌的定植,同时,需要重复接种细菌。典型的接种方法如下:将细菌通过口腔喂食给大鼠或小鼠,即将一定数量的细菌加入到食物中喂养动物;或加入到 2% 的羧甲基纤维素中制备成黏稠的菌悬液,在实验动物的口腔及牙颈部龈缘部位局部反复涂抹致病菌液,或将菌悬液局部注入龈沟,使细菌在局部滞留、堆积并入侵。每隔一天接种 1 次,连续 3 ~7 天,每次细菌数量约为 10^9 CFU。当然,接种的细菌数量可以根据动物对牙周病的易感性和研究的目的而改变。

也有研究者先用锐器剥离接种区牙龈,破坏牙龈完整性以利于细菌的入侵,然后将菌悬液接种于磨牙龈沟内。一般接种 4 ~6 周后,45% 的接种 *P. gingivalis* 的大鼠,以及 80% 的接种齿垢密螺旋体(*Treponema denticola*, *T. denticola*)的大鼠口腔内能检出以上微生物在的定植。一般小鼠接种后 71 天,在口腔中可检出齿垢密螺旋体(*T. denticola*);接种后 11 周口腔

笔记

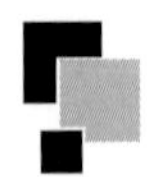

中可检出 *P. gingivalis*。6 周至 4 月可建模成功，出现牙龈充血水肿、牙槽骨吸收等牙周炎的表现。通过肉眼观察、根尖 x 线片、微型计算机断层成像（micro-computed tomography，micro-CT）等都能检查到显著的牙槽骨吸收。由于下颌骨板较厚、颊舌向较宽，诱导骨吸收较慢，因此，啮齿动物常常选择上颌磨牙作为实验牙位。许多研究中，小鼠接种细菌 6 周后处死已建模成功；近期的研究报道也显示，在最后一次接种 2 周后或第一次接种 3 周后即出现牙槽骨吸收。

细菌接种诱导的免疫反应与人牙周炎相似。动物模型表现为单核细胞和中性粒细胞移行至牙龈结缔组织中，结合上皮增殖、血管增生、抗牙周致病菌的血清抗体 IgG1 和 IgG2 水平增高。此外，接种后 TNF-α、IL-12 和 IFN-γ 等炎症性细胞因子增高，抗炎的细胞因子如 IL-10 水平降低。

大鼠和小鼠对口腔细菌接种都较易感，造成牙槽骨吸收。但是，不同的实验小鼠对实验性牙周炎的敏感性仍然是有差异的，BALB/c、AKR/J、DBA/2J 和 C3H/HeN 小鼠比 C57/B16、A/J、129/J、SJL/J 和 C3H/HeJ 小鼠更易感，其原因与小鼠的遗传多样性有关；遗传因素影响小鼠的免疫反应，例如 C3H/HeJ 小鼠的 Toll 样受体存在基因点突变等。小鼠基因改变以及遗传工程学改变都为研究牙周病与宿主反应之间的因果关系提供了多种途径。目前可利用不同的大鼠，例如先天或获得性免疫缺陷等大鼠研究牙周病的某个特定的病因。除了小鼠，口腔局部感染接种模型也常常采用大鼠建立。许多研究采用商品化的斯普拉-道来大鼠（Sprague Dawley rats，SD rats）。有证据表明，实验室大鼠的遗传多样性也影响了牙周炎的病理过程。

与其他所用牙周病实验动物模型一样，一定要根据研究的目的选择口腔细菌接种模型，并将其中的影响因素考虑在内。口腔接种模型被用于研究致病菌疫苗、检测致病菌不同抗原的作用等，例如，用于研究机体对牙龈素 RgpA 和 Kgp 的免疫反应。该模型还被用于研究 *P. gingivalis* 诱导形成的牙周炎与全身系统疾病的关系，例如，有采用该动物模型研究显示，口腔 *P. gingivalis* 感染的高血脂小鼠的动脉粥样硬化斑块形成速度较未感染对照组快。总之，采用啮齿动物接种模型主要适用于研究细菌定植过程或细菌之间相互关系等。

采用人致病菌接种感染啮齿动物的牙周炎动物模型存在的问题还有，啮齿动物不是多数人类细菌的真正宿主，这样很难复制人致病菌与宿主的相互作用。但是，大鼠、旧大陆猴（old-world monkey）却跟人类一样，是 *A. actinomycetemcomitans* 的天然宿主，因此，大鼠是研究 *A. actinomycetemcomitans* 感染及其毒力因子的很好的动物模型。检测发现，野生型的 *A. actinomycetemcomitans* 常驻于稻大鼠口腔，附着于颊侧上皮上；在 SD 大鼠口腔中却很难发现天然定植的 *A. actinomycetemcomitans*，但是能接种于 SD 大鼠口腔中。*A. actinomycetemcomitans* 很难感染小鼠的口腔，因此，小鼠不是合适的研究 *A. actinomycetemcomitans* 口腔定植的实验动物。

（三）脂多糖注射模型（lipopolysaccharide injection model）

革兰阴性菌被认为是重要的牙周致病菌，它们细胞壁上的脂多糖（lipopolysaccharide，LPS）成分是触发天然免疫的重要炎症性刺激物。因此，牙龈组织中注射 LPS 是研究针对以上细菌成分，机体的天然免疫如何引起炎症反应、刺激破骨细胞形成及骨吸收的模型。该模型造成的组织病理与其他模型一样，与人牙周炎所观察到的表现一致，包括白细胞浸润、促炎细胞因子水平增高、胶原降解及牙槽骨吸收。

典型模型建立的方法是：将一定量的纯化的细菌 LPS 制备成悬浮液，用微量注射器（1～6μl）注射到小鼠或大鼠后牙的牙龈周围。这个技术较精细，要求使用微量注射器和很细的针头（28～33G）。在小鼠上操作时需要使用放大镜使视野更清晰，注射部位常常选择上颌第一磨牙的腭侧，也有一些研究将脂多糖注射至下颌第一和第二磨牙之间的牙间乳头中。注射前全身麻醉，隔天在

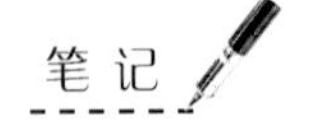
笔记

同一部位注射1次，每周常需注射3次。首次注射来自大肠杆菌（*Escherichia coli*，*E. coli*）、*A. actinomycetemcomitans* 和鼠伤寒沙门氏菌（*Salmonella typhimurium*，*S. typhimurium*）的 LPS 后，最快7天可观察到牙槽骨吸收，牙周炎模型建立。大多数研究对小鼠和大鼠的实验时间在3～8周之间。

但是，使用的 LPS 的来源，包括来自何种细菌以及纯化过程，对于实验结果都可能是有影响的。比较 *A. actinomycetemcomitans* 和 *P. gingivalis* 的 LPS，二者都能引起动物牙周组织炎症和骨吸收，但是 *P. gingivalis* 的 LPS 的作用稍弱于 *A. actinomycetemcomitans*。采用相同的动物模型，比较注射大肠杆菌和 *P. gingivalis* LPS 到头骨刺激炎症和头骨吸收情况，二者都能引起较强的炎症和骨吸收，但是大肠杆菌 LPS 的作用较强。

注射脂多糖诱导牙周炎模型的重要优点是，将可滴定的脂多糖直接作用于组织，比其他致病因子的实验可控性好、可比性强、具有可重复性。此外，该方法简便，可操作性好。

（四）饲以高糖黏性食料喂养模型

饲以高糖黏性食料喂养模型即利用软食黏附于牙面，不利于牙齿自洁，从而促使菌斑的附着、堆积和滋生，从而造成实验动物牙周炎症反应，建立牙槽骨骨吸收的模型。

给予动物高糖食谱，即牙周病食谱（Keyesdiet 2000）：100g 食物中包括蔗糖 56g、全脂奶粉 28g、全麦粉 6g、酵母粉 4g、肝粉 1g、食盐 2g、新鲜蔬菜 4g，12 周后诱导出重度牙周炎模型。有学者也发现，首先使牙龈剥离造成牙周软组织的急性炎症，或造成易食物嵌塞的邻牙关系，再配以黏性较强的高糖饲料，则更易形成牙周炎。

（五）多种方法联合应用

丝线结扎法、接种牙周可疑致病菌法和高糖食料喂养是较为成熟的建立牙周炎模型的方法。单独使用某种方法存在着建立牙周炎模型可控性差的问题，多个诱导因素的联用可较快较好地诱导牙周炎的形成（图 17-2-1）。

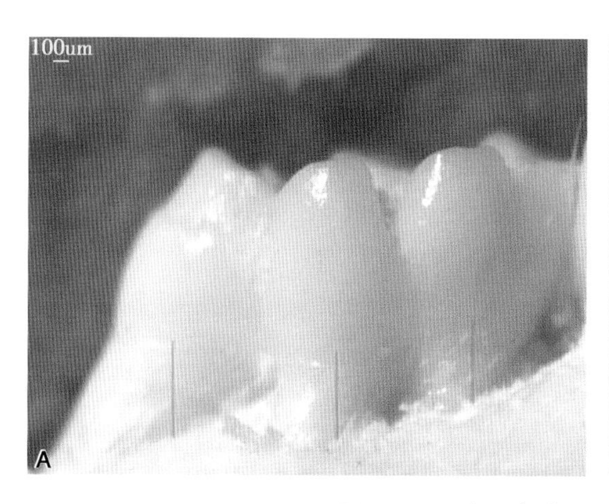

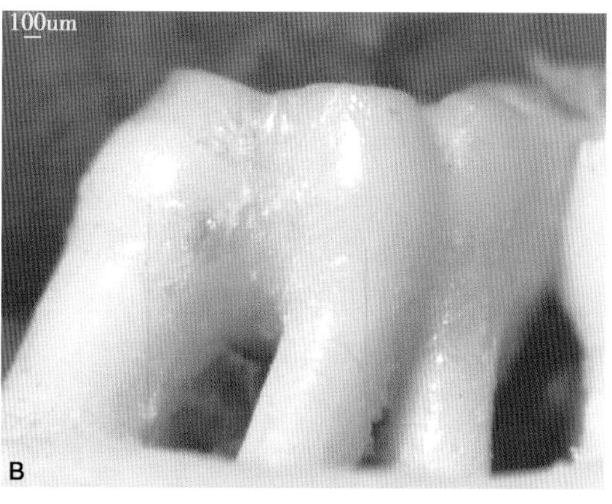

图 17-2-1　多因素联用诱导 SD 大鼠牙槽骨吸收

A. T 型倒置生物显微镜显示 SD 大鼠上颌第一磨牙正常牙槽骨；B. T 型倒置生物显微镜显示联合丝线结扎法、接种牙龈卟啉单胞菌和高糖喂养 21 天后 SD 大鼠牙槽骨吸收情况（四川大学华西口腔医学院，丁一、杨恒等提供）

但是需要注意的是，过多的方法联合应用使得牙周致病因素不易控制，对于实验结果存在影响，不能确定具体是哪一种因素起主导作用，因而可能影响实验结果的准确性。

二、颅盖模型（calvarial model）

颅盖模型最初是用于研究细胞因子对破骨细胞形成作用的影响。后来被发展用于研究

笔记

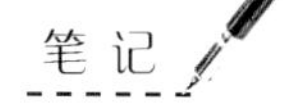

细菌对骨吸收的影响、树突细胞的骨吸收活性以及体内结缔组织中宿主与细菌的相互作用。在这个模型中，刺激物被注射到动物头盖骨上的皮下结缔组织中后，发生典型的炎症反应，包括几小时后促炎因子的快速表达以及24小时内多形核粒细胞浸润，视刺激物的多少，3至5天内发生骨吸收。当刺激物少时，组织破坏相对少，炎症反应消退。大量的细菌培养液注射造成软组织伤口和大量骨吸收，接着发生组织修复，接种细菌后8～12天可见新骨形成。不同的小鼠接种后的炎症反应时间不同。该模型适合用于研究炎症破坏和修复的过程。在牙周病的研究中，该模型可用于研究骨和结缔组织破坏与修复之间的平衡关系。

这个模型的优点是可以提供足够多的组织用于研究。例如，将 *P. gingivalis* 和 *T. denticola* 注射至小鼠的头盖骨上的结缔组织中，通过 mRNA 分析可检测细菌特异的相关炎症介质。

颅盖骨模型也用于检测病原因子的作用，例如，通过比较 TNF 受体缺失小鼠和对照野生型小鼠，研究 *P. gingivalis* 感染时 TNF-α 的作用。将 *P. gingivalis*、*T. denticola* 和福赛斯坦纳菌（*Tannerella forsythia*，*T. forsythia*）注射到小鼠颅盖上的结缔组织中，检测 mRNA，显示中性多形核细胞的浸润和破骨细胞的形成取决于 TNF 受体的信号调节，揭示 TNF 在 *P. gingivalis* 感染的炎症浸润中起重要作用。TNF 也在 *P. gingivalis* 刺激成纤维细胞死亡中起重要作用。当 *P. gingivalis* 被注射到 TNF 受体缺失的小鼠颅盖上结缔组织中时，与野生小鼠相比，发生凋亡的成纤维细胞数量减少75%，破骨细胞形成数量减少60%。同样的，颅盖骨模型被用于研究细菌造成骨吸收时细胞凋亡的作用，当限制细胞凋亡时，在动物颅盖骨模型中，特别是糖尿病动物中，大量细菌培养液周围可观察到较对照组多得多的组织修复。

采用颅盖骨模型的另一优点是可以注入精确数量的细菌培养液，从而检测对不同水平（量）刺激物的质的改变。此外，采用该模型可研究骨愈合和软组织修复等。微阵列研究显示，细菌感染引起的颅骨炎症的基因转录与软组织中是不相同的。

三、颌骨缺损模型

骨形成在牙周病进展和治疗中至关重要，即牙周骨吸收后骨形成障碍是牙周炎的重要因素。因此，各种牙周动物模型中骨形成模型也十分常用和重要。

（一）大鼠下颌骨开窗缺损（mandibular fenestration defect）模型

大鼠下颌骨开窗缺损模型常用于研究骨的形成。该模型曾被用于比较屏障膜、骨移植材料、生长因子、激素等各种材料促进骨形成的作用。在这个模型中，采用外科手术作口外切口，在生理盐水冷却下，使用钻针在大鼠的下颌第二磨牙颊侧根面开窗，去除骨组织和牙骨质，造成一个深1.5mm、冠根向3mm的骨缺损区。对侧的下颌也造成相同大小的骨缺损，用于作为对照比较特殊的再生材料的效果。近年来，micro-CT 被用于快速精确、无创地测量骨缺损区内的新生骨量。在术后3周的早期愈合时，micro-CT 测量新骨形成量与组织形态测量分析结果之间具有显著相关性。

下颌骨开窗缺损模型的优点是，既可以用于评估全身也可以用于评价局部使用生物制剂的作用。例如，研究骨形成蛋白-2（bone morphogenetic protein-2，BMP-2）联合使用屏障膜和不使用屏障膜两种治疗措施的差异时，采用大鼠下颌骨缺损模型比较局部生长因子水平；此外，采用大鼠下颌骨开窗缺损模型还可研究全身使用降钙素（calcitonin）对骨生长的作用。

（二）牙周骨上缺损模型

动物实验中常采用手术方法，在比格犬双侧下颌第二、第三前磨牙区造成牙周骨上缺损模型。具体方法是：手术前晚禁食，戊巴比妥钠（20～30mg/kg，静脉注射）全身麻醉，并在手术部位作浸润麻醉。在下颌尖牙至第二磨牙的颊舌侧分别作沟内切口，翻开颊舌侧黏骨膜

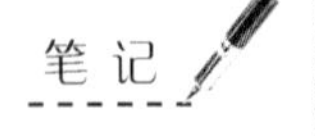

瓣,用骨凿或钻去除第二、第三前磨牙周围釉牙骨质界至根方4～5mm的牙槽骨(包括根分叉部位)、牙周膜,并磨去根面牙骨质。同时降低第二、第三前磨牙的牙尖高度,以减少殆创伤。拔除第一、第四前磨牙。这样就建立了第二、第三前磨牙骨上缺损模型。此模型可用于牙周组织再生的研究。

(三) 牙周骨下缺损

根据研究目的,还可用比格犬建立牙周骨下缺损来研究移植材料对牙周愈合的影响。制造一壁骨下缺损模型的手术方法是:常规麻醉比格犬(12月龄以上)后,首先在实验性手术前8至12周拔除下颌第三前磨牙,等待牙槽窝愈合。在实验性手术时,翻开颊舌侧黏骨膜瓣,用高速裂钻和骨凿在下颌第四前磨牙的近中面去除牙槽骨,形成标准大小(4mm×4mm×5mm,颊舌向×近远中向×冠根向)的盒状的一壁骨下缺损,平整根面并去除根面牙骨质,在牙根面上作一平齐骨缺损底部的切迹作为参考线。制造三壁骨下缺损模型的方法是:常规麻醉下,刮除比格犬牙面可见的菌斑和牙石后,从第一前磨牙远中至第四前磨牙远中作沟内切口,翻开全厚瓣,在第二前磨牙颊侧面远中和第三前磨牙远中各磨出一个6mm×3mm×3mm(冠根向×近远中向×颊舌向)的三壁的箱状骨缺损,并去除第二前磨牙和第三前磨牙远中根面的牙骨质(图17-2-2)。生物材料等可填充于以上骨缺损区域,龈瓣复位缝合,用于观察各种材料对牙槽骨愈合的影响。

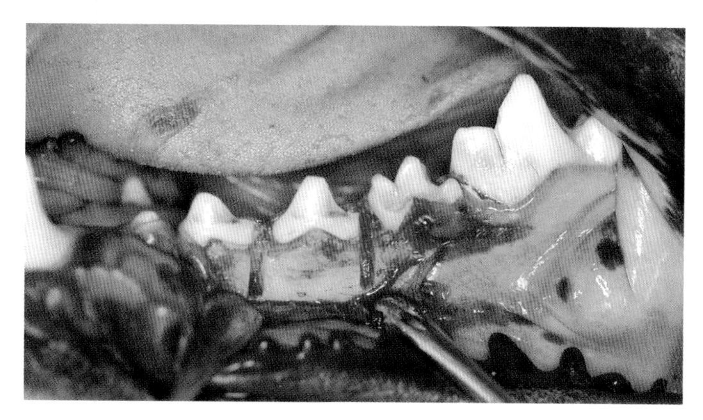

图17-2-2　比格犬下颌三壁箱状骨下缺损模型:第二前磨牙远中和第三前磨牙远中分别制造三壁箱状骨缺损(四川大学华西口腔医学院,郭淑娟提供)

(四) 根分叉病变

1. Ⅲ度根分叉病变模型　将比格犬全身麻醉后,翻开下颌第二、第三和第四前磨牙黏骨膜瓣,用裂钻和骨凿去除以上前磨牙牙根间牙槽骨、暴露根分叉,在根分叉处水平向完全穿通,从釉牙骨质界至牙槽骨冠根向去骨4～5mm。刮除暴露在根面的牙骨质和牙周膜,形成Ⅲ度根分叉病变模型。在实验组植入研究材料等后,全厚瓣复位缝合并覆盖根分叉缺损,使龈缘至釉牙骨质界水平。

除了单纯采用手术方法造成Ⅲ度根分叉病变之外,还有学者中将手术和致病菌接种联合使用造成大鼠Ⅲ度根分叉病变模型。

2. Ⅱ度根分叉病变模型　比格犬全麻后,在下颌第三或第四前磨牙的颊侧翻开黏骨膜瓣,暴露颊侧牙槽骨,用金刚钻去除前磨牙颊侧的牙槽骨,使根分叉处骨缺损大小为:颊舌向2mm,冠根向5mm。然后在牙颈部丝线结扎,以引起菌斑堆积。一月后结束造模,予以牙周洁刮治、根面平整,一周后可行牙周再生实验。

笔记

四、全身因素伴牙周炎的动物模型建立

（一）糖尿病动物牙周炎模型的建立

在建立牙周炎动物模型之前，首先需要在实验动物中建立1型糖尿病或2型糖尿病模型。该类动物模型建立方式主要有化学物质诱导、先天性、转基因三种。

1. 1型糖尿病动物模型

（1）化学药物诱导糖尿病动物模型：采用链脲佐菌素（Streptozotocin，STZ）或四氧嘧啶（alloxan，ALX）可化学性诱导啮齿动物发生糖尿病。链脲佐菌素和四氧嘧啶引起动物血糖升高的途径不同，但是二者均引起胰岛β细胞损坏。高剂量STZ直接造成对胰岛β细胞的细胞毒性，诱发糖尿病。一次使用200mg/kg STZ足以完全破坏胰岛β细胞、引起1型糖尿病。大鼠常规喂养1周后，自由饮水禁食12小时，链脲佐菌素使用前用0.1mol/L、pH4.5的枸橼酸缓冲液配制成2%浓度，按照50～60mg/kg的剂量，一次性腹腔注射。一般3天后大鼠会出现血糖值明显升高且多饮多食多尿体重下降等症状，说明糖尿病大鼠建模成功。小鼠对STZ敏感性较差，需静脉注射175～200mg/kg方可引起糖尿病。多次低剂量使用（40mg/kg，连续使用5天）常用于小鼠模型，可缓慢地通过免疫系统引发1型糖尿病。也有报道采用每周1次连续3周腹腔内注射CFA（福氏完全佐剂）0.5ml和STZ（25mg/kg）方法，建立了迟发型Wistar大鼠糖尿病模型。在大鼠出生时一次使用65mg/kg STZ还能引发类似2型糖尿病的表现。

ALX也用于在啮齿动物中建立糖尿病动物模型。最常用剂量是静脉注射65mg/kg的四氧嘧啶，如果采用腹腔内注射或皮下注射，注射剂量需增加2～3倍。ALX对胰岛β细胞具有细胞毒性，导致β细胞合成前胰岛素减少，最终导致胰岛素缺乏，造成1型糖尿病。需要注意的是，ALX也是致癌物，可引起大鼠肝脏损害，甚至肾脏、肝脏和胰腺肿瘤。

（2）自发性1型糖尿病动物模型（spontaneous diabetes animal model）：自发性动物模型是动物自然发生的疾病，与人类某种疾病有相似之处，或通过遗传育种培养而保留下来的疾病动物。

1）NOD小鼠（nonobese diabetes mouse）：NOD糖尿病小鼠是近亲杂交、基因突变的结果，该小鼠发生胰腺β细胞损伤继发于自身免疫过程，引起低胰岛素血症，是自发性自身免疫1型糖尿病的一个很好的模型，导致1型糖尿病。其发病多突然，表现明显多饮、多尿、消瘦、血糖显著升高，不用胰岛素治疗，动物存活不了一个月，通常死于酮血症。NOD小鼠的糖尿病发病率与性别有关，雌性鼠发病率显著高于雄性鼠且发病早。

2）BB（Bio Breeding）糖尿病大鼠：BB糖尿病大鼠是从Wistar大鼠中筛选出来的一种自发性、遗传性1型糖尿病动物模型。其发病和自身免疫性毁坏胰腺β细胞引发胰腺炎及胰岛素缺乏有关。大鼠糖尿病发作突然的，大约在8～12周龄时发病，出现典型的糖尿、高血糖、低胰岛素、酮血症和体重减轻等症状。由于BB鼠能模拟人类1型糖尿病的自然发病、病程发展和转归，且没有外来因素的参与和干扰，是一种十分理想的1型糖尿病动物模型。

2. 2型糖尿病动物模型

（1）Zucker DM肥胖（zucker diabetic fatty，ZDF）大鼠：ZDF大鼠是常用的2型糖尿病模型动物，是典型的高胰岛素血症肥胖模型。该鼠由于常染色体隐性基因瘦素受体突变导致多食、肥胖，同时动物有轻度糖耐量异常、伴有高胰岛素血症、外周胰岛素抵抗、高脂血症、中度高血压，无酮症表现，血糖轻度升高。ZDF大鼠一般于7～12周龄出现糖尿病表现，有糖尿病的典型症状如多饮、多尿和体重增加缓慢，并可出现神经病变。

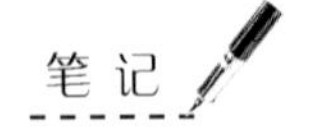

（2）GK大鼠（Goto-Kakisaki Wistarrat）：GK大鼠也是一种自发的2型糖尿病鼠种，该鼠

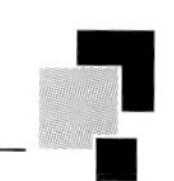

为非肥胖的2型糖尿病模型，由于多基因遗传病造成胰岛β细胞功能障碍，表现为轻度血糖升高、高胰岛素血症、外周胰岛素抵抗。其病理生理特点是：葡萄糖刺激的胰岛素分泌受损、β细胞数目减少、肝糖生成过多、肌肉和脂肪组织中度胰岛素抵抗。一般3周龄时可检测到轻度血糖升高，随着时间推移恶化。

（3）Otsuka Long-Evans Tokushima fatty 大鼠（OLETFs）：雄性OLETFs大鼠发生2型糖尿病与多个隐性基因引起肥胖有关。葡萄糖耐量降低最早发生在8周龄时，18周龄发生高糖血症，之后出现高胰岛素血症、外周胰岛素抵抗和胰岛素不足。

（4）ob/ob 小鼠：ob/ob 小鼠是又一种2型糖尿病动物模型，属常染色体隐性遗传，肥胖基因突变造成瘦素缺乏。纯合体动物表现为肥胖、轻度高血糖、高胰岛素血症。症状的轻重取决于遗传背景。

（5）db/db 小鼠：db/db 小鼠即糖尿病小鼠（diabetes mouse），由于糖尿病基因突变造成瘦素受体改变，发生2型糖尿病。db/db 小鼠早发的高胰岛素血症、体重下降和早死。在一个月时开始贪食及发胖，继而产生高血糖、高血胰岛素等严重的糖尿病症状，一般在10个月内死亡。db/db 小鼠与 ob/ob 小鼠不同，可发生明显的肾病。

综上所述，化学诱导糖尿病模型方法简便、快速、可采用普通实验大鼠，如 Wistar 或 SD 大鼠等，因此费用较低，因此目前最常见的是 ALX 和 STZ 建模用于糖尿病合并牙周炎的研究。但是，以上动物存在遗传背景差异，对化学药物的反应存在差异，此外，化学药物可造成其他脏器毒性和损害，影响实验结果。遗传性糖尿病动物模型的费用高，但是具有造模的可控性更好、动物之间差异小的优点。迄今已有 NOD、ZDFs、GK 大鼠以及 db/db 小鼠被用于研究糖尿病性牙周炎。

糖尿病动物模型建立后，再采用丝线结扎、牙周致病菌接种或丝线结扎加牙周致病菌接种联合使用等方法，诱导产生牙周炎。例如，采用2型糖尿病的 ZDF 大鼠研究糖尿病对牙周炎的影响。由于肥胖和胰岛素抵抗造成8周龄大鼠糖尿病，结扎丝诱导牙周炎，其出现的牙周炎骨吸收较配对的血糖正常的对照组严重。这是由于糖尿病加重炎症浸润程度、延长炎症浸润时间、促进破骨细胞生成，因而造成牙槽骨丧失增加。此外，还可通过观察去除结扎丝后牙槽骨变化进一步研究糖尿病对牙周炎的作用，这时，血糖正常大鼠新的牙槽骨形成的量比 ZDF 糖尿病大鼠多2.4到2.9倍。

（二）高脂血症大鼠牙周炎模型的建立

高脂血症是动脉粥样硬化和冠心病发病的最重要的因素之一，近年来一些学者研究高脂血症与牙周炎关系，需建立高脂血症动物模型开展相关实验。目前，已应用大鼠、豚鼠、家兔、小鼠、金黄地鼠等实验动物建立了高脂血症动物模型。高脂血症动物模型通过化学物质诱导、先天性、转基因等三种方式建立。先天性和转基因两种动物模型来源困难、价格昂贵，限制了其应用，化学物质诱导应用最为广泛，它主要包括两类，一类是利用高脂饮食饲喂或灌胃一段时间后形成的，另一类是利用化学试剂通过静脉或腹腔注射一次形成的。

大鼠是目前牙周炎研究使用较多的高脂血症实验动物。大鼠高脂饲料配方喂养：配方1——基础饲料+3%胆固醇+0.5%胆酸钠+0.2%丙基硫氧嘧啶+5%白糖+10%猪油；或配方2——4%胆固醇+1%猪胆盐+95%基础饲料，同时按照一次性60万 IU/kg 体重的剂量腹腔注射维生素 D_3，正常饮食组大鼠腹腔注射同等剂量的生理盐水；或配方3——1%胆固醇、10%猪油、10%蛋黄粉和79%基础饲料。每3天添加1次饲料，每周称体重1次。同时将大鼠麻醉后用结扎丝结扎第一磨牙牙颈部，可以同时接种或不接种牙周可疑致病菌菌悬液于龈沟内（每3天接种一次）。一般2~3月后高脂血症大鼠牙周炎模型建立完成，检测血脂相关生化指标：戊巴比妥钠麻醉后，摘眼球取血约4ml，以1 750g 离心5分钟，取上清液于1ml EP管中，于全自动生化分析仪中检测血清胆固醇（CHO）、甘油三酯（TG）、高密度脂蛋白

笔记

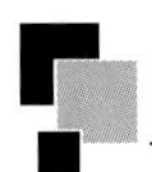

(HDL-C)和低密度脂蛋白(LDL-C)浓度。

选择大鼠作为建模动物时需要注意的是,大鼠血浆中高密度脂蛋白(high density lipoprotein,HDL)是血浆胆固醇的主要载体,而人类的血浆胆固醇的主要载体是低密度脂蛋白(low density lipoprotein,LDL),物种差别比较大,而且,大鼠血浆中胆固醇酯转运蛋白的活性仅为人类的14%,此外,大鼠具有对抗动脉粥样硬化形成的能力,因此,在复制高血脂动物模型时,大鼠的使用在减少。

豚鼠在胆固醇合成、代谢方面、受体、非受体转运途径的比例与人类较为接近,对食物中脂质和调节血脂功效成分的反应更接近于人,目前国际上倾向于采用金黄地鼠或豚鼠来建立高脂模型。豚鼠高脂饲料配方有:胆固醇0.1%、基础饲料94.9%、猪油5%,喂养3周之后形成理想的高脂血症模型。豚鼠与大鼠比较,成本高,抵抗力弱,难饲养,所以在我国,大鼠高脂血症模型仍普遍运用于实验的研究。

除大鼠外,在高脂血症与牙周炎关系的研究中,也有采用5~10月龄的Sus crofa猪和新西兰大白兔的报道。Sus crofa猪的高脂饮食配方为:1%胆固醇或每天10g胆固醇、0.75%巧克力、20%牛脂,对照低脂饮食配方为3.58%脂肪,包括每天60~65mg胆固醇。兔高脂饲料配方为:2%胆固醇、7.5%蛋黄粉、5%猪油。兔为草食动物,其脂质代谢与人类差异较大。

(三)去卵巢牙周炎模型

3月龄大鼠去势后2周,行牙周丝线结扎4周左右可形成牙周炎动物模型。去卵巢动物模型可作为研究女性绝经早期牙周病发生、发展的动物模型。具体做法如下:3月龄大鼠适应性喂养一周后对其行双侧卵巢切除手术。实验动物全麻后,于背腰部中线术区备皮2cm×2cm,常规消毒铺巾,纵向切开皮肤、肌肉1.5cm,将切口拉至侧方,1号丝线结扎卵巢下端输卵管,完整摘除卵巢,同法摘除对侧卵巢,分层缝合。术后2周用丝线结扎磨牙牙颈部,联合或不联合于龈沟内局部接种牙周可疑致病菌菌悬液,辅以或不辅以高糖饮食,建立实验性牙周炎模型。

总之,实验性牙周炎动物模型是研究牙周炎病因、病理特征及牙周治疗的有效手段,也是观察口腔内牙周炎动态变化的工具,为临床牙周病的研究提供科学的实验依据,对牙周炎的预防和治疗研究有重要意义。判断某种方法建立的牙周病模型是否造模成功,可按照牙周炎诊断标准进行检测:包括检查牙龈指数或龈沟出血指数、菌斑指数、牙周袋深度、临床附着水平等临床检查、X线检查,另外可通过组织病理学检查验证。选取何种动物、采用何种模型及建模方式均需要根据研究目的和内容综合考虑。

(徐 屹)

参考文献

1. 高莹,李可基,唐世英,等.几种高脂血症动物模型的比较.卫生研究,2002,31(2):97-99
2. 陈玉华,朱房勇,任晓斌,等.牙周炎动物模型研究新进展.中国实用口腔科杂志,2010,3(2):121-123
3. 郭淑娟,王耀生,李晓菁,等.雌激素对去卵巢大鼠牙槽骨组织结构和MT1-MMP表达的影响.牙体牙髓牙周病学杂志,2009,19(3):132-135
4. 李金莲.豚鼠高脂血症、早期动脉粥样硬化模型的建立、机理探讨及与大鼠模型的比较研究.硕士论文.中国协和医科大学,2009
5. Oz HS,Puleo DA. Animal Models for Periodontal Disease. J Biomed Biotechnol,2011,2011:754857
6. Gravesa DT,Kang J,Andriankaja O,et al. Animal Models to Study Host-Bacteria Interactions Involved in Periodontitis. Front Oral Biol,2012,15:117-132
7. Struillou X,Boutigny H,Soueidan A,et al. Experimental Animal Models in periodontology:a Review. Open Dent J,2010,4:37-47
8. Huang KK,Shen C,Chiang CY,et al. Effects of bone morphogenetic protein-6 on periodontal wound healing in a fenestration defect of rats. J Periodontal Res,2005,40(1):1-10

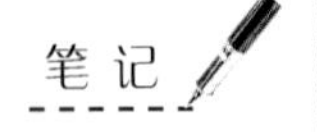

9. Chiu HC, Chiang CY, Tu HP, et al. Effects of bone morphogenetic protein-6 on periodontal wound healing/regeneration in supra-alveolar periodontal defects in dogs. J Clin Periodontol, 2013, 40(6): 624-630

10. Lee JS, Park WY, Cha JK, et al. Periodontal tissue reaction to customized nano-hydroxyapatite block scaffold in one-wall intrabony defect: a histologic study in dogs. J Periodontal Implant Sci, 2012, 42(2): 50-58

11. Jung U-W, Lee J-S, Park W-Y, et al. Periodontal regenerative effect of a bovine hydroxyapatite/collagen block in one-wall intrabony defects in dogs: a histometric analysis. J Periodontal Implant Sci, 2011, 41(6): 285-292

12. Saito A, Saito E, Kuboki Y, et al. Periodontal regeneration following application of basic fibroblast growth factor-2 in combination with beta tricalcium phosphate in class Ⅲ furcation defects in dogs. Dent Mater J, 2013, 32(2): 256-262

13. Yu X, Ge S, Chen S, et al. Human Gingiva-Derived Mesenchymal Stromal Cells Contribute to Periodontal Regeneration in Beagle Dogs. Cells Tissues Organs, 2013, 198(6): 428-437

14. Suaid FF, Carvalho MD, Ambrosano GMB, et al. Platelet-rich plasma in the treatment of Class Ⅱ furcation defects: a histometrical study in dogs. J Appl Oral Sci, 2012, 20(2): 162-169

15. Klepp M, Hinrichs JE, Eastlund T, et al. Histologic evaluation of demineralized freeze-dried bone allografts in barrier membrane covered periodontal fenestration wounds and ectopic sites in dogs. J Clin Periodontol, 2004, 31(7): 534-544

16. Pontes Andersen CC, Flyvbjerg A, Buschard K, et al. Relationship Between Periodontitis and Diabetes: Lessons From Rodent Studies. J Periodontol, 2007, 78(7): 1264-1275

17. Brodala N, Merricks EP, Bellinger DA, et al. Porphyromonas gingivalis Bacteremia Induces Coronary and Aortic Atherosclerosis in Normocholesterolemic and Hypercholesterolemic Pigs. Arterioscler Thromb Vasc Biol, 2005, 25(7): 1446-1451

笔记

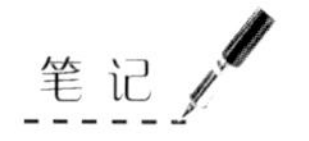

图书在版编目(CIP)数据

牙周病学/吴亚菲主编. —2版. —北京:人民卫生出版社,2019

ISBN 978-7-117-24310-0

Ⅰ. ①牙… Ⅱ. ①吴… Ⅲ. ①牙周病-诊疗-医学院校-教材 Ⅳ. ①R781.4

中国版本图书馆CIP数据核字(2017)第064014号

牙 周 病 学
第2版

主　　编: 吴亚菲
出版发行: 人民卫生出版社(中继线 010-59780011)
地　　址: 北京市朝阳区潘家园南里19号
邮　　编: 100021
E - mail: pmph @ pmph.com
购书热线: 010-59787592　010-59787584　010-65264830
印　　刷: 北京盛通印刷股份有限公司
经　　销: 新华书店
开　　本: 889×1194　1/16　　**印张:** 27
字　　数: 724千字
版　　次: 2011年1月第1版　　2019年8月第2版
2019年8月第2版第1次印刷(总第2次印刷)
标准书号: ISBN 978-7-117-24310-0
定　　价: 128.00元
打击盗版举报电话:010-59787491　E-mail:WQ @ pmph.com
(凡属印装质量问题请与本社市场营销中心联系退换)